Medizinhistorische Mitteilungen

Medizinhistorische Mitteilungen

Zeitschrift für Wissenschaftsgeschichte und Fachprosaforschung

Band 38 (2025)

Herausgegeben von Gundolf Keil

Schriftleiter: Christoph Weißer

Deutscher Wissenschafts-Verlag (DWV)
Baden-Baden

Erarbeitet im Zusammenwirken mit der
Wullstein-Forschungsstelle für deutsche Medizinliteratur des Mittelalters, Würzburg
In Weiterführung der Tradition der

Fachprosaforschung – Grenzüberschreitungen

Band 15, Jahrgang 2025

Anschrift des Herausgebers:
Prof. Dr.med. Dr.phil. Dr.h.c. Gundolf Keil
Walther-von-der-Vogelweide-Str. 44
D–97074 Würzburg

Anschrift des Schriftleiters:
Dr. med. Christoph Weißer, Akad. Dir. a. D.
Koppbergweg 14
D–97080 Würzburg

Redaktionelle Mitarbeit:
Christine Wolf, M.A.

Bibliografische Information der Deutschen Nationalbibliothek
Die Deutsche Nationalbibliothek verzeichnet diese Publikation in der Deutschen Nationalbibliografie; detaillierte bibliografische Daten sind im Internet über https://dnb.de abrufbar.

Bibliographic information published by the Deutsche Nationalbibliothek
The Deutsche Nationalbibliothek lists this publication in the Deutsche Nationalbibliografie; detailed bibliographic data are available on the Internet at https://dnb.de.

Information bibliographique de la Deutsche Nationalbibliothek
La Deutsche Nationalbibliothek a répertorié cette publication dans la Deutsche Nationalbibliografie; les données bibliographiques détaillées peuvent être consultées sur Internet à l'adresse https://dnb.de.

1. Auflage
Gedruckt auf alterungsbeständigem, chlorfrei gebleichtem Papier

Deutscher Wissenschafts-Verlag (DWV)®
Postfach 11 01 35
D–76487 Baden-Baden

www.dwv-net.de
www.UniversityPress.de

ISSN 2511-7122 / ISBN 978-3-86888-219-3

Inhaltsverzeichnis

Silesiaca

Kleine Beiträge

Personalia

Rezensionen

Korrespondenz

Der deutsche Bauernkrieg in medizingeschichtlicher und naturkundlicher Hinsicht

von FRIEDRICH WINTERHAGER †*

Daß der große deutsche Bauernkrieg (1524–26) auch eine medizingeschichtlich zu betrachtende Seite hatte und auch mentalitätsgeschichtlich relevant ist, ist eigentlich schon bekannt. Die Verfasser von seriösen Gesamtdarstellungen dieses Geschehens, etwa Wilhelm Zimmermann (Erstveröffentlichung 1841–44)[1], Adolf Waas[2] und Peter Blickle[3], weisen beiläufig auf medizinische oder gesundheitspolitische Aspekte hin. Siegfried Hoyer, der auch an einer Gesamtdarstellung des Bauernkrieges mitwirkte, nennt ebenfalls gesundheitspolitische Aspekte in diesem Zusammenhang, indem er Gaismairs Tiroler Landesordnung in einem Aufsatz erörtert.[4]

1. Medizinisch ausgebildete Personen als Historiker und Chronisten des Bauernkrieges

Unter den Autoren, die eine Gesamtdarstellung des Bauernkriegs publizierten, befand sich auch ein promovierter Arzt: Dr. Nicolaus Heinrich Julius (1783–1862) durchlief das Gymnasium zum Grauen Kloster in Berlin und studierte in Heidelberg und Würzburg Medizin. In Würzburg wurde er zum Dr. med. et chir. promoviert. Er publizierte dann 1847 in Hamburg einen schmalen Überblick über den Bauernkrieg – in Kleinoktav.[5] Julius stand dem preußischen König Friedrich Wilhelm IV. und dem Sozialreformer Johann Heinrich Wichern nahe.

Ein früher lateinischer Chronist des Bauernkrieges, Jacob Holzwart, war Schulleiter in Speyer und Rappoltsweiler im Elsaß; er hatte um 1530 einige Semester Medizin in Heidelberg studiert.[6]

---

* Dr. phil. Friedrich Winterhager, geboren 1953 in Berlin, war Schüler des Evangelischen Gymnasiums zum Grauen Kloster (vgl. unten S. 418f.), erwarb seinen Doktortitel als Historiker in Würzburg mit einer Arbeit zur historischen Literatur über den Bauernkrieg, arbeitete mit Zeitvertrag am Würzurger Institut für Geschichte der Medizin, wechselte als Studienrat nach Bad Bentheim und fand seine Lebensstellung als Leiter des Universitätsarchivs in Hildesheim, wo er 2024 starb. – Wegen der Corona-Bedingungen in den Jahren 2020 und 2021 war ein Zugang zu den Freihandbeständen der Bibliotheken kaum möglich. – Die Namen von kleineren Ortschaften wurden manchmal nicht genannt, insbesondere wenn es um Exzesse und Seltsamkeiten in der Nähe zum Wahn ging. Die betreffenden Ortsnamen sind aber in den zitierten Textstellen nachlesbar.

1 Vgl. ZIMMERMANN (1939), II, S. 442. Er referiert dort Gaismairs Landesordnung von 1526; es geht da um die Umwidmung von Klöstern zu Spitälern und Krankenhäusern.

2 Vgl. WAAS (1976), S. 253.

3 Vgl. BLICKLE (1983), S. 215. Er berichtet, daß die Meran-Innsbrucker Artikel von 1525 „soziale Einrichtungen wie Spitäler" zu gründen forderten.

4 Vgl. HOYER (1985), S. 300.

5 Vgl. JULIUS (1847) und dazu VOGLER (2021), II, S. 91f.

6 Es gab damals zwei Personen dieses Namens. – Unser Chronist hatte auch in Wittenberg studiert, und Luther hatte sich für ihn beim Kurfürsten eingesetzt, so ist die überwiegende Überzeugung der Fachleute. Vgl. HEIDENREICH (2019), S. 237 und auch S. 208.

Im Folgenden wird auch von dem Buchautor und Stadtarzt von Bern, Valerius Anshelm (1475–1547), die Rede sein. Er stammte aus Rottweil, einem der Eidgenossenschaft zugewandten Ort, hatte in Krakau – dort war er Baccalaureus geworden –, in Tübingen und Lyon studiert und schrieb eine Chronik in deutscher Sprache.

Und auch der Dichter und Marburger Medizinprofessor Euricius Cordus wird zur Sprache kommen, der sich in Hexametern mit Thomas Müntzer befaßt hat.

2. Bewertung des Themas

Es ist bei diesem Thema auch zu bedenken, daß der Bauernkrieg ja eine gesamtgesellschaftliche Angelegenheit war, die sich auch in manche deutsche Städte ausbreitete und dort oftmals angestaute Spannungen zum Überkochen brachte. Die deshalb nicht immer glückliche Bezeichnung „Bauernkrieg" tauchte jedoch bereits im Juni 1525 auf.[7]

Darüber hinaus ist zu berücksichtigen, daß die Bestrebungen und Nöte der Unterdrückten oder teilweise Entrechteten zwar auch dokumentiert und überliefert wurden, daß aber die Geschichtsschreibung dieser Zeiten vorwiegend aus der Sicht der einstweiligen Sieger, des Adels und des Patriziats von deren angestellten Schreibern sowie von loyalen Klerikern und Juristen beider Konfessionen verfaßt und dargestellt wurde. Ein zeitgenössischer akademischer Schweizer Autor, Johannes Kessler[8], bildete in dieser Hinsicht geradezu eine Ausnahme, indem er teilweise den Aufstand in Schutz nahm und auch die Wiedertäufer relativ milde beurteilte. – Ausgesprochen bezeichnend ist es in diesem Zusammenhang, daß in einem amtlichen Archiv in Bern Beschwerdeschriften des Bauernkrieges in einem Bestand mit der Bezeichnung „Unnütze Papiere II" aufbewahrt wurden.

3. Frühe Berichte

Der Eislebener evangelische Theologe Johannes Agricola schrieb bereits im Sommer 1525 einen zwar fiktiven, aber doch auch auf Tatsachen beruhenden Dialog zwischen einem verwundeten und flüchtigen Teilnehmer der verlorenen Schlacht bei Frankenhausen (15. Mai 1525), genannt Wolf Schwärmer, und einem wohl lutherischen, obrigkeitstreuen und als fromm bezeichneten Bauern. Der Dialog endet damit, daß der loyale Bauer seinem verwundeten Gesprächspartner einen Gulden schenkt, damit dieser nun in der nächsten Stadt zum Barbier gehen sollte, um sich die Wunden behandeln und den Bart scheren zu lassen,[9] denn angeblich war ein langer Bart das Zeichen der Müntzer-Anhänger. Er lud ihn auch zu sich in die Herberge ein; die Episode erinnert an das Gleichnis vom Barmherzigen Samariter.[10] – Agricola überwarf sich dann später mit Luther und fand eine leitende kirchliche Aufgabe im kurfürstlichen Berlin.

Ein fränkisches Lied, das nach dem Bauernkrieg entstanden sein wird und 1525 gedruckt wurde, handelt unter anderem auch vom Auftreten und dem materiellen Gewinn des Baders aufgrund der Versorgung von Verwundungen durch den Bader, die offenbar unmittelbare Folgen des Bauernkrieges waren. Das Lied findet sich in der

---

[7] Vgl. HEIDENREICH (2019), S. 5.

[8] Kesslers Werk „Sabbata" ist bei ALTER (1995), S. 129–178, abgedruckt.

[9] Agricola: „Ein nützlicher Dialog…", jeweils kommentiert abgedruckt bei BENTZINGER (1988), S. 441–474, und bei FISCHER (1976), S. 79–95 und 181–200.

[10] Nachzulesen im Neuen Testament, Lukas 10, 25–37.

Volkslieder-Sammlung des Rochus von Liliencron unter Nummer 380.[11] Das Resümee des Liedes lautet etwa: Nach jeder mißglückten Revolte gewinnen am Ende der amtliche Strafgeld-Einnehmer, der Amtmann, und der Wundarzt, der dann gut verdient. Es klingt schon recht sarkastisch.

Bader, Barbiere, Betreuer (Besitzer oder Pächter) von medizinischen Badestuben und Wundärzte waren ja überwiegend die heilenden Berufe. Wir kennen ihr Aufgabenfeld beispielsweise aus einer Beschreibung aller Stände des Nürnberger Dichters Hans Sachs. – Medikamente und Heilmittel wurden auf Jahrmärkten angeboten, etwa Ysop (Hyssopus officinalis), Baldrian[12] und Safran, aber auch Opium, sowie den als Allheilmittel geltenden Theriak, der aus einer Vielzahl von Ingredienzien bestand, unter anderem aus Opium, welcher Zusatz erst im beginnenden 20. Jahrhundert verboten wurde.

Wilhelm Zimmermann, der Verfasser einer Bauernkriegsgeschichte aus dem 19. Jah., nannte die Barbiere in einer Reihe mit den Hauptvertretern der Aufständischen. Er schreibt: „Dabei waren auch aufgeweckte Köpfe, bei denen schon ihr Beruf die Rührigkeit mit sich brachte, Maler, Musikanten, Barbiere, Gold- und Silberarbeiter […]“,[13] aber auch ehemalige Landsknechte und Geistliche sind genannt als Mitwirkende an den Aufständen, sofern sie sich an die Regeln hielten.

Oftmals forderten die ländlichen Gemeinden damals vom feudalen Grundherrn, die jeweiligen Bader selbst auswählen zu dürfen. Das gilt etwa für den (oberschwäbischen) Baltringer Haufen. In einer Sammlung der Beschwerdeschriften dieses Haufens vom 16. Februar 1525, und zwar in den Artikeln der Dörfer Erolzheim, Waltershofen (Württ.) und Binnrot, steht sinngemäß Folgendes: Wir haben zwar gemeinsam einen Büttel und einen Bader; unsere Beschwerde ist nun, daß wir solche Ämter gern selbst verleihen wollen, denn wir müssen sie doch auch selbst entlohnen.[14]

4. Gab es nach dem Bauernkrieg eine Krankheitswelle?

Auch ein ausgebildeter Mediziner meldete sich damals zu Wort: Der Stadtarzt von Bern, Valerius Anshelm (Mitte des 16. Jhs.) führte in seiner Berner Chronik in medizinischer Sprache aus, daß dem Bauernkrieg eine Epidemie nachgefolgt sein könnte, mit der vielleicht der sogenannte „Englische Schweiß“ (*sudor anglicus*) gemeint ist, der allerdings in Deutschland erst in der zweiten Jahreshälfte 1529 auftrat – und dann etwa das Marburger Religionsgespräch zwischen Luther und Zwingli im Oktober beeinträchtigte. Es gibt ein Buch des Marburger Professors Euricius Cordus (1486–1535) über diese Krankheit,[15] auch Martin Luther kannte dieses Buch.

Anshelm wies zunächst darauf hin, daß der Bauernkrieg viele Tote gefordert habe. Er fuhr dann fort: „Desgleichen mit solcher Verwüstung, daß eine große Teuerung … und [in] gleicher Weise auch Pestilenz nachgefolgt ist. Da hat die unters Joch gespannte

11 Vgl. BRUNNER (2016), S. 318f. – Beleg des Liedes: LILIENCRON (1966), III.

12 Im 16. Jahrhundert hieß Baldrian oft auch „Narden“.

13 ZIMMERMANN (1939), I, S. 309.

14 Vgl. FRANZ (1972), S. 154; Nr. 26 h.

15 Vgl. MANN (1967); Titel des Buches von Cordus: „Regiment, wie man sich vor der neuen Plag, der Englisch Schweiss genannt, bewahren soll“ (Marburg 1529).

Bauernschaft nach so schlimmem Blutvergießen erst noch müssen schwitzen einen Angstschweiß, den Vorboten von Tod oder langwieriger Krankheit.“[16]

Der Berliner Lehrer Peter Hafftitz, Leiter des Cöllnischen Gymnasiums (in der 2. Hälfte des 16. Jhs.), kompilierte ein Buch ‘Micro-Chronologicum’, das zwar zu seinen Lebzeiten nicht gedruckt wurde, aber insofern wertvoll ist, als es uns frühere Texte überliefert. Darin meinte er, daß in Zusammenhang mit dem Bauernkrieg auch beobachtet wurde, daß die Krähen am Himmel in Streit gerieten und vom Himmel fielen, was ein Hinweis auf eine Vogelgrippe sein kann,[17] aber auch dadurch verursacht sein kann, daß die Leichen der in den Schlachten Gefallenen bestimmte Vogelarten so anlockten, daß ihre Schwärme durcheinandergerieten. Auch beim frühen Tod Alexanders des Großen in Babylon wurde berichtet, daß Vögel vom Himmel fielen.

Ein (geisteswissenschaftlicher) Professor der damaligen Universität Helmstedt, Heinrich Meibom der Ältere (1555–1625) berichtet in einer Chronik des Klosters Mariental bei Helmstedt zunächst kurz vom Bauernkrieg, der dieses Kloster allerdings verschont hatte, und danach über den Englischen Schweiß, ohne jedoch eine kausale Abfolge nahezulegen.[18] [Die Universität Helmstedt wurde 1574 im Hause des Stadthofes (Terminei) von Mariental in Helmstedt gegründet, nach Anfängen in Bad Gandersheim.]

Es mag sein, daß die gesteigerte Mobilität und die Verwundungen den Nährboden für Krankheiten und Angstattacken gelegt haben, allerdings ist auch zu berücksichtigen, daß die Flüchtlinge in Eschwege und Göttingen damals mit recht zweifelhaften Quartieren vorliebnehmen mußten.[19]

Der aus Hildesheim stammende Leipziger Historiker Wilhelm Wachsmuth (19. Jh.) verglich die Dynamik des Bauernkrieges teilweise mit einer Epidemie[20]. Das kann jedoch nur metaphorisch gemeint gewesen sein.

5. Zur geistigen oder neurologischen Verfassung der Insurgenten (Taumeln)

Der russische Historiker Moisej M. Smirin wies in einem großen Buch über Müntzers Rolle im Bauernkrieg zu Recht darauf hin, daß Müntzer und der junge Luther von der christlichen Mystik beeinflußt waren, besonders von Johannes Tauler. Er verneinte dann die oft vertretene Ansicht, daß die Mystik etwas typisch Deutsches gewesen sei, und verwies dagegen auf ihre Wurzeln im Neuplatonismus (Plotin). Er sagte dann – unter Verwendung eines Zitats des Tauler-Herausgebers Walter Lehmann: Alle mystisch beeinflußten Personen hätten aus derselben Schale getrunken;[21] später ersetze er das

16 Zitiert nach SCHMID/SOMMER (1984), S. 56f.; Anshelm, Berner Chronik; Schmid/Sommer haben das, so erwähnen sie es, übernommen von einer Vorlage von Hermann Barge.

17 Zitiert nach KIRCHBERGER (1984), S. 205f., dort Nr. 252.

18 Vgl. MEIBOM (1988), S. 77f. Er nennt es dort auch „das schweißende Fieber“. – Der Bearbeiter meint da in einer Fußnote, daß Meibom zu diesen Jahren keine guten Informationen hatte und deshalb die Themen Bauernkrieg, Englischer Schweiß und Täuferreich zu Münster aus Verlegenheit einschob.

19 Vgl. BRÄUER (1979), S. 29, Anm. 111.

20 WACHSMUTH (1834), S. 40: „Die Empörung hatte teils mit der ansteckenden Gewalt einer Epidemie sich von Mark zu Mark fortgewälzt, […]“.

21 Vgl. SMIRIN (1952), S. 197.

Wort „Schale“ durch das Wort „Taumelbecher“.[22] Ein Taumelbecher ist gemäß einem Bericht des Propheten Jesaja[23] ein Becher mit betäubendem Getränk.

6. Weitere Einzelheiten medizinisch relevanter Berichte

Uns liegen zahlreiche Beschwerdeschriften und Forderungskataloge der Aufständischen von 1525 vor. Daneben sind auch kompromißhafte Verträge erhalten, denn nicht überall endete der Bauernkrieg mit Repressionen, sondern es gab auch beschwichtigende Rechtsbehelfe und vergleichende Regelungen (Rezesse), die viele Jahre hindurch gültig blieben.

Ein Beispiel für eine frühe gütliche Einigung ist der fränkische Windsheimer Artikelbrief von März 1525. (Bad) Windsheim war eine Reichsstadt westlich von Nürnberg, in der es zu Beginn des Jahres 1525 zu Zerwürfnissen gekommen war. Der Artikelbrief schreibt in seinen Artikeln 18–19 vor: Das Spital sollte auch den Armen geöffnet sein und regelmäßig mit Getreide versorgt werden.[24] Die Reichsstadt Nürnberg hatte, stets auf Ausgleich bedacht, auch hier den inneren Frieden durch Vermittlung wiederhergestellt.

Es ging allgemein in den Gravamina und Beschwerdeschriften zunächst um die Versorgung der Kranken, Gebrechlichen und Siechen aller Schichten und Stände, auch der Armen und Durchreisenden.

Klöster, die ein öffentliches Spital (Hospital, *infirmarium*) unterhielten, sollten es künftig nicht nur dem Namen nach betreiben,[25] sondern es tatsächlich auch den Kranken jedweden Standes öffnen und sich um diese auch wirklich kümmern.

Michael Gaismair forderte in seiner Landesordnung für Tirol 1526, die Klöster und Deutschherren-Häuser in Spitäler umzuwandeln.[26] Wenn man bedenkt, daß sich manche süddeutschen Klöster damals bereits Spital nannten, ist diese Forderung nicht direkt revolutionär zu nennen.[27]

Das hessische Kloster Haina (Landkreis Waldeck-Frankenberg) ist dann 1533 nach Einführung der Reformation durch Landgraf Philipp den Großmütigen tatsächlich in ein Siechenhaus umgewandelt worden,[28] auch wenn es vom Bauernkrieg, außer einer Rempelei oder Verbalattacke gegen den Abt,[29] nur wenig behelligt worden war. Der sogenannte Philippstein, ein Relief, erinnert dort noch heute an den Landgrafen und an das karitative Wirken der heiligen Elisabeth. Ein katholischer Exilkonvent im Raum Frankfurt am Main hatte mit seinen Rückgabe-Ersuchen dann keinen Erfolg, weil die hessische Obrigkeit dartun konnte, daß das Klostergebäude nun sinnvoll der Siechenfürsorge und der Gesundheitspflege diente.

---

22 In der 2. Aufl., SMIRIN (1956), S. 219. Übersetzer beider Auflagen war Hans Nichtweiss.

23 Jesaja 51, Verse 17 und 21.

24 Der Artikelbrief ist abgedruckt und kommentiert bei BUCK (1976), S. 114. Bad Windsheim war damals eine freie Reichsstadt im Fränkischen Reichskreis.

25 Beschwerden von Gastein (Österreich), Mai 1525, Punkt Nr. 11, abgedruckt bei FRANZ (1963), S. 294.

26 Gaismairs Tiroler Landesordnung. Frühjahr 1526, abgedruckt bei FRANZ (1963), S. 287.

27 Kaiser Joseph II. hat das ja später wirklich durchzuführen versucht, nämlich beschauliche Orden aufzulösen oder sie einem praktischen Zweck zuzuführen.

28 Vgl. allgemein HEINEMEYER (1997).

29 Vgl. BOUCSEIN (1986), S. 36–38 (Gedenkschrift „Achthundert Jahre Haina“).

Bei bestehenden städtischen Sozialstiftungen für Kranke, Gebrechliche und Reisende sollte insofern eine Änderung eintreten, als auch Arme und Fremde betreut und verpflegt zu werden hatten, und zwar unter Ausschaltung jedweder Korruption, Vetternwirtschaft oder ungerechten Vorteilsnahme. Die Jahresabrechnungen dieser Siechenhäuser hatten dann einsehbar und transparent zu sein.[30]

Auch die Rechte zum Holzeinschlag sollten für die Spitäler wiederhergestellt werden, damit die Bewohner des Hospitals ausreichend Heizmaterial zur Verfügung hatten; das war beispielsweise eine Forderung aus Neustadt an der Orla[31] in Thüringen, es galt für den Winter sowie in den anderen Jahreszeiten für die Badestuben.

Anderenorts, in Schwaben, wurde um Vergünstigungen für Kranke und Schwangere nachgesucht. Sie und ihre Betreuer sollten fortan die Erlaubnis erhalten, sich nun aus den fließenden Gewässern einen Fisch oder Krebs zu fangen und ihn zu verzehren.[32]

Der allgemeine „Pfaffenhaß“ infolge der Reformation führte auch zur Plünderung und Zerstörung von Klöstern, wobei in den größeren Städten die Klöster, Termineien und Grangien oftmals nur drangsaliert und ihre Mönche und Nonnen eingeschüchtert wurden.

In Bamberg gaben die Aufständischen ihre eigenen Kranken in ein Clarissenkloster mit der nachdrücklichen Maßgabe, sie dort zu versorgen und zu betreuen. Es ist brieflich belegt, daß eine Frau mit einer ansteckenden Krankheit im Mai 1525 dort untergebracht werden sollte, ferner auch elf alte, kranke oder gebrechliche Menschen.[33] Gegen die Aufnahme der vermutlich aussätzigen Frau wehrte sich der weibliche Konvent offenbar sofort und mit Erfolg.[34] Die anderen Personen mußte er freilich kostenlos beköstigen und versorgen. Es war wohl mehr ein der Selbstheiligung geweihtes Kloster des Patriziats, das sich nicht mit Krankenpflege für Fremde beschäftigen wollte oder konnte. Vielleicht hatte man außerhalb der Klausur auch nicht genug Räumlichkeiten. Der Orden der Clarissen, der zweite Orden des heiligen Franziskus, war ja an das Armutsgebot gebunden. – Erst am 17. Juni 1525 besetzte der Schwäbische Bund unter Georg Truchseß von Waldburg kampflos die Stadt Bamberg.

In der Stadt Zürich wurde im Januar 1525 von der reformierten Kirchenleitung im Einvernehmen mit dem Stadtrat eine nachgehende Armen- und Krankenfürsorge eingeführt, denn damals gab es ja dort kaum noch karitative Klöster, so daß man Ersatzlösungen finden mußte.

Zur Frage, ob in den zeitgenössischen Berichten auch (spät)mittelalterliche Medikamente erwähnt wurden, kann das oben schon genannte Universalheilmittel Theriak angeführt werden, ein aus einer Vielzahl von Ingredienzien meist als Honig-Latwerge zubereitetes Arzneimittel, das jedoch an der betreffenden Textstelle nicht konkret als

---

30 Es ist für Eichstätt (Bayern) belegt bei SEGER (1997), S. 185.

31 AGBM (1942), S. 141; Nr. 1228, dort die Forderung Nr. 8.

32 Beschwerden der Gemeinde Baustetten (jetzt Stadtteil von Laupheim, Landkreis Biberach); damals Bereich des Klosters Heggbach; im Baltringer Haufen der Aufständischen; abgedruckt bei FRANZ (1972), S. 153 (Nr. 26g). – Heggbach war eine Reichsabtei und ein Zisterzienserinnen-Kloster.

33 Vgl. FRANZ (1963), S. 405f. – Brief der Bamberger Äbtissin an Caritas Pirckheimer, ebenfalls eine Äbtissin in Nürnberg, Sommer 1525.

34 KEIL (1986), S. 91f., weist darauf hin, daß Aussätzige im Spätmittelalter zwar regelmäßig ausgegrenzt, aber auch in Leprosorien umsorgt und in Spitalbruderschften integriert wurden, und daß sie auch in der (spirituellen) Gebetsgemeinschaft der jeweiligen Pfarrgemeinde verblieben.

Medikament zum Einsatz kommt, sondern metaphorisch als Ausdruck für den glücklichen Ausgang einer Sache im Gegensatz zum anfänglichen Unheil.[35]

In Gaismairs Landesordnung ist überdies davon die Rede, daß man künftig Arzneien für Gebrechliche und Sieche bereithalten solle – als Aufgabe der öffentlichen Sachwaltung.[36]

Der Flugschriftenautor und ehemalige Franziskaner Johann Eberlin von Günzburg, von dem noch die Rede sein wird, behandelte in seinem zunächst anonymen Flugschriftenzyklus von 1521, nämlich im elften Flugblatt (dem sog. Elften Bundesgenossen), im Abschnitt „Vom Zeitvertreib“, daß man alle Kinder lehren solle, die wichtigsten Heilkräuter zu kennen, aber auch gebräuchliche Arzneimittel gegen die bekanntesten Krankheiten. Man solle auch erfahrene Ärzte aus dem allgemeinen Stadtsäckel anstellen, damit so einem jeden (Patienten) unentgeltlich Hilfe zuteil werde.[37]

7. Apotheker als Beteiligte

7.1. Colmar

Ende Dezember 1524 kam es in Colmar (Elsaß) kurz vor dem Bauernkrieg zu einem zunächst erfolglosen Aufstand. Es entstanden dabei zwei Beschwerde-Reihen mit je 13 Artikeln.

In Artikel 9 der ersten Reihe wurde da verlangt, daß man mit der Befreiung von der Steuerpflicht für Doktoren, Apotheker und Ärzte – altertümlich als *Artzatten* bezeichnet – sowie die Klosterbrüder aufhören solle. Diese Personen seien genau so zu behandeln wie andere Bürger, denn man liefere ihnen allen schließlich auch (Feuer-)Holz.[38]

7.2. Raum Bruneck, Südtirol

Ein Apotheker N. aus Innsbruck, der den Bischof von Brixen mit Arznei versorgen wollte, kam damals auf der Durchreise nach Bruneck (Südtirol) in das Haus des Peter Griesser nach Mühlbach (Südtirol) und sagte da, unter Berufung auf ein mantisches Buch der Sibylle: Es werde dazu kommen, daß die kleinen Vögel die großen fressen werden, nachdem der Fürst in Stücke gehauen und gefressen worden sei. Das jedenfalls hat dieser Peter Griesser am 14. und 15. Mai 1525 in Rodeneck bei Mühlbach unter der Folter bekannt.[39]

Zur Frage, was bei den disruptiven Auflösungen der Klöster damals aus dem Klosterapotheken geworden ist, konnten die Quellen nichts aussagen.

---

35 Vgl. FRANZ (1972), S. 384 (Nr. 196). Es ist ein Brief eines Nürnberger Patriziers an den neu ernannten Herzog Albrecht v. Preußen, einen Hohenzollern und formal Markgrafen von Brandenburg (5. August 1525).

36 Vgl. FRANZ (1963), S. 287.

37 Vgl. KETTEL/WIETZOREK (1983), S. 25. Allgemein: Eberlin v. Günzburg forderte ein Wohlfahrtssystem, daß er Wolfaria nannte.

38 Vgl. FRANZ (1972), S. 186–188, bes. S. 187; Nr. 48, Artikel 9 der Colmarer Artikel; Stadtarchiv Colmar.

39 Vgl. FRANZ (1972), S. 337f. (Nr. 161). Der Text der protokollierten Aussage wirkt verworren und interpretationsbedürftig. Es ist nicht recht klar, ob der Apotheker das zu Griesser gesagt hat oder umgekehrt. Allerdings beruft sich wohl mehr ein Gebildeter, also der Apotheker, auf ein spätantikes Buch der Sibylle. Es wird sich wohl um die Oracula Sibyllina aus dem 6. Jahrhundert gehandelt haben.

8. Ein Arzt als Agitator

Es gab damals einen Arzt Johann Maurer (Murer), der sich nach einer literarischen Vorlage als „Karsthans" bezeichnete.[40] Er wurde auch „Zündauf" genannt; also war er wohl nicht gerade ein irenischer Feingeist. – Ein Karsthans, offenbar dieser J. Maurer, tauchte damals im Raum Freiburg im Breisgau auf, um die Bauern des Schwarzwaldes zu einem neuen Bundschuh aufzurufen.[41] Er hielt 1522 auch reformatorische Predigten in Straßburg; von dort wurde er dann 1523 ausgewiesen. Danach predigte er 1523 in Horb, dem Geburtsort Sebastian Lotzers (Gebiet Hohenberg), und in Balingen[42] (Gebiet Hohenzollern). Dort wurde er festgenommen, nach Tübingen gebracht und schließlich in der Amtsburg Reichenberg nahe Backnang inhaftiert. Die Aufständischen, die damals auf dem Weg nach Stuttgart waren, forderten am 20. April 1525 den Forstmeister in Reichenberg auf, ihn freizulassen und herbeizubringen. Zur Freilassung ist es wohl wegen der Niederlage der Volkssache dann wohl nicht gekommen. Sein weiteres Schicksal kennen wir nicht.

Sebastian Lotzer erwähnte ihn zweimal eher freundlich in einem gedruckten Brief[43] an die Einwohner seiner Vaterstadt Horb. Maurer gehörte wohl zu dem akademischen Kreis um S. Lotzer, der selbst Handwerker (Kürschner) war. Auch der Straßburger Theologe Matthäus Zell erwähnt den Karsthans vorsichtig-freundlich in seiner Schrift 'Christliche Verantwortung' (1523).[44]

Damals hat auch Andreas Karlstadt in Wörlitz seinen Doktortitel nicht geführt, sondern ließ sich mit Nachbar Endert oder Endres anreden. Ein schwäbischer Priester Diepold Peringer nannte sich nach dem heutigen Stadtteil von Nürnberg „Bauer von Wöhrd". Der Volkskundler Will-Erich Peuckert hat sich mit diesem „Tiefstapeln" beschäftigt und sah es eher distanziert.[45] Eine solche Bescheidenheit kann auch gekünstelt und aufgesetzt wirken.

9. Badehäuser als Treffpunkte und Ausweichorte der Beteiligten

Die Menschen hielten sich früher aus diätetischen und hygienischen Gründen gern in Badehäusern auf (lat. *balneum*). Diese wichtigen Orte des öffentlichen Gesundheitswesens blieben nicht ohne Einwirkung durch die Auständischen, die damals forderten, daß die Badehäuser im Besitz der jeweiligen Gemeinde zu bleiben und frei von obrigkeitlicher Überwachung zu sein hatten. Der Spruch des Buches 'Bescheidenheit' von Freidank (um 1210) war wohl damals Gemeingut: „Gut Gebet und gutes Bad selten einen Schaden tat."[46] Bäder, die oft der politischen Gemeinde des jeweiligen Dorfes gehörten, sollten nicht von der feudalen Obrigkeit vereinnahmt und auch nicht an Fremde verpachtet werden.

---

40 Vgl. KAUFMANN (1998), S. 244, Anm. 232, sowie LAUBE (1983), S. 262, Anm. 2; Kaufmann beruft sich auf Laube. Vgl. auch ZIMMERMANN (1939), I, S. 301.

41 Vgl. ZIMMERMANN (1939), I, S. 174.

42 Vgl. knapp erwähnt bei KEIM (1855), S. 31.

43 Abgedruckt bei LAUBE (1983), S. 252–261, hier besonders S. 252 und 260.

44 Vgl. LAUBE (1983), S. 284f. und S. 292, Anm. 4 und 7.

45 Vgl. PEUCKERT (1966), I, S. 250–252.

46 Vgl. NORMANN (1981), S. 39.

Hier ist auch wieder an einen vorbereitenden Flugschriftenzyklus zu erinnern, den der vormalige Franziskaner, reformatorische Theologe und Sozialreformer Johann Eberlin von Günzburg (~1470–1533) im Jahr 1521 in Bern unter dem Titel 'Fünfzehn Bundesgenossen' verfaßt hatte: In seiner elften Flugschrift ist in einem Abschnitt „Vom Badehaus“[47] gefordert, daß es in den Gemeinden jeweils ein eigenes Badehaus für Männer / Knaben und auch für Frauen / Mädchen geben solle. In jedem dieser Badehäuser sei ein Schwitzbad und ein Wasserbad einzurichten.

Am Sonnabend vor Oculi (18. März) 1525 ergab sich dann im „Unteren Bade zu Geislingen“[48] an der Steige (Gebiet der Reichsstadt Ulm) eine Debatte der anwesenden Männer um das Für und Wider des beginnenden Aufstandes, Ein Musiker trat lebhaft dafür ein. Das Gegenargument, man habe dann keinen Proviant für so viele, wischte er mit dem neutestamentlichen Motiv der Speisung der Fünftausend beiseite. Es kam beinahe zu einer Rauferei zwischen den vielen Unterstützern und den wenigen Bremsern unter Führung eines Amtmannes. Nur weil die Auseinandersetzung im Bade stattfand, kam es nicht dazu. In Geislingen a. d. Steige muß es dann im weiteren Aufstandsverlauf ruhig geblieben sein.

Es gab an der Katharinenkirche Zwickau eine Badestube, die mit einem Altarlehen – also einer Stiftung – verbunden war, was der kultischen Reinheit der Priester und Diakone gedient haben mag. Thomas Müntzer hielt sich 1521 einmal in einem der Badehäuser der Stadt Zwickau auf[49] und entging damit einem städtischen Aufruhr.

In Badestuben wurden, das ergaben die Denunziationen und die Geständnisse, 1525 manche Aufstandshandlungen geplant und sozusagen ausgeheckt,[50] wobei auch drohende Sprüche laut geworden waren. Ein im Bad befindlicher Kaufmann Valentin (Valten) Dhoner,[51] der die Machtverhältnisse nach der Niederlage verkannte, handelte sich in Pirna (Ostsachsen) damit erheblichen Ärger und auch Haft ein.

Bei den Vorunruhen im thüringischen Mühlhausen (1524/25) wurden hölzerne Statuen in einer Kirche St. Jacobi zertrümmert. Man berief sich dabei gewissermaßen auf die Schrift 'Vom Abtun der Bilder […]' von Andreas Karlstadt und bezog sich auf eine Stelle bei dem Propheten Jesaja,[52] denn das Alte Testament hatte ja Bildnisse verboten. Einer der Rädelsführer gab einer Bademagd dann den Auftrag, die Bruchstücke zum Heizen des öffentlichen Bades zu verwenden,[53] und zwar wohl nur die Hälfte davon,[54] nicht die Statue Jesu. Ähnliches soll sich 1531 in Biberach a. d. Riß abgespielt haben.

---

47 Zitiert nach KETTEL/WIETZOREK (1983), S. 22 – aus „Der XI. Bundsgenoß – 1521“. Der Autor nannte seine Flugschriften „Bundesgenossen“. Er bekannte sich später zur Urheberschaft.

48 ZIMMERMANN (1939), I, S. 212f.

49 Vgl. BRÄUER/VOGLER (2016), S. 118 und MÜNTZER (2010), S. 165.

50 Aussage des Pfarrers zu Oestheim (Mittelfranken) an den Rat zu Rothenburg o. T., Februar 1525, vgl. FRANZ (1972), S. 340, Nr. 166. – Ebenda S. 360 (Nr. 181) steht die Aussage eines Rothenburger Untertanen im peinlichen Verhör nach der Niederlage.

51 Dhoners Auftreten in Pirna wird, allerdings knapp, bei PEUCKERT (1966), II, S. 592, referiert. – Vgl. aber auch KOBUCH (2010), S. 206, und KOBUCH/MÜLLER (1977), S. 138.

52 Vgl. etwa Jesaja 44, 9: „Die Götzenmacher sind alle nichtig; woran ihr Herz hängt, das ist nichts nütze“ (revidierte Lutherbibel von 1984).

53 Vgl. MÜLLER (2019), S. 108f. – Aussage von Paul Pompe.

54 In Jes. 44, 19 ist in ablehnender Weise die Rede von der Aufteilung des Brandopfers in zwei Hälften.

In Merxleben bei Heiligenstadt retteten dann einige Frauen die dortigen religiösen Statuetten, um sie andächtig vor dem Ikonoklasmus der Randalierer zu bewahren.[55]

In Schmalkalden, das heute zu Thüringen gehört, gab ein wohlhabender Bürger namens Hans Hammerschmidt, genannt Dobereiner, im Badehaus noch nach der Niederlage Äußerungen von sich, die sich gegen den gefürsteten Grafen Wilhelm IV. von Henneberg-Schleusingen richteten, wobei er da auch antijudaistische und antiklerikale Bemerkungen machte. Offenbar wurde er ziemlich laut, denn es fanden sich nachher acht Zeugen für seine verbalen Entgleisungen. Er wurde dann zur Abgabe von 200 Malter Hafer oder 60 Gulden Strafe verurteilt. Vorher hatte er für seine Beteiligung als Mitläufer am Bauernkrieg auch schon Strafe zahlen müssen.[56]

In Stühlingen bei Waldshut forderten die Gemeindebürger im April 1525 in ihren 62 Artikeln, einer Klageschrift zum Reichskammergericht in Esslingen, Abhilfen gegen obrigkeitliche Willkür zu schaffen. Im Klagepunkt Nr. 44 hieß es da: Es gehe nicht an, daß die Badestube von der Obrigkeit der Gemeinde entfremdet worden sei. Sie sei von der Gemeinde durch Fronarbeit erstellt worden und man habe sie früher gegen eine Gebühr (offenbar zugunsten der Gemeinde) nutzen dürfen.[57] Dann habe der Grundherr sie jedoch an einen Bader verschenkt, der darüber auch eine Urkunde habe. Die Beschwerdeführer baten nun, das Badehaus der Gemeinde zurückzugeben und den jetzigen fremden Bader zu entlassen.

10. Bader, Barbiere, ein Betreuer eines Thermalbades und ein Optiker als Beteiligte

Zu den aktiven Anhängern Thomas Müntzers in Mühlhausen gehörte das Mitglied des Ewigen Bundes, der wohlhabende Barbier Hans (der Balbier) Schaller oder Schalbe aus der (ziemlich breiten) Linsengasse oder der Gallischen Straße. Er besaß eine beachtliche Bibliothek, die er wohl für Müntzer aufbewahrte[58] und die von der siegreichen Obrigkeit dann konfisziert wurde.

An der verlustreichen Schlacht bei Frankenhausen (27. Mai 1525) nahm auch der örtliche Bader teil, der nach seinem Beruf und seiner Badestube „der Stobener" hieß.[59] Ob ihm danach die Flucht gelang oder ob er sich im Städtchen verstecken konnte, ist nicht bekannt, jedoch taucht sein Name in zwei Dokumenten auf, zunächst in der Liste der wohlhabenden Bürger, denen die Flucht oder das Untertauchen gelang. Es hieß in dieser Schwarzen Liste, die mit Angaben zum Vermögen der Betroffenen versehen war, daß er eine Badestube und anderthalb Stück Land für den Weinbau (Weinwachs) besaß. – Außerdem ist er in einer Ankündigung des Herzogs Georg von Sachsen genannt, die den harmloseren Teilnehmern der Schlacht bei Frankenhausen die Rückkehr in die Stadt ohne Lebensgefahr erlaubte, in der der Stobener jedoch mit einigen anderen ausdrücklich von dieser Amnestie ausgenommen ist.

---

55 Vgl. auch MÜNTZER (2004), S. 211 und LEISERING (1988), S. 13, Anm. 152. – Zu den Frauen in Merxleben vgl. KOBELT-GROCH (2008), S. 374.

56 Vgl. MÖTSCH (2019), S. 140f.

57 Abgedruckt bei LENK (1983), S. 58f. – Referiert bei OKA (1998), S. 251.

58 Vgl. MÜNTZER (2004), S. 211. Dieser Band enthält nicht direkt Texte von Müntzer, sondern Belege zu seinem Wirkungskreis. – Vgl. auch LEISERING (1988), S. 13, Anm. 152.

59 Vgl. KOBUCH/MÜLLER (1977), S. 100 sowie SEIDEMANN (1990), 299 untere Seitenzählung.

Ein Barbier Heinrich Muller (ein *balbirrer*) aus Frankenhausen wird nachrangig als Hintersiedler (*hinterseddeler*) erwähnt. Er ist in der Schlacht bei Frankenhausen am Leben geblieben. Er besaß zwar ein Haus,[60] ist aber wohl nicht identisch mit dem o. a. Stobener.

Im Raum Schönbrunn bei Wolkenstein (Erzgebirge) wurden 1525 im Rahmen des sogenannten Pfaffensturms das altgläubig gebliebene Pfarrhaus und der Pfarrhof ausgeplündert. Ein Bader in dem Dorf Wiesa[61], namens Kuchler / Küchler, genannt „der Wirt im warmen Bade"[62] (Thermalbad), konnte offenbar dabei ein Stück der Beute wieder retten und zurückhalten. Er bat nämlich den überregionalen Rädelsführer, den Bergmann Wolf Göftel mit Erfolg, daß die bisherige Dienstmagd (Maid) des Pfarrers eine Kuh aus dem Bestand überschrieben bekommen sollte, wohl um ihren künftigen Lebensunterhalt zu sichern. Das hat Göftel dann im peinlichen Verhör bekannt, der Ende Juni 1525 verhaftet und im Juli 1525 in Buchholz (heute Annaberg-Buchholz) hingerichtet worden war. Auch Thomas Müntzer hat sich einmal in seiner Frühzeit in Braunschweig dafür eingesetzt, daß eine Pfarrköchin ein beheizbares Zimmer erhielt.

Von Kuchler wird an anderer Stelle berichtet,[63] daß er forderte, von überhöhten Zinszahlungen an den Feudalherrn Hans Friedrich befreit zu werden. Er wolle gern die Sätze zahlen, wie sie im Bereich des Herzogs Georg von Sachsen für Badehäuser sonst allgemein üblich seien.

In Würzburg beteiligte sich der „Bader zum Löwen",[64] Hans Leminger, aktiv als städtischer Funktionsträger am Aufstand. Er wurde am 8. Juni 1525, nachdem Georg Truchseß von Waldburg, der Bauernjörg, die Übergabe Würzburgs ausgehandelt hatte, in einer Gruppe von fünf Männern auf dem Marktplatz der Stadt öffentlich mit dem Schwert gerichtet. Ein Chronist nennt ihn „Hanns Leininger". Der anwesende Herold des Truchseß von Waldburg, Hans Lutz, nennt ihn in einem Bericht dann zweimal den „Laubbader".[65] Er hatte wohl seine Badestube in den Laubengängen am Würzburger Marktplatz gehabt.

In Wernigerode standen die Aufständischen bei ihren rabiaten Streifzügen zu den umliegenden Klöstern unter dem Einfluß des Barbiers, Badestuben-Betreibers und Wundarztes Wilhelm Wiardes, genannt Wilhelm Barbier. Graf Botho III. von Stolberg-Wernigerode und sein Sohn Wolfgang mußten damals unter dem Druck der Volksmassen ein Doppelspiel treiben, schwenkten aber dann auf die Seite der sächsischen Fürsten um. Beim Strafgericht der Fürsten nach der Niederlage von Frankenhausen verfuhr man dann in Stolberg rabiater als in Wernigerode. Nur gegen Wiardes wurde am 31. Mai 1525 die Todesstrafe beantragt. Er wurde dann aber auf Fürsprache einer jungen Herzogin von Braunschweig und geborenen Markgräfin von Brandenburg wegen seiner früheren Heilerfolge begnadigt. Es handelte sich bei dieser Fürsprecherin um Elisabeth von Calenberg, die im Juli 1525 Herzog Erich I. heiratete. Stolberg-Wernigerode stand unter

60 Vgl. SEIDEMANN (1990), S. 303 [aus den Teilberichten „Frankenhausens Einwohnerschaft am Schlachttage 15. Mai 1525"; 2 Folgen, S. 297–310].

61 Der Ort Wiesa im Erzgebirge heißt heute „Thermalbad Wiesenbad" und hat einen Ortsteil „Wiesenbad".

62 Vgl. KOBUCH/MÜLLER (1977), S. 124.

63 Vgl. SEIDEMANN (1990), S. 214 und auch S. 218 (untere Seitenzählung).

64 Vgl. BLICKLE (2015), S. 247, wohl auch nach ZIMMERMANN (1939), II, S. 397.

65 Abgedruckt bei JÄCKEL (1983), S. 442 – mit erläuternder Anmerkung.

der Oberlehnsherrschaft Kur-Brandenburgs. Wiardes mußte nun Urfehde schwören und das kleine Land verlassen.[66] Sein Urfehdebrief war im Feudalmuseum Schloß Wernigerode, einer Einrichtung der DDR, in der früheren Bibliothek zu besichtigen.[67]

Auch der Badestuben-Pächter (Stübener; *unser stobner*) und Glaser in Allstedt, Balthasar (Baltzer) Reiff, war als Mitglied und Bundesmeister des ersten Verbündnisses in Allstedt in die Vorbereitungen des Aufstandes verwickelt. Persönlich begleitete er 1524 wohl mehr den gemäßigten Vicarius Heinrich Bodung in Allstedt, nicht so sehr den radikaleren Müntzer (Müntzer erwähnte ihn zweimal, zunächst ihn auffordernd und später unter der obrigkeitlichen Folter bekennend).[68] Er konnte nach dem Mai 1525 entkommen, sosehr man auch nach ihm fahndete. Er hielt sich dann wohl in Mansfeld und Eisleben auf. Im Jahre 1534 wurde er schließlich in Zerbst als Wiedertäufer festgenommen. Er mußte dann dem Anabaptismus abschwören, seine Büchersammlung abliefern und durfte fortan aufgrund eines ihn entlastenden Gutachtens unbehelligt als Glaser leben und arbeiten.

Der Tuchscherer und Bader Albrecht Menge aus Großen-Behringen trat im Raum Gotha als Anführer des Wangenheimer Haufens auf. Er griff mit seiner Schar am 30. April 1525 die Stadt Bad Langensalza (damals Salza) an, riß dort die revolutionäre Herrschaft an sich und zog dann weiter ins nahe Gräfentonna in der Grafschaft Gleichen. Dort zitierte er den herzoglichen Amtmann Sittich v. Berlepsch und den Bürgermeister von Salza zu sich und ließ sie Urfehde zugunsten der Volkssache schwören.[69]

In einem damals hennebergischen, größeren Dorf bei Bad Neustadt (Saale) ließ sich ein Bader mit Vornamen Klaus zusammen mit anderen während des Aufstandes dazu hinreißen, den adligen ehemaligen Amtmann von Mainberg (bei Schweinfurt) zu erschlagen. Dieser Bader wurde im Juli 1525 durch Zeugen belastet und dann im Jahr 1529 hingerichtet.[70] Vorher hatte man ihn in der Haft auch nach Hans Hut befragt.

In Kitzingen (Unterfranken) hat ein aufständischer Augenarzt, nach heutigem Verständnis wohl mehr ein Optiker, die Mit-Aufrührer am Dienstag nach Ostern (18. April) davor gewarnt, sich auf Kompromisse einzulassen oder etwa von dem weiteren Aufstand Abstand zu nehmen. So berichtet es der dortige Stadtschreiber Hieronymus Hammer.[71]

Der radikale Rädelsführer Jäcklein Rohrbach hat offenbar seine ersten Vorbereitungen Ende März 1525 im Badehaus in der Stadt Löwenstein getroffen.[72]

---

66 Vgl. BREITENBORN (1990), S. 28–34 und STERNAL (2014), S. 71–73. Vgl. AGBM (1942), II, S. 593.

67 Vgl. BREITENBORN/ÜBLACKER/VOIGT (1979), S. 14–16. – Das Stadtarchiv Wernigerode hat heute keine Unterlagen zu Wiardes mehr (freundliche Auskunft des Stadtarchivs, März 2021).

68 Vgl. MÜNTZER (2004), S. 138 und S. 267, sowie MÜNTZER (2010), S. 239, 412f., 514.

69 Vgl. MÜLLER (2021), S. 364, der den Albrecht Menge als Bauern bezeichnet, sowie KAISER (1989), S. 54. Vgl. auch ROMMEL (2008), S. 272.

70 Vgl. MÖTSCH (2008), S. 131, auch MÖTSCH (2019), S. 127 und 133f., teilweise in den dortigen Anmerkungen.

71 Abgedruckt bei JÄCKEL (1983), S. 459.

72 Vgl. ZIMMERMANN (1847), S. 275. – In der Neuauflage von 1856, die 1939 wieder gedruckt wurde, vermeidet er in diesem Zusammenhang, das Bad zu Löwenstein zu erwähnen; vgl. ZIMMERMANN (1939), I, S. 372.

11. Hospitalprediger im deutschen Bauernkrieg

Der Siechenprediger in Frankenhausen, Gangolff[73] (Ganold), war Führer eines Fähnleins der Aufständischen im Raum Heringen an der Helme (südlich von Nordhausen, Thüringen) und im Raum Greußen an der Hainleite, einem Höhenzug. Thomas Müntzer erwähnte ihn im peinlichen Verhör am 16. Mai. Gangolff ist dann wohl in Heldrungen hingerichtet worden.[74]

Ein früher Gesprächspartner Müntzers, der spätere lutherische Superintendent in Celle, Urban Rhegius (Rieger), war der außereheliche, anerkannte Sohn eines Hospital-Kaplans in Langenargen am Bodensee, Konrad Rieger. Urbanus Rhegius verfaßte zwar eine Schrift gegen die Leibeigenschaft, hat aber am Bauernkrieg nicht teilgenommen. Er war damals in Augsburg, einer Stadt, die eher ruhig blieb. Vorher war er in Tirol tätig gewesen, ging dann, was ungewöhnlich war, nach Norddeutschland und war hernach Reformator eines Teils der der welfischen Lande unter Herzog Ernst dem Bekenner.

Der theologische Mitgestalter der Zwölf Artikel, Lic. Dr. Christoph Schappeler, hatte wie Müntzer um 1506 in Leipzig studiert. Im Herbst 1525 mußte er aus Memmingen in seine schweizerische Heimat fliehen, war im Jahre 1530 ein mäßig dotierter Hospitalprediger in Sankt Gallen, bekam aber später vom Memminger Rat eine Entschädigung von hundert Gulden gezahlt und erhielt auch seine Bücher zurück.

Schappeler hielt neben seinem Theologiestudium in Leipzig auch schon philosophische Repetitorien ab,[75] so daß es gut möglich ist, daß Müntzer da bei ihm studierte. Auch ein anderer Protagonist des Bauernkrieges, der aus Frickenhausen stammende redegewandte Rothenburger Theologe Lic. Dr. Johann Teuschlein, war Anfang des 16. Jhs. Student in Leipzig. Er wurde dann als Beteiligter 1525 in Rothenburg o. T. hingerichtet.

Zu den frühen Begleitern Müntzers in Zwickau, vielleicht auch in Böhmen, gehörte auch Markus Thomas (Marx Thomä), genannt Stübner bzw. Badstübner, der Sohn eines Baders aus Elsterberg im Vogtland.[76] Markus Thomas war einer der Zwickauer Propheten, die dann den Weg der Verinnerlichung gingen und von Müntzer abwichen. Er war allerdings auch Student, was einen höheren Bildungstand voraussetzt als bei den überwiegend handwerklichen Zwickauer Propheten. An der Stätte der seit 1498 belegten Badestube in Elsterberg, deren Haus in der damaligen Gestalt nicht mehr existiert, befindet oder befand sich eine Gedenktafel für Markus Thomas und Thomas Müntzer; die damalige Adresse war Thomas-Müntzer-Straße 2.

12. Bücher und ihre Zerstörung im Bauernkrieg

Neben materiellen Gütern wurden im Bauernkrieg auch viele ideelle Werte zerstört; insbesondere wurde durch weniger bildungsaffine Personen das in Form von Büchern, Manuskripten und Urkunden gespeicherte Wissen vernichtet. Es mag mit der Abneigung gegen feudale Lasten, Schuldtitel und überkommene lateinische Riten zusammenhängen, daß man nun Rechnungs- und Andachtsbücher zerriß. Auch das eingeführte

73 Vgl. MÜNTZER (2004), S. 269.

74 Das Themenfeld „Prediger im Bauernkrieg“ ist bereits anderweitig erforscht worden (vgl. MAURER [1979]). Es ist bedeutsam, daß ein Krankenseelsorger militärischer Führer im Aufstand war.

75 Vgl. BUBENHEIMER (1989), S.60f.

76 Vgl. ROMMEL (1989), S. 197f.

römische Recht, das ja kodifiziert war, war vielen noch suspekt. Die kostbaren Einbände und Beschläge der Codices weckten Begehrlichkeiten.

Aber etwa in Odenheim bei Bruchsal im Kraichgau zerriß man auch die Bücher der Bibliothek eines aufgehobenen Klosters, obwohl man wissen konnte, daß die Sammlung der Urkunden und Privilegien schon vorher weggebracht worden war.[77]

Im Kloster Walkenried, einem großen Reichsstift und Zisterzienserkloster am niedersächsischen Südrand des Harzes, erfolgte nicht nur ein Glockensturm und eine Zerstörung der Kirche, sondern es wurden auch die kostbaren Bücher entwendet und als Trittpflaster zur Einebnung von Schlaglöchern in den Landstraßen verwendet. Die Pergament-Urkunden des Archivs dienten dann als Streu für die Pferde. Diese Gegend war um 1460 stark von den Waldensern und Taboriten beeinflußt gewesen, die damals die höhere Bildung ablehnten oder sie nicht kannten.[78]

Es ist davon auszugehen, daß im Rahmen dieser Zerstörungen auch naturkundliches, pharmazeutisches und medizinisches Wissen verlorenging, von literarischen Belegen ganz zu schweigen. Auch das Kloster Pöhlde, Teil einer früheren Königs-Pfalz südlich des Westharzes am Rande des Untereichsfeldes wurde damals geplündert.

Für das Verbrennen von Büchern im Jahr 1525 finden sich nur einige wenige Belege. Damals war Papier teuer, und so hat man es zwar gerissen oder zweckentfremdet, aber nur selten verbrannt.

13. Trauern im Bauernkrieg

Nach der verlorenen Schlacht bei Frankenhaus fiel der siegreichen Obrigkeit auf, daß die Witwen der Erschlagenen nur selten um ihre gefallenen Männer trauerten.[79] Eine durch ein Trauma bewirkte „Unfähigkeit zu trauern“[80] ist also nicht erst in der Mitte des 20. Jahrhunderts bemerkt worden.

Offensichtlich entstand erst im 19. Jahrhundert die ätiologisch bedingte Erzählung, daß die Ehefrauen der unterlegenen Kämpfer die Schlacht oberhalb Frankenhausens am Kyffhäuser von einem Nachbarhügel mit Heulen und Geschrei verfolgten.[81] Der Hügel sei dann Eulengeschrei genannt worden, es handelt sich aber wohl eher um einen Hörfehler der Landvermesser und Kartographen um 1820.

Es gibt zwar in Bad Frankenhausen einen schmalen Bach oder eine kleine Straße namens Blutrinne, aber dieser Bach hieß vor mehr als 200 Jahren schlicht „Rindflößchen“.[82] Blutrinne ist also eine dramatisierende Namensgebung der Romantik, nicht des 16. Jahrhunderts.[83]

Andererseits, im Gegensatz zur mangelnden Trauer in Frankenhausen, wissen wir auch, daß die siegreichen Fürsten, Grafen und ihre Gehilfen nach der Schlacht von

---

77 Vgl. RÖCKER (2000), S. 48.

78 Zu Walkenried vgl. GÖRGES/SPEHR (1892), S. 400f.

79 Vgl. Bericht des Wolf von Schönburg, 17. Mai 1525, in AGBM (1942), S. 319 (Nr. 1487).

80 Vgl. MITSCHERLICH/MITSCHERLICH (2016). – Beide Mitscherlichs waren von Hause aus Ärzte.

81 Vgl. GRIEPENTROG (1988), S. 39f. – Sie berief sich auf eine Sagensammlung von L. Bechstein (1862). – Vgl. mit etwas anderer Sicht dargeboten bei ÄHNLICH (2011), S. 1.

82 Vgl. ÄHNLICH (2011), S. 1: „Die ‘Blutrinne’ hieß in der frühen Zeit ‘Rindflößchen’.“

83 Anders SCHNITTER (1989); S. 51. Er zeigt eine Abbildung und teilt mit, daß die Rinne in der Folgezeit so geheißen habe.

Königshofen (Lauda-Königshofen, Tauberfranken) im Juni 1525 selbst auf dem Felde Trauer über die vielen Erschlagenen empfanden und zu weinen begannen.[84]

14. Trinken und Alkohol – Kartenspielen – vermeintlicher Zaubertrunk

Es ist belegt, daß Thomas Müntzer vor seiner Hinrichtung in Mühlhausen übermäßig viel Wasser getrunken hat. Das wird, darauf wies W. Zimmermann hin, eine Folge der inneren Verletzungen durch die peinlichen Verhöre in Heldrungen gewesen sein. Zimmermann verwandte hier den Begriff „Wundfieber".[85]

Es ist dann auch zu fragen, ob die Aufständischen bisweilen auch durch übermäßigen Alkoholgenuß geschwächt waren,[86] ob etwa der Aufruhr ihren Durst hervorrief. Aber die aus Süddeutschland vorliegenden schriftlichen Feldordnungen der Aufständischen enthielten ja auch Bestimmungen gegen übermäßiges Trinken, Kartenspielen und Würfeln.[87] Auch das individuelle Plündern wurde eingeschränkt.

Ein in den elsässischen Aufstand verwickelter Bürger aus Straßburg, Matthis Wurm von Geudertheim, ermahnte nach eigenen Angaben die versammelten Aufständischen, sich vor „Spielen, Hurerei, Zutrinken, Gotteslästerung, Abgötterei […]"[88] zu hüten. So rechtfertigte er sich hernach am 1. Juni 1525 vor dem Landvogt des Unterelsaß.

Auch die Beschwerden der Stadt Biel (Kanton Bern, Schweiz), eigentlich den Aufständischen eher zugewandt, richteten sich gegen die „Gotteslästerer, Zutrinker, Spieler […]" in deren Reihen.[89]

Wenn die örtlichen Klöstervögte und Kellermeister in ihren Restitutionsansprüchen hernach allenthalben übergroße Mengen an verlorenem Wein und Bier in Rechnung stellten, so ist zu überlegen, ob nicht auch viele edle Weine und manch gutes Bier schlicht ausgelaufen sind, als damals die Fässer zerschlagen und die Bottiche eilig weggebracht wurden.

Einem der Teilnehmer der Schlacht bei Frankenhausen, dem thüringischen Buchbinder, Küster und reisenden Buchhändler Hans Hut, der vielleicht auch nur am Rande bei der Schlacht anwesend war, gelang damals noch die Freilassung aus dem Gewahrsam der hessischen Truppen. Über ihn wurde dann später behauptet, er habe einen Zaubertrank besessen, mit dem er Menschen an sich binden könne.[90] Es mag sich vielleicht um einen Sud aus Johanniskraut gehandelt haben, der beruhigend und etwas euphorisierend wirkt.

Er wich nun nach Bibra, dann nach Nikolsburg (Mikulov) in Mähren aus, einer Markgrafschaft der böhmischen Krone. Im übergeordneten Böhmen übernahm allerdings nach der Schlacht bei Mohacs der Habsburger Ferdinand I. 1526 die Königswürde, und es wurde für Wiedertäufer dort nun auch wieder ungemütlich. Hut ging sodann nach

---

84 Vgl. PARAVICINI (2008), S. 473.

85 ZIMMERMANN (1939), II, S. 346, Anm. 14.

86 Vgl. MÜLLER (2004), S. 82–89. Er verweist S. 83f. auch auf das Verwenden von medizinischem Bier (mit Zusätzen) als Heilmittel.

87 Vgl. FRANZ (1963), S. 425, Abschnitte 4, 11 und 15. Mandat der Württemberger Bauern (Feldordnung) vom 27.4.1525.

88 Vgl. FRANZ (1972), S. 213 (Nr. 77), übersetzt in modernes Deutsch.

89 Vgl. FRANZ (1972), S. 259f. (Nr. 97).

90 Vgl. RUPP (1978), S. 185 vgl. auch ZIMMERMANN (1939), I, S. 181; dort wird es in den Zusammenhang der Wiedertaufe gestellt.

Augsburg und wurde dort als Wiedertäufer wieder festgenommen, verurteilt und inhaftiert, wo er noch Angaben zum Bauernkrieg – er habe den Regenbogen von Frankenhausen auch gesehen – und zu Müntzer machen konnte und Ende 1527 bei einem angeblich selbst gelegten Brand ums Leben kam. Er war wohl der einzige, der sich einige Zeit nach dem Bauernkrieg das Leben genommen hat oder den eigenen Tod billigend in Kauf genommen hat, was sonst eigentlich kaum vorkam. Sein zunächst gut lutherisches Buchsortiment war den Aufständischen im Mai 1525 eher suspekt gewesen.

Was Thomas Müntzers Ende anbelangt, so wissen wir gemäß dem Hauptstrang der Überlieferungen, daß er sich am frühen Abend der Schlacht bei Frankenhausen in die kleine Stadt begab und sich dann in einem Haus am Stadttor auf dem Dachboden mit einem Kopfverband zu Bett legte. Es mag seine gemietete Behausung gewesen sein, in der vielleicht schon die Nächte vorher unauffällig übernachtet hatte, denn er war schon am 11. Mai, also vier Tage vor der Schlacht, in Frankenhausen angekommen. Außerdem ist zu bedenken, daß der 15. Mai nach dem julianischen Kalender etwa dem 25. Mai nach neuem Stil entspricht, daß es also 20 Minuten länger hell war, als es das Datum vermuten läßt. Er wurde dann aber von dem Knecht eines lüneburgischen Ritters aufgestöbert und gab sich ihm gegenüber für unbeteiligt und krank aus, wurde aber wegen seines Briefbeutels erkannt, den Fürsten vorgeführt und später in die mansfeldische Burg Heldrungen verbracht, wo er einem peinlichen Verhör unterzogen wurde. Er diktierte dort einen Brief an die Mühlhäuser, in dem er sie zum Aufgeben aufforderte. Vor seiner Hinrichtung am 27. Mai vor Mühlhausen (in Görmar) trank er sehr viel Wasser, möglicherweise geschwächt durch ein Wundfieber. Er erhielt dann nach einem stockend, mit Einhilfe gesprochenen Glaubensbekenntnis das Abendmahl in einerlei Gestalt, also die Hostie, und wurde sodann mit dem Schwert gerichtet. Sein Leichnam wurde am südlichen Stadtrand aufgerichtet und zur Schau gestellt.

In der Schlacht von Frankenhausen vertraute er einem Regenbogen als einem Zeichen der Treue Gottes.[91] Es war allerdings mehr ein Sonnenhalo, ein farbiges Sonnenhintergrund-Phänomen, das zur selben Zeit auch in Oberfranken beobachtet wurde.

Die Schlachtfelder des deutschen Bauernkrieges sind nur selten archäologisch erschlossen oder anthropologisch erkundet worden, jedenfalls nicht systematisch oder aus historischem Interesse. Es gibt allerdings im französischen Epfig bei Zabern (Saverne) im Unterelsaß ein im 19. Jahrhundert rekonstruiertes Beinhaus (Ossuarium, ossuaire) neben der großen romanischen Kapelle St. Marguerite, in dem offenbar noch heute auch die Schädel der in der Schlacht bei Zabern im Bauernkrieg gefallenen Männer liegen. Man hat diese Schädel der betreffenden männlichen Personen im Hinblick auf das Lebensalter, die Art der Verwundung und den physischen Zustand eingehend untersucht. Es waren kräftige Personen mittleren Alters mit Verwundungen durch das Kampfgeschehen.[92]

Im Heimat- und Bauernkriegsmuseum Leipheim (Kr. Günzburg) sind ebenfalls Skelettfunde mit Hiebverletzungen aus der Schlacht bei Leipheim (4. April 1525) ausgestellt.[93]

91 Altes Testament: 1. Mose (Genesis) 9, Vers 13–16.

92 Vgl. VOGLER (2019), S. 417 – unter Berufung auf FEVRE/LAVERNE/RIEB (1974).

93 Vgl. JESTRABEK (2018), S. 24f.: Schlacht bei Leipheim (mit Bild).

Auch in Bad Frankenhausen am Kyffhäuser in Thüringen wurden entsprechende Forschungen durchgeführt.[94]

15. Ärzte, Naturwissenschaftler und der Bauernkrieg

Eine ganze Reihe von Ärzten und akademisch gebildeten Naturwissenschaftlern nahmen im Umfeld des Bauernkrieges unterschiedliche Haltungen zu den damaligen Umständen, den handelnden Personen und deren Auffassungen ein.

Der Marburger Rektor, Professor und Arzt Dr. utr. med. Euricius Cordus, dessen Buch über den Englischen Schweiß bereits erwähnt wurde, schilderte Müntzers Weg in den Bauernkrieg in negativer Weise in lateinischen Hexametern.[95] Cordus war in Ferrara promoviert worden, wurde von Landgraf Philipp dem Großmütigen von Hessen gefördert und war auch ein bedeutender Botaniker.

Der bekannte Schweizer Arzt Paracelsus (Theophrastus Bombastus von Hohenheim) hielt sich während des Bauernkrieges in Salzburg, einem Zentrum der Revolte, auf und billigte offenbar mit Worten den Aufstand. Er mußte dann 1526 die erzbischöfliche Stadt für längere Zeit verlassen.[96] Auch er war nach eigenen Angaben in Ferrara zum Doktor utrius medicinae promoviert worden.[97]

Der wunderliche Magier Johann Georg Faust, der wohl in Heidelberg den Grad eines Lizenziaten erworben hatte, war im Jahr 1525 in Leipzig und wahrscheinlich auch in Basel anwesend,[98] kann also das Aufstandsgebiet durchreist haben. Ein Opern-Textbuch des Komponisten und Autoren Prof. Hanns Eisler (ca. 1951) mit dem Titel 'Johann Faust' brachte ihn dichterisch in Verbindung zum Bauernkrieg.[99] Der Tenor war, daß ein Intellektueller aus Bequemlichkeit mit Aufständen nichts anfangen könne. Dieses Opernprojekt wurde dann aber vom Regime der DDR als Veralberung des Goetheschen Faust unterbunden und für lange Zeit nicht zur Aufführung gebracht. Erst 1982 wurde es als Text szenisch aufgeführt.

Wir wissen auch, daß der jüngere Bruder des Memminger Kürschners Sebastian Lotzer, des Hauptverfassers oder Redaktors der 'Zwölf Artikel', ein bekannter und erfolgreicher Arzt gewesen ist. Dieser Dr. Johann Lotzer wird von Philipp Melanchthon freundlich erwähnt. Er hat Meriten bei der Abwehr von Seuchen. Er wurde dann der „Leibarzt des Bischofs von Straßburg".[100] Es war dies der langjährige Bischof Wilhelm III. von Hohenstein, der mit dem Bauernkrieg seine liebe Not hatte, denn sein Bischofssitz war faktisch in Zabern, einem Brennpunkt des Bauernkrieges. Und auch die Grafen von Hohnstein (Harz), aus deren Geschlecht Wilhelm III. stammte, waren schon noch

94 Vgl. BIRKENBEIL (2011), S. 193–197

95 Vgl. BRÄUER (1974), S. 89f.

96 Vgl. RUDOLPH (1978), S. 231–241 und S. 252.

97 Der jüngste Sohn des Reformators Andreas Karlstadt (Bodenstein), Adam v. Bodenstein, war zeitweilig Medizinprofessor in Basel und gab Paracelsus' Schriften heraus, PEUCKERT (1966), II, S. 374. – Auch Luthers jüngster Sohn, Dr. Paul Luther, war Arzt, und zwar in Wittenberg.

98 Vgl. KIESEWETTER (1893), S. 22. Auch Thomas Müntzer war zur Jahreswende 1524/25 in Basel und dem Klettgau, in Grießen, anwesend.

99 Der vormalige österreichische Staatssekretär Ernst Fischer lobte dieses Libretto in der Zeitschrift Sinn und Form, Jg. 1952, vgl. FISCHER (1989), S. 25–40.

100 GERBER (1978), S. 61.

vom Bauernkrieg berührt worden. Johann Lotzer jedoch war jedenfalls nicht am Aufstand beteiligt.

Der oben erwähnte Hans Murer (Karsthans) war wohl auch ein akademisch gebildeter Arzt.

Es ist auch gut belegt, daß die gemäßigten Führer der Aufstandsbewegung im württembergischen Amt Kirchheim (unter Teck) ihr Hauptquartier im Hause eines Arztes in der Stadt Kirchheim aufschlugen. Der betreffende Mediziner, Dr. Johannes Auracher, war der Leibarzt des damals abgesetzten und zeitweise vertriebenen Herzogs Ulrich von Württemberg gewesen.[101]

Thomas Müntzer war 1520/21 in Zwickau von dem Arzt und Ratsherrn Dr. Erasmus Stella (Studer, Studler) unterstützt worden. Als dieser am 2. April 1521 starb, verlor er den Rückhalt im Rat von Zwickau. Er mußte diese Stadt bald verlassen und wandte sich nach Böhmen, und zwar nach Saaz und Prag. Zu seinen Fürsprechern in Zwickau hatte aber auch der 1519 berufene Rektor der höheren Ratsschule, der Gräzist Dr. phil. Georgius Agricola (Bauer) gehört,[102] der später medizinische Vorlesungen in Leipzig, Padua und Bologna hörte, in Italien auch zum Doktor der Medizin promoviert und später zum Begründer der modernen Montanwissenschaft wurde.

16. Haftbedingungen zu Zeiten des Bauernkrieges

Eine der weiblichen Beteiligten am Umsturz im thüringischen Mühlhausen, die sechzigjährige Katharina Kreutter, wurde zunächst aus dem Hause ihres Mannes, der geflohen war, ausquartiert. Sie hatte sich in reformatorischem Eifer, vielleicht auch karnevalistisch, in einem Kübel wieder taufen lassen. Ihr Geld wurde ihr nun zweimal weggenommen. Sie wurde dann in krankem Zustand zum Rathaus gebracht. Das Transportmittel war ein Backtrog. Hernach wurde sie gestäupt und gebrandmarkt. Ein volkstümliches Lied, verfaßt von einem Antonius, schilderte die ihr zuteil gewordene Behandlung.[103] Damals galt ein Mensch mit 60 Jahren schon als alt. Ob es da keine andere, würdigere Krankentrage für sie gab, blieb offen. Ihr Ehemann protestierte schriftlich aus seiner Verbannung.

Die Haftbedingungen der damaligen Zeit waren auch für gebildete Häftlinge recht hart, sofern sie nicht zeitweise von Bürgen ausgelöst wurden. Der Stuttgarter Pfarrer Dr. Johann Mantel, der euphorisch von der Wiedereinführung des biblischen Jubel- und Freijahrs gepredigt hatte, wurde von der habsburgischen Sequester-Verwaltung für Württemberg in der Stadt Nagold in Haft gehalten. Auf Bitte der Landstände kam er Anfang Mai 1525 frei, war dann aber zunächst sozusagen „fast blöd im Kopf", wie er er dem gemäßigten Bauernführer Matern Feuerbacher schrieb, und daß er nun nicht mehr am Geschehen mitwirken könne.[104]

Der evangelische Geistliche und ehemalige Deutschordenspriester Johann Laue, der mehr in das Aufstandsgeschehen in Mühlhausen hereingeriet als daß er selbst Antreiber war, hielt sich zunächst in Mühlhausen aufgehalten, um dann nach Erfurt zu gehen. Dort

[101] Vgl. HERRMANN (1985), S. 30.

[102] Vgl. KRAFFT (1995), S. 52–64 (DBE I)

[103] Vgl. GÜNTHER (2008), S. 401f. und BRÄUER (1979), S. 15 sowie auch KOBELT-GROCH (2008), S. 373f.; Beleg des Liedes: LILIENCRON (1966), III, S. 507, Nr. 391. Das Lied ist in Verbindung zu sehen mit Lied Nr. 390, das sich ebenda, S. 505f. findet.

[104] Vgl. ZIMMERMANN (1939), II, S. 133.

wurde er dann festgenommen, peinlich verhört und saß dann zwei Jahre in Haft. Seine Ehefrau Christine setzte sich für ihn ein und durfte ihm Essen bringen lassen; und acht Wochen lang durfte ihn ein Arzt versorgen. Er kam wohl dann in Bürgenhand, wurde nach Eckartsberga verlegt, von wo ihm die Flucht gelang, [105] vielleicht ließ man ihn auch entweichen. Über sein weiteres Schicksal gibt es keine Berichte mehr.

Im April 1525 blieb die Reichstadt Ulm an der Donau auf der Herrenseite. Das Spital und die Schule in Ulm dienten im April 1525 als obrigkeitliches Gefängnis oder als Anhaltelager für die gefangenen Bauern aus dem Raum Elchingen. Das Essen dort in Ulm mußten sie selbst bezahlen.[106] Eine Abteilung des Schwäbischen Bundes hatte sie aufgegriffen.

17. Kranke Pferde im Bauernkrieg

Über die veterinärmedizinische Betreuung der Pferde im Zusammenhang des Bauernkrieges ist nur wenig bekannt. In einer Ausschreibung in Mitteldeutschland hieß es lediglich beschwichtigend, daß es hernach Ersatz für die zum Kampfeinsatz requirierten Rösser geben werde, wenn diese etwa dabei umkommen sollten.

Christoph v. Taubenheim, der Rat des Herzogs Georg, verlor offenbar auf dem Weg zur Schlacht bei Frankenhausen mehrere Pferde, vielleicht durch Verwundungen. Herzog Georg legte ihm nun zu Michaelis (29. 9.) 1525 nahe oder erlaubte es ihm, sich dafür an den Entschädigungsleistungen der Unterlegenen schadlos zu halten.[107]

18. Verletzungen von Menschen

Über die Art der Verwundungen der Kämpfer und deren medizinische Versorgung sind allenfalls Einzelheiten bekannt, mit Ausnahme etwa der bereits erwähnten Schädelstätte in Epfig und des Museums in Leipheim.

Von dem obrigkeitlichen Landsknechtsführer Sebastian Schertlin von Burtenbach wissen wir, daß er 1525 zweimal durch Feindeinwirkung verwundet wurde: ein Steinwurf in Ingolstadt bei Würzburg und später im Jahr ein Schwertstich im Klettgau. Im eigenen Lager zog er sich in diesem Jahr zudem eine Verletzung an der Achsel zu.[108]

Der damalige Landeshauptmann der Steiermark, Sigmund v. Dietrichstein, wurde im Aufstand von 1525 bei einem Rückzug seiner Truppen durch eine felsige Schlucht in Österreich von den Aufständischen aus der Höhe mit Steinen beworfen und so an der Schulter und der Seite getroffen, daß er Quetschungen erlitt und sich auch seine Gicht verschlimmerte. Etwas später erhielt er in Schladming als Reiter einen Hieb an den Kopf. In dieser Stadt geriet er dann zeitweise in die Gefangenschaft der Aufständischen. Nur die ihm vorher gegebene Zusage der ritterlichen Haft konnte ihn in einem schon begonnenen Prozeß der Aufständischen retten. Selbst sein offenbar angeborenes Schielen kam in dem Schauprozeß zur Sprache. Seine Papiere mit Instruktionen des Erzherzogs Ferdinand wurden ihm abgenommen.[109]

---

[105] Vgl. SEIDEMANN (1990), S. 347 untere Seitenzählung.

[106] Vgl. ZIMMERMANN (1847; Nachdruck der 1. Auflage), S. 183f.

[107] Vgl. SEIDEMANN (1990), S. 411 untere Seitenzählung.

[108] Vgl. REXROTH (1940), S. 24f.

[109] Vgl. ZIMMERMANN (1939), II, S. 191–193.

Der Truchseß Georg III. von Waldburg wurde in der Schlacht bei Königshofen oder bald danach „durch den Stoß einer Hellebarde am Knie verwundet“.[110]

Die eiserne Hand eines anderen Kriegsmannes, nämlich die Handprothese des Bauernkriegsführers Götz v. Berlichingen, stammte indessen aus einer Zeit lange vor dem Bauernkrieg; sie wurde bekanntlich nach einer Verwundung vor Landshut 1504 angefertigt.

Die medizinischen Aspekte der justiziellen oder durch die Aufständischen erfolgten Folterungen, anderer Leibesstrafen oder Verstümmelungen sind anderweitig ausreichend behandelt, sodaß hier nicht näher auf sie eingegangen werden muß. Das Gesetzbuch ‘Carolina’, das die Leibesstrafen vereinheitlichte, wurde erst 1532 eingeführt. Etwas gewöhnungsbedürftig ist die (verklausuliert vorgetragene) Auffassung eines neueren Rechtshistorikers, daß diese förmlichen Strafen und Maßnahmen 1525/26 im Wesentlichen rechtmäßig gewesen seien.[111] Seine Dissertation ist ansonsten durchdacht und ergiebig.

19. Sanktionen der Sieger

Wer geistig beschränkt (dement) oder geistig verwirrt war, der (oder die) konnte sich 1525 vor strenger Bestrafung retten. Hingegen bewahrten etwaige körperliche Gebrechen damals einen Verurteilten nicht vor Leibesstrafen.

So blieb die leibeigene Beteiligte an der Weinsberger Bluttat (Ostern 1525), Margarete Hofmann, geb. Renner, die so genannte Schwarze Hofmännin, die aus Böckingen (heute zu Heilbronn) stammte, nach dem Ende des Aufstandes außer einer kürzeren Haft nahezu straffrei, da ihr Leibherr zu ihren Gunsten geltend machte, sie sei schlicht nicht in der Lage, die Bedeutung und die Folgen ihrer Taten und Worte richtig einzuschätzen. Es gibt neuerdings in Heilbronn ein Denkmal für sie.

In einer Ortschaft, die heute ein Stadtteil von Rothenburg ob der Tauber ist, hatten aufständische Frauen eine Wiese des Deutschherren-Komturs abgemäht. Sie kamen dafür für einen Tag ins „Narrenhäuslein“.[112] Offenbar war es damals noch nicht üblich, daß Frauen auf eigene Verantwortung großflächig mit Sichel und Sense umgingen.

In der Stadt Bopfingen (später zu Württemberg, Ostalbkreis) wurde ein Aufständischer, Hans Algäuer auf Urfehde freigelassen, unter Hinweis darauf, daß er nicht ganz richtig im Kopfe sei.[113] Er verlor dann aber auch das Recht, eine Waffe zu tragen.

Hingegen wurde in Rothenburg ob der Tauber ein Priester namens Hans Kumpf mit dem Schwert gerichtet, obwohl er ein „Zipperlein [Gicht oder Lähmungen] an Händen und Füßen“[114] hatte. Er sollte dann zunächst dem Markgrafen Casimir von Brandenburg-Kulmbach einige Fragen beantworten. Als er auf drei Fragen nicht antworten konnte oder wollte, wurde er mit dem Schwert gerichtet. Damals wurde dort auch ein blinder Mönch hingerichtet.

---

[110] BURCKHARDT (1838), II, S. 19

[111] HOHN (2004), S. 374.

[112] HEINRICH (1926), S. 149; zitiert nach WOHLFAHRT/HERRENKNECHT/SCHÄFFNER (1995), I, S. 184. – Vgl. auch KOBELT-GROCH (1993), S. 53.

[113] Vgl. HOHN (2004), S. 147, wo er auf eine Vorschrift des Sachsenspiegels verweist, daß man rechte Toren nicht strafen solle. Das galt offenbar sinngemäß auch in Süddeutschland.

[114] Zitat bei JÄCKEL (1975), S. 457.

Die Aufständischen hatten in Frankenhausen im Ring der Kämpfer drei obrigkeitliche Späher, die in Artern festgenommen worden waren, nach einem kurzen Scheinprozeß am 13. Mai mit dem Schwert hingerichtet, unter ihnen Matern v. Gehofen. Als Sühne sollte die Stadt Frankenhausen unter anderem jährlich drei Bahrtücher für die Hospitäler in Frankenhausen, Artern und Heldrungen stiften.[115] Es waren wohl entweder Tücher für Krankentragen oder für Aussegnungen, vermutlich aus Leinen.

20. Nebenaspekte

Als der Rat der Reichsstadt Schwäbisch Gmünd am 30. März 1525 mit den Aufständischen im Sinne einer Beschwichtigung und Warnung ins Gespräch kommen wollte, sandte er zweimal den Spitalmeister zu ihnen hinaus mit einem Brief des Rates.[116] Der Spitalmeister war regelmäßig nicht Mediziner, sondern Pfleger und Verwalter.

In Erfurt in Thüringen kam es 1525 zwar nicht zu einer wirklichen politischen oder sozialen Revolte, jedoch nutzte der Rat dieser Stadt, die zu den weltlichen Gebieten des Kurfürsten und Erzbischofs (Albrecht) von Mainz gehörte, die unruhige Lage, um die Reformation weitgehend zuzulassen. Der Theologe Johann Eberlin von Günzburg versuchte mit seinen Predigten, mäßigend auf die Aufständischen einzuwirken.

Der Rat der Stadt Erfurt stellte die Klöster unter sein Patronat und stellte es den Ordensleuten frei, das Kloster zu verlassen. Da diese Klöster aber oft mit mildtätigen Stiftungen verbunden waren, die sich aus Zahlungen aus den umliegenden Herzogtümern und Grafschaften speisten (meist Erträge der Grundstücke oder des fundierten Vermögens, Zinsen und Rentenbriefe), stellten daraufhin die Stifter – Fürsten und Herren verschiedener Konfessionen, aber auch Bürger – ihre Zahlungen ein. Der Rat der Stadt Erfurt betonte nun in seinen Einwendungen dagegen im Hinblick auf die Spitäler, daß es ja in erster Linie um die Erhaltung (Betreuung) der „armen gebrechlichen Menschen"[117] gehe. Schließlich zahlte der Rat den Klöstern die Zinsen aus eigener Tasche. – Ein Konradskloster, auf das offenbar der Magdeburger Rat Einfluß hatte, wurde dann mit Billigung der Bewohner in ein Hospital umgewandelt.

Im Hammelburger Vertrag von 1530 wurde dann die konfessionelle und rechtliche Situation zwischen dem Mainzer Kurfürsten Albrecht und dem Rat der Stadt Erfurt abschließend geregelt, auch die Schäden des Bauernkrieges wurden da reguliert. Bis 1803 blieb Erfurt eine überwiegend evangelische Stadt unter der Ägide eines geistlichen katholischen Fürsten, und noch heute findet sich das Mainzer Rad im Wappen von Erfurt.

Thomas Müntzer wurde in seiner Zeit als Stiftspropst in Frose (Anhalt) 1516 auch einmal brieflich wegen einer Halskrankheit zu Rate gezogen. Er kenne sich ja doch damit aus, hieß es.[118] Später war ihm auch das Buch von Ulrich von Hutten über die Gallische Krankheit (die Syphilis) bekannt; sie hatte sich nach 1495 in Europa ausgebreitet.

---

[115] Vgl. BRASCH (2006), S. 28, unter Berufung auf AGBM (1942), S. 738–740; Nr. 1854.

[116] Vgl. EHMER (1979), S. 92–94.

[117] Zitat nach WEISS (1988), S. 218f. mit Anm. 90. Er zitiert aus einem Aktenstück des Staatsarchivs Erfurt mit der Laufzeit 1523–1526.

[118] Vgl. KOBUCH/WÜNDRICH (1989) unter Berufung auf WINTERHAGER (1988).

Auch in Verwünschungen und Schmähungen während des Bauernkrieges wurden Krankheiten genannt. So wünschten jüngere, aufsässige Bürger in (Bad) Mergentheim den dort regierenden Deutschherren die Epilepsie (Fallsucht) an den Hals. Sie nannten die Krankheit „Gottes Leiden" und „St. Veltens Siechtum".[119] Bie Bezeichnung geht auf zwei spätantike, als heilig kanonisierte Bischöfe mit Namen Valentinus zurück, die beide als Schutzpatrone der Epileptiker und Gebrechlichen galten.[120] Die Bezeichnung „Gottes Leiden" ist in Verbindung mit der seit der Antike gebräuchlichen Bezeichnung „heilige Krankheit" (*morbus sacer*) zu sehen. Beide Redewendungen weisen also auf eine Verwünschung in Richtung Epilepsie. Und da die Deutschordensritter das schwarze Kreuz auf weißem Grund als Wappen führen, wurden sie von den Spöttern despektierlich auch als „Kreuzbuben" bezeichnet. Mergentheim war seit 1525 – zunächst befristet – die Residenz des Deutschmeisters.

Astrologische Aspekte, damals den Menschen recht wichtig, wurden für die Krisenjahre 1524–26 bereits an anderer Stelle behandelt.[121] Bestimmte unheilbringende Konjunktionen der meisten Planeten, und zwar im Zeichen der Fische, waren seit 1499 von dem Tübinger Astronomen Johannes Stöffler für das Frühjahr 1524 vorausberechnet worden. Der Glaube an den Einfluss der Gestirne war so groß, daß der brandenburgische Kurfürst Joachim I. im Juli 1525 wirklich auch den Weltuntergang in Berlin befürchtete und auf den Kreuzberg flüchtete. Auf der Rückfahrt am 15. Juli 1525 tötete ein Blitz einen seiner Bediensteten.

Der Halleysche Komet kam erst Jahre später in Erscheinung. Sein Periheldurchgang ereignete sich im August 1531. Man wußte von diesem Kometen, denn er ist schon auf dem Teppich von Bayeux (um 1070) abgebildet.

Der „Regenbogen" oder Sonnenhalo von Frankenhausen als himmlisches Zeichen wurde oben bereits erwähnt.

Einige Jahre nach dem Bauernkrieg brach in Teilen Thüringens der Hexenwahn aus. Zunächst wurde 1526 in dem Pfarrhaus eines Geistlichen im Raum Erfurt ein okkultes Zauberbuch gefunden und beschlagnahmt. Der Priester mußte sich dann vor dem Geistlichen Gericht in Erfurt dafür verantworten.[122] Er kam in Haft (*captura*), wie sie früher für Kleriker in solchen Fällen üblich war. Erfurts Klerus war, sofern katholisch, dem Erzbischof von Mainz zugeordnet.

---

119 Vgl. ZIMMERMANN (1939), II, S. 234.

120 Vgl. GORIS (1997), S. 213, s. v. Valentinus von Rätien und Valentinus von Terni.

121 Vgl. FRIEDRICH (1864), S. 87–106. Das Buch (Astrologie und Reformation) wurde von FRANZ (1984), S. 92f., Anm. 1, abgelehnt, denn in ihm würden historische Symptome überbewertet. – Hingegen wird das Werk bei PEUCKERT (1966), II, S. 633, ohne Bewertung im Literaturverzeichnis genannt. – Dr. Johannes Friedrich (1836–1917) war 1873 katholischer und ab 1876 altkatholischer Ordinarius an der Universität München. Das Buch wurde undatiert in der britischen Reihe „Scholar Select" als deutschsprachiger Neudruck wieder publiziert (Wentworth Press). – Eine maschinenschriftliche englische Übersetzung befindet sich offenbar in der Universität von Idaho in Moscow, Idaho, USA.

122 Vgl. FÜSSEL (2003), S. 108 und S. 251 (dort Verweis auf das Stadtarchiv Erfurt) sowie S. 270.

Summary: The German Peasents' war (1525) – aspects of medical history and of natural science[123]

In the history of the Great German Peasents' War (1524–26), there are several aspects of medical history as well as natural history to be noted. Even astrology played some part during the events, e. g. in the prognostication of a major catastrophe for February, 1524. Although not many real medical doctors took an active part in the insurrection, there were numerous lay-medical practitioners (so called *Wundärzte*), barbers und keepers of bathrooms (health spas), who were involved in the rural rebellions. Books and documents were often destroyed at the time, for they were seen as signs of oppression and of the Roman and Latin influence in the law and in the church services.

The priest Thomas Müntzer, a spiritual leader of the uprising in Thuringia, was interested in medical affairs as a young man. He himself had some knowledge of medical herbs against the sore throat. As a friend of literature, he possessed the well-known book of the late Ulrich von Hutten about the syphilis (morbus Gallicus), too. – Two early supporters of Müntzer (E. Stella und G. Agricola) were or became medical doctors in Saxony (Zwickau). But they had nothing to do whith the final crisis in 1525.

In the popular catalogues of the paesants' urging demands (articles) addressed to the traditional authorities, there were sometimes wishes to establish a more effective, consilidated and cheaper health service for everybody, men and women, sick and frail people. They proposed to look after pilgrims and wayfarers who were in need, too. The profits of the ecclesiastical endowments should be taken away in order to spend the collected money for better hospitals and infirmaries. The then reformed local government (e. g. in Tyrol county) should look after suitable medicine on behalf of the communities for everybody, especially for people in need.

Being defeated in May and June 1525, many participants oft he riots fled away and were often hidden in the neighbourhood or in some free cities. Others had been captured and sometimes tortured by the agents and bailiffs of the victorious princes. – One of the victims, the former priest Johann Laue, was then cured by a medical doctor who treated him for eight weeks, and he got better food in prison by the help of his wife, Christine. – Afterwards, he managed it to escape from custody in Eckartsberga (now Saxony-Anhalt).

Some early historical authors told us that after the peasents' war, there was an outbreak of epidemics. But the so called sudor anglicus (English sweat) came to Germany and Switzerland not earlier than 1528. – The bird flu (avian influenca) was also then mentioned, but it may have something to do with the many human corpses of the victims on the vast battle-grounds of the Peasents' War. There is an ossuarium (bone-house) and also a museum of the Peasents' War, that conserve parts of the mortal remains oft he victims of this rural conflict. They are located in Epfig (Alsace, France) and in Leipheim (Southern Germany).

The early historians of the war up until 1840 were mostly on the side oft he princes, noblemen and loyal town governments. In the archives, countless diplomas (*Urkunden*) and letters of the era and its struggles were conserved. From the middle of the 19th century until to about 1950, almost all documents of the Peasents' War have been published. The first modern historian of this rural war was the lutheran pastor and member of the German parliament Dr. Wilhelm Zimmermann (1807–1878) from Stuttgart. Afterwards Prof. Dr. Günther Franz (1902–1992) und Prof. Dr. Peter Blickle (1938–2017) continued the research of this important theme of our national German history.

Literatur

AGBM (1942): Walther Peter Fuchs [Hrsg.] unter Mitarbeit von Günther Franz, Akten zur Geschichte des Bauernkriegs in Mitteldeutschland, II, Jena 1942 (= Aus den Schriften der Sächsischen Kommission für Geschichte), Neudruck Aalen 1964

123 Für Mithilfe bei der englischen Zusammenfassung danke ich: Helena Winterhager, M.A. (Berlin).

ÄHNLICH (2011): Barbara Ähnlich, Blutrinne, Schlachtberg, Heulen und Geschrei, in: Heimatbund Thüringen. Flurnamensreport 1/2012, Weimar 2011, S. 1 (Internet-Version)

ALTER (1995): Willi Alter [Hrsg.], Die Berichte von Peter Harer und Johannes Kessler vom Bauernkrieg 1525, Speyer 1995 (= Veröffentlichungen der Pfälzischen Gesellschaft zur Förderung der Wissenschaften zu Speyer, 88)

BADSTÜBNER (1992): Ernst Badstübner, Bilderstürmer in Mühlhausen 1524 und 1525 – Ursachen und Folgen, in: Mühlhäuser Beiträge (MB) Heft 15 (1992), S. 83–90

BENSING (1977): Manfred Bensing, Thomas Müntzers Kampf- und Weggefährten, Bad Frankenhausen 1977 (= Veröffentlichungen der Bauernkriegsgedenkstätte „Panorama" Bad Frankenhausen, 1)

BENTZINGER (1988): Rudolf Bentzinger [Hrsg.], Die Wahrheit muß ans Licht! Dialoge aus der Zeit der Reformation, Leipzig ²1988 (= Reclams Universal-Bibliothek, 948)

BIRKENBEIL (2011): Sabine Birkenbeil, Anthropologische Untersuchung der Skelette aus dem Flutgraben von Bad Frankenhausen, Kyffhäuserkreis, in: Neue Ausgrabungen und Funde in Thüringen 6 (2010/2011), S. 193–197

BLICKLE (1983): Peter Blickle, Die Revolution von 1525. Studienausgabe, München - Berlin ²1983

BLICKLE (2015): ders., Der Bauernjörg. Feldherr im Bauernkrieg. Georg Truchsess von Waldburg 1488–1531, München 2015

BOUCSEIN (1986): Heinrich Boucsein, Arnd Friedrich, Birgit Kümmel und Christina Vanja unter Mitarbeit von Klaus-Martin Berger [Bearbb.], Achthundert Jahre Haina. Kloster – Hospital – Forst, hrsg. vom Landeswohlfahrtsverband Hessen, Kassel 1986

BRAASCH (2006): Gottfried Braasch, Thomas Müntzer – Wirkungen an Unstrut und Kyffhäuser [...], Mühlhausen 2006 (= Veröffentlichungen der Thomas-Müntzer-Gesellschaft, 8)

BRÄUER (1974): Siegfried Bräuer, Der Humanist Euricius Cordus und sein neulateinisches Epos „... Antilutheromastix" von 1525, Zeitschrift für Kirchengeschichte (ZKG) 85 (1974), S. 209–238 (als Themenheft: S. 65–94)

BRÄUER (1979): ders., Die zeitgenössischen Lieder über den Thüringer Aufstand von 1525, Mühlhausen 1979 (= Mühlhäuser Beiträge [MB], Sonderheft 2)

BRÄUER/VOGLER (2016): ders. und Günter Vogler, Thomas Müntzer. Neu Ordnung machen in der Welt, Gütersloh 2016

BREITENBORN (1990): Konrad Breitenborn, Schwarzer Hirsch im goldenen Feld. Geschichten von Schloß Wernigerode aus neun Jahrhunderten, Berlin (Ost) 1990²

BREITENBORN/ÜBLACKER/VOIGT (1979): ders., Karl Üblacker, Gabriele Voigt und Josef Walz, Feudalmuseum Schloß Wernigerode. Kleiner Führer durch das Museum, 8. Aufl. Leipzig 1979

BRUNNER (2016): Horst Brunner, *'Von uppiglichen dingen, so will ichs heben an,/ von leidigen baurn singen,/ wie sie es griffen an'*. Literatur und Öffentlichkeit im Bauernkrieg, in: Franz Fuchs und Ulrich Wagner [Hrsgg.]: Bauernkrieg in Franken, Würzburg 2016 (= Publikationen aus dem Kolleg „Mittelalter und Frühe Neuzeit", 2), S. 313–328

BUBENHEIMER (1989): Ulrich Bubenheimer, Thomas Müntzer. Herkunft und Bildung, Leiden - New York - Kopenhagen - Köln 1989 (= Studies in medieval and reformation thought, 46)

BUCK (1976): Lawrence P. Buck, Civil Insurrection in a Reformation City. The *Versicherungsbrief* of Windsheim, March 1525. In: Archiv für Reformationsgeschichte (ARG) 67 (1976), S. 100–117

BURCKHARDT (1838): Eduard Burckhardt, Geschichte des deutschen Bauernkrieges im Jahr 1525, Zweites Bändchen, Leipzig 1838

EHMER (1979): Hermann Ehmer, Schwäbisch Gmünd im Bauernkrieg, in: Gmünder Studien, II, Schwäbisch Gmünd 1979, S. 85–113

FEVRE/LAVERGNE/RIES (1976): Danielle Fevre, Jean Lavergne und Jean-Pierre Ries, Anthropologie des paysans massacrés en 1525 près d'Epfig, in: Max Steinmetz [Hrsg.], Der deutsche Bauernkrieg und Thomas Müntzer, Leipzig 1976, S. 28–36

FISCHER (1976): Ludwig Fischer [Hrsg.], Die lutherischen Pamphlete gegen Thomas Müntzer, München - Tübingen 1976 (= dtv Deutsche Texte, 39)

FISCHER (1989): Ernst Fischer, Doktor Faustus und der deutsche Bauernkrieg, in: ders., Aufstand der Wirklichkeit. Literarische Studien und Porträts, Frankfurt a. M. 1989, S. 25–48 (ursprünglich in der Zeitschrift Sinn und Form 1952, Heft 6)

FRANZ (1963): Günther Franz [Hrsg.], Quellen zur Geschichte des Bauernkrieges, Darmstadt 1963 (= Freiherr-vom-Stein-Gedächtnisausgabe, 2)

FRANZ (1972): ders. [Hrsg.], Der deutsche Bauernkrieg. Aktenband, 3. Aufl. Darmstadt 1972

FRANZ (1984): ders., Der deutsche Bauernkrieg, 12. Aufl. Darmstadt 1984 (Erstaufl. 1933; überarbeitete Fassung 1956)

FRIEDRICH (1864): Johann Friedrich, Astrologie und Reformation oder die Astrologen als Prediger der Reformation und Urheber des Bauernkrieges, München 1864, Neudruck Milton Keynes (England) o. J. [ca. 2011] (= Scholar Select)

FÜSSEL (2003): Ronald Füssel, Die Hexenverfolgungen im Thüringer Raum [phil. Diss. Marburg], Hamburg 2003 (= Veröffentlichungen des Arbeitskreises für historische Hexen-Kriminalitätsforschung in Norddeutschland, 2)

GERBER (1978): Barbara Bettina Gerber, Sebastian Lotzer. Ein gelehrter Laie im Streit um das göttliche Recht, in: GOERTZ (1978), S. 60–74 und S. 245 f.

GESS (1985): Felician Gess [Hrsg.], Akten und Briefe zur Kirchenpolitik Herzog Georgs von Sachsen, II: 1525–27, Leipzig - Berlin 1917, Neudruck Köln - Wien 1985

GOERTZ (1978): Goertz, Hans-Jürgen [Hrsg.]: Radikale Reformatoren. 21 biographische Skizzen von Thomas Müntzer bis Paracelsus, München 1978 (= Beck'sche Schwarze Reihe, 183)

GÖRGES/SPEHR (1892): Wilhelm Görges und Ferdinand Spehr [Hrsgg.]: Geschichten und Sagen von Stadt und Land Braunschweig, Braunschweig 1892

GORIS (1997): Erhard Goris, Lexikon der Heiligen, München 1997 (= dtv 32507)

GREILING/MÜLLER/SCHIRMER (2019): Werner Greiling, Thomas T. Müller und Uwe Schirmer [Hrsgg.], Reformation und Bauernkrieg, Wien - Köln - Weimar 2019 (= Quellen und Forschungen zu Thüringen im Zeitalter der Reformation, 12)

GRIEPENTROG (1988): Gisela Griepentrog [Hrsg.], Der ewige Faden. Frauen in den Sagen um Harz und Kyffhäuser, Leipzig 1988

GÜNTHER (2008): Gerhard Günther, Die innerstädtische Bewegung in der Reichsstadt Mühlhausen und die Aktionen im Bauernkrieg 1523 bis 1525, in: VOGLER (2008), S. 91–111

HEIDENREICH (2019): Benjamin Heidenreich, Ein Ereignis ohne Namen? Zu den Vorstellungen des 'Bauernkrieges' von 1525 in den Schriften der 'Aufständischen' und in der zeitgenössischen Geschichtsschreibung, Berlin - Boston 2019 (= Quellen und Forschungen zur Agrargeschichte, 59)

HEINEMEYER (1997): Walter Heinemeyer, Armen- und Krankenfürsorge in der hessischen Reformation, in: Hans-Peter Lachmann, Hans Schneider und Fritz Wolff [Hrsgg.], Philipp der Großmütige und die Reformation in Hessen. Gesammelte Aufsätze zur hessischen Reformationsgeschichte. Walter Heinemeyer: Als Festgabe zum 85. Geburtstag, Marburg 1997, S. 154–174

HEINRICH (1926): Paul Heinrich, Das alte Rothenburg ob der Tauber, Rothenburg 1926

HERRMANN (1985): Klaus Herrmann, Der Bauernkrieg im Amt Kirchheim, in: Stadt Kirchheim unter Teck, Kirchheim unter Teck 1985 (= Schriftenreihe des Stadtarchivs, 3), S. 23–35

HOHN (2004): Malte Hohn, Die rechtlichen Folgen des Bauernkrieges von 1525. Sanktionen, Ersatzleistungen und Normsetzung nach dem Aufstand [jur. Diss. Heidelberg], Berlin 2004 (= Schriften zur Rechtsgeschichte, 112)

HOYER (1985): Siegfried Hoyer, Die Tiroler Landesordnung des Michael Gaismair. Überlieferung und zeitgenössische Eindrücke, in: Max Steinmetz [Hrsg.], Die frühbürgerliche Revolution in Deutschland, Berlin (Ost) 1985, S. 288–303 (= Studienbibliothek DDR-Geschichtswissenschaft, 5)

JÄCKEL (1983): Günter Jäckel [Hrsg.], Kaiser, Gott und Bauer. Reformation und Deutscher Bauernkrieg im Spiegel der Literatur, 2. Aufl. Berlin (Ost) 1983

JESTRABEK (2018): Heiner Jestrabek [Hrsg.]; Bauernkrieg, Reformation und „Hexen"-Wahn in Ost-Württemberg / Schwaben [...], Reutlingen 2018

JULIUS (1847): Nikolaus Heinrich Julius, Geschichte des Bauern-Krieges. Dem deutschen Volke erzählt von Dr. Julius, Hamburg 1847

JÜTTE (2007): Robert Jütte, Die Sorge für Kranke und Gebrechliche in den Armen- und Kastenordnungen des 16. Jahrhunderts, in: OEHMIG (2007), S. 9–21

KAISER (1989): Beate Kaiser, Langensalza, in: Rolf Luhn [Bearb.], Thomas Müntzer. Wirken und Wirkungen (hrsg. von der Bezirksleitung Erfurt des Kulturbundes der DDR in Zusammenarbeit mit der Gedenkstätte „Deutscher Bauernkrieg", Mühlhausen [...]), Mühlhausen 1989, S. 59–67

KAUFMANN (1998): Thomas Kaufmann, Anonyme Flugschriften der frühen Reformation, in: Bernd Moeller (in Gemeinschaft) mit Stephen E. Buckwalter [Hrsgg.]: Die frühe Reformation in Deutschland als Umbruch. Wissenschaftliches Symposium [...], Gütersloh 1998, S. 191–267 (= Schriften des Vereins für Reformationsgeschichte, 199)

KEIL (1986): Gundolf Keil, Der Aussatz im Mittelalter, in: Jörn Henning Wolf [Hrsg.]: Aussatz – Lepra – Hansen-Krankheit. Ein Menschheitsproblem im Wandel, Teil 2: Aufsätze, Würzburg 1986, S. 85–102

KEIM (1855): Karl Theodor Keim, Schwäbische Reformationsgeschichte bis zum Augsburger Reichstag [...], Tübingen 1855

KETTEL/WIETZOREK (1983): Joachim Kettel und Paul Wietzorek, Der Deutsche Bauernkrieg 1524–1526. Stuttgart 1983 (= Tempora. Quellen zur Geschichte und Politik)

KIESEWETTER (1893): Carl Kiesewetter, Faust in der Geschichte und Tradition. Mit besonderer Berücksichtigung des occulten Phänomenalismus und des mittelalterlichen Zauberwesens, Leipzig 1893

KIRCHBERGER (1984): Joe H. Kirchberger, Zeugen ihrer Zeit. 4000 Zitate aus der abendländischen Geschichte, München - Zürich o. J. (ca. 1984)

KOBELT-GROCH (1993): Marion Kobelt-Groch, Aufsässige Töchter Gottes. Frauen im Bauernkrieg und in den Täuferbewegungen, Frankfurt a. M. - New York 1993 (= Geschichte und Geschlechter, 4)

KOBELT-GROCH (2008): dies., „So waren sie in meiner Erinnerung, die Frauen der Bauern". Eine literarische und historische Spurensuche nach dem weiblichen Teil des „gemeinen Mannes", in: Vogler (2008), S. 363–380

KOBUCH (2010): Manfred Kobuch, Die Zwölf Artikel der Bauern in Struppen bei Pirna – eine Spätfolge des Joachimsthaler Aufstandes 1525, in: Hartmut Kühne, Hans-Jürgen Goertz, Thomas T. Müller und Günter Vogler [Hrsgg.], Thomas Müntzer – Zeitgenossen – Nachwelt. Siegfried Bräuer zum 80. Geburtstag, Mühlhausen 2010, S. 189–207 (= Thomas-Müntzer-Gesellschaft, Veröffentlichungen, 14)

KOBUCH/MÜLLER (1977): ders. und Ernst Müller, Der deutsche Bauernkrieg in Dokumenten. Aus staatlichen Archiven der Deutschen Demokratischen Republik, Weimar 1977[2]

KOBUCH/WÜNDRICH (1989): Manfred Kobuch und Bernd Wündrich, Der heilkundige Thomas Müntzer, in: Medizin aktuell – Das Ärztemagazin 15 (1989), S. 562 (Heft 12; Berlin Ost)

KRAFFT (1985): Fritz Krafft, Agricola, Georgius, eigentlich Georg Pawer (Bauer), in: Deutsche Biographische Enzyklopädie (DBE) I [1995], S. 52–54

LAUBE (1983): Adolf Laube (Leitung), Annerose Schneider unter Mitwirkung von Sigrid Looß [Hrsgg.], Flugschriften der frühen Reformationsbewegung (1518–1524), I, Berlin (Ost) 1983

LEISERING (1988): Eckhart Leisering, Die Mitglieder des Ewigen Bundes in Mühlhausen, in: Mühlhäuser Beiträge (MB) 11 (1988), S. 5–14

LENK (1983): Werner Lenk [Hrsg.], Dokumente aus dem deutschen Bauernkrieg. Beschwerden, Programme, Theoretische Schriften, 2. Aufl. Frankfurt a. M. 1983 (= Röderberg Taschenbuch, 28)

LILIENCRON (1966): Rochus v. Liliencron, Die historischen Volkslieder der Deutschen vom 13. bis 16. Jahrhundert, III, Leipzig 1867, Neudruck Hildesheim 1966

MANN (1967): Gunter Mann [Hrsg.], Euricius Cordus: Der englische Schweiss. Nachdruck der Ausgabe Marburg 1529, mit einem Nachwort versehen, ebd. 1967

MAURER (1879): Justus Maurer, Prediger im Bauernkrieg, Stuttgart 1979 (= Calwer Theologische Monographien, B 5)

MEIBOM (1988): Heinrich Meiboms Chronik des Kloster Marienthal 1138–1629. Heinrici Meibomii Chronicon Marienthalense, Eingeleitet, übersetzt und erläutert von Gottfried Zimmermann, hrsg. von der Gemeinde Marienthal [...]. Marienthal (Kr. Helmstedt) 1988

MITSCHERLICH/MITSCHERLICH (2016): Alexander Mitscherlich und Margarete Mitscherlich, Die Unfähigkeit zu trauern. Grundlagen kollektiven Verhaltens, 26. Aufl. München 2016 [Erstveröffentlichung 1967]

MÖTSCH (2008): Johannes Mötsch, Der Aufstand im südlichen Thüringen, in: VOGLER (2008), S. 113–133

MÖTSCH (2019): ders., Die aufständische Führungselite in Henneberg und ihre Bestrafung nach dem Bauernkrieg, in: GREILING/MÜLLER/SCHIRMER (2019), S. 115–147

MÜLLER (2004): Thomas T. Müller, Macht Aufruhr durstig? Zur Rolle des Bieres im Bauernkrieg, in: Mühlhäuser Beiträge (MB) 27 (2004), S. 82–89

MÜLLER (2019): ders., Geköpfte Heilige – Ikonoklasmus im Kontext des Bauernkrieges. Eine quellenkritische Betrachtung der Mühlhäuser Ereignisse, in: GREILING/MÜLLER/SCHIRMER (2019), S. 91–113

MÜLLER (2021): ders., Mörder ohne Opfer. Die Reichsstadt Mühlhausen und der Bauernkrieg in Thüringen. Studien zu Hintergründen, Verlauf und Rezeption der gescheiterten Revolution von 1525 [phil. Diss. Hannover], Petersberg 2021 (= Schriftenreihe der Friedrich-Christian-Lesser-Stiftung, 40)

MÜNTZER (2004): Wieland Held und Siegfried Hoyer [Bearbb.], Quellen zu Thomas Müntzer, Leipzig 2004 (= Thomas-Müntzer-Ausgabe. Kritische Gesamtausgabe, hrsg. von Helmar Junghans, III)

MÜNTZER (2010): Siegfried Bräuer und Manfred Kobuch [Bearbb.], Thomas Müntzers Briefwechsel, Leipzig 2010 (= Thomas-Müntzer-Ausgabe. Kritische Gesamtausgabe, hrsg von Helmar Junghans und Armin Kohnle, II)

NORMANN (1981): Reinhard v. Normann, Das große Zitatenlexikon, Bindlach 1981

OEHMIG (2007): Stefan Oehmig [Hrsg.], Medizin und Sozialwesen in Mitteldeutschland zur Reformationszeit, Leipzig 2007 (= Schriften der Stiftung Luther-Gedenkstätten in Sachsen-Anhalt, 6)

OKA (1998): Hiroto Oka, Der Bauernkrieg in der Landgrafschaft Stühlingen und seine Vorgeschichte seit der Mitte des 15. Jahrhunderts, phil. Diss. Konstanz 1998

PARAVICINI (2008): Werner Paravicini, Adelsherrschaft in der Krise. Der Bauernkrieg von 1525, in: Jahrbuch der Akademie der Wissenschaften zu Göttingen, Berlin - New York 2008, S. 450–484

PEUCKERT (1966): Will-Erich Peuckert, Die große Wende. Geistesgeschichte und Volkskunde, I–II, Darmstadt 1966[2]

REXROTH (1940): Franz v. Rexroth, Der Landsknechtführer Sebastian Schertlin. Ein Bild seines Lebens und der beginnenden Neuzeit, Bonn 1940

RÖCKER (2000): Bernd Röcker, Der Bauernkrieg in Kraichgau und Hardt, Ubstadt-Weiher 2000 (= Heimatverein Kraichgau e.V., Sonderveröffentlichung 22)

ROMMEL (1989): Ludwig Rommel, Reisen zu Müntzer. Erinnerungsstätten in der DDR. Mit einem einleitenden Beitrag von Adolf Laube, Berlin (Ost) - Leipzig 1989

ROMMEL (2008): ders., Zur sozialen Zusammensetzung der aufständischen Landbevölkerung in Thüringen, in: VOGLER (2008), S. 261–274

RUDOLPH (1978): Hartmut Rudolph, Theophrast von Hohenheim (Paracelsus). Arzt und Apostel der neuen Kreatur, in: GOERTZ (1978), S. 231–242 und S. 252

RUPP (1978): Gordon Rupp, Thomas Müntzer, Hans Hut und das „Evangelium aller Kreatur“, in: Abraham Friesen und Hans-Jürgen Goertz [Hrsgg.], Thomas Müntzer, Darmstadt 1978 (= Wege der Forschung, 491), S. 178–210

SCHMID/SOMMER (1984): Hans-Dieter Schmid und Wilhelm Sommer, Der deutsche Bauernkrieg, Stuttgart 1984 (= Tempora. Lesehefte Geschichte für die Sekundarstufe I)

SCHNITTER (1984): Helmut Schnitter, Der Bauernkrieg im Thüringen, Berlin (Ost) 1984 (= Militärgeschichtliche Skizzen)

SCHNITTER (1989): ders., Aber am Volk zweifle ich nicht. Thomas Müntzer – Theologe und Revolutionär, Berlin (Ost) 1989 (= Militärgeschichtliche Skizzen)

SEGER (1997): Josef Seger, Der Bauernkrieg im Hochstift Eichstätt [phil. Diss.Eichstätt], Regensburg 1997 (= Eichstätter Studien, N. F. 38)

SEIDEMANN (1990): Johann Karl Seidemann, Kleine Schriften zur Reformationsgeschichte (1842–1880) […], hrsg. von Ernst Koch, I: Thomas Müntzer und der Bauernkrieg ([Aufsätze aus den Jahren] 1842–1878), Leipzig 1990

SMIRIN (1952): Moisej Mendelevic Smirin, Die Volksreformation des Thomas Müntzer und der große Bauernkrieg, übers. von Hans Nichtweiss, Berlin (Ost) 1952

SMIRIN (1956): ders., Die Volksreformation des Thomas Müntzer und der große Bauernkrieg, übers. von Hans Nichtweiss; 2. verbesserte und ergänzte Aufl. Berlin (Ost) 1956

STEINMETZ (1988): Max Steinmetz, Thomas Müntzers Weg nach Allstedt. Eine Studie zu seiner Frühentwicklung, Berlin (Ost) 1988

STERNAL (2014): Bernd Sternal, Die Harz-Geschichte. Ein Stück Geschichte Mitteleuropas, IV: Reformation, Bauernkrieg und Schmalkaldischer Krieg, Norderstedt 2014

STOLBERG (2007): Michael Stolberg, Lukas Cranachs „Melancholia"-Darstellungen und die zeitgenössische Medizin, in: OEHMIG (2007), S. 249–271

VOGLER (2008): Günter Vogler [Hrsg.], Bauernkrieg zwischen Harz und Thüringer Wald, Stuttgart 2008 (= Historische Mitteilungen der Ranke-Gesellschaft, Beiheft 69)

VOGLER (2019): ders., Bauernkrieg und bäuerlicher Widerstand. Eine persönliche Sicht auf Forschung und Erinnerungskultur, in: GREILING/MÜLLER/SCHIRMER (2019), S. 397–433

VOGLER (2021): ders., Müntzerbild und Müntzerforschung vom 16. bis zum 21. Jahrhundert, II: 1789 bis 2017, Berlin 2021

VOLLRATH (2012): Markus Vollrath, Welfische Klosterpolitik im 16. Jahrhundert. Ein Spiegelbild der Fürstenreformation im Reich? [phil. Diss. Hannover], Hannover 2012 (= Quellen und Darstellungen zur Geschichte Niedersachsens […], 135)

WAAS (1976): Adolf Waas, Der Bauernkrieg. Die Bauern im Kampf um Gerechtigkeit [Lizenzausgabe], Wiesbaden o. J. (ca. 1976)

WACHSMUTH (1834): Wilhelm Wachsmuth, Darstellungen aus der Geschichte des Reformations-Zeitalters […]. Ersten Theils erste Lieferung, Leipzig 1834. Darin: Der Deutsche Bauernkrieg zur Zeit der Reformation

WEISS (1988): Ulman Weiss, Die frommen Bürger von Erfurt. Die Stadt und ihre Kirche im Spätmittelalter und in der Reformationszeit, Weimar 1988 (= Regionalgeschichtliche Forschungen […] (= phil. Diss. Leipzig, erweiterte Fassung)

WINTERHAGER (1988): Friedrich Winterhager, Thomas Müntzer als nebenberuflicher Spezialist für Halskrankheiten. Ein Brief aus dem Nachlaß Thomas Müntzers, Würzburger med.hist. Mitt. 6 (1988), S. 237–244

WOHLFAHRT/HERRENKNECHT/SCHÄFFNER (1999): Jürgen Wohlfahrt, Albert Herrenknecht und Herbert Schäffner, Bauernkriegs-Landschaft Tauber-Franken. Radtouren-Reiseführer, I […], Tauberbischofsheim 1995 (= Edition Bauernkriegs-Landschaft, 1) [es gibt 2 Bände (Teile)]

ZIMMERMANN (1847): Wilhelm Zimmermann, Allgemeine Geschichte des großen Bauern-Krieges. Nach handschriftlichen und gedruckten Quellen […], I–III, Neue Ausgabe [Nachdruck der 1. Auflage von 1841–43], Stuttgart 1847; hier: 2. Theil, Stuttgart 1842 [Die Teile 1–2 wurden zusammengebunden mit einem Deckblatt von 1847. Dieser Nachdruck wird allgemein nicht als 2. Auflage gezählt.]

ZIMMERMANN (1939): ders., Geschichte des großen Bauernkrieges, I–II [mit einem Vorwort von Hermann Barge; durchgesehen von Charlotte Werner], Naunhof - Leipzig 1939 [Neuauflage der überarbeiteten 2. Auflage von 1856]

Andreas Mack (1605–1683),
Hochgräflich Schwarzburgischer Leib- und Hofmedikus zu Rudolstadt

Von AXEL WELLNER

Personalschriften wurden früher beispielsweise bei Taufen, Hochzeiten oder Todesfällen erstellt und vielfach auch gedruckt. Besonders die Lebensläufe der Leichenpredigten (Curricula vitae) sind historisch interessant, erlauben sie doch häufig die Nachverfolgung der Lebenswege verstorbener Personen, die nicht in größeren biographischen Werken oder bedeutenden Lexika enthalten sind. Von der Forschungsstelle für Personalschriften in Marburg werden die erhaltenen Leichenpredigten in Bibliotheken und Archiven katalogisiert und ausgewertet. Die Datenbank ist im Internet zugänglich. Neben den theologischen und biographischen Texten sowie Trauergedichten enthalten vergleichsweise wenige Leichenpredigten auch Porträts der Verstorbenen. Legt man den von Ingrid Höpel ermittelten Prozentsatz von 2,2 der Leichenpredigten mit Porträt zu Grunde, würden in den 230 000 bisher erfaßten, etwa 5050 Bildnisse enthalten sein.[1] Eines davon ist in der Predigt 'Der auf Erden und im Himmel Geehrte Artzt' auf den Mediziner Andreas Mack enthalten, dessen Lebensweg nachfolgend, basierend auf deren Text, nachgezeichnet werden soll.

Andreas Mack wurde am 17. Oktober 1605 in dem zum Herrschaftsbereich des Bistums Würzburg gehörenden Flecken Oberlauringen geboren, der heute ein Gemeindeteil des Marktes Stadtlauringen unweit Schweinfurts ist. Sein Vater Kilian († 1627) war hier Gerichtsverwalter der Familie von Hutten, die dortige Heilig-Kreuz-Kirche ist eine der huttenschen Familiengrablegen.[2] Seine Mutter hieß Maria Fröhlich, war die Tochter des Gerichtsassessors Thomas Fröhlich und starb 1631 im benachbarten Wetzhausen.[3]

Andreas' Taufpate wurde der Pfarrer Andreas Prentz, der ihn von klein auf *zum Gebet und aller Gottseeligkeit anweist* und wohl später auch sein erster Lehrer ist.

1. Schule und Studium

Ab dem 14. Lebensjahr besuchte er die Schule in Schweinfurt, auf der er sechs Jahre blieb.[4] Unterkunft und Verpflegung genoß der vom Schulort entfernt Beheimatete im Haus des Ratsverwandten Tobias Ambling, dem er *ins Haus und an Tisch gebracht* wurde. Als sein Förderer stellt sich der Rektor Michael Abesser heraus, der ihn zu sich nahm, als sein Vater wegen einquartierter Soldaten und den damit verbundenen finanziellen Aufwendungen längere Zeit nicht in der Lage war, das Kostgeld zu bezahlen. Schließlich gelang es dem Rektor, für Mack einen Freitisch im reichen Hospital zu erwirken. Als er ihn *ad Altiora tüchtig befunden* – zu höherem geeignet fand – stellte er

1 GRÄF (2018).

2 https://de.wikipedia.org/wiki/Hutten_(Adelsgeschlecht); Stand 7. 1. 2021.

3 Die biographischen Angaben folgen der digitalisierten Leichenpredigt auf Andreas Mack, sofern keine näheren Angaben gemacht werden: https//diglib.hab.de/drucke/j-64r-4f-helmst/start.html

4 Das schöne Renaissance-Gebäude aus dem Jahr 1582 beherbergt seit 1934 das Stadtgeschichtliche Museum.

ihm ein entsprechendes Zeugnis aus und schenkte ihm zwei alte Reichstaler, bevor er ihn 1624 in Richtung Coburg entließ. Im dortigen Gymnasium Casimirianum, das von vornherein als Mittelding zwischen Lateinschule und Universität konzipiert wurde,[5] wirkte seit 1623 Johann Matthäus Meyfart (1590–1642) als Direktor, der erst 1624 zum Doktor der Theologie promoviert worden war[6] und sich später gegen die Hexenprozesse wandte.[7] Er examinierte Mack, der daraufhin im *Publicum* und im *Convictorium* aufgenommen wurde. Schüler, die zuvor außer einer Elementarschule noch keine – wie wir heute sagen würden – weiterführende Schule besucht hatten, wurden zunächst im Pädagogium aufgenommen und gingen nach etwa drei Jahren ins Publicum über; da Mack aber bereits sechs Jahre die Schule in Schweinfurt besucht hatte, kam er sofort dorthin. Im Convictorium wurden die Schüler entweder kostenfrei oder für einen geringen Betrag beköstigt –, da die Leichenpredigt von „*Mensa semigratuita*" spricht, ist von einem etwa hälftigen Beitrag auszugehen. In die Matrikel des Casimirianum wurde er am 1. Juni 1625 eingeschrieben.[8] Er besuchte die öffentlichen und privaten Vorlesungen und ließ sich mehrere Male *perorando et disputando* hören, also durch Vortrag und Streitgespräch. Wegen seines Interesses an der Medizin hörte er bevorzugt die Ausführungen des Professors für Medizin Johann Eichhorn († 1629).[9] Mack erkannte sehr bald, daß *einem Studioso Medicinae Chimia sehr nöthig und nütze sey*, deshalb versuchte er mit dem in Coburg wirkenden Johann Poppe in Kontakt zu kommen, der als *Chimicus* und Fürstlicher Leibmedikus tätig war.[10] Es gelang ihm, Poppe nahm ihn zu sich und hat ihn *wegen seiner guten Geschickligkeit, unverdrossenen Fleißes und Fertigkeit, anderthalb Jahr im Hause und am Tische behalten, bey seinen Laboribus Chimicis gebrauchet, [und] treulich darinnen unterwiesen*. Die enge Beziehung Poppes zum herzoglichen Hof brachte Mack sogar die Aufnahme unter die Stipendiaten des Landesherrn ein. Zur Vervollkommnung seiner Kenntnisse empfahl Poppe ihn nach Altenburg an Rudolph von Bünau (1593–1647), genannt der Spanier,[11] der als Chemiker einen ausgezeichneten Ruf genoß. Unter seiner Anleitung stand er dessen *Laboratorio Chimico* ein Jahr vor. Seine hierbei erworbenen Fertigkeiten verschafften ihm *auf der Universität guten Glimpf* [Ansehen] *und in seiner Profession mercklichen Vortheil,* [sie

5 HOEFNER (1958), S. 6.

6 TRUNZ (1994).

7 Sein diesbezgl. Werk 'Christliche Erinnerung, An Gewaltige Regenten und Gewissenhaffte Praedicanten, wie das abscheuliche Laster der Hexerey mit Ernst außzurotten, aber in Verfolgung desselbigen auff Cantzeln und in Gerichtsheusern sehr bescheidentlich zu handeln sey', Schleusingen 1635, vollendete er lt. Vorwort 1631. Er publizierte es im Gegensatz zu Friedrich von Spee ('Cautio Criminalis seu De Processibus contra Sagas', 1631) in deutscher Sprache und nannte seinen vollen Namen. Weitere Auflagen erschienen erst im 18. Jahrhundert.

8 HOEFNER (1958), S. 166. 1625 hat er sich auch an der Universität Jena eingeschrieben, das Studium dort allerdings nicht aufgenommen, vgl. MENTZ (1944), S. 194.

9 HOEFNER (1958), S. 93.

10 Biographisch ist nur wenig zu ermitteln, ein Verzeichnis seiner Schriften bei ROTERMUND (1819), Sp. 644f. Seine chemischen Werke tragen Titel wie: 'Kurtzes Handbüchlein und Experiment vieler Artzeneyen etc.' (1617), 'Chymische Medizin, Von dem Nutz und Gebrauch der destillierten Oelen etc.' (1625), 'Hodogeticus Chymicus oder Wegweiser zu der Chymischen Medicin etc.' (1627), 'Thesaurus medicinae oder chymischer Arzney-Schatz etc.' (1628). Poppe selbst wird darin als „Fürstlich Sächsischer und/ Brandenburgischer Destillator oder Chymicus" bezeichnet.

11 Herr auf Treben, Hasselbach, Ramsdorf, Büg, Thurm und Brand, Fürstlich sächsischer Rat und Hofmeister, GOTHA (1903), S. 222f.

haben ihm] *auch so viel gebracht, daß, obschon Chimia immer höher gestiegen, er dennoch seiner Experienz* [Erfahrung] *trauen, und so wohl ihm selbst /als andern aus denen schwersten Processen helffen können.*

Im Anschluß an seinen Aufenthalt in Altenburg, der demnach in die Jahre 1626 bis 1627 fällt, bezog er die Universität Leipzig. Hier wurde er im Sommersemester 1628 als Andreas Mackius eingeschrieben und bezahlte 6 Groschen Gebühr.[12] Die Leichenpredigt sagt, daß er hier vier Jahre *aneinander seine Studia mit allem Fleiß continuiret*, also ununterbrochen von etwa 1628 bis 1632 fortgesetzt hat. Sie nennt aber keinen seiner akademischen Lehrer. Auf Grund der Zeitspanne wird der aus dem westfälischen Soest stammende Johann Michaelis (1606–1667),[13] der dort als erster die *Chymischen Medicamenta aufgebracht* hat, dazu gehört haben, außerdem der in Leipzig geborene Franz Kest (1583–1643)[14]. Die Professur für Anatomie und Chirurgie hatte von 1623 oder 1624 bis 1631 Johann Rupert Sulzberger inne,[15] am 3. Oktober des zuletzt genannten Jahres wurde er von Johann Zeidler (1596–1645) abgelöst, der in Leipzig 1623 zum Doktor der Medizin promoviert hatte und seit dem 1. Februar 1626 Professor der Physiologie war.[16] In dessen Collegium therapeuticum schrieb Mack 'Über den Schwindel' (*De vertigine*[17]) und 'Über Nasenbluten' (*De haemorrhagia narium*[18]). Offenbar wurden beide Arbeiten nicht öffentlich verteidigt, sondern im privaten Kreis vorgestellt, die erste am 12. Juni 1630, die zweite am 26. Januar 1631.

2. Mack als Mitarbeiter von Professor Werner Rolfinck

Der Lebenslauf der Leichenpredigt hebt Macks Studien in Botanik und Anatomie besonders hervor. In Leipzig traf er auf Werner Rolfinck, der sich im Rahmen seiner akademischen Bildungsreise am 26. September 1622 an der Universität in Padua immatrikuliert, dort 1625 in Philosophie und Medizin promoviert und zwei anatomische Demonstrationen im Atrium des Palazzo Contarini Dal Zaffo an der Via S. Massimo durchgeführt hatte.[19] Die ihm dort angebotene Professur in der Nachfolge des verstorbenen Adriaan van den Spieghel (1578–1625)[20] schlug er aus und kehrte nach Deutschland zurück. Macks Curriculum vitae hält fest, daß er half, sechs *publicas Sectiones öffentlich* [zu] *verrichten*, davon drei in Gegenwart des später in Jena lehrenden Anatomen Werner Rolfinck, der *gleich aus Italien kommen*, also kurz vorher zurückgekehrt war. Diese Angabe bezieht sich offensichtlich auf das Jahr 1628, sie ist besonders deshalb interessant, weil alle Biographen Rolfincks diesen – sicher nur kurze Zeit dauernden – Aufenthalt des bedeutenden Mediziners in Leipzig nicht kennen. Alle nennen

12 Erler (1909), S. 277.

13 Mencke (1715), Sp. 1350f.

14 http://www.deutsche-digitale-bibliothek.de/person/gnd/116145730; als Dekan der Med. Fakultät und Prof. der Therapie 1639 Verfasser eines lat. Trauergedichts, Roth (1965), Nr. R 3102]

15 Rabl (1909), S. 32f.

16 Zedler (1749), Sp. 671f.; Rabl (1909), S. 33, nennt den 31. Oktober 1631.

17 Mack (1630).

18 Mack (1631).

19 Angaben auf der Internetseite zum 800. Gründungsjubiläum der Universität Padua 2022 (datiert 2019): https://www.ottocentenariouniversitadipadova.it/en/storia/werner-rolfinck [Stand 16.1.2021].

20 EMG (2005), S. 1349.

nach seiner Rückkehr ein kurzes Intermezzo auf dem Lehrstuhl der Anatomie an der Universität Wittenberg, bevor er 1629 die Lehrverpflichtung für Anatomie und ab 1631 auch die für Chirurgie und Botanik an der Universität Jena übernahm, der er dann 44 Jahre bis zu seinem Tod diente.[21]

Nach dem wohlgedachter Herr D. Rolfinck Anno 1629 Professionem publicam in Jena angetreten, und bald darauff zwey Cadavera zu seciren bekommen, hat er unsern seeligen Herrn Doctorem schrifftlich ersucht, daß er von Leipzig zu ihm gereiset, drey Wochen bey ihm verbleiben und ihm adsistiret, so beschreibt die Leichenpredigt die Zusammenarbeit von Mack und Rolfinck in Jena bei einer öffentlichen Zergliederung. Mack wirkt hier möglicherweise als Sekant, also als derjenige, der bei der Sektion das Messer führt, während Rolfinck vom Katheder die Vorlesung hält und allenfalls mit dem Zeigestock auf die gerade besprochenen Bereiche weist. Aus dieser Assistenztätigkeit sei eine bis zum Tod andauernde *Vertraulichkeit, Correspondenz und sonderbahre Freundschaft entstanden.*

3. Ärztliche Tätigkeit

Auch der oben schon genannte Johann Zeidler findet in der Leichenpredigt Erwähnung. Er trug Mack im Namen der medizinischen Fakultät Leipzig kostenlos das Baccalaureat an, damals der unterste akademische Grad, der nach weiterem Studium zur Promotion zum Lic. med. bzw. zum Dr. med. berechtigte. Mack hätte dieses Angebot gern angenommen, mußte aber – wider seinen Willen – die akademische Karriere aufgeben. Der Landesherr Johann Casimir von Sachsen-Coburg (1564–1633)[22], dessen jährliches Stipendium von 50 Reichstalern der Medizinstudent genossen hatte, erinnerte sich an ihn, ließ Nachricht über ihn einziehen und trug ihm die Stelle des verstorbenen Leibmedikus Poppe an. Mack fühlte sich verpflichtet, dieses Angebot anzunehmen, und reiste am 5. April 1631 von Leipzig in Richtung Coburg ab, wo er in die Stelle seines ehemaligen Förderers und Gastgebers öffentlich eingeführt wurde. Der Leichenpredigt zufolge blieb er darin *biß Anno 1634 an Höchst-gedachter Seiner Fürstlichen Durchlauchtigkeit Hoch-seeliges Ende*, allerdings war Johann Casimir bereits am 16. Juli 1633 in Coburg verstorben.[23] Da er aber erst am 24. März des Folgejahres in der Hauptkirche St. Moritz bestattet wurde, bezieht sich die Angabe möglicherweise auf dieses Datum. Nachdem Coburg bereits 1632 im Zuge der Kampfhandlungen des Dreißigjährigen Krieges vollständig geplündert worden war,[24] befürchtete man 1634 ein ähnliches Schicksal, auch wenn zwischen der Stadt und dem Generalwachtmeister Wilhelm von Lamboy eine Vereinbarung getroffen wurde. Er war am 20. Oktober mit 2500 kaiserlichen Soldaten in die Stadt gezogen und hatte Einquartierung für fünf Kompanien zu Fuß und eine zu Roß gefordert, außerdem für 10 000 Taler Proviant. Nach längeren Verhandlungen einigte man sich auf geringere Leistungen und darauf, daß von den Soldaten *ernste Disciplin gehalten ... Plünderungen* [und] *Pressuren nicht verstattet, sondern allenthalben ernstlich gestraffet* würden.[25] Offenbar wurde die Stadt trotzdem ausgeplündert, so daß *unser*

21 PRIESNER (2005).

22 BECK (1881), S. 369.

23 BECK (1881), S. 369.

24 BECK (1881), S. 371.

25 HÖNN (1700), II, S. 283.

seeliger Herr Doctor nebst denen Seinigen nacher Erffurth sich zu begeben, sich aufgemacht, doselbst so sicher zu seyn, als auch Gradum Doctoris zu erlangen. Sein ehemaliger Direktor Meyfahrt, inzwischen Theologieprofessor in Erfurt, erwirkte bei Herzog Johann Ernst, dem Bruder seines bisherigen Dienstherren, die Übernahme der Promotionskosten. Doch wegen der Kriegshandlungen mußte Mack seine Pläne ändern und begab sich nach Rudolstadt, wo er einen Tag vor Himmelfahrt 1635 eintraf und wenig später seine Tätigkeit als praktischer Arzt aufnahm. Nachdem er *unterschiedene schwere Curen glücklich verrichtet* hatte, wurde er vom Grafen Ludwig Günther I. von Schwarzburg (1581–1646)[26] zum Leib- und Hofmedikus angenommen. Am 24. August 1638 erwarb er unter dem Präsidium von Werner Rolfinck, seinem großen Lehrer und Förderer (*Praeceptore ac Promotore suo magno*) in Jena das Lizentiat der Medizin.[27] Er wurde dabei als *Medicus ordinarius* des Grafen von Schwarzburg und Hohnstein bezeichnet. Da er gräflicher Leibarzt war, hätte man hier eher die Titel *Archiater* oder *Medicus aulicus* erwartet. Nach diesem akademischen Akt konnte ihm nun der medizinische Doktorgrad verliehen werden. Dessen Annahme erfolgte am 15. November 1638 *mit Genehmhalt- und Beförderung dieses seines Gnädigen Grafen und Herrn.* Sein *mit solchem Ruhm und Lob* erlangter akademischer Grad führte dazu, daß er von der medizinischen Fakultät in Jena zum Nachfolger des Professors Zacharias Brendel (* 1. 1. 1592) nominiert und berufen wurde. Brendel jun., wie er zur Unterscheidung von seinem gleichnamigen Vater genannt wird, war am 13. Juni 1638 verstorben. Er hatte die Chemie in den Lehrplan der Salana aufgenommen und darüber ein Lehrbuch verfaßt, das aus seiner 1628 gehaltenen Vorlesung hervorgegangen und dessen erste Auflage 1630 erschienen war.[28] Auch nach seinem Tod wurden noch weitere Auflagen gedruckt, die von Rolfinck herausgegeben wurden (1641, 1671). Mack zog es aber vor, weiterhin in der Gnade seines gräflichen Herren zu stehen und dessen bessere Besoldung entgegenzunehmen.

Nachdem Paul Marquard Schlegel oder Slegel(ius), seit 1638 Professor für Anatomie, Chirurgie und Botanik, als Subphysikus nach Hamburg gegangen war,[29] schlug die Jenaer medizinische Fakultät neben Balthasar Widmarckter, Hofarzt und Stadtphysikus in Eisenach, Johann Christian Volhart, Practicus in Grimma und Christoph Schelhammer (1620–1651)[30] auch Andreas Mack einem der sächsischen Herzöge als Nachfolger vor. Dieser hatte dann als Vertreter der „Erhalterstaaten der Universität“ die Entscheidung zu treffen.[31] Sie fiel zu Gunsten Christoph Schelhammers aus, der am 18. Juli 1643 in Basel zum Dr. med. promoviert hatte und nach seiner Rückkehr die Professur in Jena antrat.[32]

26 ANEMÜLLER (1884), S. 587.

27 MACK (1638).

28 BRENDEL (1630).

29 GIESE/HAGEN (1958), S. 132f.

30 Er war wie Rolfinck in Hamburg aufgewachsen und mit diesem verwandt. Schelhammers Mutter war die Schwester Rolfincks, d. h. er war sein Neffe und nicht wie vielfach angegeben sein Vetter, SCHRÖDER (1873), Nr. 3410.

31 Schreiben der Medizinischen Fakultät der Universität Jena an die Universitätsleitung, Schlegels Resignation betreffend, vom 8. 10. 1642, vgl. www.aerztebriefe.de/id/00032706 [Stand 27. 1. 2021].

32 GIESE/HAGEN (1958), S. 137.

Nach dem Tod von Macks Dienstherrn – Ludwig Günther starb am 4. November 1646, die Leichenpredigt spricht vom Sterbejahr 1647 –, und weil die nachfolgende vormundschaftliche Regierung[33] ihm nur eine Bestallung von Haus aus einräumen wollte, wandte er sich nach Magdeburg und Barby, wohin er berufen worden war. Nachdem er dort *bey hohes und niedrigen Standes-Personen in guten Aestim und Kundschafft gerathen*, ließ er sich 1649 mit seiner Familie zuerst in Magdeburg und wenig später in Groß Salze[34] als Stadtphysikus nieder. Auch ein Apothekenprivilegium wurde ihm erteilt, so daß er seine *mit dahin genommene Apothecken doselbst öffentlich* betreiben und erfolgreich praktizieren konnte. Lange blieb er hier aber nicht. Als der hochfürstlich-sächsische Oberforst- und Jägermeister[35] in Saalfeld seiner Hilfe bedurfte, wurde er dorthin abgeholt. Neben der Behandlung sprach er auch bei seinen Schwiegereltern vor, von denen später noch die Rede sein wird. Die Gräfin Aemilie Antonie bot ihm erneut die *völlige Bestallung* als Hofmedikus an, die er auf Anraten seiner Schwiegereltern auch annahm. Zu dieser Zeit wußte er indessen nicht, daß ihm während seiner Abwesenheit die Bestallung zum hochfürstlich-anhaltischen Leib- und Hofmedikus in Zerbst durch den dortigen Kanzler Johannes Schrickel[36] ins Haus geschickt worden war. Er fand sie erst nach seiner Rückkehr aus Saalfeld vor. Mit *ziemender Reverenz* lehnte er sie ab.

Etwa zu Pfingsten 1651 wandte sich Mack wieder nach Rudolstadt und trat hier die hochgräfliche Bestallung und das Stadtphysikat in Saalfeld an, obwohl er erneut von der medizinischen Fakultät der Universität Jena und Dr. Michaelis in Leipzig zum fürstlich sächsischen Hofmedikus in Altenburg in Vorschlag gebracht worden war. Auch diese Berufung lehnte er ab und zog ihr die Tätigkeit in Rudolstadt vor, wo er jetzt sowohl für den Grafen Albert Anton (1641–1710) als auch dessen Mutter Aemilie Antonie zuständig war.

> „Bey solchen seinen ordentlichen Bestallungen ist unser seeliger Herr Doctor nicht allein seiner Gnädigen Herrschafft praemonendo [bei der Vorsorge], consultando [in der Beratung] & curando [durch die Behandlung] so Tags / als Nachts besorgt und aufwarthsam gewesen, sondern auch wegen seiner grossen Erfahrenheit, guter Wissenschafft, Vorsichtigkeit und Sorgfalt, von hohen Fürstlichen, Gräflichen und andern vornehmen Personen, auch aus fern-entlegenen Orthen, zu Rathe gezogen worden."

Viele „schwere Curen" führte er zum Erfolg, bei ortsansässigen Personen selbst, aber auch bei weiter entfernt Wohnenden, nicht durch persönliche Gegenwart, sondern durch Therapievorschläge aus der Ferne – früher ein durchaus übliches Verfahren – oder durch entsprechende Empfehlungen an vor Ort tätige Kollegen. Auch die Sauerbrunnenkur wendete er als Therapieform innerlich und äußerlich mit gutem Nutzen an, *dessen noch viele hier und anderswo Zeugnis geben können.*

Keinem, der seinen medizinischen Rat suchte, verweigerte er sich, auch wenn ihm diese Hilfsbereitschaft nicht immer gedankt wurde. In Rudolstadt erwarb er sich durch seine vielfältigen Bemühungen Verdienste. Er sorgte für die Einrichtung einer *offenen*

---

33 Die Gattin des Verstorbenen, Aemilie Antonie von Oldenburg-Delmenhorst (1614–1670) war von 1646 bis 1662 Regentin für ihren Sohn Albert Anton zusammen mit Heinrich II. Reuß zu Gera, vgl. ESCHE (2004), S. 164 u. 169.

34 Seit 1926 Bad Salzelmen.

35 Der Name ist in der Leichenpredigt nicht genannt und konnte vom Verf. nicht ermittelt werden.

36 * Hildburghausen 6. 9. 1601, † Zerbst 20. 11. 1674, vgl. WECKEN (1932/35), IV.1, S. 224.

guten Apothecken, setzte ein Stipendium von jährlich 60 Gulden für studierende Bürgersöhne und 12 Gulden als Zuschuß zur Entlohnung des Stadtphysikus aus.

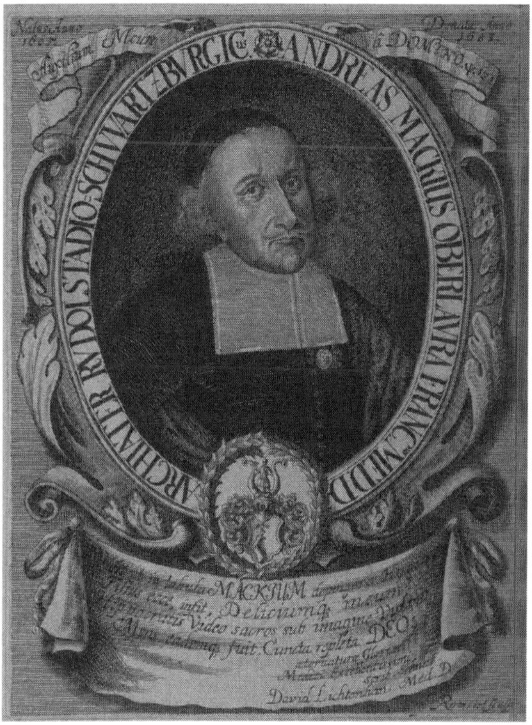

Andreas Mack (1605–1683)
[© HAB http://diglib.hab.de/drucke/j-64r-4f-helmst/start.htm?image=00004]

4. Andreas Macks Familie

Nachdem Mack 1631 seine Tätigkeit in Coburg am Hof Johann Casimirs aufgenommen hatte, heiratete er am 10. Juni 1632 in Coburg Margarethe Ambling, die jüngste Tochter seines ehemaligen Hauswirts Tobias Ambling, der inzwischen zum Schweinfurter Bürgermeister aufgestiegen war. Die *gewünschte und gesegnete* Ehe dauerte acht Jahre, und seine Frau brachte vier Kinder zur Welt: drei Söhne und eine Tochter. Philipp Andreas, der erste Sohn, starb wenige Tage nach der Geburt 1633 in Coburg,[37] auch der dritte Sohn, Lorenz Andreas, starb 1639, die einzige Tochter Anna Margaretha 1640. Nur der 1634 das Licht der Welt erblickende Zweitgeborene Johann Christian überlebte, studierte wie der Vater Medizin, promovierte zum Dr. phil. et med., wirkte als Land- und Stadtphysikus im erzgebirgischen Schneeberg, wo er schließlich zum Stadt-Richter gewählt wird und die älteste Tochter des Ernst Meurer in Lichtentanne heiratete.

37 Auf S. 34 der Leichenprdigt heißt es, daß er mit Frau und ältestem Sohn, der acht Wochen alt war, geflüchtet ist und er vorher bei der Plünderung alles verloren hat.

Seine erste Frau starb am 1. Mai 1640, und Mack heiratete nach Ablauf des Trauerjahres am 31. Mai 1641 zum zweiten Mal. Seine Wahl fiel auf Elisabeth,[38] die mittlere Tochter des Rudolstädter Bürgermeisters Henning Wansleben.[39] Mit ihr hatte er 42 Jahre lang eine *friedliche und geseegnete* Ehe geführt, aus der drei Kinder hervorgingen: Juliana Elisabeth, verheiratet mit Anton Straubel, zuerst Diakon in Rudolstadt und später Archidiakon in Frankenhausen; Martha, Ehefrau von Johann Balthasar Arnold, fürstlich sächsischem Amtsverwalter in Merseburg (†); und Theophil Andreas, beider Rechte Lizentiat und beim Tod des Vaters gräflich schwarzburgischer Amtschösser in Heringen und Straußberg, dem die älteste Tochter von Johann Sültzner angetraut war, ebenfalls in Diensten der schwarzburgischen Grafen als Konsistorial-, Hof- und Renterei-Rat.

Mack hat seine vier überlebenden Kinder *wohl erwachsen, verheyrathet und in ihrem Ehe-Standte so gesegnet gesehen*, daß er sie mit Freude und Genugtuung betrachten konnte.

5. Schriften und Patienten

Einige der Schriften, die Andreas Mack veröffentlichte, wurden schon genannt: 'De vertigine' (1630), 'De haemorrhagia narium' (1631) und 'Decas Thematum Miscellaneorum etc.' (1638). In Rudolstadt erfolgte 1665 die Drucklegung von *'Kurtzer und Einfältiger Unterricht, Wie, die itziger Zeit, hiesiger Orthen, auffs neu vermerckte hitzige, Ungarische Haupt Kranckheit zu erkennen, wie davor, mit Göttlicher Verleihung, man sich verwahren und, so damit befallen, sich davon entledigen möge'*.[40] Darin setzt sich Mack, wie der uns umständlich erscheinende Titel zeigt, mit der Diagnose, Prophylaxe und Therapie der Ungarischen Hauptkrankheit auseinander.[41] Heute ist sie als epidemisches Fleckfieber (Typhus exanthematicus) identifiziert.[42] Die Bezeichnung „ungarisch" bekam die Krankheit, weil sie sich während der Türkenkriege 1566–68 besonders vom ungarischen Lager Komorn nach Westen ausgebreitet und besonders die deutschen Soldaten betroffen hatte. Sie wird durch die zu den Bakterien zählende Rickettsia prowazeki und die Kleiderlaus als Zwischenwirt von Mensch zu Mensch übertragen, weshalb sie auch Läusefleckfieber genannt wird.[43] Sie zeichnet sich durch starke Kopfschmerzen, Hautausschlag und Fieber aus. Mack beschreibt es folgendermaßen: Ob die Verderbung oder das Fieber

> „im Leib selbst gebohren, oder von aussen eingefangen, so fähet es denn an [beginnt][44] bey einem geschwind, bey dem andern gemachsam [allmählich][45] … Daher wird das Herz / Haupt und andere Glieder, traurig, verdrossen, verlieret den [!] Lust zum essen, der Mund wird ungeschmack. So bey den Starcken offt nicht geachtet, findet sich grosses Hauptwehe, und offt so groß, daß andrer Zufall darüber vergessen wird, bey einem Frost, darauf Hitz,

38 *Rudolstadt 17.12.1623, †Rudolstadt 21.3.1693, vgl. WECKEN (1932/35), IV.2, S. 619, Nr. 15962.

39 *Rudolstadt 7.11.1588, †Rudolstadt 19.12.1659, vgl. WECKEN (1932/35), IV.2, S. 1012, Nr. 24453.

40 MACK (1665).

41 Die Schrift ist GYÖRY (1901) unbekannt.

42 BERGMANN/FREY/SCHWIEGK (1952), S. 682–721.

43 BERGMANN/FREY/SCHWIEGK (1952), S. 682f.; GYÖRY (1901), S. 143.

44 DWB III, Sp. 1236.

45 DWB V, Sp. 3143.

> bey dem andern äusserlich Frost, Schauder, innerlich Hitz, wie rothlauffen, Schwermuth am Gemüt, Hochjänen [Hochschrecken?], Thenen [?], Zittern und trucknende Schwere und Schmertz in allen Gliedern, sonderlich am Haupt, Arm und Beinen, Schmertzen in Rücken, unruhiger Schlaff, nachgehends nimbt das Hauptweh überhand, die Kräfften verlieren sich gehling [jählings/plötzlich][46] und wird der Mensch, ehe er vermeint, daß er recht kranck sey, hefftig Math und Schwach, weiß offt nicht umb sich selbst, ob ihme wohl oder wehe sey, redet seltsame Sachen; der Verstand wird gantz, zumahln im hitzigen Wetter, verwirret oder doch das Haupt verdüstert, sausen, brausen mit mangel an Gehör; bey dem einen übriges wachen, bey dem andern zu viel schlaffen; der Schmertz nimt auch etlichen die Brust ein, als wenn es ihnen das Hertz wolt abdrucken, wegen beschwerten Magenschlunds und versamlung umb die Brust, die zugleich mit wallet, auch öffters hitzige Brust und Seitenstechen verursachet; Lässet sich auch offt entzündung der Zungen, Bräune [Halsentzündung, Angina][47], zu Zeiten auch gar Halßgeschwuer darbey finden … bey manchen finden sich auch aufm Leibe, sonderlich auf dem Rück und auf der Brust kleine Flecken etc".[48]

Mack beschreibt hier vor allem die Symptome hohes Fieber, starke Kopfschmerzen und kleine Flecken der Haut [Petechien], weshalb er die Krankheit als Fleck- oder Petechial-Fieber bezeichnet.[49] Daneben nennt er Verwirrtheitszustände, Magenschmerzen und Schwerhörigkeit, die auch von anderen historischen Autoren angeführt werden.

Bemerkenswert ist, daß das Werk nicht in der Gelehrtensprache Latein, sondern in Deutsch verfaßt ist, worauf der Autor schon im Vorwort hinweist *daß die jenigen, denen es zum besten gemeinet, sich desto besser prüfen, und desto eher in sich gehen mögen, Ihre und der Ihrigen Gesundheit besser ... in acht zu nehmen.*[50] Er hat das Werk auf Geheiß des Grafen Albert Anton geschrieben, im Vordergrund stand also nicht seine Reputation als gelehrter Arzt, sondern die Aufklärung der Bevölkerung und die daraus folgende Prävention vor Ansteckung und Erkrankung.

Diesem Zweck dienten auch weitere Schriften, die in dem Buch im Anhang enthalten sind und ebenfalls in deutscher Sprache verfaßt wurden:

'Kurtzer Bericht Von denen Kinds-Blattern [Pocken] und Kinds-Flecken [Masern]', S. 25–42
'Dritter Kurtzer Unterricht, wie bey der ansteckenden Rothen-Ruhr man sich verhalten und in acht zu nehmen', S. 42–56

Ebenfalls eine Aufklärungsschrift ist das 1680 in Rudolstadt erschienene 'Medicinisches Memorial wegen der ietzo leider! in denen benachbarten Orten gewaltig grassirend- uns von Tag zu Tag nähernden Pestilenczialischen Seuche, Wie man sich mit Göttlichem Beystand, Davor Bewahren, auch, im Fall der Noth, retten möge'.[51] Die 36 Seiten umfassende Schrift wurde *Auf HochGräfl. Hoher Landes-Obrigkeit gnädigen Befehl, und zu Nutz des Stadt- und Land-Mannes aufgesetzet.* Das Werk wurde zusammen mit einer Verordnung des Grafen Albrecht Anton, *Wornach in dero Graffschafft Rudolstädtischer Lini, bey itzo ein und andern Orts grassirenden ansteckenden Seuche, die Unterthanen zu halten*, am 18. Oktober 1680 in Rudolstadt publiziert. Sie enthält, in

46 DWB V, Sp. 2489.
47 Brennende Austrocknung des Mundes, GYÖRY (1901), S. 60.
48 MACK (1665), S. 3f.
49 MACK (1665), S. 3.
50 MACK (1665), Vorwort o. S. (2. Seite).
51 MACK (1680).

18 Punkte gegliedert, klare Anweisungen für die Bewohner der Grafschaft, die verblüffende Parallelen zu den in den gerade herrschenden Pandemie-Zeiten aktuellen Anordnungen enthalten:

1. Abstellung des bisherigen sündigen Lebens aller Menschen gleich welchen Standes
2. Aufforderung zu Gebet und Andacht an alle Untertanen, besonders an Praeceptoren der Knaben- und Mädchenschulen und an Haushaltsvorstände bzgl. ihrer Familien und des Gesindes
3. In allen Städten, Flecken oder Dörfern sollen reisende Personen überprüft und bei (Infektions)verdacht abgewiesen oder ihnen eine „Nachtherberge verstattet" werden
4. Waren, die aus infizierten oder verdächtigen Orten kommen und durch die die *Contagion* (Ansteckung) ins Land gebracht werden könnte, sind zurückzuweisen
5. Bedürftigen Fremden, die nicht ohne Hilfe gelassen werden können, soll aus dem gemeinen Almosen und auf dem Land aus den Gottes-Kästen nach vorausgegangener Befragung ein „Zehr-Pfennig" und eine Nachtherberge zugestanden werden
6. Apotheken sollen mit *dienlichen Artzney-Mitteln* ausgestattet und von Seiten der Obrigkeit öfter visitiert werden
7. In Städten sollen Mediziner und Barbiere (Wundärzte), Krankenwärter, Leichenträger und Totengräber angestellt werden.
8. Mediziner, Apotheker und Barbiere werden noch vor Beamten, Stadträten, Schulzen und „Nachbarn" verpflichtet, die Ansteckung mit der Seuche an die Obrigkeit zu melden, um weitere Ausbreitung zu vermeiden
9. Es wird niemandem verboten, vor der Seuche zu fliehen und andere Orte aufzusuchen, außer den Personen, die von *Amts-, Beruffs- oder Gewissens wegen* zum Bleiben verpflichtet sind
10. Infizierte Häuser sollen nur von Personen betreten werden, deren Amt sie dazu verpflichtet
11. Die Kontrolle der Brunnen soll deren Verunreinigung verhindern
12. Infizierten und Personen, die „mit ihnen von Amts wegen umgehen müssen" wird ein Kontaktverbot auferlegt
13. Infizierte Dienstboten sind ins Hospital zu bringen, wo sie von Krankenwärtern versorgt werden können. Vermögende haben „Armen und Nothleidenden unter die Arme zu greifen"
14. Pfarrer und Seelsorger sollen die Patienten mit der *Seelen-Cur fleißig* versorgen
15. Von der Seuche Genesene sollen eine mindestens vierwöchige Quarantäne einhalten und in der Zeit von Freunden mit dem Nötigsten versorgt werden
16. Pestleichen sollen in verschlossenen Särgen zügig nach dem Ableben bestattet werden. Teilnehmer der Beisetzung sollen zur Leiche Abstand halten
17. Infizierte Gegenstände dürfen nicht zur Gefahr für die Allgemeinheit werden, sind gut zu lüften oder zu „beräuchern", ggf. in der Erde zu verscharren oder zu verbrennen
18. Beamte, Gerichtsherren und Stadträte sollen wöchentlich die Infizierten und Verstorbenen an die Kanzlei melden

Direkt an die 16 Seiten umfassende Verordnung des Landesherren folgt die Schrift des Hochgräflich Schwarzburgischen Leib- und Hofmedikus. Sie befaßt sich vor allem mit zur damaligen Zeit verfügbaren Arzneimitteln. Mack zitiert medizinische Autoren

(Theophrast und Fracastoro) und gibt Therapieanweisungen auch für Schwangere und Kinder.

Als Leib- und Hofmedikus hatte Mack den jeweiligen Grafen, dessen Familie und die Mitglieder der Hofhaltung ärztlich zu versorgen. Da er darüber hinaus als *weitberühmter Practicus* bezeichnet wird, durfte er auch andere Personen behandeln. Das waren sicher viele. Namentlich bekannt sind jedoch nur solche, die beispielsweise aus Leichenpredigten erschlossen werden können, in denen häufig behandelnde Ärzte namentlich aufgeführt sind. Die erste feststellbare Patientin war die am 18. November 1669 gestorbene Anna Maria Treuner, Ehefrau des Konrektors an der Landesschule Rudolstadt Johann Christoph Treuner.[52]

Seine bedeutendste Patientin in diesem Zusammenhang war sicher die Gräfin Aemilie Antonie kurz vor ihrem Ableben. Sie wohnte, nachdem ihr Sohn 1662 volljährig geworden war,[53] auf Schloß Friedensburg in Leutenberg, ihrem Witwensitz. Mack traf hier von Rudolstadt kommend am 30. November 1670 ein, fand die Gräfin im Bett liegend vor und verordnete *dienliche Mittel*, die am 1. und 2. Dezember *zur Hand genommen* wurden und zu einer vorübergehenden Besserung führten.[54] Er sprach ihr Mut zu, sie würde auch noch *im hohen Alter Gottes Arm dero Kindes-Kindern verkündigen.*[55] Nachdem sich der Arzt zurückgezogen hatte, sprach die Gräfin mit ihren vier Töchtern *von ihrem Abschiede, und wie Sie es in einem und andern wollte gehalten haben.* Am Abend traf ihr Sohn mit Gemahlin ein, um sich zu verabschieden und letzte Wünsche der Mutter entgegenzunehmen. Mack blieb in ihrer Nähe, bis die Gräfin am Morgen des 4. Dezember 1670 in den Armen ihrer beiden ältesten Töchter verstarb und der Hofprediger Johann Georg Roth (1633–1682)[56] ihr die Augen zugedrückt hatte.

Auch den Rektor der Landesschule Rudolstadt, Johann Nikolaus Stender, behandelte er vor dessen am 6. Dezember 1673 erfolgten Tod.[57] Er wurde zur Behandlung der dreizehnjährigen Tochter Christiana Magdalena des Pastors und Generalsuperintendenten Justus Söffing hinzugezogen, die am 27. Juni 1675 starb.[58] Ebensowenig konnte er die kleine Tochter des Justiz- und Konsistorialrats Ahasverus Fritsch, Anna Dorothea, retten. Sie starb am 28. August 1676.[59]

6. Krankheit und Tod

Obwohl Mack ursprünglich mit *schwacher Constitution* ausgestattet war, erreichte er mit 77 Jahren ein für die damalige Zeit hohes Alter ohne schwere Erkrankungen. Es stellte sich allerdings anfallsweise in der Zungenspitze ein Beißen und Brennen ein,[60]

52 SÖFFING (1670).

53 ESCHE (2004), S. 169.

54 SÖFFING (1672), S. 306–311; s. a. ESCHE (2004), S. 176f.

55 Gemäß Psalm 18,17: Er streckte seine Hand aus von der Höhe und faßte mich und zog mich aus großen Wassern.

56 ROTH (1959/80), IV, R 3105.

57 SÖFFING (1673).

58 ROTH (1959/80), VIII, R 7707.

59 SÖFFING (1676).

60 Brennen der Zungenspitze (Glossalgie) oder Zungenbrennen (Glossodynie) ist häufig das Symptom einer anderen Krankheit, z. B. Diabetes oder Schilddrüsenüberfunktion, evtl. auch Vitamin-B-12- oder Eisenmangel.

das plötzlich einschoß und ihn auch hin und wieder am Sprechen hinderte. Auf der rechten Seite verhärtete sich die Zunge, hinderte ihn zunehmend am Essen, so daß seine Kraft von Mal zu Mal schwand und er sich nicht immer völlig erholte *und do dieses Malum sich zu verliehren geschienen*, stellte sich nach Problemen mit dem Magen, den Nieren und der Blase eine Blasenentleerungsstörung (Dysurie) ein, die schnell zunahm, ihm große Schmerzen bereitete und schließlich in ein *ulcus vesicae degeneriret, doher denn die Schmertzen, der Verdruß und Hindernüß in seinen Verrichtungen täglich stärcker und mehr, die Kräfte aber und Nacht-Ruhe weniger worden und mercklich abgenommen*. Schließlich mußte er seine leibärztliche Tätigkeit aufgeben und wurde vierzehn Tage vor seinem Ende bettlägerig. Er sagte seinen nahen Tod selbst voraus, bestellte sein Haus und empfing das Hl. Abendmahl. Auch sein Sohn aus Schneeberg besuchte ihn noch einmal am Dienstag und erinnerte ihn an seinen Leitspruch aus dem 121. Psalm, mit dem auch die Personalia der Leichenpredigt beginnen: *Auxilium meum a Domino* – Meine Hilfe kommt vom Herrn. Am folgenden Mittwoch, den 21. März 1683, starb Mack in Rudolstadt und wurde in der neuerbauten Gottesackerkirche[61] beigesetzt.

7. Resümee

Wir haben in diesem Beitrag von einem Arzt gehört, der *in seiner Profession vorsichtig, unverdrossen und fleißig* gegen jedermann gewesen ist und *rechtschaffen, redlich und aufrichtig* handelte. Er diente dem Schwarzburger Grafenhaus mit kurzen Unterbrechungen, die teilweise von der Herrschaft selbst verursacht wurden, von 1635 bis zu seinem Tod. Damit trug er, wie es in einem kürzlich zum Thema veröffentlichten Buch heißt, *zur Erhaltung und Wiederherstellung fürstlicher Gesundheit* mit den ihm zur Verfügung stehenden Mitteln bei.[62] Dafür lehnte er mehrfach Berufungen als Professor an die Universität Jena und die Verwendungen als anhaltischer Leib- und Hofmedikus in Zerbst bzw. in derselben Funktion in sächsisch-altenburgischen Diensten ab. Auch aus diesen Gründen sollte an diesen verdienstvollen Mann in der Stadt seines langjährigen Wirkens erinnert werden.

Summary: Andreas Mack (1605–1683), personal physician and court physician of Schwarzburg-Rudolstadt

Andreas Mack was born in Oberlauringen, near Schweinfurt. After studies in Leipzig, where he was assistant of professor Werner Rolfinck, he graduated Lic. med. and three months later Dr. med. in 1638. He became personal physician of Count Ludwig Günther I. von Schwarzburg (1581–1646), after his death he became town physician in Groß Salze (now Bad Salzelmen, Saxony-Anhalt). He became town physician in Saalfeld (Thuringia) in 1651 and personal physician of count Albert Anton of Schwarzburg-Rudolstadt (1641–1710) and his mother countess Aemilie Antonie (1614–1670). He died in Rudolstadt (Thuringia) in 1683.

61 Erbaut 1681 bis 1683, ab 1716 auch Milizkirche, vgl. HESSE (1816), S. 92f.

62 HILBER/TADDEI (2021), S. 9.

Literatur

ANEMÜLLER (1884): Ernst Anemüller, Ludwig Günther I., Graf von Schwarzburg, in: Allgemeine Deutsche Biographie 19 (1884), S. 587–588

BECK (1881): August Beck, Johann Casimir, Herzog von Sachsen-Coburg, in: Allgmeneine Deutsche Biographie 14 (1881), S. 369–372

BERGMANN/FREY/SCHWIEGK (1952): G. v. Bergmann, W. Frey und H. Schwiegk [Hrsgg.], Handbuch der Inneren Medizin, 4. Aufl., I: Infektionskrankheiten, 1. Teil, Berlin - Göttingen - Heidelberg 1952

BRENDEL (1630): Zacharias Brendel, Chymia. In artis formam redacta et publicis prælectionibus philiatrisin Academiâ Jenensi communicata ..., Jena 1630 [Digitalisat: https://reader.digitale-sammlungen.de/resolve/display/bsb11274897.html]

DWB: Jacob und Wilhelm Grimm, Deutsches Wörterbuch, I–XVI, Leipzig - Berlin 1854–1971, Neudruck in 33 Bänden München 1984

EMG (2005): Werner E. Gerabek, Bernhard D. Haage, Gundolf Keil und Wolfgang Wegner [Hrsgg.], Enzyklopädie Medizingeschichte, Berlin - New York 2005

ERLER (1909): Georg Erler [Hrsg.], Die jüngere Matrikel der Universität Leipzig 1559–1809, I, Leipzig 1909

ESCHE (2004): Frank Esche, Aemilie Antonie, in: Horst Fleischer [Hrsg.], Die Grafen von Schwarzburg-Rudolstadt. Albrecht VII. bis Albert Anton, 2. Aufl. Rudolstadt 2004 (= Kleine kulturgeschichtliche Reihe, 3), S. 164–179

GIESE/HAGEN (1958): Ernst Giese und Benno von Hagen, Geschichte der Medizinischen Fakultät der Friedrich-Schiller-Universität Jena, Jena 1958

GOTHA (1903): Gothaisches genealogisches Taschenbuch der adeligen Häuser, Gotha 1903

GRÄF (2018): Holger Th. Gräf, Philipp Christian Uffstainer (1589–1669). Porträts in Leichenpredigten – Wie kamen sie hinein und wie kamen sie wieder heraus? Forschungsstelle für Personalschriften, Akademie der Wissenschaften und der Literatur Mainz: http://www.personalschriften.de/leichenpredigten/artikelserien/artikelansicht/details/philipp-christian-uffstainer-1589-1669.html; Stand 28. 1. 2021

GYÖRY (1901): Tiberius von Györy, „Morbus hungaricus". Eine medico-historische Quellenstudie, Jena 1901

HESSE (1816): Ludwig Friedrich Hesse, Rudolstadt und Schwarzburg nebst Umgebung, Rudolstadt 1816

HILBER/TADDEI (2021): Marina Hilber und Elena Taddei [Hrsgg.], In fürstlicher Nähe – Ärzte bei Hof (1450-1800), Innsbruck 2021

HOEFNER (1958): Curt Hoefner [Hrsg.], Die Matrikel des Gymnasium Casimirianum Academicum zu Coburg 1606–1803, Würzburg 1958 (= Veröffentlichungen der Gesellschaft für Fränkische Geschichte, IV. Reihe, 6)

HÖNN (1700): Georg Paul Hönn, Sachsen-Coburgische Historia in zweyen Büchern etc., Frankfurt a. M. - Leipzig 1700

MACK (1630): Andreas Mack, Johannis Zeidleri ... phil. et med. Doctoris & Professoris publici Collegii Therapevtici Casus VIII. De vertigine, quem in theses redactum disputationi privatae offert, Leipzig: Mintzel 1630 [Digitalisat: https://nbn-resolving.org/urn:nbn:de:bvb:29-bv040949733-1]

MACK (1631): ders., Johannis Zeidleri ... phil. et med. Doctoris & Profess. publici Collegii Therapevtici Casus XIX. De haemorrhagia narium, Leipzig: Mintzel 1631 [Digitalisat: https://nbn-resolving.org/urn:nbn:de:bvb:29-bv040950999-3]

MACK (1638): ders, Decas thematum miscellaneorum, quam divina favente gratia ... proponet, Jena 1638 [Digitalisat: https://reader.digitale-sammlungen.de/resolve/display/bsb11398062. html]

MACK (1665): ders., Kurtzer und Einfältiger Unterricht, Wie, die ... Ungarische Haupt Kranckheit zu erkennen, wie davor ... man sich verwahren und ... sich davon entledigen möge, Rudolstadt 1665 [Digitalisat: https://gdz.sub.uni-goettingen.de/id/PPN585997942]

MACK (1680): ders., Medicinisches Memorial wegen der ietzo leider! in denen benachbarten Orten gewaltig grassirend- uns von Tag zu Tag nähernden Pestilenczialischen Seuche, Wie man sich mit Göttlichem Beystand, Davor Bewahren, auch, im Fall der Noth, retten möge,, Rudolstadt 1680 [Digitalisat: https://www.digitale-sammlungen.de/de/view/bsb11218749]

MENCKE (1715): Johann Burchard Mencke, Compendiöses Gelehrten-Lexicon etc., Leipzig 1715

MENTZ (1944): Georg Mentz [Bearb.], Die Matrikel der Universität Jena, I, Jena 1944

PRIESNER (2005): Claus Priesner, Werner Rolfinck, in: Neue Deutsche Biographie 22 (2005), S. 9–10

RABL (1909): Carl Rabl, Geschichte der Anatomie an der Universität Leipzig, Leipzig 1909 (= Studien zur Geschichte der Medizin, 7)

ROTERMUND (1819): Heinrich Wilhelm Rotermund, Allgemeines Gelehrten-Lexikon etc., VI, Bremen 1819

ROTH (1959/80): Fritz Roth, Restlose Auswertung von Leichenpredigten und Personalschriften, I–X, Boppard 1959–1980

SCHRÖDER (1873): Hans Schröder [Bearb.], Lexikon der hamburgischen Schriftsteller bis zur Gegenwart, VI, Hamburg 1873

SÖFFING (1670) Justus Söffing, [Leichenpredigt für] Anna Maria Treuner, Rudolstadt 1670 [Digitalisat: https://gdz.sub.uni-goettingen.de/id/PPN67059329X]

SÖFFING (1672): ders. [Hrsg.], Unverwelckliche Myrten-Krone, als erst die hochgeborne Gräfin und Frau, Fr. Aemilia, Gräffin zu Schwartzburg und Hohenstein, geborne Gräffin zu Oldenburg und Delmenhorst ... fürgestellet, Rudolstadt: Freyschmidt 1672 [Digitalisat: https://digitale.bibliothek.uni-halle.de/urn/urn:nbn:de:gbv:3:1-58553; Stand 22. 4. 2021]

SÖFFING (1673): ders. [Hrsg.], Creutz- Gnaden- und Ehren-Krone Christlicher, Wohlverdienter Schul-Lehrer und insonderheit Des ... Herrn M. Johan. Nicolai Stenders, Wohlverordnet gewesenen Rectoris an der ... Schwartzburgischen Land-Schul alhier zu Rudolstadt ... Beschrieben, Rudolstadt: Freyschmidt und Fleischer 1673 [Digitalisat: https://digitale.bibliothek.uni-halle.de/urn/urn:nbn:de:gbv:3:1-96770]

SÖFFING (1676): ders., Der schlaffende Lazarus und aufwecken Jesus, ... Bey ... Der ... Jungfer Anna Dorotheen Fritschin, Des ... Hn. D. Ahasveri Fritschen ... Töchterlein ..., Rudolstadt: Fleischer 1676 [Digitalisat: https://digitale.bibliothek.uni-halle.de/urn/urn:nbn:de:gbv:3:1-75201]

TRUNZ (1994): Erich Trunz, Meyfart, Johann Matthäus, in: Neue Deutsche Biographie 17 (1994), S. 398–399

WECKEN (1932/35): Friedrich Wecken, Katalog der fürstlich Stolberg-Stolberg'schen Leichenpredigten-Sammlung, IV.1–2, Leipzig 1932–1935

ZEDLER (1749): Johann Heinrich Zedler, Grosses vollständiges Universal-Lexicon aller Wissenschaften und Künste etc., Bd. 61, Leipzig - Halle 1749

Anschrift des Verfassers:
Axel Wellner
Am Pappelnberg 11
37136 Ebergötzen

Das Pestregimen des Ulmer Stadtarztes Dr. Johann Franc (1649–1725). Ein Beleg für die Aktualität der frühen Prager deutschen Pestliteratur bis ins 18. Jahrhundert

Von SANDRA BECHER und HANS-JOACHIM WINCKELMANN

Schon kurz nach der ersten Pestwelle, die den deutschsprachigen Raum 1348/49 erreichte, entstanden die ersten Pesttraktate. Es gibt eine Vielzahl von Pestschriften, ein unbekanntes Pestregimen findet sich im Nachlass des Ulmer Stadtarztes Franc. Es zeigt große Ähnlickeiten mit der frühen Prager Pestliteratur.[1]

Franc lebte von 1649 bis 1725 und war ab 1677 als Ulmer Stadtarzt tätig. Obgleich Franc niemals Mitglied im *Collegium medicum* wurde, erreichte er durch seine Erfolge hohes Ansehen und war weit über die Stadtgrenzen von Ulm hinaus ein begehrter Arzt. Zeitlebens sammelte Franc viele medizinische und naturwissenschaftliche Bücher und Zeitschriften überwiegend zeitgenössischer Autoren in seiner umfangreichen Privatbibliothek. Mit seinem Tod vermachte er seine rund 2000 Werke umfassende Sammlung der Stadtbibliothek Ulm, welche 60 Jahre später zu großen Teilen einem Brand zum Opfer fiel.[2]

In dem verbleibenden Fundus findet man auch ein mit dem Titel *Praxis Medica* bezeichnetes Buch, in dem ein 'Regimen in Peste' aufgeführt ist.[3]

1. Rückblick

Charakteristisch für die zu Anfang eher kurzen Texte ist die Verarbeitung von Erfahrungen mit der Seuche sowie eine Erläuterung der empirischen Praktiken. Ende des 15. Jahrhunderts werden die Seuchentexte in Form größerer Konvolute zu einem festen Bestandteil der Haushalte in Europa.[4] Gerade die Werke *Sendbrief-Aderlassanhang*, Pest-*Brief an die Frau von Plauen* und Engelins *Also das ein mensch zeichen gewun* haben die Pesttherapie im spätmittelalterlichen Deutschland nachhaltig geprägt und auf den Aderlass[5] und die Blutschau[6] hin standardisiert.

Der *Sendbrief-Aderlassanhang* gehört, 1349 verfasst, zu den ältesten deutschen Pesttexten und war gerade in der Gegend um Prag stark verbreitet. Er handelt von der Bekämpfung der Pandemie durch therapeutischen Aderlass, ohne eine klare Ordnung in der Wahl oder Abfolge des vierteiligen Lassstellenkatalogs erkennen zu lassen. In den darauffolgenden Jahren entwickelte man die Texte weiter.[7]

Ebenso zu den ältesten Pesttexten gehört das wohl um 1350 verfasste Werk *Der Sinn der höchsten Meister von Paris.* Entstanden in der Nähe der damaligen Hauptstadt Prag,

1 Vgl. BECHER (2021), S. 64–70.

2 NETZEL (2013), S. 45–47. Zur Biographie Francs vgl. S. 22–26.

3 Stadtarchiv Ulm, Handschriften Nachlass Franc H 11–13, Bl. 9^{v}–10^{r}.

4 ECKKRAMMER (2016), I, S. 528, 545–547.

5 KEIL (1980).

6 LENHARDT/KEIL (1983).

7 KEIL (1992a).

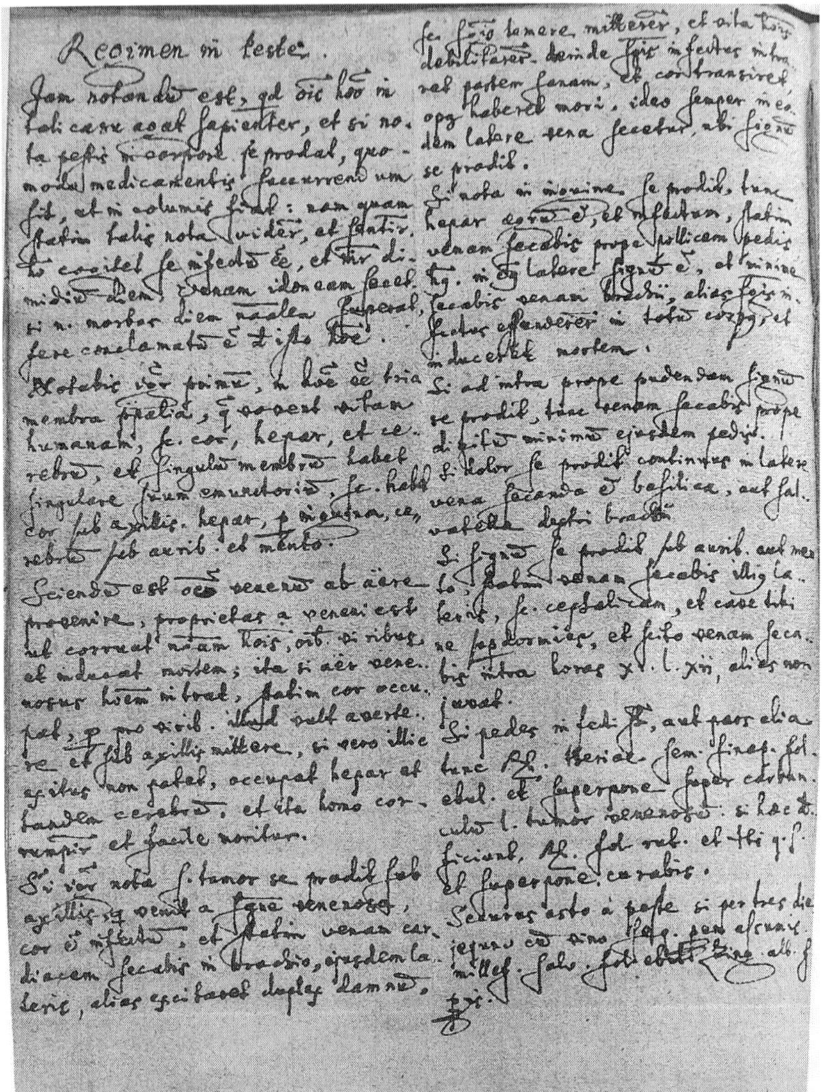

Pestregimen des Dr. Johann Franc, Bl. 9v

entspricht es seines lockeren Aufbaus und Thematik wegen einem in Paragraphen abgefassten Rezeptar. Der Aderlass wird hier nur in einem einzigen Paragraphen angerissen, weswegen man es in späteren Überlieferungen gerne mit dem *Brief an die Frau von*

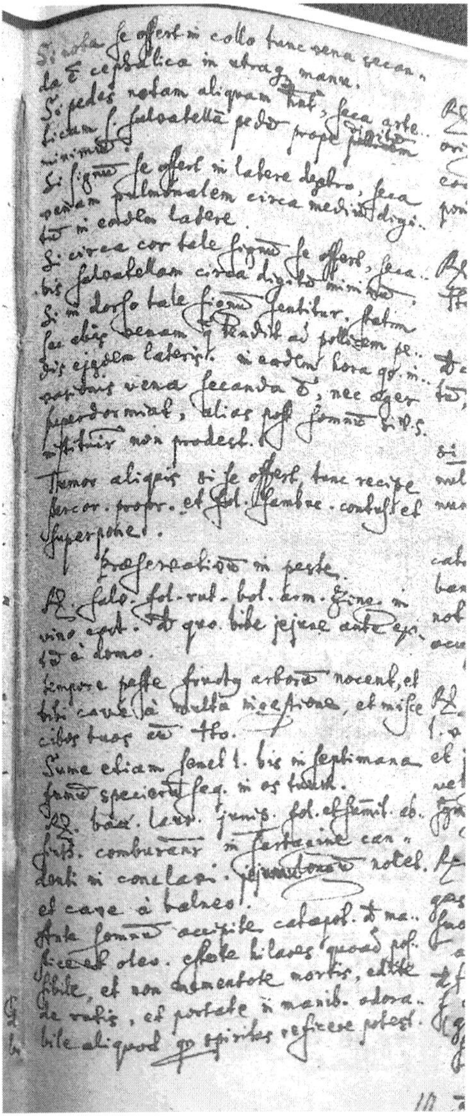

Pestregimen des Dr. Johann Franc, Bl. 10r

Plauen kombinierte.[8] Der Verfasser des *Sinnes der höchsten Meister von Paris* setzte zur Pestprophylaxe Theriak und Pestpillen ein und versuchte die Pestbeulen anzuätzen und so zum Durchbruch zu bringen.

1366 an die Gattin eines der Vögte von Plauen gerichtet, werden im Pest-*Brief an die Frau von Plauen* acht entsprechende Lassstellen bereits regional zu den auftretenden Bubonen gewählt; hierbei strebt der Verfasser eine kranio-kaudale Abfolge des Aderlasses an. Außerdem kommt bereits konkurrierend zum Aderlass das therapeutische Schröpfen zum Einsatz.[9]

Die nächste Weiterentwicklung der Phlebotomie findet sich in den Ausführungen *Also das ein mensch zeichen gewun* des Paris-Wiener Arztes Jakob Engelin von Ulm (Jacobus de Ulma),[10] welche der gebürtige Schwabe in seinem Pesttraktat Ende des 14. Jahrhunderts veröffentlichte. Überlieferungsgeschichtliche Untersuchungen unterscheiden eine deutsche und eine französische Version. Der Grund für diese zwei Versionen ist nicht endgültig geklärt; es gibt die Theorie, dass Engelin das Regimen zu seiner Pariser Zeit verfasst und auf dessen Grundlage einige Jahre später in Wien eine deutschsprachige Fassung entstand. Kritische Quellen berufen sich auf die Überlieferungsdichte des Traktats, die im süddeutschen Raum mit 30 Textzeugen dichter ist als die des französischen Traktats mit vier Textzeugen; ihnen zufolge ist die deutsch-

8 GRÄTER (1974), S. 28, 56; KEIL (1992b).

9 BEYER (2007), S. 2–4; KEIL (1978).

10 BERGMANN (1980).

sprachige die ältere Version.[11] Inhaltlich betrachtet erklärt Engelin zu Anfang die Voraussetzungen, welche einen Aderlass indizieren.[12] Er nennt die drei Hauptorgane des Menschen *membra principalia*, welche „sind das hercz, die leber und das hirn" und ordnet ihnen sogenannte *emunctoria* oder *fürbungen* zu, Prädilektionsstellen der Beulen bei Befall der Hauptorgane an Achsel-, Hals und Leistenlymphknoten. Pestbeulen, die an diesen Stellen auftraten, wurden als Reinigungsversuche der Hauptorgane interpretiert, die Pestmaterie aus dem Körper auszuführen. Durch eine Phlebotomie an den entsprechenden Lassstellen an Vena cephalica, mediana oder saphena magna, sollte diese Reinigung unterstützt werden. Engelin beschränkt sich in seinem Regimen auf die drei wesentlichen Lassstellen, die er jeweils von dem Ort des Krankheitsgeschehens ableitete; dies war zu seiner Zeit eine moderne Sichtweise, in anderen Werken sah man den Aderlass eher als kuratives Mittel, um die „verdorbenen Säfte" aus dem Körper zu entfernen, und wandte es zudem an mehreren Stellen an. Ergänzt wird das Werk durch seine Vergiftungs-Theorie, die auf dem Pesthauch-Modell aufbaut; so infiziert laut Engelin giftige Luft das Blut des Erkrankten und ist für die Verbreitung der Erkrankung verantwortlich.[13]

Den sprachlichen Aspekt betrachtend, kam es wiederholt zur Überschreitung von Schreibdialekt- und Sprachgrenzen. Ein Wechsel zwischen Deutsch und Latein liegt sowohl beim Pest-*Brief an die Frau von Plauen* als auch beim *Sendbrief* des Gallus von Prag vor. Generell bemühten sich jedoch die Autoren, den Wortschatz auf die regionale Sprache zu beschränken und medizinische Fremdwörter und Latein zu meiden – oder falls nicht vermeidbar, den Sinn zu erläutern, um die Texte auch für die breite Masse verständlich zu halten. Die so erreichte hohe Verbreitungsdichte führte zu einer Art Standardisierung in der Pest-Therapie des Mittelalters.

2. Das 'Regimen in peste'

Die Francsche Pestschrift ist handschriftlich in Latein abgefasst und erfüllt nicht die klassischen Kriterien der anderen Regimina, wie die Abfassung in regionaler Sprache. Doch Aufbau und Gliederung verfolgen eine klare Linie: Zunächst wird die Indikation für den Aderlass beschrieben, dann wie bei Engelin Herz, Leber und Gehirn als die drei Hauptorgane deklariert. Als Symptomatik wird das Auftreten der Krankheit an den disponierten Körperregionen genannt und anschließend ein Bezug zum gesamten Organismus hergestellt. Es folgt ein Abschnitt über die mögliche Ätiologie, wie in der Quelle wird auch hier die giftige Luft als Ursache in Betracht gezogen. Es folgt die anzuratende Therapie, ein Aderlass, je nach infiziertem Primärkomplex an unterschiedlichen Venen. Bei näherer Betrachtung ergibt sich eine weitestgehende Übereinstimmung: Engelins Traktat scheint Franc als Vorlage gedient zu haben, er hat ihn ins Lateinische übersetzt, an verschiedenen Stellen gekürzt, umformuliert oder erweitert, aber in Reihung und Inhalt vollständig wiedergegeben. Da unklar ist, welche der vielen Überlieferungen des Engelinschen Traktats als Francs Vorlage Verwendung fand, wird hier zum Vergleich die Version herangezogen, die sich in Heinz-Jürgen Bergmanns vergleichender Unter-

11 ECKKRAMMER (2016), I, S. 528; WERTHMANN-HAAS (1983), S. 24f.; vgl. BERGMANN (1980), Sp. 563.

12 SUDHOFF (1915).

13 Vgl. BERGMANN (1972), S. 53.

suchung als Leittext herausgestellt hat.[14] Anschließend an Engelins Traktat übernimmt Franc für sein Pestregimen Passagen aus dem *Sinn der Höchsten Meister von Paris*[15], aus dem Pest-*Brief an die Frau von Plauen*[16], und aus dem *Sendbrief-Aderlassanhang*[17], die er wie den Engelin-Text sinngemäß korrekt wiedergibt. Ob indessen Franc die Zusammenstellung der Texte aus verschiedenen Vorlagen selbst vornahm oder ob er aus einer Quelle schöpfen könnte, die die Texte bereits vereinigt hatte, muss vorerst ungeklärt bleiben.

Engelin[18]

Hie ist zw mercken ob ein mensch in einem gemeinem lauff sich nit behalten mocht mit erczenei oder mit weißhait, also das ein mensch zeichen gewun, wie sich dan der selb erczen sul das er den da [dem Tod] enpflichen mug. Alß pald ain mensch ain zaichen gewint, so sol er jm lassen ee das es kumpt vber xj stund. Wann nach ainem naturlichen tag, das ist nach xxiiij stunden, so ist der siechtum volkumen, vnd hilff kain erzeney noch maister schafft nit mer, wann der mensch dz selben siechtum gewislich sterben muß.

Von den dreyen haubt gliedern.

Von erstenn sult ir mercken, das an dem menschen sint iij vodriste hawbt glieder, in dem ligt das leben des menschen. Vnd sind das hercz die leber vnd das hirn. Die iij glied ieglichß wesunder hat sein stat, da es sich furben vnd reinigen muß von allem vbrigen vnflat, der dem menschen den tod pricht. Das hercz hat sein furbung vnder den vchsen, die leber pey dem gemechten vnd das hirn sein furbung hinder den oren vnder dem kew.

Nun solt ir wissen das alle gifft kompt von dem lufft, so der vergifft ist. Vnd aller vergifft ist die eigenschafft, das sy mit ganczer krafft zerstort die natur dz menschen vnd pringt dem menschen den tod. Also so der vergifftig lufft ein get in das mensch, zehant laufft das gifftig pluͤt zw dem herczen, vnd also von dem gifftigen pluet so wirt das hercz todlich versert. Alß pald dan das hercz enpfindt des vergifftigen pluetz, so sendt es das selb pluet zw seiner firbung vnder die vchsen. Ist dan das das gifftig pluet nit auß mag vnder der vchsen, so get es zw der leber vnd in das hirn; vnd also an den iij

Franc: Regimen in peste

Jam notandu*m* est, q*ui*d *om*nis ho*mo* in tali casu agat sapienter, et si nota pestis in corpore se prodat, quomodo medicamentis succurrendum sit, ut in columis fiat: Nam quam statim talis nota vide*tur*, et senti*tur*, h*omo* cogitet se infectu*m* *esse*, et in*ter* dimidiu*m* diem, venam idoneam secet. Si *enim* morbus diem na*tur*alem superat, fere conclamatu*m* *est* de isto ho*mine*.

Notabis ig*itur* primu*m*, in ho*mine* *esse* tria membra p*rinci*palia, q*uae* vovent vitam humanam, scilicet cor, hepar et cerebu*m*, et singulu*m* membru*m* habet singulare suum emunctoriu*m*, scilicet habet cor sub axillis, hepar p*er* inguina, cerebru*m* sub auribu*s* et mento.

Sciendu*m* est *omn*e venenu*m* ab aëre provenire, proprietas a veneni est ut corruat na*tur*am ho*min*is, *omn*ib*us* viribus, et inducat mortem; ita si aër venenosus ho*min*em intrat, statim cor occupat, quod pro virib*us* illud vult avertere et sub axillis mittere, si vero illic exitus non patet, occupat hepar et tandem cerebru*m*, et ita homo corrumpi*tur* et facile moritur.

[14] Augsburg, Univ.bibl. (früher Maihingen bzw. Harburg, Fürstl. Öttingen-Wallersteinsche Bibl.), Cod. III.2.8° 34, Bl. 136r–141r, vgl. BERGMANN, (1972), S. 32.

[15] Bamberg, Staatsbibl., Msc. theol. 225, Bl. 10v–11v nach dem Abdruck bei GRÄTER (1974), S. 116; vgl. dazu dort S. 18–21, 28.

[16] Rekonstruierter Text nach FRANKE (1977), S. 167–172; zur Entstehung vgl. dort S. 66f.

[17] Textkritische Rekonstruktion nach WERTHMANN-HAAS (1983), S. 249f.

[18] BERGMANN, (1972), S. 53–55.

haubt glidern wirt des menschen natur zerstort vnd pringt jm den todt.

Des herczen vnder den vchsen.

Da von solt ir wissen das sich ein zaichen erhebt vnder den vchsen, das geschicht vor vergifttem plutt, so solt ir wissen das das hercz kranck ist in den todt. Wolt ir dan dem herczen zw hilff komen, so sult ir zw hant lassen auff dem selben arm vnder dem das zaichen ist, auff der ader die da haist cordiaca, das ist die hercz ader. Vnd solt nit lassen auff dem anderen arm engegen vber, wan das precht ainen zwifaltigen schaden. Von ersten das das pluet wirt enzogen auß dem leib vnd des menschen leben wirt wekrencket. Zw dem andern mal so wirt das giftig pluet an die gesuntten stat gezogen, vnd also wirt das pluet zerstort vnd vergift zw peden seytten, vnd also wirt das hercz gedot mit dem vergiften pluet; da von sol man al weg lassen [in solchen lauf oder schaden] auff dem arm vnder dem sich das zaichen erhebt hat.

Si ig*itur* nota *ve*l tumor se prodit sub axillis, q*ui* venit a s*angui*ne venenosa, cor e*st* infectu*m*, et statim venam cardiacam secabis in brachio ejusdem lateris, alias excitaret duplex damnu*m*, scilicet s*angui*s temere mittere*tur*, et vita ho*mini*s debilitare*tur*. deinde s*angui*s infectus intraret partem sanam, et cor transiret, op*us* haberet mori, ideo semper in eodem latere vena secetur, ubi signu*m* se prodit.

Epatis circa genitalia.

Ist aber das sich ein zaichen erhebt pey dem gemechten zw nachst pey der heymlichkayt der scham, so sult ir wissen das die leber kranck ist vnd vergift. Da fur sult ir lassen auff dem selben fueß vnd besunder auff der ader die do get zwischen der grossen zechen vnd der zehen da pey. Vnd dan nit lassen auff dem arm, wann die gift *materi* wurd gezogen vber sich aintweder zw dem herczen oder zw dem hirn, vnd wurden paide gelider vergift; das precht dem menschen den tod sicherlich.

Si nota in inguine se prodit, tunc hepar ægru*m* e*st*, et infectum, statim venam secabis prope pollicem pedis h*uius*, in *cuius* latere signu*m* e*st*, et minime secabis venam brachii, alias s*angui*s infectus effundere*tur* in totu*m* corp*us*, et induceret mortem.

Ist aber das sich ein zaichen erhebt hinden vor der scham vnd erscheint an dem diech, so sult ir lassen auff dem selben fueß auff der andern arder die da get zwischen der clainen zehen vnd der zehen da pey. Wer aber das ir entpfundt prechen in euch also das es euch siech in der seytten, so sult ir lassen auff der ader die da haist *basilica* auff dem gerechten arm, vnd haist in latein *epatica*, das ist die leber ader; oder laß auff der ader auff dem gerechten arm die da haist *saluacella*, vnd die get zwischen des mittern vingerß vnd des vngenanten.

Si ad intra prope pudendam signu*m* se prodit, tunc venam secabis prope digitu*m* minimu*m* ejusdem pedis. Si dolor se prodit continuus in latere, vena secanda e*st* basilica, aut salvatella dextri brachii.

Cerebri circa aures et mentum.

Ist aber das sich ain zaichen erhebt hinder den oren oder vnder dem kew, so sult ir wissen das das hirn kranck ist, so sult ir zw hant lassen auff dem arm ob dem sich das zaichen erhebt hat, wesunder auff der ader die da haist zephalica, ist ob der median, oder auff der ader zwischen dz dawmes vnd des zaigerß.

Si signu*m* se prodit sub aurib*us* aut mento, statim venam secabis illi*us* lateris, scilicet cephalicam, et cave tibi ne sup*er*dormies, et scito venam secabis intra horas xj *ve*l xij, alias non juvat.

Also besecht besunderlich wann sich das zaichen erhebt hab vnd waß tail dz leichnams es sey. Vnd das ir dar auff nit schlafft, hincz das ir der leß aine getut in der halb vij oder xj stunden. Ist aber das es kumpt vber xij stundt so hilff das lassen nicht mer.

Sinn der höchsten Meister von Paris[19]

Wo vergifft ist mit sichtum der drusen oder der blattern, dÿ do kummen jn dy peyn oder anders wo: will der genesen, so sol er nemen drÿackers vnd senfftsamen vnd holder pletter vnd leg es auff dy plattern, er goͤnist.

Vnd mag er der ding nit gehaben, so nym rawten vnd essigk vnd leg esz üff dy platter, jm gewirt nichs.

Will der mensch sicher seyn daz er jn dem sichtum der blattern nit sterb, der nem saluey vnd schos molten vnd holler pletter vnd weÿssen jngewir, vnd daz alles wol gepulfert seÿ vnd gestossen! Vnd drinck daz mit weÿssen weyn alle tag, so ist der sichtum an sorg.

Si pedes infecti s*un*t, aut pars alia, tunc recipe theriac*æ*, sem*inum* sinap*is*, fol*iorum* ebul*i*, et superpone super carbunculu*m* *ve*l tumor venenosu*m*, si hæc deficiunt, recipe: fol*iorum* rut*æ* et *ace*ti q*uantum* *satis* et superpone, curabis.

Securus esto à peste, si per tres dies jejune cu*m* vino, seq*uentem* p*ulver*em assumis millef*olii*, salv*iae*, fol*iorum* ebuli, zing*iberis* alb*i*, *fac* p*ulver*is.

Pestbrief an die Frau von Plauen[20]

Weme sie werdent an dem halse oder an deme houbete, der sal lâzen die houbetâder ûf beiden dûmen. [...]

Weme sie werdent an der linken sîten oder an den hegedruosen oder an deme beine, der sal lâzen die gihtâder zwischen der minsten zehen unde der naehsten dô bî.

Weme sie werdent an den hegedruosen an der rehten sîten oder an deme beine, der sal lâzen die vrouwenâder innewendic deme vuoze.

Weme sie werdent an dem herzen, der sal lâzen die milzâder an der rehten hant zwischen deme minsten vingere unde deme namelôsen vingere.

Weme sie werdent an dem rucke, der sal lâzen die âder, diu ûf die grôzen zehen gêt.

Unde wer dô slaefet, ê denne man ime laezet, den enhilfet ez niht: zuo welcher zît ez einen menschen anekummet, der sal sich hüeten vor slâfe.

Si nota se offert In collo, tunc vena secanda e*st* cephalica in utraq*ue* manu.
Si pedes notam aliquam h*abe*nt, seca arteticam *vel* salvatella*m* pedu*m*, prope digitu*m* minimu*m*.

Si signu*m* se offert in latere dextro, seca venam pulmonalem circa mediu*m* digitu*m* in eodem latere.
Si circa cor tale signu*m* se offert, secabis salvatellam circa digitu*m* minimu*m*.
Si in dorso tale signu*m* sentitur, statim secabis venam q*ua* tendit ad pollicem pedis ej*us*dem lateris.
In eadem hora qualis [?] invasionis vena secanda e*st*, nec æger superdormiat, alias post somnu*m* si v*enae* *sec*tio instituit*ur*, non prodest.

Sinn der höchsten Meister von Paris[21]

Wem dÿ drüß aüff farent, der nem seyns eygens mistes oder kodts vnd holder pletter wol gestossen vnter eyn ander.

Wer sich hutten will in der zeÿt, der nem salüey pletter, holderpletter, eyns als vil als des andern, vnd sÿedt daz alles mit gutem weyn, vnd dar zw

Tumor aliquis si se offert, tunc recipe stercor*is* propr*ii* et fol*iorum* sambuc*i* contus*orum*, et superpone.

Præservativu*m* in peste

Recipe salv*iae*, foli*orum* rut*ae*, bol*i* arm*enici*, zing*iberis* in vino coct*i*, de quo bibe jejune ante exitum è domo.

19 Nach GRÄTER (1974), S. 116

20 Nach FRANKE (1977), S. 168–172.

21 Nach GRÄTER (1974), S. 116, 118.

gestossen jngewerr, vnd drinck daz nüchtern, er daz du aüs gest.

Aüch alle frücht, dy üff den pav̈men wachsen, dÿ sindt nit gut noch gesunt, aüsgenommen welsch nüs, vnd hut eüch vor vbrigem essen vnd trincken. [...]

Item zw dem ersten mal, dy weyl der sterben wert, zw eynem oder zweÿen mal in der wochen so nÿm lorper, krometpern vnd wermut des nachtess, so dü schlaffen gest, vnd pren dÿ in eyner glut ÿn deyner kammer mit versperten fenstern vnd thüren, vnd der räuch reüch jn dich durch den mundt vnd dÿ nasen, so bleybstu gesunth.

Tempore peste fruct*us* arboru*m* nocent, et tibi cave à multa ingestione, et misce cibos tuos cu*m* *ace*to.

Sume etiam semel *ve*l bis in septimana fumu*m* specieru*m* seq*uentium* in os tuum.

Recipe bacc*arum* laur*i*, junip*eri* fol*io-rum* et sum*m*it*ates* absinth*ii* combu-ran*tur* in sartagine candenti in conclavi. jejunare longu*m* nolet.

Prager Sendbrief[22]

Item zu dem vierden mal, so get nicht vil in die gemainen pad. Item zu dem funften mal, ob ir einer kranchait an euch enpfündet so ir slafen get, so sult ir niezzen dreu kügel, die gemacht sein von mastice und aloe, daz ist an allen schaden. Item zu dem sechsten mal, ob ir dehainerlai kranchait an euch enpfindet, seit frᷓleich vnd schimpfleich, so ir aller maist müget, vnd gedenkt nicht an den sterben. Item zu dem sibenden mal, so ir auf stet, so niezzet rauten, die ein wenig gesalzen sein, vnd an vnterlaz ezzet ain welsche nuz oder zwo vnd stäticlichen traget etwaz in der hand, daz wol smecke, vnd habt es zů der nasen.

Et cave à balneo.

Ante somnu*m* accipite catapot*ium* de mastice et oleo [!]. Estote hilares quoad possibile, et non mementote mortis, edite de rutis et portate in mani-b*us* adorabile aliquod q*uod* spiritus reficere potest.

Die Frage, warum Franc das Werk von Engelin *Also das ein mensch zeichen gewun*, den Pest-*Brief an die Frau von Plauen*, den *Sinn der höchsten Meister von Paris* und den Prager *Sendbrief* festgehalten und ins Lateinische übersetzt hat, ist nicht abschließend zu beantworten. Es liegen keine Hinweise darüber vor, dass er das so entstandene Regimen in irgendeiner Art und Weise publizierte oder publizieren wollte.

Summary: The plague regimen of the city physician Dr. Johann Franc of Ulm (1649–1725): An evidence of the relevance of early Prague-German plague literature up to the 18th century

The estate of the Ulm city doctor Johann Franc contains a previously unknown plague cure 'Regimen in peste' from the 18th century. It is based on the works 'Auch das ein mensch zeichen gewun' by Engelin (around 1400), 'Pestbrief an die Frau von Plauen' (1366), 'Der Sinn der höchsten Meister von Paris' (around 1350) an the Prague 'Sendbrief' (1371). The regimen describes the symptoms of the disease, the therapy as a procedure of bloodletting and the etiology, toxic air. Franc compiled this new plague order in Latin from the writings available in the respective regional dialects from the period between 1349 and 1400. It is not possible to conclusively answer why doctor Franc wrote down the regimen and translated it into Latin. There is no evidence that he intended to publish the work.

22 Nach Wertmann-Haas (1983), S. 249f.

Literatur

BECHER (2021): Sandra Becher, Eine unbekannte Rezeptesammlung aus dem Nachlass des Ulmer Stadtarztes Dr. Johann Franc (1649–1725): Transkription, Übersetzung und Diskussion ausgewählter Kapitel, med. dent. Diss. Ulm 2021

BERGMANN (1972): Heinz-Jürgen Bergmann, 'also das ein mensch zeichen gewun'. Der Pesttraktat Jakob Engelins von Ulm, med. Diss. Bonn 1972 (= Untersuchungen zur mittelalterlichen Pestliteratur, II)

BERGMANN (1980): ders., Engelin, Jakob (Meister Jakob von Ulm), in: VL^2, II (1980), Sp. 561–563

BEYER (2007): Bernhard Beyer, Der niederrheinische Pesttraktat 'Regimen de epidemia' des Broder Peter van Hemerden aus dem Jahre 1490, med. Diss. Würzburg 2007

ECKKRAMMER (2016): Eva Martha Eckkrammer, Medizin für den Laien: Vom Pesttraktat zum digitalen Ratgebertext, I–II, Berlin 2016 (= Forum für Fachsprachen-Forschung, 106–107)

FRANKE (1977): Hans-Peter Franke, Der Pest-'Brief an die Frau von Plauen'. Studien zur Überlieferung und Gestaltwandel, med. Diss. Würzburg 1977 (= Würzburger medizinhistorische Forschungen, 9; Untersuchungen zur mittellaterlichen Pestliteratur, III 2)

GRÄTER (1974): Volker Gräter, Der Sinn der höchsten Meister von Paris. Studien zu Überlieferung und Gestaltenwandel, med. Diss. Bonn 1974 (= Untersuchungen zur mittelalterlichen Pestliteratur, III 1)

KEIL (1978): Gundolf Keil, 'Brief an die Frau von Plauen', in VL^2, I (1978), Sp. 1035f.

KEIL (1980): ders., Aderlaß, in: Lexikon des Mittelalters, I. Aachen bis Bettelordenskirchen, München 1980, Sp. 150f.

KEIL (1992a): ders., 'Sendbrief-Aderlaßanhang'. Früher Pesttraktat aus dem Jahr 1349, in: VL^2, VIII (1992), Sp. 1077f.

KEIL (1992b): ders., 'Sinn der höchsten Meister von Paris'. Böhmischer Pesttraktat aus der Zeit um 1350, in: VL^2, VIII (1992), Sp. 1281–1283

LENHARDT/KEIL (1983): Friedrich Lenhardt und Gundolf Keil, Blutschau, in: Lexikon des Mittelalters, II: Bettlerwesen bis Codex von Valencia, München 1983, Sp. 291

NETZEL (2013): Lothar Netzel, Der Ulmer Stadtarzt Dr. Johann Franc (1649–1725)– Herkunft, Werdegang, sein Verhältnis zu den Ulmer Ärztekollegen und seine Behandlungsmethoden am Beispiel der Tuberkulose. Transkription, Übersetzung und Diskussion einiger Kapitel aus den Bereichen Lungen- und Hals-Nasen-Ohren-Heilkunde des Tagebuchs von Dr. Johann Franc, med. Diss. Ulm 2013

SUDHOFF (1915): Karl Sudhoff, Meister Jakobs (Dr. med Jakob Egeli) von Ulm deutsches Pesttraktätlein „wann sich ein Zeichen erhebt“, Archiv f. Geschichte der Medizin 8 (1914/15), S. 413–434

VL^2: Die deutsche Literatur des Mittelalters. Verfasserlexikon, 2., völlig neu bearbeitete Aufl. hrsg. von Gundolf Keil, Kurt Ruh [federführend bis Bd. VIII (1992)], Werner Schröder, Burghart Wachinger [federführend ab Bd. IX (1995)] und Franz Josef Worstbrock, I–XIV, Berlin - New York 1978–2008, Neudruck 2010 [ohne die Registerbände XII–XIV]

WERTHMANN-HAAS (1983): Gloria Werthmann-Haas, Altdeutsche Übersetzungen des Prager 'Sendbriefs' („Missum imperatori“). Auf Grund der Ausgabe von Andreas Rutz neu bearbeitet, med. Diss. Würzburg 1983 (= Würzburger medizinhistorische Forschungen, 27; Untersuchungen zur mittelalterlichen Pestliteraur, I)

Anschriften der Verfasser:

Dr. med. dent. Sandra Becher
München
sandra_becher@web.de

Prof. Dr. Dr. Hans Joachim Winckelmann
Institut für Geschichte, Theorie und Ethik der Medizin
Universität Ulm
Parkstraße 11
89073 Ulm

Die Stadtphysici Einbecks vom Ausgang des 16. bis zum Beginn des 18. Jahrhunderts

Von AXEL WELLNER

Im Jahr 1962 legte Günther Hertel seine im Arbeitskreis des Göttinger Professors Georg Benno Gruber, der als Pathologe die Medizingeschichte im Nebenfach vertrat, erarbeitete Dissertation 'Das Heilwesen von Einbeck' vor. Hierin behauptet der den medizinischen Doktorgrad anstrebende Verfasser, daß „trotz gründlicher Nachforschungen" nur wenig Archivmaterial zum Physikat der von ihm untersuchten Stadt zu finden gewesen sei und Erkenntnisse darüber erst mit der am Beginn des 18. Jahrhunderts einsetzenden Überlieferung gewonnen werden konnten.[1] Dies verwundert, beruft sich die Fachwerk- und Bierstadt Einbeck doch heute auf eine über 600jährige Brautradition. Aber der Verfasser erhielt auf mehrfache Anfragen beim Einbecker Stadtarchiv Antworten ähnlichen Tenors. Bereits 1983 wurde mitgeteilt, daß „das 16. Jahrhundert quellenmäßig hier sehr schlecht belegt ist",[2] und fünf Jahre später hieß es, daß man „mangels Unterlagen … keine entsprechenden Archivalien vorlegen" könne und die „Quellenlage für diesen Gegenstand für die Zeit vor 1720 sehr mangelhaft" sei.[3]

Demgegenüber hatte der Verfasser, der sich seit Jahrzehnten mit der Geschichte des Gesundheitswesens der ehemaligen Braunschweigischen Herzogtümer und des Königreichs Hannover beschäftigt, schon eine Reihe von Belegen zum Thema gefunden. Durch ihre Auswertung soll nachfolgend versucht werden, die Aufeinanderfolge verschiedener Amtsinhaber aufzuzeigen. Ein Anspruch auf Vollständigkeit kann dabei nicht erhoben werden. In der Zukunft wird nur das Auffinden weiterer Archivalien oder die Erschließung bisher nicht bekannter Quellen die vorhandenen Lücken schließen können.

Da die Stadt Einbeck 1540 und 1549 von großen Bränden heimgesucht wurde, in deren Verlauf „nahezu das gesamte städtische Schriftgut sowie die Aufzeichnungen der Gilden"[4] verloren gingen, gibt es nur verstreute Belege für die Zeit davor, wie etwa die Erwähnung des Doktors der Arzneikunde Gerhard Userlüde, der von Hertel aber gleichzeitig als Wundarzt bezeichnet wird.[5] Danach setzen Nachrichten über die in der Stadt tätigen Mediziner erst in den letzten Dezennien des 16. Jahrhunderts ein.

1. Johannes Crato

Ein Schreiben vom 1. August 1580 belegt die ärztliche Tätigkeit Johannes Cratos in Einbeck.[6] Er stammte aus Nordhausen und besuchte unter Michael Neander (1525–

[1] HERTEL (1962), S. 9.

[2] Schreiben des Stadtarchivs Einbeck vom 30. 8. 1983.

[3] Schreiben des Stadtarchivs Einbeck vom 22. 11. 1988.

[4] HAAS/SCHÜRRER (2018), S. 7.

[5] HERTEL (1962), S. 9.

[6] Freundliche Mitteilung Dr. Kurt Kronenberg (†) vom 2. 6. 1983, KRONENBERG (1978), S. 110 schreibt, daß Crato „schon 1580 nach Einbeck übersiedelte".

1595)[7] das Pädagogium in Ilfeld. Der Rektor führt ihn in einem 1586 erschienenen Werk[8] unter den nach ihrem Schulbesuch als Ärzte arbeitenden Zöglingen als *Joannes Crato Northusanus, medicinae Doctor* auf.[9] Ab 1562 studiert er in Jena.[10] Die weiteren Stationen seines Studiums sind derzeit nicht nachvollziehbar, möglicherweise hat er aber auch nur die Universität der genannten Stadt besucht. 1571 erwähnt ihn Kindervater als *Medicinae Doctor*, als solcher hat er sich ins Stammbuch des aus Einbeck stammenden Arnold Zeitfuchs († 1616)[11] eingetragen.[12] Auch Laurentius Peckenstein nennt ihn in seinem 'Theatrum saxonicum'[13] neben den Ärzten Johann Thal († 1583), der ab 1581 Stadtphysikus in Nordhausen war,[14] Michael Hirschfeld[15] und Georg Coc(i)us (Koch).[16] Der zuletzt genannte stammte aus Heringen, war Magister der schönen Künste und *medicus in inclyta Nordhusa*.[17] Alle Ärzte waren vorher Zöglinge des Ilfelder Pädagogiums gewesen.[18]

Der nächste Wirkungsort Cratos ist Gandersheim. Dort ließ er sich 1572 nieder und schloß mit Herzog Julius von Braunschweig-Lüneburg (1528–1589)[19] einen Vertrag zur Errichtung einer Apotheke auf neun Jahre.[20] Dem Herzog war anscheinend daran gelegen, Kanzlei und Konsistorium nach Gandersheim zu verlegen, wo am 8. September 1570 das Pädagogium illustre eingeweiht worden war.[21] Er wollte „die vor 1568 stark geistlich geprägte Stadt" offenbar „zur geistigen Hauptstadt seines Fürstentums machen".[22] Als Voraussetzung dafür kann man wohl die Einrichtung einer Apotheke und die Bestallung eines Arztes zu seinem und seiner Räte Wohl ansehen. Der Arzt und Magister Nikolaus Reineccius wurde als Professor an die Hohe Schule berufen und wirkte gleichzeitig als Physikus.[23] Nach seinem Weggang 1574 übernahm Crato diese Funktion und wurde auch zum Leibarzt der Äbtissin Magdalene von Chlum[24] ernannt.[25]

---

7 ADB XXII (1886), S. 341–343.

8 NEANDER (1589), p. 263. In der ersten Auflage, die der Schrift 'Chronicon sive synapsis Historiarum', 1583, beigegeben ist, wird Crato noch nicht erwähnt.

9 Identisch bei WIEDASCH (1853), S. 10.

10 MENTZ (1944) S. 66.

11 ZEITFUCHS (1717), S. 390.

12 KINDERVATER (1715), S. 29f.

13 PECKENSTEIN (1608), S. 199.

14 LESSER (1740), S. 347.

15 LESSER (1740), S. 347; WIEDASCH (1853), S. 10.

16 PECKENSTEIN (1608), S. 199.

17 WIEDASCH (1853), S. 10.

18 WIEDASCH (1853), S. 10.

19 ADB XIV (1881), S. 663 u. 669.

20 MÜHE (1950), S. 105f.

21 RÖMER (1982), S. 12.

22 RÖMER (1982), S. 13.

23 KRONENBERG (1978), S. 109.

24 Die aus böhmischem Adel stammende M. v. Chlum wurde am 12. 8. 1547 zur Äbtissin gewählt. Sie hatte das Amt fast 30 Jahre lang inne und starb als Gefangene des Herzogs Julius, der das Stift unter seine Herrschaft zu bringen gedachte, in der Nacht vom 28. zm 29. Januar 1577, SINDRAMM (1976), S. 82.

25 Freundliche Mitteilung Dr. Kurt Kronenberg (†) vom 19. 5. 1983.

Den Ablauf der neunjährigen Pachtzeit der Gandersheimer Apotheke scheint Crato dazu benutzt zu haben, sich einen neuen Wirkungskreis zu eröffnen. Von Jubilate 1579 *bis wiederumb auff Jubilate des künfftigen 80. Jahres* wurde er von Herzog Julius *vor unsern bergRath, Medicum und Leibarzten, Physicum und Philosophum In Mineralischen und anderen Philosophischen sachen auf unsern Obern und untern Braunschweigischen Bergwerken* bestallt.[26] Er sollte sich *wesentlich auff unser Bergstadt Zellerfeldt verhalten*, wo er seine ärztliche Tätigkeit offenbar schon im Herbst 1577 aufgenommen hatte, wie aus einem Brief vom 22. Februar 1578 hervorgeht.[27] Seine Pflichten umfassen

> *unsre hochwoll auch des hochgebornen Fursten, unsers freundtlichen lieben Vettern, Bruder und Gevathern Herrn Erichs, herzogen zu Braunschweig und Lüneburg bestalte diener und Beambten, sampt allen einwohnern, So woll unsre ganze Bergburß und bürgerschaft auf unsern Obern und untern Bergstedten In fürfallenden schwacheiten mit fleis* [*zu*] *warten und sie mit nothdürfftigen arzneyen* [*zu*] *versehen und curiren.*[28]

1579 visitierte er die Bergapotheke in Zellerfeld, deren 1674 errichteter Nachfolgebau noch heute als „Fratzenapotheke" in beinahe jedem Reiseführer erwähnt ist, und stellte fest, daß das Gebäude baufällig ist.[29] Seine Bestallung im Harz scheint tatsächlich nur ein Jahr bestanden zu haben, denn bereits am 1. August 1580 schrieb er einen Brief aus Einbeck als seiner neuen Wirkungsstätte.[30]

Hier versah er offenbar das Amt des Stadtphysikus, allerdings fand der Verfasser bis heute keine Archivalie, aus der dies zweifelsfrei hervorgeht. Im Jahr 1582 wird Crato in einem Brief an den Rat zu Gandersheim vom Rat der Stadt Einbeck als deren Bürger bezeichnet.[31]

Im Mai 1583 wurde Dr. Crato nach dem Tod des Duderstädter Apothekers David Bewrlein in dessen Nachlaßverzeichnis als Gläubiger genannt.[32] Auch in Seesen trat Crato als Gläubiger auf. Er ließ 1588 und 1592 Quittungen für Heinrich Graßhoff über von ihm und seiner Witwe zurückgezahlte Geldbeträge ausfertigen. In der Quittung vom 7. Juli 1592 bezeichnet er sich als *Arzney Doctor zu Eimbeck.*[33] Am 5. August 1595 wurde vom Notar Bartold Rodemeiger und vor fünf Einbecker Zeugen die Aussage des Dr. med. Johannes Craton über den Zustand des Heinrich Warnecke, der tödlich verwundet worden war, protokolliert. Da auch der Steinschneider und Wundarzt Meister Adam Becker und der Einbecker Wundarzt Meister Arendt Eicken befragt wurden, trat Crato hier offenbar als Physikus auf.[34] Aus dem Jahr 1601 ist eine Auseinandersetzung Cratos mit den Kapitularen des St.-Alexander-Stifts überliefert, weil diese einen von ihm erworbenen Kirchenstuhl in der Stiftskirche anderweitig *entsetzen* wollten.[35]

---

26 NLA WO 2 Alt Nr. 8146.

27 WELLNER (1984), S. 37.

28 NLA WO 2 Alt Nr. 8146.

29 GÄRTNER (1985), S. 5.

30 Freundliche Mitteilung Dr. Kurt Kronenberg (†) vom 2. 6. 1983.

31 Lt. Mitteilung Dr. Kronenberg im StaatsA Wolfenbüttel 17 N 1840; die aktuelle Signatur ließ sich über www.arcinsys.niedersachsen.de nicht feststellen.

32 StadtA DUD Rep. 2 Nr. 211.

33 NLA WO 2 Alt Nr. 17197.

34 NLA HA Cal. Or. 100 Einbeck Stadt Nr. 111.

35 NLA HA Cal. Br. 7 Nr. 442.

Weitere Urkunden über das Leben oder die Tätigkeit Cratos fehlen. Ob seine Dienstaufnahme in der Stadt in irgendeinem Zusammenhang steht mit dem Rektorat des Adam Crato an der Schule St. Alexandri, das er 1567 mit der gleichen Position in Staßfurth vertauschte,[36] kann nicht beantwortet werden.

Danach gibt es zunächst keine Hinweise auf das Einbecker Stadtphysikat. 1598 wird allerdings der Begriff „Stadtmedicus" erwähnt. Zur Unterhaltung eines solchen setzt Dorothea Raven 200 Rthl. aus,[37] ob die Stelle bis zum Ende des ersten Dezenniums des 17. Jahrhunderts wieder besetzt wird, läßt sich nicht sagen, insbesondere weil Einwohnerlisten, Bürgerbücher o. ä. erst seit dem 17. Jahrhundert vorliegen[38] und Kirchenbücher von St. Alexandri erst 1627 einsetzen.[39]

2. Balthasar Raid

Die erste ausdrückliche Erwähnung eines Stadtphysikus verdanken wir dem Osteroder Pastor und Historiographen des Fürstentums Grubenhagen Georg Max. Er schreibt in seinem 1862/63 erschienenen Hauptwerk: *In Einbeck war 1611 der Medicus Dr. Balthasar Raid Stadtphysikus.*[40] Als Quelle diente Max vermutlich die Schrift 'Kurtzer und Warhafftiger Bericht, Mit was Christlichen Ceremonien ein Erbar Wolweiser Rath der alten löblichen Stadt Eimbeck, die new erbawete Schul auff der newen Stadt in S. Marien Magdalenen Kloster eingeweihet, eingeführet und eröffnet hat, den 19. Tag des Monats Novembris Anno Christi 1611' des Einbecker Pastors Johannes Velius.[41] Sie nennt Raid mehrfach als *verordenten Medicus* der Stadt Einbeck, also als bestallten Physikus oder *Medicus ordinarius*.[42]

Der Name Balthasar Raid kommt in der Geschichte mehrfach vor, daher ist es nicht immer leicht, die gefundenen Daten einer Person, nämlich dem Mediziner zuzuordnen. Trotzdem soll nachfolgend dieser Versuch unternommen werden. Irrtümer sind dabei leider nicht mit letzter Sicherheit auszuschließen.

Am 22. Oktober 1604 immatrikulierte sich in Marburg Balthasar Raidus aus Hersfeld in Hessen (*Hirsfeldianus Hassus*).[43] Ob es sich hierbei um Balthasarus Raidus Hinfeldensis handelt, der sich am 26. Januar 1604 bereits in Freiburg immatrikuliert hatte, erscheint zumindest fraglich, denn die Herkunftsbezeichnung weist auf Hünfeld. Auch die Bezeichnung „Hassus physicus" läßt uns eher an eine zweite Person gleichen Namens denken. Nur die diesem Eintrag angefügte Anmerkung in den Freiburger Matrikeln spricht die Vermutung aus, daß beide Namensträger ein und dieselbe Person sein könnten.[44]

---

36 KINDERVATER (1715), S. 28f.; Deutsches Biographisches Archiv, Microfiche 207, Nr. 168.

37 STREICH (1991), S. 170

38 Schreiben des StadtA Einbeck vom 30. 8. 1983.

39 Schreiben des Ev.-luth. Kirchenbuchamtes vom 17. 7. 1984. Danach beginnen die Kirchenbücher von St. Jacobi und St. Marien sogar erst 1700.

40 MAX (1863), S. 93f.

41 Diese 1612 in der Offizin von Johann Vogt in Goslar gedruckte Schulschrift liegt als Faksimile vor, HÜLSE (1994), S. 53–103.

42 HÜLSE (1994), S. 62, 65 und 72.

43 CAESAR (1875/87), S. 167.

44 MAYER (1907), S. 721, Nr. 35 und Anmerkung: „Balt. Rayd Hirschdorffensis bacc. a. [baccalaureus artium] 26. Mai 1604. Vielleicht der als prof. med. primarius 1629 nach Heidelberg berufene und

Nimmt man die Herkunftsbezeichnungen zu Hilfe, dann lassen sich folgende Studienorte Raids nachweisen:

- 1605 am 24. April Einschreibung in Wittenberg als Balthasar Raidius Hirsfeldensis Hassus[45]
- 1605 – in der zweiten Jahreshälfte[46] – Einschreibung in Jena[47]
- 1606 Einschreibung an der Alma Julia in Helmstedt,[48] im selben Jahr wird er hier ausdrücklich unter die Medizinstudenten gezählt und als Zusatz der Hinweis gegeben, daß er später Professor in Bremen gewesen ist.[49]

In Helmstedt fertigte Raid unter Adam Luchtenius (1570–1631) mit der Disputation 'De Hydrope' seine erste akademische Schrift an und verteidigte sie am 20. Februar 1608 unter Luchtens Vorsitz. Sie wird in der Offizin von Jacobus Lucius d. Ä. in Helmstedt gedruckt.[50] Danach begab sich Raid möglicherweise auf eine akademische Bildungsreise. Jedenfalls immatrikulierte er sich 1608 in Basel.[51] Bereits im Juni desselben Jahres verewigte er sich im Stammbuch des Mediziners Johann Caspar Bauhin und unterschrieb den lateinischen Eintrag mit *Balthasar Raid Hersfeld*[*ensis*] *Hess*[*us*] und dem Zusatz M. D., also Doktor der Medizin.[52] Den medizinischen Doktorgrad hatte er *pro summis in arte Medica honoribus et privilegiis Doctoralibus consequendis* bereits am 21. Mai 1608 mit der Disputatio inauguralis 'De Dysenteria' (Über die Ruhr) erworben. Die mit dem Eintrag ins Stammbuch Bauhins identische Herkunftsbezeichnung auf dem Titelblatt der bei Johann Schroeter in Basel gedruckten Arbeit läßt keinen Zweifel an Raids Urheberschaft.[53]

Wo sich Raid nach seiner Rückkehr aus der Schweiz aufgehalten hat, ist nicht bekannt, möglicherweise kam er über seine Heimatstadt Hersfeld schließlich nach Einbeck. Hier ist er durch zwei Druckschriften bereits 1610 als Stadtarzt bezeugt, die beide beim Helmstedter Buchdrucker Jabob Lucius gefertigt wurden. Die erste ist eine zwei Blatt umfassende Gelegenheitsschrift zur Hochzeit Raids mit dem Titel 'Nuptiis Cl[arissi]mi Viri, Dn. Balthasaris Raidi, Medicinae Doctoris, & Physici Embecani, Sponsi: Et Lectissimae virginis, Hedwigis-Magdalenae, Arnoldi Freitagii … filiae, Sponsae'.[54] Er heiratete die Tochter von Arnold Freitag († 1605), der am 24. August 1588 Professor in der medizinischen Fakultät der Universität Helmstedt wurde, diese Position aber bereits nach zweieinhalb Jahren wieder aufgab und zurück an den Hof

dort 16. Juni eingetragene B. Raid, Rektor 160 (B. Raid med. dr. et professor therapeutices ordinarius)".

45 WEISSENBORN (1934), 1605 Nr. 90.

46 Siehe dazu MENTZ (1944), S. XXVf.

47 „Raidus, Balth., Herfeld. Heß", MENTZ (1944), S. 247, 1605 b, 90.

48 „Balthasar Raid, Hirsfeldensis Hassus", ZIMMERMANN (1926), S. 190, Nr. 6.

49 „Balthasar Raid, Hirsfeldensis Hessus", ZIMMERMANN (1926), S. 187, Nr. d 7.

50 TRIEBS (1995), S. 275, Nr. 96; Die Schrift ist vorhanden in UB und Landesbibliothek Sachsen-Anhalt Halle, Signatur: 99 A 6903 (32) und Herzog-August-Bibliothek Wolfenbüttel, Signatur A: 107.8 Jur. (6).

51 WACKERNAGEL (1962), S. 88, Nr. 107.

52 UB Basel: Stammbuch des Johann Caspar Bauhin, Signatur: AN VI 16, 15v.

53 UB Basel: Disput. Med. Basel Bd. 7, 46.

54 Herzog-August-Bibliothek Wolfenbüttel, Signatur: 218.6 Quod. (46).

nach Wolfenbüttel ging.[55] Die zweite Druckschrift ist die 'Disputationum Logicarum Prima De Natura Logicae', die sein Bruder Joacham Raid unter dem Vorsitz des Theologen Georg Calixt verteidigte.[56] Aus der Widmung geht hervor, daß Balthasar und Joachim Brüder und die Söhne des Pastors Abraham Raid in Hersfeld waren. Interessant ist, daß Raid hierin als „Physic[us] Reipub[licae] Eimbeccensis & Gandershaimensis Ordin[arius]" bezeichnet wird, er also Stadtarzt in Einbek und Gandersheim war. Zur Dauer der Bestallung kann aufgrund der schon erwähnten Quellenlage in Einbeck nichts Näheres gesagt werden, aber sie kann durchaus von der Promotion 1608 bis 1613 angedauert haben, denn in diesem Jahr wurde er vom Senat der Hansestadt Bremen zum *Professor medicinae* am dortigen *Gymnasium illustre* ernannt. In diesem Amt soll er bis 1624 gewirkt haben. Das Lorent zugeschriebene Werk über Bremer Ärzte[57] nennt eine Reihe von Disputationen unter seinem Namen. Den Gepflogenheiten der Zeit entsprechend wird er sie selbst geschrieben haben, es sei denn, es ist ausdrücklich ein anderer Verfasser angegeben. Im einzelnen werden genannt: 'Disputatio de epilepsia' (1614), verfaßt von W. Wilner,[58] dazu sechs anatomische Disputationen der Jahre 1614 bis 1616, u. a. über die Anatomie der Knochen, über Knorpel, Bänder, Membranen und „Zotten", über die Venen und über die Geschichte der Arterien und Nerven, sowie eine Disputation von R. Ratzius[59] über die Pathologie und Therapie der Kolikschmerzen ('De dolore colico') von 1617, eine von S. Erkelius[60] 'De vertigine' (Über den Schwindel) von 1620 sowie die Disputation 'De phthisi' (Über die Schwindsucht) von J. Starkius[61] aus dem Jahr 1624.

Alle diese Disputationen werden auch im 1818 erschienenen Werk von Rotermund Balthasar Raid zugeschrieben, den er ab 1614 als Professor der Arzneikunst am Bremer Gymnasium bezeichnet.[62] In den Ergänzungsbänden zum Lexikon von Jöcher schreibt derselbe Verfasser diese Disputationen aber einem Balthasar Raid zu, der 1614 in Wittenberg zum Dr. med. promoviert haben soll, dessen weitere Biographie jedoch mit der genannten deckungsgleich ist.[63]

Als Professor am Bremer Gymnasium scheint Raid schließlich nicht mehr zufrieden gewesen zu sein. Deshalb legte er, als er 1624 Leibarzt des Bremer Erzbischofs Johann Friedrich wurde, seine Professur nieder.[64] Wenig später verließ er Bremen ganz und

---

55 ZIMMERMANN (1926), S. 410.

56 http://diglib.hab.de/drucke/xb-8222-1s/start.htm [Stand 23.7.2021].

57 LORENT (1844), S. 69f.

58 Wolfg[angus] Wilnerus Sigenensis Nassov., 1615 Student in Heidelberg, ACHELIS/BÖRTZLER (1968), S. 8, 1611, Nr. 24.

59 Reinh. Ratzius Lohnens[is] Hassus, 1612 Marburg P[rima], ACHELIS/BÖRTZLER (1968), S. 14, 1614, Nr. 13.

60 Sylvester Erkelius Beurensis Guestph[alus], 1615/16 Marburg P., Basel 1624, Dr. med. ebd. 1624, ACHELIS/BÖRTZLER (1968), S. 25, 1619, Nr. 6.

61 J[o]h[anne]s Starckius Dantisc[anus] Med. st[du]., ACHELIS/BÖRTZLER (1968), S. 33, 1622, Nr. 49.

62 ROTERMUND (1818), S. 112.

63 ROTERMUND (1819), Sp. 1264.

64 Schon in einem Brief vom 29. April 1620 bestätigt er, daß er vom erwählten und postulierenden Erzbischof Johann Friedrich zum „*Leibarzt von Haus aus*" bestallt wurde [www.aerztebriefe.de/id/00034236], und 1623 unterschreibt er ein Gedicht an Matthias Glandorp, Kölner Chirurg und Doktor der Medizin, in seinem Werk 'Methodus Medendae Paronychiae', das in Bremen erschien, mit „*Balthasar Raid d. profess. & R.diss. Archiepisc. Bremens. med.*"

avancierte zunächst zum Leibarzt am Pfälzer Hof und dann zum Archiater des Kölner Kurfürsten.[65] Für die Folgezeit liefert das Werk von Lorent über Bremer Ärzte keine weiteren Informationen zum Lebenslauf Raids.[66]

Weiterführend waren die Hinweise des Stadtarchivs Hersfeld,[67] die auf den dortigen Bestand „Des Chur Cöllnischen Hof Medici Dr. Balthasar Raid legatum an die Armen der Stadt Hersfeld"[68] aus dem Jahr 1653 aufmerksam machten, der die Vita Raids weiter beleuchtet. Dies soll hier aber nicht weiter ausgeführt werden, weil es für die historische Situation in Einbeck nicht von Interesse ist.

3. Johann Crauel

Über das Leben dieses Arztes informiert eine Leichenpredigt von Magister Andreas Hagemann, Pastor zu St. Ägidien in Osterode, die zur Sammlung der Gräfin Sophie Eleonore von Stolberg-Stolberg (1669–1745) gehört, das heißt, sie befindet sich heute in der Herzog-August-Bibliothek in Wolfenbüttel.[69]

Demnach wurde er am 2. Juli 1581 in Alfeld als Sohn des Friedrich Crauel und der Anna von Gellern geboren. Sein Vater wird zum Zeitpunkt der Geburt als Bürger in Alfeld bezeichnet, später lebte er als Fürstlich Braunschweig-Lüneburgischer Oberförster-Adjunctus in Osterode und war 1589 fürstlicher Oberförster in Clausthal.[70] Die Eheleute Crauel legten Wert darauf, ihre Söhne wohl *erziehen* zu lassen. Nachdem der Vater *bey dessen kindlichen Jahren und gar frühezeitig* starb, übernahm die Mutter die Sorge für seine weitere Bildung. Ab 1596 besuchte er die Schule in Braunschweig, wahrscheinlich bis zum dortigen Pestausbruch 1597.[71] Danach begab er sich nach Hameln *allda Er drey Jahr lang seine Studia zu continuiren sich aufgehalten*, also von 1597 bis 1600. Von Hameln wendete er sich nach Lippstadt, um schließlich seine Schulbildung am Collegium in Kassel zu beenden.

> *Und als Er in solchen Schulen so weit proficiret* [vorwärts gekommen war, Anm. des Verf.], *hat er sich an. 1603 nach Helmstädt gewendet, allda Er 5 Jahr Philosophiam und Medicinam studiret.*

Der Studienaufenthalt Johann Crauels in Helmstedt läßt sich durch eine Reihe von Matrikeleintragungen nachweisen. Das erste Mal ist er in den Einschreibungslisten

65 LORENT (1844), S. 70.

66 Eine Anfrage beim Niedersächsischen Staatsarchiv Stade hinsichtlich der Bremer Bestallung brachte keine weiteren Aufschlüsse. Anfragen die kurkölnischen bzw. kurpfälzischen Bestände betreffend beim Landeshauptarchiv in Koblenz, dem Nordrhein-Westfälischen Hauptstaatsarchiv in Düsseldorf und beim Bayerischen Hauptstaatsarchiv in München brachten keine Ergebnisse. Raid fand sich nicht in den kurpfälzischen Dienerbüchern oder weiteren einschlägigen Quellen des Generallandesarchivs Karlsruhe. Nach Mitteilung des Historischen Archivs des Erzbistums Köln gibt es Kirchenbücher nur in wenigen Fällen vor 1662, so daß auch hier, abgesehen davon, daß es in der Stadt ca. 30 in Frage kommende Kirchengemeinden gibt, eine weitere Suche wenig Erfolg versprechend gewesen wäre.

67 Schreiben vom 8. 12. 1988 und vom 21. 2. 1994.

68 Stadtarchiv Hersfeld, Signatur: J III, 6.1.

69 HAGEMANN (1665), Herzog-August-Bibliothek Wolfenbüttel, Signatur: 7972.

70 DGB (1940), S. 78.

71 WOEHLKENS (1954), S. 151, Nr. 23.

bereits am 26. September 1601 als *Joannes Crauell* verzeichnet.[72] Dies deckt sich nicht mit der Angabe in der Leichenpredigt. Es ist nicht unwahrscheinlich und entsprach durchaus den Gepflogenheiten, daß ihn seine Mutter dort von einem Osteroder Studiosus eintragen ließ, um ihm bei seiner eigenhändigen Immatrikulation den mit rüden studentischen Scherzen verbundenen *Ritus depositionis* zu ersparen. Die Möglichkeit hierzu bestand, weil sich mehrere Osteroder Bürgersöhne in dieser Zeit immatrikulierten, am 17. September Johann Creitz und Christian Döppe, am 24. desselben Monats Andreas Rethe, und zusammen mit Crauel wurde Heinrich Raven eingeschrieben.[73]

Folgen wir den Angaben der Leichenpredigt, dann nahm Crauel sein Studium 1603 auf, im Convikt wird er unter dem 19. November aufgeführt.[74] Er studierte Philosophie, wie es die Studenten aller Fakultäten zunächst taten, um ihr Wissen auf einen Stand zu bringen, der ihnen das Fachstudium in der medizinischen, juristischen oder theologischen Fakultät ermöglichte. So vorbereitet, wechselte Crauel im Jahr 1605 zur Medizin. Unter der in den Matrikeln immer wieder aufgeführten Sentenz: ... *inscripti sunt Studiosi medicinae* lesen wir *Johannes Crauelius, Osterodensis*. Crauel schrieb sich übrigens mit dem aus Göttingen stammenden und später in seiner Heimatstadt als Stadtarzt tätigen Gabriel Heise ein.[75] Provisoren der Fakultät waren zu diesem Zeitpunkt Samuel Sattler, der später Bergmedicus im Oberharz wurde[76] und Friedrich Spiess, später Stadtarzt in Braunschweig.[77]

Im Jahr 1608 gehörte Crauel zu den Abschiednehmenden (*valedicentibus*) von der Academia Julia und wandte sich zunächst nach Wittenberg. In die Matrikel hat er sich nicht eingeschrieben. Lange ist er dort auch nicht geblieben, denn laut Lebenslauf hat er sich noch im selben Jahr nach Rostock begeben und *daselbst durch fürnehmer Leute Hülffe das Studium Medicae ins dritte Jahr mit allem Fleiß fortgesetzt, die Collegia publica und privata fleissig besuchet, opponendo & respondendo sich exerciret, und letzt auch selbst Collegia privata praesidendo nicht ohn Ruhm gehalten.*

Wir erfahren also, daß Crauel die Jahre 1608 bis 1610 in Rostock studiert, fleißig öffentliche und private Kollegien besucht, dabei wissenschaftliche Thesen aufgestellt und verteidigt sowie selbst private Kollegien abgehalten hat. Bereits im Jahr 1608 disputierte er unter dem Vorsitz des Professors der Medizin Johann Bacmeister (1563–1631).[78] Seine 'Disputatio anniversaria medica de epilepsia', also über Mittel gegen die Epilepsie, wurde in Rostock beim Buchdrucker Stephan Myliander gedruckt.[79]

---

72 ZIMMERMANN (1926), S. 158, Nr. 174. Dieser Eintrag weist auf die weiteren unter Angabe der archivalischen Quellen hin: 19. 11. 1603 in Conv.; 16. 10. 1605 in Conv. 7 m; Stud. med. 1605 (Acta 1604/05 d, 4); Provisor 1608 (Acta 1608 I d, 6); disp. pro gradu doctorali 11. 6. 1613 (Acta 1613 I d, 1).

73 Er heiratete die Tochter von Arnold Freitag (gest. 1605), der am 24. August 1588 Professor in der medizinischen Fakultät der Universität Helmstedt wurde, diese Position aber bereits nach zweieinhalb Jahren wieder aufgab und zurück an den Hof nach Wolfenbüttel ging. S. 157 Nr. 159 und 161, S. 158 Nr. 168 und 175.

74 ZIMMERMANN (1926), S. 158 Anm. zu Nr. 174.

75 ZIMMERMANN (1926), S. 181 Nr. 4 und Nr. 5.

76 WELLNER (1984), S. 37.

77 ARENDS/SCHNEIDER (1960), S. 99.

78 WILHELMI (1901), S. 13, Nr. 76.

79 BMGC (1949), Sp. 795.

Im Jahr 1610 kam der junge Arzt nach Osterode zurück, um Freunde zu besuchen. Hier riet man ihm *ad praxin sich zu wenden*, soll heißen, die Medizin praktisch auszuüben. Also *hat er solchem Rath gefolget, und sich in Bestallung des Orths aufhalten lassen.* Dieser Abschnitt der Leichenpredigt ist so zu interpretieren, daß Crauel in Osterode nicht nur als *Practicus*, was heute etwa dem niedergelassenen Arzt entspricht, tätig wurde, sondern sogar eine vom Rat ausgesprochene Bestallung annahm und etwa in den Jahren 1610 bis 1614 das Amt des Stadtphysikus ausübte.

Während seiner ärztlich-praktischen Tätigkeit betreibt er den wissenschaftlichen Abschluß seiner Ausbildung weiter: *Damit Er aber seines Studirens ein öffentliches testimonium und gradum Doctoris erhalten möchte, hat Er sich auf vorgedachte Fürstl. Julius-Universität Helmstädt wieder begeben, Examini submittiret, Disputationem publicam pro gradu abgeleget.* Die öffentliche Verteidigung seiner akademischen Abschlußarbeit 'De Melancholia eiusq⟨ue⟩ curatione' fand am 11. Juni 1613 unter dem Vorsitz des Professors Johann Sigfrid (1556–1623)[80] statt. Damit erwarb Crauel den akademischen Grad eines Lizentiaten der Medizin, der Namenszusatz *patriae Physicus ordin⟨arius⟩ Osterod⟨ensis⟩* bestätigt seine oben geäußerte Tätigkeit als Stadtarzt von Osterode.[81]

Crauel wandte sich der Praxis zu und erhielt im Jahr 1615 die Berufung zum *Physicus ordinarius* durch den Rat der Stadt Einbeck. Die Anstellung umfaßte drei Jahre, ein Verfahren, für das es in der medizinhistorischen Literatur unzählige Beispiele gibt.

Die geregelten Einkünfte versetzten den Amtsinhaber in den Stand, eine Familie gründen zu können. Er heiratete am 28. April 1616 in der Marktkirche St. Jacobi zu Einbeck Christina, die Tochter des fürstlich Braunschweig-Lüneburgischen Eisenfaktors Heinrich Hattorf (1551–1613).[82] Mit ihr lebte er bis zum Ende seiner Bestallung in Einbeck, kehrt 1618 von hier wieder nach Osterode zurück, weil seine *HaußFrau nach den Ihrigen sich wieder gesehnet, Er selbst auch wichtige und erhebliche Ursachen gehabt, hierher ... wieder sich zu begeben.* In seiner Heimatstadt, in der er am 5. Januar 1616 und nach einer zweiten Eintragung am 7. Januar 1620 das Bürgerrecht erworben hatte,[83] nahm er seine praktische Tätigkeit wieder auf, die *Gott sonderlich gesegnet.* Wegen seines ärztlichen Könnens wurde er in Osterode, dem umliegenden Land und den Städten Einbeck und Göttingen sowie an anderen Orten *von hohen und niedrigen Standes Personen vielfältig gefordert, geehrt, und sehr werth gehalten* und in Krankheitsfällen konsultiert. Er scheint also eine florierende Praxis betrieben und in wirtschaftlich gesunden Verhältnissen gelebt zu haben.

Zu dem beruflichen Erfolg gesellte sich privates Glück, weil *beyde Ehegatten in erwünscheter Einigkeit, Ruhe und Frieden gelebet.* Es stellte sich reicher Kindersegen ein, das *Curriculum vitae* spricht von 9 Kindern, 5 Söhnen und 4 Töchtern. Folgende Kinder sind bekannt:

1. Ilse Catharina (1618–1653), sie heiratete den Amtmann Burchard Engelbrecht[84]

---

80 ZIMMERMANN (1926), S. 410f.

81 ZIMMERMANN (1926), S. 231, Nr. 1; SUB Göttingen, Signatur: 8 Med Pract 1792/69-b; Digitalisat: http://resolver.sub.uni-goettingen.de/purl?PPN787920215 [Stand 2. 1. 2019].

82 MAHRENHOLTZ (1960), S. 11. Der Vorname des Bräutigams ist hier irrtümlich mit Johann Friedrich angegeben.

83 GRANZIN (1978), S. 10f.

84 DGB (1940), S. 79.

2. Johann Heinrich (1621–1642), er besuchte ab dem 20. Mai 1636 das Pädagogium in Göttingen, studierte in Helmstedt[85], fertigte in der der dortigen philosophischen Fakultät die Arbeit 'De communissimus res publicas mutantibus seu corrumpentibus causis', die 1640 gedruckt wurde, an[86] und ging als Student der Jurisprudenz nach Rostock, wo er am 25. Februar 1641 immatrikuliert wurde.[87] Dort starb er am Sonntag Invocavit 1642 nach einer Verletzung im Duell mit einem Schlesischen Adligen.[88]
3. Statius Heinrich (1623–1686), ebenfalls Arzt wie der Vater, 1654 bis 1657 *Medicus ordinarius* auf der Fürstlichen Bergstadt Clausthal und 1657 bis zu seinem Tod am 7. Januar 1686 Stadtarzt in Osterode[89]
4. Maria Christina (1625–1675)[90]
5. Johann Friedrich (1629–1703), Lizentiat der Rechte, 1654 Gräfl. Leiningenscher Hofmeister, 1658 Grubenhagenscher Land-Syndikus, 1661 Stadt-Syndikus zu Einbeck, 1668 Kalenbergischer Land-Syndikus, Rat und Hofgerichtsassessor zu Hannover, 1676 Land-Syndikus zu Hannover[91] Bürgermeister Einbeck von 1673 bis 1689 im zweijährlichen Wechsel[92]
6. Andreas Philipp (1631–1673), Kanonikus des Stifts Beatae Mariae Virginis in Einbeck[93]
7. Helene Dorothea (* 13. April 1634)[94]

Die stabilen wirtschaftlichen und persönlichen Verhältnisse bildeten den soziologischen Hintergrund dafür, daß der erfolgreiche und angesehene Arzt sich dem politischen Geschehen zuwendete. Heinrich Wendt berichtet in seiner Geschichte von Amt und Stadt Osterode, daß der Lizentiat Johann Crauel 1626 Mitglied des Osteroder Rates und Kämmerer wurde.[95] Das Amt des Kämmerers hatte er von 1628 bis 1632 inne.[96] 1634 wurde er sogar Bürgermeister bzw. in der historischen Bezeichnung Consul.[97] Seit 1641 war er Mitglied der Kauf- und Kramergilde.[98]

Es ist zu bedenken, daß Crauel diese Ämter mehr als 20 Jahre innehatte, in denen der Dreißigjährige Krieg tobte. Deshalb berichtet auch die Leichenpredigt von den

---

85 GIESEKE/KAHLE (1936), S. 25 Nr. 168.

86 BUROSE (1972), S. 151.

87 GRESKY (1961), S. 21; HOFFMEISTER (1895), S. 121[a].

88 Der Eintrag bei GIESEKE/KAHLE (1936), S. 25, Anm. 29, auf den sich Gresky offenbar als Quelle bezieht, lautet: *J. U. studiosus* [juris utriusque studiosus 'Student beider Rechte', Anm. d. Verf.] *ex Acad. Julia ad Rostochiensem profectus ibidem a Nobili Silesio confossus periit, Anno 1642 Domin. Invocavit.*

89 Details dazu siehe: WELLNER (2000).

90 Geburtsjahr: DGB (1940), S. 79; Sterbejahr: HILLEGEIST (1982), S. 28.

91 DGB (1940), S. 96.

92 HARLAND (1857), S. 382.

93 DGB (1940), S. 97.

94 DGB (1940), S. 80.

95 LEUSCHNER (1988), S. 312.

96 SCHIMPF (1972), S. 53, Nr. 130.

97 LEUSCHNER (1988), S. 310. Die Ergänzung *Hatt Anno 1622 altershalber abgedancket* ... muß in der Neuausgabe ein Lese- oder Druckfehler sein.

98 SCHIMPF (1972), S. 53, Nr. 130.

Ungelegenheiten, die er als Amtsträger über sich hat ergehen lassen müssen, daß er *bey denen beschwer- und gefährlichen Kriegsläuften und dabey vorgefallenen Reisen vielmal grosse Gefahr, Bedrückung, Creutz, Betrübniß und allerhand adversitäten außstehen müssen.*

Auch seine Verdienste um die Stadt Osterode und seine Bewohner hebt der Lebenslauf an dieser Stelle hervor:

> *dahero Er auch gemeiner Stadt eyfferig und trulich gedienet, Kirchen und Schulen nach allen Kräften und Vermögen dabey befodert, wie man iedweden ehrlichen Menschen allhier davon zeugen lässet; Dabey Er gleichwol seiner vocation, darin Ihn Gott gesetzet, sich nicht begeben, sondern sich bey übrigen seinen Amptsgeschäfften darinn gebrauchen lassen, und denen armen Patienten so wohl als anderen, die seines Rahts nöhtig gehabt, in der Stadt und Benachbarschaft, nach seinem Verstand, so ihm Gott verliehen, mit Raht und that beygestanden, und was einem getreuen Medico gebühret, mit müglichem Fleiß verrichtet.*

Zu diesen seinen ärztlichen und vor allem seinen medizinalpolizeilichen – heute würde man sagen: amtsärztlichen – Pflichten gehörten die Vorkehrungen bei Seuchen. Als am 6. September 1625 in Osterode die Pest ausbrach, die in diesem und im folgenden Jahr rund 1300 Menschen und damit die Hälfte der Einwohner der Stadt tötete,[99] entwarf und veröffentlichte Crauel eine Pestordnung. Sie trägt den Titel 'Pest Ordnung oder Gründlicher bericht, und einfaltige anleitunge, wie man sich, vermittelst Göttlicher verleyhunge, vor der grawsamen und hochgefehrlichen Seuche der Pest praeserviren kan. Und auch ferner, Do einer damit ubereilet, ordentlicher weise zur Cur schreiten, und mit dienlichen Mitteln dieselben hinwieder ablehnen, und Curiren könne. Zu nutz, gedeilicher nachrichtunge und wolfarth des löblichen Braunschw. Füneb. Fürstenthumbs Grubenhagen abgefasset durch Johannem Cravelium, M. Doctorand[us] und Med[icinae] Pract[icus] zu Osteroda'. Die Pestordnung wurde 1625 in Goslar bei Johann Vogt gedruckt.[100] Sie umfaßt 130 paginierte Seiten und eine Seite *Errores Typographici, sic corrigendi*, also Druckfehlerberichtigungen. Auf das Titelblatt folgt eine Seite mit einem lateinischen Gedicht des Adam Siber, anschließend die Vorrede des Verfassers. Sie ist datiert auf den 10. November des Jahres der Drucklegung und ist mit Johannes Cravelius unterzeichnet. Auf die Vorrede folgen der sechs Seiten umfassende Abschnitt *Von Natur, Art und Eigenschaften der Pest: Und woher dieselbe ihren Anfang vornemblich gewinne* [S. 7–12], *Der Erste Theil, von der Praeservation* [S. 12–86] und *Der ander Theil von der Curation, Heilunge oder wieder Ablehnunge eingerissenen Pest* [S. 87–130].

Der Untertitel des ersten Teils lautet: *Wie sich die Gesunden vor der Pestilentz hüten sollen.* Er beginnt wie folgt: *Es ist ein kundbares Axioma Medicum; Praeservatio est melior curatione* ... Dieser Satz, daß Vorbeugung besser als Heilung sei, gilt auch heute noch und trifft damals wie heute besonders auf Infektionskrankheiten zu, deren Ursachen, die Mikroorganismen in Form von Bakterien oder Viren, unserem Medicus aber keineswegs bekannt waren. Trotzdem schildert er Schutzmaßnahmen in bildhafter Sprache:

---

99 LEUSCHNER (1993), S. 154.

100 Beigebunden dem Exemplar HERLICIUS (1621), SUB Göttingen Signatur: 8° Med. pract. 2334/85.

> *Und wie allzeit sicherer ist, den Feind vor der Stadt oder Vestung absatteln, die Sporn vertrieffen lassen*[101]*, und durch verschlossene Thor, und vber vmbgezogene Mawren, Wäll und Graben mit ihme handlen; Also ist auch in allen Kranckheiten, sonderlich aber in wütender und tobender Pestseuche, besser und füglicher, dieselbe mit der praeservation hemmen und abwenden, als mit eingeschlichener, vnd schon wegen der ersten Victori triumphirender, sich in Kampff und Streit legen. Derowegen dann auch billich, daß, ehe wir zur Cur derselben schreiten vorher bericht von der praeservation geben.*

Nach der Widmung aus der Vorrede:

> *Dem Durchleuchtigen und Hochgebornen Fürsten und Herren, Herrn Georgen, Hertzogen zu Braunschweig und Lüneburgk, etc. Meinem gnedigen Fürsten und Herren. Dann auch Denn Ehrwürdigen, WolEdlen, Gestrengen, Ehrnvesten, Hochwolgelarten, Erbarn, Wolweisen und Vorsichtigen Herren Praelaten, denen von der Ritterschaft, und Städten, des löblichen Fürstenthums Grubenhagen, etc. Meinen grossgünstigen Herren, und geneigten geehrten Freunden, etc.*

wendet sich Crauel in erster Linie an seinen Landesherren, den Herzog Georg (1582–1641), aber auch an die kirchlichen und weltlichen Würdenträger der Städte des Fürstentums Grubenhagen und an seine unmittelbaren Vorgesetzten, die Ratsherren der Stadt Osterode (*meinen grossgünstigen Herren*). Nach dem Willen ihres Verfassers soll die Pestordnung im gesamten Fürstentum Grubenhagen gelten, also neben Osterode und Einbeck z. B. auch in den Bergstädten Clausthal, St. Andreasberg und Altenau.

Nach dem Einblick in das ärztliche Wirken Crauels betrachten wir nun wieder den Privatmann und Politiker. 1636 veräußerte er das Hausgrundstück Nr. 25 (heute: Am Schilde Nr. 6) an den Secretarius und späteren Bürgermeister Heinrich Wendt.[102] Am 9. Juni desselben Jahres gehörte Crauel zusammen mit seinem Bürgermeisterkollegen Barthold Eggena[103] einer Kommission an, die unter Leitung des Landdrosten Heinrich von Dannenberg[104] eine Begehung durchführte, um die *Bottmäßigkeit* der *limites und Gräntzen der Stadt* zu observieren.[105]

Am 1. Juni 1638 traf Crauel ein schwerer Schicksalsschlag: seine *hertzliebste Haußfrau*, mit der er 22 Jahre glücklich zusammengelebt hat, starb. Der Witwer verfiel in tiefe Trauer,

> *daß, ob er sonst wohl in rebus adversis und anderem Creutz sich gar animose erwiesen, und einen Mannesmuht hat sehen lassen, Er domals Hertz, Muht und Sinn hat sincken und fallen lassen, und sich nicht zu begreiffen gewußt.*

Lange haderte er mit dem Schicksal, und nur der Rückhalt in der Familie bzw. die Sorge um die noch jüngeren Kinder helfen ihm in seinem Schmerz. Er blieb zehn Jahre *im traurigen Witwer-Stande* und entschloß sich erst, nachdem seine Söhne und Töchter aus dem Hause gegangen waren, um eigene Familien zu gründen oder ihre Ausbildung fortzusetzen, eine neue Ehe einzugehen. Er, der vorher den Standpunkt vertreten hatte, sich nicht wieder zu verehelichen, änderte seine Meinung *wegen seines Haußwesens und schwerer Ambtsverwaltung, auch vieler dabey vorgefallenen Reisen.* Am 18. Juli

101 DWB XXV, Sp. 1999: „*häufig ist frühn*[eu]*h*[och]*d*[eutsch] einem die sporen vertriefen lassen, *ihn warten lassen, bis die sporen trocken geworden sind*“.

102 LEUSCHNER (1988), S. 7.

103 SCHIMPF (1964).

104 WELLNER (1991), S. 43–47.

105 LEUSCHNER (1988), S. 56.

1648,[106] in dem Jahr also, in dem der unheilvolle Krieg durch den Friedensschluß zu Münster und Osnabrück beendet wurde, heiratete er Anna Margarethe Engelbrecht, die Tochter des Juris consultus Martin Engelbrecht, Syndicus der erzstiftisch-magdeburgischen Landschaft und der Stadt Helmstedt.[107] Sie war die Witwe eines Berufskollegen Crauels, nämlich des fürstlich Braunschweig-Lüneburgischen Leibarztes Johann Wolf (1580–1645), der von 1605 bis 1612 Stadtphysikus in Wolfenbüttel war[108] und nachfolgend Professor in Helmstedt. Mit seiner zweiten Frau hat Crauel *in rechter Ehelicher Liebe und Einigkeit fast 7 Jahr wohl gelebet*, dann starb auch diese, und der inzwischen 74jährige geriet erneut *in den betrübten Wittwerstand.* Doch der gläubige Mann, der *nichts als Gottes Ehre und der Stadt Wolfahrt suchete*, meisterte im Vertrauen auf seinen Schöpfer auch diese Lebenskrise. Er diente der Stadt eifrig und treulich, förderte Kirchen und Schulen nach Kräften und Vermögen. Seine ärztliche Tätigkeit setzte er fort, ließ sich nicht einmal vom Amt des Stadtarztes entbinden. Er behandelte arme Patienten und andere, *die seines Rahts nöthig gehabt, in der Stadt und Benachbarschaft* nach bestem Wissen und Gewissen und mit dem erforderlichen Fleiß, Stand ihnen mit Rat und Tat bei, wie es *einem getreuen Medico gebühret.* Einige seiner bedeutenderen Patienten sind uns durch die Erwähnung seiner ärztlichen Tätigkeit in den auf sie gehaltenen Leichenpredigten namentlich bekannt: der fürstlich Braunschweig-Lüneburgische Rat Johann Hundt (1585–1643),[109] dessen in Osterode geborener und gestorbener Sohn Johann Georg Hundt (1639–1656)[110] und der bereits erwähnte Landdrost und Berghauptmann Heinrich von Dannenberg (1583–1644), den er auf einer Dienstreise nach Einbeck in Wollershausen behandelte.[111] Seine berühmtesten Patienten sind jedoch Herzog Georg und seine Gemahlin.

Der am 17. Februar 1582 in Celle geborene Georg war von seinen Brüdern per Losentscheid dazu bestimmt worden, als einziger aus ihrem Kreis zu heiraten. Damit sollte der unter den herzoglichen Brüdern geschlossene und am 29. Oktober 1612 sogar vom Kaiser bestätigte Vertrag bekräftigt werden, wonach jede Erbteilung im Fürstentum untersagt und die Landesherrschaft in nur einer Hand bleiben sollte.[112] Das Schloß in Herzberg und das dazu gehörende Amt waren Herzog Georg 1617 von seinen Brüdern zum Unterhalt angewiesen. Wenig später, am 14. September, hatte er Anna Eleonora von Hessen geheiratet. Er bewohnte das Schloß bis zum Jahr 1635. Acht seiner Kinder wurden hier geboren. Nach dem Tod des Herzogs erhielt seine Gemahlin Schloß und Amt als Witwensitz, sie bewohnte es von 1645 bis zu ihrem Tod am 6. Mai 1659.[113]

Wie aus der Leichenpredigt hervorgeht, war Crauel *da S. Fürstl. Gn[a]d[en] zum Herzberge residiret*, also möglicherweise während der Jahre 1617 bis 1635, Arzt des

[106] Lt. HAGEMANN (1665); SCHUBERT (1990b), S. 961, Nr. 1300, nennt den 16. Juli 1648, während DGB (1940), S. 78, den 23. August 1648 als Datum der Eheschließung angibt.

[107] Als Syndicus wird Engelbrecht in der Leichenpredigt auf Johann Wolff, in ROTH (1974), R 7987 bezeichnet. In DGB (1940), S. 79, wird er wohl fälschlich als Hzgl. Magdeburgischer Landphysikus und Stadtphysikus zu Helmstedt bezeichnet.

[108] DGB (1940), S. 78f.; ZIMMERMANN (1926), S. 415f.; AHRENS (2004), S. 255f.

[109] ROTH (1974), R 7026. Zu seiner Vita s. WELLNER (2019).

[110] ROTH (1974), R 7027.

[111] WELLNER (1991), S. 47.

[112] HEINEMANN (1892), S. 50.

[113] HEINEMANN (1892), S. 50; GÜNTHER (1888), S. 358.

Herzogs und seiner Familie nebst Gefolge. Offenbar hatte er die Funktion eines Leibarztes inne, auch wenn das nicht ausdrücklich gesagt, sondern wie folgt umschrieben wird: *Wie Er dann auch ... Demselben und Dero domaligen jungen Herrschaft und gantzen Hofstadt treulichst und fleissig in Unterthänigkeit aufgewartet*. Nach dem Tod des Herzogs und der Rückkehr von dessen Witwe auf das Herzberger Schloß wurde er zu deren Hof- und Leibmedikus bestellt.

Auch den Oberharz bereiste er als Arzt bis 1654,[114] wahrscheinlich insbesondere in den Jahren ab 1651, nachdem der in Zellerfeld ansässige Bergmedikus Dr. med. Christian August Mithoff *auff gutachten und einrahten* seiner Schwiegereltern um Entbindung von seinen Amtspflichten gebeten hatte[115] und bevor der Sohn Crauels 1654 zum Bergarzt in Clausthal bestallt wurde.[116] Zum Oberharz hatte Johann Crauel – sicher nicht zuletzt aufgrund der geographischen Nähe – Beziehungen, so ist er bekannt mit Andreas Möring, der von 1643 bis 1673 das Rektorat der Clausthaler Lateinschule innehatte und der ihn schon vor seinem Amtsantritt am 24. Juli 1643 in Osterode besuchte. Anläßlich dieses Besuches trug sich Crauel in dessen Stammbuch ein. Möring hat den Eintrag später um den Vermerk über das Ableben des Arztes ergänzt.[117]

Johann Crauel starb am 8. Januar 1665 in Osterode. Die Leichenpredigt berichtet,

> *wie die Leibeskräfte etzliche Jahre hero, absonderlich aber diesen verwichenen Herbst, da innerhalb wenig Monaten durch den sel. Tod seiner lieben Schwieger-Tochter und 3 Kindeskinder Ihm viel Betrübniß zugestossen, ... bey dem hohen Alter täglich abgenommen, dazu dann das Ende des alten Jahrs eine Passio Colica sich ereuget.*

Wir hören also, daß der im 84. Lebensjahr stehende Arzt durch den Tod seiner Schwiegertochter, der Ehefrau seines Sohnes Statius Heinrich und dreier Enkelkinder geschwächt wurde und schließlich an einem nicht sicher zu identifizierenden Leiden, das mit kolikartigen Schmerzen einhergeht, erkrankte. Dadurch wurde er um den Jahreswechsel bettlägerig. Während offenbar die Koliken auf die angewendeten Medikamente gut ansprachen, ließ sich die altersbedingte „Mattigkeit" nicht mehr beheben. Crauel starb am neunten Tag seines Krankenlagers. Der Tag seiner Beerdigung in Osterode, der 24. Januar 1665, wird durch den Rektor der Lateinschule Henning Gottfried Fabricius in einem der Leichenpredigt angebundenen Einblattdruck überliefert.[118]

4. Ludolph Neumann

Von der Tätigkeit Neumanns als Arzt in Einbeck wissen wir nur aus einem Gedicht zu seiner Vermählung mit Garbrich Iken, das mit Bremen 29. August 1620 datiert ist und sich unter den Personalschriften des Hannoverschen Staatsarchivs befand. Ob er Stadt-

---

[114] GREUER (1962), S. 121.

[115] WELLNER (1991), S. 47.

[116] WELLNER (1993), S. 95.

[117] BUROSE (1963), S. 35f. Crauels Eintrag findet sich auf S. 318 des Stammbuchs. Die Ergänzung Mörings lautet: „† VIII. m[ense] Jan. 1665. Osterodae pie obiit aet[atis] 84". Stammbuch in der Calvörschen Bibliothek, Depositum in der Universitätsbibliothek Clausthal, Sign. Ze 38.

[118] Felicitas temporalis, ex quia Vir Nobilissimus, Experientissimus, Amplissimus, Dn. Johannes Crauelius, Med. Licent. Osterodensium per bene multos annos Consul & Physicus gravissimus, meritissimus ad Aeternam, eamq⟨ue⟩; veram per quietam & placidam mortem in Domino emigravit, descripta a M. Henning Gotfrido Fabricio, Rect. Osterod. Die exsequiarum 24. Jan. 1665.

arzt war, geht aus dem Katalogeintrag nicht hervor.[119] Neumann stammte aus Emden und wurde 1595 geboren.[120] 1618 wurde er an der Universität Basel immatrikuliert als „Ludolphus Neuman Embdanus Frisius“. Basel dürfte aber die letzte Station seines Studiums gewesen sein, denn er promovierte hier am 6. April 1619 zum Doktor der Medizin.[121] Datiert auf den 23. März desselben Jahres ist eine Disputation ‘De Mensium Suppressione’ (Über den unterdrückten Monatsfluß) erhalten, die er *pro summis in arte Medica honoribus ac privilegiis doctoralibus consequendis* gehalten hatte.[122] In der Universitätsbibliothek Basel befindet sich ein Brief Neumanns an seinen Lehrer Caspar Bauhin (1560–1624) vom 28. August 1619 aus Bremen, den er lediglich mit Vor- und Nachnamen, allerdings ohne den Zusatz *MD* für „Dr. med.“ unterschreibt.[123]. Erst danach könnte Neumann seine Tätigkeit in Einbeck aufgenommen haben, was ja zum Dienstende Crauels 1618 passen würde. Ob es tatsächlich so war, kann derzeit nicht gesagt werden. Fest steht, daß Neumann später Leibarzt beim Grafen von Oldenburg, dem Bremer Erzbischof und dem König von Dänemark war. Sein Tod fällt ins Jahr 1669.[124] In Bremen setzte er ein „bedeutendes Legat“ zur „Unterstützung rechter und frommer Armer“ aus, das als Große Neumann’sche Armenkasse in der Literatur genannt wird, seine Ehefrau stiftete ebenfalls zu wohltätigen Zwecken, insbesondere für Gelehrte, die aus religiösen Gründen vertrieben worden waren.[125]

5. Heinrich Corvinus

Den Namen des nächsten Amtsinhabers offenbart zunächst ein Buch in der Universitätsbibliothek Göttingen. Die oben erwähnte Pestordnung des Johannes Crauel ist – wie damals üblich – mit anderen Schriften zu einem Band zusammengebunden. Dieser Sammelband[126] trägt auf dem Titelblatt den folgenden Besitzvermerk: *Sum Henrici Corvini Medici p[er] t[empore] Einbec: ordinarij*. Dies heißt in der Übersetzung: „Ich bin [Besitz des] Heinrich Corvinus, derzeitig bestallten Stadtarztes von Einbeck“. Am Göttinger Pädagogium wurde am 9. Oktober 1605 *Henricus Corvinus Osterodensis Hercynius* aufgenommen.[127] Ob es sich hierbei schon um den späteren Einbecker Stadtarzt handelt, läßt sich nicht mit Bestimmtheit sagen. Die Eintragungen in den Helmstedter Matrikeln betreffen ihn mit Sicherheit. Demnach nahm er das Studium am 9. April 1621 auf,[128] im selben Jahr war er als Medizinstudent eingeschrieben und bereits hier findet sich in den Anmerkungen der Zusatz über seine spätere Tätigkeit *Phys*[*icus*]

[119] LINKE (1931), S. 171: Dr. med. in Einbeck; Z. Verm. m. Garbrich Iken, Bremen 29. 8. 1620, Carmina nuptialia.

[120] LORENT (1844), S. 64.

[121] WACKERNAGEL (1962), S. 207.

[122] UB Erlangen-Nürnberg, Sign. H00/DISS.A.S 1068; Digitalisat: https://nbn-resolving.org/urn:nbn:de:bvb:29-bv041433711-7 [Stand 27. 7. 2021].

[123] UB Basel, Sign. G2 I 5: Bl. 221; http://doi.org/10.7891/e-manuscripta-5587 [Stand 27. 1. 2019].

[124] LORENT (1844), S. 64.

[125] HEINEKEN (1837), S. 122.

[126] HERLICIUS (1621); SUB Göttingen, Signatur: 8 Med Pract 2334/85 (1).

[127] GIESEKE/KAHLE 1936), S. 12, Nr. 34.

[128] ZIMMERMANN (1926), S. 285, Nr. 119.

Embec[*censis*].[129] Danach ist er in den Akten der Universität jährlich bis 1625 als Student aufgeführt.[130] Einen akademischen Grad scheint er zunächst nicht erworben zu haben. Gleichwohl findet sich in dem oben genannten Sammelband wieder eine für Einbeck sehr interessante handschriftliche Eintragung, diesmal auf dem Titelblatt der 'Pestordnung in der Stadt Hamburg' vom dortigen Stadtphysikus Johann Bokel, gedruckt 1597: *Sum Henrici Corvini medici p. t. Einbecens. Anno 1625*. Demnach wurde Corvinus direkt nach dem Abschluß seines Studiums Stadtarzt in Einbeck, und wir sehen auch, daß das Jahr der Drucklegung der Werke, auf deren Titelblättern er sich mit handschriftlichen Marginalien verewigt, nichts aussagt über das Jahr der Tätigkeitsaufnahme (Consilium 1621, Eintrag ohne Jahresangabe; Pestordnung Hamburg 1597, Angabe 1625).

Aus dem Jahr 1623 stammt die erste Druckschrift Corvinus' 'Disputatio Medica De Dysenteria',[131] deren Thesen er im Neuen Juleum unter dem Präsidium Johann Heinrich Meiboms (1590–1655)[132] am 2. April vorstellte. In der Widmung an die Ratsherren bezeichnet er sich als Autor und Respondent, was nicht selbstverständlich war, häufig war der präsidierende Professor auch der Verfasser dieser akademischen Schriften. Im folgenden Jahr wird die nächste Arbeit Corvinus' gedruckt 'De Suffocatione ex Utero',[133] deren Thesen er am 21. August unter dem Präsidium des Professors Johann Wolf (1580–1645)[134] öffentlich verteidigt. Möglicherweise stellt sie den Beleg für seinen Studienabschluß dar, wenn es im Titel heißt: *Publice examinandas proponet*. Er widmet sie Justus Rauen/Raven,[135] Andreas Drallen,[136] Heinrich Peträus,[137] Heinrich Koch,[138]Johann Drallen und Johann Hildebrandt, Apotheker in Einbeck. Auch hier bezeichnet er sich als *Author & Respondens*.

Über die Praxistätigkeit von Corvinus in Einbeck sind wir leider nicht informiert. Daß er immer noch in der Stadt tätig ist, erfahren wir aus einer weiteren medizinischen Disputation 'De pleuritide'.[139] Damit erwarb er am 29. Juli 1634 in Helmstedt den Grad eines Lizentiaten der Medizin. Das Titelblatt bezeichnet ihn als *Einbeccensis Patriae Physicus*,[140] was soviel bedeutet wie Stadtarzt seiner Heimatstadt Einbeck. Auch die

---

129 ZIMMERMANN (1926), S. 288, Anm. ad d. 6. Med. II Zus.

130 ZIMMERMANN (1926), Matrikel Helmstedt, Bd. 1, Anmerkungen zu S. 285, Nr. 119.

131 Digitalisat: https://gdz.sub.uni-goettingen.de/id/PPN794371906.

132 ZIMMERMANN (1926), S. 417.

133 https://books.google.de/books?id=x-humURqFE0C&pg=PP10&lpg=PP10&dq=henricus+corvinus &source=bl&ots=Dexr7otwMC&sig=ACfU3U1wzO61pW2iqbXW42DiRrY9sZHCpg&hl=de&sa =X&ved=2ahUKEwiA-KzepZXgAhVYUxUIHTTqCJoQ6AEwCHoECAUQAQ#v=onepage&q= henricus%20corvinus&f=false [Stand 28. 1. 2019].

134 ZIMMERMANN (1926), S. 415f.; AHRENS (2004), S. 255f.

135 ROTH (1974), R 7044: Einbeck 27. 2. 1570–20. 8. 1633 Einbeck; Bürgermeister 1623–1628, HARLAND (1857), S. 381.

136 Bürgemeister Einbeck 1603–1627, HARLAND (1857), S. 381.

137 ROTH (1961), R 1957: gest. 28. Dezember 1640; Bürgermeister 1613–1624, HARLAND (1857), S. 381.

138 JUCand. und Rechtsanwalt in Einbeck, ROTH (1974), R 7938; Bürgermeister 1618–1626, HARLAND (1857), S. 381.

139 TRIEBS (1995), S. 141, Nr. 82.

140 Digitalisat: http://diglib.hab.de/drucke/892-helmst-dr-3as/start.htm?image.

Helmstedter Matrikel halten dieses akademische Zeremoniell fest und bezeichnen ihn gleichbedeutend als *Poliatros Eimbeccensis.*[141] Drei Jahre später, am 24. Oktober 1637, promoviert Corvinus sogar noch zum Doktor der Medizin.[142] Eine Promotionsschrift konnte nicht nachgewiesen werden,[143] was nicht unüblich war, denn nach dem Erwerb des Licentiats wurde der Doktortitel häufig „verliehen".

Der Leichenpredigt des Einbecker Bürgermeisters Jobst Raven, gestorben am 20. August 1633,[144] ist zu entnehmen, daß er *den Herrn Medicum seiner restitution halber consultiret.*[145] Auch wenn hier weder der Stadtphysikus noch Corvinus genannt sind, kann man davon ausgehen, daß er der behandelnde Arzt gewesen ist. Der einzige bisher sicher bekannt gewordene Patient war Jonas Burchtorff (1553–1635). Hier mag eine Rolle spielen, daß er in zweiter Ehe seit 1631 mit Margarethe Petraeus verheiratet war, der Tochter des Heinrich Petraeus, fürstlich braunschweigischem Hofrat, der, wenn nicht identisch, so doch mindestens mit dem Einbecker Bürgermeister verwandt war. Burchtorff war Probst des Klosters Lamspringe und konsultierte Corvinus, weil er am 23. Januar 1635 einen schweren Husten bekam. Trotz ärztlichen Beistandes nahm das Brustleiden zu und der Patient verstarb am 30. Januar.[146]

In der Briefsammlung des Nürnberger Stadtarztes und Naturforschers Christoph Jacob Trew (1695–1769)[147] befindet sich ein Schreiben des Arztes und Botanikers Michael Rupert Besler (1607–1661)[148] an Henricum Corvinum vom 10. August 1639. Der Erscheinungsort ist nicht ermittelbar[149] und auch der Wirkungsort des Adressaten ist nicht genannt. Möglicherweise handelt es sich hierbei um die letzte bekannte Erwähnung Corvinus' in der Literatur. Sein Nachfolger ist offenbar Mithoff gewesen.

6. Franz Burchard (von) Mithoff

Franz Burchard Mithoff erblickte am 24. Dezember 1603 in Lauenburg das Licht der Welt.[150] Er war der Sohn Hectors (* 1561 Hann. Münden) und der Dorothea Bökel, Tochter des Helmstedter Medizinprofessors und späteren Hamburger Stadtphysikus Johann Bökel.[151] Diesem und seinem anderen Großvater Hector Mithoff (1532–1607), Leibarzt des braunschweiger Herzogs Erich II. in Hann. Münden,[152] folgend, strebte er den Arztberuf als Ziel seiner Ausbildung an. 1622 immatrikulierte er sich an der Uni-

141 ZIMMERMANN (1926), S. 337, Nr. d.2; auch Anmerkung zu S. 285, Nr. 119.

142 ZIMMERMANN (1926), S. 285, Nr. 119 Anmerkung.

143 TRIEBS (1995), S. 142, nennt zum Jahr 1637 auch nur die Promotionen von Christian Wilhelm Stisser und Christian Winckelmann

144 ROTH (1974), R 7044.

145 Zitiert nach Einbecker Jahrbuch Bd. 29, Einbeck 1970, S. 43.

146 ROTH (1972), R 6124.

147 http://www.nbn-resolving.de/urn:nbn:de:bvb:29-bv043589693-7#0001 [Stand 27. 7. 2021]

148 War der Sohn von Hieronymus Besler, dem Bruder von Basilius Besler, Verfasser des 'Hortus Eystettensis', ADB II (1875), S. 555.

149 Digitalisat: https://www.nbn-resolving.de/urn:nbn:de:bvb:29-bv043589693-7#0001 [Stand 2. 1. 2019].

150 MITHOFF (1881), S. 58:

151 MITHOFF (1881), S. 21. Auch er verfaßte eine Pestordnung, WENDLER (2021).

152 WELLNER (1992), S. 232.

versität Jena[153] und am 29. Oktober 1625 in Tübingen als *Franciscus Burckhardus Mitthobius Lawenburgensis Saxo.*[154] Von hier begab er sich nach Basel, wo er sich im April 1626 als Medizinstudent in die Matrikel ein schrieb.[155] Vermutlich hat er von hier aus eine Reise nach Italien gemacht. In Venedig trug er sich am 15. Mai 1627 ins Stammbuch des Johann Rudolph Faesch ein.[156] Wieder zurück in Basel, promovierte er hier am 13. November 1629 mit der Arbeit 'De catocho seu catalepsi' zum Doktor der Medizin.[157] Danach war er als Arzt in Hamburg, möglicherweise bei seinem Onkel, dem Bruders seiner Mutter, Dr. med. Julius Johann Bökel, der aber bereits am 5. Februar 1630 starb, tätig.[158] In Lauenburg heiratete er am 8. September 1633 Katharina Bülten. Mit ihr zusammen hatte er sechs Kinder. Bereits die erste Tochter Dorothea Elisabeth wurde am 14. September 1634 in Hannover, seinem neuen Wirkungsort, geboren. Auch in den Jahren 1636 und 1639 brachte seine Frau hier Töchter zur Welt; die zuletzt geborene, Katharina Marie, starb aber bereits 1641 wieder.[159] Ein Datum, das zur Biographie des Vaters nicht so recht passen will, denn Franz Burchard Mithoff muß von ca. 1639 bis 1642 Physikus der Stadt Einbeck gewesen sein. Dies geht aus seiner Bestallung als Stadtarzt in Göttingen hervor, die am 1. November 1642 erfolgte. Marx bezeichnet ihn in diesem Zusammenhang als „früheren" Physikus der Stadt Einbeck.[160] Aber auch in Göttingen kann er die Amtpflichten des *physicus ordinarius* nicht lange versehen haben, denn er starb, nachdem er sich „zuletzt wieder nach Hannover" gewandt hatte, am 6. oder 12. März 1648 „als ein gelehrter frommer Mann und praktischer Arzt" in dieser Stadt.[161] Leider können bei der näheren Festlegung dieser Daten die Geburts- oder Sterbetage seiner Kinder nicht weiterhelfen, weil sie auch zu Zeiten, in denen Mithoff auswärtige Bestallungen innehatte, durchgehend mit Hannover angegeben werden. So etwa die Geburt der Tochter Anna Magdalena am 9. Februar 1642 oder die des Sohnes Hector am 25. November 1644. Beide Kinder sterben dort am 28. Juni 1647.[162]

Abschließend bleibt noch zu erwähnen, daß Hector Mithoff und mit ihm seine drei Söhne, also auch Franz Burchard, am 7. November 1639 von Kaiser Matthias III. in den Adelsstand erhoben wurden.[163]

Der Nachfolger Mithoffs wird in der Leichenpredigt auf den übernächsten Amtsinhaber genannt, wenn es dort heißt, er sei *anstatt deß selig verstorbenen Herrn Dr. Schneidewini* [!] *bestellet worden.*[164]

---

153 MENTZ (1944), S. 208, 1622a, 87.

154 BÜRK/WILLE (1953), S. 161, Nr. 21278.

155 WACKERNAGEL (1962), S. 283, 1626: Nr. 80.

156 WACKERNAGEL (1962), S. 283, 1626: Nr. 80.

157 Universitätsbibliothek Basel: Disput. Med., Bd. 12, Nr. 8.

158 MITHOFF (1881), S. 58; ZIMMERMANN (1926), S. 408.

159 MITHOFF (1881), S. 58.

160 MARX (1824), S. 258f.

161 MITHOFF (1881), S. 58.

162 MITHOFF (1881), S. 58.

163 MITHOFF (1881), S. 24.

164 PAVONARIUS (1661), Digitalisat: http://gdz.sub.uni-goettingen.de/id/PPN827131666 [Stand 7.2. 2019].

7. Justus Schneidewindt

Bei der vorgenannten Erwähnung Schneidewindts fehlt leider der Vorname. Er wird aber in der lateinischen Abdankungsrede des Einbecker Rektors Johann Held mit Justus angegeben.[165] Er kann in Einbeck nur etwa in den Jahren 1642 bis 1644 tätig gewesen sein. Er stammte aus Westphalen und wird in den Universitätsmatrikeln als *Lemgoviensis* angegeben. Um diesen handelt es sich bei dem Einbecker Stadtarzt.[166] 1613 erscheint er in den Matrikeln der Universität Marburg,[167] er trägt sich unter dem 21. August als *Iustus Schneidewindt Lemgoviensis* ein.[168] Hier wird auch seine *Disputatio Anatomica* 'De ossibus corporis humani' in das Werk seines Professors für Anatomie, Chirurgie und Botanik, Heinrich Petraeus (1589–1620),[169] aufgenommen.[170] Am 29. Mai 1618 immatrikulierte er sich an der Universität Wittenberg,[171] auch hier mit der genannten Herkunftsbezeichnung, und schon am 14. Oktober 1618, wurde er in Helmstedt eingeschrieben,[172] auch unter die *Studiosi medicinae* gezählt als *Justus Schneidewindt Lemgoviensis Westphalus*. Die Anmerkung bezeichnet ihn als *Physicus Huxariensis*.[173] Dies erklärt seine Tätigkeit, bevor er etwa 1642 nach Einbeck kam, denn zwischen diesem Jahr, der Aufnahme des Studiums 1613, seiner *Disputatio pro gradu* am 12. Oktober 1620 und der Promotion am 31. Mai 1621[174] liegen fast 30 Jahre. Ob er während der gesamten Zeit in Höxter als Stadtarzt tätig war, läßt sich nicht klären. Dr. Justus Schneidewindt hat als Bürgermeister hier am 20. Juni 1642 eine Urkunde ausgestellt, das ist die einzige Nachricht über ihn in der Stadt.[175]

Zu seinen akademischen Schriften ist zu sagen, daß neben der erwähnten ersten Disputation 'Über die Knochen des menschlichen Körpers' noch zwei weitere aus dem Jahr 1620 vorliegen.[176] Im Werk des schon genannten Professors Johann Wolf 'Exercitationes Semeiotricae etc.', das 1620 in Helmstedt erschien,[177] ist seine Schrift 'De Gulae, Stomachi et Iecinoris Affectibus' enthalten (Über die Affektionen der Kehle, des

---

[165] PAVONARIUS (1661), S. 61.

[166] Es gab offenbar fast zur selben Zeit einen Namensträger Jobst Schneidewind, der um 1571 in Lügde geboren wurde, zwischen 1589 und 1593 lippischer Rat von Haus aus, 1593 ebenda Hofrat und daneben auch Rat des Grafen von Schaumburg war. Er war seit 1639 Rat der Fürstabtei Corvey und starb im März 1642 in Höxter [https://www.lwl.org/westfaelische-geschichte/txt/wz-9509.pdf [Stand 7.2.2019].

[167] FALCKENHEINER (1904), S. 145.

[168] CAESAR (1887), S. 72.

[169] HIRSCH (1929/35), IV, S. 571. Petraeus stammte aus Brotterode in der Herrschaft Schmalkalden, war von 1609 bis 1620 Prof. in Marburg und verfaßte mit 'Encheiridion chirurgicum: Handbüchlein oder kurtzer Begriff der Wundarzney', Marburg 1617 eines der besten Werke über die Chirurgie am Anfang des 17. Jahrhunderts.

[170] PETRAEUS (1618), S. 132–141.

[171] WEISSENBORN (1934), S. 215, Nr. 279.

[172] ZIMMERMANN (1926), S. 269, Nr. 79.

[173] ZIMMERMANN (1926), S. 268, Nr. d.6.

[174] ZIMMERMANN (1926), S. 269, Anm. ad Nr. 79.

[175] Frdl. Mitteilung Stadtarchiv Höxter vom 13. 8. 1993.

[176] BLC (1985), S. 392.

[177] SUB Göttingen Signatur: 8 Med Path 254/47-b, Digitalisat: https://gdz.sub.uni-goettingen.de/id/PPN825504716 [Stand 15. 2. 1019].

Magens und der Leber).[178] Zum Lizentiaten der Medizin promoviert er am 12. Oktober 1620 unter dem Präsidium Wolfs 'De Haemoptysi' (Über das Bluthusten).[179] Der medizinische Doktorgrad wurde ihm am 31. Mai 1621 zugesprochen,[180] möglicherweise – wie auch schon bei Corvinus – ohne Vorlage einer weiteren akademischen Schrift.

Leider können keine Belege zur ärztlichen Tätigkeit Schneidewindts in Einbeck beigebracht werden. Allerdings könnte in seiner Zeit in Höxter Statius von Münchhausen (1555–1633),[181] der Erbauer des Schlosses Bevern, sein Patient gewesen sein, denn in dessen Leichenpredigt heißt es, daß seine Witwe und seine Kinder ihn gepflegt, *auch Herrn Doctorem Medicinae auß Hüxer und andere Artzte bey ihn holen /.../ lassen,*[182] bevor er am 27. März 1633 starb.

Das letzte Mal hören wir von Schneidewindt 1689 in der Kopfsteuerbeschreibung. Dort heißt es, daß der Patrizius Heinrich von Brock, Brauer von zwei Brauhäusern, *Dr. Schneidewindts Sohn N., taub, ... auf sein Lebtag unterhalten muß.*[183]

8. Cyriakus Meyenberg

> *Anno 1644 ist er von einem WolEhrenvesten Hoch- und Wolweisem Rathe hiesiges Orths zu einem Physico Ordinario an statt deß selig verstorbenen Herr D. SCHNEIDEWINI [!] bestellet worden,*

so lautet der Passus in der Leichenpredigt auf Cyriacus Meyenberg, der die Reihe der Einbecker Stadtärzte fortsetzt.[184]

Meyenberg wurde am 28. September 1613 in Einbeck als Sohn des Ratsverwandten und Riedemeisters Franz Heinrich Meyenberg geboren. Seine Mutter hieß Catharina Puggen. Über seine Kindheit – nach der Taufe am 3. Oktober – erfahren wir nichts, sie spielte für die Verfasser der Leichenpredigten allgemein keine Rolle, es wurde meist lediglich auf die christliche Erziehung hingewiesen: *Es haben auch die Christliche Eltern an gebührlicher auferziehung dieses ihres Sohnes nicht ermangeln lassen, sondern haben ihn von Kindesbeinen auf zum Gebet und übung der wahren Gottseligkeit mit allem fleiß an gewehnet* [gewöhnet]. Anschließend erfolgt der Besuch der Ratsschule. Darüber hinaus erhält er einen *Pädagogum zugeordnet*, damit er nicht nur den Lutherschen Katechismus lernt, sondern auch Grundkenntnisse der Lateinischen Sprache und der *guten Künsten* vermittelt werden.[185]

1626, als er 13 Jahre alt war, starb sein Vater. Die Mutter förderte seine Ausbildung weiter, auch als sie eine zweite Ehe schloß und nach Greene die, indem sie ihn durch einen privaten Präzeptor unterrichten ließ. Von 1629 bis 1632 besuchte er das Gymnasium Andreanum in Hildesheim und von 1632 bis 1637 das Gymnasium in Hannover

---

178 Digitalisat: https://gdz.sub.uni-goettingen.de/id/PPN825504716; TRIEBS (1995), S. 283, Nr. 125.

179 TRIEBS (1995), S. 138f., Nr. 72; SUB Göttingen Signatur: Diss Med Coll Max 424 (15); Digitalisat: http://resolver.sub.uni-goettingen.de/purl?PPN791504301 [Stand 15.2.2019].

180 ZIMMERMANN (1926), S. 269, Anm. ad Nr. 79.

181 https://de.wikipedia.org/wiki/Statius_von_Münchhausen [Stand 28.2.2019]; UHDEN/SANDER (1988), S. 443–451.

182 Digitalisat: https://gdz.sub.uni-goettingen.de/id/PPN584276494, S. 66 [Stand 13.2.2019].

183 MUNDHENKE (1969), S. 252.

184 PAVONARIUS (1661), S. 37.

185 PAVONARIUS (1661), S. 35.

unter dessen Rektor Mag. Johann Strube (1600–1638).[186] So jedenfalls berichtet es die Leichenpredigt. Allerdings enthalten die Wittenberger Matrikel bereits zum 11. Oktober 1636 die Einschreibung des *Cyriacus Meyenbergius Einbeccensis*,[187] der dort das *Studium Phylosophicum und Medicum* aufnimmt.[188] Im Jahr 1638 nimmt er eine Anstellung zum Informator der Kinder des Leibarztes *bey ihrer Fürstlichen Durchleuchtigkeit Hertzogen Augusti wolbestaltem Leib-Medico H. Doctore Gosken* an, um sich in der *edlen Medicin* zu perfektionieren. Bei diesem Arzt handelt es sich um Martin Gosky († 1656 in Wolfenbüttel). Er war der Leibarzt der braunschweigischen Herzöge von Dannenberg, Hitzacker und Herzberg und ab 1653 in Wolfenbüttel. Bis heute bekannt ist er durch sein 1650 veröffentlichtes Werk 'Arbustum et Arboretum Augustaeum', eine einzigartig umfangreiche Sammlung von Lobgedichten auf Herzog August d. J., das als drucktechnische Meisterleistung gilt.[189]

Im Folgejahr 1639 begab sich Meyenberg nach Helmstedt auf die dortige Universität, um sein Studium fortzusetzen. Als Lehrer hervorgehoben wird Prof. Hermann Conring (1606–1681).[190] Die Einschreibung in Helmstedt war bereits am 20. September 1620 erfolgt,[191] einem Zeitpunkt, der ganz sicher noch nicht mit der Aufnahme des Studiums zusammenfiel, denn Meyenberg war zu diesem Zeitpunkt erst 7 Jahre alt. Es war aber ein häufig geübtes Verfahren dem späteren Studenten die rüden studentischen Aufnahmegepflogenheiten (*Ritus Depositionis*) zu ersparen. Einem Zusatz der Matrikel ist zu entnehmen, daß er Ende Mai 1639 in Helmstedt ankam, das Studium der Medizin aufnahm und bereits am 24. Oktober 1640 in der medizinischen Fakultät disputierte und zwar mit der ersten einer zehn „Übungen" umfassenden Reihe. Meyenbergs Thema lautete: 'Exercitationum De sanguinis generatione et motu naturali, prima' (Erste der Übungen über die Bildung des Blutes und dessen natürliche Bewegung).[192]

1641 trat er eine Reise nach Holland an, *woselbst er die fürnehmen Städte, Amsterdam, Utrecht, Hage, und Leyden besuchet*.[193] In Leiden setzte er seine Studien fort, denn er immatrikulierte sich dort am 27. August.[194]

Am 16. Mai 1642 verließ er Leiden, offenbar um die traditionelle wissenschaftliche Bildungsreise (*peregrinatio*) anzutreten. Er besuchte zunächst Frankreich, was er *hin und wieder* besah, was wohl soviel bedeutet wie landauf und landab, nur Paris wird in der Leichenpredigt besonders hervorgehoben.[195] Anschließend bereiste er Italien zunächst bis nach Venedig,[196] von dort brach er am 12. März 1643 nach Rom auf, das er am 26. erreichte und wo er bis zum 27. April blieb. Die Rückreise führte ihn nach Siena, Florenz und Padua, wo er eine Zeitlang *subsistiret* (seinen Lebensunterhalt hatte).

---

186 de.wikipedia.org/wiki/Johann_Strube_(Pädagoge) [Stand 22. 10. 2019].

187 WEISSENBORN (1934), Nr. 1636, 171.

188 PAVONARIUS (1661), S. 36.

189 ROTH (1959), R 697; JARCK (2006), S. 269.

190 Siehe STOLLEIS (1983).

191 ZIMMERMANN (1926), S. 322, Nr. 27.

192 TRIEBS (1995), S. 287–289, Nr. 142–147 und Nr. 149–152.

193 PAVONARIUS (1661), S. 36.

194 WEDEKIND (1970), S. 268; RIEU (1875), Sp. 325: Cyriacus Meienberg Luneburgensis 24, M[edizin].

195 PAVONARIUS (1661), S. 36.

196 PAVONARIUS (1661), S. 36.

Am 7. September brach er zur Weiterreise über Vicenza, Verona, Mantua, Altdorf[197] und Luzern nach Basel auf.[198] Hier verweilte er ein Vierteljahr, setzte seine Studien fort und erstellte seine Doktorarbeit 'De Cholera humida' (Über die feuchte Cholera), die er am 3. November verteidigte.[199] Am 14. November 1643 wurde er unter dem Rektor Emanuel Stupan (1587–1664)[200] und den Professoren Jacob Hagenbach (1595–1649)[201] und Johann Caspar Bauhin (1606–1685)[202] feierlich zum Doktor der Medizin promoviert.[203] Mit diesem akademischen Titel trug er sich am 17. November noch in das Stammbuch des letztgenannten berühmten Anatomen und Botanikers ein,[204] dann begab er sich auf die Rückreise über Breisach, Straßburg, Speyer, Mannheim und Worms *bis er in seine[r] Heymath glücklich angelanget.*

Bereits im folgenden Jahr 1644 wurde er – wie oben erwähnt – zum *Physicus ordinarius* der Stadt Einbeck bestallt. 1652 wurde er in den Rat aufgenommen und erhielt das Amt des Kämmerers[205] *sowie alß einem Hochgelahrten und Schul-verständigen Manne das Scholarchat.* Alle diese Ämter bekleidete er ehrenvoll, treu, fleißig und kenntnisreich.[206]

Am 5. Oktober 1647 heiratete er Catharina Meyer (* 18. September 1630),[207] die Tochter des Fürstlich Braunschweig-Lüneburgischen Amtmanns zu Harste Johann Meyer. Er lebt mit ihr zwölf Jahre und acht Wochen *in liebreicher friedsamer Gott und Menschen wohlgefälliger Ehe,* die mit fünf Kindern, zwei Söhnen und drei Töchtern, gesegnet war.. Die Söhne hießen August Hildebrand Meyenberg – er wurde später selbst Stadtarzt in Einbeck –, und Friedrich Julius Meyenberg, beim Ableben der Mutter als Jurastudent bezeichnet. Die namentlich nicht genannte überlebende Tochter – zwei Töchter starben vor dem Vater – heiratete den Theologen Georg Friedrich Conerus, später Prediger an der Kirche St. Maria Magdalena und Senior des fürstlichen Stifts der Heiligen Jungfrau in und vor Einbeck.[208]

Über das ärztliche Wirken Meyenbergs erfahren wir aus der Leichenpredigt wenig. Sie gibt traditionell zunächst über seinen christlichen Lebenswandel Auskunft, wonach er sich *in seinem Christenthumb, in seinen unterschiedlichen Ambtsbedienungen und in seinem Leben und Wandel verhalten, das man wol mit gutem Grunde und Bestande der Warheit sagen kann, das er sey ein Gerechter, Heyliger und richtig für sich wandelnder Mann gewesen.*[209] Es werden auch die Ratschläge und *würcklichen Handbietungen* gegenüber den Einbecker Pastoren und dem Verfasser der Leichenpredigt selbst hervor-

197 Wohl Altdorf, Hauptort des Kanton Uri, https://de.wikipedia.org/wiki/Altdorf_UR [Stand 24. 10. 2019]. Erkennt der Eintrag für Altdorf Schweiz

198 PAVONARIUS (1661), S. 37.

199 ZACHERT (1982), S. 1105; Titelblatt der Diss.

200 HIRSCH (1929/35), V, S. 467.

201 https://unigeschichte.unibas.ch/materialien/rektoren/jacob-hagenbach.htm [Stand 24. 10. 2019].

202 HIRSCH (1929/35), I, S. 383.

203 PAVONARIUS (1661), S. 37.

204 UB Basel Stammbuch des Johann Caspar Bauhin, Signatur: AN VI 42, 153r.

205 PAVONARIUS (1661), S. 37.

206 PAVONARIUS (1661), S. 38.

207 ROTH (1965), R 3097.

208 ROTH (1965), R 3097.

209 PAVONARIUS (1661), S. 39.

gehoben. Sowohl im Amt des Scholarchen als auch als Mitglied des Rates hat er treu die Wohlfahrt der Schulen und der Stadt befördert. In seinem Beruf verhielt er sich *unverdrossen ... als ein trewer Medicus denen Patienten die seiner Hilfe bedürfftig und begierig gewesen, so wol geringen als fürnehmen.*[210]

Den Patienten zu helfen, ganz gleich, ob hohen oder niederen Standes, gehörte zu seinen Pflichten als Stadtarzt. Meist war in den Amtseiden geregelt, daß er alle Einwohner seines jeweiligen Amtsbezirkes ohne Ansehen der Person zu versorgen hatte. Das wird auch in Einbeck nicht anders gewesen sein. Mögliche Patienten sind Dorothea Lüdemann, die Ehefrau des Einbecker Bürgermeisters Jost Kreipke, die am 23. November 1645 starb, nachdem sie am 11. ein Söhnlein zur Welt gebracht hatte und bei ihr Medikamente nicht halfen,[211] und Elisabeth Cropp, Ehefrau des fürstlich braunschweig-lüneburgischen Amtmanns zu Holzminden Daniel Schulenburg, die am 11. Mai 1653 ebenfalls nach der Geburt eines Sohnes starb.[212]

Meyenbergs eigene Krankheit begann am 13. November 1659, ab 15. war er bettlägerig, er wählte die Medikamente für sich selbst aus, zog aber auch den Osteroder Stadtarzt Statius Heinrich Crauel (1623–1686)[213] zu Rate.[214] Im Alter von 46 Jahren schloß er am 1. Dezember 1659, morgens zwischen ein und zwei Uhr, seine Augen für immer.[215]

Seine Witwe überlebte ihn um viele Jahre und starb am 29. Januar 1686 in Einbeck.[216]

9. Johann Wilhelm Berckelmann

Der Erinnerungsschrift von Johann Heinrich Stuss auf den Theologen und Göttinger Superintenden Theodor Berckelmann (1576–1645) ist zu entnehmen, daß dessen Sohn Johann Wilhelm *Anno 1660. von der Stadt Einbeck zum Stadt-Physico erwählet* wurde.[217] Er wird damit direkter Nachfolger des Ende 1659 gestorbenen Meyenbergs und entstammt einer in Südniedersachsen bekannten Familie. Sein Geburtsdatum ist der 28. Februar 1633,[218] das Kirchenbuch der Göttinger Kirche St. Johannis nennt seine Taufe am 1. März 1633 und seinen Paten Johann Wilhelm Tedner.[219] In seiner Geburtsstadt besuchte er ab 12. April 1643 das Pädagogium[220] und wechselte 1654 auf die Uni-

210 Pavonarius (1661), S. 41.

211 Roth (1972), R 6945.

212 Roth (1972), R 6600.

213 Wellner (2000), S. 12–23.

214 Pavonarius (1661), S. 42.

215 Pavonarius (1661), S. 44

216 Roth (1965), R 3097.

217 Stuss (1733), S. 382.

218 Stuss (1733), S. 382.

219 KB Göttingen, St. Johannis 1633, S. 90, Nr. 5; Tedener war einer der Hochfürstlichen Commissarien, die 1627 die Introduktion Theodor Berckelmanns als Abt des Klosters Amelunxborn vornahmen, Stuss (1733), S. 358. Pfeffinger (1734), S. 346 bezeichnet ihn als Inhaber des Stifts St. Blasii in Northeim.

220 Gieseke/Kahle (1936), S. 29, Nr. 499.

versität nach Jena, wo er am 25. März eingeschrieben wurde.[221] Als akademischer Lehrer trat hier besonders Werner Rolfinck (1599–1673) hervor, der in seiner Anfangszeit noch die Galenisch-Arabistische Tradition vertrat, später aber – und zur Zeit Berckelmanns ganz sicher – sowohl in Anatomie als auch in der Physiologie den neuen Lehren von Vesal und Harvey folgte. Im Fall der Erkenntnisse Harveys über den Blutkreislauf hat er dessen bis heute grundlegende Forschungsergebnisse nicht nur übernommen, sondern auch verteidigt und durch Publikationen weiter verbreitet.[222]

Am 5. November 1656 wurde Berckelmann in Helmstedt immatrikuliert.[223] Seine Lehrer waren hier Herman Conring (1606–1681),[224] Heinrich Meibom d. J. (1638–1700),[225] Jakob Tappe (1603–1680)[226] und Valentin Heinrich Vogler (1622–1677).[227] Unter Tappe verteidigte er am 24. April 1658 seine Schrift 'De Cardialgia' (Über den Herzschmerz), sowohl als Respondent als auch als Autor bezeichnet,[228] und unter Conring promovierte er am 29. Dezember 1659 mit der Dissertation 'De Febre hectica'.[229] Er widmet die Schrift nicht seinen akademischen Lehrern, sondern den *sehr berühmten* braunschweig-lüneburgischen Leibärzten Johann Behrens (1596–1674),[230] Theodor (1611–1684)[231] und Hermann Konerding (1619–1669).[232] Triebs ordnet die erste Schrift den medizinischen Übungsdisputationen zu[233] und bezeichnet die zweite als Promotionsschrift zur Erlangung des medizinischen Doktorgrades.[234] Dies ist fraglich, denn in Personalschriften wird Berckelmann meist als Lizentiat der Medizin bzw. *Medicinae doctorandus* (angehender Dr. med.) genannt, so etwa in der Leichenpredigt auf seinen Bruder Heinrich Lorenz (1614–1661).[235] Nach der Anstellung als Stadtphysikus von Einbeck verfügt Berckelmann über ein geregeltes Einkommen und damit die wirtschaftliche Grundlage für eine Familiengründung. Am 28. April 1663 heiratete er in Hameln Anna Kunigunda Lahmann (* Hameln 19. 7. 1642), Tochter des dortigen Pastors Johann

---

221 JAUERNIG (1977), S. 44.

222 GIESE/HAGEN (1958), S. 101–120.

223 HILLEBRAND (1981), S. 119, Nr. 87.

224 TRIEBS (1995), S. 47f.; Conring war ein Universalgelehrter, in der Medizin kommt ihm das Verdienst zu sich schon früh für die Harveysche Lehre vom Blutkreislauf eingesetzt zu haben, STOLLEIS (1983), S. 90.

225 TRIEBS (1995), S. 59.

226 TRIEBS (1995), S. 66f.

227 TRIEBS (1995), S. 68.

228 SUB Göttingen Signatur: Diss. med. coll. max. 574 (31); Digitalisat: http://resolver.sub.uni-goettingen.de/purl?PPN794369596 [Stand 4. 3. 2019].

229 SUB Göttingen Signatur: Diss. med. coll. max 161 (3); Digitalisat: http://resolver.sub.uni-goettingen.de/purl?PPN766722929 [Stand 4. 3. 2019].

230 HEIDEMANN (1674), Digitalisat: http://resolver.sub.uni-goettingen.de/purl?PPN627041469 [Stand 4. 3. 2019].

231 WECKEN (1928), S. 531, Nr. 14424.

232 WECKEN (1928), S. 531, Nr. 6001.

233 TRIEBS (1995), S. 294, Nr. 173.

234 TRIEBS (1995), S. 149, Nr. 115.

235 ROTH (1976), R 8618.

Wilhelm Lahmann.[236] Am 19. Februar 1665 wurde in Einbeck der Sohn Johann Theodor geboren.[237] Doch das Glück der jungen Familie wärte nicht lange, denn bereits 22 Wochen nach der Entbindung starb die Mutter am 17. Juli 1665. Der Witwer war *so viel schmertzlicher betrübet, daß ihm seine so wohl gerathene hertzliebe Hausfrau so plötzlich von der Seiten, und damit gleichsam die Helfte seines Hertzens aus seinem Leibe gerissen ist*. Der Pastor Samuel Erich schreibt in seiner Trost-Ode, die Teil der Leichenpredigt ist, über die jung Verstorbene:

Niemand ward von Ihr verachtet;
Denn die Demuht war ihr Kleid.
Niemand ging von Ihr verschmachtet,
Denn Sie gab nach Müglichkeit.

Nicht zuletzt wegen der Versorgung seines zunächst *zahrten Söhnleins*[238] heiratete der Witwer am 22. Januar 1667 in Clausthal erneut.[239] Seine Wahl fiel auf Lucia Maria Lunde, die Tochter des dortigen Zehntners Rudolph Lunde.[240] Dieser hatte vor seiner Tätigkeit im Harz in Einbeck gewirkt und war dort, als er am 20. Januar 1633 Emerentia Raven heiratete, fürstlich Braunschweig-Lüneburgischer Verwalter des Stifts St. Alexandri gewesen.[241] Seine Frau war die Tochter des oben erwähnten Einbecker Bürgermeisters Jobst/Justus Raven. Wahrscheinlich hat die Hochzeit Berckelmanns mit diesen familiären Beziehungen zu tun.

Aus der Ehe gingen drei Töchter und zwei Söhne hervor, zwei Töchter starben jung.[242] Die Tochter Emerentia Agnesa (1670–13.12.1731)[243] heiratete 1686 den Kaufmann Joachim Wilhelm Tiele aus Einbeck[244] und nach dessen Tod 1694 den Pastor Theophil Andreas Hagemann.[245] Der ältere Sohn Andreas Julius (3. 8. 1673–13. 2. 1755) studierte Theologe in Jena und Helmstedt, wurde am 17. Mai 1704 zum Feldprediger beim Tecklenburgischen Regiment angenommen und begleitete Feldzüge in Bayern, Brabant und Flandern, bis er 1712 als Pastor in Seelze ordiniert wurde, welches Amt er bis zu seinem Tod versah.[246] Der 1676 geborene jüngere Sohn Johann Friedrich ergriff den Beruf des Chirurgen[247] und heiratete am 7. Oktober 1697 Johanna Benedicta Henriette Wißel.[248]

---

236 STUSS (1733), S. 383, gibt den 2. 4. 1662 an. Verf. folgt der Angabe bei RITTER (1993), S. 1099, Nr. 635, weil diese Daten den entsprechenden Kirchenbüchern entnommen sind.

237 KB St. Jacobi; Freundliche Mitteilung von Herrn Ralf Nowak (†) vom 3. 5. 1996. Später Landmedikus und Physikus in Gandersheim, gest. 1736, MÜHE (1950), S. 105.

238 ROTH (1972), R 6900.

239 Kirchenbuch Clausthal, Getraute 1647–1724, S. 25.

240 Zehntner am 26. Mai 1643, gestorben 1672, ROHR (1739), S. 398.

241 ROTH (1965), R 3916.

242 STUSS (1733), S. 384.

243 FISCHER (1967), S. 261

244 Göttingen 19. 10. 1686/St. Jacobi, SCHUBERT (1990a), S. 751, Nr. 457.

245 SCHUBERT (1990a), S. 755, Nr. 570.

246 FISCHER (1967), S. 261; STUSS (1733), S. 385.

247 www.online-ofb.de/famreport.php?ofb=NLF&ID=I157684&nachname=BERCKELMANN&modus=&lang=de [Stand 1. 3. 2019].

248 SCHUBERT (1990A), S. 756, Nr. 622.

Berckelmann scheint nicht unvermögend gewesen zu sein. Im Jahr 1669 quittieren Abt, Prior und Konventualen des Klosters Amelungsborn ihm und seinem Schwager Andreas Matthias Volswet (1643–1677) über ein Darlehen von 600 Rthlr. Es wird mit 30 Rthlr. verzinst und als Pfand der dem Kloster zustehende Reinser Zehnte eingesetzt.[249] Volswet, Sohn des Pastors Erasmus Thomas Volswet in Clausthal, war ebenfalls Lizentiat der Medizin und Stadtphysikus in Gardelegen, 1669 heiratete er Barbara Emerentia Lunde und wurde damit Schwager Berckelmanns.[250]

Über seine ärztliche Tätigkeit kann nur wenig Konkretes gesagt werden. Die Bestallungsurkunde für einen seiner Nachfolger aus dem Jahr 1763, die in der vieljährigen Tradition dieser Dokumente – auch zahlreicher anderer Städte – verfaßt ist, besagt, daß er Bürgermeister und Rat sowie den Einwohnern der Stadt *in vorfallenden Leibeskrankheiten beyräthig, aufwärtig und behülflich* sein soll, die Medikamentenverschreibung sorgfältig vornehmen und dabei überwachen soll, daß sie *gut und ohntadelhaft* hergestellt und zum angemessenen Preis abgegeben werden. Er hat *die Patienten besonders wenn er deren Krankheit tödtlich erachten würde* zu beaufsichtigen und ebenso deren Angehörige und die Pflegenden zu erinnern, den Beichtvater hinzuzuziehen. Bei ansteckenden Krankheiten darf er sich nicht aus Einbeck entfernen, die Behandlung der Armen und die Durchführung hier anfallender Sektionen hat er umsonst zu leisten. Wenn er zu auswärtigen Patienten gerufen wird und über Nacht wegbleiben muß, ist vorher die Genehmigung des regierenden Bürgermeisters einzuholen. Ansonsten hat er sich *in allem wie einem getreuen und aufrichtigen Stadt-Physico wol anstehet und gebühret* zu verhalten.[251]

Namentlich bekannte Patienten Berckelmanns sind der Einbecker Ratsverwandte und Handelsmann Anton Freilinghausen (1597–1661), den er Anfang Juli 1661 zur Ader ließ und ihm Medikamente verordnete,[252] Friedrich Ulrich von Adelebsen (1611–1663), der ihn Ende 1661 nach einem Sturz wegen seines *unersetzlichen Schaden am Kopf erlitten* in Salzderhelden konsultierte,[253] Anna Glümer, die in Einbeck am 16. Juli 1673 starb und für deren Behandlung man den *Arzt holt*[254] – hier keine ausdrückliche Nennung des Stadtphysikus –, und Magdalena Agnesa von Hardenberg (1659–1677), Tochter des fürstlich braunschweig-lüneburgischen Obristleutnants zu Roß Friedrich Asche von Hardenberg, die er am 10. Januar 1677, wohl in Lauenförde, kurz vor ihrem Tod am 21. behandelte.[255] Im April 1686 wurde er neben Lic. med. Theodor Mauritius[256] zur Therapie von Andreas Overbeck (1628–1686), Abt des Klosters Amelungsborn, fürst-

---

249 NLA WO 21 Urk. Nr. 83; der Zehnte im „reinser Felde vor Einbeck" war jährlich ungefähr 150 Rthlr. wert, KLINCKHARDT (1837), S. 212.

250 BUROSE (1966), S. 72, Anm. 6.

251 HERTEL (1962), S. 11.

252 ROTH (1974), R 7953.

253 ROTH (1959), R 499.

254 ROTH (1972), R 6879.

255 ROTH (1967), R 4546.

256 GIESEKE/KAHLE (1936), S. 43, Nr. 546; Bestallung zum Stadtphysikus von Höxter von 1679 liegt vor, er war auch Corveyer Leibmedikus, 1705–1708 und 1719–1722 war er Bürgermeister in Höxter [Frdl. Mitteilung Stadtarchiv Höxter vom 13. 8. 1993].

lich braunschweig-lüneburgischer Konsistorialrat und Generalsuperintendent der Ev. Kirchen an der Weser, hinzugezogen.[257]

Sein bedeutendster Patient dürfte aber der Herzog Ferdinand Albrecht von Braunschweig-Bevern (1636–1687) gewesen sein, der ihn als Leibmedikus in Bestallung genommen hatte.[258]

Leider ist in der nur in Rudolstadt erhaltenen Leichenpredigt kein Hinweis auf diese Tätigkeit Berckelmanns enthalten.[259]

Auch in den Einbecker Rat wird Berckelmann aufgenommen, bekleidet nacheinander das Amt des Riedemeisters, des Kämmerers und des Bürgermeisters[260] in den Jahren 1680, 1682, 1684, 1686 und 1688.[261]

Berckelmann starb wohl im Jahr 1688, leider konnte ein entsprechender Eintrag im Kirchenbuch nicht gefunden werden. Die Kopfsteuerbeschreibung von 1689 bezeichnet die Witwe Berckelmanns als Akerbau treibende Brauerin, sie hat 4 Taler Steuer zu entrichten. Für ihre drei Söhne bezahlte sie insgesamt 24 Groschen, für den ältesten, der Medizin studierte, 12 Groschen, und für die beiden anderen, die älter sind als 12 Jahre, zusammen ebenfalls 12 Groschen.[262] Wir wissen, daß diese Angaben hinsichtlich der Zahl der Söhne nicht zutreffend sein können.

10.Jobst Dietrich Schorkopf

Aus der erwähnten Kopfsteuerbeschreibung erfahren wir, daß das Haus des Amtmanns Riebecker von dem *neulich bestellten Physicus ordinarius Dr. Jobst Diedrich Schorkopf* und seiner Frau bewohnt wurde.[263] Damit wird uns der direkte Nachfolger von Johann Wilhelm Berckelmann namentlich genannt.

Er wurde in Hildesheim als Sohn des dortigen Apothekers auf der Neustadt Melchior Schorkopf (1614–1679)[264] geboren und am 21. März 1660 in der St. Lamberti-Kirche getauft.[265] Bei den Nachforschungen ergab sich, daß auch die Vornamen Just(us) und Theodor anzutreffen sind. Am 3. Mai 1678 wurde er als *Justus Didericus Schorkopff Hildesiens[is]* in die Matrikel der Helmstedter Universität eingetragen.[266] Genau in dieser Zeit befand sich die dortige Professorenschaft im Umbruch: Valentin Heinrich Vogler war schon 1677 gestorben,[267] Jacob Tappe starb 1680[268] und Hermann Conring 1681,[269] 1679 war Günther Christoph Schelhammer (1649–1716) als außerordentlicher

[257] ROTH (1976), R 8554.

[258] STUSS (1733), S. 383; JARCK (2006), S. 215f.

[259] Frdl. Mitteilung des Leiters der Städtischen Bibliothek, Herrn Tobias Zober, vom 2.4.2019.

[260] STUSS (1733), S. 383.

[261] HARLAND (1857), S. 383.

[262] MUNDHENKE (1969), S. 268.

[263] MUNDHENKE (1969), S. 266.

[264] ROTH (1972), R 6607.

[265] HÖCKLIN (1970), S. 133.

[266] HILLEBRAND (1981), S. 215, Nr. 61

[267] Am 13. März, TRIEBS (1995), S. 68.

[268] Am 10. Oktober, TRIEBS (1990), S. 67.

[269] Am 12. Dezember, TRIEBS (1990), S. 48.

Professor der Botanik nachgerückt[270] und 1683 folgte Friedrich Schrader (1657–1704),[271] aber da hatte Schorkopf Helmstedt schon in Richtung Leiden verlassen. Hier immatrikulierte er sich als Medizinstudent *Justus Didericus Schorkopff, Hildesia-Brunsvicensis* am 17. März 1682.[272] Einer seiner Lehrer war der Anatomieprofessor Charles Drelincourt (1633–1697).[273]

Am 16. Mai 1684 wurde er an der Universität Basel eingeschrieben als *Justus Didericus Schorkopff, Hildesia Saxo*.[274] Ziel dieses Aufenthaltes dürfte der Abschluß des Medizinstudiums mit der Promotion zum Dr. med. gewesen sein, die am 13. Februar 1685 mit der Schrift 'De Hydrope Ovarii Muliebris' (Über Wasseransammlung in der Gebärmutter der Frau) erfolgte. Der Verfassername ist mit Justus Theodorus Schorkopff angegeben.

Zu welchem Zeitpunkt Schorkopff Stadtarzt in Einbeck wurde, ist nicht bekannt, es wäre gleich nach erfolgter Promotion möglich gewesen. Da aber die Stelle noch bis 1688 durch Berckelmann besetzt war, ist der Amtsantritt danach wahrscheinlich. Die Leichenpredigt, die anlässlich des Todes seines Bruders Peter Henrich Schorkopff († 20. Januar 1689) gedruckt wurde, enthält ein Gedicht des Adenstedter Pastors Joachim Pöling, das an Justus Dietrich Schorkopff gerichtet ist, der als 'Physikus ordinarius der Stadt Einbeck' bezeichnet wird.[275] Auch die Leichenpredigt auf die 1694 gestorbene Christina Elisabeth Anna Neovin bestätigt den Dienstbeginn Ende 1688 oder Anfang 1689, wenn es heißt, daß sie *vor sechs Jahren ins Siechen geriet* und Dr. Scharkopff, Physikus zu Einbeck, ihr Arzt gewesen sei.[276] Nicht zuletzt weist auch die Kopfsteuerbeschreibung von 1689 auf diesen Zeitraum, da darin vom *neulich bestellte*[*n*] *Physikus ordinarius Dr. Jobst Dietrich Schorkop* die Rede ist.[277]

Am 3. September 1689 heiratete er in der St. Ägidienkirche zu Osterode die Tochter des dortigen Stadtphysikus und schon erwähnten Statius Heinrich Crauel, Emerentia Hedwig.[278]

Folgende Kinder wurden in Einbeck getauft: Anna Sophia (6. 7. 1690), Johann Dietrich (23. 10. oder 23. 12. 1691), Catharina Hedwig (22. 10. 1692 oder 22. 12. 1693), Friedrich Christian (15. oder 25. 8 .1695), Dorothea Maria (23. 9. 1696).[279] Aus diesen Daten kann man schließen, daß Schorkopff mindestens bis Ende September 1696 in Einbeck tätig war. Drei weitere Kinder wurden geboren: Johann Christoffel/Christian, bei dem der Ort der Taufe nicht angegeben ist, Friedrich Bodo, der erste Sproß, bei dem Hildesheim als Taufort am 18. Juli 1703 gesichert ist und Wilhelm Jobst (get. 24. 5. 1708

270 TRIEBS (1995), S. 62f.

271 TRIEBS (1995), S. 63f.; er war vom 15. April 1680 bis 1683 Stadtphysikus von Göttingen, MARX (1824) S. 260, und heiratete in zweiter Ehe 1694 mit Barbara Margaretha Crauel ebenso eine Enkelin des Einbecker Stadtphysikus Johann Crauel wie Schorkopf, SCHUBERT (1990b), S. 1014, Nr. 2641.

272 RIEU (1875), Sp. 651; WEDEKIND (1970), S. 269.

273 HIRSCH (1929/35), II, S. 308.

274 WACKERNAGEL/TRIET/MARRER (1975), S. 170, Nr. 1016.

275 ROTH (1972), R 6606; leider ist dieses Gedicht im Exemplar der SUB Göttingen nicht enthalten.

276 ROTH (1974), R 7538.

277 MUNDHENKE (1969), S. 266.

278 SCHUBERT (1990 b), S. 1007, Nr. 2493.

279 Mitteilung Ralf Nowak (†) vom 3. 5. 1996; DAMM (1992), S. 1198f. Beide Quellen weichen voneinander ab.

in Hildesheim). Schorkopff ist also, wahrscheinlich als *Medicus practicus* spätestens ab 1703 in Hildesheim tätig. Dies bestätigt auch ein Vermerk in der Kämmerei-Rechnung von 1707, in dem er als *medicinae doctor* bezeichnet und mit drei Söhnen und drei Töchtern aufgeführt ist.[280] Da außer den Töchtern Anna Sophia und Catharina Hedwig bei den anderen Kindern nach 1707 noch Lebensdaten angegeben wurden,[281] ist zu vermuten, daß diese beiden vor diesem Jahr verstorben sind. Im Mai des Jahres 1709 beschloß Dr. Schorkopff sein Leben in Hildesheim an einer Infektionskrankheit und wurde dort am 27. Mai 1709 bestattet.[282] Seine Ehefrau starb ebenso wie der Sohn Johann Dietrich an der Seuche, sie wurde am selben Tag wie der Ehemann beigesetzt,[283] der Sohn am 12. Juli 1709.[284] Ob es sich, wie angegeben, bei der Krankheit um die Pest handelt, ist fraglich[285].

Behandelte Patienten, bei denen Schorkopff ausdrücklich als Arzt genannt wurde, konnten bisher nicht gefunden werden. Die Leichenpredigt auf Anna Margarethe Rettberg, die am 5. November 1691 starb, spricht vom *hiesigen Hrn. Stadt-Physicum*, damit müßte Schorkopff gemeint gewesen sein.[286]

11. August Hildebrand Meyenberg

Der letzte im Rahmen des Themas zu besprechende Stadtphysikus Einbecks ist August Hildebrand Meyenberg, der Sohn Cyriakus Meyenbergs und seiner Gattin Catharina Meyer. Seine Jugend verbrachte er in Einbeck im Kreise seiner Geschwister. Der Leichenpredigt auf die Mutter ist zu entnehmen, daß sie drei Söhnen und drei Töchtern das Leben geschenkt hatte. Demnach waren seine Brüder Johann Wilhelm, der ältere, der beim Tod des Vaters noch ein Trauergedicht für die Leichenpredigt beigesteuert hatte,[287] gestorben in Einbeck 1666,[288] und Friedrich Julius, der jüngere, beim Ableben der Mutter als Jurastudent bezeichnet.[289]

Das Leben der Mutter war nach dem Tod des Vaters mit *Creutz, Wiederwertigkeit, Trübsal und Elend* beladen, und sie wurde mit a*llerhand Pressuren belastet*, trotzdem konnte sie die Söhne auf Schulen schicken und den beiden überlebenden ein Studium ermöglichen. Von da ab erhalten wir wieder sichere Nachricht von August Hildebrand mit der Einschreibung an der Universität Jena 1673.[290] Am 7. April 1676 wurde er dann in Helmstedt als *Augustus Hildebrandus Meienberg Einbeca Saxo* immatrikuliert. Die Matrikel von Leiden verzeichnen einen August Meyenberg, Brunsvicensis, der sich

[280] Mitteilung Stadtarchiv Hildesheim vom 15. 10. 1993.

[281] DAMM (1992), S. 1198f.

[282] DAMM (1992), S. 1198.

[283] DGB (1962), S. 475.

[284] DAMM (1992), S. 1198.

[285] Siehe dazu die prägnante Zusammenfassung und Nennung relevanter Literatur bei MÖLLER-FUNCK (2015), S. 26–36.

[286] https://gdz.sub.uni-goettingen.de/id/PPN827728298; S. 33 [Stand 1. 4. 2019].

[287] PAVONARIUS (1661), S. 78.

[288] ROTH (1965), R 3097

[289] ROTH (1965), R 3097

[290] JAUERNIG (1977), S. 520.

22jährig am 27. Februar 1680 hier ein schrieb;[291] ob es sich dabei aber um August Hildebrand handelt, kann nicht zweifelsfrei geklärt werden. Das Alter könnte zutreffen, wonach er 1658 geboren worden wäre, allerdings sind die Altersangaben in den Leidener Matrikeln häufig von den Studenten unrichtig angegeben worden.

Da es dem Verfasser bisher nicht gelungen ist, eine Promotionsschrift nachzuweisen, kann über den Abschluß seines Studiums noch nichts gesagt werden; er könnte durchaus in Leiden erfolgt sein, aber auch die dortige Universitätsbibliothek besitzt keine Promotionsschrift. Die nächste bekannte Station seiner beruflichen Laufbahn ist das Stadtphysikat von Göttingen, das er am 31. März 1683 mit der Herkunftsbezeichnung *von Celle* antrat.[292] Was der Hinweis auf Celle in diesem Zusammenhang besagt ist konkret nicht nachvollziehbar. Wenn Marx mit dieser Angabe seine familiäre Herkunft meinte, ist sie – wie wir gesehen haben – falsch. Auch seine berufliche Herkunft aus Celle ist dort nicht nachweisbar,[293] was wiederum nicht verwunderlich wäre, sofern er dort als *Medicus practicus* in Tätigkeit stand. Das Amt des Stadtarztes in Einbeck trat er am 23. Juli 1697 an.[294] Der einzige Patient, bei dem Meyenberg als behandelnder Arzt genannt wird, ist Johann Jobst Eggers, Kämmerer und Kauf- und Handelsmann in Einbeck, der am 11. April 1698 starb. Er *litt seit guter Zeit an Podagra und Skorbut, wozu gefährliche Zustände traten, welche ihm alle Kräfte nahmen.*[295]

Im Bergarchiv Clausthal ist ein Zeugnis Meyenbergs vom 3. Mai 1719 erhalten, das er dem dortigen Kandidaten der Chirurgie Rudolph Wilhelm Hasemann auf dessen Wunsch ausstellte, weil dieser *ohne vorhergegangene gebührende examination von einem Medico Promoto und darüber Erhaltenen Attestati ... zu keiner Praxi Chirurgica in hiesigen churfürstlichen Landen admittiret werden solle.* Worauf Meyenberg mit Hasemann *eine Unterredung seiner Wißenschaft in chirurgischen Sachen gepflogen,* seinen von den Goslarer Chirurgen ausgestellten Lehrbrief geprüft und seine Kenntnisse so befunden hatte, daß er als Chirurg eingesetzt werden konnte, wenn er sich innerer Kuren enthielte, sich gegen seine Patienten ständig *diensthafft und aufwärtig* verhielte, bei gefährlichen Schäden mit einem erfahrenen Chirurgen oder Medicus berate und ständig fort bildete.[296]

Wenig später starb Meyenberg am 9. April 1720 in Einbeck[297] und wurde am 15. April beigesetzt.[298] Als Nachfolger wurde sein Sohn Heinrich Julius Meyenberg am 25. Juni 1720 gewählt,[299] der das Amt bis zu seinem Tod am 8. Januar 1763 ausüben sollte.[300]

[291] WEDEKIND (1970), S. 268.

[292] MARX (1824), S. 260; MEINHARDT (1967), S. 51.

[293] Mitteilung Stadtarchiv Celle vom 16. 5. 1984.

[294] FREISE (1908), S. 21–23.

[295] ROTH (1972), R 6976.

[296] Bergarchiv Clausthal, alte Signatur: Fach 583/2.

[297] HERTEL (1962), S. 10.

[298] KB St. Alexandri 1720 Nr. 18: *d. 15 t April Hr. Doctor MeinBerg beygesetzet.*

[299] HERTEL (1962), S. 10.

[300] Mitteilung Ralf Nowak (†) vom 3. 5. 1996.

Summary: Town physicians of Einbeck from the end of the 16th century until the beginning of the 18th century.

Einbeck, framework city and beer brewing city with 600 years of brewing tradition in Lower Saxony. Documents about the town physicians are not available in the local municipal archive. By the use of other sources such as printed funeral sermons, church registers, chronicles and personal publications the names of the following physicians could be identified for the time from the end to the 16th century until the beginning of the 18th century: Johannes Crato, Balthasar Raid, Johann Crauel (1581–1665), Ludolph Neumann (1595–1669), Heinrich Corvinus, Franz Burchard von Mithoff (1603–1648), Justus Schneidewindt, Cyriakus Meyenberg (1613–1659), Johann Wilhelm Berckelmann (1633–1688), Jobst Dietrich Schorkopf (1660–1709) und August Hildebrand Meyenberg († 1720).

In this article an attempt is made to reproduce the life and work histories of the physicians known so far and to delimit their periods of service as town physicians in terms of time.

Literatur

ACHELIS/BÖRTZLER (1968): Thomas Otto Achelis (†) und Adolf Börtzler [Bearbb.], Die Matrikel des Gymnasium Illustre zu Bremen 1610–1810, Bremen 1968 (= Bremisches Jahrbuch, 2. Reihe, 3. Band)

ADB: Allgemeine Deutsche Biographie, hrsg. von der Historischen Kommission bei der Bayerischen Akademie der Wissenschaften, I–LVI, Leipzig 1875–1912, Neudruck 1967–1971

AHRENS (2004): Sabine Ahrens, Die Lehrkräfte der Universität Helmstedt (1576–1810), Helmstedt 2004 (=Veröffentlichungen der Kreismuseen Helmstedt, 7)

ARENDS/SCHNEIDER (1960): Dietrich Arends und Wolfgang Schneider, Braunschweiger Apothekenregister 1506–1673, Braunschweig 1960 (= Braunschweiger Werkstücke, 25)

BLC (1985): The British Library General Catalogue of Printed Books to 1975, Bd. 293, London 1985

BMGC (1949): British Museum General Catalogue of Printed Books to 1955, Bd. 44, London 1949

BÜRK/WILLE (1953): Albert Bürk und Wilhelm Wille [Bearbb.], Die Matrikeln der Universität Tübingen 1600–1710, Bd. 2, Tübingen 1953

BUROSE (1963): Hans Burose, Was ein altes Stammbuch erzählt …, in: Allgemeiner Harz-Berg-Kalender 1963, S. 34–38

BUROSE (1966): ders.,, Die Calvörsche Bibliothek zu Lebzeiten ihres Begründers, in: Harz-Zeitschrift für den Harz-Verein für Geschichte und Altertumskunde 18 (1966), 1–16

BUROSE (1972): ders.,, Katalog der Calvörschen Bibliothek, Bd. 1, Clausthal-Zellerfeld 1972

CAESAR (1875/87): Carolus Iulius Caesar [Hrsg.], Catalogus studiosorum scholae Marpurgensis 1527–1628, Marburg 1875–1887

CAESAR (1887): Carolus Julius Caesar [Hrsg.], Catalogus Studiosorum Scholae Marpurgensis, Pars Quarta, Marburg 1887

DAMM (1992): Jürgen von Damm, Enkelliste für den Braunschweiger Bürger Eghard v. Damm (erw. 1267), Teilband C (Rauh-Zwicker), Hannover 1992 (= Forschungsberichte, N. F. 11 C)

DGB (1940): Crauel aus Klausthal am Harz, in: Deutsches Geschlechterbuch (DGB), Bd. 109, Görlitz 1940, S. 77–98

DGB (1962): Deutsches Geschlechterbuch Bd. 129, Limburg/Lahn 1962

DWB: Jacob und Wilhelm Grimm, Deutsches Wörterbuch, I–XVI und Quellenverzeichnis, Leipzig 1854–1971, Neudruck München in 33 Bänden

FALCKENHEINER (1904): Wilhelm Falckenheiner [Bearb.], Personen- und Ortsregister zu der Matrikel und den Annalen der Universität Marburg 1527–1652, Marburg 1904,

FISCHER (1967): Bernhard Fischer, Die Pastoren und Familien in Hann. Münden von der Reformation bis 1800, Norddeutsche Familienkunde 16 (1967), Heft 1, S. 257–271

FREISE (1908): Wilhelm Freise, Bestallung des Herrn Dr. med. August Hildebrand Meyenberg zum Physikus in Einbeck ⟨im J. 1697⟩, Jahresbericht des Vereins für Geschichte und Altertumskunde der Stadt Einbeck 8 (1908), S. 21–23

GÄRTNER (1985): Friedrich Gärtner, Die historische Zellerfelder Bergapotheke, Clausthal-Zellerfeld 1985

GERABEK/HAAGE/KEIL/WEGNER (2005): Werner E. Gerabek, Bernhard D. Haage, Gundolf Keil und Wolfgang Wegner [Hrsgg.], Enzyklopädie Medizingeschichte, Berlin - New York 2005

GIESE/HAGEN (1958): Ernst Giese und Benno von Hagen, Geschichte der Medizinischen Fakultät der Friedrich-Schiller-Universität Jena, Jena 1958

GIESEKE/KAHLE (1936): Georg Gieseke und Karl Kahle [Hrsgg.], Die Matrikel des Pädagogiums zu Göttingen 1586–1734, Göttingen 1936

GRANZIN (1978): Martin Granzin, Osteroder Bürgerbuch 1600–1919, Göttingen 1978

GRESKY (1961): Wolfgang Gresky, Beziehungen der Orte des Kreises Osterode zum Göttinger Gymnasium von 1586 bis 1734, Heimatblätter für den süd-westlichen Harzrand 9 (1961), S. 19–26

GREUER (1962): Johann Traugott Greuer, Die Oberharzer Knappschaftskassen vom 16. bis zur Mitte des 19. Jahrhunderts, phil. Diss. Göttingen 1962

GÜNTHER (1888): Friedrich Günther, Der Harz in Geschichts-, Kultur- und Landschaftsbildern, Hannover 1888

HAGEMANN (1665): Andreas Hagemann, Seligsterbender Christen Triumph- und Freuden-Lied etc., Osterode 1665

HARLAND (1857): H[einrich] L[udolph] Harland, Geschichte der Stadt Einbeck etc., Bd. 2, Einbeck 1857

HAAS/SCHÜRRER (2018): Philip Haas und Martin Schürrer, Die Einbecker Reimchronik des Henning Schottelius von 1580, Niedersächsisches Jahrbuch für Landesgeschichte 90 (2018), S. 7–42

HEIDEMANN (1674): Johann Heidemann, Ein Evangelisches Recept Wider die Kranckheit unsrer Seelen etc., Wolfenbüttel 1674

HEINEKEN (1837): Ph. Heineken, Die freie Hansestadt Bremen und ihr Gebiet in topographischer, medizinischer und naturhistorischer Hinsicht geschildert, Bd. 2, Bremen 1837

HEINEMANN (1892): Otto von Heinemann, Geschichte von Braunschweig und Hannover, Bd. 3, Gotha 1892

HERLICIUS (1621): David Herlicius, Consilium Politico-Physicum, Gründliches Bedencken, vnd getrewer Rath, was eine Stadt, in welcher, den vorgangenen Herbst, die Pest ein wenig angefangen, künfftigen Frühling, …, fürnehmen solle etc., Frankfurt/Oder 1621

HERTEL (1962): Günther Hertel, Das Heilwesen von Einbeck betrachtet ab Ausgang des Mittelalters bis ins 19. Jahrhundert, med. Diss., Göttingen 1962

HILLEBRAND (1981): Werner Hillebrand, Die Matrikel der Universität Helmstedt 1636–1685, Hildesheim 1981

HILLEGEIST (1982): Hans Heinrich Hillegeist, Das Allianzwappen des Amtmanns Jacob Mecke in der St. Andreaskirche in Bad Lauterberg/Harz (Teil 3), Heimatblätter für den süd-westlichen Harzrand 38 (1982), S. 27–30

HIRSCH (1929/35): August Hirsch [Hrsg.], Biographisches Lexikon der hervorragenden Ärzte aller Zeiten und Völker, I–V und Ergänzungsband, 2. Aufl. durchges. und ergänzt von Wilhelm Haberling, Franz Hübotter und Hermann Vierordt, Berlin - Wien 1929–1935, Neudruck München 1962 [= „3. Aufl.“]

HÖCKLIN (1970): Hanspeter Höcklin, Die Ratsapotheke zu Hildesheim als Medizinalanstalt und stadteigener Handelsbetrieb von den ersten Nachrichten 1318 bis 1820, Hildesheim 1970

HOFFMEISTER (1895): Dr. Adolph Hofmeister, Die Matrikel der Universität Rostock: mit Unterstützung des Grossherzoglich Mecklenburg-Schwerinschen Ministeriums und der Ritter- und Landschaft beider Mecklenburg, Bd. 3 (1611–1694), Rostock 1895

HÜLSE (1994): Horst Hülse, Das Kalendarium des Johannes Velius (1545–1631), Pastor an der Marktkirche St. Jacobe zu Einbeck, Oldenburg 1994 (= Quellen und Materialien zur Geschichte der Stadt Einbeck, 1)

JARCK (2006): Horst-Rüdiger Jarck [Hrsg.], Braunschweigisches Biographisches Lexikon 8. bis 18. Jahrhundert, Braunschweig 2006

JAUERNIG (1977): Reinhold Jauernig [Bearb.], Die Matrikel der Universität Jena, Bd. 2, Weimar 1977

KINDERVATER (1715): Johann Heinrich Kindervater, Nordhusa illustris etc., Wolfenbüttel 1715

KLINCKHARDT (1837): N. N. Klinckhardt, Die ehemaligen Klöster in Einbeck, Vaterländisches Archiv des Historischen Vereins für Niedersachsen, Lüneburg 1837, S. 198–213, Digitalisat: https://digital.slub-dresden.de/werkansicht/dlf/51820/232

KRONENBERG (1978): Kurt Kronenberg, Chronik der Stadt Bad Gandersheim, Bad Gandersheim 1978

LESSER (1740): Friedrich Christian Lesser, Historische Nachrichten von der Kaiserlicher und des heiligen Römischen Reiches freyen Stadt Nordhausen etc., Frankfurt a. M. - Leipzig 1740

LEUSCHNER (1988), Jörg Leuschner [Bearb.], Heinrich Wendt, Geschichte des Welfenfürstentums Grubenhagen, des Amtes und der Stadt Osterode, Hildesheim - Zürich - New York 1988

LEUSCHNER (1993): Jörg Leuschner [Hrsg.], Osterode, Welfensitz und Bürgerstadt im Wandel der Jahrhunderte, Hildesheim/Zürich/New York 1993

LINKE (1931): Wilhelm Linke, Katalog der Leichenpredigten und sonstigen Personalschriften des Staatsarchivs zu Hannover etc., Leipzig 1931

LORENT (1844): Carl Anton Eduard Lorent, Biographische Skizze verstorbener Bremischer Aerzte und Naturforscher, Bremen 1844

MAHRENHOLTZ (1960): Hans Mahrenholtz, Stammfolge der Familie Hattorf aus Osterode, Heimatblätter für den süd-westlichen Harzrand 7 (1960), S. 10–16

MARX (1824): Karl Friedrich Heinrich Marx, Goettingen in medicinischer, physischer und historischer Hinsicht, Göttingen 1824

MAYER (1907): Hermann Mayer, Die Matrikel der Universität Freiburg i. Br. von 1460 bis 1656, Bd. 1, Freiburg 1907

MAX (1863): Georg Max, Geschichte des Fürstentums Grubenhagen, Bd. 2, Hannover 1863

MEINHARDT (1967): Johannes Meinhardt, Der Städtische Physikatseid vom 16. Jahrhundert bis zur Verstaatlichung des Medizinalwesens, dargestellt am Beispiel Göttingen, med. Diss. Göttingen 1967

MENTZ (1944): Georg Mentz [Bearb.], Die Matrikel der Universität Jena, Bd. 1, Jena 1944

MITHOFF (1881): Hector Wilhelm Heinrich Mithoff, Mitteilungen über die Familie Mithoff bürgerlicher und geadelter Linie, Hannover 1881

MÖLLER-FUNCK (2015): Katrin Möller-Funck, Die Krise in der Krise. Existenzielle Bedrohung und gesellschaftliche Rezession im Königreich Preußen zu Beginn des 18. Jahrhunderts, phil. Diss. Rostock 2015

MÜHE (1950): A. Mühe, Geschichte der Stadt Bad Gandersheim, Bad Gandersheim 1950

MUNDHENKE (1969): Herbert Mundhenke [Bearb.], Die Kopfsteuerbeschreibung der Fürstentümer Calenberg-Göttingen und Grubenhagen von 1689, Teil 11, Hildesheim 1969

NEANDER (1589): Michael Neander, Orbis terrae partium succinata explicatio seu simplex enumeratio distributa in singularum partium regiones, Leipzig 1586, o. P., Digitalisat: https://www.digitale-sammlungen.de/de/view/bsb10178281?page=263 [Stand 27. 7. 2021]

PAVONARIUS (1661): Christoph Pavonarius, Der Weltkinder schändliche unarth Bey frommer Leute seligen hinfarth etc., Kassel 1661

PECKENSTEIN (1608): Lorenz Peckenstein, Theatrum saxonicum Dritter Theil, Darinnen Poligraphia und historische Beschreibung aller vornemsten Städte in Sachsen, Meissen unnd Thüringen etc., Jena 1608

PETRAEUS (1618): Heinrich Petraeus, Agonismata medica Marpurgensia, dogmatica juxta et hermetica etc,. Marburg 1618

PFEFFINGER (1734): Johann Friedrich Pfeffinger, Historie des Braunschweig-Lüneburgischen Hauses bis auf das Jahr 1733, Bd. 3, Hamburg 1734

RIEU (1875): Guilielmus de Rieu, Album Studiosorum Academiae Lugduno Bataviae MDLXXV–MDCCCLXXV, Den Haag 1875

RITTER (1993): Jürgen Ritter [Hrsg], Franz Schubert, Trauregister aus dem Calenberger Land, Bd. 1. Anfänge bis 1700, 9. Lieferung Stadt Hameln, Hannover 1993

RÖMER (1982): Christof Römer, Gandersheim als landesherrliche Residenzstadt, Harz-Zeitschrift für den Harz-Verein für Geschichte und Altertumskunde 34 (1982), S. 1–15

ROHR (1739): Julius Bernhard von Rohr, Geographische und Historische Merckwürdigkeiten des Ober-Hartzes etc., Frankfurt - Leipzig 1739

ROTERMUND (1818): Heinrich Wilhelm Rotermund [Hrsg.], Lexikon aller Gelehrten die seit der Reformation in Bremen gelebt haben, Bd. 2, Bremen 1818

ROTERMUND (1819): Heinrich Wilhelm Rotermund, Fortsetzung und Ergänzungen zu Christian Gottlieb Jöchers allgemeinem Gelehrten-Lexiko etc., Band 6, Bremen 1819

ROTH (1959): Fritz Roth, Restlose Auswertung von Leichenpredigten und Personalschriften für genealogische und kulturhistorische Zwecke, Bd. 1, Boppard 1959

ROTH (1961): ders., Restlose Auswertung von Leichenpredigten und Personalschriften für genealogische und kulturhistorische Zwecke, Bd. 2, Boppard 1961

ROTH (1965): ders., Restlose Auswertung von Leichenpredigten und Personalschriften für genealogische und kulturhistorische Zwecke, Bd. 4, Boppard 1965

ROTH (1967): ders., Restlose Auswertung von Leichenpredigten und Personalschriften für genealogische und kulturhistorische Zwecke, Bd. 5, Boppard 1967

ROTH (1972): ders., Restlose Auswertung von Leichenpredigten und Personalschriften für genealogische und kulturhistorische Zwecke, Bd. 7, Boppard 1972

ROTH (1974): ders., Restlose Auswertung von Leichenpredigten und Personalschriften für genealogische und kulturhistorische Zwecke, Bd. 8, Boppard 1974

ROTH (1976): ders., Restlose Auswertung von Leichenpredigten und Personalschriften für genealogische und kulturhistorische Zwecke, Bd. 9, Boppard 1976

SCHIMPF (1964): Franz Schimpf, Der Osteroder Bürgermeister Barthold Eggena und seine Familie, Heimatblätter für den süd-westlichen Harzrand 15 (1964), S. 44–54

SCHIMPF (1972): ders., Die Mitglieder der Kauf- und Kramergilde zu Osterode von 1575–1650, Heimatblätter für den süd-westlichen Harzrand 28 (1972), S. 44–54

SCHUBERT (1990a): Franz Schubert, Trauregister aus den Kirchenbüchern in Südniedersachsen, Bd. 1., 8. Lieferung, Göttingen 1990

SCHUBERT (1990b): ders., Trauregister aus den Kirchenbüchern in Südniedersachsen, Bd. 1, 10. Lieferung, Göttingen 1990

SINDRAMM (1976): Erich Sindramm, Der Kaisersaal zu Bad Gandersheim und seine Gemälde, Bad Gandersheim 1976

STOLLEIS (1983): Michael Stolleis [Hrsg.], Hermann Conring (1606–1681). Beiträge zu Leben und Werk, Berlin 1983 (= Historische Forschungen, 23)

STREICH (1991): Brigitte Streich, Die Familie Raven, Einbecker Jahrbuch 41 (1991), S. 158–176

STUSS (1733): Johann Heinrich Stuss, Memoria Beati Theodori Berckelmanni SS. Theologiae Doctoris et Professoris Publici Ordinarii in Academia Julia etc., Hannover 1733

TRIEBS (1995): Michaela Triebs, Die medizinische Fakultät der Universität Helmstedt (1576–1810), Wiesbaden 1995 (= Repertorien zur Erforschung der frühen Neuzeit, 14)

UHDEN/SANDER (1988): Otto Uhden und Erich Sander [Bearbb.], Flecken und Schloß Bevern, 2. Aufl. Holzminden 1988

WACKERNAGEL (1962): Hans Georg Wackernagel [Hrsg.], Die Matrikel der Universität Basel, Bd. 3, Basel 1962

WACKERNAGEL/TRIET/MARRER (1975): ders. (†), Max Triet und Pius Marrer [Hrsgg.], Die Matrikel der Universität Basel 1666/67–1725/26, Basel 1975

WECKEN (1928): Friedrich Wecken, Katalog der Stolberg-Stolberg'schen Leichenpredigt-Sammlung, Bd. 2, Leipzig 1928

WEDEKIND (1970): Rolf Wedekind, Studierende aus Gebieten und Orten des heutigen Landes Niedersachsen auf der Universität Leyden 1575–1800, Norddeutsche Familienkunde 19 (1970), Heft 1, S. 261–272

WEISSENBORN (1934): Bernhard Weissenborn [Bearb.], Album Academiae Vitebergensis, Jüngere Reihe, Teil 1/1, 1602–1660, Textband (= Geschichtsquellen der Provinz Sachsen und des Freistaates Anhalt, N. R. 14)

WELLNER (1984): Axel Wellner, Bergmedicus Christian August Mithoff (1615–1657), in: Allgemeiner Harz-Berg-Kalender, Clausthal-Zellerfeld 1984, S. 36–38

WELLNER (1991): ders., Landdrost und Berghauptmann Heinrich von Dannenberg (1583–1644), in: Allgemeiner Harz-Berg-Kalender 1991, S. 43–47

WELLNER (1992): ders., Mitglieder der Familie Mithoff, die vom 16. bis 18. Jahrhundert auch im niedersächsischen Raum als Ärzte tätig waren, Würzburger med.hist. Mitt. 10 (1992), S. 225–237

WELLNER (1993): ders., Die ersten Ärzte im Harz, Unser Harz 41 (1993), S. 93–95

WELLNER (2000): ders., Die Osteroder Stadtärzte Johann (1581–1665) und Statius Heinrich Crauel (1623–1686), Heimatblätter für den süd-westlichen Harzrand 56 (2000), S. 2–23

WELLNER (2019): ders., Dr. Johann Hundt (1585–1643), Fürstlich-Braunschweig-Lüneburgischer Rat in Osterode, Heimatblätter für den süd-westlichen Harzrand 75 (2019), S. 56–73

WENDLER (2021): Ulf Wendler, Johann Bökel (1535–1605) – Leibarzt, Professor und Kämpfer gegen die Pest, in: Marina Hilber und Elena Taddei [Hrsgg.], In fürstlicher Nähe – Ärzte bei Hofe (1450–1800), Innsbruck 2021, S. 149–169

WIEDASCH (1853): Ernst Wiedasch, Das Verzeichnis sämmtlicher Zöglinge des Pädagogiums zu Ilfeld seit seiner Gründung, in: Programm des Königlichen Pädagogiums zu Ilfeld Ostern 1853, Nordhausen 1853

WILHELMI (1901): Axel Wilhelmi, Die Mecklenburgischen Ärzte von den ältesten Zeiten bis zur Gegenwart, Schwerin 1901

WOEHLKENS (1954): Erich Woehlkens, Pest und Ruhr im 16. und 17. Jahrhundert, Hannover 1954

ZACHERT (1982): Ursula Zachert [Bearb.], Verzeichnis medizinischer und naturwissenschaftlicher Drucke 1472–1830, Alphabetischer Index, Bd. 3, Millwood/N. Y. 1982

ZEITFUCHS (1717): Johann Arnold Zeitfuchs, Stolbergische Kirchen- und Stadt-Historie etc., Frankfurt a. M. - Leipzig 1717; Neudruck Auleben 2003

ZIMMERMANN (1926): Paul Zimmermann [Bearb.], Album Academiae Helmstadiensis, Bd. 1, Hannover 1926 (= Veröffentlichungen der Historischen Kommission für Hannover, Oldenburg, Braunschweig, Schaumburg-Lippe und Bremen, 9)

Anschrift des Verfassers:
Axel Wellner
Am Pappelnberg 11
37136 Ebergötzen

Johann Gottfried Rademacher (1772–1850) Arzt in Umbruchszeiten der Medizin – ein Repräsentant der Erfahrungsmedizin?

Von GUNDOLF KEIL

Nicht allein Vincent van Gogh, sondern auch Jan van Gogh trägt jenen charakteristischen Herkunftsnamen, der auf die heute „Goch" geschriebene Kleinstadt verweist. Der topographische Übername erinnert zunächst an den weithin berühmten Expressionisten, rückt dann aber auch einen erfahrenen Arzt aus Gelderland in die Perspektive –: den im uralten gelderschen Städtchen Goch ein halbes Jahrhundert lang erfolgreich praktizierenden Johann Gottfried Rademacher.

1. Preußisch Niederland: Geldern, Kleve (mit Goch)

Die Grafschaft Geldern – im 11. Jahrhundert gegründet – hatte in ihrer wechselvollen Geschichte ab dem Hochmittelalter so viel an Bedeutung gewonnen, daß sie 1339 zum Herzogtum erhoben wurde. Ende des Mittelalters bestand sie – wie beispielsweise auch Bayern – aus vier Machtzentren, deren räumliche Kontinuität durch das dazwischenliegende Herzogtum Kleve (Clive, Kliff) unterbrochen wurde. Die seit dem (9. beziehungsweise) 11. Jahrhundert bestehende „klefische" Grafschaft hatte sich wiederholt erweitert und war ihrerseits 1417 zum Herzogtum erhoben worden. Die „Geländegewinne auf Kosten Gelderns" führten dazu, daß 1473 auch die gelderländische Stadt Goch (Gogh) dem benachbarten Herzogtum entrissen und dem klefischen Territorium eingegliedert wurde. In dem verwaltungstechnisch hochentwickelten klefischen Reichsland wurde Goch dem steuerrechtlichen Städtekreis angeschlossen und erhielt ein landrätliches Richteramt. 1614 – vier Jahre vor Ausbruch des 30jährigen Krieges – kam durch Erbfall das Herzogtum Kleve und mit ihm Goch an Brandenburg-Preußen, das nach dem Großen Krieg 1660/61 beim Versuch, das klefische Nebenland absolutistisch zu regieren, weitgehend am Widerstand der niederfränkischen Stände scheiterte und erst in nach-napoleonischer Zeit sich durchsetzen konnte.

2. Preußisch Westfalen: die Grafschaft Mark (mit Hamm)

„Jan van Gogh": Ungeachtet seines Übernamens war Johann Gottfried Rademacher kein Gelderländer, geschweige denn daß er aus dem Herzogtum Kleve stammte. Rademacher war nicht als Niederfranke beziehungsweise „Nederlander" zur Welt gekommen, sondern stammte – wie schon der Familienname andeutet – aus dem südlichen Westfalen (Sûderland, Sauerland), und zwar aus der sich ab dem 12. bis 13. Jahrhundert konstituierenden Herrschaft „von der ⟨Burg⟩ Mark", die sich unter dem Kölner Oberlehnsherrn auf Kosten des kölnischen Erzstifts ausbreitete und zur Grafschaft aufstieg. An der Schwelle zum 15. Jahrhundert übernahm Kleve als Schutzmacht die Mitverantwortung für die grafschaftlichen Gebietserweiterungen, beteiligte sich an der Verwaltung und führte die Grafschaft schließlich als klefisches Nebenland, was zur Folge hatte, daß die Grafschaft Mark zusammen mit dem Herzogtum Kleve 1614 an Brandenburg fiel. Die oberste brandenburgische Verwaltungsbehörde – der Geheime Rat (mit der Amtskammer) – löste jedoch die Verbindung mit dem Herzogtum und führte das Territorium von Mark als westfälische Grafschaft, was Brandenburg-Preußen die Voraussetzung bot, 1705 die Aufnahme Preußens in das westfälische Reichsgrafen-Kollegium zu beantragen. – Als Verwaltungsmittelpunkt und Vorort der Grafschaft Mark hatte sich die junge Stadt Hamm durchgesetzt, die nach 1288 die Burg Mark ablöste und ihre Stellung als grafschaftliches Zentrum bis zur napoleonischen Besetzung (1809) beibehielt.

3. Johann Gottfried Radmachers Lebensabschnitte

3.1. Rademachers Herkunft

Johann Gottfried Rademacher ist am 4. August 1772 zur Welt gekommen; er wurde in Hamm, im Verwaltungszentrum einer westfälischen Grafschaft geboren, die als klefisches Nebenland zusammen mit dem Herzogtum vor anderthalb Jahrhunderten brandenburgisch-preußisch geworden war und als erzbischöflich-kölnisch geprägtes Territorium den Justiz- und Verwaltungsreformen Brandenburg-Preußens weniger entgegenzusetzen hatte als das lange Zeit dominierende Kleve. Sein Berufsziel, Arzt zu werden, hätte Rademacher durch einen Studienbeginn an der fürstbischöflich-kölnischen Universität Münster angehen können, die – 1631 geplant und mehrfach gestartet – auch nach ihrer Gründung 1780 von Rückschlägen gehemmt wurde und – als dezidiert katholisch – den Charakter einer „regional orientierten Provinzialisierung“ bis 1802 nicht abstreifen konnte.

3.2. Rademachers Studium: Jena

Johann Gottfried Rademacher hat das Angebot der heimischen, jesuitisch geprägten Universität Münster ausgeschlagen und sich ostwärts orientiert, und zwar nach Thüringen, wo von den sächsisch-ernestinischen Herzogtümern 1548–1558 die Alma mater Salina ins Leben gerufen wurde: Die Universität Jena war anfangs luthérisch-orthodox ausgerichtet, öffnete sich bald der Aufklärung, wurde im 18. Jahrhundert zum „akademischen Zentrum … der Kantischen Philosophie“ und entwickelte sich dank Fichte, Schelling und Hegel zur „Geburtsstätte des deutschen Idealismus“. Der Historiker Friedrich von Schiller forschte über den Abfall der Niederlande; der Staatsminister Goethe sicherte dem Herzogtum Sachsen-Weimar maßgeblichen Einfluß auf die Alma mater Salina, der durch die Mitverantwortung der andern wettinisch-ernestinischen Herzogtümer (Sachsen-Gotha, -Coburg, -Meiningen) abgefedert wurde. 1767 unterzog die weimarische Herzogin Anna Amalia die Jenenser Universität einer „großen Visitation“, was zu einer beispielhaften Berufungspolitik führte. Schon 1710–1720 war die Alma mater Salina zur „meistbesuchten deutschen Universität“ aufgestiegen und behauptete ihre Führungsstellung als beliebteste deutsche Hochschule bis zum Ende des 18. Jahrhunderts, wo sie von den Universitäten Halle und Göttingen dank noch höherer Frequenzen abgelöst wurde. Ihren Medizinstudenten konnte die Salina einen Botanischen Garten anbieten und wartete – unter dem Einfluß des Anatomen (Chirurgen, Chemikers, Pharmakobotanikers) Werner Rolfinck – mit einem chemischen Laboratorium und mit in den Unterricht integrierten anatomischen Sektionen auf. Das Theatrum anatomicum hatte Rolfinck selber eingerichtet, den Botanischen Garten selbst bepflanzt.

3.3. Rademachers Medizinalassistenz: Berlin

Johann Gottfried Rademacher hat sich an der Alma mater Salina – der Universität Jena – immatrikuliert, durchlief das Artistische Studium (Artes liberales) und die Medizinische Fakultät, promovierte zum Doktor der Medizin und ging zur praktischen Bewährung nach Berlin, wo er zwar noch keine Universität fand, wo aber zahlreiche Einrichtungen und Anstalten für das Erproben praktisch-ärztlicher Fähigkeiten bereitstanden: Die Königlich(-preußisch)e Akademie der Wissenschaften zu Berlin verfügte über einen (Pharmako-)Botanischen Garten, besaß ein Naturalienkabinett sowie eine Sternwarte, und 1713 erhielt sie ihr Anatomisches Theater, mit dem 1790 das Anatomie-Gebäude der Thierarzneyschule in Konkurrenz trat –: ihr von einer Lichtkuppel überwölbter Rundbau mit seinen umlaufenden sechs Sitzreihen stellte alles in Schatten, was an derartigen amphiatralischen Einrichtungen bisher geschaffen worden war: Mit dem Bau von Carl Gotthard Langhans konnten selbst so berühmte Vorbilder wie die in Padua, Leiden und Altdorf übertroffen werden. Von Bedeutung war auch das Angebot des Collegium medico-chirurgicum, das ab 1724 nicht nur Wundärzte, sondern auch (Sanitäts-)Ärzte als Auszubildende aufnahm und erst 1795 durch die militärärztliche Hochschule Pépinière Konkurrenz bekam.

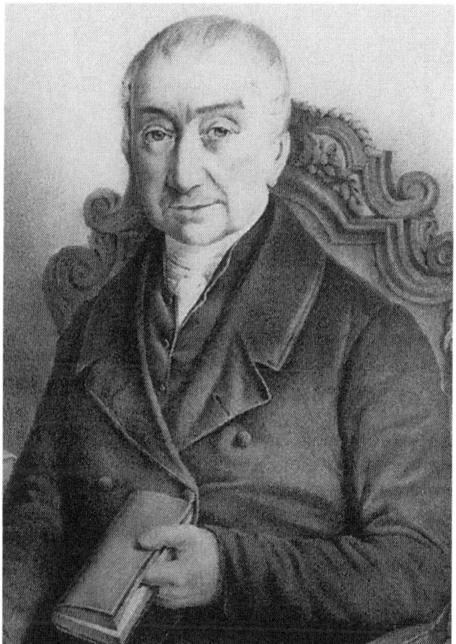

Johann Gottfried Rademacher (1772–1850)

3.4. Approbation und Niederlassung

Dr. med. Johann Gottfried Rademacher schloß seine praktische Ausbildung in Berlin ab, bewies seine Befähigung im Staatsexamen und erhielt seine ärztliche Approbation für das Königreich Preußen 1796. Als 24jährigem jungen Mediziner stand es ihm offen, sich in Brandenburg-Preußen niederzulassen –: in einem Staat, dessen Territorien sich innerhalb und außerhalb des Reichsgebiets befanden, seit 1795 sich weit nach Osten ausgedehnt hatten (Südpreußen, Neu-Schlesien, Neu-Ostpreußen [mit Warschau]) und von Immersatt und Nimmersatt in Ostpreußen sich bis ins Fürstentum Neuenburg am Schweizer Jura erstreckten. Unterschiedliche staatsrechtliche Strukturen trafen dabei aufeinander; neben Provinzen mit und ohne kabinettfähigem Provinzialminister begegneten Sonderverwaltungsgebiete wie die böhmische Grafschaft Glatz. Bei einer diagonalen Erstreckung von anderthalb-tausend Kilometern war es nicht überraschend, daß die Territorien oft ohne Kontakt über Hunderte Kilometer entfernt voneinander lagen.

Johann Gottfried Rademacher entschied sich gegen die (brandenburg-)preußischen Ostgebiete und wandte sich dem Westen des Königreichs zu, wo das niederländischsprachige (nederlands-talige) Herzogtum Kleve eine Sonderstellung einnahm und einen Rest ständischer Selbstverwaltung in Judikative und Steuerrecht gewahrt hatte. Hier ließ sich der junge Mediziner 1796 zunächst im Hauptort des Herzogtums nieder, verließ die Stadt Kleve jedoch schon ein Jahr später, um sich – ungestört durch die französische Besatzung – 1797 im (einst gelderländischen) Goch bzw. Gogh seine endgültige Praxis einzurichten, die er länger als ein halbes Jahrhundert führte.

3.5. Praxis in Goch/Gogh

Das stattliche Goch mit seinem geschlossenen Mauerring, den 28 Befestigungstürmen, dem eindrucksvollen Steintor und der hochmittelalterlich-romanischen Stadtpfarrkirche St. Magdalenen erwies sich für Rademacher als vorzügliche Wahl, weil die von Tuchherstellung geprägte Stadt nicht nur die handwerkliche Bevölkerung der (Woll-)Weber für das Krankengut bereithielt, sondern auch durch ihre strategische Lage ausgedehnte Areale nach Westen und Süden anbot und für eine räumlich weitgreifende, nosologisch differenzierte Kasuistik erschloß:

3.6. Das Einzugsgebiet: Niederlande, Österreich, Lothringen

Da war zunächst der Maas-Strom, grade einmal 6 Kilometer von der parallel fließenden Niers entfernt, in deren Aue nördlich von Geldern – nur 18 Meter über dem Meeresspiegel – seit dem 12. Jahrhundert das Dorf und ab dem 13. Jahrhundert die Stadt Goch sich entwickelte, planmäßig angelegt und ausgestattet mit schachbrettmäßigem Grundriß. Als Hafen diente Venlo und kam Gennep in Betracht; trotz Stromschnellen beim Ardennen-Durchbruch war die Maas bis St. Mihiel schiffbar und erschloß als Hauptverkehrsweg den Warenverkehr von der Nordsee bis in die Woëvre, die als Großlandschaft („Waber-Gau“) bis ins Zentrum Niederlothringens hineinreichte und von der Höhe Metz-Nanzig (Nancy) den Übergang in den Wasgenwald (Les Vosges, Vogesen) ermöglichte und westwärts über Reims und Marne ins Pariser Becken wies. – Im Nahbereich von Goch lag auch Österreich: Nach Westen waren es nur wenige Kilometer bis nach Flandern und in die Wallonei, wenn der Weg über Eindhoven oder Maastricht genommen wurde: Die österreichischen Niederlande mit den Zentren Brüssel, Löwen, Lüttich, Antwerpen und Gent wurden erst 1797/1801 aus dem Deutschen Reich ausgegliedert und vom Kaiser an das revolutionäre Frankreich abgetreten. – Noch näher war es von Goch aus in die „Generalstaaten“, das heißt in die vereinigten nördlichen Niederlande, zu denen sich unter Führung Hollands die sieben nordwestlichen Reichsterritorien 1579/81 zusammengeschlossen hatten und deren Gebiet durch den 1637 eroberten Norden des Herzogtums Brabant erweitert wurde. Da die sieben Mitglieder der Generalstaaten für ihren „losen Staatenbund“ den Terminus „Generalität“ verwendeten und das eroberte Nordbrabant gemeinsam verwalteten, lief das nordbrabantische Sonderverwaltungsgebiet (mit dem Verwaltungszentrum ’s-Hertogenbosch) unter der Bezeichnung „Generalitätslande“. – Die Generalstaaten als solche, die sich nach 1581 auch „Republik der Vereinigten Niederlande“ nannten, entwickelten sich dank ihren überseeischen Besitzungen, ihren interkontinentalen Handelsorganisationen, ihrer ständischen Verfassung und der Leitung durch einen „Statthalter“ zu dem „am stärksten urbanisierten und wirtschaftlich fortgeschrittensten Land Europas“ (Gerhard Köbler, ^{7}2007, ^{8}2019).

4. Revolutionäre politische Verwerfungen

Die Nähe zu den Generalstaaten wurde noch ausgeprägter, nachdem das revolutionäre Frankreich die Niederlande 1794 besetzt hatte und Preußen den westlichen, linksrheinischen Teil des Herzogtums Kleve (mit dessen Hauptstadt und mit Goch) 1805 im Frieden von Basel der Zuständigkeit der Besatzer abgetreten hatte. In den Zuständigkeiten und Verwaltungsstrukturen änderte sich anfangs wenig. Das betraf zunächst die französischerseits geschaffene ‘Batavische Republik’, die erst 1798 eine Verfassung bekam, die an der Gliederung der sieben deutschen Reichsterritorien festhielt, das westliche Herzogtum Kleve der Provinz (Nord-)Geldern zuschlug und die Generalitätslande (das 1637 eroberte Nordbrabant) als gleichberechtigtes Territorium neben die übrigen sieben Gliedstaaten stellte. Schon ein Jahr später (1799) wurde die Batavische Republik in eine Monarchie umgewandelt, als deren Regenten Napoleon einen seiner Brüder einsetzte: Als Herrscher des ‘Königsreichs Holland’ trat der 22jährige Buonaparte seine ungeliebte Mission als König Ludwig an; 1809 entwendete Napoleon ihm drei Provinzen (darunter auch [Nord-]Geldern [mit West-Kleve]), und ein Jahr später zwingt der Kaiser seinen Bruder zur Demission. Unter dem Vorwurf des Hochverrats und des Eintretens für reichsständische Belange tritt Ludwig als König der Niederlande 1810 zurück. Das Königreich der Niederlande wird aufgehoben; seine Territorien werden dem französischen Kaiserreich einverleibt und für drei Jahre zwangsweise unter napoleonisches Recht gestellt.

Widerstand regt sich. Er resultiert aus dem „übergestülpten“ französischen Recht (Code Napoléon), ergab sich aus den Handelsbeschränkungen (Kontinentalsperre), die auch innerhalb des französisch kontrollierten Gebiets oft unüberwindbare Hemmnisse für den Warenaustausch mit sich brachten, und wurde vielfach verursacht durch das Unvermögen der militärischen wie zivilen Integrations-Beauftragten. Widerstand ergab sich des weiteren durch die wachsende Dominanz der französischen Verkehrssprache, was selbst in Kassel, der Hauptstadt des „Reißbrett“-Königreichs ‘Westphalen’, für Irritationen sorgte und was sich während der letzten beiden Kriege Napoleons in bemerkenswerten Sprachregelungen niederschlug. Sowohl beim Feldzug gegen Österreich 1809 wie beim Feldzug gegen Rußland 1812 wurde (Nieder-)Deutsch als Kommando-Sprache eingeführt. Zu dieser Sprachregelung hatten nicht zuletzt auch die großen niederländischen Truppenkontingente beigetragen.

5. Die Restitution

Der Widerstand war erfolgreich. 1812 galt Schlesien als „franzosenfrei“. Hier hatten drei feste Plätze dem Ansturm napoleonischer Truppenverbände bis Juli 1807 (die Grafschaft Glatz sogar darüber hinaus) getrotzt. Aus den Niederlanden wurden die französischen Truppen 1813 auf 14 vertrieben, die königlichen Verwaltungsstrukturen wurden wieder hergestellt, und der Wiener Kongreß sah 1815 unter der Bezeichnung „Holland“ ein ‘Königreich der Vereinigten Niederlande’, das entsprechend der napoleonischen Regelung auch die Österreichischen Niederlande (einschließlich des Hochstifts Lüttich/Luik) umfaßte und durch seine Personalunion mit Lützelburg/Luxembourg dem Deutschen Bund angehörte. 1830/31 lösen sich die Österreichischen Niederlande vom Königreich Holland, nennen sich ‘Belgien’ und wählen Leopold von Sachsen-Coburg-Gotha zum „Könige der Belgen“.

Der Wiener Kongreß regelte 1815 auch die Rückgabe der an die Niederlande abgetretenen linksrheinischen Reichsgebiete: 1816 kehrt das Herzogtum Kleve (mit Ausnahme dreier Herrschaften, die das Königreich Holland einbehielt) an Preußen zurück, wird mit mehreren rheinischen Territorien (Herzogtümern, Erzstiften und anderen) zur preußischen Provinz Jülich-Kleve-Berg zusammengeschlossen (mit der Hauptstadt Köln) und sechs Jahre später mit diesem Herrschaftsbezirk in die preußische Rheinprovinz (mit der Hauptstadt Koblenz) überführt. Bei dieser Gebietsreform verlor der Regierungsbezirk Kleve seine Eigenständigkeit und wurde unter die Verwaltung der (ehemals bayerisch-wittelsbachischen Residenz-)Stadt Düsseldorf gestellt, was die Bedeutung von Kleve, nicht aber die von Goch schwächte.

6. Umbrüche in Rademachers Umfeld

Johann Gottfried Rademacher hat zwischen 1797 und 1822/30 beziehungsweise während der 53 Jahre seines Wirkens in Goch insgesamt sechs territoriale Umbrüche erlebt, die mit administrativen, juristischen, sozialen sowie kulturellen Verwerfungen verbunden waren und mit brandenburgisch-preußischer Verwaltung auf niederländisch-ständischen Privilegien beginnen, in die – teils chaotische – Übergangsphase nach dem Zugriff Frankreichs münden, in die ständische Verfaßtheit der Batavischen Republik überführt und danach in die monarchischen Strukturen eines napoleonischen Königreichs übergeleitet werden. Drei Jahre unter einer Präfektur des napoleonischen Kaiserreichs folgen, bevor es zum Beseitigen der französischen Administration, zum Wiederherstellen niederländischer Stände-Strukturen und schließlich zur Rückgliederung in ein einheitlich-zentralistisch geführtes Königreich Preußen mit unabhängiger Rechtsprechung kommt. Drei Gebietsreformen mit unterschiedlichen Verwaltungszentren bedingten auch danach noch wechselnde örtliche Zuständigkeit bei mehrfach neu gezogenen preußischen Provinz-Grenzen.

7. Konstanz des Einzugsbereichs der Patienten

Die territorialen Umbrüche, denen Dr. Rademacher während des halben Jahrhunderts (1797–1850) seines Wirkens in Goch ausgesetzt war, blieben nicht ohne Einfluß auf die Herkunft seiner Patienten. Das Einzugsgebiet seiner nicht nur internistisch tätigen Praxis deckte – in moderner Toponymie ausgedrückt – die gesamten Niederlande (des Königreichs Holland) ab, umgriff Belgien, bezog Lützelburg/Luxembourg, Woëvre, französisch Flandern (Rijssel/Lille, Dünkirchen/Duinkerk) und Nordfrankreich (Hennegau/Hainaut, Haspengau/Hasbain, Kamerich/Cambrai) über (Ober-)Lothringen/Lorraine bis zum Wasgenwald (Les Vosges/Vogesen) mit ein. Aus dem Gebiet der heutigen Bundesrepublik Deutschland kamen mindestens ebensoviele Patienten, und das nicht erst ab 1815; sie stammten aus Westfalen, aus dem südwestlichen Niedersachsen, aus Nordrhein, Rheinland-Pfalz und aus den angrenzenden Kreisen von Hessen. Einzelne Kranke nahmen noch weitere Wege in Kauf. Selbstverständlich machte Dr. Rademacher (und das nicht nur im Nahbereich) auch Krankenbesuche. Darüber hinaus tauschte er sich grenzübergreifend mit praktisch tätigen Kollegen aus.

8. Rademacher als Diagnostiker und Diätetiker

Johann Gottfried Rademacher galt als Diagnostiker mit ärztlichem Scharfblick. Als Differentialdiagnostiker bewährte er sich schon in Jena beim Erarbeiten seiner Dissertation, die er 1794 vorlegte und die sich unter dem Titel '*Quaestio utrum differat rheumatismus ab arthritide*' mit der Frage befaßt, ob und inwieweit die Symptomatik entzündlicher Gelenkerkrankungen eine Abgrenzung gegenüber dem Formenkreis rheumatoider Arthritis erlauben. Bei zahlreichen weiteren diagnostischen Eingrenzungen war Dr. Rademacher erfolgreich; eine Vielzahl von Krankheitsbildern konnte er differentialdiagnostisch enger fassen und gegenüber ähnlicher Symptomatik abheben. Darüber hinaus wurde „Jan van Gogh“ als erfolgreicher Therapeut wahrgenommen und in der Hoffnung auf Heilung aufgesucht. Bei Konsultationen vermochte er zu überzeugen, und da er Patiententreue (compliance) erwirkte, war er (wie Samuel Hahnemann [R. Hickmann 1996]) in der Lage, einzelne Patienten diätetisch-kasuistisch über einen längeren Zeitraum nicht nur kasuistisch zu begleiten, sondern auch individuell zu führen.

9. Rademacher als Therapeut

Was die therapeutischen Ansätze betrifft, so zeigte sich Rademacher sowohl gegenüber medikamentösen wie physio- bzw. balneotherapeutischen Maßnahmen offen und bezog chirurgische Eingriffe wann immer erforderlich mit ein. Die Psychiatrie als eigenständiges Fach begann erst im frühen 19. Jahrhundert sich herauszuformen, was nicht bedeutet, daß Rademacher psychosoziale Probleme ganz beiseite gelassen hätte und nicht punktuell auf einzelne psychopathologische Krankheitsbilder eingegangen wäre.

10. Das medizintheoretische Umfeld

10.1. Die zerfallende Humoralpathologie

Als Rademacher in Goch wirkte, befand sich das Leit-Paradigma der Heilkunde – die Humoralpathologie – bereits in Auflösung. Nach einem über mehr als zwei Jahrhunderte sich beschleunigenden Zerfallsprozeß wurde die alte Vier-Säfte-Lehre in den 1850er Jahren durch ein neues Paradigma – die Zellularpathologie Rudolf Virchows – von Würzburg (beziehungsweise Berlin) aus schließlich widerlegt und abgelöst. Zweieinhalb Jahrtausende hatte die Humoralpathologie alle Lebensvorgänge erklärt und die Umwelt bis in kosmische Weiten hinein gedeutet; durch den Wissenszuwachs der (Spät-)Antike, des Hoch- und Spätmittelalters sowie insbesondere der Frühen Neuzeit und Aufklärung klafften in ihrem Erklärungsmodell jedoch Lücken, die durch kompensatorische Deutungsversuche geflickt, aber nicht geschlossen, sondern eher zu noch weiterem Aufklaffen gebracht wurden. Hinzu kam, daß die Reparaturversuche sich inhaltlich und methodisch unterschieden, so daß – wie 1644 durch den schlesischen Arzt Daniel Sennert – wiederholte Anstrengungen unternommen werden mußten, um die heterogenen Flicken kompatibel zu machen, sie zu harmonisieren und sie dann in schonender Weise der Humoralpathologie einzufügen –: dies mit dem Ziel, die Vier-Säfte-Lehre zu erhalten und sie als Leitparadigma der Medizin durch das Flickenwerk möglichst wenig zu beschädigen. Durch derartige Reparaturen wurde das Paradigma der Humoralpathologie aber überdehnt und – wie Ludwik Fleck in Lemberg (Lviv) exemplarisch gezeigt hat – schließlich zerschlissen und aufgelöst.

10.2. Sich verselbständigende Reparaturversuche: Fasermodell; Erregungslehre

Unterschiedliches methodisches und inhaltliches Vorgehn bei den Korrekturen hat dazu geführt, daß man die Korrekturversuche je nach dem angewandten Verfahren unter den Begriffen Iatrochemie, Iatrophysik oder Iatromathematik subsumierte. Einige von den Entwürfen, die sich innovativen Erkenntnissen verdankten, erwiesen sich als zukunftsweisend. Das gilt beispielhaft für das Faser-Modell des menschlichen Körpers, das Albrecht von Haller, der Begründer der literarischen Deutschen Klassik, in Göttingen untersuchte, wobei er sensi(b)le und irritabile Strukturen unterschied und die fachliche Verselbständigung der Physiologie erwirkte. Das gilt in gleicher Weise für die „Erregbarkeits“-Lehre John Browns, die als ‘Brownianismus’ in den Jahren 1790 bis 1806 den Höhepunkt ihrer Wirkung erlebte, auf die Neuropathologie William Cullens zurückgeht, antike Einflüsse aus dem 2. vorchristlichen Jahrhundert nicht verleugnen kann (Asklepiades) und sich anschickte, das Paradigma für alle physiologischen Vorgänge, Erkrankungen und Therapien bereitzustellen. Eine Fernwirkung auf Hans Selyes „Allgemeine Anspannungs“-Lehre („stress theory“) läßt sich nicht von der Hand weisen. Trotz Mathematisierung und „Graduierung“ der „Erregbarkeit“ ergaben sich so eklatante Behandlungsfehler, daß der Einfluß des Brownianismus ab der ersten Hälfte des 19. Jahrhunderts auch in Deutschland und Italien zurückzugehen begann und sich in der Folgezeit nur noch unspezifisch und auf „indirekte Weise“ auswirkte (Günter Risse).

10.3. Iatromechanik: Korpuskuläre Partikel in Friedrich Hoffmanns Kanälen

Von wirkungsgeschichtlicher Bedeutung war im 18. Jahrhundert der „Mechanismus“ des Hallensers Friedrich Hoffmann, der – wiederum von Asklepiades beeinflußt – korpuskuläre Partikel des Körpers in den Kanälen hohler, strangartiger Gebilde (in den Gefäßen) sich bewegen läßt und von dieser Bewegung das Leben und die Gesundheit, von gestörter Bewegung die Krankheiten abhängig macht. Eine zentrale Funktion im Deutungsmodell kam dem Tonus zu, der als *Spannungs*z u s t a n d die Bewegung obstruierend hemmen, zum Rückstau (Stase), zur Überfüllung (Plethora) beziehungsweise zur aufbrausenden Fehlmischung (Intemperies) führen konnte. Das diätetische Handeln des Arztes setzte bei der Ernährung mit Blick auf die „korpuskularen Bestandteile“ ein; das präventiv-prophylaktische Wirken des Mediziners sowie seine therapeutisch-rehabilativen Maßnahmen waren auf das Erhalten beziehungsweise Wiederherstellen „einer normalen Strömungsmechanik“ gerichtet und arbeiteten mit abführenden (Evakuantien) sowie verändernden (Alterantien) Arzneimitteln. – Von seiner philosophischen Grundlage her war Hoffmanns „Mechanismus“-Modell als „biomechanisches Konzept“ der technomorphen „Maschinentheorie“ verpflichtet, wie sie René Descartes ab 1628 vor allem in den Niederlanden entwickelt hatte (l’homme machine) und wie er mit ihr für alle belebten Organismen Gültigkeit beanspruchte.

Friedrich Hoffmanns iatromechanisches System forderte paradigmatische Gültigkeit für alle Lebensbereiche und zielte auf „eine Erklärungsvereinfachung“ für „komplexe Lebensvorgänge“ (Wolfgang Eckart), was beispielhaft in der Deutung der Körpertemperatur bei Warmblütlern, speziell beim Menschen, zum Ausdruck kommt. Hoffmann interpretiert diese zur Aufrechterhaltung der Lebensvorgänge erforderliche Temperatur als Reibungswärme, hervorgerufen durch die im Körper sich bewegenden Partikel, die sich bei ihrer Bewegung an den Wandungen der Gefäße rieben und so durch den Reibungswiderstand Reibungswärme erzeugten.

Hoffmanns „Mechanismus“-Konzept präsentierte sich als „geschlossenes“, scheinbar logisches, stimmig durchkonstruiertes System, das leicht nachvollziehbar war, attraktiv wirkte und sich als neues Paradigma anstelle der Humoralpathologie anbot. Seine bald sichtbar werdenden Erklärungsdefizite und die unübersehbaren inneren Widersprüche begrenzten jedoch seinen Einfluß und ließen seine Wirkung schon Ende des 18. Jahrhunderts abebben. Nur sein „Spiritus aethereus“ überlebte und hielt sich als „Hoffmannstropfen“ bis ins 21. Jahrhundert (DAB, ÖAB).

10.4. φλόγιστον / Flum: Stahls Iatrochemie

Friedrich Hoffmann – 1693 an die neugegründete Universität Halle berufen – holte ein Jahr nach seinem Dienstantritt seinen gleichaltrigen ärztlichen Kollegen Georg Ernst Stahl auf den zweiten Hallenser Lehrstuhl für Medizin. Der preußische Franke Stahl war in (Iatro-)Chemie ausgebildet worden, was sich in seinem Modell des Flum (φλόγιστον) niederschlug, bei dem es sich um das „Prinzip“ (die Grundeigenschaft) „der Brennbarkeit“ handelte, und dieses Prinzip trat hinsichtlich seiner Geltung wie alle Grundeigenschaften mit Universalitätsanspruch auf: Laut Stahls Konzept waren alle Stoffe aus einer geringen Zahl von „Eigenschaftsträgern“, den „Prinzipien“, aufgebaut, zu denen beispielsweise die „Festigkeit“ zählte und zu denen eben auch als Eigenschaftsträger die „Brennbarkeit“ – das Phlogiston (beziehungsweise der Flum) – gehörte. Bei Verbrennung ging dem brennbaren Stoff das Prinzip der Brennbarkeit verloren: aus der ausgebrannten Asche „war (sprichwörtlich) der Flum ’raus“. Die Redewendung weitete ihren Geltungsbereich aus und wurde von der Prinzipien-Chemie auf die Gesellschaft übertragen, wo sie sich insbesondere in der Psychiatrie durchsetzte. Wenn „übergewissenhafte, sensitiv-ehrgeizige (männliche) Persönlichkeiten … intellektuell führende Positionen“ erreicht hatten und im vierten oder fünften Lebensjahrzehnt eine „Erschöpfungsdepression“ entwickelten, so hat man diese „Mitt-Lebens-Krise“ meist mit dem Leerschöpfen eines Wassergefäßes verglichen und metaphorisch als „Erschöpfung“, als *épuisement* oder als *exhaustion* bezeichnet. Unter dem Einfluß von Stahls Brennbarkeits-Prinzip kam kompetitiv der Vergleich mit der ‘ausgebrannten Asche’ ins Spiel, ‘aus welcher der Flum ’raus war’, und diese Metaphorik setzte sich terminologisch mit *burnout* durch: ‘Der Patient hat (s)einen Burnout’.

10.5. *anima*: Stahls bewegende und steuernde Seele

Die Entdeckung der Oxydation (oxidation) brachte Stahls Prinzipien-Chemie schon Ende des 18. Jahrhunderts ins Wanken; weit wirkmächtiger dagegen und nachhaltiger war sein Konzept von der bewegenden und steuernden Seele. Dieses Paradigma, das den Einfluß der Monadenlehre nicht leugnen kann, hat Stahl in den 22 Jahren (1694–1716) seiner Hallenser Tätigkeit entwickelt. Ursprünglich war er – ähnlich wie Hoffmann – von korpuskulären Partikeln ausgegangen, die sich im Körper bewegten. Anders als Hoffmann machte er die Beweglichkeit jedoch von einem Tonus abhängig. Und als

Urheber für diesen Tonus setzte er eine *anima* an, die er als immaterielle Seele in der Zirbeldrüse lokalisierte und der er die Herrschaft über die Gesamtheit der Bewegungen und Funktionen des Körpers überantwortete. Diese Seele, die Stahl als „Punkt" ohne Ausdehnung im Corpus pineale verankert sah, veranlaßte bewußt oder auch unbewußt alle Bewegungen, Funktionen und Prozesse des Körpers, steuerte sie und lenkte sie in die zweckmäßige Richtung. Bei Nachlassen des seelischen Antriebs oder bei Fehlsteuerung durch die *anima* resultierten Erkrankungen, welche die Funktionen, Organe, Organsysteme oder auch den ganzen Körper betreffen konnten und sich in Fäulnis, Zerfall und anderen Krankheitszeichen äußerten. Wenn die Seele ihr Versäumnis wahrnahm und durch vermehrte Anstrengung gegenzusteuern suchte, dann zeigte sich ihr kompensatorisches Bemühen in Schweißausbrüchen, in Fieber und in anderen Symptomen. Erkrankte dank ihrer Fehlsteuerung die Seele selber, so manifestierte sich das in akuten psychoorganischen Störungen, die Stahl als „Delirien" bezeichnete und von denen er Erotomanie, Hysterie, Hypochondrie und andere Störungen beschrieb, wobei er festhielt, daß derartige Krankheitserscheinungen nicht nur „idiopathisch" als Erscheinungsbild der erkrankten Seele auftreten können, sondern daß sie auch „sympathisch" als Reaktion auf äußere Eindrücke hervorgerufen werden –: „damit differenzierte Stahl gewissermaßen zwischen exogenen und endogenen Ursachen für die ⟨genannten⟩ psychischen Störungen" (B. I. Tshisuaka).

10.6. Stahls Animismus in Montpellier profaniert: Der Dreifuß des Lebens

Von Medizin- und Wissenschaftshistorikern ist Stahls animistisches Paradigma wiederholt untersucht worden, wobei es von seiner Struktur her als „dynamisch-organistisch" beziehungsweise als „psychodynamisch" gekennzeichnet wurde (Th. Meyer-Steineg; K. E. Rothschuh). Grenzüberschreitend verbreitet, wurde das dynamisch-organistische Modell vor allem in Montpellier rezipiert, wo sich zunächst F. B. Sauvages de la Croix seiner annahm, bevor die (auch in Paris tätigen) Sauvages-Schüler Th. de Bordeu und P.-J. Barthez das pychodynamische Paradigma aus dem Animismus lösten und in den Bereich des Vitalismus überleiteten. Das geschah zunächst dadurch, daß man auf die Seele als „das den Leib Erhaltende" verzichtete und die „*anima*" durch den 'Dreischritt des Lebens' (*tripodium vitae*: Magen, Herz, Hirn) ersetzte, der als „Dreigestirn des Lebens" 'die Organe des Körpers … regieren' sollte, wobei allen Organen als „Teilen des Organismus" – nach dem Modell einer Ständeherrschaft – je eine *vita propria* eignete und je ein eigenes Areal im Hirn zugestanden war, und zwar zur repräsentativen Teilhabe an der 'Regierung': „das Gehirn ⟨besitzt⟩ ebensoviele Areale wie der Körper Organe" (W. U. Eckart). In das Blut sezernierten darüber hinaus die Organe ihre jeweils organ-spezifische Substanz, die sich mit den spezifischen Absonderungen der anderen Organe mengte. Als Ingrediens einer „sympathischen" Mischung nahm die Substanz wie alle organ-spezifischen Sekrete teil an der hämatischen Steuerung des Organismus. Angetrieben von einem immateriellen *agens vitalis* war das Blut in der Lage zu zirkulieren, und dank seiner repräsentativen Ingredientien vermochte es, „die eigentliche Koordination" aller Abläufe im Organismus zu erwirken, wozu die ihm eignende „integrative Kraft" die Voraussetzung bot.

10.7. „Forces radicales“, „forces agissants“: das „principe de vie“ als Vitalismus

“Immaterielles ‘agens vitalis’“, „koordinierende“, „integrierende Kraft“, – standesherrschaftliche Repräsentanz in den Leitungszentren Hirn und Blut –: der Weg zur Ablösung des „tripodium vitae“ wurde bereits im ausgehenden 18. Jahrhundert beschritten, in dessen Verlauf das ‘Dreigestirn des Lebens’ – Magen, Herz, Hirn – durch das principe de vie abgelöst wird, das alle Strukturen und Funktionen des Leibes einem Bündel an Kräften unterwarf, die sich hierarchisch in zwei Fraktionen teilten, von denen die übergeordnete nur fundamentale *forces radicales* umfaßte und mit solchen „Grundkräften“ die Lebensstärke beziehungsweise Lebensschwäche bestimmte, während die untergeordnete zweite Fraktion die wesentlich zahlreicheren *forces agissantes* vereinte, die als „handlungsbegründende Kräfte“ lediglich als „Teilkräfte“ fungierten und für die Bewegungen und physiologischen Vorgänge verantwortlich zeichneten. Die koordinierend-integrative Rolle des Blutes blieb im Konzept des „principe de vie“ unangetastet.

„Krankheit ist eine Störung des Lebensprinzips“. Die leichte Handhabbarkeit des Vitalismus machte ihn – von der bequemen Anwendbarkeit her – für den ärztlichen Praktiker anziehend und ließ ihn dank der Stimmigkeit seines schlichten Paradigmas auch für Philosophen überzeugend erscheinen. In England stieß das Konzept des „vital power“ ebenso auf Resonanz wie unter dem Terminus „Lebenskraft“ (1775) in Deutschland.

10.8. Modifikationen des Vitalismus und Animismus in Deutschland. Die Psychologie

Von Kant, Hegel und Schelling geschätzt, von Leibniz verworfen, hat sich der Vitalismus (wie vor ihm der Animismus) mit paradigmatischem Anspruch gegen die zunehmend geschwächte Humoralpathologie gestellt, ohne dieses großartige Modell (Galens und) der Hippokratiker zu Fall zu bringen. Das gelang erst in den 1850er Jahren von Würzburg und Berlin aus, wo Virchow sein Modell der „Cellularpathologie“ entwickelte und 1855–1858 unter Universalismus-Anspruch propagierte. Als neues biotheoretisches Paradigma hielt sich die Zellen-Theorie zwar nur 180 Jahre und nicht – wie die antike Vier-Säfte-Lehre – knapp zweieinhalb Jahrtausende; es gelang der „Cellularpathologie“ aber doch, ab Mitte des 19. Jahrhunderts die bis dahin konkurrierenden universalistischen Paradigmen abzulösen, was nicht nur für die Humoralpathologie, sondern auch für den Animismus und den aus ihm hervorgegangenen Vitalismus gilt. Das bedeutete jedoch nicht, daß die Wirkungsgeschichte des von Stahl entworfenen und von der Sauvage-Schule modifizierten psychodynamisch-vitalistischen Paradigmas abgerissen wäre. Stahls Affektenlehre und seine Maßnahmen, die verstörte „Seele zu ihrer Tätigkeit zurückzuführen“, werden als Auftakt für die Entwicklung der Psychologie anerkannt, zeigen in ihrem psychodynamischen Konzept eine „prinzipielle Nähe zu Si(e)gmund Freud“, und sie setzen Stahls psychophysischen Interaktionismus zwischen Leib und Seele schließlich bei den anthroposophischen Ärzten noch im 21. Jahrhundert fort.

10.9. Das Lebenskraft-Modell Hufelands als synkretistisches Konzept

Zu Beginn des 19. Jahrhunderts ist Christoph Wilhelm Hufeland der meistgelesene unter den medizinischen Autoren. Das Modell von der Lebenskraft, das der einflußreiche herzogliche Hofarzt und bald königliche Leibarzt vertrat (und mit dem er als Professor die

Hörsäle bis zum Bersten füllte) –: das Lebenskraft-Modell Hufelands läßt mit charakteristischer Differenzierung zwischen 'allgemeiner Lebenskraft' und den vielen (von dieser Lebenskraft emanativ ausgehenden) 'Teilkräften' die Abhängigkeit von der Montpellierschen Sauvage-Schule durchscheinen und verweist dabei insbesondere auf das späte Vitalismus-Konzept von Paul Joseph Barthez (1773). Darüber hinaus ist der Einfluß des Brownianismus unverkennbar: Hufeland hat sein Modell ab 1796 vorgestellt; seine 'Lebenskraft' zeigt sich als erhaltend, regenerierend, neubildend; sie bietet sich dar als Grundlage aller Lebensvorgänge und zugleich als Selbsterhaltungsprinzip des Organismus; sie präsentiert sich darüber hinaus aber auch als „reizbar", was nichts anderes bedeutet als daß sie – im Sinne Browns – für äußere Reize empfänglich und entsprechend vulnerabel ist. Krankheit entsteht demzufolge aus „Störung der reizbaren Lebenskraft". Und derartige Störungen veranlassen die Lebenskraft zu restitutiven Gegenreaktionen, die allgemein ausfallen können, auf spezifische Krankheitsreize aber auch spezifisch zu antworten in der Lage sind, und diese Heilreaktionen in ihrer Spezifität zu erkennen und zu unterstützen ist laut Hufeland die eigentliche ärztliche Kunst, die in ihrem Tun darauf hinausläuft, die pathogenen Reize präventiv zu vermeiden, therapeutisch abzuschwächen und parallel dazu die Lebenskraft allgemein zu stärken sowie speziell in ihren spezifischen Reaktionen auf unterschiedliche Reize zu unterstützen.

11. Medizintheoretische Konzepte im Umfeld von Hufelands „Lebenskraft"

11.1. Mesmers „Thierischer Magnetismus"

Den 'Magnetismus animalis' des Schwaben Franz Anton Mesmer hat Hufeland 1784 als „Hirngespinst" abgetan und dessen Schöpfer als „einen 'sich selbst betrügenden Schwärmer'" verunglimpft. Vorausgegangen waren die Untersuchungen der 'Académie des sciences' und der 'Société royale de médecine' (Steudel), die beide den 'Thierischen Magnetismus' in Paris „als Scharlatanerie abqualifiziert⟨en⟩" (Eckart). Mesmer „war dadurch wissenschaftlich am Ende". Der Schwabe hatte sein „magnetisches" Modell in Dillingen, Ingolstadt beziehungsweise in Wien, Paris und Spa entwickelt, und er hatte in das Zentrum seines Konstrukts ein „magnetisches 'Fluidum'" gestellt, das den Kosmos durchflutete, sich in den „animalischen" Lebewesen manifesti-erte und das entsprechend auch den menschlichen Organismus durchströmte. Voraussetzung für Gesundheit war, daß mit Hilfe des 'magnetischen Fluidums' die „Harmonie der Nerven" bewahrt oder – wenn diese „gestört" war – wiederhergestellt wurde. Das Fluidum erwies sich als übertragbar: vom Kosmos auf den Menschen, vom Individuum zum Individuum, und es konnte durch Medien (insbesondere durch metallische) weitergeleitet werden. Ein solches Konstrukt gab Mesmer die Handhabe für Kollektivkuren (Steudel), die er harmonisierend in den Sitzungen seiner zahlreichen (über ganz Frankreich verstreuten) 'Harmonischen Gesellschaften' anbot und bei deren Durchführung „le banquet" im Mittelpunkt stand. Diese zentral aufgestellte 'Wanne' war mit Metallsplittern gefüllt, die Mesmer mit (seinem) 'Fluidum' „magnetisiert" hatte und von der er in radiärer Anordnung Eisen-Ketten oder -Stäbe zu den Patienten (den Mitgliedern der Gesellschaft) führte. Von den Patienten angefaßt, ließen die Stäbe oder Ketten bei Berührung das Fluidum in die Mitglieder der Gesellschaft überströmen, was bei jeder Sitzung auf Seiten der Patienten eklatante Affekte hervorrief, die – suggestiv verursacht – bis zu manischen Ekstasen und ekstatischen Visionen auffächerten. Zu den „magnetischen Zuständen, ... welche ... im 18. Jahrhundert durch t[h]ierischen Magnetismus hervorgerufen werden konnten“, zählt die moderne Psychiatrie das Schlafwandeln, den Hypnotischen Tiefschlaf (Lethargie), den Großen hysterischen Anfall (mit Katalepsie), das Doppelte/Alternierende Bewußtsein und selbstverständlich die Hypnose:

Unter dem Eindruck der aufsehenerregenden Wirkungen des „magnetischen Fluidums“ ist Hufeland von seiner ursprünglichen Beurteilung der thierisch-magnetischen Zustände als bloßer „Sinnestäuschung“ abgerückt, und Mesmer galt ihm nicht mehr als „sich selbst betrügender Schwärmer“, sondern als „der Entdecker einer der wichtigsten Naturkräfte“ überhaupt, was den königlich-preußischen Leibarzt veranlaßte, seine weltführende medizinische Zeitschrift – Hufelands ‘Journal’ (91 Bände bis 1844) – dem ‘Heilmagnetismus’ zu öffnen und ihm jenen wirkungsgeschichtlichen Einfluß zu sichern, der über die paramedizinischen „Magnetiseure“ bis ins 21. Jahrhundert ausgreift. Der Sinneswandel scheint Hufeland insofern nicht schwergefallen zu sein, als er in seiner Stellung als königlicher Hofbeamter einem Staat verpflichtet war, der – auch nach dem vernichtenden Fehlurteil französischer Wissenschaftsgremien – weiterhin an seiner Wertschätzung des Thierischen Magnetismus festhielt. Diese positive Haltung gegenüber dem Mesmerismus bezeugt das Königreich Preußen durch die Einrichtung zweier universitärer Lehrstühle eigens für „magnetische Heilkunst“ beziehungsweise für „Heilmagnetismus“ (1816; 1827–1837). Den fachbegründenden Einfluß erzielte Mesmers „magnetisches Fluidum“ jedoch im Bereich der sich formierenden Psychologie mittels Einsatzes der Hypnose –: vor allem durch Charcot in Paris und durch den Elsässer Bernheim in Nanzig (Schule von Nancy), von deren „hypnotischer Psychiatrie“ der Weg direkt in die „Psychoanalyse“ führte und sich weiter in die Tiefenpsychologie eines Breuer („Katharsis“), Freud („Verdrängung“), Adler („Machtstreben“) und Jung („Archetypen“ des „kollektiven Unbewußten“) aufgezweigt hat.

11.2. Vergleichende Anatomie, Phylogenese, Ontogenese, Zellularstruktur, Arteninkonstanz: Karl Friedrich Wolff und Blumenbach

Im Gegensatz zu seinem zögerlichen Zugriff auf Mesmers „magnetisches“ ‘Fluidum’ bereitete es Hufeland keinerlei Schwierigkeiten, die Weiterentwicklung von Stahls animistischem Paradigma für sein „Lebenskraft“-Konzept nutzbar zu machen. Das betraf insbesondere die Forschungen von Kaspar Friedrich Wolff (1759/64) und die anschließenden Untersuchungen von Johann Friedrich Blumenbach (1781), die in Berlin, (Breslau), St. Petersburg und Göttingen durchgeführt wurden, die Vergleichende Anatomie und die moderne Anthropologie begründeten, sich in ausgedehnten, interkontinental bestückten (Schädel-)Sammlungen niederschlugen und phylogenetisch die Artenkonstanz widerlegten – dies ein Jahrhundert vor Darwin. Ein Jahrhundert vor Virchow wurde auch die Zelle (das „Kügelchen“, „Bläschen“) als elementares Bau-Element des Menschen, der Tiere und Pflanzen entdeckt. Und am wirkmächtigsten erwies sich das Modell der sogenannten „Epigenese“, das es ermöglichte, anhand von „Bastard“isierung in der Weltbevölkerung fünf Rassen zu definieren (die „kaukasische“, „mongolische“, negrid-„äthiopische“, indianisch-„amerikanische“, die gelbe „malaiische Rasse“) und Zwischenformen sowie Varietäten zu bestimmen (Mestizen, Mulatten, Zambos). Die ausgedehnten vergleichend-anatomischen Studien führten dazu, daß die Erstbeschreibung des australischen Schnabeltiers in Göttingen erfolgte, daß hier Goethes Zwischenkieferknochen bestätigt wurde und daß spätestens 1779 die alttestamentliche Legende der Artenkonstanz zu Fall gebracht wurde: Es ließ sich anhand archäologischer Funde

(„petrifacta superstitorum" beziehungsweise „dubiorum") unwiderlegbar zeigen, daß „die verschiedenen Arten der Tier- und Pflanzenwelt" offensichtlich „nicht gleichzeitig entstanden" waren und daß neben dem Artensterben sich auch das Entstehen von neuen Arten beobachten ließ. Auslöser für diese phylogenetisch bedeutsamen (und kirchlicherseits bis in 20. [sowie 21.] Jahrhundert bekämpften) Forschungen waren ontogenetische Untersuchungen, die ovo- und embryogenetisch sich mit der Entwicklung des Keimlings befaßten und nachweisen konnten, daß der (menschliche) Keim zunächst „amorph"-ungestaltet erscheint, daß er dann über die – als „Kügelchen und Bläschen" imponierenden – Frühphasen sich zu formen beginnt und „allmählich" in „Aufeinanderfolge mannigfaltiger Differenzierungsprozesse" (Gerabek) seine Gestalt erhält, parallel dazu seine Binnengliederung ausbildet und anschließend zur vollen Größe des Individuums heranwächst. Die Präformations-Theorie war damit widerlegt. Sie ging davon aus, daß im Keim bereits alle Glieder und Organe ausgebildet wären, setzte sich gegen die Forschungen von Alkmeion, Aristoteles und Galen durch und war zuletzt durch die Delfter Mikroskopierer befeuert worden, deren Ergebnisse Antoni van Leeuwenhoek ab 1673 bekanntmachte. Mit den Delfter Lupen(-Mikroskopen) war es geglückt, im Ejakulat bewegliche Spermien zu erkennen, die als *dierken* ('Tierchen') gedeutet wurden und als „Samen-Tierchen" (gräzisiert: σπέρματο-ζῷα) bis in die heutige Terminologie sich durchgesetzt haben. Man glaubte bei zwei- bis vierhundertfacher Lupenvergrößerung, ein geschwänztes Menschlein in den Spermien zu erkennen, dessen Gliedmaßen schon vollständig vorgeformt – präformiert – waren.

11.3. Vis essentialis, Nisus formativus, Bildungstrieb: Das epigenetische Entwicklungskonzept bei Wolff und Blumenbach

Die Präformations-Theorie kam Ende des 18. Jahrhunderts ins Wanken, und der Glaube an eine Artenkonstanz verlor auch in kirchlichen Kreisen an Rückhalt. Der Rettungsversuch von 1910, sich mit dem Antimodernisteneid auch der Evolutionsbiologie entgegenzustellen, führte nicht zum gewünschten Erfolg. Die unter „Epigenese" zusammengefaßten Erkenntnisse erwiesen sich dagegen als reproduzierbar und ließen sich in der gesamten belebten Natur beobachten. Die an der Entwicklungsgeschichte ontogenetisch und phylogenetisch ablesbaren Prozesse wurden durch Wolff als eine „Kraft" gedeutet, die er als unabhängig von Stahls psychodynamischer Seele ansetzte, welcher er gleichwohl aber eine 'wesentliche' Bedeutung beimaß und die er entsprechend als *Vis essentialis* bezeichnete – gelegentlich hat er sie noch mit dem Zusatz *animalium* ausgestattet, um das spezies-übergreifende Vorhandensein dieser 'wesentlichen Kraft' nicht nur für den Menschen, sondern auch für die Tierwelt anzudeuten (*Vis essentialis animalium*).

Ende des 18. Jahrhunderts hat Johann Friedrich Blumenbach im Anschluß an Wolff (den er nicht zitiert) die „Epigenese"-Forschungen des preußischen Feldarztes weitergeführt, wobei er im Gegensatz zu Kaspar Friedrich Wolff den „Kraft"-Begriff vermeidet und das – die Entwicklung vorantreibende und steuernde – Agens lieber mit einem Drang, einer Anspannung vergleicht, die er mit „nisus" übersetzt; und weil der Drang „formende" Tendenz hat und auf das Ausbilden einer Gestalt ausgerichtet ist, erweitert er den Terminus durch das Adjektiv 'formierend' zu *Nisus formativus*. In seinen landessprachigen Veröffentlichungen nennt er ihn Bildungstrieb, mit dem er grenzüberschreitend Erfolg hatte. Der Terminus – ein Kompositum – ist geschickt gewählt; er umgreift für einen Vorgang Anlaß, Ablauf und Ergebnis. Aufmerksamkeit verdient zunächst das zweite Kompositionsglied, das Grundwort. Es bildet die begriffliche Grundlage, erweist (als Simplex) sich als Verbalwurzel und lautet ‘der Trieb’. Abgeleitet als Postverbal-Nomen vom starken Verbum „treiben“ (beziehungsweise von dessen Präterialform „trîb“) bezeichnet es gemäß Blumenbachs Benennungs-Intention ein immaterielles Agens, das – außerhalb von Physik und insbesondere von Mechanik stehend – eine Bewegung veranlaßt, sie auf ein Ziel ausrichtet und sie auf ihrem Weg dorthin geleitet (DWB). Das Ziel als solches ist durch das erste Kompositionsglied angezeigt, wobei der Terminus Bildung im (Früh-)Neuhochdeutschen einerseits die ‘äußere Erscheinung’, die ‘Gestalt’ benennt, diese gleichzeitig als ‘Abbild’, als Ergebnis eines gezielt abgelaufenen Formungsprozesses bezeichnet und den Prozeß darüber hinaus einer lenkenden „Vorstellung“ unterwirft.

Die weit auffächernde, funktionell kontroverse Semantik des Lexems „Bildung“ hat dazu geführt, daß die Lexikographie sich eingehend mit dem Wort befaßte und dadurch die Benennungsmotivation von Blumenbachs nomenklatorischem Vorgehn sichtbar werden ließ. Der Terminus „Bildung“ gehört aufgrund seines „-ung(e)“-Suffixes zu den Tätigkeitsnamen und wird von der deutschen Wortforschung zu den Nomina actionis gestellt, unter denen in den germanischen Sprachen bei entsprechender Ableitung (Suffigierung) „fast ausschließlich Deverbativa begegnen“. Bei diesen werden mittels isolierender Semantik die im Grundwort – dem Verb – benannten Tätigkeiten anhand von deren Merkmalen verallgemeinert und aus prädikativer Perspektive dargestellt. Auf solcher ursprünglichen (= der primären) Bedeutungs-Entwicklungsstufe begegnen in der deutschen Gegenwartssprache „-ung(e)“-Deverbativa wie beispielsweise „Verzeihung“, „Achtung“, „Ächtung“, „Vergebung“, „Verleugnung“, „Sichtung“, „Meinung“, „Säuerung“, „Gärung“, „Fäulung“, „Messung“, „Mäßigung“. Auf der nächsten (sekundären) Stufe der Bedeutungsentwicklung erfolgt die Rückkehr vom Abstrakten der verallgemeinernden Aussage zum Konkreten jenes Zustands, auf den die prädikative Semantik des Tätigkeitsnamens hinausläuft. Das im Verbalabstraktum ausgedrückte prädikative Geschehen wird auf der zweiten semantischen Entwicklungsstufe zu seinem Ziel geführt und konkretisiert sich in „Namen für Gegenstände, … Personen“ oder Institutionen, „die als Mittel bei“ der „Tätigkeit“ dienten beziehungsweise „deren Ergebnis darstellen“. Als Beispiele nennt Walter Henzen: „Kleidung“, „Rüstung“, „Nahrung“, „Sendung“, „Lieferung“, „Wohnung“, „Siedlung“, „Gemarkung“, „Versammlung“, „Regierung“, „Bedienung“; als exemplarisch bieten sich darüber hinaus die vom Abstrakten zum Konkreten vorgestoßenen Verbalabstrakta an: „Öffnung“, „Lüftung“, „Lichtung“, „Zeitung“, „Pflanzung“.

Als einen herausragenden Vertreter jener zum Konkreten hin ausgreifenden „*ung*(*e*)“-Abstrakta hat Henzen das Deverbativum „Bildung“ akzentuiert, dessen Semantik zunächst nur abstrakt den Prozeß des Formens erfaßte; dessen Bedeutung aber bald vom abstrakten Begriff transitiv über die Formung auf das Ziel des Gestaltens, nämlich auf die konkrete Gestalt ausgriff. Und diese sekundäre Bedeutungsstufe der konkret gewordenen Form setzte sich wirkungsgeschichtlich schon an der Schwelle zur Neuzeit durch, so daß unter dem Eindruck zahlreicher Belege die Herausgeber des berühmten ‘Frühneuhochdeutschen Wörterbuchs’ sich veranlaßt sahen, den Terminus „Bildung“ ganz überwiegend von seiner sekundären Bedeutung her zu erschließen. Insofern präsentiert sich das Verbalabstraktum „Bildung“ in der modernen

Lexikographie nicht nur als Nomen agentis, sondern auch – und das vornehmlich – als Nomen rei actae (= Nomen acti).

„Bildungs-Trieb“! Besser hätte Blumenbach sein epigenetisches Entwicklungskonzept nicht nennen können. Mit dem Grundwort „-Trieb“ verweist er auf den immateriellen Anlaß, der den Vorgang auslöst und ihm Weg und Ziel vorgibt; mit dem Bestimmungswort „Bildung[s]-“ deutet er auf den formativen Vorgang, den das erste Kompositionsglied zunächst abstrakt umschreibt, um den formenden Prozeß anschließend ins Konkrete zu wenden und ihn in der ausgeformten Gestalt dann sein Ziel erreichen zu lassen. Und damit nicht genug! Auch wenn der formende Prozeß an seinem Ziel – in der Gestalt des ausgewachsenen Menschen – angelangt ist, bedeutet dies nur den Abschluß des Wachstumsprozesses, nicht aber das Ende des immateriellen Triebes, der auch im ausgewachsenen Organismus weiterwirkt und immer dort zum Ausdruck kommt, wo im adulten Individuum Verletzungen regenerativ geheilt beziehungsweise funktionale Ausfälle durch kompensatorisches Organ-Wachstum aufgefangen werden.

11.4. Das „Trieb“-Konzept außerhalb der Epigenese in der Vor-Freudischen Psychologie („nisus“, „Drang“)

„Nisus formativus“! Blumenbach war vom Begriff des „Bildungstriebs“, der den Gestaltwandel vom Embryo bis zum adulten Individuum abdeckt, derart überzeugt, daß er die Gültigkeit seines „Trieb“-Konzepts über den Sinnbezirk des Gestaltens hinaus ausdehnte und in andere Wortfelder überführte. Dabei griff er von der epigenetischen Ontogenese in das Gebiet der Trophologie über und entwickelte beim Blick auf Eßgier, Eßstörungen und Abnormitäten des Appetits bis hin zu Hungerneurosen sein Konzept des „Nahrungstriebes“. Auf gleicher Begriffsebene waren seine Beobachtungen zum „Zeugungsgeschäfte“ angesiedelt (1781), mit denen er den theoretischen Modellen des 20. Jahrhunderts vorausgriff (1905/20; 1923/31): Die Freudsche Trieblehre wurde vor allem am Beispiel der Sexualität erarbeitet, wobei den österreichischen Schlesier an Blumenbachs Trieb-Konzept besonders der „Drang“ faszinierte, den er als einen „Grenzbegriff zwischen Seelischem und Somatischem“ auswies. In der allgemein akzeptierten psychopathologischen Nomenklatur Kurt Schneiders stehn „Nahrungs- und Geschlechtstrieb“ nebeneinander und sind in den zentralen Bereich der „Leiblichen Triebe“ eingeordnet. Freud dagegen hat zwischen „Lebens- und Todestrieben“ differenziert und vorher schon zwischen sexuellen und Ich-Trieben unterschieden.

11.5. „Bildungstrieb“ und „Lebenskraft“: Epigenetische Ausstrahlungen auf die Naturheilkunde

Die aus dem 18. bis ins 21. Jahrhundert ausstrahlende Langzeit-Wirkung von Blumenbachs „Bildungstrieb“-Modell ergab sich indessen nicht nur über die Trieb-Lehren der modernen Psychiatrie und Psychoanalyse, sondern das epigenetische Konzept strahlte auch über das animistische Lebenskraft-Paradigma Hufelands aus. Christoph Wilhelm Hufeland nahm sein Medizinstudium 1780 auf, wechselte als 19jähriger 1781 nach Göttingen, wo er Vorlesungen bei Blumenbach hörte und als 21jähriger von Lichtenberg mit einer Arbeit in Elektrophysiologie promoviert wurde. Den Professor Blumenbach bezeichnete Hufeland als seinen wichtigsten ärztlichen Lehrer (neben dem Chirurgen August Gottlieb Richter). Daß von Blumenbachs epigenetischem Modell einzelne Vorstellungen in Hufelands animistisches Paradigma Eingang fanden, war naheliegend und zeigt sich beispielhaft an der formativ-regenerativen Potenz des Bildungstriebs, die Hufeland auf sein Paradigma übertragen und als spezifische Eigenschaft der von ihm entworfenen „Lebenskraft“ eingefügt hat. Über sein animistisches Selbsterhaltungs-Konzept gelangten so aus Blumenbachs Bildungstrieb-Modell mehrere epigenetische Thesen in unterschiedliche Theoreme des 19. Jahrhunderts und wirkten über die Naturheilkunde bis ins 20. Jahrhundert fort (und darüber hinaus). „Aus den Schriften Hufelands“ haben „die Vertreter der Naturheilkunde im 19. Jh. entscheidende Impulse“ erhalten. Die Anfänge ihrer Verfahren, die als „Hydropathie“ von den Schweidnitzer „Wasser-Hähnen“ (Johann Siegmund Hahn [Vater und Sohn], Johann Gottfried Hahn) angestoßen und parallel zur „Homöopathie“ angeboten wurden, sind von Prießnitz und Kneipp als Wasserheilkunde weiterentwickelt und als Hydrotherapie durch Wilhelm Winternitz (vom Gräfenberg aus) und durch Alfred Baumgarten (von Wörishofen aus) in die Schulmedizin eingegliedert und dort als Physiotherapie etabliert worden. Hufeland hat dieser Entwicklung vorausgegriffen, insofern als er Balneotherapie empfohlen und zu Kuraufenthalten in Kurorten („Bad“-Orten) geraten hatte.

11.6. Ausstrahlungen auf das Konzept der Homoio-Pathie

„Hufelands … Lebenskraft-Konzept“ hat mit mehreren seiner „Grundthesen“ in die „Krankheitstheorie“ von Samuel Hahnemann Eingang gefunden (Eckart), in dessen homöopathischem Theorem sie mit Vorstellungen paracelsischer Krankheitslehre und aristotelischer Kraft-Materie-Konzeption verschmolzen wurde (Keil). Die komplexe Architektur des homöopathischen Lehrgebäudes verweist bereits auf die Theorien-Vielfalt des frühen 19. Jahrhunderts, die sich in den letzten Jahrzehnten vor dem Zerfall des humoralpathologischen Paradigmas ergeben hatte.

11.7. Das Wirrsal konkurrierender medizinischer Theoreme

Die von Roger Bacon 1620 formulierten Prinzipien wissenschaftlichen Erkenntnisgewinns waren in Auseinandersetzung mit Aristoteles entworfen worden. In ihrem Bemühen, systematische und vernunftgeleitete Erfahrungsbildung einzuführen, förderten sie nicht nur das geordnete Beobachten und geplante Experimentieren, sondern begünstigten auch die Entstehung „nachvollziehbarer Theorien und Konzepte“, die „mit umfassendem Erklärungsanspruch“ auftraten und mit der Forderung nach allgemeiner Gültigkeit – zumindest zeitweilig und räumlich begrenzt – sich als normative Paradigmen durchsetzten. In ihren Theoremen untereinander häufig inkompatibel, führten sie zur Spaltung der Ärzteschaft und nicht selten zu feindlichen Auseinandersetzungen zwischen den Anhängern unterschiedlicher Paradigmen. Daran änderten auch synkretistische Systeme wenig, die – wie Hahnemanns ‘Homoio-Pathie’ – aus Bestandteilen unterschiedlicher Konzepte zusammengefügt waren. Die Interferenz moralisierender, teils idealisierender, verinnerlichender und ethisch-rigoristischer Strömungen deutscher Gefühlskultur machte die Situation zunehmend komplex und ließ das „Konglomerat“ konkurrierender Konzept(fragment)e – selbst für den Wissenschaftshistoriker unüberschaubar – in „verwirrender“ Vielfalt erscheinen.

Rademachers erfahrungsgeleitete Skepsis

In der ersten Hälfte des 19. Jahrhunderts – zwischen 1800 und 1856 – erlebten die konkurrierenden Theoreme den Gipfel ihrer Wirkung. Das gilt für die Anzahl der Konzepte wie auch für die Intensität ihres Einflusses auf Heilberufe und Naturwissenschaften. Das Bild ist jedoch nicht einheitlich. Nicht zu übersehen sind – neben fachlichen Differenzen – vor allem die (nationalen und) topographischen Unterschiede. Am ausgeprägtesten ist die Produktion, Rezeption und Wirkung der Seins-deutenden Theorien im Bereich der Deutschen Gefühlskultur gewesen, die geographisch weitgehend mit den deutschsprachigen Territorien deckungsgleich war (Hermann Boeschenstein). In der nach-napoleonischen Heilkunde Frankreichs stand man dagegen den medizinisch-biologischen Konzepten und ihrem umfassenden Deutungsanspruch eher distanziert gegenüber, und diese Zurückhaltung gegenüber den Seins-deutenden Theorien und Allgemeingültigkeit beanspruchenden Konzepten war auch kennzeichnend für Dr. Johann Gottfried Rademacher, der während mehr als 50 Jahren erfolgreichen Wirkens in Goch (1797–1850) es mit Patienten aus – nach heutigen Grenzen – fünf beziehungsweise sechs Staaten zu tun hatte, der mit seinen Kranken in fünf Sprachen zu kommunizieren verstand (letzeburgisch, niederdeutsch/niederländisch, hochsprachlich deutsch, französisch und selbstverständlich auch [gräko-]neulateinisch) und der sich angesichts theoretischer fiktionaler Systeme zwischen Deutscher Gefühlskultur und französischem Rationalismus entscheiden mußte, wobei er in diesem Interferenzbereich zusätzlich es noch mit niederdeutsch/niederländischem Pragmatismus zu tun bekam. Aus diesem Wirrsal moralischer, theoretischer, konkurrierender, synergetischer oder inkompatibel-antithetischer Einflüsse versuchte Rademacher sich herauszuhalten, indem er als renommierter klefischer Arzt sein medizinisches Handeln ausschließlich auf dasjenige zu gründen versuchte, was er als Diagnostiker, Therapeut oder als diätetischer Begleiter in Erfahrung gebracht hatte. Und mehr als das! Nach fünf Jahrzehnten erfolgreichen Wirkens sah er sich veranlaßt, sein aus weitreichendem Einzugsgebiet und umfangreichem Krankengut stammendes Wissen zusammenzufassen und als zweibändiges Lehrbuch zum Druck zu bringen (1842–1852). Mit dieser Veröffentlichung, die 1943 noch einmal – von Johannes Bergmann besorgt – als Nachdruck herausgegeben wurde, wollte Rademacher jedoch nicht nur seine Kollegen mit den erfolgreichen Verfahren seines ärztlichen Wirkens vertraut machen, sondern es lag ihm daran, sie in die Methoden seines Empirie-geleiteten Wissenserwerbs einzuführen und zu befähigen, selbständig das verfügbare medizinische Wissen durch eigene Erfahrungen zu sichern und zu erweitern. Derartiger eigenständiger Wissenserwerb sollte unabhängig von jedweden medizinisch-naturwissenschaftlichen Theoremen getätigt und ausschließlich durch persönliche Empirie gewonnen werden; ein verstandesmäßiges Durchdringen des Beobachteten kam zur Aufbereitung der kasuistischen Befunde als wissensordnende Epikrise hinzu.

12. Erfahrungsheilkunde als einzig gültige Alternative gegenüber allen medizintheoretischen Paradigmen

Johann Gottfried Rademacher war sich im klaren darüber, daß er schon mit seiner Methode des Wissenserwerbs sich in scharfem Gegensatz zur Vorgehensweise aller Varianten der Schulmedizin setzte. Mit seinem Verlangen nach Anerkennung strebte er keineswegs nur eine Gleichstellung an und hatte nicht etwa vor, sein empirie-geleitetes Verfahren auf gleiche Stufe wie die anderen miteinander konkurrierenden Theorien medizinischer Seins-Deutung zu stellen; sondern er bot seine „Heillehre“ als empirisch gesicherte Alternative zur Schulmedizin als ganzer an, was nicht bloß deren humoralpathologisches Leitparadigma betraf, sondern auch alle konkurrierenden theorie-geleiteten Konzepte akademischen Medizinierens einbegriff.

Mit anderen Worten: Rademacher sah in seiner erfahrungs-gesicherten „Heillehre“ die einzige – und dadurch maßgebliche – Alternative zur Schulmedizin, die als Korrektiv das Leitparadigma der akademischen Mediziner ersetzte und deren konkurrierende, selten kompatible Theoreme auf der Grundlage von Erfahrungswissen falsifizierte sowie als fiktional verwarf.

13. Neue Konkurrenz: Explosiver Wissensgewinn durch exakte Naturwissenschaften

Das Beispiel des Tübingers Georg Rapp zeigt, daß der empirisch verorteten „Heillehre“ durchaus auch ein akademischer Erfolg beschieden war, doch kam Rademachers Konzept einer rein Erfahrung-begründeten, völlig theorie-freien Medizin zu spät. Als der zweite Band seiner ‘verstandesrechten Erfahrungsheillehre’ posthum herauskam (1852), arbeitete Virchow in Würzburg bereits an seinem Paradigma der „Cellularpathologie“, dessen Ausformung – durch K. F. Wolff vorbereitet – durch die Entdeckungen von Schwann (1837/39), Schleiden (1838) und Remak (nach 1850) begleitet wurde. Zwei Jahrzehnte später haben Koch und Cohn in Wollstein (Kreis Bomst) beziehungsweise Breslau das Fach der Bakteriologie begründet. Die vier Mitglieder der „‘Kampfgemeinschaft’ physikalische Physiologie“ – nämlich Brücke, Du Bois-Reymond, von Helmholtz, C. Ludwig (und Koch) – hatten ab 1848 zueinandergefunden (Keil 2021), J. J. v. Scherer verbesserte in Würzburg das ‘Periodensystem der Elemente’ (1851; vor L. Meyer und Mendelejeff [beide 1869]) und begründete zusätzlich die Klinische Chemie (Ch. Grund); R. A. v. Kölliker eröffnete als Begründer der Histologie den Einblick in komplexe Mikrostrukturen (Cortisches Organ, Würzburg 1851), und anhand von Kochs initialen Beobachtungen wurden in Berlin, Frankfurt(-Höchst), Gießen, Wien und Paris die Anfänge der Immun- sowie Serum-Therapie realisiert sowie die Allergologie aus der Taufe gehoben. Der fulminante Zuwachs medizinischen Wissens wetteiferte mit dem Wissensgewinn aus den ärztlichen Praxen und überflügelte ihn ab der Mitte und zweiten Hälfte des 19. Jahrhunderts. Neben die ärztliche Erfahrung aus einer Vielzahl von Kasuistiken trat der Wissensgewinn aus den Laboren, Instituten, universitären und außeruniversitären Forschungseinrichtungen, und der Blick durchs Mikroskop, das Schauen auf die Petri-Schale, der beobachtete Ablauf physiologischer und biochemischer Versuche versprachen mehr Erkenntnis-Gewinn als die Kontrolle der Anamnese, die Notizen zum Verlauf sowie das Durchblättern von Epikrisen.

14. Wirkungsgeschichtliche Aspekte

14.1. Das Eindringen moderner Naturwissenschaften in die Heilkunde hemmt den Einfluß der ‘Erfahrungsheillehre’ auf die Schulmedizin

Rademachers Versuch einer „Rechtfertigung der Erfahrungsheillehre“ fand zwar Eingang in die universitäre Heilkunde, spielte in der Schulmedizin aber nur eine untergeordnete, zeitlich und räumlich begrenzte Rolle. Das Vorhaben, durch „verstandesrechtes“ Erfahrungswissen den Dschungel fiktionaler Theoreme der (Romantischen bzw.) Aufklärungs-Medizin zu lichten, bewerkstelligte nicht die ‘Heillehre’, sondern führten die Methoden medizinischer Forschung ab Mitte des 19. Jahrhunderts durch. Nur wenige Theoreme der vormodernen Heilkunde (beispielsweise die Homoio-Pathie Hahnemanns [1810] und die Theosophisch-anthroposophische Medizin Steiners

[1884ff.]) überlebten bis ins 21. Jahrhundert, wenngleich im wesentlichen beschränkt auf das (zeitweise noch ausgedehntere) deutsche Sprachgebiet.

14.2. Der Einfluß auf die Heilkunde der Laienärzte

Die Wirkung von Rademachers 'Erfahrungsheillehre' hat die Schulmedizin lediglich gestreift. Sie strahlte in einen anderen Bereich des Gesundheitswesens aus, den Rademacher zwar nicht ausgeblendet hat, den er primär jedoch nicht anvisierte. Indem er von einer (seitens der „*Gelehrten*) ***mißkannten***" **Heillehre** sprach, die auf „*Erfahrung*" basierte, richtete er den Blick auf die anhand eigener (oder volksmedizinisch tradierter) Erfahrung tätigen Laienärzte, die weder eine zünftische Lehre zum Wundarzt durchlaufen geschweige denn eine akademische Ausbildung zum Arzt erhalten hatten und als ***empirici*** verschrien waren. Die Angriffe gegen sie kamen keineswegs nur von Akademikerärzten; auch zünftische Chirurgen – darunter so bedeutende Wundärzte des 14. Jahrhunderts wie Jan Yperman beziehungsweise Thomaes Schelling – grenzten sich in aller Schärfe von diesen „sotte meesters" ende „dorpers" ['Tölpeln'] ab (Keil 2012). Geschworene Akademikerärzte standen ihren chirurgischen Kollegen hinsichtlich Heftigkeit der Ablehnung in nichts nach. Und die Pejorisierung fand in den Wörterbüchern ihren Niederschlag, wo der „*empiricus*" als nur 'halb-tauglich' diffamiert und als untauglich für eine feste Niederlassung ausgewiesen wird (*halbarczat*; *landt-farender artzat*, Dfng, Dfg). Noch vor der Aufklärung entspannte sich die Situation, so daß *empirici* nicht mehr als 'beschißne Ärzte' (*beschatten er setten* [sic!]) verunglimpft wurden, sondern daß sich die Gleichung *empericus* = *erfarner artzt* durchsetzte. Grade als Naturheilkundler – als Wasserärzte, Sonnenbade-Ärzte, Lufthütten-Anbieter, Heilerde-Verordner – erlangten 'erfahrene' Laienärzte hohes Ansehen und oft auch hohes Einkommen. Unter ihnen begegnen Bauern, Fuhrleute, Buchhändler, Färbereibesitzer und katholische sowie protestantische Pfarrer. Die Kaltwasser-Anwendungen von Prießnitz und Kneipp, die Lehm-Verordnungen des „Lehm-Pastors" Felke und die Entschlackungs-Kur des schlesischen Fuhrmanns Schroth sind seit dem 19. Jahrhundert bis heute aktuell geblieben.

14.3. Die Renaissance der 'Erfahrungsheillehre' im 20. Jahrhundert

Viele Verfahren und therapeutische Konzepte – wie etwa die „Lebenswecker" des Baunscheidtismus (vor 1850) oder das Blutegel-Setzen nach Victor Broussais (gegen 1830) – haben das 19. Jahrhundert nicht überlebt. Und auch die „Erfahrungsmedizin ... des deutschen Arztes Johann Gottfried Rademachers [sic!]" ist inzwischen „weitgehend in Vergessenheit geraten" (Jütte). Dabei gab es für Rademachers 'Erfahrungsheillehre' noch eine Renaissance, als das umfangreiche Werk ein Jahrhundert nach Veröffentlichung wieder aufgelegt und im Jahr 1943 neu gedruckt wurde.

15. Der englisch(-amerikanisch)e „Genozid"

Diese von Johannes Bergmann besorgte Neuauflage erscheint insofern bemerkenswert, als sie in einem Jahr herauskam, wo viele Druckerzeugnisse wegen Papierknappheit und fehlender Druckkapazitäten im „Großdeutschen Reich" zurückgestellt werden mußten, wo aber auch – im Hinblick auf die ab April 1942 einsetzenden englisch(-amerikanisch)en Bomber-Angriffe – die Sorge aufkeimte, daß die medizinischen Kapazitäten Deutschlands bald nicht mehr ausreichen würden, die zahlreichen Opfer der alliierten

„Terror"-Angriffe angemessen zu versorgen. Bereits im Jahr 1943 hatten die gezielt gegen städtische Wohnviertel gerichteten Luftangriffe eine nie geahnte Dimension erreicht. Vom 30. April 1942 bis zum 2. März 1945 wurden beispielsweise 262 „Terror"-Angriffe gegen Köln geflogen und 95 Prozent der historischen Altstadt zerstört. Schon der erste Angriff – die „Operation Millennium" mit tausend Airforce-Bombern – forderte 480 Tote und etwa 5000 „Verletzte". Allein 1943, im Erscheinungsjahr des Rademacher-Nachdrucks, waren 100 000 zivile Todesopfer der alliierten Bombenangriffe zu beklagen; die Zahl der „Verletzten" (verwundet, verbrannt, vergiftet) lag um ein Vielfaches höher. 40 % der Opfer stammten aus dem viertägigen Feuersturm „Gomorrha" über Hamburg (28. 7.– 1. 8. 43). Beim zweiten 'Gomorrha'-Feuerschlag kamen 99 163 Bomben auf den Quadratkilometer. Meine Frau hat den Feuersturm durchlitten. Ich selbst habe lediglich zwei Berliner Bombardements durch die Royal Airforce erlebt…

16. Die drohende Überlastung des deutschen Gesundheitssystems motiviert den Einsatz erfahrungsgeleiteter Laienärzte

„Die Krankenhäuser liegen voll von Bombenverletzten" (J. Friedrich). Angesichts der drohenden Überlastung des deutschen Gesundheitssystems ist es nachvollziehbar, daß man in ein praxisnahes Werk wie das Handbuch Rademachers die Hoffnung setzte, es könne beim Überwinden drohender Versorgungsengpässe helfen. Das zweibändige Handbuch mit seinen erfahrungsgeleiteten Therapien weckte die Erwartung, daß es durch seine unkomplizierten Anwendungen für Ärzte willkommen, aber auch für medizinische Assistenzberufe geeignet sei. Der neue Berufsstand der Heilpraktiker – erst 1939 gegründet – fand in Rademachers weit ausgreifenden Kasuistiken genügend Handhaben, sich in den Jahren des Bombenterrors zu bewähren. Entsprechend äußerten sich über 85 % der „Bombenverletzten" zufrieden mit ihrer „medizinischen Versorgung", während die „Zufriedenheit mit der" nachgeordneten Sozial-„Fürsorge" bei den bis 1945 durchgeführten „Befragungen" über 58 % nicht hinauskam.

17. Einfluß von Paracelsus und Streben nach praxisnaher Schnellverfügbarkeit des Wissens

Rademacher hat seine 'Heillehre' nicht nur von ihren Quellen – den in Goch gewonnenen ärztlichen „Erfahrungen" her – gekennzeichnet, sondern er hat sein Handbuch auch von der Darstellung des Inhalts und vom Aufbau des Textes her charakterisiert, und zwar als „verstandesrechte" Lehre. Eine solche, auf sprachdidaktische Aufbereitung und benutzerfreundliche Strukturen zielende Charakterisierung wurzelt in der Tradition des 'Promptuarium medicinae', weist auf die Schnellverfügbarkeit des zu vermittelnden Wissens und lenkt den Blick auf die Binnengliederung und Makrostruktur des Werkes. Und dieser Blick läßt sofort erkennen, daß „Jan van Gogh" seinen eigenen Ansprüchen nicht oder nur teilweise gerecht wurde. Selbst seine Forderung nach einer traditionsfreien, empirischen Medizin ist seinen Quellen entlehnt, in denen es heißt, daß sie auf eigenständiger Erfahrung und der darauf aufbauenden Erwägung beruhten und daß sie nicht aus Hippokrates und Galen „zusammengebettelt" seien.

18. Rademacher als Iatrochemiker und Paracelsist

Es ist Paracelsus, der so redet und in seinen heilkundlichen sowie alchemistischen Schriften „dauernd von Erfahrung“ spricht, ohne aber von Einflüssen unterschiedlicher Quellentexte frei zu sein. Einer dieser Quellentexte ist das ‘Buch der Heiligen Dreifaltigkeit’, das vom (Minoriten-)Frater Almannus/Ulmannus 1410/19 verfaßt und von Paracelsus 1531 rezipiert wurde und das den Hohenheimer zu seinem Modell der „Tria prima“ anregte. Philippus Aureolus Theophrastus der Bombast von Hohenheim, der sich selber ‘Neben-Himmler’ (Parà-Celsus) nannte, hat die Anregungen Ulmanns aufgegriffen und in seinem Modell der „Drei Ersten Substanzen“ ausgeformt: „Sal“, „Merkur“, „Sulfur“ repräsentieren bei Paracelsus die Prinzipien ‘fest’, ‘beweglich’, ‘flüchtig’. Rademacher hat die drei Positionen beibehalten, wenngleich mit „Eisen“, „Kupfer“ und Natriumnitrat („Würfelsalpeter“) neu besetzt; er konnte so seine Patienten je nach der Arzneimittelwirkung klassifizieren und auf drei Gruppen aufteilen, die gemäß den „Tria prima“ drei fiktionalen Grundleiden des Gesamtkörpers entsprechen sollten. Die Differenzierung nahm Rademacher nicht nach der Symptomatik vor, sondern unterschied ex juvantibus allein nach dem Ansprechen der Patienten auf die von ihm verabfolgten Medikamente, und die verordnete er auf Grundlage der „Drei Ersten Substanzen“, das heißt anhand der von den „Tria prima“ vertretenen drei Prinzipien „fest“, „beweglich“, „flüchtig“.

Auf der nächstfolgenden Ebene der Krankheitsfindung ging Rademacher nach dem gleichen Verfahren vor und urteilte nach der „diagnosis ex juvantibus remediis“: Entschieden wurde anhand der – solidarpathologisch vorgegebenen – Diagnosen wiederum nach der Arzneimittelwirkung, die diesmal jedoch nicht auf den Ganzkörper bezogen, sondern wie bei Paracelsus auf ein „ligendes corpus“, das heißt auf ein Organ beziehungsweise auf eine umschriebene Struktur des Organismus fixiert war. Die Relation zwischen Arzneimittel und Organ wurde dabei so eng geführt, daß aufgrund solcher Engführung sich eine hohe Spezifizierung für die intendierte Pharmako-Dynamik (und -Kinetik) ergab, die sich nahezu ausschließlich topographisch am „ligenden corpus“ – dem Zielorgan beziehungsweise der umschriebenen Struktur – entfaltete, ohne konkurrierende, kollaterale Entitäten zu berühren. Fügt man noch hinzu, daß Rademacher den mineralischen, chemischen Substanzen gegenüber den pflanzlichen (und animalischen) Arzneistoffen den Vorzug gab, ist das Bild eines paracelsisch orientierten Arztes bei dem Gocher Praktiker in klaren Konturen ausgeprägt.

Allerdings hätten schon die „Tria prima“ ausgereicht, um in Rademacher (wie später in Rudolf Steiner) einen Paracelsisten zu erkennen. Die „Drei Ersten Substanzen“ gelten als ‘Kennmarken des Paracelsismus’. „Schon allein an ihrer Verwendung konnte man den“ Paracelsisten „erkennen“ (Udo Benzenhöfer).

Als hervorragender, wenn nicht bester Paracelsus-Kenner gilt Karl Sudhoff. Er hat vor einem Jahrhundert Rademacher als Paracelsisten ausgewiesen und ihn 1920 in seinem – zusammen mit Theodor Meyer-Steineg verfaßten – ‘Überblick’ zur Medizingeschichte entsprechend dargestellt. Und mehr als das: Sein ‘Überblick’ erreichte (ergänzt durch Sudhoffs ‘Kurzes Handbuch’) bis 1950 vier Auflagen und wurde begleitet von Sudhoffs monumentaler Ausgabe der ‘Medizinischen ... Schriften’ von Paracelsus, die – 1922 begonnen – mit dem XIV. Band 1933 zum Abschluß kam und gradezu ein Feuer der Begeisterung entfachte. Kolbenheyer stilisierte in seiner Roman-Trilogie den Bombast zum „deutschen Überarzt“ und „faustischen“ Übermenschen. Die

Paracelsus-„Gedächtnisindustrie“ (Benzenhöfer) entfaltete sich international und erreichte 1941 ihren Höhepunkt, als es den 400sten Todestag Bombasts von Hohenheim zu feiern galt. Neben einer Unzahl von Kongressen, Tagungen, Ausstellungen, Festvorträgen (des Reichsinnenministers in Salzburg), Lesungen und weiteren internationalen Veranstaltungen kam es auch zu einer „gewaltigen Literaturflut“ an wissenschaftlichen Veröffentlichungen, die sich in Monographien und Artikeln niederschlug und nahezu 280 Studien umfaßte. Zwei Jahre später – im Jahr des britischen Bombenterrors 1943 – stand es an, den Hohenheimer erneut zu feiern und des 450sten Geburtstags von Paracelsus zu gedenken. Inzwischen war der Scheitelpunkt der Paracelsus-Begeisterung jedoch schon überschritten. Immerhin gab sich der Paracelsus-Film von (Kurt Heuser und) Georg W. Pabst noch als eine Art filmischer Festschrift zum „450. Geburtstag“ des „deutschen Arztes“ aus und erzielte mit seiner bildlichen Darstellung des Bombast von Hohenheim grenzüberschreitende Wirkung. Trotz der 100 000 getöteten Kriegsgefangenen von Bekerowa bei Stalingrad, trotz der 40 000 ermordeten Zivilisten von Hamburg war „der Name Paracelsus“ auch 1943 „noch allerorten präsent“ und machte es möglich, daß selbst bei absinkender Paracelsus-Panegyrik genügend Motivation übrigblieb, den Druck einer paracelsischen ‘Heillehre’ zu genehmigen und das Gocher Standardwerk der „Erfahrungsmedizin“ vorzulegen –: ein Werk, das sich ausdrücklich auf die „alten scheidekünstigen Geheimärzte“ stützt und damit auf die Spagirik des Hohenheimers und der alchemistischen Paracelsus-Nachfolger Bezug nimmt.

19. Johann Gottfried Rademacher als Leitfigur der Erfahrungsmedizin?

Jan van Gogh / Johann Gottfried Rademacher: Zur Frage, ob er als personalautoritative Leitfigur zur Repräsentanz der Erfahrungsmedizin verwendet werden könne, ist zu sagen, daß der Gocher Mediziner zweifellos eine umfangreiche Praxis geführt hat, die er erfolgreich in unterschiedlichen politischen Verhältnissen und unter wechselnden rechtlichen Voraussetzungen wahrnahm, und in dem halben Jahrhundert seines Wirkens konnte er eine Vielzahl von Patienten aus mehreren Ländern behandeln, so daß er über eine weit gefächerte Kasuistik auch seltenerer Krankheitsbilder verfügte. Gestützt auf dieses ständig wachsende, grenzübergreifende Krankengut versuchte er, unabhängig von zeitgenössischen Theorien seinen Erfahrungsschatz zu deuten, wobei er auf die kryptische „Lehre“ von iatrochemisch therapierenden Paracelsisten stieß. Und diese spagyrischen Kenntnisse unterzog er ab 1825 in seiner Praxis eingehenden „Erprobungen“, deren „Ergebnisse“ schließlich ihn selbst zu einem der „scheidekünstigen“ Iatrochemiker machten. Daß er mit seiner „treuen Mitteilung“ der „am Krankenbett“ erzielten Prüfungs-„Ergebnisse“ zur Gründung der „Erfahrungsmedizin“ und damit einer alternativen Heilkunde beigetragen hat, steht außer Zweifel. Die heutigen Erfahrungsmediziner haben sich von der Spagirik des Gocher Arztes indessen so weit entfernt, daß sie seinen Namen nicht mehr kennen und daß „die historischen Bezüge oder Ursprünge“ ihrer Fachrichtung „in Vergessenheit geraten sind“. Robert Jütte schließt sich dieser Damnatio memoriae insofern an, als er den Namen Rademachers im Register zu seinen ‘unkonventionellen Therapien von heute’ unterdrückt (1996).

Dem Hohenheimer ist es nicht besser ergangen. Nach 1945 nahm die Begeisterung für den spagirischen Bombast ab, und nach 1993 stand das ärztliche Ansehen von Paracelsus „am Abgrund“ (D.-R. Moser). Die Paracelsus-Apotheke in Bamberg tauschte ihren Namengeber gegen Jean Paul aus; die Paracelsus-Apotheke in Regensburg verkaufte weiter Homoeopathika unter dem Namen des Hohenheimers („Paracelsus-Nervenstärkung") und stieß deswegen auf Unverständnis; die Deutsche Ärzteschaft, die seit 1952 alljährlich die Paracelsus-Medaille verleiht und damit Ärzte auszeichnet, „die sich durch ihre vorbildliche ärztliche Haltung" oder besondere Leistungen „hervorgetan haben", geriet 2005 in die Kritik. Wollte man Dr. Rademacher als Repräsentanten der Erfahrungsmedizin wählen und für Referenzwerbung auf seinen Namen zurückgreifen, würde das auf Unverständnis stoßen und vielleicht sogar Kritik hervorrufen. So großartig auch Johann Gottfried Rademacher in vieler Hinsicht ist –: nach dreimonatiger intensiver Beschäftigung mit ihm und seinem Umfeld möchte ich davor warnen, ihn als personale Leitfigur zu benutzen. Das gilt auch für die Sucht-Entwöhnung durch vergällten Alkohol.

Literatur

ANONYM (1940): Johann Gottfried Rademacher … Begründer der … Erfahrungsheillehre, eines sich an Paracelsus anlehnenden ärztlichen Systems …, in: ML[8], VIII, Leipzig 1940, Sp. 1647

ANONYM (1977): Johann Gottfried Rademacher …, praktizierte, von Paracelsus ausgehend, eine 'Erfahrungsheillehre' …, in: ML[9], XIX, Mannheim - Wien - Zürich 1977, korrigierter Nachdruck 1981, S. 519[b]

ANONYM (1998): [Alma Kreuter], Johann Gottfried Rademacher, Mediziner, in: DBE VIII, München 1998, S. 115[b]

AZZOUNI (2017): Safia Azzouni, Populäres Wissen und Medien, in: HANDBUCH WISSENSCHAFTSGESCHICHTE (2017), S. 333[a]-341[b]

BENZENHÖFER (2007): Udo Benzenhöfer, Paracelsus, in: EMG III (2007), S. 1101[a]-1105[b]

BÖHM/MÜLLER (1983): Universitäten und Hochschulen in Deutschland, Österreich und der Schweiz. Eine Universitätsgeschichte in Einzeldarstellungen, hrsg. von Laetitia Böhm und Rainer A. Müller, Wien - Düsseldorf 1983 (= Hermes-Handlexikon, [III, 2])

CREUTZ/STEUDEL (1948): Rudolf Creutz und Johannes Steudel, Einführung in die Geschichte der Medizin in Einzeldarstellungen, Iserlohn 1948

DBE: Deutsche biographische Enzyklopädie, begründet und hrsg. von Walther Killy, ab Bd. 3 (1996) fortgeführt von Rudolf Vierhaus unter Mitwirkung von Dietrich von Engelhardt, Wolfram Fischer, Franz Georg Kaltwasser und Bernd Moeller, I–X (und 2 Supplemente), München (New Providence - London - Paris) 1995–1999(–2000). Vgl. ENGELHARDT (2002)

ECKART (1990): Wolfgang Eckart, Geschichte der Medizin [Erstauflage], Berlin - Heidelberg - New York - Tokio 1990

EMG: Enzyklopädie Medizingeschichte, ([1]2005) 2. Aufl. hrsg. von Werner E. Gerabek, Bernhard D[ietrich] Haage, Gundolf Keil und Wolfgang Wegner, I–III, Berlin - New York 2007

ENGELHARDT (2002): Biographische Enzyklopädie deutschsprachiger Mediziner, hrsg. von Dietrich von Engelhardt, I–II, München 2002 [korrigiert und ergänzt die DBE]

ENGELHARDT (2023): Dietrich von Engelhardt, Medizin in Romantik und Idealismus. Gesundheit und Krankheit in Leib und Seele, Natur und Kultur, I–III, Stuttgart 2023 (= Medizin und Philosophie, 17) [geht im Paracelsus-Abschnitt, I, S. 305–335, weder auf das Tria-prima-Modell geschweige denn auf dessen Modifikation durch Rademacher ein]

ENGELHARDT/HARTMANN (1991): Klassiker der Medizin, I: Von Hippokrates bis Christoph Wilhelm Hufeland, hrsg. von Dietrich von Engelhardt und Fritz Hartmann unter Mitarbeit von Josef N. Neumann u. a., München 1961

FABIAN (1987): Eginhard Fabian, Die lange Geburt einer Wissenschaftsmetropole, 1789–1870, in: LAITKO (1987), S. 98–171 [vgl. GIRNUS (1987)]

FRIEDRICH (2002): Jörg Friedrich, Der Brand. Deutschland im Bombenkrieg 1940–1945, 10. Aufl. München 2002

Füssel (2017): Marian Füssel, Aufklärung, in: Handbuch Wissenschaftsgeschichte (2017), S. 278^{a}–286^{b}

Girnus (1987): Wolfgang Girnus, Zwischen Reichsgründung und Jahrhundertwende, 1870–1900, in: Laitko (1987), S. 172–303 [vgl. Fabian (1987) und Vogt (1987)]

Goerke (1965): Heinz Goerke, Christoph Wilhelm Hufeland (1762-1836), in: Schadewaldt (1965), S. 168-170 und [84]

Handbuch Wissenschaftsgeschichte (2017): Handbuch Wissenschaftsgeschichte, hrsg. von Marianne Sommer, Staffan Müller-Wille und Carsten Reinhardt, Stuttgart 2017

Hartmann (1995): Fritz Hartmann, (Johann) Friedrich Blumenbach, in: DBE, I, München - New Providence - London - Paris 1995, S. 585^{a}-586^{b}

Jütte (1996): Robert Jütte, Geschichte der Alternativen Medizin. Von der Volksmedizin zu den unkonventionellen Therapien heute, München 1996

Kambartel (1995): Friedrich Kambartel, Empirismus, in: Enzyklopädie Philosophie und Wissenschaftstheorie [wie Mittelstraß (1995)], I, S. 542^{b}–543^{b}

Keil/Wolf (2015): Gundolf Keil unter Mitwirkung von Christine Wolf, Vegetarisch, in: [Würzburger] Medizinhistorische Mitteilungen 34 (2015 [2016]), S. 29–68

Keil/Wolf (2017/18): diess., Robert Koch (1843–1910). Ein Essai, in: [Würzburger] Medizinhistorische Mitteilungen 36/37 (2017/18 [2021]), S. 73–109

Köbler (2007): Gerhard Köbler, Historisches Lexikon der deutschen Länder. Die deutschen Territorien vom Mittelalter bis zur Gegenwart, 7., vollständig überarbeitete Aufl. München 2007, Neudruck ebd. 2019 [deklariert als 8. Aufl.]

Koch (1978): Hansjoachim W. Koch, [A History of Prussia, London - New York 1978] Geschichte Preußens, übersetzt und bearbeitet von Joachim Heimannsberg und Ulrich Riemerschmidt, München 1980

Krafft (1999): [Große Naturwissenschaftler, hrsg. von Adolf Meyer-Abich und Fritz Krafft, ^{1}1970; 2., stark erweiterte Aufl. hrsg. von F. Krafft, 1986; 3. Aufl. unter dem Titel:] Vorstoß ins Unerkannte. Lexikon großer Naturwissenschaftler, hrsg. von Fritz Krafft unter Mitarbeit von Armin Geus, Walter Kaiser, Dorothea Kuhn u. a., Weinheim an der Bergstr. - New York - Toronto - Brisbane - Singapur 1999

Laitko (1987): Wissenschaft in Berlin. Von den Anfängen bis zum Neubeginn nach 1945, erarbeitet von einem Autorenkollektiv der Akademie der Wissenschaften der DDR unter Leitung von Hubert Laitko, Berlin (Ost) 1987

Larsen/Alver/Munthe (1984): Oivind Larsen, Bente Gullveig Alver und Eimar Munthe, „Hjelp meg – jeg har gikt!“ Holdninger og forventninger til skolemedisin og alternativ medisin, Oslo 1984

Lepenies (1978): Wolf Lepenies, Das Ende der Naturgeschichte. Wandel kultureller Selbstverständlichkeiten in den Wissenschaften des 18. und 19. Jahrhunderts, Frankfurt a. M. 1978 [hier S. 16–20 die Ausführungen zum „Erfahrungsdruck“ beziehungsweise zum „Empirisierungszwang“ in den Wissenschaften des 18. (und frühen 19.) Jahrhunderts]

LexMA: Lexikon des Mittelalters, ediert von Heinrich Schipperges und mehr als 100 weiteren Herausgebern, I–X, Zürich - München (Bd. VIII und IX: nur München, Bd. X: Lachen am Zürichsee)

Ljungqvist (1965): Gösta J. Ljungqvist, Om sjukdomsbot och mediciner. Huskurer, hästkurer, örtdekokter och vanliga mediciner från äldsta tider till våra dagar, Uddevalla in Bohus 1965

Meyer-Steineg/Sudhoff (1921): Theodoer Meyer-Steineg und Karl Sudhoff, Geschichte der Medizin im Überblick mit Abbildungen, Jena 1921 [3. Aufl. Jena 1928; 4. erw. Aufl. hrsg. von Benno v. Hagen Jena 1950]

Mittelstraß (1995): Jürgen Mittelstraß, Aufklärung ⟨und⟩ Erfahrung, in: Enzyklopädie Philosophie und Wissenschaftstheorie, hrsg. von Jürgen Mittelstraß in Verbindung mit (Martin Carrier [Bd. III und IV]) und Gereon Wolters, I–IV, [^{1}Mannheim (I–II) und Stuttgart, 1984-1995, ^{2}Stuttgart 1995] ^{3}Stuttgart - Weimar [1980–]1996, Neudruck ebd. 2004, hier I, S. 213^{b}–218^{a} und 568^{b}–571^{a}

ML: Meyers Lexikon, 8. Aufl. völlig neu bearbeitet und bebildert vom Bibliographischen Institut Leipzig, I–IX, Leipzig 1936–1942 [unvollständig, bricht mit dem Artikel ‘Soxhlet’ ab]. – 9., vom Bibliographischen Institut völlig neu bearbeitete Aufl. (mit 100 signierten Sonderbeiträgen) in 25 Bänden, I–XXVI (XXVI² in zweiter Aufl.), Mannheim - Wien - Zürich 1971–1984, dazu Weltatlas (1974) = Bd. XXVII, Personenregister = Bd. XXVIII und vier weitere Ergänzungs-Bände, darunter das dreibändige ‘Deutsche Wörterbuch’ = Bd. XXX–XXXII, begleitet von den 10 ‘Jahrbüchern’ 1974–1983, korrigierter Nachdruck der älteren Bände 1980

MÜCHLER (2019): Günter Müchler, Napoleon. Revolutionär auf dem Kaiserthron, Mainz - Darmstadt 2019

NOBIS (1972): Heribert M. Nobis, Epigenesis, in: [Rudolf Eisler, Wörterbuch der philosophischen Begriffe, ¹1899, ⁴1927–30] Historisches Wörterbuch der Philosophie, hrsg. von Joachim Ritter, weitergeführt von Karlfried Gründer und Gottfried Gabriel als völlig neubearbeitete ⟨fünfte⟩ Ausgabe, I–XIII, Basel - Darmstadt 1971–2007, hier II, 1972, S. 581ᵇf.

OEPEN (1985): Irmgard Oepen, Eigenschaften und Beispiele unkonventioneller Therapien, in: Unkonventionelle medizinische Verfahren. Diskussion aktueller Aspekte, hrsg. von Irmgard Oepen, Stuttgart - Jena - New York 1993, S. 211-220

OEPEN/SCHEIDT (1989): dies. und Rolf Scheidt, Wunderheiler heute. Eine kritische Literaturstudie, München 1989

PLOETZ (2008): Der große Ploetz. Die Enzyklopädie der Weltgeschichte, 35., völlig neu bearbeitete Aufl. besorgt von Dieter Geiß, Freiburg i. Brsg. - Göttingen 2008

PLOETZ, Atlas (2009): [Carl Ploetz] Der große Ploetz. Atlas zur Weltgeschichte, redigiert von Holger Vornholt, Freiburg i. Brsg. - Köln 2009

PLOETZ, Chronik (2008): Der große Ploetz. Die Chronik zur Weltgeschichte, bearbeitet und redigiert von Rainer Driever, Freiburg i. Brsg. - Köln 2008

PORTER/WISSMANN (2007): Roy Porter, [The greatest benefit to mankind: A medical history of humanity from antiquity to present, 1997] Eine medizinische [!] Geschichte der Menschheit von der Antike bis heute, aufgrund der revidierten englischen Taschenbuchausgabe übersetzt, korrigiert und erweitert von Jorunn Wissmann, Heidelberg - Erftstadt 2007

PUTZGER (1997): Friedrich Wilhelm Putzger, [Historischer Schulatlas, 1877] Historischer Weltatlas. Jubiläumsausgabe besorgt von Alfred Hansel und Walter Leisering, Berlin - Bielefeld 1961; 102., überarbeitete und neu konzipierte Aufl. hrsg. von Walter Leisering, Berlin 2002 [zit.]; 105., neu bearbeitete und erweiterte Aufl. Berlin 2021

ROTHSCHUH (1978): Karl E[duard] Rothschuh, Konzepte der Medizin in Vergangenheit und Gegenwart, Stuttgart 1978

ROTHSCHUH (1983): ders., Naturheilbewegung, Reformbewegung, Alternativbewegung, Stuttgart 1983, Nachdruck Darmstadt 1986

SCHADEWALDT (1965): Médecins célèbres, hrsg. von Lucien Mazenod, Paris 1947, deutsche Übersetzung von Hans Schadewaldt, 2. deutsche Aufl. wesentlich erweitert und ergänzt sowie hrsg. unter dem Titel ‘Die berühmten Ärzte’ von René Dumesnil und Hans Schadewaldt unter Mitwirkung von Heinz Goerke, Gernot Rath, Johannes Steudel u. a., Köln o. J. [nach 1964]

SCHNECK (1997): Peter Schneck, Christoph Wilhelm Hufeland, in: DBE V, München 1997, S. 215ᵃᵇ

SCHOTT (1996): Meilensteine der Medizin, hrsg. von Heinz Schott, Dortmund 1996

STEUDEL (1948) sieh CREUTZ/STEUDEL (1948)

VOGT (1987): Annette Vogt, Berliner Wissenschaft im Abgesang des Wilhelminischen Reiches, in: LAITKO (1987), S. 304–395 [vgl. GIRNUS (1987)]

WEDEMEYER-KOLWE (2017): Bernd Wedemeyer-Kolwe, Aufbruch. Die Lebensreform in Deutschland, Wiesbaden - Darmstadt 2017

Anschrift des Verfassers:
Prof. Dr. med. Dr. phil. Dr. h. c. Gundolf Keil
Wullstein-Forschungsstelle für deutsche Medizinliteratur des Mittelalters
Walther-von-der-Vogelweide-Str. 44
97074 Würzburg

Wilhelm Kolle (1868–1935), Professor für Hygiene und Bakteriologe, ein Schüler Robert Kochs*

Von AXEL WELLNER

Der Harz, das in Niedersachsen, Sachsen-Anhalt und Thüringen gelegene Mittelgebirge, wird heute mit Naturerlebnis, Wandern im gleichnamigen Naturpark, Geländeradfahren und Wintersport auf künstlich beschneiten Pisten in Verbindung gebracht; vielleicht denkt man auch an das Weltkulturerbe Rammelsberg und die Oberharzer Wasserwirtschaft, an die Bergbaugeschichte und als deren Folge sowie als Folge von Klimawandel und Trockenperioden absterbende Fichtenwälder.

In der Vergangenheit war der Harz ein bedeutendes Industriegebiet, dessen Bergbauanlagen und Hüttenbetriebe Fachleute und interessierte Reisende aus der ganzen Welt anzogen, die sich hier mit dem technischen Fachwissen vertraut machen wollten.

Daß der Harz auch bedeutende Mediziner hervorbrachte, ist weniger bekannt. Der berühmteste war der am 11. Dezember 1843 in Clausthal geborene spätere Nobelpreisträger Robert Koch. Er wurde nach dem Medizinstudium in Göttingen sowie Tätigkeiten als Arzt – unter anderem in Langenhagen und Wollstein – an das Kaiserliche Gesundheitsamt nach Berlin berufen. Vorausgegangen waren seine epochalen Versuche, die schließlich zur Entdeckung des Bacillus anthracis und dem Nachweis, daß dieser bei Mensch und Tier Milzbrand hervorruft, führten. Damit war erstmals in der Medizingeschichte bewiesen, daß ein bestimmter Krankheitserreger eine spezifische Infektionskrankheit hervorruft. Als Professor am Hygienischen Institut der Berliner Universität und später als Direktor des Instituts für Infektionskrankheiten begründete Koch die Wissenschaft der Bakteriologie, heute Hygiene und Mikrobiologie. Weniger bekannt ist, daß einer seiner Schüler, der ebenfalls ein bedeutender Bakteriologe wurde, auch im Harz das Licht der Welt erblickte: Wilhelm Kolle.

1. Wilhelm Kolle: die Jugendjahre

Wilhelm Kolle wurde am 2. November 1868 „Morgens drei Uhr“ in Lerbach geboren. Am 13. Dezember 1868 wurde er im Haus der Eltern auf die Namen Martin Louis Friedrich Wilhelm getauft. Seine Taufpaten waren 1. der Faktor Ferdinand Frankenfeld in Uslar, wohl der Bruder der mütterlichen Großmutter, 2. die Ehefrau Marie Schaper geborene Frankenfeld in Zellerfeld, die mütterliche Großmutter, die sich nach dem Tod des Großvaters Carl Goedicke wieder verheiratet hatte, und 3. die Witwe Louise Kolle, geborene Warnecke, in Andreasberg, die Großmutter väterlicherseits.[1]

Sein Vater Albert Kolle wurde als Johann Carl August Albert Kolle in Sankt Andreasberg geboren und zwar am 15. Juni 1834[2] als Sohn des Obergrubensteigers Friedrich Wilhelm Kolle und der Eleonore Louise Warnecke. Er studierte ab 1851 in Clausthal,[3]

* Erstmals erschienen unter dem Titel „Der in Lerbach geborene Wilhelm Kolle (1868–1935), Schüler Robert Kochs und Professor für Hygiene“, in: Allgemeiner Harz-Berg-Kalender 2020, S. 97–107.

1 KB Lerbach, Getaufte 1853–1872, Jahrgang 1868, pag. 187, Nr. 34.

2 KB Lerbach, Getraute 1853–1874, Jahrgang 1867, pag. 90, Lit. b.

3 BERGAKADEMIE (1925), S. 470, Nr. 696.

war von 1867–1870 Schichtmeister auf der Lerbacher Hütte[4] und zuletzt königlich preußischer Bergrat und Hüttenwerksdirektor in Rothehütte.[5] Er starb 1908.[6]

Die Mutter war Agathe Goedicke, die am 23. August 1845 in Weißenborn geboren und auf die Namen Agathe Ferdinandine Johanne Philippine Christiane getauft wurde.[7] Sie war die Tochter des späteren Försters Karl August Wilhelm Goedicke († 1867 in Uslar) und der Marie Frankenfeld,[8] deren Vater war Johann Friedrich Ludwig Frankenfeld, 1798–1799 Hüttenschreiber auf der Steinrennerhütte,[9] 1799–1814 Oberfaktor und Administrator auf der Königshütte[10] und von 1814 bis 1838 in gleicher Funktion in Rothehütte.[11] Er starb am 31. August 1838.[12]

Die Eltern heirateten, nachdem sie in Lerbach am 1. und 8. Dezember 1867 aufgeboten wurden, allerdings nicht in Lerbach.[13]

Kolle besuchte das Gymnasium in Clausthal,[14] legte das Abitur aber 1887 unter dem Rektor Hermann Friedrich Müller (1843–1919), der als einer der gelehrtesten Schulmänner im damaligen Land Braunschweig galt,[15] in Blankenburg ab.[16]

2. Der Briefwechsel Robert Kochs mit Wilhelm Kolles Großmutter

Bei der Berufswahl Kolles spielten seine Mutter Agathe und Robert Koch eine nicht unbedeutende Rolle.

Durch den Sohn Kolles sind wir über eine Reihe von Briefen informiert, die Robert Koch an Kolle schrieb. Diesen vorangestellt sind vier Briefe Kochs an die beste Freundin seiner Mutter und Großmutter Wilhelm Kolles, die bereits erwähnte Marie Goedicke, geborene Frankenfeld, die nach der zweiten Eheschließung den Nachnamen Schaper trug. Diesen Briefen fehlen Ortsangabe und Datum, sie sind aber wohl ins Jahr 1858 zu datieren. Bei den Briefzitaten weiche ich von der von Kurt Kolle gewählten Reihenfolge ab, die mir wegen der fehlenden Datierungen und in Anbetracht des Inhaltes nicht schlüssig erscheint. Die von mir ausgewählten Zitate sollen die Beziehungen Kochs zu seiner „Nenntante“ Marie und deren Tochter Agathe erläutern:

> „Liebe Tante!
>
> Es sind schon einige Jahre verflossen, als Agathe ein halbes Jahr lang bei Dir war, während dieser Zeit lernte ich sie kennen und ich gewann sie lieb. Da es Dir, wenigstens so viel ich bemerkte nicht lästig war, kam ich öfter als sonst in Dein Haus. Aber Agathe mußte wieder

---

4 Gebhardt (2009), S. 15.

5 Kolle (1959), S. IXf.

6 Stürzbecher (1979), S. 464.

7 KB Lerbach, Getraute 1853–1874, Jahrgang 1867, pag. 90, Lit. b.

8 Stürzbecher (1979), S. 464.

9 Salz (1850), S. 122, Nr. 4.

10 Salz (1850), S. 114, Nr. 8, von 1799–1804 interimistisch als Hüttenschreiber.

11 Salz (1850), S. 124, Nr. 6; Kolle (1959), S. IX.

12 In Berlin, wo er sich wegen eines Augenleidens behandeln lassen wollte. [Frdl. Mitteilung von Frau Anneliese Pfuhl am 3.6.2019].

13 KB Lerbach, Getraute 1853–1874, Jahrgang 1867, pag. 90, Lit. b.

14 Fischer (2015)

15 Witte (1927), S. 147f. u. 158.

16 Kolle (1959), S. X; Ebel (1974), Nr. 63530.

> fort. Da, einige Zeit nach ihrer Abreise, sagtest Du, es wäre doch niedlich, wenn wir uns gegenseitig schrieben; und bald darauf bekam ich auch den ersten Brief von Agathe. Im folgenden Sommer kam Agathe wieder nach Clausthal. Nach ihrer Abreise wurde der Briefwechsel wieder fortgesetzt, aber ihre Briefe wurden seltener, bis ich nach Weihnachten den letzten Brief bekam…“[17]

Der Tante liegt natürlich das Wohl ihrer Tochter zu allererst am Herzen, sie schreibt:

> „Mein lieber Robert!
>
> Was soll ich Dir, Du ungestümer Jüngling, denn eigentlich auf Deinen Brief für eine Antwort geben, ich weiß es wirklich kaum… Du mein lieber Robert hast Agathe lieb gewonnen, nun wohl, es sei so: aber weißt Du wohl, daß Du dieses am ersten dadurch beweisen mußt, daß Du ihren Frieden nicht störst?“[18]

Und die Tante fährt fort:

> „Meine Agathe ist, wie schon gesagt, noch völlig Kind, sie ist fleissig und gut und wird so Gott es will zur lieblichen Jungfrau heranreifen. Du mein lieber Robert mußt Dir noch manches abschleifen gefallen lassen, ehe Du am Ziel Deiner Wünsche stehst. Du mußt noch viel lernen um geistig reif zu sein um Deinem gewählten Beruf Ehre zu machen, ja Du mußt Dir auch ein liebevolles, freundliches und vor allen Dingen offenes Wesen zu eigen machen, wenn Du Deiner Umgebung gefallen und ihr das Leben angenehm machen willst.“[19]

Der verliebte, pubertierende Robert Koch ist natürlich enttäuscht:

> „Bisher habe ich so recht herzlich gegen Dich noch nicht sein können, weil Du mir mehr wie eine Richterin und nicht wie eine liebe Freundin erschienst… Da ich vorher noch nie jemanden gefunden, mit dem ich wohl hätte in eine engere Verbindung treten können so schloß ich mich um so enger an Agathe an; weil wir uns beide gegenseitig anzogen, wurden wir immer mehr befreundet und ich, dem das Gefühl der Freundschaft und Liebe noch fremd war, dachte nur noch an Agathe…“[20]

In Weltuntergangsstimmung, aber nicht ohne Selbstbewußtsein fährt der Jüngling fort:

> „Du wirst es jetzt einsehen, daß ich an einen Gott der Liebe nicht glaube. Jung, mit den schönsten Geistesanlagen, mit dem besten Willen meine Pflicht zu erfüllen und meinen Mitmenschen zu nützen muß ich einem langsamen, aber sicheren Verderben entgegen gehen...“[21]

Und noch einmal ein Zitat der Worte der Tante, das mit einem Satz endet, dessen ungeheure Tragweite sie nicht vorausahnen konnte:

> „Du darfst mir nicht böse sein, wenn ich Dir Deine Briefchen an Agathe zurückgebe und Dir und Agathe diesen Briefwechsel jetzt untersage. Wie gesagt sei mir deshalb nicht böse und glaube, daß mir nicht nur Agathe ihr Bestes am Herzen liegt, sondern Euer beidseitiges Wohl. Frag mich auch nicht weiter um das Warum und vertraue mir als Deiner mütterlichen Freundin, es ist so besser, später will und kann ich Dir meine weiteren Motive darüber sagen. Für jetzt nimm nur meine feste Versicherung, daß Du mir nicht nur als der Sohn meiner liebsten und innigsten Freundin theuer bist, glaube auch, daß Dein gutes, fleissiges und sittsames Betragen mich mit Stolz erfüllt und ich Dich mit Freuden auf diesen einmal

---

17 KOLLE (1959), S. 21.

18 KOLLE (1959), S. 17.

19 KOLLE (1959), S. 18.

20 KOLLE (1959), S. 14.

21 KOLLE (1959), S. 16.

betretenen Pfaden fortgehen sehe, Du wirst dann nicht nur vor uns, die wir Dich lieben, sondern vor aller Welt geliebt und geachtet dastehen…"[22]

So endet also die jugendlich schwärmerische Episode im Leben Robert Kochs.

3. Wilhelm Kolle als Mitarbeiter von Robert Koch

Und auf dieser ehemals so vertrauten Freundschaft basiert die Anfrage Agathe Kolles, als sie sich um die berufliche Zukunft ihres Sohnes Sorgen macht. Nachdem Wilhelm das Abitur abgelegt hatte, fragte sie bei Koch, der inzwischen seit 1885 ordentlicher Professor für Hygiene an der Universität Berlin und Institutsleiter mit dem Titel Geheimer Medizinalrat war,[23] an, was denn nun aus ihrem Jungen werden solle. Koch schlug das Medizinstudium vor mit der Aussicht, daß er, sofern er tüchtig sei, sich später bei ihm bewerben könne.[24]

Daraufhin schrieb sich Wilhelm Kolle am 20. Oktober 1887 an der Universität Göttingen für das Studium der Medizin ein. Sein Vater war zu der Zeit Hüttendirektor in Uslar.[25] Die Fortsetzung des Studiums erfolgte in Halle und Würzburg, wo mit der Promotion zum Doktor der Medizin, Chirurgie und Geburtshilfe 1892 auch der Abschluß erfolgte. Das Thema lautete: „Ueber Harncylinder bei Amyloidniere". Er widmete die Arbeit seinen „teuren Eltern in Liebe und Dankbarkeit". Leider findet sich in dieser Arbeit kein Lebenslauf, der Auskunft über die Jugendjahre Kolles hätte geben können.

Nach Abschluß der Examina wendete sich Agathe Kolle erneut an Robert Koch, der am 8. Juli 1891 von Kaiser Wilhelm II. zum Direktor des in Berlin neu gegründeten Instituts für Infektionskrankheiten ernannt worden war.[26] Koch antwortete: „Schicke Wilhelm zu mir; bewährt er sich, will ich ihm zu seinem Fortkommen helfen."[27]

Daraufhin trat Wilhelm Kolle 1893 in das Kochsche Institut ein.[28] Er beschäftigte sich zunächst von 1893–1897 als Hilfsarbeiter mit Forschungen zur Immunität vor allem bei Typhus und Cholera.[29]

Am 25. April 1897[30] heiratete Wilhelm Kolle in Berlin-Charlottenburg Alwine Brigl (1865–1933), die Tochter des Verlagsbuchhändlers Otto Bernhard Brigl (1831–1892) und der Katherine Lepine aus Moers.[31]

Möglicherweise stand die Heirat zu diesem Zeitpunkt mit einer Aufgabe Kolles im Zusammenhang, die er im selben Jahr auf Vorschlag Robert Kochs übernahm. Ende 1896 wurde an Koch die Bitte herangetragen, nach Südafrika zu gehen und die dort wütende Rinderpest[32] zu bekämpfen. Dabei handelt es sich um eine Virusinfektion, die mit der menschlichen Pest nichts zu tun hat, sie tritt außer bei Rindern hauptsächlich bei

[22] KOLLE (1959), S. 13.

[23] GRÜNTZIG/MEHLHORN (2010), S. 190.

[24] KOLLE (1959), S. X.

[25] EBEL (1974): Nr. 63530.

[26] GRÜNTZIG/MEHLHORN (2010), S. 235.

[27] KOLLE (1959), S. X.

[28] KOLLE (1959), S. X.

[29] STÜRZBECHER (1979).

[30] KOLLE (1959), S. 26.

[31] STÜRZBECHER (1979).

[32] Zur Geschichte der Rinderpest vgl. DRIESCH/PETERS (2003), S. 164–168.

Ziegen und Schafen sowie bei wild lebenden Wiederkäuern auf und soll im 19. Jahrhundert in Europa 200 Millionen Rinder getötet haben.[33]

Koch traf am 1. Dezember 1896 in Kapstadt ein, wenig später brach aber die Pest in Bombay aus, und er wurde gebeten, sich zu deren Bekämpfung dorthin zu begeben, weil befürchtet wurde, daß die Seuche auf Europa übergreifen könnte.[34] Koch empfahl als seinen Nachfolger zur Rinderpestbekämpfung in Südafrika seinen Schüler und Mitarbeiter Wilhelm Kolle, der sich Anfang 1897 mit seiner jungen Frau nach Kimberley begab.[35] Dort wurde am 7. Februar 1898 der Sohn Kurt geboren.[36] Der zweite Sohn Helmut erblickte am 24. Februar 1899 in Charlottenburg das Licht der Welt. Er wurde später als Maler, auch unter dem Pseudonym Helmut vom Hügel, bekannt.[37]

Kolle verbrachte die Jahre 1897–1899 in Südafrika,[38] teilweise zusammen mit George Turner[39], über den die medizinische Biographik schweigt. Sie publizierten gemeinsam über die Rinderpest[40] und entwickelten eine wirksame Immunisierungsmethode, die noch 1935 mit Erfolg angewandt wurde.[41]

Robert Koch berichtete etwa vier Wochen nach seiner Ankunft in Kapstadt, also noch bevor Kolle in Südafrika eintraf, am 28. Dezember 1896: „Die Rinderpestversuche sind bereits im Gange, der [!] Mikrobe noch nicht gefunden. Es ist mir auch sehr unwahrscheinlich, daß einer gefunden werden wird.“[42]

Heute ist bekannt: das Rinderpestvirus gehört zur Familie der Paramyxoviren und ist eng mit dem Hundestaupevirus und dem Masernvirus verwandt.[43]

Und am 8. März 1897 schrieb Koch aus Kimberley über seine Mischungen von Serum bereits immunisierter Tiere mit dem Blut infizierter Tiere:

> „Meines Wissens ist es neu, auf diese Weise ein von Haus aus zu schwaches Serum zum Immunisiren tauglich zu machen. Ganz neu und ohne jeden Zusammenhang mit der Serumtherapie ist die andere von mir gefundene Methode, die Thiere durch Injection mit Galle von an Rinderpest gestorbenen Thieren zu immunisiren. Sie erhalten dadurch sofort und mit einer einzigen Injection eine genügende Immunität. Es handelt sich dabei um einen lokalisirten Krankheitsprozess, was ich dadurch beweisen konnte, daß ich die Rinderpestgalle künstlich durch Mischung von Rinderpestblut und Galle von gesunden Thieren herstellen kann. Diese Mischung wirkt immunisirend im Laufe von 6–8 Tagen. Wird aber jeder Theil für sich injicirt, dann tritt Rinderpest ein und das Thier stirbt.“[44]

---

33 GRÜNTZIG/MEHLHORN (2010), S. 334.

34 GRÜNTZIG/MEHLHORN (2010), S. 334 u. 336.

35 KOLLE (1959), S. X.

36 STÜRZBECHER (1979), S. 464.

37 Vgl. BAUER-FRIEDRICH (2014).

38 MÖLLERS (1950), S. 390; FISCHER (1932/33), I, S. 798.

39 GRÜNTZIG/MEHLHORN (2010), S. 336.

40 Über den Fortgang der Rinderpestforschungen in Kochs Versuchsstation in Kimberley vgl. Dtsch. med. Wschr. 23 (1897) 50, S. 793–795 u. 51, S. 818–821; Über Schutzimpfungen und Heilserum bei Rinderpest, Zschr. Hygiene Infektionskrh. 29 (1898), S. 309–376 [zitiert nach Roy Mack, The Great African Cattle Plague Epidemic of the 1890's, Tropical Animal Health and Production 4 (1970) 2, S. 210–219; vom Verfasser nicht eingesehen].

41 LAUBENHEIMER (1935), S. 4.

42 KOLLE (1959), S. 25.

43 RLM IV, S. R126, vgl. DRIESCH/PETERS (2003), S. 158.

44 KOLLE (1959), S. 26.

Offenbar noch vor seiner Abreise nach Südafrika hatte Kolle einen Antrag auf Festanstellung am Kochschen Institut gestellt, denn Koch drückte im Brief vom 8. März 1897 sein Bedauern aus:

> „Es hat mir sehr leid gethan, daß Ihr Antrag um feste Anstellung abgelehnt ist. Es war offenbar nicht der geeignete Moment. Aber ich rechne bestimmt darauf, daß Ihr Wunsch später erfüllt wird.“[45]

In der Zwischenzeit erreichte Kolle Südafrika und Koch Indien, aus Bombay schreibt er am 28. Juni 1897 an Kolle:

> „Als ich Südafrika verließ, habe ich den Herren Faure und Currie in Kapstadt noch dringend ans Herz gelegt, Ihnen, sobald Sie in Kapstadt eintreffen würden, die Fortsetzung der Rinderpestuntersuchungen zu übertragen. Ob dies geschehen ist, weiß ich nicht. Aber für den Fall, daß Sie die Rinderpeststation in Kimberley übernommen haben, möchte ich Ihnen einige Wünsche aussprechen.“[46]

> „... Für die Einführung der Galleninjection in die Praxis ist nur der Umstand hinderlich, daß die Immunität erst nach einer gewissen Zeit beginnt und daß nicht jede Galle zu gebrauchen ist. Namentlich den ersten Punkt, daß die Immunität nicht vom ersten Moment ab das Thier schützt, haben die Leute im Kapland, auch Hutcheon und das Ministerium nicht recht begriffen. Sie verlangen, daß von den Gallen-injicirten Thieren auch in einer infizirten Gegend, wo man nie weiß, wie viele Thiere bereits infizirt sind, kein Thier mehr sterben soll. Ich kann mir sogar den Fall denken, daß z. B. von 10 injicirten Thieren alle sterben, wenn sie nämlich zufällig vor der Injection schon infizirt waren oder wenn sie in den ersten Tagen nach derselben der Infection ausgesetzt wurden. Es kommt immer dabei darauf an, wann die Thiere erkranken und sterben. Fällt die zu berechnende Infectionszeit vor die Galleninjection oder bis 8 Tagen nach derselben, dann waren die Thiere infizirt, ehe die Galleninjection ihre schützende Wirkung ausüben konnte.“[47]

> „... Seit meiner Abreise aus Kimberley, also seit länger als einem Vierteljahr habe ich über die Rinderpest in Südafrika und über die Arbeiten im Laboratorium, welches ich ins Leben gerufen habe, außer einem vor 10 Tagen von Kohlstock[48] erhaltenen Brief nicht das Geringste erfahren. Ich darf wohl darauf rechnen, daß Sie mir wenigstens in Zukunft Nachrichten zukommen lassen. Es hat für mich doch ein hohes Interesse, zu erfahren, was aus meinem Werk in den Händen Anderer geworden ist.“[49]

Der Ton des Briefes zeigt, daß Koch nicht frei von Eitelkeit ist und er seinen Mitarbeiter Kolle streng zurechtweist. Daß die lange Zeit ohne Nachricht von Kolle den Postwegen geschuldet ist, muß Koch bereits im nächsten Brief, den er am 7. September 1897 aus Daressalam schreibt, einräumen:

> „Vor einigen Tagen trafen kurz nach einander zwei Briefe von Ihnen ein, der eine vom 6. Juni war fast ein Vierteljahr unterwegs gewesen...“[50]

> „... Besonders hat mich die Mitteilung interessirt, daß Sie zufällig in den Besitz eines abgeschwächten Virus gelangt sind. Mir ist es trotz aller Bemühungen nie gelungen, abgeschwächtes Virus zu finden oder künstlich herzustellen. Wenn Ihr Virus sich dauernd in

---

45 KOLLE (1959), S. 31.

46 KOLLE (1959), S. 33.

47 KOLLE (1959), S. 33f.

48 Paul Kohlstock (1861–1901), hatte Koch auf einer Reise zum Studium der Rinderpest in die Kapkolonie begleitet, FISCHER (1932/33), I, S. 796.

49 KOLLE (1959), S. 34f.

50 KOLLE (1959), S. 36.

abgeschwächtem Zustande, auch bei fortgesetzter Übertragung erhalten läßt, dann würde ich das für außerordentlich wichtig halten. Es müßte sich doch herausbringen lassen, wodurch die Abschwächung zu Stande gekommen ist und ob sie sich nicht steigern läßt. Ich bedaure es sehr, daß ich an der Beantwortung dieser Fragen nicht mitarbeiten kann, aber es ist für mich so gut wie ausgeschlossen, daß ich nach Südafrika zurückkehren könnte."[51]

Aber auch nach seiner Rückkehr nach Berlin verfolgt Koch die Rinderpestforschungen mit unvermindertem Interesse, wie sein Brief vom 9. August 1898 beweist:

„In Bezug auf den Nutzen der Nachimpfung mit Blut bei Galle-immunisirten Thieren besteht bei Ihnen offenbar noch ein Mißverständnis. Wenn die Nachimpfung sofort geschieht, hat sie offenbar keinen Nutzen, aber wenn sie, wie es Kohlstock gemacht hat, erst dann vorgenommen wird, sobald die Gallenimmunität im Abnehmen begriffen ist, dann kommt es zu einem mild verlaufenden Anfall von Rinderpest und einer dem entsprechenden Immunität."[52]

Das schließlich unter dem Namen „Kolle-Turner-Simultanimpfung" bezeichnete Verfahren besteht aus gleichzeitigen, aber an unterschiedlichen Körperstellen vorgenommenen Injektionen von Rinderpestimmunserum und Rinderpestvirus. Daraufhin machen die Tiere zu 90 % eine leichte fieberhafte Erkrankung an Rinderpest durch und erwerben damit eine aktive Immunität. Der Impfverlust liegt dabei unter 1 %.[53] Gegen dieses Verfahren sprach die Gefahr der gleichzeitigen Übertragung von im Rinderblut befindlichen anderen Krankheitserreger (zum Beispiel durch einzellige Parasiten, etwa Texasfieber oder Küstenfieber).[54]

In seinem Brief vom 15. August 1899 aus Rom geht Koch auf die Stellung Kolles im Institut ein. Möglicherweise hatte Kolle, für den das Ende seines Einsatzes in Südafrika absehbar oder der schon wieder in Deutschland war, angefragt, wie es für ihn weiter geht.

„Was Ihre jetzige resp. zukünftige Stellung im Institute anbetrifft, so fasse ich dieselbe folgendermaßen auf. Eine eigentliche Karriere giebt es, wie Sie selbst wissen, im Institute nicht. Die Stellen sind sämtlich so niedrig dotirt, … die Besoldung derselben ist nur für Anfänger oder vermögende Leute berechnet. Ich habe deswegen den Aufenthalt, resp. die Anstellung im Institut immer nur als etwas Vorübergehendes angesehen. Das Institut ist, wenn der Vergleich auch, wie alle anderen, etwas hinkt, eine Art von Sprungbrett, das dem angehenden Jünger der Wissenschaft es ermöglichen soll, seinen Sprung nach höheren, besseren Positionen zu erleichtern. Mißlingt ihm der erste Sprung, nun, dann kann er es zum zweiten Male versuchen oder meinetwegen auch noch öfter. Ich glaube auch, daß diejenigen, welchen das Institut in dieser Weise für ihr Fortkommen dient, dafür dankbar sein und sich dem Institute verpflichtet fühlen sollten, nicht aber daß, wie Sie es aufzufassen scheinen, das Institut ihnen gegenüber Verpflichtungen hat."[55].

---

51 KOLLE (1959), S. 36f.

52 KOLLE (1959), S. 41.

53 FRÖHNER/ZWICK (1919), S. 308.

54 FRÖHNER/ZWICK (1919), S. 309. Texasfieber (Texas cattle fever) wird durch Babesia bigemina hervorgerufen, vgl. RLM I, S. B2; Küstenfieber (east coast fever) durch Theileria parva, vgl. RLM II, S. E2.

55 KOLLE (1959), S. 45.

Nach der Rückkehr aus Südafrika ging Kolle bereits 1900 im Auftrag der ägyptischen Regierung ebenfalls zur Bekämpfung der Rinderpest in den Sudan.[56] 1901[57] oder 1902[58] wurde er Abteilungsvorstand am Institut für Infektionskrankheiten und übernahm die Abteilung für besonders gefährliche Krankheiten.[59] Wenig später erhielt er offenbar ein Angebot aus Bremen, auf das Koch in seinem Brief vom 8. August 1901 aus Berlin eingeht:

> „Ihren Brief vom 2. d. M. erhielt ich gestern Abend bei meiner Rückkehr von England. Es freute mich zu hören, daß Sie Aussicht haben, eine so gute und für Sie passende Stelle zu erhalten. Aber es würde mir lieber sein wenn Sie beim Institut für Infektionskrankheiten bleiben könnten.[60] Auch dürfen Sie auf die besten Empfehlungen meinerseits an die Bremer Behörde, wenn aus Ihrem Verbleiben beim Institute nichts werden sollte, sicher rechnen.“[61]

Bei der Anstellung in Bremen handelte es sich sehr wahrscheinlich um die Leitung des Städtischen Bakteriologischen Instituts, das am 22. März 1893 gegründet worden war. Die Gründung war eine Folge der verheerenden Cholera-Epidemie, die 1892 über Hamburg als einzige Stadt Westeuropas hereinbrach und 10 000 Menschenleben forderte.[62] In Bremen wurde das Weserwasser bereits durch ein modernes Filtersystem geführt, bevor es in die Haushalte gelangte. Durch die Gründung des Instituts sollte Bremen über Experten für die bakteriologische Diagnostik verfügen.[63] Direktor war zunächst der am 27. September 1860 in Bremen geborene Dr. Heinrich Kurth.[64] Er starb am 13. Juli 1901, so daß es sich bei dem Angebot an Kolle wohl um diese Position gehandelt hat.[65] Kolle blieb aber im Kochschen Institut. Er entwickelte ein Schutzimpfungsverfahren gegen Cholera,[66] führte zusammen mit Richard Pfeiffer Versuche zur Schutzimpfung gegen Typhus durch und erarbeitete mit Richard Otto (1872–1952)[67] und Heinrich Hetsch (1873–1947)[68] ein Immunisierungsverfahren gegen die Pest.[69]

56 LAUBENHEIMER (1935), S. 4.

57 FISCHER (1932/33), I, S. 798.

58 MÖLLERS (1950), S. 390.

59 VOLZ (1930), S. 983.

60 Koch versuchte ihn am Institut zu halten und besser dotierte Stellen beim Ministerium zu bekommen.

61 KOLLE (1959), S. 46.

62 EVANS (1996), S. 9.

63 „Am Anfang war die Cholera. Bremer Hygiene-Institut besteht seit 125 Jahren“, Kreiszeitung: Nachrichten für Bremen und Niedersachsen vom 23. 3. 2018, vgl. https://www.kreiszeitung.de/lokales/bremen/anfang-cholera-9723092.html; aufgerufen 29. 5. 2019.

64 FISCHER (1932/33), II, S. 840.

65 Das Institut besteht bis heute als Landesuntersuchungsamt für Chemie, Hygiene und Veterinärmedizin [https://www.lua.bremen.de/aktuelles/historie-3778.html; aufgerufen 29. 5. 2019].

66 Kolle-Impfstoff, vgl. RLM III, S. K176.

67 FISCHER (1932/33), II, S. 1160. Vgl. auch den Wikipedia-Eintrag: https://de.wikipedia.org/wiki/Richard_Otto; aufgerufen 4. 6. 2019.

68 FISCHER (1932/33), I, S. 624. Vgl. auch den Wikipedia-Eintrag: https://de.wikipedia.org/wiki/ Heinrich_Hetsch; aufgerufen 4. 6. 2019.

69 VOLZ (1930), S. 983; Kolle-Strong-Vakzine, vgl. RLM III, S. K176.

Noch als Mitglied des Instituts erhielt er den Professorentitel, denn Koch, der ihn immer als „Herr Kollege“ angesprochen hatte, nennt ihn im Brief vom 16. Dezember 1903 erstmals „Hochgeehrter Herr Professor!“[70]

Im Jahr 1906 verließ Kolle das Berliner Institut, nachdem er als ordentlicher Professor der Hygiene und Bakteriologie und Leiter des Schweizerischen Seruminstitutes nach Bern berufen worden war.[71]

4. Exkurs zum Begriff der „Ansteckung“

An dieser Stelle sei eine kurze historische Anmerkung zum Thema Ansteckung / Hygiene / Krankheitserreger, die sich auf die Neuzeit beschränkt, erlaubt:

Bereits der Veroneser Arzt Girolamo Fracastoro (~1478–1553) sprach in seinem 1530 gedruckten Gedicht über die Syphilis von Krankheitskeimen (*seminaria morbi*). Seine Theorie zur Ansteckung legte er 1546 fest.

> „Wie der Name selbst anzeigt, ist das Kontagium eine Infektion, die von einem auf das andere Individuum übergreift… Betrifft es verschiedene Menschen, so spricht man … im eigentlichen Sinne von Kontagium… Die Infektion ⟨ist⟩ eine ähnliche, ob sie nun der eine empfängt oder der andere gibt; wir sagen, es sei eine Ansteckung geschehen, indem ein gleichartiger Fehler beide betroffen hat.“[72]

Fracastoro unterscheidet drei Wege der Übertragung 1. durch Berührung bzw. direkten Kontakt, 2. über unbelebte, infizierte Zwischensubstanz, die er „Zunder“ nennt, und 3. durch die Luft.[73]

Die Begriffe „Ansteckung“ und „kontagiös“, heute sagen wir „infektiös“, waren also schon in der Frühen Neuzeit bekannt, die Krankheitskeime oder Krankheitserreger waren bereits postuliert, aber ihre Natur nicht bekannt, nicht zuletzt, weil man sie nicht sehen konnte.

Hierfür zwei Beispiele aus der Wende vom 16. zum 17. Jahrhundert: Bereits der Hamburger Stadtarzt Johann Bökel stellt in seiner 1597 gedruckten Pestordnung fest:

> „Wir haben hiebevor gehöret/ was diese Seuche/ für ein klebendes/ im finstern ⟨also unsichtbar⟩ schleichendes gifft ist/ daß sich offt in eines Menschen kleider/ also versteckt/ daß/ der dasselb bey sich tregt/ gar keinen schaden empfindet/ so bald aber derselbe zu andern/ welche zu dieser Kranckheit disposita corpora haben/ kompt dieselbe von solchem gifft/ als bald inficiret und angestecket werden.“[74]

Auch der Leipziger Arzt Arnold Kerner schreibt in seiner ‘Loimolotia. Das ist Kurtzer doch gründlicher Discurs, Von der gifftspeyenden Seuche der Pestilentz etc.’ 1626:

> „Daß die Pest auch eine ansteckende Seuche sey/ die einer dem andern leicht könne zubringen/ und einer von dem andern bald könne fangen und uberkommen/ ist unleugbar; und bezeugets die Erfahrung/ daß gemeiniglich das Contagium die Pest in ein Ort oder Stadt gebracht/ oder ja in denselben weit außgebreitet werde. … ist daher offenbar/ daß niemals einige Pest/ so aus sonst natürlichen Ursachen entstanden/ ohne das Contagium gewesen.“[75]

---

70 Kolle (1959), S. 49.

71 Laubenheimer (1935), S. 4.

72 Fracastoro (1910), S. 14.

73 Fracastoro (1910), S. 15; Gerabek/Haage/Keil (2005), S. 669.

74 Bökel (1597), S. 28.

75 Kerner (1626), S. 9.

Aus der Antike war der Begriff des „Miasma“ überliefert, einer krankheitsverursachenden Materie, die durch Faul- und Gärprozesse in Luft und Wasser entsteht. Die Miasmenlehre wurde 1495 auf eine pandemische Infektionskrankheit (Frambösie) angewandt und noch bis in die Mitte des 19. Jahrhunderts vertreten.[76]

Der in Göttingen wirkende Anatom und Pathologe Jakob Henle (1809–1885)[77] begründete die Theorie, daß Mikroorganismen die Erreger von Infektionskrankheiten sind. In seiner Schrift ‘Von den Miasmen und Contagien und von den miasmatisch-contagiösen Krankheiten’ (1840) schreibt er, daß bei bestimmten Erkrankungen „belebte organische Wesen sich nachweisen lassen ⟨müßten⟩ als Ursache der Krankheit und der Infection“.[78] Ihm gelang aber nicht der Nachweis, daß dieser belebte Ansteckungsstoff, den er *contagium animatum* nannte, direkte Ursache einer Erkrankung ist.[79]

Robert Koch, der ab 1862 in Göttingen studierte, war Schüler Henles und wurde sicher durch diese Auffassung seines Lehrers geprägt. Als er von 1872 bis 1880 Kreisphysikus in Wollstein war,[80] gelang ihm der Nachweis, daß der Bacillus anthracis der Erreger des Milzbrandes ist. Dabei handelt es sich um eine Krankheit, die sowohl Tiere als auch Menschen befällt (Anthropozoonose). Kochs fundamentaler Veröffentlichung ‘Über die Ätiologie der Milzbrandkrankheit’ (1876) ist zu entnehmen, daß allein im Gouvernement Nowgorod zwischen 1867 und 1870 über 56 000 Pferde, Kühe und Schafe und 528 Menschen an Milzbrand starben.[81] Die Entdeckung Kochs, daß ein bestimmter Krankheitserreger eine bestimmte Krankheit hervorruft, ist die Grundlage für die Wissenschaft der Bakteriologie. Leider geht sie ebenso wie die Genialität Kochs zunächst unter. Sein Weltruhm wird erst durch die Entdeckung des Erregers der Tuberkulose begründet.

5. Kolles Berner Jahre (1906–1917)

Doch kommen wir zurück zur Lebensgeschichte Wilhelm Kolles, der als Professor der Hygiene und Bakteriologie an das „Institut zur Erforschung von Infektionskrankheiten“ nach Bern berufen war. Das Institut verdankte seine Entstehung der Initiative des Chirurgen Theodor Kocher (1841–1917)[82]. Dessen chirurgischer Privatassistent Ernst Tavel (1858–1912)[83] ließ sich möglicherweise auf Anregung Kochers in den Jahren 1883 bis 1885 unter anderem in Berlin bei Koch in der Bakteriologie ausbilden. Nach seiner Rückkehr nach Bern richtete Kocher ihm 1886 ein bakteriologisches Labor ein,[84] das unter Tavels Leitung 1896 ein eigenes, neu errichtetes Gebäude beziehen konnte.[85] Kolle wurde nach dem Ausscheiden Tavels, der sich immer auch der Chirurgie verbun-

76 Gerabek/Haage/Keil (2005) S. 985–986.

77 Hirsch (1929/35), III, S. 162–165.

78 Henle (1910), S. 64.

79 Grüntzig/Mehlhorn (2010), S. 142.

80 Grüntzig/Mehlhorn (2010), S. 134f.

81 Grüntzig/Mehlhorn (2010), S. 143.

82 Fischer (1932/33), I, S. 787.

83 Fischer (1932/33), II, S. 1551f.

84 Tröhler (1984), S. 32.

85 Zur Geschichte des „Berner Instituts für Infektionskrankheiten“ vgl. www.ifik.unibe.ch/ueber_uns/geschichte/index_ger.html; aufgerufen 20. 12. 2018.

den fühlte und 1906 zum ao. Professor dieses Faches ernannt wurde,[86] dessen Nachfolger. Hier, schreibt sein Schüler Kurt Laubenheimer (1877–1955)[87],

> „verlebte ⟨er⟩ die glücklichste Zeit seines Lebens im Kreis seiner Familie und in freundschaftlichem Verkehr mit der Berner Professorenschaft. Trotz seiner dem schweizerischen Volkscharakter so verschiedenen Wesensart, verstand es Kolle, sich hier Freunde zu erwerben, die ihm die Treue bis über den Tod hinaus hielten…“[88]

Nach Ausbruch des Ersten Weltkrieges war er ab 1914 als Truppenstabsarzt an der Westfront, später als Oberstabsarzt an der Ostfront, unter anderem zur Seuchenbekämpfung in Polen, und zuletzt als beratender Hygieniker beim AOK (= Armee-Oberkommando) des Generalfeldmarschalls August von Mackensen auf dem Balkan.[89] Seine zusammen mit dem schon genannten Richard Pfeiffer[90] entwickelte Schutzimpfung gegen Typhus und Cholera bewahrte viele deutsche Soldaten vor der Ansteckung.[91]

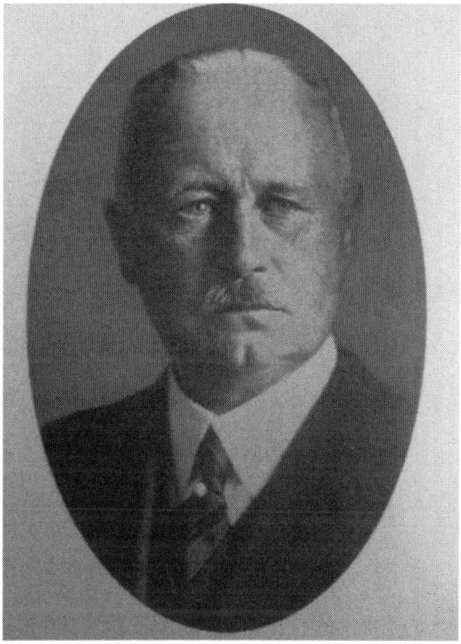

Wilhelm Kolle [Münchener Medizinische Wochenschrift 1935, Nr. 25, S. 919, Beilage „Galerie hervorragender Ärzte und Naturforscher“, Blatt 518]

86 FISCHER (1932/33), II, S. 1549f., vgl. auch den Eintrag von Urs Boschung im 'Historischen Lexikon der Schweiz', https://hls-dhs-dss.ch/de/articles/014662/2012-08-14; aufgerufen 5. 6. 2019.

87 FISCHER (1932/33), II, S. 870.

88 LAUBENHEIMER (1935), S. 4.

89 VOLZ (1930), S. 983.

90 Nicht nach ihm, sondern nach dem Pädiater und Internisten Emil Pfeiffer (1846–1921) wurde das „Pfeiffersche Drüsenfieber benannt, vgl. GERABEK/HAAGE/KEIL (2005), S. 1134.

91 LAUBENHEIMER (1935), S. 4; STÜRZBECHER (1979).

6. Die Frankfurter Jahre (1917–1935)

1917 wurde Kolle Nachfolger von Paul Ehrlich als Direktor des Staatlichen Institutes für experimentelle Therapie und des Forschungsinstitutes „Georg-Speyer-Haus" in Frankfurt am Main.[92]

Die Errichtung des „Georg-Speyer-Hauses" war durch die Spende von einer Million Goldmark von der Witwe Franziska des jüdischen, in Frankfurt ansässig gewesenen Bankiers Georg Speyer (1835–1902)[93] im Jahr 1904 ermöglicht worden. Der Oberbürgermeister der Stadt stellte 1905 ein Baugrundstück direkt neben dem damals Königlichen Institut für Experimentelle Therapie zur Verfügung. Nach Baufertigstellung ging das Gebäude in den Besitz der Stadt Frankfurt über, wurde unter dem Namen seines Mäzens am 3. September 1906 feierlich eröffnet und dem ersten Direktor Paul Ehrlich übergeben, der es bis zu seinem Tod 1915 leitete.[94]

Kolle gelang es, die Finanzierung des Hauses zu verbessern. Er verband das Gebäude auch baulich mit dem Gebäude des Instituts. Kurt Laubenheimer schrieb 1935 über Kolles Wirken in Frankfurt:

> „Hiermit war ihm die Möglichkeit gegeben, sein organisatorisches Talent in reichstem Maße zur Entfaltung zu bringen. Wenn heute die Frankfurter Institute in der ganzen Welt sich des größten Ansehens erfreuen und dazu beitragen, den Ruhm der deutschen Wissenschaft im Ausland hochzuhalten, so ist das ein Werk W. Kolles. Mit fester Hand steuerte er die Institute durch alle Wirrnisse der Nachkriegszeit und Inflation hindurch und baute sie von Grund auf zu einer festgefügten Einheit neu auf. Die weitverzweigten wissenschaftlichen Aufgaben der Institute beherrschte er mit klarem Führerblick ⟨typisch 1935⟩. Immer neue Probleme stellte er sich und seinen Mitarbeitern und bearbeitete sie mit rastloser Energie. Es war dabei bewundernswert, wie Kolle mit scharfem Verstand stets das wesentliche eines Problems intuitiv herauskristallisierte, auch auf Gebieten, die dem Biologen ferner liegen."[95]

Der Dermatologe Oscar Gans (1888–1983)[96] schreibt anläßlich Kolles 100. Geburtstag:

> „Es war für Wilhelm Kolle keine leichte Aufgabe, die Nachfolge Paul Ehrlichs anzutreten. Er hat das schwere Erbe, Nachfolger eines genialen Mannes zu sein, würdig gewahrt. Das für und von Paul Ehrlich begründete 'Staatsinstitut für experimentelle Therapie' und das von Frau Franziska Speyer zum Gedächtnis an ihren verstorbenen Mann gestiftete 'Chemotherapeutische Forschungsinstitut Georg-Speyer-Haus' in Frankfurt am Main hat er vorbildlich und bis ins einzelne hinein organisiert und auch baulich zu einer Einheit verbunden."[97]

Beim 60. Geburtstag Kolles 1928 wurden seine wissenschaftlichen Verdienste von Laubenheimer ausführlich gewürdigt, er erinnerte

---

[92] LAUBENHEIMER (1935), S. 4.

[93] EISENBACH (2010); vgl. auch den Wikipedia-Eintrag https://de.wikipedia.org/wiki/Georg_Speyer; aufgerufen 4. 6. 2019.

[94] Zur Geschichte des Georg-Speyer-Hauses vgl. www.georg-speyer-haus.de/ueber-uns/geschichte.html; aufgerufen 20. 12. 2018.

[95] LAUBENHEIMER (1935), S. 4f.

[96] Zu Oscar Gans vgl. den Wikipedia-Artikel https://de.wikipedia.org/wiki/Oscar_Gans; aufgerufen 30. 4. 2019.

[97] GANS (1968), S. 563.

> „an seine grundlegenden Arbeiten über Pest und Cholera, über Toxine und Antitoxine bei Diphtherie, Dysenterie und Gasbrand, an seine Studien über Immunität bei Syphilis, über Tuberkulose und Tuberkulin. Auch das Gebiet der Chemotherapie verdankt ihm die Einführung wertvoller Heilmittel zur Bekämpfung der Syphilis wie das Silbersalvarsan, Myosalvarsan und Solusalvarsan. Die Bekämpfung der Diphtherie durch ein unschädliches Schutzimpfungsverfahren mit Formolimpfstoffen ist im Wesentlichen erst durch die von Kolle und seinen Mitarbeitern ausgearbeitete Prüfungsmethode der Diphtherieimpfstoffe ermöglicht worden… Um die lebende Zelle, ihr Verhalten unter den verschiedensten äußeren Einflüssen zu studieren, errichtete Kolle eine mustergültig ausgestattete Abteilung für Zellforschung… Auch dem Heeres-Sanitätswesen leistete er wertvolle Dienste in Fragen der Seuchenbekämpfung und Schutzimpfung…“[98]

Zur Einführung verbesserter Salvarsanpräparate sollen noch einige Ausführungen folgen: Durch Paul Ehrlich wurde das Salvarsan, eine Arsenverbindung, die den euphemistischen Namen, der sich vom lat. *salvare* ‘heilen’ und *Arsen* ableitet, erhielt, ab 1909 gegen die Syphilis angewendet. Schon die Injektion bereitete Schmerzen und verursachte Schäden an den Venen der Patienten. Es stellte sich auch recht bald heraus, daß das Medikament nicht den erwünschten Therapieerfolg gegen die Syphilis brachte, weshalb es in Verbindung mit Quecksilber verabreicht wurde, ein bereits historisches Therapeutikum. Nachdem es durch die Salvarsantherapie auch zu Todesfällen gekommen war, galt es als umstritten.[99] Weniger schädliche Verbindungen wurden gesucht und 1912 vermeintlich mit Neosalvarsan gefunden. Kolle und seine Mitarbeiter fanden besser verträgliche und weniger giftige Substanzen, die von Laubenheimer genannten Präparate Silbersalvarsan, Myosalvarsan und Solusalvarsan. „Sie blieben … bis zur Einführung des Penicillins in den 40er Jahren Mittel der Wahl.“[100]

1920 war Kolle Präsident der „Deutschen Gesellschaft für Hygiene und Mikrobiologie“, die am 1. Juni 1906 als „Freie Vereinigung für Mikrobiologie“ gegründet worden war,[101] und 1932 wurde er in der Sektion Pathologie Mitglied der Leopoldina,[102] der ältesten Wissenschaftsakademie der Welt. Er war Mitglied des Reichsgesundheitsrates, des Preußischen Landesgesundheitsrates und Ehrenmitglied des Robert-Koch-Institutes.[103] Am 2. September 1934 erhielt er die Ehrendoktorwürde der Naturwissenschaftlichen Fakultät der Universität Frankfurt am Main.[104]

Wie alle Hochschullehrer leistete Kolle auch bedeutendes bei der Erarbeitung von Lehrbüchern (Werke in Auswahl):

- Die Kapitel „Spezifität der Infektionserreger“ und „Cholera asiatica“ im ‘Handbuch der pathogenen Mikroorganismen’, 1903

98 LAUBENHEIMER (1935), S. 5.

99 Zur sog. „Salvarsandebatte“ vgl. ausführlich MILDENBERGER (2013).

100 GERABEK/HAAGE/KEIL (2005), S. 1283.

101 Zur „Deutschen Gesllschaft für Hygiene und Mikrobiologie“ vgl. https://de.wikipedia.org/wiki/Deutsche_Gesellschaft_für_Hygiene_und_Mikrobiologie; aufgerufen 20. 12. 2018.

102 Vgl. den Eintrag im Mitgliederverzeichnis der ‘Leopoldina’ unter https://www.leopoldina.org/ mitgliederverzeichnis/mitglieder/member/Member/show/wilhelm-kolle/, aufgerufen 16. 10. 2019. Vgl. STÜRZBECHER (1980).

103 VOSWINCKEL (2002), S. 820.

104 Vgl. die Liste der Ehrenpromotionen der Naturwissenschaftlichen Fakultät der Goethe-Universität Frankfurt am Main unter https://www.uni-frankfurt.de/61763880/Ehrenpromotionen; aufgerufen 2. 10. 2019.

- 'Lehrbuch der klinischen Untersuchungsmethoden', zusammen mit Heinrich Hetsch, 1904
- 'Die experimentelle Bakteriologie und die Infektionskrankheiten mit besonderer Berücksichtigung der Immunitätslehre', zusammen mit Heinrich Hetsch, 1906. Das Werk erlebte 7 dt. Auflagen und wurde ins Englische, Französische, Italienische, Spanische und Russische übersetzt.
- 'Die Grundlagen der Lehre von der erworbenen Immunität' im 'Handbuch der pathogenen Mikroorganismen', 1912
- Herausgabe des 'Handbuches der pathogenen Mikroorganismen', zusammen mit August von Wassermann, 1./2. Auflage Jena 1902–1909/1912–1913; 3. Auflage mit Rudolf Kraus und Paul Uhlenhuth Jena 1927–1931
- 'Handbuch der Salvarsantherapie', 1924/25

Kolle war Ehrenmitglied der Italienischen Dermatologischen Gesellschaft, Mitglied der Königlichen Gesellschaft der Ärzte in Florenz, der Königlich Ungarischen Gesellschaft der Ärzte in Budapest, der Tropenmedizinischen Gesellschaft der Vereinigten Staaten, der Russischen Mikrobiologischen Gesellschaft, korrespondierendes Mitglied der Gesellschaft der Ärzte Österreichs und der Harvey Society in New York.[105]

Kolle gehörte der Standardisierungskommission des Hygiene-Komitees des Völkerbundes bis zum Austritt des Deutschen Reiches aus dem Völkerbund am 14. Oktober 1933 an.[106]

Wie schon erwähnt, war Kolle – und so verstand er sich auch – der Schüler Robert Kochs, der den Lehrer am längsten überlebte, deshalb wurde er immer wieder aufgerufen, bei Ehrungen Kochs zu sprechen oder über ihn zu schreiben, was hier nur beispielhaft dargestellt werden kann.

Kolle hielt die Gedenkrede zu Kochs 70. Geburtstag am 11. Dezember 1913. Darin wies er noch einmal darauf hin, daß Koch in der dunklen Streitfrage „Miasma" versus „Mikrobe" der erste war, der am Milzbrand „wissenschaftlich einwandfrei einen Mikroben als alleinigen Erreger einer Infektionskrankheit nachwies".[107] Auch am 80. Geburtstag 1923 äußerte sich Kolle „Zum Gedächtnis an Robert Koch".[108] Anläßlich der 50. Wiederkehr der Bekanntgabe der Entdeckung des Erregers der Tuberkulose (24. März 1882) sprach Kolle 1932 am 21. März vor dem Ärztlichen Verein in Frankfurt[109] und am 21. September bei der Versammlung der Deutschen Vereinigung für Mikrobiologie.[110] Bei der Erneuerung der Robert-Koch-Stiftung – deren Kapital 1929 durch die Inflation verloren gegangen war – durch die Nationalsozialisten anläßlich des 25. Todestages Kochs,[111] sollte Kolle die Würdigung von dessen Lebenswerk vornehmen. Die Ansprache wurde wegen Kolles wenige Tage zuvor erfolgen Ablebens von seinem Wegbegleiter Heinrich Hetsch verlesen. Einer der letzten Sätze lautet: „Das was er

105 Volz (1930), S. 984.

106 Laubenheimer (1935), S. 6.

107 Kolle (1913a), S. 2138.

108 Kolle (1923), S. 1623.

109 Kolle (1932a), S. 1120.

110 Kolle (1932b), S. 1513.

111 Zur Geschichte der Robert-Koch-Stiftung vgl. https://www.robert-koch-stiftung.de/index. php?article_id=11&clang=0; aufgerufen 12. 6. 2019.

schuf, ist historisch geworden wie seine Persönlichkeit, aber sein Werk wirkt fort und ist unsterblich.“[112]

Über den Charakter Wilhelm Kolles sagt sein langjähriger Schüler Kurt Laubenheimer aus persönlicher Sicht:

> „Nur wer wie seine langjährigen Mitarbeiter dem Dahingeschiedenen dienstlich und privat Tag für Tag nahe sein durfte, vermag das Charakterbild W. Kolles unverzerrt zu beurteilen. Seinen Mitarbeitern war er stets ein gütiger Berater und väterlicher Freund. Er, dem auch viel Leid im Leben nicht erspart geblieben war,[113] hatte ein tiefes Verständnis für alle menschlichen Nöte. Jeder der sich in einer Not seinem Chef offen anvertraute, wäre er der jüngste Angestellte gewesen, fand bei ihm Trost und tatkräftige Hilfe.“[114]

Zu seiner Persönlichkeit zitiert Oscar Gans den Schweizer Pharmakologen Emil Bürgi (1872–1947), der von 1908 bis 1942 ordentlicher Professor an der Universität Bern war:[115]

> „Kolle war ein Mann von unbezähmbarem Temperament, aggressiv, ja heftig, wenn er Unlauteres witterte, rücksichtslos, wenn er die Wahrheit zu verteidigen hatte, ein starker Hasser seiner Feinde, daher auch vielen unbequem. Mit einem oft recht scharfen Auftreten verbarg er vor Unberufenen eine grundgütige Seele. Nicht nur seinen Freunden, auch seinen Assistenten und Mitarbeitern war er der wohlgesinnte, um ihr Fortkommen stets besorgte Kamerad und Vorgesetzte, der sich falls nötig war, ohne Furcht mit seiner ganzen Persönlichkeit für sie einsetzte. Er hat ihnen das oft und bis in die letzte schwere Zeit hinein bewiesen.“[116]

Und Oscar Gans fügt selbst hinzu:

> „Ich erinnere nur daran, wie Wilhelm Kolle – zum Unterschied von vielen anderen – mit Toleranz und Mut seine schützende Hand über seine jüdischen Mitarbeiter hielt, und nenne hier H. Bauer, W. Caspari, Eduard Strauss, E. Stilling. Darüber hinaus gab er auch Forschern von anderen Instituten und Kliniken, die von den harschen ‘Ariergesetzen’ des Jahres 1933 betroffen waren, in seinem Institut bis zu seinem allzu frühen Tode einen Arbeitsplatz und damit die Möglichkeit der Fortsetzung ihrer wissenschaftlichen Arbeit.“[117]

Die von Gans genannten jüdischen Mitarbeiter waren:

Hugo Bauer (1883–1959), wurde 1909 von Ehrlich angestellt und arbeitete bei der Salvarsan-Forschung mit, 1922 wurde er Abteilungsleiter des Chemischen Labors, am 15. Oktober 1935 aufgrund der Rassegesetze beurlaubt, später zwangsweise in den Ruhestand versetzt, er floh 1936 in die USA und starb am 15. November 1959.

Wilhelm Caspari (1872–1944), ein zum Protestantismus konvertierter Jude, arbeitete seit 1897 am Tierphysiologischen Institut in Berlin, wurde 1908 Professor und kam 1920 an Kolles Institut, er wurde zu einem der bekanntesten Krebsforscher der damaligen Zeit, auch er wurde am 15. Oktober 1935 zwangsbeurlaubt, am 19. Oktober 1941 wurde er nach Lodz deportiert, wo er am 21. Januar 1944 starb.

---

[112] KOLLE (1935), S. 268.

[113] Zum Beispiel der frühe Tod des zweiten Sohnes Helmut 1931 sowie der Tod der Ehefrau 1933.

[114] LAUBENHEIMER (1935), S. 6.

[115] FISCHER (1932/33), I, S. 194; vgl. auch den Eintrag von Francois Ledermann im ‘Historischen Lexikon der Schweiz’, https://beta.hls-dhs-dss.ch/de/articles/014309/2005-02-16/; aufgerufen 5. 5. 2019. Er sprach auch am Grab Kolles „ergreifende Worte“, LAUBENHEIMER (1935), S. 4.

[116] GANS (1968), S. 564.

[117] GANS (1968), S. 564.

Eduard Strauss (1876–1952), arbeitete ab 1922 am Georg-Speyer-Haus bei Hugo Bauer, er engagierte sich in der jüdischen Gemeinde Frankfurts, war u. a. Mitarbeiter von Martin Buber, auch er wurde 1935 erst zwangsbeurlaubt und dann in den Ruhestand versetzt, 1938 floh er nach Italien und von dort über Kuba in die USA, dort fand er zunächst Anstellung an einem Krankenhaus, 1943 in der Chemischen Abteilung der New York University, er starb am 23. August 1952.

Erwin Stilling (1882–~1942), war nach Medizinstudium, Promotion, kurzer Kriegsteilnahme seit 30. November 1929 als wissenschaftlicher Bibliothekar an den von Kolle geleiteten Instituten tätig, bekannt wurde er auch durch einen Artikel über die Geschichte der Quecksilberbehandlung, nach Beurlaubung und Zwangsberentung wurde er am 19. Oktober 1941 nach Lodz deportiert, wo er ermordet wurde.[118]

Wie man sieht, wurden alle jüdischen Mitarbeiter aus Kolles Instituten erst nach seinem Tod von den Nazis angegriffen.

Der Enkel Wilhelm Kolles, Oswalt, beschrieb in seiner Autobiographie unter dem Titel 'Ich bin so frei' den Privat- und Familienmenschen Kolle aus einer ganz persönlichen Perspektive folgendermaßen:

> „In Frankfurt wartete ein neues Leben auf uns. Mein Großvater Wilhelm, ein in meinen Augen unermesslich reicher Mann, wohnte mit seiner Frau Alwine in einem vornehmen alten Bürgerhaus im Westend, Schumannstraße 13. Was für ein Unterschied zu unserer kleinen Kieler Neubauwohnung! Wir bekamen drei Zimmer auf dem Dachboden. Ich kannte die Großeltern schon von diversen Familienbesuchen. Meine Großmutter, Tochter einer Französin und des Berliner Publizisten Bernhard Brigl, von dem der legendäre und bis heute gültige Satz 'Politik verdirbt den Charakter' stammt, verbrachte die meiste Zeit in ihrem Zimmer. Sie litt an einer schweren Depression, die sich rapide verschlimmert hatte, seit zwei Jahre zuvor ⟨Nov. 1931⟩ ihr zweiter Sohn mit nur zweiunddreißig Jahren an einem angeborenen Herzleiden gestorben war: mein Onkel Helmut, den ich in Kiel nur selten gesehen hatte und dessen alte Knickerbocker und Jacken ich auftragen musste. Immer wenn ich bei Oma Alwine vorbeikam, schenkte sie mir Wiebert-Lakritze und sagte: 'Junge, ich will tot sein, hilf mir doch beim Sterben!' 1934 hat meine Großmutter dann ihrem Leiden selbst ein Ende gesetzt und sich das Leben genommen. Sie wartete, bis ihr Sohn und seine Familie aus dem Haus waren, zur Sommerfrische am Bodensee. Dort erhielten wir die Nachricht und fuhren sofort nach Frankfurt zurück. Nach der Einäscherung hörte meine Mutter, wie ich abends in unserem Zimmer zu Peter sagte: 'Die Omi ist ja nun tot, da braucht sie nicht mehr getötet werden.' Vor dem Großvater hatte ich gewaltigen Respekt und immer auch ein bisschen Angst. Ein kleiner Mann, der den Mangel an Körpergroße mit lautem, herrischem Auftreten kompensierte und keine Widerrede duldete. Kindern gegenüber hielt er es mit dem Satz, der dem Prince of Wales zugeschrieben wurde: 'Ich habe nichts gegen sie, solange sie den Pferden nicht lästig werden.' Wenn Professor Wilhelm Kolle in seinem offenen Mercedes Kompressor ('der Wagen des Kaisers') durch Frankfurt fuhr – am Steuer sein ihm treu ergebener Chauffeur, ein strammer Nazi namens Hermann –, regte er sich immer fürchterlich über Leute auf, die auf der falschen Straßenseite spazierten. Hermann musste dann langsamer fahren oder sogar anhalten, und mein Großvater brüllte zu ihnen hinüber: 'Gehen Sie gefälligst auf der richtigen Seite!' Für solche Eskapaden war er bekannt in Frankfurt, aber da er ein so bedeutender Wissenschaftler war, nahm man sie ihm nicht übel, sondern schmunzelte eher über den exzentrischen, selbstherrlichen Alten, der den Titel eines Geheimrats trug und mit 'Exzellenz' angespro-

[118] Alle Daten der jüdischen Mitarbeiter nach dem Internetauftritt der Stadt Frankfurt, Unterpunkt „Stolpersteine": https://www.frankfurt.de/sixcms/detail.php?id=1907322&_ffmpar%5B_id_inhalt %5d=29559693; aufgerufen 22. 2. 2019.

chen wurde. Es regte sich auch niemand darüber auf, dass der Geheimrat Kolle eine Geliebte hatte: Galanta. Weil die Oma ja bettlägerig war und das Haus nie verließ, war es auch für meinen Bruder Peter und mich ganz selbstverständlich, dass Galanta mitkam und den Proviantkorb auspackte, wenn die Familie auf die Jagd oder zum Picknick ging. Außerdem war sie Peters Patentante, gehörte also ohnehin fast zur Familie. Sie ist mir nicht nur als auffallend schöne und zu uns Kindern liebevolle Frau in Erinnerung, sondern auch als ein Mensch, der meinem Vater, als der Großvater schon lange tot war, in seinem Existenzkampf in unnachahmlicher Weise geholfen hat.“[119]

Wie die Dermatologische Zeitschrift berichtete, starb Wilhelm Kolle am 10. Mai 1935 in Wiesbaden

> „… nach mehrmonatigem rheumatischen Leiden im 67. Lebensjahr an einer Pneumonie. Ein tragisches Schicksal riß ihn mitten aus großen Plänen heraus, und bei der Feier für Robert Koch in Berlin wurde die von ihm verfaßte Gedenkrede auf diesen seinen großen Lehrer als letzte Kundgebung des viel zu früh Heimgegangenen an die Mitwelt von Prof. Hetsch verlesen. Kolles Bedeutung als Bakteriologe und Hygieniker, als experimenteller Therapeut und Zellforscher trat bei der Frankfurter Wissenschaftlichen Woche im Herbst 1934 ins hellste Licht. Hier wurden auch seine Verdienste um die Fortführung des Ehrlichschen Forschungs-Instituts von bedeutenden internationalen Gelehrten aufs wärmste anerkannt, und die Frankfurter Universität verlieh ihm zugleich dafür den Ehrendoktor der naturwissenschaftlichen Fakultät. Der Entschlafene, dem neben R. Pfeiffer die Schutzimpfung gegen Typhus und Cholera zu verdanken ist, und der ferner durch grundlegende Arbeiten über Pest, Diphtherie, Dysenterie, Gasbrand und Tuberkulose sich verewigt hat, ist unserem Fache als einer der führenden experimentellen Forscher nähergetreten. Nicht nur die Einführung wertvoller neuer Heilmittel zur Bekämpfung der Syphilis, wie das Silber-, Myo- und Solu-Salvarsans, ist eine Leistung, sondern vor allem hat er durch strenge Prüfung der Salvarsanpräparate auf ihre toxische und Heilwirkung vorbildlich gewirkt und dadurch die Bekämpfung der Syphilis und anderer Seuchen ungemein gefördert. In der Standardisierungs-Kommission des Volksbundes brachte er die Erfahrungen seines Institutes und der deutschen Forschung in trefflicher Weise zur Geltung. Auch um die Krebs- und Zellkunde hat er sich durch die Einrichtung einer mustergültigen Abteilung im Georg-Speyer-Haus unvergängliche Verdienste erworben.“[120]

Wilhelm Kolle starb als „ältester noch im Amte befindlich gewesener Mitarbeiter und Schüler“ Robert Kochs,

> „nachdem er über sechs Monate an einer quälenden chronischen Arthritis gelitten hatte. Trotzdem das tückische Leiden den sonst noch so jugendfrischen und beweglichen Mann schwer behinderte und in den schlimmsten Zeiten seiner Krankheit zur Bewegungslosigkeit verurteilte, führte er mit der ihm eigenen Energie die Leitung der ihm ans Herz gewachsenen Institute bis in die letzten Stunden seines Lebens als ihn schon der Tod umschattete… Es ist ein tragisches Schicksal, daß die heimtückische Krankheit in dem Zeitpunkt einsetzte, in dem Wilhelm Kolle nach Erreichung der Altersgrenze durch das Vertrauen der Regierung für weitere 2 Jahre als Direktor der Frankfurter Institute bestätigt wurde.“[121]

Damit endet das Leben eines im Harz geborenen und aufgewachsenen Arztes und Wissenschaftlers, der ein Kind seiner Zeit war und heute wahrscheinlich nur noch Ärzten bekannt ist, die sich mit speziellen hygienischen Fragestellungen beschäftigen oder Medizinhistorikern. Er erlebte, daß sein Sohn Kurt seinen jüdischen Freunden die Treue

[119] KOLLE (2008), S. 15–17

[120] HOFFMANN (1935), S. 294.

[121] LAUBENHEIMER (1935), S. 3.

hielt und daß die Bilder seines Sohnes Helmut von den Nazis als entartete Kunst aus den deutschen Museen entfernt wurden.[122]

Summary: Wilhelm Kolle (1868–1935), student of Robert Koch, and professor of hygiene and bacteriology

Wilhelm Kolle was the student of Robert Koch who outlived his teacher for the longest time. He was born November 2nd 1868 in Lerbach/Harz. Not without the help of the later Nobel prize winner Koch Kolle studied medicine in Göttingen, Halle and Würzburg. He did his doctor's degree in Würzburg in 1892. As a young doctor he came to Koch's institute in Berlin where he worked from 1893 to 1906 – finally as a department head. In 1906 he was appointed to a professorship of hygiene and bacteriology in Bern. In 1917 he became the successor of the Nobel prize winner and serum researcher Paul Ehrlich in Frankfurt. In the course of his life Wilhelm Kolle did research on rinderpest, leprosy, diphtheria and cholera. He found a serum for meningococcus, established the vaccination for cholera and introduced the vaccination for rinderpest. He also worked on the chemotherapy for syphilis and improved the Salvarsan therapy. His sons were the psychiatrist Kurt Kolle and the painter Helmut Kolle (pseudonym Helmut vom Hügel). His grandchildren were „Germany's sex educator" Oswalt Kolle and the urologist Peter Kolle. Wilhelm Kolle gave a lot of lectures in Robert Koch's honour and died May 10th 1935 in Wiesbaden.

Literatur

BAUER-FRIEDRICH (2014): Thomas Bauer-Friedrich, Kolle, Helmut, in: Allgemeines Künstlerlexikon. Die bildenden Künstler aller Zeiten und Völker, Band 81, Berlin 2014, S. 216f.

BERGAKADEMIE (1925): N. N., Die Preussische Bergakademie zu Clausthal 1775/1925. Festschrift zur 150-Jahrfeier, Clausthal 1925

BÖKEL (1597): Johannes Bökel, Pestordnung in der Stadt Hamburg, Hamburg 1597

DRIESCH/PETERS (2003): Angela von den Driesch und Joris Peters, Geschichte der Tiermedizin. 5000 Jahre Tierheilkunde, 2. Aufl. Stuttgart - New York 2003

EBEL (1974): Wilhelm Ebel, Die Matrikel der Georg-August-Universität zu Göttingen 1837–1900, Hildesheim 1974

EISENBACH (2010): Ulrich Eisenbach, Speyer, in: Neue Deutsche Biographie 24 (2010), S. 674–676

EVANS (1996): Richard J. Evans, Tod in Hamburg, Reinbek 1996

FISCHER (1932/33): Isidor Fischer [Hrsg., Bearb.], Biographisches Lexikon der hervorragenden Ärzte der letzten fünfzig Jahre, I–II, Berlin – Wien 1932–1933, Neudruck („2.–3. Aufl.") München - Berlin 1962

FISCHER (2015): Marta Fischer, Kolle, Martin Ludwig Friedrich Wilhelm, in: dies., Mikroben, Seuchen und Vakzine. Biobibliographisches Lexikon der Bakteriologen, Hygieniker und Immunologen zwischen Deutschland und Russland im 19. Jahrhundert, Aachen 2015 (= Relationes, 18), 277-278

FRACASTORO (1910): Hieronymus Fracastoro, Drei Bücher von den Kontagien, den kontagiösen Krankheiten und deren Behandlung (1546), übersetzt und eingeleitet von Viktor Fossel, Leipzig 1910, Neudruck Leipzig 1968 (= Klassiker der Medizin, 5)

FRÖHNER/ZWICK (1919): Eugen Fröhner und Wilhelm Zwick [Hrsgg.], Seuchenlehre, 1. Teil, 8. Aufl. Stuttgart 1919

GANS (1968): Oscar Gans, Biographie. Wilhelm Kolle, geb. am 2. November 1868, Der Hautarzt 19 (1968), S. 563–564

GEBHARDT (2009): Günter Gebhardt, Eisen aus Lerbach in der Zeit von 1789–1931, Unser Harz 57 (2009), S. 12–15

[122] GANS (1968), S. 564.

GERABEK/HAAGE/KEIL (2005): Werner H. Gerabek, Bernhard D.Haage, Gundolf Keil und Wolfgang Wegner [Hrsgg.], Enzyklopädie Medizingeschichte, Berlin - New York 2005

GRÜNTZIG/MEHLHORN (2010): Johannes W. Grüntzig und Heinz Mehlhorn, Robert Koch. Seuchenjäger und Nobelpreisträger, Heidelberg 2010

HENLE (19100): Jakob Henle, Von den Miasmen und Contagien und von den miasmatisch-contagiösen Krankheiten (1840), Neudrucke Leipzig 1910 und 1968 (= Klassiker der Medizin, 5)

HIRSCH (1929/35): August Hirsch [Hrsg.], Biographisches Lexikon der hervorragenden Ärzte aller Zeiten und Völker, 2. Aufl. I–V u. Ergänzungsbd., Berlin – Wien 1929–1935

HOFFMANN (1935): Erich Hoffmann, Wilhelm Kolle †, Dermatol. Zschr. 71 (1935), S. 294–295

KERNER (1626): Arnold Kerner, Loimolotia. Das ist: Kurtzer / doch gründlicher Discurs, Von der gifftspeyenden Seuche der Pestilentz etc., Leipzig 1626

KOLLE (1913a): Wilhelm Kolle, Zur Erinnerung an Robert Koch. Gedenkrede, gehalten zur 70. Wiederkehr seines Geburtstages am 11. Dezember 1913, Med. Klinik 8 (1913), S. 2137–2138

KOLLE (1913b): ders., Zur Erinnerung an Robert Koch. Gedenkrede, gehalten zur 70. Wiederkehr seines Geburtstages am 11. Dezember 1913, Med. Klinik 8 (1913), S. 2159–2161

KOLLE (1923): ders., Zum Gedächtnis an Robert Koch, Med. Klinik 19 (1923), S. 1623

KOLLE (1932a): ders., Gedenkrede auf Robert Koch anläßlich der 50. Wiederkehr der Entdeckung des Tuberkelbazillus, Med. Klinik 28 (1932), S. 1120

KOLLE (1932b): ders., Das Lebenswerk Robert Kochs, Med. Klinik 28 (1932), S. 1513

KOLLE (1935): ders., Robert Koch. Eine Würdigung seines Lebenswerkes für die Erkennung, Verhütung und Heilung der Infektionskrankheiten, Ärztebl. Bayern 1935, Nr. 24, S. 266–268

KOLLE (1959): Kurt Kolle [Hrsg.], Robert Koch. Briefe an Wilhelm Kolle, Stuttgart 1959

KOLLE (2008): Oswalt Kolle, Ich bin so frei, Berlin 2008

LAUBENHEIMER (1935): Kurt Laubenheimer, Wilhelm Kolle †, Münch. med. Wschr. 1935, Nr. 23, S. 919; hier: Sonderdruck München, S. 4

MILDENBERGER (2013): Florian G. Mildenberger, Kein Heil durch Arsen? Die Salvarsandebatte und ihre Folgen, Fachprosaforschung – Grenzüberschreitungen 8/9 (2012/13), S. 327–390

MÖLLERS (1950): Bernhard Möllers, Robert Koch. Persönlichkeit und Lebenswerk, Hannover 1950

RLM: Reallexikon der Medizin und ihrer Grenzgebiete, I–V, München - Wien - Baltimore 1977

SALZ (1850): Georg Conrad von Salz, Verzeichnis sämmtlicher Berg- und Hütten-Beamten am Oberharze, Handschrift 1850

STÜRZBECHER (1980): Manfred Stürzbecher, Kolle, Wilhelm, in: Neue Deutsche Biographie 12 (1980), S. 464–465

TRÖHLER (1984): Ulrich Tröhler, Der Nobelpreisträger Theodor Kocher (1841–1917), Basel - Boston - Stuttgart 1984

VOLZ (1930): Robert Volz [Hauptschriftleiter], Reichshandbuch der deutschen Gesellschaft, Bd. 1, Berlin 1930

VOSWINCKEL (2002): Peter Voswinckel [Hrsg.], Biographisches Lexikon der hervorragenden Ärzte der letzten fünfzig Jahre, III, Hildesheim - Zürich - New York 2002

WITTE (1927): Ernst Witte, Das Gymnasium zu Blankenburg am Harz, Blankenburg 1927

Anschrift des Verfassers:
Axel Wellner
Am Pappelnberg 11
37136 Ebergötzen

Katholische Gesundheit im 20. Jahrhundert

Von FLORIAN G. MILDENBERGER

1. Vorbemerkung

Ist von spezifisch katholischen Einflüssen auf die Medizin der Gegenwart die Rede, so wird darunter neben der Berücksichtigung der Gabe von Sterbesakramenten bei Klinikseelsorge und der Ablehnung von Verhütungsmethoden oder Abtreibung häufig die Hydrotherapie von Sebastian Kneipp (1821–1897) verstanden. Er gilt gemeinhin als letzter Priesterarzt und Repräsentant einer ganzheitlichen katholischen Medizin. Allerdings sah und sieht die katholische Kirche dies völlig anders, wie der Kneipp-Bund Anfang 1971 erfahren mußte, als sich der Vorstand an den Augsburger Bischof Josef Stimpfle (1916–1996) mit der Bitte wandte, einen Seligsprechungsprozess für Kneipp in die Wege zu leiten. Stimpfle ließ die Anhänger Kneipps wissen, es sei weder sicher, daß Kneipp bei seinem Tun sich im Einklang mit christlichen Tugenden befand, noch sei der Erfolg der Therapie bewiesen.[1] Oder in anderen Worten: für den deutschen Episkopat und die Moraltheologie war und ist Kneipp-Medizin kein Teil einer katholischen Gesundheit. Um dies verstehen zu können und nachzuvollziehen, was stattdessen ein Optimum für ein katholisches Gesundheitsverständnis darstellt, ist es notwendig einen Blick in die Geschichte zu werfen.

2. Der Weg in die Defensive

Bis in die zweite Hälfte des 19. Jahrhunderts war die katholische Kirche im Rahmen der Ausbildung ihrer Priester und im Kontext der geschäftlichen Tätigkeiten von Klöstern tief in einen Bereich verwickelt, den die Medizinalbürokratie am Beginn des 20. Jahrhunderts unter die Rubrik „Kurpfuscherei" einordnete und deren Anhänger sich als Gegner des Obrigkeitsstaates positionierten. So produzierte das Augustiner Chorherren-Stift in Polling die „Pollinger Pillen" als Wunderheilmittel, während katholische Priester in Bayern sich bei psychischen Leiden als exorzistische Experten betätigten.[2] Hierfür wurden sie durch spezielle pastoralmedizinische Kurse in ihrer Ausbildung geschult. Eigene Handbücher, basierend auf der antiken Humoralpathologie, standen zur Verfügung.[3] Den Priestern wurde ausdrücklich Recht und Pflicht zur Krankenbehandlung zugestanden – unabhängig davon, was die staatlichen Gesetze beinhalteten.[4] Therapeutisch wurde das Luftbad und die Behandlung mit kaltem Wasser empfohlen.[5] Alkoholgenuß

---

[1] ARCHIV DES BISTUMS AUGSBURG, Generalvikariat Abgabe 1988/89, Akt 1712, Schreiben des Sekretariats des Bischofs an den Kneipp-Bund vom 17.1.1971.

[2] PROBST (1992), S. 125, 214. Siehe hierzu auch MÜLLER (2019).

[3] MACHER (1847); BRITZGER (1855).

[4] BRITZGER (1855), S. 93.

[5] MACHER (1847), S. 100f.

galt als krankheitsfördernd und sittlich enthemmend.[6] Masturbation zeitige körperliche Folgen, Wollust ende in „Wassersucht“ oder „Wahnsinn“.[7]

Katholische Geistliche wirkten als homöopathische Heiler und mischten sich in die Tätigkeitsbereiche von Ärzten ein.[8] Dieses Engagement ging erst in den 1880er Jahren zurück, als die Amtskirche entsprechende Tätigkeiten nicht mehr goutierte. Stattdessen verstärkte der Episkopat gemeinsam mit geistlichen Orden die Bemühungen im Bereich der Krankenpflege. Die in den 1840er Jahren gegründeten Vinzenzvereine für Männer und die 1879 auf den Weg gebrachten Elisabethvereine für Frauen nahmen sich unter Leitung von Priestern notleidender Kranker und Hilfsbedürftiger an.[9] Sie offerierten ambulante Krankenpflege, Sozialberatung und Versorgung mit Lebensmitteln, verlangten im Gegenzug aber eine christliche Lebensführung.[10] Junge katholische Frauen wurden gezielt als Krankenschwestern mit dem Hinweis auf die aufopfernde Tätigkeit der Jungfrau Maria umworben, die Papst Pius IX. (1792/1846–1878) mit der Enzyklika 'Ubi primum' 1849 als einziges menschliches Wesen frei von der Erbsünde erklärt hatte. Ordensschwestern betrieben unter geistlicher Führung von Männern Krankenhäuser, wodurch sich die katholische Welt auch mitten im Kulturkampf der 1870er Jahre für den deutschen Staat unentbehrlich machte.[11] Diese Arbeitsweise begünstigte langfristig eine Feminisierung der katholischen Welt, da Aufgaben, die den Bereich der Seelsorge berührten, zunehmend Frauen übertragen wurden.[12] Darüber hinaus festigten Laienkrankenpflegerinnen und Ordensschwestern durch medizinischen Aufklärungsunterricht an Schulen den Zusammenhalt des katholischen Milieus, insbesondere in Arbeitergegenden. So erwies sich das medizinische Engagement der katholischen Kirche als wichtiger Brückenschlag hin zu einer Versöhnung mit dem wilhelminischen Obrigkeitsstaat und als Grundlage für den gemeinsamen Kampf von Staat und Kirche gegen die aufstrebende Sozialdemokratie.[13] Dieser Weg verlangte jedoch eine Abkehr von bisherigen Traditionen.

Im naturwissenschaftlichen Zeitalter wirkte das Pochen auf jenseitige, überkausale Wirkmechanismen unzeitgemäß und vorweltlich. Priester, die sich als Ärzte betätigten und auf die Gültigkeit der Humoralpathologie pochten, paßten nicht mehr ins Weltbild des Episkopats. Daher rührte auch die Ablehnung der Tätigkeit von Sebastian Kneipp, der durch seinen Erfolg – das Buch 'Meine Wasserkur' erlebte 60 Auflagen und zahlreiche Übersetzungen[14] – den Gesundheitsdiskurs ohne Mitwirkung des Episkopats und führender Theologen mitbestimmte. Kneipps Erfolg gipfelte in der Behandlung von Papst Leo XIII. (1810/1878–1903), was seiner Arbeit geradezu kanonischen Charakter verlieh. Das machte seine weiteren Äußerungen in hohem Maße problematisch. So hatte Kneipp in einem Vortrag geäußert,

---

6 BRITZGER (1855), S. 27; MACHER (1847), S. 268f.

7 MACHER (1847), S. 280f.

8 STOLBERG (1998), S. 134.

9 HOLZEM (2017), S. 197.

10 FREI (1997), S. 192.

11 MEIWES (2000), S. 300f.

12 CLARK (2003), S. 16.

13 GRÜNDER (1985), S. 68f.

14 FARKAS (2008), S. 18.

> „Der Schöpfer hat aber den Menschen gar nicht erschaffen, damit man ihm den Giftstoff von einer Kuh einimpfen soll.“[15]

Dem Impfgesetz müsse man nur deshalb folgen, weil es der Staat befehle.[16] Diese Äußerungen konterkarierten die Bemühungen des Episkopats um eine Aussöhnung mit dem protestantischen Kaiserreich. Zugleich ebnete Kneipp den Brückenschlag zur vorrangig nicht katholischen Naturheilkunde, in deren Reihen sich Vegetarier tummelten, die den christlichen Kirchen unterstellten, sich an der Schächtung unschuldiger Lämmer zu erfreuen.[17] Darüber hinaus war die Gemeinschaft der Naturheilkundigen ein Hort der Freireligiösen, Monisten und Sozialrevolutionäre.[18] Kneipps Tätigkeit bedrohte somit das katholische Lager mehr als daß es seinem Zusammenhalt nutzte oder die Modernität des Katholizismus unter Beweis stellte.

Verheerende Wirkung entfaltete zudem der „Taxil-Skandal“. Ab Mitte der 1880er Jahre hatte der französische Phantast Leo Taxil (1854–1907) durch Bücher das Gerücht in die Welt gesetzt, die Freimaurer stünden im Bunde mit Satan, würden Blutopfer begehen und könnten mittels suggestiver Techniken Krankheiten auslösen. 1896/97 ließ sich die Haltlosigkeit des Konstrukts,[19] dem zeitweise auch Papst Leo XIII. gehuldigt hatte, nicht mehr verheimlichen, und Taxil räumte den Schwindel selbst ein.

Auch wenn die meisten katholischen Laien den Skandal nur am Rande mitbekamen,[20] hatte er doch nachhaltige Auswirkungen auf die Haltung von Episkopat und Moraltheologie hinsichtlich des Einflusses übernatürlicher Mächte auf die Gesundheit der Menschen. Die kirchliche Obrigkeit zeigte sich zurückhaltend bei der Frage, ob „Marienerscheinungen“ oder „Wunder“ möglich wären, wie sich im Kontext der Erscheinungen im saarländischen Marpingen zeigte.[21] Es vollzog sich somit eine Abkehr von der Wirkung psychischer Beeinflussung hin zu einer positiven Bewertung somatischer Ansätze. Auch einigte sich der Episkopat auf die Gültigkeit eines einzigen pastoralmedizinischen Lehrbuchs. Dabei handelte es sich um das vielfach aufgelegte Werk des Aachener Arztes Carl Capellmann (1842–1898), wodurch erstmals kein Priester, sondern ein Mediziner das christlich-karitative Handeln definierte.[22] Das Buch beinhaltete eine Distanzierung von der Humoralpathologie und betonte den Wert der von Priestern zu überwachenden Diätetik inklusive einer Ablehnung des enthemmenden Alkoholkonsums. Konkrete Heilungen waren dem Arzt zu überlassen.

Problematisiert wurde die Situation dadurch, daß der Vatikan zu keiner Zeit mittels eines Lehrschreibens oder einer Enzyklika definierte, was „Gesundheit“ oder „Krankheit“ war. Grundsätzlich stand die Kompetenz zur Krankenheilung allein Jesus Christus

---

15 Reile (1903), S. 825.

16 Kneipp (1898), S. 2.

17 Jaskowski (1912), S. 177. Fairerweise soll nicht unerwähnt bleiben, daß es auch Versuche gab, Jesus zum ersten Vegetarier der Weltgeschichte umzudeuten, siehe Wolff (1930), S. 7.

18 Simon-Ritz (1997), S. 62, 129.

19 Einen wichtigen Beitrag zur Widerlegung Taxils lieferte die „Kölnische Volkszeitung“ des Verlegers Robert Bachem ab 1896. Er ließ die französischen Originaltexte teilweise ins Deutsche übersetzen und verdeutlichte so dem deutschen Klerus und dem katholischen Bildungsbürgertum das Ausmaß des Schwindels.

20 Pesch (1911), S. 137.

21 Blackbourn (2007), S. 240.

22 Capellmann (1881).

zu (Luk 5, 31; Luk 6,19).[23] Die Krankenpflege war ein elementarer Bestandteil des frühen Christentums, Krankheit wurde als Teil von Sünde begriffen.[24] In den frühchristlichen Texten wurden keine speziellen Heilmittel oder Therapien benannt, weshalb spätere Deuter zu dem Schluß gelangten, Christus habe allein durch den göttlichen Geist oder übernatürliche Kräfte gewirkt.[25] Spätere Heilige konnten im Einzelfall heilkräftig wirken (z. B. Hildegard von Bingen), aber der katholische Glaube kennt keine grundsätzliche therapeutische Kompetenz *qua natura* von Priestern. Der Vatikan äußerte sich im 19./20. Jahrhundert nicht zu grundsätzlichen Definitionsfragen, jedoch zu einer Reihe einzelner Aspekte. Durch diese lehramtlichen Einlassungen verkomplizierte der Heilige Stuhl jedoch den Diskurs, da die Festlegungen der einzelnen Päpste teilweise dem arkanen Wissen aus der Bibel oder den Ansprüchen der Gegenwart zuwiderliefen.

So hatte der Vatikan 1856 mittels der Enzyklika 'Adversus magnetismi abusus' die Nutzung thierisch-magnetistischer bzw. sonnambulistischer Methoden untersagt.[26] Durch die im gleichen Jahr erlassene Enzyklika 'Singulari quidem' wurde das Gebet als zentraler Faktor in der Krankenheilung hervorgehoben und den rationalistischen Tendenzen in der Medizin eine Absage erteilt.[27] 1863/64 folgte durch die Verlautbarungen 'Quanto conficiamur moerore' und 'Quanta Cura' die Ablehnung der Darwinschen Evolutionstheorie und aller damit verbundener Ansätze. Versuche, die katholische Moraltheologie zu modernisieren, brandmarkte der Vatikan als „Modernismus" und verbot sie endgültig durch die Enzyklika 'pascendi dominici gregis' im Jahre 1907. Als Gegenmodell zur zunehmend als entchristlicht wahrgenommenen Welt verankerte Papst Leo XIII. im Jahre 1879 die Neoscholastik auf Basis der Lehren des Heiligen Thomas v. Aquin ('Aeterni Patris') als allgemein verbindliche Gesellschaftslehre. Thomas hatte bestimmt, daß sexuelle Handlungen ausschließlich mit dem richtigen Partner (Mann/ Frau in der Ehe), auf die richtige Weise durch Coitus und zum Zweck der Fortpflanzung erlaubt seien. Allerdings hatte der Aquinat auch bestimmt, daß der Embryo erst nach 40 bzw. 90 Tagen beseelt sei und bis dahin eine Abtreibung unproblematisch sei. Diese Definition hatte der Vatikan 1869 korrigiert und betont, daß die Beseelung des Embryos am Tage der Zeugung erfolge, diese Modifizierung aber bis 1917 nicht kirchenrechtlich kodifiziert.

Verstöße gegen die Sittengesetze galten dem Heiligen Stuhl als besonders verwerflich. Wer sich Prostituierten zuwende, werde von Gott mit der Syphilis bestraft, verlautbarte der Vatikan bereits 1828.[28] Geburtenkontrolle wurde ebenso abgelehnt wie die studentische Mensur (Pastoralis officii, 1891). Die Sozialenzyklika 'Rerum Novarum' aus dem Jahre 1891 beinhaltete ausdrücklich den Anspruch der Arbeiter auf körperliche und seelische Gesundheit.[29] Allerdings war bereits 1880 durch das Lehrschreiben 'Arcanum divinae' den sozialistischen Bestrebungen eine Absage erteilt worden, weil diese das christliche Sittengesetz und die Hochschätzung von Ehe und Familie aufwei-

23 BERGDOLT (1999); S. 114.

24 FICHTNER (1982), S. 5f.

25 NEUMANN (1996).

26 OSTEN (2015), S. 137.

27 BIGNION (2011), S. 104.

28 BIGNION (2011), S. 34.

29 SELLIER (1998), S. 149. Erste Gedanken waren bereits in der gegen die Freimaurer gerichteten Enzyklika 'Humanum genus' enthalten gewesen.

chen wollten.[30] Daher gründeten sich in Deutschland explizit katholische Arbeitervereine, die sich nicht um Klassenkampf, sondern die sittliche und religiöse Gesunderhaltung der Mitglieder bemühten.[31] Um das Verhalten der Gläubigen und ihren Wissensstand über die Lehrmeinung der Kirchen einschätzen zu können, bedurften die Priester vor Ort und auch der zu informierende Episkopat detaillierte Kenntnisse. Diese gewannen sie mittels der vom als Kirchenlehrer anerkannten Heiligen Alphonsus Maria de Liguori (1696–1787) perfektionierten Ohrenbeichte. Genau diese Technik geriet Ende des 19. Jahrhunderts massiv in die Kritik. Überzeugte Freireligiöse wie Robert Graßmann (1815–1901) unterstellten dem Klerus, sich gezielt in das Sexualleben der Gläubigen einzumischen und psychosomatische Krankheitszustände massenhaft zu begünstigen, um die Kirchgänger permanent kontrollieren zu können.[32] Hiergegen setzten sich insbesondere Angehörige des diskursbestimmenden Jesuitenordens zur Wehr, die sich jedoch zeitgleich der massiven Kritik an ihrer Arbeitsweise durch einen Wiedertäufer aus den eigenen Reihen erwehren mußten. Der ehemalige Vorzeigegelehrte des Ordens Paul Graf v. Hoensbroech (1852–1923) rechnete in seinem zweibändigen Werk 'Das Papstthum in seiner sozial-kulturellen Wirksamkeit' mit der Neoscholastik des Aquinaten und der Befragungstechnik Liguoris ab. Beiden attestierte er einen krankhaften Drang, selbst Küsse zwischen Liebenden zu pathologisieren bzw. sich vor hermaphroditischen Dämonen zu ängstigen, welche die sittliche Ordnung aus den Angeln heben wollten.[33] Um diesen seitens der sozialdemokratischen oder protestantischen Presse breit rezipierten Angriffen etwas entgegenzusetzen, unterstützte der Episkopat die Gründung von auflagenstarken Zeitschriften, um das katholische Lager selbst über die neuesten Ereignisse in der Welt aufzuklären. Dies geschah einerseits mehr oder weniger direkt unter den Fittichen der Bischöfe wie im Fall des Trierer Kaplans und Parlamentariers Georg Friedrich Dasbach (1846–1907)[34], andererseits durch geschäftstüchtige selbständige Verleger wie Josef Bachem (1821–1893) in Köln, Friedrich Pustet (1831–1902) in Regensburg, Paul „Kösel" Huber (1875–1911) in Kempten oder Ludwig Auer (1839–1914) in Donauwörth. Zeitschriften wie „Raphael" oder „Schutzengel" wandten sich an die Jugend, als Gegenmodell zur wirkmächtigen protestantischen *Gartenlaube* fungierten „Deutscher Hausschatz" (Pustet) oder „Die Katholische Welt" (Auer). Hierin wurden Gesundheitstipps mit Aufforderungen zu einer christlichen Mäßigkeit verbunden.[35] Die tägliche Informationsversorgung garantierte die „Kölnische Volkszeitung" (Bachem), die als inoffizielle Parteizeitung der Zentrumspartei fungierte. An das katholische Bildungsbürgertum richteten sich die „Historisch-politischen Blätter", der gebildete Klerus bezog seine Informationen durch die „Stimmen aus Maria

---

30 KÖHLER (1973), S. 216.

31 HOLZEM (2017), S. 207.

32 GRASSMANN (1903), S. 27. Siehe auch WEIß (2001).

33 HOENSBROECH (1901), S. 245; HOENSBROECH (1902), S. 313.

34 Dasbach gründete 1874 das „Paulinus-Blatt". Es folgten 1882 der „Saarbrücker Arbeiterfreund", 1884 die „St. Johanner Volkszeitung", 1887 die „Metzer Presse", 1888 die „Westpfälzische Zeitung", 1894 die „Neunkirchner Zeitung" und 1897 die „Rhein-Wied-Zeitung", siehe BISTUMSARCHIV TRIER, Abt. 85, Nr. 282a, Maschinenschriftlicher Aufsatz von Hubert Thoma (1957), S. 6. Zur Gesamtentwicklung siehe GROßE-KRACHT (1997), S. 143.

35 Siehe z. B. SCHILLING (1876/77); SCHMIDT (1876/77). Bereits in der ersten Ausgabe hatte die Redaktion betont, „anziehende, sittliche Unterhaltung" bieten zu wollen, siehe WAS WIR WOLLEN (1874/75), S. 2.

Laach“ bzw. die „Zeitschrift für katholische Theologie“. Während die „Blätter“ zunächst in Fortsetzung der süddeutschen Romantik den Wert der Naturphilosophie in der Medizin betonten[36] und später den Hypnotismus verwarfen,[37] suchten die dem Jesuitenorden angehörenden Autoren der „Stimmen“ Bibel und moderne Naturwissenschaft zu versöhnen.[38] Nach 1900 traten noch die wirkmächtigen Journale der Reformkräfte hinzu, allen voran „Hochland“ und „Renaissance“, bzw. ihre Gegner, die sich rund um die Zeitschrift „Gral“ sammelten.

Im Jahre 1890 formierte sich als zentrale Koordinationsstelle für die gesellschaftspolitische Weiterbildung der „Volksverein für das katholische Deutschland“; der Grundstein für die Zusammenführung der verschiedenen krankenpflegenden, Gesundheitsberatung bietenden oder pastoralmedizinisch tätigen Einrichtungen wurde 1897 durch die Gründung des „Deutschen Caritasverbandes“ gelegt.[39]

Insgesamt hatte die katholische Welt zu Beginn des 20. Jahrhunderts die eigenen Reihen in Fragen von Gesundheit und Medizin relativ geschlossen halten können. Dies war jedoch weniger Ergebnis eigener Leistungen als Folge des gesamtgesellschaftlichen Schweigens über einen wichtigen Bereich von Gesundheit und Krankheit: Sexualität. An Fragestellungen hierzu sollten sich alle Debatten um eine „katholische Gesundheit“ im 20. Jahrhundert entzünden. Das Fehlen einer eigenen katholischen medizinischen Hochschule machte es notwendig, den medizinischen Fortschritt zu beobachten und zu kommentieren, verunmöglichte aber eine direkte Einflußnahme innerhalb der medizinischen Fachgesellschaften. Bis 1918 besaßen die Bischöfe in einigen Bundesstaaten des Kaiserreichs Sitze in der Ersten Kammer und konnten so parlamentarischen Einfluß im Bereich der Gesundheitspolitik ausüben. Nur ihnen stand zudem in Vertretung des Papstes die Stellungnahme zu Fragen der Gesundheit und Sittlichkeit zu. Die Zentrumspartei hatte sich in diesen Jahren allmählich zu einem Fürsprecher der Krankenversicherungen und einer staatlich geförderten Gesundheitspolitik entwickelt.[40]

3. Die Sexualisierung des Diskurses

Den Grundstein zur Diversifizierung gesundheitspolitischer Debatten in der katholischen Welt legte ungewollt im Frühjahr 1899 der Arzt Magnus Hirschfeld (1868–1935). Er schickte unter Umgehung des Vatikans und weiter Teile des Episkopats hunderte von Anfragen an katholische Geistliche mit der Frage, ob der den gleichgeschlechtlichen Geschlechtsverkehr zwischen Männern kriminalisierenden §175 des Reichsstrafgesetzbuches liberalisiert werden sollte und dies mit dem kanonischen Recht in Einklang stehe.[41] Dutzende der Angeschriebenen antworteten positiv, einer von ihnen verfaßte sogar anonym einen Beitrag in Hirschfelds Zeitschrift „Jahrbuch für sexuelle Zwischenstufen“ und erklärte, die Heilige Schrift beinhalte nichts hinsichtlich des „Princips über

36 Görres (1852).

37 E.D. (1898).

38 Siehe z. B. Jürgens (1884); Haan (1890); Pesch (1893); Kemp (1899).

39 Siehe hierzu Große-Kracht (2010); Grothmann (1997); Gatz (1982).

40 Holzem (2017), S. 209.

41 Urteile (1900). Auf die Idee, sich direkt an lokale Priester zu wenden, könnte Hirschfeld aufgrund seiner Bekanntschaft mit Sebastian Kneipp gekommen sein, siehe Hirschfeld (1897), S. 389.

den physiologischen Charakter der Homosexualität".[42] Ohne sich mit seinem Amtskollegen abzusprechen, bekundete der Mainzer Bischof Leopold Haffner (1829–1899) Sympathie für Hirschfelds Bemühungen.[43] Hirschfelds wissenschaftliche Theorie des Ursprungs der männlichen Homosexualität beruhte auf der Theorie der Endogenität der Veranlagung sowie einer hermaphroditischen Psyche (bzw. der Anatomie) des männlichen Homosexuellen. Dadurch verunmöglichte Hirschfeld nicht nur eine klare Trennung zwischen Mann und Frau, sondern bediente gleichermaßen die von Taxil geschürten satanistischen Ängste und die Kritikpunkte, die Hoensbroech und Graßmann an der Neoscholastik benannt hatten. Dies hatte zahlreiche Priester jedoch nicht davon abgehalten, Ergebnisse der Beichtpraxis in ihren Sprengeln mit Hirschfeld zu teilen. Offenbar waren sich weder der Klerus noch die Gläubigen über zentrale Elemente der katholischen Glaubenslehre im Klaren. Noch ehe Bischöfe und Moraltheologen adäquat reagieren konnten, sahen sie sich mit einem weiteren Problem konfrontiert: der Formierung einer einheitlichen Front aus Ärzten, Juristen, Sozialwissenschaftlern und Pädagogen, die eine umfassende und frühzeitige Sexualaufklärung forderten, um der Verbreitung von Geschlechtskrankheiten entgegenzuwirken. Dies erfolgte durch die 1902 gegründete Deutsche Gesellschaft zur Bekämpfung der Geschlechtskrankheiten (DGBG).[44] Bislang hatten katholische Theologen über alles Sexuelle den Mantel des Schweigens ausgebreitet; nun zeigte sich die Notwendigkeit einer rechtzeitigen Thematisierung der Problematik. Der Verleger Ludwig Auer reagierte mit der Präsentation des ersten modernen katholischen Eheratgebers, der 1903 erschien.[45] Verfaßt hatte ihn der Priester Josef Leute (1873–1941), der hierfür von seinem zuständigen Bischof abgestraft wurde und deshalb in der Folgezeit mit der katholischen Kirche brach.[46] Inhaltlich setzte Leute auf eine voreheliche Sexualerziehung, Förderung von „Willensenergie" zur Prävention alkoholischer und sexueller Exzesse und eine konsequente Ablehnung weiblicher Emanzipationsbestrebungen sowie der Geburtenkontrolle. Um die Katholiken jeder Generation besser schulen zu können, wurde der ursprünglich als katholischer Buchclub zur Förderung geistiger Erbauung konzipierte *Borromäusverein* zum allumfassenden Zensor für zeitgenössische Literatur aufgerüstet.[47] Ab 1901/02 präsentierte dieser vierteljährlich den „Literarischen Ratgeber für die gebildeten Katholiken", in dem medizinische Leseempfehlungen einen wichtigen Stellenplatz einnahmen. Es wurden Werke zur Selbsthilfe, Gesundheitserziehung und Hygiene empfohlen.[48] Bücher allein jedoch genügten nicht, es bedurfte einer Neustrukturierung der Vorfeldorganisationen. Die hierzu nötige Mobilisierung der Laien stand jedoch in krassem Widerspruch zur päpstlich autorisierten Gesellschaftslehre der Neoscholastik.[49] Der bereits seit den 1850er Jahren zunehmende Anteil von Frauen an der katholischen Sozialarbeit korrelierte mit

---

42 Katholischer Geistlicher (1902), S. 241.

43 Hirschfeld (1905), S. 1028, 1044f.

44 Sauerteig (1999).

45 N.N. (1903/1919)

46 Leute (1908), S. VIf.

47 Spael (1950), S. 172.

48 Baum (1909). Bisweilen wurden diese Werke in der Rubrik „Frauenfrage" beworben, da die Redakteure davon ausgingen, daß die Gesundheitserziehung grundsätzlich durch Frauen erfolge, siehe Hamann (1908).

49 Binninger (2002), S. 244.

der nun bestehenden Notwendigkeit der sexuellen und medizinischen Aufklärung. Unter logistischer Hilfe der Caritas wurden 1902 die Zeitschrift „Die Christliche Frau“ und der Katholische Deutsche Frauenbund (KDF) gegründet, die sich beide aber zügig verselbständigten.[50] Caritas, Moraltheologie und Episkopat vollzogen im Grunde nur Prozesse nach, die in der protestantischen Welt zwei Jahrzehnte zuvor eingesetzt hatten. Protestantische Sittlichkeitsvereine versuchten „Schmutz- und Schundliteratur“ zu bekämpfen.[51] Die Gefahren von Geschlechtskrankheiten und „Verwahrlosung“ wurden in der protestantischen Welt längst diskutiert – infolgedessen versuchten katholische Organisationen hieran Anschluß zu finden und zögerten nicht, gemeinsam mit Protestanten Vereine zu gründen. Hierzu zählte der später „Volkswartbund“ genannte Männerverein in Köln.[52] Dies stellte einen Verstoß gegen ein entsprechendes päpstliches Verbot dar, das erst 1912 im Kontext der Zulassung gemischtreligiöser Gewerkschaften mittels der Enzyklika ‘Singulari quadam’ entfiel.[53] Behindert wurden die Versuche der Neuformulierung katholischer Sexualvorstellungen durch interne Skandale. Der bekannteste ereignete sich im Juli 1904, als ausgerechnet „Kaplan Dasbach“ reichsweit in der Presse als Freund des gleichgeschlechtlichen Sexualverkehrs benannt wurde, woraus sich eine monatelange Schlammschlacht entwickelte.[54] Diese endete zwar mit einem juristischen Sieg Dasbachs, beschädigte aber das Ansehen der katholischen Priesterschaft nachhaltig und zerstörte jeglichen Ausgleich mit Hirschfeld, der Dasbach und seinen Anhängern als Auslöser der Kampagne galt.[55]

Die Protagonistinnen des Frauenbundes (u. a. Hedwig Dransfeld 1871–1925) wollten die Rolle der Frau als Mutter und/oder Lehrerin („geistige Mutterschaft“) der Familie gestärkt sehen und ihr die Aufklärung über alle Aspekte von Gesundheit überlassen.[56] Dies beinhaltete einen Einflußverlust für Priester. Der Episkopat reagierte darauf mit der Aufforderung an den niederen Klerus, vor Ort den KDF zu kontrollieren, daß er sich stets „auf dem Boden der Kirche“ bewege.[57] Als Ideengeber für eine perfekte, von Frauen organisierte Gesundheit fungierten als Autoren und Vortragsredner die Ärzte Joseph Graßl (1858–1931), Max v. Gruber (1853–1927) und Georg Sticker (1860–1960). Der Hygieniker Max v. Gruber beschwor die Gefahr durch Alkoholismus, der die Menschen unfähig für höhere geistige Leistungen mache.[58] Außerdem begünstige er die sexuelle Enthemmung. Seiner Ansicht nach wohnte jedem Menschen die Fähigkeit und Pflicht inne, die eigene Gesundheit zu erhalten.[59] Dazu gehörte bei Frauen die Annahme der Mutterrolle, da sie anderenfalls von geistigem und körperlichem Verfall

---

50 DICKINSON (2014), S. 63.

51 FRIMMEL (2019), S. 35f.

52 WEYER (1963), S. 125.

53 LOTH (1997), S. 280.

54 THOMA (1975), S. 307. 1908 folgte noch ein Skandal um die sexuellen Interessen des Zentrumspolitikers Karl Werner Günter von der Schulenburg (1865–1939), siehe PANHUIS (2006), S. 57f.

55 BISTUMSARCHIV TRIER, Abt. 85, Nr. 281, Bl. 112–113 Brief Adolf Brands an Kaplan Dasbach.

56 SACK (1998), S. 32f.

57 ACKEN (1918), S. 3. Der Episkopat erkannte, daß der KDF ein „Volkserziehungsverein“ (7) sei, den man nicht unkontrolliert wirken lassen dürfe.

58 GRUBER (1913), S. 6.

59 GRUBER (1909), S. 7.

bedroht seien. Georg Sticker gewann seine katholischen Leser durch Rückgriffe auf die Medizingeschichte und verwies auf den besonderen Wert persönlicher Hygiene in allen Lebenslagen.[60] Die „Verweibung" der Männer sah er als große Gefahr an.[61] Insgesamt befürwortete er eine auf gesunder Ernährung basierende Stärkung des Körpers, durch die eine gesundheitsfördernde Geisteshaltung sich zwanglos ergebe.[62] Die Einhaltung der christlichen Sexualethik sah er als Schlüssel für ein gesundes Leben an.[63]

Graßl öffnete mehr als von Gruber die Pforte zur Eugenik, indem er im „Archiv für Rassen- und Gesellschaftsbiologie" publizierte und dort den jeder moralischen Kritik enthobenen Wert einer eugenischen Gesundheitspolitik betonte.[64] Er prangerte die Hinwendung zu einer „Rationalisierung des Sexuallebens" als Teil eines größeren Irrwegs an, der die deutsche Bevölkerung von christlichen Werten und somit ihrer (biologischen) Zukunft entfremde.[65] Graßl wandte sich explizit an die Männerwelt, deren Doppelmoral – sexuelle Vergnügungen für den Mann, Enthaltsamkeit für die Frau vor und während der Ehe – er als unchristlich und frauenfeindlich verwarf.[66] Er verband die katholische Religion mit der „völkischen" Zukunft der „germanischen Rasse".[67] Diese Formulierungen verstießen vordergründig gegen die päpstlich begründete Ablehnung der Darwinschen Lehren, jedoch hatte das katholische Lager seinerseits durch Gelehrte beriets Kompromißwege herausgearbeitet, die Teile der Evolutionslehren mit den Verlautbarungen des Vatikans und der Moraltheologie versöhnten. Der Jesuit und „Ameisenpater" Erich Wasmann (1859–1931) kombinierte die Selektionshypothese mit den wieder entdeckten Mendelschen Regeln und attackierte vorrangig die These von der Abstammung des Menschen vom Affen.[68] Die Abstammungslehre bedrohte aus katholischer Sicht die Gültigkeit einer von Gott vorgegebenen Sittenlehre.[69] Auch die Reformkatholiken bewarben Gregor Mendel (1822–1884) als katholischen Antipoden zu Darwin und dessen deutschem Apologeten Ernst Haeckel (1834–1919)[70]. Dadurch öffneten die Autoren, gewollt oder ungewollt, der Rezeption eugenischen Gedankengutes im katholischen Lager Tür und Tor. Die erstmalige direkte Bezugnahme auf Mendel im Sinne einer katholischen Eugenik erfolgte 1916 durch den Biologen und Jesuiten Hermann Muckermann (1877–1962)[71]. Eine naturwissenschaftliche Erziehung erschien allen katholischen Autoren der Zeit vor 1914 als notwendig und sinnvoll. Jedoch sollte diese nicht die sexuelle und damit verbundene medizinische (vor allem die Geschlechtskrankheiten betreffende) Aufklärung beinhalten. Diese sollte grundsätzlich kurz oder während der Schulentlassung erfolgen. Denn in diesem Alter schien die katholische Jugend besonders anfällig zu sein für die fünf gefährlichsten Laster der modernen Welt:

---

60 Sticker (1903a); Sticker (1911).

61 Sticker (1906), S. 222.

62 Sticker (1910), S. 431.

63 Sticker (1903b).

64 Herms (2020), S. 79; Graßl (1910), S. 196.

65 Graßl (1912/13), S. 473.

66 Graßl (1917).

67 Graßl (1914a); Graßl (1914b).

68 Daum (1998), S. 227.

69 Cathrein (1909), S. 194.

70 Ettlinger (1905/06); Dürken (1922); Müller (1905).

71 Muckermann (1916), S. 73.

Alkohol/Nikotin, Schundliteratur, Kino, Masturbation und Prostitution. Um die Jugendlichen abzuhalten, wurden die Lehrer katholischer Schulen angehalten, ein rigides Überwachungsregime zu installieren:

> „Deshalb dulde der Religionslehrer nie, daß ein Schüler mit einem jungen Mädchen allein spazieren gehe. Er stelle ihn unter allen Umständen zur Rede, nicht schimpfend und strafend, sondern in väterlichem Ernst und führe ihm das Gefährliche vor Augen. Geht der Schüler nicht darauf ein, so melde der Religionslehrer es den Eltern des Schülers oder des jungen Mädchen oder beider.“[72]

Einer wie auch immer gestalteten Selbst-Emanzipation der Jugendlichen stand die katholische Welt vor 1914 ablehnend gegenüber und so konnte sich eine katholische Jugendbewegung im Stil des Wandervogels nicht entfalten. Diese wurde als Ausgeburt des Neuheidentums verworfen.[73] Die Bischofskonferenz warnte insbesondere vor der Gefahr sexueller Verwahrlosung.[74] Dazu trugen vor allem die Publikationen Hans Blühers (1888–1955) bei. Umgekehrt versagten die Wandervogel-Organisationen den kirchlichen Jugendgruppen die Anerkennung.[75] Diese hatten sich ab 1909 unter dem Oberbegriff „Quickborn“ in der Pfalz organisiert, blieben aber innerhalb der katholischen Welt vorerst unbedeutend.[76]

Die Caritas engagierte sich im Kampf gegen den Alkohol- und Nikotinkonsum, da sie diese Genußmittel als sowohl gesundheitsgefährdend als auch sittlich enthemmend fürchtete.[77] Die katholischen Jugendorganisationen wurden aufgefordert, sich selbst an diesen Kampagnen zu beteiligen.[78] Werdende Mütter gefährdeten durch Suchtmittelmißbrauch die Gesundheit ihrer Kinder.[79] Die Vinzenzvereine wurden angehalten, ihre Mitglieder aufzuklären.[80] Den katholischen Gelehrten war jedoch klar, daß die beste Prävention eine Bereinigung sozialer Mißstände darstellte. Daher empfahlen sie eine Behebung der Wohnungsnot durch staatliche Eingriffe.[81] Denn die Unmöglichkeit, ein christliches Familienleben zu führen, verleite die Jugend, sich ihre Leitbilder an anderen Orten zu suchen. Die angeregte Phantasie drohte in der einen Sünde zu münden, der katholische Denker akute und chronische gesundheitliche Folgen attestierten, der Masturbation.[82] Während nicht katholisch sozialisierte Ärzte und Pädagogen die Selbstbefriedigung als ein peripheres Phänomen im gesundheitlichen Leben der Menschen zu verstehen begannen,[83] stand für katholische Ärzte und Pädagogen fest, daß diese Form der Triebbefriedigung langfristige körperliche Schäden verursache: Organische Störun-

---

72 NEUMANN (1911), S. 38.

73 DIE VORKÄMPFER (1910), S. 10.

74 GEUTER (1994), S. 63; SEXUELLE AUFKLÄRUNG (1914).

75 NEULOH/ZILIUS (1982), S. 133.

76 SPAEL (1964), S. 55.

77 GATZ (1982), S. 327; NEUMANN (1899).

78 HENRICH (1968), S. 57.

79 LIEM (1902), S. 42.

80 JOERDENS (1907).

81 OPPERSDORFF (1906), S. 4.

82 LANGER (1986), S. 17f.; ANGENENDT (2015), S. 207.

83 Siehe zeitgenössisch z. B. ROHLEDER (1912), S. 12f.

gen und Veränderungen des Charakters[84], Depressionen[85], Alkoholismus[86], Schwächung von „Gehirn und Rückenmark“[87], Gedächtnisverlust[88], Hysterie und Lähmungserscheinungen[89] oder Erscheinungen, wie man sie von jahrelangem Alkohol- oder Morphiummißbrauch kenne.[90]

Die Lektüre unsittlicher Schriften eröffne den phantasiebegabten Jugendlichen eine Welt, die frei sei von katholischen Normen.[91] Dadurch drohten die jungen Leute in eine Sphäre ohne Werte abzugleiten.

> „Durch Bücher, Bilder, Tingeltangel, Postkarten, Annoncen, Witzblätter, Gassenhauer, Operetten, Possen, reine und pseudowissenschaftliche Pornographie, durch gewisse Redouten und Herrenabende, durch Schaufenster, breit und behaglich nachgedruckte Gerichtsverhandlungen wird eine Art geistige Syphilis verbreitet, die grauenhaft ist; der Schmutz türmt sich höher und höher. Kein Stand, kein Lebensalter ist mehr intakt.“[92]

Dem sei durch Boykottmaßnahmen und Verbote zu begegnen, wofür die Sittlichkeitsvereine zuständig seien. Ein anderer Ort für solche Fluchten stellte das Kino dar. Beides zusammen münde in einem gesteigerten Interesse zu „körperlicher Hingabe“.[93] Diese erfolge in vorehelichem Geschlechtsverkehr mit der Gefahr der Infizierung mit Geschlechtskrankheiten.[94]

Problematisiert wurde die Diskussion durch die Publikation der Forschungsergebnisse des Berliner Arztes Max Marcuse (1877–1963), der auch im wirkmächtigen „Bund für Mutterschutz“ aktiv war. Marcuse schilderte anhand seines Patientenmaterials, daß sexuelle Abstinenz eine wesentliche Ursache für die Entstehung psychosomatischer Erkrankungen bilde.[95] Den katholischen Autoren warf er vor, außer „Schmähreden von der Kanzel“ nichts beizutragen, um das Problem der unehelichen Geburten zu lösen.[96] Damit traf er die katholische Moraltheologie an einem wunden Punkt. Denn die meisten unehelichen Kinder wurden in katholischen Gebieten geboren – ein indirekter Hinweis auf die Wirkungslosigkeit der moralischen Lehren der Kirche in den Jahren vor dem Ersten Weltkrieg.[97]

---

84 HOFMANN (1930), S. 200, 203.

85 HANSEN (1930), S. 360.

86 REINARTZ (1929/30), S. 422.

87 N.N. (1903/1919), S. 68; TRAUNER (1888), S. 10.

88 BAUR (1913), S. 9.

89 BAUR (1921), S. 9.

90 DÖLL (1913), S. 26.

91 BLOMJUS (1913), S. 6, 11.

92 KOCH (1904), S. 289.

93 HANSEN (1930), S. 401.

94 WILHELM (1910), S. 83.

95 MARCUSE (1910), S. 46. Besonders problematisch erwies sich eine Studie Marcuses, die sich explizit den sexuellen Problemen eines katholischen Priesters widmete, siehe MARCUSE (1912). Zum grundsätzlichen Verhältnis von Sexualreformbewegung und der katholischen Welt siehe MILDENBERGER (2021a).

96 MARCUSE (1906), S. 15.

97 Bisweilen räumten die katholischen Autoren die Problematik ein, siehe KOCH (1904), S. 290.

Zur Abtreibung äußerten sich katholische Autoren vor 1918 so gut wie nicht, denn die Thomassche Beseelungslehre wurde erst 1917 durch die Einführung des Codex Iuris Canonici qua päpstlicher Autorität außer Kraft gesetzt.[98]

Der Vatikan konterkarierte die Bestrebungen der deutschen Moraltheologen zur Verlagerung der Sexualaufklärung ans Ende der Pubertät durch das 1910 erlassene Dekret 'Quam singulari', das die Kinderbeichte ab einem Alter von zehn Jahren stärkte und den Beichtvater autorisierte, insbesondere unsittliche Geschehnisse in Erfahrung zu bringen.[99] Dadurch begünstigte der Heilige Stuhl ungewollt die Rezeption einer Diagnose- und Therapiemethode in der katholischen Welt, die nach Ansicht zahlreicher Theologen gegen die Enzyklika 'Adversus magnetismi abusus' verstieß, die Psychoanalyse.

Die Lehren Sigmund Freuds (1856–1939) und seiner (abtrünnigen) Schüler wurde etwa ab 1907 in der katholischen Welt rezipiert. Aufbereitet und gedeutet wurden sie durch den protestantischen Pädagogen Friedrich W. Foerster (1869–1966), etwa durch Aufsätze im „Hochland".

1908 setzte er sich als erster Repräsentant des katholischen Geisteslebens mit der Psychoanalyse auseinander, die er dahingehend umdeutete, daß zwar jeder Mensch Komplexe und Neurosen in sich trage, diese aber – und somit den Sexualtrieb – vollkommen beherrschen könne.[100] Infolgedessen verwahrte sich Foerster auch gegen den Vorschlag, den Tatbestand einer „verminderten Zurechnungsfähigkeit" im Strafgesetzbuch zu verankern.[101] Für ihn und die katholische Moraltheologie gab es nur „Schuldfähigkeit" oder „Unschuld". Darüber hinaus nutzte Foerster die Psychoanalyse und die päpstlichen Vorgaben, um die Sexual- und Gesundheitsaufklärung auf das 12. Lebensjahr vorzuziehen.[102] Foerster kombinierte die Scholastik des Aquinaten mit dem modernen Naturrechtsgedanken und formulierte daraus eine scheinbar naturwissenschaftlich fundierte Rechtfertigung für das katholische Weltbild.

Kritiker unterstellten ihm, einem überkommenen Ideal anzuhängen, das in der Gegenwart bereits nicht mehr existiere.[103] Aus katholischer Sicht stellte die Psychoanalyse nicht nur hinsichtlich der Thematisierung der Sexualität ein Problem dar, sondern auch aufgrund der positiven Konnotierung des Traumes und der Traumdeutung. Denn der Traum galt traditionell als der Ort, an dem der Teufel in Körper und Seele eindringt und davon Besitz ergreift.[104].

Die Sexualisierung der Debatten, der zunehmende Bedeutungsverlust der Priesterschaft im Vergleich zu Ärzten und Pädagogen sowie die Konzentration auf die Frauen als Hüter des Glaubens veranlaßte einige Gelehrte zu einem Umdenken. Da sich die Gefahrenquellen für die moralische Integrität der Katholiken in der Großstadt boten, mußte die dortige Seelsorge neu konzipiert werden. Die entsprechenden Ideen hierfür

98 BEHREN (2004), S. 172.

99 REUS (2009), S. 97.

100 FOERSTER (1908/09), S. 274.

101 FOERSTER (1911); Siehe auch CATHREIN (1904).

102 LANGER (1986), S. 74.

103 MÜLLER (1914), S. 413f.

104 DURRANT (2007), S. 154. Die Befreiung von den Träumen und somit von Satan stand nicht Ärzten, sondern allein dem versierten Exorzisten zu. – Auch spielte die Traumdeutung eine wichtige Rolle in der vom Papst verworfenen Technik des Magnetismus, siehe OSTEN (2015), S. 130.

entwarf der Priester Heinrich Swoboda in seiner 1911 publizierten und alsbald quasikanonischen Charakter erhaltenden Studie „Großstadtseelsorge".[105] Er mahnte eine Konzentration der Kräfte an, anstatt weiterhin eine Vielzahl von Vereinen separat agieren zu lassen. Einsichtig erkannte er die Zusammenhänge aus Wohnungsnot, Familienzerfall, Alkoholismus, materieller Not und den Entfaltungsmöglichkeiten in der Metropole. Als Schlüssel für die geistige und körperliche Gesundheit des modernen Katholiken sah er die Notwendigkeit, daß die katholischen Gemeinden auf dem Gebiet der Jugend- und Gesundheitsfürsorge, vor allem aber der Sexualethik, den Mitgliedern einen sicheren und lebenslangen Halt boten.[106] Swoboda forderte mehr die Männer und weniger die Frauen auf, sich den Geboten Gottes zu unterwerfen. Die Bischöfe sahen das ähnlich und beförderten die Gründung der Männerapostolatsbewegung, die im Mai 1914 mit 100.000 Mitgliedern (aus bestehenden Vereinen) und der reichsweit vertriebenen Zeitschrift „Männerapostolat" startete.[107] Darin wurde die Notwendigkeit für den verheirateten katholischen Mann beschworen, sich ebenfalls für die Gemeinde zu engagieren. Für die noch unverheirateten jungen Männer gab es – insbesondere auf dem Land – die Burschenvereine, in deren Zeitschrift vor den Folgen des Alkoholgenusses gewarnt wurde.[108] Zugleich versorgten engagierte Priester die Mitglieder mit Hinweisen über den Wert einer Krankenversicherung.[109]

Sämtliche Bestrebungen der katholischen Welt, die Gläubigen neu zu gewinnen und ein Umdenken in der seelischen Haltung gegenüber den Verführungskünsten der modernen Welt zu erzielen, endeten im Sommer 1914 mit dem Ausbruch des Ersten Weltkriegs. Der Episkopat schloß sich der Begeisterung für den als gerecht empfundenen Waffengang an und befreite die wehrfähigen Männer von jedem Skrupel hinsichtlich des göttlich gewollten Tötungsverbots.[110] Katholische Krankenfürsorgevereine wurden aus den bestehenden Organisationen (Vinzenzverein, Caritas) heraus gegründet, die katholischen Krankenhäuser zu Lazaretten umgerüstet.[111] Die Caritas verfügte über 3425 Krankenhäuser, 2847 Krankenpflegestationen und 34 Bahnhofsmissionen, die für die Aufnahme von Verwundeten umgerüstet wurden.[112] Die nicht zum Kriegsdienst eingezogenen Männer leisteten Seelsorgebesuche und gestalteten Kulturprogramme für die Verwundeten.[113] Die Caritas übernahm die umfassende Schulung von Laienschwestern, Sozialarbeiterinnen und Fürsorgerinnen.[114] Im Kampfgebiet in Lothringen liegende Anstalten wurden beschädigt, Patienten getötet.[115] Zu Kriegsbeginn lobten katholische Ärzte den Waffengang und die Leiden im Lazarett noch als „Purgatorium".[116] Zugleich wurde bedauert, daß gerade „der ehr- und tugendsame Jüngling" besonders häufig falle

105 SWOBODA (1911).
106 SWOBODA (1911), S. 23, 146, 388.
107 BLASCHKE (2010), S. 149.
108 GESUNDHEITSLEHRE (1911); BURSCHENVEREINE (1909).
109 EIN WEG (1912), S. 46.
110 BAADTE (1985), S. 92f.
111 DREESMANN (1915/16). ENZENSBERGER (2021), S. 66.
112 GATZ (1982), S. 332.
113 STETTIN (1915/16), S. 98.
114 LEHRGANG (1915/16), S. 230.
115 FÜNFGELD (1915/16), S. 105.
116 MÜLLER (1914/15), S. 2.

oder verwundet werde.[117] Die schweren Verletzungen machten es notwendig, sich mit der Thematik der Invaliden-Nachsorge auseinanderzusetzen. Katholische Vereine wirkten hier mit orthopädischen Fachärzten zusammen.[118] Die Dauer des Krieges und die Problematik der Verwundetenversorgung schlug sich auch im Ton in den Zeitschriften nieder. Drastisch wurde in der Zeitschrift der katholischen Studentenvereine „Unitas" der Alltag auf dem Hauptverbandsplatz geschildert:

> „Grauenvolle Verletzungen sehen wir. Dort quillt das Gehirn aus dem durchlöcherten Schädel, hier ist einem das Fleisch des Gesäßes am Oberschenkel bis auf die Knochen weggerissen. Zerfetzte Arme und Beine, Bauchschüsse, aus denen das Netz hervorquillt, die Blase freiliegt. Lungenschüsse mit Ausschußöffnung von Faustgröße (Dum-Dum-Geschosse!) wechseln ab. Schußwunden mit Arm- und Beinbrüchen zählen zu den leichtesten Verletzungen. Dazwischen das Gestöhne der Verwundeten, unterbrochen von lautem Aufschreien, während ein Soldat mit Kopfschuß, der eben hereingebracht wird, auf der Bahre mit dem Tod ringt."[119]

In den Ordenszeitschriften berichteten Patres von ihren vielfältigen Aufgaben, vor allem aber den hohen Verlusten durch Tetanus und Infektionskrankheiten, die den staatlichen Behauptungen über die Hygiene in den Lazaretten widersprachen.[120]

Die Notwendigkeit des Aufbaus von Lazaretten im Hinterland konfrontierte die Bevölkerung mit den Leiden an der Front. Die prekäre Versorgungslage vertrieb zusätzlich die Lust am Krieg. Die Zwänge der Ausweitung der Rüstungsproduktion führte zur massenhaften Verpflichtung katholischer Frauen zur Arbeit in der Industrie. Im katholischen Trier stieg beispielsweise die Zahl der krankenversicherten Frauen von 1914 bis 1918 von 21 349 auf 29 078, in ganz Bayern schoß die Zahl von 260 510 auf 289 122[121]. Die neuen Lebens- und Einkommensverhältnisse beschädigten die überkommenen Geschlechterverhältnisse. Selbstkritische Autoren mußten einsehen, daß alle Warnungen vor Geschlechtskrankheiten und Prostitution sowie die Ansätze der Seelsorge verpufft waren.[122] Es gab jedoch ebenso häufig Akteure, die behaupteten, im katholischen Deutschland habe sich keine „Sittenverderbnis" ausgebreitet.[123] In den Zeitungen wurde der scheinbare Sittenzerfall diskutiert, wobei nicht das Verhalten der Männer im Felde sondern der allein gelassenen Frauen skandalisiert wurde, die sich dieselben promisken Rechte aneigneten, die zuvor nur Männern zugestanden worden waren.[124] Auch in katholischen Zeitschriften wie der von Ludwig Auer erdachten Frauenzeitschrift „Monika" wurde dieser Sachverhalt thematisiert.[125] Die katholische Frauenbewegung mußte spätestens 1916 einsehen, daß die erhoffte „moralische Erneuerung" durch den Krieg nicht erfolgen würde.[126] Der Sexualforscher Magnus Hirschfeld kommentierte die Situation kühl:

---

[117] Todesopfer (1914), S. 85.

[118] Joerger (1916), S. 289.

[119] Zitiert nach: Fuchs (2004), S. 267.

[120] Dreiling (1915).

[121] Daniel (1989), S. 40.

[122] Lünnemann (1918), S. 262.

[123] Vorberg (1918), S. 20.

[124] Todd (2017).

[125] Grabinski (1917), S. 139.

[126] Fuchs (2004), S. 283f.

> „Der Krieg schafft einen moralisch luftleeren Raum zur Durchführung eines Experiments, dem sich während seiner Lebensdauer jedes Moralsystem von Zeit zu Zeit zu unterwerfen hat.“[127]

Der Moraltheologe und Zentrumspolitiker Joseph Mausbach (1861–1931) entgegnete auf solche Einschätzungen:

> „Die Überspannung des erotischen Bedürfnisses und Liebesgefühls setzt die wahre Kraft und Würde der Liebe herab und überliefert sie allen Launen und Schwankungen der Sinnlichkeit.“[128]

Um dem Zerfall des katholischen Lagers entgegenzuwirken und zugleich die Aufgaben für die Zukunft zu markieren, präsentierte der Reichstagsabgeordnete Martin Faßbender (1856–1943) im Auftrag der Zentrumspartei den gemeinsam mit den Vertretern der wichtigsten Organisationen (Caritas, Volksverein, Borromäusverein, u. a.) im katholischen Lager den Sammelband ‘Des deutschen Volkes Wille zum Leben’. Darin wurde die Erarbeitung einer umfänglichen Gesundheits- und Sexualerziehung von Jugendlichen angemahnt. Diese sollte frei von Prüderie Körperpflege, Gefühlsbildung, Willensbildung und Verstandesbildung gleichermaßen umfassen.[129] Generationenübergreifend sollten Alkohol- und Tabakmißbrauch bekämpft und eine gesunde Ernährung propagiert werden.[130] Kirchlichen Vereinen wurde auferlegt, aggressiv gegen Abtreibung und für ein christliches Familienideal einzutreten.[131] Der KDF schloß sich mit einem Appell zur Stärkung der Mutterschaft an, Joseph Graßl argumentierte für eine quantitative und qualitative Eugenik.[132] Der Kampf gegen die Prostitution und die Geschlechtskrankheiten sollte intensiviert werden.[133] Als Präventionsmaßnahme war ein umfänglicher sozialer Wohnungsbau avisiert.[134] Alle Autoren gingen von einem siegreichen Ausgang des Krieges und einer Bereitstellung umfänglicher Ressourcen aus.

Am Ende des Krieges aber stand für die katholische Welt nicht nur die Erkenntnis des Zusammenbruchs des eigenen sittlichen (und somit gesundheitlichen) Weltbildes, sondern auch der Verlust der übergeordneten monarchischen Macht sowie die Notwendigkeit, im neuen Staatswesen in politischer Hinsicht ausgerechnet mit den zuvor bekämpften Sozialdemokraten koalieren zu müssen.

4. Jahrzehnte des Zweifels (1920 bis 1950)

Die katholischen Verbände hatten im Krieg zahlreiche Mitglieder verloren, die Bindungskraft der Glaubensnormen hatte sich reduziert, aber am verheerendsten sollte sich die Inflation erweisen, da dadurch die materiellen Ressourcen der Verbände und ihrer meist dem Mittelstand angehörenden Mitglieder und Funktionäre vernichtet wurden.[135] Vormals mächtige Organisationen wie der „Volksverein“ büßten mehr als die Hälfte

---

127 Hirschfeld (1966), S. 17.

128 Mausbach (1916), S. 19f.

129 Wolff (1917), S. 328.

130 Kleinschrod (1917), S. 191.

131 Ruchen (1917); Joos (1917).

132 Dransfeld (1917); Graßl (1917a).

133 Stern (1917).

134 Düttmann (1917).

135 Große-Kracht (2016), S. 124.

ihrer Mitglieder ein. Die Weimarer Verfassung hob die katholisch-priesterliche Schulaufsicht auf, die Zentrumspartei emanzipierte sich vom Episkopat. Auf dem Gesundheitssektor sorgte die veränderte Sozialpolitik dafür, daß die vormals unabhängig agierenden katholischen Krankenhäuser unter die Kontrolle der Sozialversicherungen und der Sozialämter gerieten.[136] Als gemeinsame Zeitschrift erschien erstmals 1920 das Journal „Krankendienst", in dem die theologischen Fundamente katholischer Krankenpflege definiert wurden.[137] Auf internationaler Ebene folgte 1930 „Nosokomeion". Um das durch die Kriegsniederlage angeschlagene Image des Deutschen Reiches im Ausland zu verbessern und zugleich die eigene Arbeit zu professionalisieren, wurde die missionsärztliche Tätigkeit der weltweit tätigen Krankenpflegeorden durch die Gründung des missionsärztlichen Instituts in Würzburg 1922 gestärkt.[138] Missionare erhielten seit 1923 standardisierte medizinische Weiterbildungen. Die Professionalisierung der Schwesternausbildung (sowohl für die Missionstätigkeit als auch die Arbeit in kirchlichen Einrichtungen in Deutschland) gefährdete allerdings die Autonomie der Orden, die Spezialisierung der Ärzteschaft verlangte schwer zu leistende Investitionen. Darüber hinaus entwickelten soziale Bewegungen eine Eigendynamik und begannen, die ohnehin schon in ihrem Zusammenhalt gefährdeten katholischen Gemeinden mit einem alternativen Beratungsangebot zu konfrontieren. Hierzu zählten die von engagierten Ärzten und Feministinnen reichsweit organisierten Sexualberatungsstellen. Insgesamt fiel die katholische Welt in eine Agonie, aus der sie sich erst nach 1923 befreite. Im moraltheologisch-gesundheitswissenschaftlichen Bereich läßt sich dies am weitgehenden Schweigen zu den Gedanken von Binding/Hoche zum Thema „Euthanasie" festmachen. Auch die kritische Problematik des Analogieschlusses vom Mensch auf das Tier im Zusammenhang mit den Operationsversuchen Eugen Steinachs (1861–1944) ging an der katholischen Welt nahezu spurlos vorüber.[139] Stattdessen wurden die alten Forderungen nach Bekämpfung von Alkoholismus und Nikotinkonsum wiederholt.[140] Als neuer Punkt trat die Förderung der landwirtschaftlichen Siedlung hervor, um einerseits die Nahrungsmittelversorgung sicherzustellen und andererseits die Angehörigen der Unterschicht aus der „ungesunden" Großstadt herauszuholen.[141] Darüber hinaus begann sich ein rassistischer Antisemitismus breit zu machen, für die vor allem der österreichische Moraltheologe Johann Ude (1874–1965) stand, der in Deutschland vielfach auf Vortragsreise war.[142] Die Ratlosigkeit innerhalb der katholischen Welt war auch dadurch begründet, daß den vor 1918 so aktiven Gelehrten eine übergeordnete Vorgabe fehlte, wie sie sich in den veränderten politischen Umständen positionieren sollten. Sämtliche katholischen Handbücher waren auf die Monarchie zugeschnitten. Das

---

136 NOPPEL (1920).

137 P.F. (1927).

138 ESSEN (1991), S. 16f.

139 Hierzu lediglich DÜRKEN (1920/21), S. 546. Der österreichische Anatom Eugen Steinach hatte durch Versuche an Ratten und Meerschweinchen zu belegen versucht, daß eine Sterilisierungsoperation zur Verjüngung des Gesamtorganismus führe. Darüber hinaus behauptete er, durch die Verpflanzung von Hoden und Ovarien „homosexuelles" Verhalten bei Tieren steuern zu können. Hieraus leitete er die Theorie ab, mittels Hodentransplantationen Homosexualität beim Menschen „kurieren" zu können, siehe STOFF (2004).

140 REINECKE (1999); ALKOHOL UND FREUDE (1919); MOESER (1920).

141 WEIPERT (2006), S. 135. Siehe zeitgenössisch HITZE (1917), S. 174; FAßBENDER (1917a).

142 UDE (1918), S. 19; UDE (1919), S. 160.

bischöflich autorisierte 'Lexikon für Theologie und Kirche' stand erst ab 1930 in einer aktuellen Ausgabe zur Verfügung, das 'Staatslexikon' der Görres-Gesellschaft wurde ab 1926 modernisiert, das seit 1910 geplante 'Handbuch der praktischen Seelsorge' erschien schrittweise nach 1930, das 'Handbuch der katholischen Sittenlehre' folgte ein Jahr später; die ersten päpstlichen Enzykliken, wie mit den Herausforderungen aus Jugendbewegung und Eugenik umzugehen sei, wurden 1929 verkündet. Hinsichtlich der Pastoralmedizin gelang es dem Episkopat gemeinsam mit engagierten Gelehrten erst im Jahre 1931, eine umfassende Neuausgabe der sexologischen Thesen Capellmanns unter Federführung des Gynäkologen Albert Niedermeyer (1888–1957) herauszubringen.[143] Die pädagogisch-hygienische Forschung wurde vom 1922 gegründeten „Deutschen Institut für wissenschaftliche Pädagogik" ab Mitte der 1920er Jahre koordiniert und erhielt Unterstützung durch die Katecheten- und Lehrerverbände.[144] KDF und Caritas verbündeten sich nach langem Zögern und gründeten 1925 in Freiburg eine Soziale Frauenschule, um die Verbreitung gesundheitswissenschaftlicher Kompetenzen voranzubringen.[145]

In den Jahren vor 1929/30 war es daher Einzelinitiativen mutiger Gelehrter oder engagierter Oberhirten überlassen, ob und inwieweit sich katholische Organisationen auf den diskursiven Kampfplätzen der Weimarer Gesundheitspolitik bewegten. Gleichwohl wurden auf diese Weise so lange nachwirkende Debatten angestoßen.

Ab 1920 formierte sich unter Führung des charismatischen Priesters Romano Guardini (1885–1968) die katholische bündische Jugend. Ausgehend von der Jugendburg Rothenfels – das katholische Pendant zur Burg Ludwigstein – organisierte sich in den folgenden Jahrzehnten unter dem Oberbegriff „Quickborn" eine das gesamte junge katholische Deutschland erfassende soziale Bewegung, in der die Erhaltung körperlicher und geistiger Gesundheit eine zentrale Rolle spielte.[146] Die als Eliteorganisation angelegte Jugendbewegung umfaßte zwar nur 6000 Mitglieder, doch bildeten diese den Grundstock an Funktionären der übrigen katholischen Laienorganisationen. Die zentralen gesundheitlichen Anliegen waren die Ablehnung jedes leiblichen Exzesses, insbesondere des als sittenverderbend angesehenen Alkohols und des Geschlechtsverkehrs vor der Ehe. Stattdessen sollten die Kräfte der Jugendlichen umgeleitet werden, wofür insbesondere die sportliche Betätigung stand. Hierfür stand die von dem Prälaten Ludwig Wolker (1887–1955) geleitete „Deutsche Jugendkraft". Sie setzte auf Christus als neuen Führer der Jugend und nicht länger auf die Keuschheit und Askese verkörpernde und allein auf die Frauen zugeschnittene Jungfrau Maria.[147] Ziel des Sports war ausdrücklich die Gesunderhaltung von Körper und Geist, wobei die Erhaltung leiblicher Stärke zum göttlichen Auftrag für den katholischen Jugendlichen erkoren wurde:

> „Der Leib ist ihm gewiß Gottes vollkommenstes Erdengeschöpf, das zu hüten, zu stärken und in Schönheit zu veredeln der Mensch verpflichtet ist."[148]

---

143 Capellmann (1931).

144 Müller (2014), S. 23, 98.

145 Sack (1998), S. 262.

146 Kniep (1974), S. 202.

147 Olenhusen (1987), S. 77.

148 Sinn und Wert (1928).

Zugleich sollte der katholische Sport sich vom sexualisierten Körperkult unterscheiden. Damit verbunden waren die Ablehnung des gemeinsamen Turnens von Jungen und Mädchen sowie das Verbot der Teilnahme an der Freikörperkultur.[149] Bis 1929 hatte die Organisation im ganzen Reich eine Stärke von 4500 Vereinen mit fast 700 000 Mitgliedern erreicht. Kämpferischer gaben sich die etwa 6000 Akteure zählenden „Sturmscharen“, die sich gesellschaftspolitisch einmischten und insbesondere eine umfassende Wohnungsbaupolitik nach hygienischen Grundsätzen forderten, denn „Die Wohnungsnot ist vielfach das Grab von Sitte und Reinheit, Gesundheit und Opfergeist“.[150] Doch ab 1929 verselbständigte sich die katholische Jugendbewegung zunehmend, Priester wurden auf Wanderfahrten nicht mehr mitgenommen.[151] Der Episkopat tat sich daher schwer mit der Zulassung oder gar Förderung selbständiger Laienorganisationen. Daher erlangte auch die von Papst Pius XI. durch die Enzyklika ‘Ubi arcano dei’ 1922 autorisierte „Katholische Aktion“ in Deutschland nicht die Aktionsbreite wie beispielsweise in Italien oder Spanien. Sie fungierte hauptsächlich als Klammer, um katholische Eliten und gewöhnliches Kirchenvolk bei Kampagnen, u.a. gegen die Aufhebung des Abtreibungsverbotes, gemeinsam unter bischöflicher Aufsicht agieren zu lassen.[152]

Um die Jugend besser auf das Leben in der veränderten republikanischen Welt vorzubereiten, unternahmen engagierte Angehörige des Jesuitenordens Anstrengungen, um eine eigene katholische Sexualaufklärung zu installieren. Ziel war es, die überlieferten Ideale von Keuschheit und Treue in der neuen Zeit zu verankern. Hardy Schilgen (1876–1941), Stanislaus v. Dunin-Borkowski (1864–1934) und Joseph Schröteler (1886–1954) beschworen in ihren auflagenstarken Werken den Wert von „Schamhaftigkeit“, die jedoch nichts mit „Prüderie“ zu tun habe.[153] Selbstbeherrschung sei der Schlüssel für ein gottgewolltes, gesundes Leben.[154] Allerdings mußten sämtliche katholische Autoren der 1920er Jahre insgeheim zugeben, daß ihre theoretischen Konstrukte keine empirische Basis besaßen. Daher sahen sie sich gezwungen, die Forschungsergebnisse der Sexualreformbewegung (Hirschfeld!) zu übernehmen und in ihrem Sinne zu interpretieren.[155] Dies machte die Fortsetzung der Kampagnen gegen die Gefahren der Onanie unglaubwürdig, da hier Hirschfelds Mitarbeiter Max Hodann (1894–1946) den Diskurs bestimmte[156] – gestützt auf dieselben Daten, die den katholischen Autoren zur Verfü-

[149] HISTORISCHES ARCHIV DES ERZBISTUMS KÖLN, Gen I 797, 15.12.1924, Besprechung von Leitsätzen über moderne Sittlichkeitsfragen im Erzbischöflichen Palais zu Köln, Vorsitz Kardinal Dr. Schulte, S. 5; Katholische Schulorganisation (1926), S. 127.

[150] HILBIG (1927), S. 208. Zu den elitären Sturmscharen siehe CZERWINSKI (2005), S. 245.

[151] KLÖCKER (1998), S. 577. Bereits 1926 hatte der Theologe Friedrich Muckermann (1883–1946) – Bruder von Hermann – angemerkt, daß sich die katholische Jugend ihre erotische Literatur selbst suchen werde, wenn weiterhin Prüderie die Pädagogik durchziehe, siehe MUCKERMANN (1925/26), S. 673.

[152] GROßE-KRACHT (2016), S. 229f.

[153] SCHILGEN (1930), S. 116.

[154] SCHILGEN (1929), S. 20f.; DUNIN-BORKOWSKI (1929), S. 54f; SCHRÖTELER (1929).

[155] Siehe z.B. HOFMANN (1930); HANSEN (1930); KONGREß (1932). Schilgen hatte als empirische Basis für seine Jugendschriften Beichtbekenntnisse und Briefe von Teilnehmern an Exerzitienveranstaltungen genutzt, siehe ARCHIV DER DEUTSCHEN PROVINZ DER JESUITEN (ADPSJ) München, Abt. 47, Nachlass Hardwig Schilgen, Nr. 557-4, Heft 0II-0I, Exercitien im Bonifacius-Haus in Emmerich, 9. – 13. April 1926.

[156] HODANN (1928a); HODANN (1929).

gung standen. Hodann nannte es die „theologische Voreingenommenheit“, die der katholischen Welt einen entspannten Zugang zu jugendlicher Sexualität verbaue.[157]

Das äußere Auftreten galt als Schlüssel zur Seele, weshalb der „Bubikopf“ als Symbol der neuen Zeit aggressiv bekämpft wurde.[158] Diese Frisur stand für die Maskulinisierung des weiblichen Geschlechts und somit für die Aufweichung der göttlichen Geschlechtergrenzen. Die Feministin Alice Rühle-Gerstel (1894–1943) formulierte es prosaischer:

> „Sportkleid, Bubikopf, flacher Absatz, Herrenmantel, kurzer Rock – alles drückt die neue Frau aus, die während des Krieges (nach langer unterirdischer Vorbereitung) die wirtschaftlichen Funktionen der Männer offen übernahm. Die Frau, die arbeiten mußte, wie ein Mann, hatte keine Verwendung mehr für eine äußere Montur, die die Geschlechtsunterschiede extra noch betonte. Die Frau, die 1918 politisch den Männern gleichgestellt wurde, hatte Grund, dies auch äußerlich zu dokumentieren.“[159]

Dieser Typus der Frau der Großstadt, verkörpert in der literarischen Gestalt der „Garconne“, wollte die Kontrolle über die eigene Sexualität auch in der Schwangerschaft aufrechterhalten.[160] Zugleich war die katholische Welt seit 1917 endgültig auf die Beseelung ab dem Zeitpunkt der Zeugung festgelegt. Der unter Mitwirkung des Zentrums zustande gekommene juristische Kompromiß vom Mai 1926 sah vor, daß Abtreibung für die beteiligten Frauen weniger hart bestraft wurde als bisher und theoretisch die Möglichkeit einer Fristenlösung bestand.[161] Die vermeintliche Risikolosigkeit des Eingriffs suchte die Sexualreformbewegung durch Rückgriff auf sowjetische Statistiken zu beweisen. Hiergegen positionierte sich der deutsch-österreichische Frauenarzt Albert Niedermeyer.[162] Er erhielt Unterstützung durch den protestantischen Physiologen Emil Abderhalden (1877–1950) und den von ihm geführten „Ethikbund“.[163] Niedermeyer widerlegte sukzessive die sowjetischen Statistiken und vollführte den Brückenschlag zwischen katholischer Moraltheologie und moderner Sozialgynäkologie.[164] Zugleich eröffnete er unter Rückgriff auf die Neoscholastik die Entwicklung einer katholischen Medizinethik. Langfristig zielte er auf eine Erneuerung der Pastoralmedizin ab. Für die praktische Arbeit vor Ort entwickelte er Strategien zum Aufbau einer eugenisch aufgeladenen katholischen Eheberatung.[165] Die Idee hierzu hatte 1927 der Vorsitzende der Fuldaer Bischofskonferenz, Kardinal Karl Bertram (1859–1945) vorgestellt und die Umsetzung der Caritas übertragen.[166] Niedermeyers wichtigstes Ziel war es, Abtreibungen zu verhindern, da sie seiner Ansicht nach die Gesundheit der Frau und die Stabilität der Ehe zerstörten.[167] Darüber hinaus sprach er sich aus dem gleichen Grunde gegen

---

157 HODANN (1928b), S. 39. Siehe auch HAGEMANN (1990), S. 227f.

158 SCHILFFRATH (1925); BRAUN (1927/28); SCHRÖTELER (1929), S. 5.

159 RÜHLE-GERSTEL (1929), S. 323.

160 JENSEN (2010), S. 44; HUNG (2015), S. 55.

161 REINERT (2000), S. 151.

162 Zu Niedermeyer siehe MILDENBERGER (2022).

163 FREWER (2000), S. 52; NIEDERMEYER (1928a). Siehe auch EBEN (1998).

164 NIEDERMEYER (1927), S. 285; NIEDERMEYER (1926b); NIEDERMEYER (1929c).

165 NIEDERMEYER (1929a); NIEDERMEYER (1933).

166 Zur katholischen Eheberatungsarbeit (1932), S. 294.

167 Niedermeyer (1929a); Niedermeyer (1930).

„Präventivmittel" aus.[168] Er war ein Gegner der erfolgreichen Bücher des holländischen Frauenarztes Theodor van de Velde (1873–1937).[169] Den katholischen Eheberatern standen als Alternativliteratur vorrangig die Werke Dietrich v. Hildebrands (1889–1977) zur Verfügung.[170] Erfolgreicher in Laienkreisen waren zwar die Publikationen des Journalisten Ernst Michels (1889–1964), jedoch wurden diese vom Vatikan auf den Index gesetzt.[171] Denn Michels setzte anstelle fester und unverrückbarer Normen auf eine katholische Situationsethik.[172]

Auch positionierte sich Niedermeyer gegen die Sterilisierung so genannter „Minderwertiger"[173] und gegen die „Euthanasie".[174] Damit nahm er eine Gegenposition zu den Anhängern einer konsequent durchgeführten katholischen Eugenik ein, als deren Wortführer der Moraltheologie Joseph Mayer (1887–1967) wie auch der Biologe und Jesuit Hermann Muckermann wirkten. Mayer fungierte als Koordinator der Zeitschrift „Caritas", Muckermann arbeitete ab 1927 als Abteilungsleiter am Kaiser-Wilhelm-Institut für Anthropologie, menschliche Erblehre und Eugenik in Berlin. Bereits 1925 nahm Mayer positiv Stellung zur eugenischen Sterilisierung als Teil einer katholischen Medizinethik.[175] Er stützte sich ausdrücklich auf die Neoscholastik und wollte die christliche Sittlichkeit durch eine Verbindung aus positiver und negativer Eugenik garantieren.[176] Ihm schwebte eine erbbiologische Erfassung von Alkoholikern vor.[177] Somit stellte er sich in die Tradition theologischer Alkoholverächter seit der Jahrhundertwende. Kritiker aus den eigenen Reihen unterstellten Mayer, er wolle die „unsterbliche Seele" töten.[178] Sowohl Mayer als auch Muckermann hielten zahlreiche Vorträge vor katholischen Vereinen und bewarben die katholische Eugenik.[179] Zusätzlich publizierte Muckermann eine Reihe populärwissenschaftlicher Abhandlungen. Albert Niedermeyer unterstellte Muckermann, seinen Büchern mangele es an Tiefgang und er erkläre leichtfertig erbbiologische Hypothesen zu wissenschaftlichen Tatsachen.[180] Es war ein päpstlicher Eingriff, welcher der Debatte eine neue Wendung gab: Am 31. Dezember 1930 veröffentlichte der Vatikan die Enzyklika ‘Casti Connubii’, welche einer positiven Eugenik freundlich, einer negativen jedoch ablehnend gegenüber stand. Sowohl Mayer als auch Muckermann versuchten gleichwohl, aus dem lateinischen Text eine Zustimmung des Papstes zu erkennen, was u. a. den päpstlichen Nuntius und späteren Papst Eugenio Pacelli (1876/1939–1958) verärgerte.[181] Bei den Sitzungen im preußischen Landesgesundheitsrat 1932, in denen über die Einführung eines Sterilisierungsgesetzes

168 NIEDERMEYER (1928b).

169 NIEDERMEYER (1934), S. 168.

170 Hildebrand (1927); Hildebrand (1930).

171 RAHDEN (2010), S. 135. Zu Michels siehe ferner REIFENBERG (1992).

172 LANGER (1986), S. 138.

173 NIEDERMEYER (1925), S. 471; NIEDERMEYER (1926a).

174 EBEN/ REWER (2001), S. 262.

175 RICHTER (2001), S. 207.

176 MAYER (1927), S. 46–48, 102f.

177 REYER (1991), S. 143.

178 NOWAK (1978), S. 126.

179 WEINDLING (1989), S. 453.

180 NIEDERMEYER (1929d), S. 121.

181 PACELLI (2006), S. 129; MAYER (1931), S. 579.

diskutiert wurde, machte sich Muckermann für ein solches stark, während Mayer, der als Vertreter Moraltheologie geladen war, durch Schweigen seine Zustimmung zu erkennen gab.[182]

Jedoch stellte die Eugenik eine rein somatische Herangehensweise dar und somit im Grunde einen Bruch zur katholischen Lehrmeinung, wonach die Seele über den Körper triumphiere und ihn an Bedeutung übertreffe. Daher bemühten sich einige katholische Denker, Anschluß an die moderne Psychotherapie zu finden. Dies bedeutete auch eine Neupositionierung gegenüber der als „Pansexualismus" geschmähten Psychoanalyse. 1923 präsentierte der Moraltheologe und Jesuit Linus Bopp (1887–1971) die Schrift 'Moderne Psychanalyse', worin er Ähnlichkeiten zwischen katholischer Beichte und psychoanalytischer Therapie benannte.[183] Die Bedeutung von Sexualität im Leben der Menschen bestritt er nicht. Auch die Libidotheorie an sich sagte Bopp zu.[184] Gleichwohl hielt Bopp die katholische Erziehung der Psychoanalyse für überlegen, da sie den Menschen in geordnete Bahnen lenke und nicht darauf abziele, immer neue Neurosen zu entdecken. Ähnlich positionierte sich der Arzt Rhaban Liertz (1885–1965), der die Technik der Psychoanalyse zur christlichen „Seelenaufschließung" nutzen wollte.[185] Er bediente sich des theoretischen Fundus der Analytiker, lehnte die zu enge Elternbindung ab und benannte eine Reihe von sexuellen Neurosen, die er zum Wohle einer christlichen Entwicklung kurieren wollte.[186] Darüber hinaus begann die katholische Welt die Theorien Alfred Adlers (1870–1937) und Carl Gustav (CG) Jungs (1875–1961) zu rezipieren.[187] Richtig glücklich waren die katholischen Gelehrten mit keinem der Ansätze: Adler stand ihrer Ansicht nach den Sozialdemokraten zu nahe und sowohl Freud als auch Jung hatten religionskritische Publikationen verfaßt, wodurch ihre Konzepte schwerer zu vermitteln waren. Sinnvoller erschienen daher synthetische Ansätze, in denen die Autoren Teile der Lehren von Adler, Freud und Jung verwerteten. Dies tat beispielsweise der österreichische Psychiater Rudolf Allers (1883–1963), der katholischen Denkern auch den Wert einer ganzheitlichen Betrachtung näher brachte.[188] Sein Pochen auf ein einheitliches Weltbild, gerade im Kontext der Sexualethik, harmonierte mit den Ansprüchen der katholischen Gelehrten.[189] Diese waren mehr denn je auf die Forschungen der Wissenschaft angewiesen, da sich die Zusammenarbeit zwischen Moraltheologie und Episkopat einerseits und der Zentrumspartei andererseits immer problematischer gestaltete. 1927 schließlich stimmte das Zentrum im Reichstag für das Reichsgesetz zur Bekämpfung der Geschlechtskrankheiten, obwohl dadurch die Prostitution entkriminalisiert wurde.

[182] SCHWARTZ (1995), S. 422.

[183] BOPP (1923), S. 63, 82.

[184] BOPP (1927), S. 491.

[185] LIERTZ (1928/29), S. 677.

[186] LIERTZ (1927), S. 28f.; LIERTZ (1929), S. 35f.

[187] SCHÄFFAUER (1928/29), S. 327f. Im Herbst 1925 diskutierte der Wiener Jesuit Georg Bichlmair sogar mit Alfred Adler auf einer Sitzung des Wiener Vereins für Individualpsychologie, siehe BICHLMAIR (1925), S. 227.

[188] ALLERS (1929), S. 307.

[189] ALLERS (1930), S. 335. Auf Zustimmung stießen in der katholischen Welt auch die Vorstellungen von einem entsexualisierten Eros, wie sie Eduard Spranger (1882–1963) vertrat, siehe WILLWOLL (1926).

Die Suche nach Ganzheit, die Zusammenführung psychischer und somatischer Aspekte und die Rückbesinnung auf die Scholastik eines Thomas von Aquin kam jedoch in anderer Hinsicht einer Öffnung der Büchse der Pandora gleich. Denn die Heranführung der katholischen Welt an die moderne Medizin war stets mit der Vernachlässigung von Naturheilkunde und geistiger Heilung verbunden gewesen. Dies war so lange unproblematisch gewesen, wie alternative Heilweisen im deutschsprachigen Medizindiskurs ein prekäres Randdasein geführt hatten. Doch im Rahmen der in den 1920er Jahren disputierten „Krisis der Medizin" erschienen Homöopathie und Naturheilkunde plötzlich nicht mehr Relikte der Vorzeit zu sein sondern Anknüpfungspunkte für eine neue, ganzheitliche, historisch legitimierte und mehr patientenorientierte Medizin anzubieten. Hierfür standen die Namen von August Bier (1861–1949), Erwin Liek (1878–1935) oder Bernhard Aschner (1883–1960).[190] Die katholische Welt blieb davon nicht unberührt.

Den Anfang machte Guardinis Zeitschrift „Die Schildgenossen", die 1926 auf die geänderte Situation im Vergleich zur Jahrhundertwende aufmerksam machte. Der Autor Georg Volk (1898–1986) betonte, es werde immer „Kurpfuscher" geben, insbesondere wenn die Ärzteschaft sich von den Patienten entferne und sich darauf beschränke, Drogen statt Therapien anzubieten.[191] Ihm sprangen zwei Ärzte bei, die in den folgenden Jahrzehnten den katholischen Medizindiskurs entscheidend mitprägen sollten: Viktor v. Weizsäcker (1886–1957) und Victor Emil v. Gebsattel (1883–1976), die in ihren Beiträgen die Psychotherapie als neue Schlüsseldisziplin hervorhoben und sich auf historische Vorbilder wie Paracelsus und Hippokrates bezogen.[192] Ein weiterer Autor hob den Wert der Arbeit von Laienheilkundigen hervor.[193] In den folgenden Jahren überschlugen sich katholische Autoren mit wohlwollenden Rezensionen zu Aschner[194] und Liek, den sie zum Anti-Haeckel erkoren.[195] 1929 begann die Renaissance von Sebastian Kneipp als katholischem heilkundlichen Heilsbringer.[196] Die positive Bewertung alternativer Heilweisen fand sich schließlich sogar im Handbuch der praktischen Seelsorge.[197] Geschäftstüchtige Mönche erdachten neue gesundheitsbringende Amulette, um auch abseits der Wallfahrtsorte von der neuen Spiritualität zu profitieren.[198] Die Rückbesinnung auf vormoderne Konzepte und ihre mediale Aufbereitung führten schließlich dazu, daß sich Moraltheologen, Bischöfe und Ärzte mit dem Problem der Therese Neumann (1898–1962) von Konnersreuth konfrontiert sahen. Seit der Verkündigung des Dogmas über die Jungfräulichkeit Marias 1849 hatte die Zahl der Erscheinungen ebenso zugenommen wie die Berichte über heilkräftige Frauen. Es entwickelten sich Wallfahrtsorte wie Lourdes, die von der katholischen Kirche als Beweis göttlichen Wirkens beworben

[190] Siehe hierzu DOMS (2004).

[191] VOLK (1926), S. 470.

[192] WEIZSÄCKER (1926); GEBSATTEL (1926). Weizsäckers positive Haltung zur eugenischen Praxis thematisierten die katholischen Gelehrten nicht, siehe BRUNS (2009), S. 50.

[193] ENKLING (1926).

[194] HUISMANS (1928/29), S. 466; KLEINSCHROD (1929); F. (1932); NEUERSCHEINUNGEN (1928), S. 144.

[195] FUNCK (1930/31); SCHMIDT (1932); BÜCHERSCHAU (1930); FUNCK (1932); HOH (1928/29).

[196] PAPST LEO XIII. (1929).

[197] RULAND (1930), S. 287–294.

[198] RUFF (2003), S. 123.

wurden.[199] Ein eigenes medizinisches Büro überwachte ab 1883 in Lourdes die wundersamen Heilungen.[200] Aber jetzt drohte mitten in Deutschland jenseits bischöflicher Kontrolle ein „Lourdes von unten" zu entstehen. Der Hype um Konnersreuth ließ auch bereits scheinbar in Vergessenheit geratene Wallfahrten „von unten" neu entstehen, so im Falle von Marpingen[201].

Neumann lebte scheinbar das Ideal der unverheirateten katholischen Frau: asketisch verweigerte sie die Nahrung, lebte fromm, zeigte die Wundmale Christi am eigenen Körper.[202] Im Bemühen, sich vor der säkularisierten Welt zu rechtfertigen und sich keinesfalls zu blamieren, versuchte der Regensburger Bischof Michael Buchberger (1874–1961), Wallfahrten nach Konnersreuth zu verbieten und Neumann zu einer medizinischen Nachüberprüfung durch (nichtkatholische) Ärzte zu zwingen.[203] Beides scheiterte und untergrub die moralische Autorität des Episkopats erheblich. Denn parallel zu bischöflichen Verboten reisten Tausende nach Konnersreuth, um sich am Wunder der „blutigen Tropfen" zu erfreuen und aus dieser Erfahrung Kraft zu schöpfen.[204] Katholische Ärzte sahen in Neumann lediglich eine überschätzte Hysterikerin.[205] Anhänger Neumanns präsentierten in einer Zeitschrift Fälle von Wunderheilungen, wobei sie sich hierbei an den Arbeiten des medizinischen Büros in Lourdes orientierten.[206] Geschickt annoncierte Neumanns Propagandist Friedrich Ritter v. Lama (1876–1944) die Erfolge als „Wunder Gottes".[207] Diese erzielten weit größere Beachtung als die engagierten Forschungen des Würzburger Theologen Georg Wunderle (1881–1950), der eine naturwissenschaftliche Herangehensweise empfahl.[208]

Am Ende der Weimarer Republik befand sich die katholische Welt in einem Zustand der tiefen Zerrissenheit. Die moderne Welt der Großstadt war den katholischen Führern fremd geworden, weshalb sie verstärkt ihre Hochburgen auf dem flachen Lande stärkten.[209] Die Dichotomie Stadt/Land aber bestand nur noch in der Theorie. Längst gab es fließende Übergänge, Arbeitskräfte wechselten zwischen beiden Gebieten und brachten städtische Trends und Lebensanschauungen in ländliche Lebenskulturen ein.[210] Hinsichtlich der Medizin und der Vorstellungen von Gesundheit waren sich die Katholiken untereinander ebenfalls höchst uneinig. Ein Teil der Moraltheologie und der Naturwissenschaftler – verkörpert in den Protagonisten Mayer und Muckermann – widersetze sich der päpstlichen Enzyklika 'Casti Connubii' hinsichtlich der Ablehnung negativer Eugenik. In Fragen der Sexualethik waren Episkopat und Zentrumspartei zerstritten. Es gab keine allgemeinverbindliche Haltung zu Psychoanalyse und Psychotherapie sowie

---

199 SCHNEIDER (2013), S. 92.

200 FRANCOIS/STERNBERG/FEE (2012), S. 138.

201 BLACKBOURN (2007), S. 437.

202 SCHÄFFNER (2004), S. 194.

203 O'SULLIVAN (2018), S. 64, 77, 86.

204 DAS RÄTSEL VON KONNERSREUTH (1927), S. 289.

205 O'SULLIVAN (2018), S. 85. Zustimmung erhielten sie von Teilen der Psychoanalyse, siehe INSTITUT (1933), S. 108.

206 EINE HEILUNG (1930), S. 56; EINE HEILUNG (1935), S. 78.

207 Lama war auch in der Bewerbung von Marpingen tätig, siehe BLACKBOURN (2007), S. 437.

208 WUNDERLE (1938), S. 25.

209 SACK (1998), S. 181.

210 ZIMMERMANN (2015), S. 57. Zum zeitgenössischen Diskurs siehe BERGMANN (1970), S. 194.

der verhaßten Sexualwissenschaft, auf deren Rohdaten die katholischen Ärzte, Sozialwissenschaftler und Pädagogen jedoch dringend angewiesen waren. Der Aufstieg der Naturheilkunde kam den fortschrittsorientierten Theologen sehr ungelegen. Die Verschärfung der sozialen Lebensbedingungen in der Weltwirtschaftskrise nutzten einige Akteure zu einer grundsätzlichen Kritik am Kapitalismus, was aber von der überwiegenden Mehrheit der Kulturkatholiken nicht geteilt wurde.[211] Die Budgetkürzungen trafen die mittlerweile eng mit der Sozialbürokratie verwobenen katholischen Krankenhäuser und Organisationen an einer empfindlichen Stelle und nötigte sie zu Einsparungen, die das Vereinswesen 1931/32 nahezu kollabieren ließen.[212] Es füllten sich zwar die Kirchenbänke mit Verzweifelten, es war aber nicht möglich den Suchenden Orientierung zu geben.[213] Die Bischofskonferenz positionierte sich zwar machtpolitisch gegen die Nationalsozialisten, fand aber keinen Konsens in einer möglichen Haltung zu den gesundheitspolitischen Konzepten der aufstrebenden politischen Kraft Hitlers. Man konzentrierte sich auf Einzelaspekte, etwa die Irrlehren Alfred Rosenbergs (1892–1946).[214]

Infolgedessen vollzog sich die Zustimmung zur „Machtergreifung“ weitgehend geräuschlos. Die Politik der Nationalsozialisten korrelierte zunächst weitgehend mit den katholischen Vorstellungen von geistiger, seelischer und körperlicher Gesundheit: Verschärfung der Verfolgung der Prostitution und der Homosexuellen, Ausschaltung der Sexualreformbewegung, Einführung einer pronatalistischen Familienpolitik bei gleichzeitiger Verunmöglichung von Abtreibungen, Verbot zahlreicher Presseerzeugnisse und Ausweitung der Zensur sowie die Garantie katholischer Entfaltungsmöglichkeiten infolge des im Sommer 1933 abgeschlossenen Reichskonkordats. Die Pathologisierung von Nikotinkonsum und Alkoholismus erfüllte die Hoffnungen der katholischen Sittlichkeitsbewegung.[215] Die katholischen Zeitschriften erlebten einen Auflagenboom.[216] Der Volkswartbund zeigte sich begeistert von der Erbgesundheitspolitik.[217] Über Nebeneffekte der neuen Herrschaft wie der Verbrennung der Schriften Friedrich W. Foersters und die Verfolgung Albert Niedermeyers, die ihn letztlich veranlaßte, ins Exil zu gehen, wurde hinweggesehen. Im Kontext der Umsetzung des Gesetzes zur Verhütung erbkranken Nachwuchses zeigten sich Ordensgemeinschaften vor Ort höchst kooperativ. So assistierten die „Barmherzigen Schwestern vom Heiligen Vinzenz von Paul“ im Städtischen Krankenhaus Passau bei Sterilisierungsoperationen, weil ihre Vor-

211 PRÜMM (1984), S. 42.

212 PEUKERT (1986), S. 253.

213 DAMBERG (1997), S. 56. Dies machte selbst die katholische Jugendbewegung für revolutionäre Ideen zugänglich, wie interne Papiere der Kommunistischen Partei Deutschlands (KPD) nahe legen. Die kommunistischen Funktionäre bedienten sich hierzu der Ideen einer „Sexualrevolution“ im Stile des abtrünnigen Psychoanalytikers Wilhelm Reich (1897–1957). Dadurch gelang den Kommunisten ab Herbst 1932 der Einbruch in die katholischen Arbeiter- und Jugendbewegung, siehe LIBRARY OF CONGRESS WASHINGTON DC, Manuscript Division, MSS6429, Papers of Wilhelm Reich, Container 1, Folder 12, RF-20c, Bericht über die Verbandskonferenz vom 29. 1. 1933. Die Aktivitäten Reichs dürften das ohnehin schon fragile Beziehungsgeflecht zwischen katholischer Moraltheologie und Psychoanalyse erheblich beschädigt haben.

214 SCHERZBERG (2012), S. 299f.

215 LEWY (2016), S. 53.

216 ROEGELE (1982), S. 424.

217 CALMES (1937), S. 320.

gesetzten keinen Streit mit dem nationalsozialistischen Staat riskieren wollten.[218] Auch die örtliche Bevölkerung zeigte im Rahmen der Ermittlung der sozialen Beziehungen der zu sterilisierenden Personen Kooperationsbereitschaft.[219] Die theoretische Grundlage lieferte Hermann Muckermann mit seinem Buch „Eugenik und Katholizismus" (1934), in dem er ausführte, die Sterilisierung zerstöre gar nicht die Keimdrüsen, sondern setze sie nur außer Funktion, weshalb der Eingriff mit den päpstlichen Willensäußerungen vereinbar sei.[220] Die Operation wurde auch in „Stimmen der Zeit" als „human" beworben.[221] Daß der Vatikan dies im Sommer 1933 ausdrücklich anders formuliert hatte, wurde diskret unterschlagen.[222] Katholische Anstaltsdirektoren zeigten „Erbkranke" bei den zuständigen Stellen an, die Operationen wurden aber meist in Kliniken ohne explizit katholisches Personal durchgeführt.[223]

Aus dem Exil verhöhnte Max Horkheimer (1895–1973) die Politik des Episkopats als „primitiven Tausch", der nur zeige, daß die katholische Kirche ihre „kulturelle Funktion, Idealen Ausdruck zu verleihen", verloren habe.[224]

In Fragen der Sexualethik nutzten katholische Gelehrte die Knaus-Ogino-Lehre, um Wege zur Optimierung des Ehelebens aufzuzeigen, wobei stets die „ernste Verantwortung" der Beteiligten beschworen wurde, die medizinischen Erkenntnisse nicht zu einer unchristlichen Geburtenkontrolle zu mißbrauchen.[225]

Die Förderung, welche die Nationalsozialisten den natürlichen Heilweisen zukommen ließen, beflügelte die Anhänger Sebastian Kneipps, die sich an der „Reichsarbeitsgemeinschaft Neue Deutsche Heilkunde" beteiligten. Gekonnt verband der Kneipp-Arzt Albert Schalle (1877–1961) katholische Moraltheologie und rassistische Anforderungen:

> „Es ist Sache der Erziehung, der Selbstbeherrschung, der erworbenen oder angeborenen sittlichen Höhe des Charakters des Einzelnen, diesen Lebensgenuß nicht nur moralisch sondern auch hygienisch richtig zu gestalten."[226]

Auch die Caritas meldete Interesse zur Mitarbeit an.[227] Im weiteren Verlauf bewarben die Kneipp-Anhänger ihre Arbeitsweise als ideal zur „Entschlackung" des degenerierten Großstadtmenschen und Hilfe bei ungewollter Kinderlosigkeit.[228] Im großen 'Kneipp-Buch' von 1939 wurde die nationalsozialistische Erbgesundheitslehre gefeiert und Kneipps Lehre als Teil dieser „Neuen Deutschen Heilkunde" gelobt.[229] Kneipps Gesundheitsratgeber standen auf der Liste des offiziell empfohlenen Schrifttums.[230]

218 HEITZER (2005), S. 330.
219 HEITZER (2005), S. 139.
220 MUCKERMANN (1934), S. 48.
221 FRANK (1935), S. 321.
222 NOWAK (1978), S. 111.
223 NOWAK (1978), S. 112.
224 HORKHEIMER (1935), S. 307.
225 GEIS (1936/37), S. 113; -I- (1939).
226 SCHALLE (1935), S. 55.
227 ARNOLD (1937), S. 181.
228 DEVRIENT (1939); FRENZEL (1939).
229 REILE/KNEIPP (1939), S. 19–37.
230 ADAM (2010), S. 105.

Die päpstliche Enzyklika 'Ardenti Cura' („Mit brennender Sorge", 1937), die dem Schutz katholischen Lebens in Deutschland gewidmet war, begünstigte die weitere Kooperation zwischen katholischer Medizin und nationalsozialistischem Staat, da der Papst die Einhaltung von „Naturrecht" und „Sittengesetzen" forderte – Anliegen die der katholischen Ärzteschaft und Moraltheologie seit jeher eigen waren.

Die Weiterentwicklung katholischer Medizinethik erfolgte nicht im Deutschen Reich, sondern im austrofaschistischen Österreich, wohin Albert Niedermeyer geflohen war. Hier entwickelte er die Grundzüge einer neuen Pastoralmedizin.[231] Er empfahl, den Wert der Psychoanalyse anzuerkennen und eine „katholische Psychotherapie" zu entwickeln.[232] Auch betonte er, daß „Wunderheilungen" zum christlichen Kosmos dazugehörten.[233] In weiteren Publikationen erwies er sich als vehementer Kritiker der nationalsozialistischen Rassenhygiene[234] – und bezahlte für diese Überzeugung nach 1938 mit Verhaftung und Deportation in ein Konzentrationslager. Dieses Schicksal traf mittlerweile zahlreiche katholische Geistliche, weshalb die anfängliche Euphorie gegenüber dem Nationalsozialismus verflogen war. Im Rahmen von Sittlichkeitsprozessen sahen sich katholische Priester mit dem Verdacht konfrontiert, junge Menschen zu sexuellen Handlungen verführt zu haben – sie befanden sich somit in der Rolle, die sie vor 1933 der Sexualreformbewegung angedichtet hatten.[235] Längst hatten die Nationalsozialisten ihre eigene, auf die „germanische Rasse" zugeschnittene Sexualreform entfacht, die u.a. Zurückdrängung kirchlichen Einflusses und die Entpathologisierung des vorehelichen Geschlechtsverkehrs beinhaltete.[236]

Angesichts der Verfolgungen in der Gegenwart, der unsicheren Zukunft und der gescheiterten Bemühungen, eine Art „christliche Naturheilkunde" als historisch abgesichertes Konzept für das eigene Handeln zu installieren, wandten sich katholische Autoren der Medizingeschichte zu. Als eine „Metaphysik des Arztes" wurde das Buch 'Der göttliche Stab des Äskulaps' von Werner Leibbrand (1896–1974) beworben.[237] Auch seine Werke 'Romantische Medizin' und die Biographie über 'Vinzenz von Paul' fanden begeisterte Aufnahme.[238] An der Universität München gelang es einem Netzwerk katholischer Professoren, den Arzt Martin Müller (1878–1960) auf eine Professur für Geschichte der Medizin zu heben. Nach Kriegsbeginn aber wiederholte sich das, was bereits 1914 bis 1918 erfolgt war: die Soldaten fern der Heimat entzogen sich weitgehend überkommener Moralvorstellungen, und wer wirklich katholische Tugenden umsetzen wollte, sah sich zusätzlich noch von Denunzianten umgeben.[239] Das millionenfache Töten Wehrloser, das bis 1945 durchaus bekannt wurde, versetzte der katholischen Ethik einen schweren Schlag.[240] Ihren Protagonisten wurde die eigene Bedeutungslosigkeit deutlich.

---

[231] NIEDERMEYER (1936).

[232] NIEDERMEYER (1936), S. 123.

[233] NIEDERMEYER (1936), S. 158.

[234] NIEDERMEYER (1935).

[235] DIERKER (2005), S. 291.

[236] Siehe hierzu HERZOG (2006a).

[237] WASMUTH (1939/40), S. 75; BOLKOVAC (1940), S. 252.

[238] AUER (1939), S. 202.

[239] KÜHNE (2006), S. 123.

[240] HERZOG (2010), S. 205.

5. Überforderung im antibiotischen Zeitalter

Nach Kriegsende waren Episkopat, Moraltheologie und katholische Ärzte daher bemüht, an die abgerissenen Traditionslinien der 1920er Jahre anzuknüpfen, um auf diese Weise eigene Fehleinschätzungen und Niederlagen rund um das „Dritte Reich" nicht thematisieren zu müssen. Zugleich sorgte eine Reihe von pharmakologischen Innovationen für eine nachhaltige Veränderung des katholischen Gesundheitsdiskurses. Die Einführung der Antibiotika verwandelte die zuvor von der Sittlichkeitsbewegung beschworenen qualvollen und tödlichen Geschlechtskrankheiten in eine leicht zu therapierende Erkrankung. Das Cortison half bei rheumatischen Leiden und beraubte die Wallfahrtsorte ihrer wichtigsten Klientel. Neue Arzneien bekämpften Tuberkulose erfolgreich, wodurch die katholischen Heilstätten ihre größte Patientengruppe einbüßten. Diese Entwicklungen überforderten die Moraltheologen und auch den Vatikan. So waren katholische Gelehrte (erneut) gezwungen, aus bestehenden Verlautbarungen Interpretationen herauszulesen, wie die moderne Welt gemeistert werden müsse. Nachdem Papst Pius XII 1952/53 sein Wohlwollen gegenüber der Psychoanalyse, aber auch der Tiefenpsychologie hatte erkennen lassen und sie als Teil des katholischen Wertehorizonts akzeptiert hatte,[241] glaubten katholische Moraltheologen daraus eine grundsätzlich positive Haltung des Heiligen Stuhls zu neueren medizinischen Erkenntnissen ableiten zu können. Infolgedessen beschwiegen die deutschen Gelehrten die Konsequenzen aus der Einführung der Antibiotika und verfolgten gleichwohl ihre vor 1933 eingeschlagenen Kampagnen zu einem sittlichen und gesunden Leben weiter. Die von den Nationalsozialisten verbotenen Organisationen wie „Deutsche Jugendkraft" oder „Quickborn" wurden mit der alten Ideologie wieder begründet. Allerdings versetzten die „Kinsey-Reports" der katholischen Sexualethik und ihren Vertretern einen schweren Schlag. Die „empirische Keule" erwies sich langfristig als wirkmächtiger als Theorien und Schlagworte aus den 1920er Jahren, die die wiederbegründeten Vereine stetig wiederholten.[242] Auf einer empirischen Basis, mit der die katholischen Soziologen niemals konkurrieren konnten, wurde die Relativität gesellschaftlich sanktionierter Normen offensichtlich.[243] Bis zum Ende des Jahrzehnts verloren die katholischen Jugendbewegungen bis zu 40 % ihrer Mitglieder.[244] Die Erneuerung der „Katholischen Aktion" scheiterte völlig – Eliten und Kirchenvolk hatten offenbar keine gemeinsamen Ziele mehr.[245]

Das sich entfaltende Wirtschaftswunder löste bis Anfang der 1960er Jahre die Problematik um die schlechte Wohnsituation zahlreicher Menschen und nahm der Sittlichkeitsbewegung in den Großstädten ihr wichtigstes Erklärungsmodell für die Erfolglosigkeit der eigenen Maßnahmen. Um dennoch sich selbst und den kirchlichen Vorgesetzten erklären zu können, warum so viele Menschen leicht den Verführungskünsten der modernen Welt erlagen, übernahmen katholische Denker das Modell des „Süchtigkeitsprinzips" Victor Emil v. Gebsattels. Demnach entfalte das moderne Leben eine Art

241 Herzog (2017), S. 51.
242 Herzog (2006b).
243 Link (1996), S. 94.
244 Ruff (2005), S. 86.
245 Große-Kracht (2016), S. 338.

Giftwirkung.[246] Dadurch ließen sich sowohl Genuß- und Arzneimittelmißbrauch, aber auch sexuelle Variationen erklären und zugleich (theoretisch) die Therapiemöglichkeit aller Abweichungen betonen.

Zugleich eröffnete der wirtschaftliche Aufschwung vielen jungen Männern und Frauen Karrieremöglichkeiten in Industrie und Dienstleistungsbereichen, was die Nachwuchsgewinnung für krankenpflegende Orden und Priester sehr schwer machte.[247] Die Verluste an Soldaten hatte das Ideal der christlichen Kleinfamilie vielfach obsolet werden lassen und viele Frauen gezwungen, sich und ihre Kinder allein durchzubringen.[248] Den katholischen Organisationen fehlten schlicht die materiellen und personellen Mittel, um hier fürsorgerisch einzugreifen. Stattdessen übernahmen staatliche Stellen die Unterstützung.

Um gleichwohl eine umfassende katholische Haltung zu den Entwicklungen in Medizin und Gesellschaft formulieren zu können, gründete sich mit Unterstützung führender Moraltheologen 1955 in Wien die Zeitschrift „Arzt und Christ". Hierin wurde dem Materialismus in der Medizin eine Absage erteilt und stattdessen eine christliche Ganzheit beschworen.[249] Für die Mitarbeiter der Zeitschrift war klar, daß sie Hüter der Gesundheit waren – eine Hinterfragung der eigenen Position leisteten sie nicht.[250]

Massive Kritik äußerten die Autoren etwa an der „schmerzlosen Geburt".[251] Gleichwohl solle das Verhältnis zwischen Arzt und Patient von Liebe und Gerechtigkeit erfüllt sein.[252] Damit folgten die Gelehrten den Empfehlungen aus dem Vatikan, die 1956/57 zwar die Abgabe von Narkotika zur Schmerzlinderung erlaubt hatten, aber den Geburtsvorgang davon ausnahmen.[253] Das katholische Denken sei von „Konstanten des sittlichen Lebens" bestimmt, weshalb Abtreibung niemals geduldet werden könne.[254] Dies galt sogar bei Conterganschädigung.[255] Im Falle der Notwendigkeit einer psychotherapeutischen Herangehensweise wurde eine Synthese aus den Werken Freuds, Jungs und Adlers empfohlen.[256] Die philosophische Untermauerung des psychosomatischen Ansatzes entlieh die katholische Welt bei Viktor v. Weizsäcker.[257] In den „Katechetischen Blättern" verbreitete Josef Goldbrunner (1910–2003) die Lehren CG Jungs.[258] Die diskursive Schwäche der katholischen Gelehrten bei Fragen des Verständnisses moderner Medizin offenbarte sich in den 1960er Jahren im Kontext der Diskussionen über die

---

246 GEBSATTEL (1954), S. 164, 177, 225; ROHDE (1954), S. 11. Allerdings unterschätzten die katholischen Gelehrten die Möglichkeit, daß sich so umgekehrt sexuelle Variationen auch als etwas quasi-normales definieren ließen. Nicht zufällig ließ sich auch der Sexualforscher Hans Giese (1920–1970) von Gebsattels Denkmodell leiten.

247 HÖFFNER (1960), S. 39; RUFF (2006), S. 360.

248 Siehe hierzu SEEGERS (2013).

249 MÜLLER (1958); SCHÖLLGEN (1958); LEIBBRAND (1956). Siehe auch LEU/WIESEMANN (2015).

250 GOLLWITZER-VOLL (2007), S. 182.

251 WIRZ (1958), S. 226.

252 MÜLLER (1955/56), S. 5.

253 BIGNION (2011), S. 131.

254 WEBER (1957), S. 47. Siehe auch BÖCKLE (1962).

255 WIDER DIE KINDESTÖTUNG (1962).

256 DAL BIANCO (1957).

257 SIEGMUND (1949/50); VERHOFEN (1960/61).

258 LANGER (1986), S. 144f.

ethische Rechtfertigung der Organtransplantationen. Zahlreiche Theologen sahen hier eine Handlungsgrenze überschritten,[259] eine Minderheit hingegen glaubte einen Beweis für den Altruismus der Christenheit untereinander zu erkennen (Organspende).[260]

Neben „Arzt und Christ“ agierte, von der deutschen katholischen Öffentlichkeit aus der Ferne wohlwollend betrachtet, in Wien Albert Niedermeyer als Autor einer umfassenden Pastoralmedizin. Hierfür konzipierte er ein mehrbändiges Sammelwerk, das jedoch bis zu seinem Tod 1958 nicht vollendet werden konnte und auch keine Fortsetzung erfuhr.[261]

Im Vertrauen auf den Fortschrittsoptimismus des Vatikans und im Bemühen, die sich diversifizierende katholische Herde mit der modernen Welt und den alten Normen zu versöhnen, entwickelten Moraltheologen verschiedene Fluchtmöglichkeiten. Die früher betonte Gefährlichkeit der Masturbation wurde zum zu vernachlässigenden Problem erklärt.[262] Verheerend aber sollte sich der Theologe Bernhard Häring (1912–1998) in seiner für den deutschen Klerus verbindlichen Moraltheologie positionieren, in der er 1961 die Anwendung von Hormonpräparaten, die den Zyklus steuerten, als vereinbar mit der Enzyklika ‘Casti Connubii’ bezeichnete und somit freigab.[263] Dadurch legte er den Grundstein für eine entsprechende Ratgeberpraxis in den Eheberatungen und Beichtstühlen. Als 1968 die Enzyklika ‘Humanae Vitae’ die hormonelle Verhütung verbot, meldeten sich allein aus dem Frankfurter Raum etwa 500 Priester, die einräumten, seit Jahren ihren Beichtkindern die Anwendung der „Pille“ empfohlen zu haben.[264] Die juristischen Liberalisierungen der folgenden Jahre beraubten die katholische Welt ihrer letzten Feind- und Orientierungsbilder: homosexueller Geschlechtsverkehr wurde ebenso entkriminalisiert wie das Pornokino oder die schulische Sexualaufklärung. Auch hier zeigten sich deutlich die schon länger bestehenden Risse innerhalb der katholischen Welt. Während Moraltheologen und Bischöfe gegen den „Sexualatlas“ der Familienministerin Käte Strobel (1907–1996) zu Felde zogen, lud der Kneipp-Bund die Ministerin als Vortragsrednerin ein und empfing sie mit stehenden Ovationen.[265] So blieb letztendlich als medizinischer Kampfplatz für die katholische Welt bzw. die federführende Glaubenskongregation nur mehr die Abtreibung übrig. Es gelang jedoch weder Bischöfen noch Theologen eine langfristig erfolgreiche Gegenöffentlichkeit auf die Beine zu stellen. Hierfür fehlten die Grundvoraussetzungen: die wirkmächtigen katholischen Zeitschriften wie „Hochland“ hatten ihr Erscheinen eingestellt, und die Gläubigen hatten den geistlichen Führern ihre Wankelmütigkeit in Fragen der Schwangerschaftsverhütung noch nicht verziehen. Die Federführung in den christlichen Kampagnen

---

259 MEDIZINISCH-ETHISCHER (1968); HOFMEIER (1970), S. 338ff.; RAHNER (2001), S. 613. Zur Haltung der katholischen Ärzteschaft siehe LEU (2016).

260 EGENTER (1968), S. 143f.

261 NIEDERMEYER (1951/56), 6 Bände. Am Ende war es die eigene Familie, die die Publikation der zwar vollendeten, aber nicht mehr veröffentlichten Bände Niedermeyers unterband, siehe UNIVERSITÄTSARCHIV TÜBINGEN, Nachlass August Mayer, 150/76, 21.9.1959 Briefdurchschlag Mayers an F. Fritschek.

262 STOCKERT (1952), S. 160; WOLLASCH (1955), S. 303.

263 HÄRING (1961), S. 351.

264 ASCHMANN (2021), S. 168. Eventuell stelte ‘Humanae vitae’ die späte Rache des Vatikans für die kollektive Nichtbeachtung von ‘Casti Connubii’ durch die deutschsprachige katholische Welt in den Jahren nach 1933 dar.

265 AUS DEM VERBANDSGESCHEHEN (1970), S. 98.

gegen die Reform des § 218 StGB übernahmen – wie schon in der Zeit vor 1910 bei „sittlichen Fragen“ – protestantisch-evangelikale Organisationen. Ihr wichtigster medizinischer Stichwortgeber war der Anatom Erich Blechschmidt (1904–1992), dessen Stern erst in den 2010er Jahren verglühte, nachdem sich erwiesen hatte, daß er seine embryologischen Erkenntnisse teilweise aus Zwangsabtreibungen gewonnen hatte.[266]

Darüber hinaus hatten konservative Reformer unter Federführung von Joseph Ratzinger (1927–2022, Papst Benedikt XVI.) das übergeordnete Konstrukt der neoscholastischen Rechtfertigung einer kirchlichen Sexual- und Gesundheitspolitik gestürzt.[267] Dadurch befreite Ratzinger zwar die katholische Welt von jedem Ansatzpunkt für Eugenik und Sozialdarwinismus, raubte seinen Kollegen aber auch ihr diskursives Fundament. Die Folge war eine Diversifizierung von Lehrmeinungen zu gesundheitlichen Themen, wie es diese zuvor nur in der protestantischen Welt gegeben hatte. Dies zeigte sich in der Debatte um Sterbehilfe und auch an der Haltung zu HIV/AIDS seit den 1980er Jahren. So nutzte der katholische Moraltheologe Paul Sporken (1927–1992) im Jahre 1981 das Fehlen eines anerkannten Naturrechts zu der Hypothese, daß aktive Sterbehilfe auf Wunsch des Patienten mit dem kanonischen Recht vereinbar sei.[268]

Im Rahmen der HIV-Beratung wurden Verhütungsmittel offiziell abgelehnt, aber die Details der kirchlichen Beratungstätigkeit waren den Oberhirten bereits entglitten.[269] Da die Krankheit auch Hämophile und ungeborene Kinder bedrohte, war es unmöglich, sie als Folge sittlicher Entgleisung zu katalogisieren.[270] Dies hinderte den Medizinhistoriker Heinrich Schipperges (1918–2003) nicht daran, das „revolutionär gewandelte Sexualverhalten der Jugendlichen“ als Hauptursache zu benennen.[271] Zu den Übertragungsarten in Afrika schwieg er ebenso wie der Moraltheologe Johannes Gründel (1929–2015), der das entchristlichte gesellschaftliche Leitbild als Ursache für die Ausbreitung der Krankheit benannte.[272] Auch der Drogenmißbrauch sollte hierin seine Ursache haben.[273] Erst im 21. Jahrhundert konnte sich die Kirche zu der Bereitschaft durchringen, auch Verhütungsmittel im Kampf gegen AIDS als gerechtfertigt anzuerkennen.

6. Ausblick

Die Gedanken katholischer Gelehrter mögen heute wie aus der Zeit gefallen wirken, aber sie unterschieden sich vielfach nicht allzu sehr von dem, was in der Geschichtsschreibung geschätzte soziale Bewegungen oder Reformer verbreiteten. Die Kritik an der Wohnungsnot war bei Sozialisten und Sexualreformern nicht anders formuliert als in der katholischen Welt. Auch die Bekämpfung von Geschlechtskrankheiten und die Verhütung von Abtreibungen wurden sehr ähnlich benannt. Der entscheidende Unter-

---

266 MILDENBERGER (2016).

267 HÖLSCHER (2014), S. 24.

268 SPORKEN (1981), S. 261. Dies widersprach und widerspricht der offiziellen Haltung der Kirche.

269 BRINKSCHRÖDER (2021), S. 131.

270 VIRT (2011), S. 383.

271 SCHIPPERGES (1992), S. 12.

272 GRÜNDEL (1988), S. 45. Jedoch verwahrte sich Gründel gegen die These, Aids sei eine Strafe Gottes, siehe GRÜNDEL (1987a), S. 97.

273 GÖTZ (2000), S. 215.

schied bestand und besteht jedoch darin, daß katholische Gelehrte ihre Anstrengungen zur hygienischen und gesundheitlichen Situation der Welt nicht vorrangig um der Welt willen und ihrer Bewohner vollbringen, sondern als Teil eines umfassenden Gottesdienstes begreifen, der keine abweichenden Meinungen oder relative Einschätzungen duldet. Einmal eingeschlagene Wege, bestärkt durch Enzykliken oder päpstlich autorisierte Kirchenlehrer, können allenfalls interpretiert, nicht aber geändert werden. Allerdings gab es zu keiner Zeit das *eine* gesundheitliche Erklärungsmodell, das vom Heiligen Stuhl über den deutschen Episkopat und die universitäre Moraltheologie bis an den niederen Klerus weitergegeben worden wäre. Vielmehr existier(t)en nebeneinander verschiedene „Katholizismen“,[274] die gleichwohl die dies- und jeseitsorientierte Heilslehre teilen. Das mag heute veraltet oder unklar wirken, garantierte aber über Jahrhunderte den Bestand der katholischen Welt. Es scheint jedoch, daß die Bindungskraft des christlichen Glaubens generationenübergreifend nachgelassen hat und somit auch die Wirkmächtigkeit gesundheitsbezogener Normen. Längst hat die sexuelle Revolution auch die katholische Welt durchflutet, Klerus und Moraltheologie sind zu abwesenden Beobachtern geworden. Die katholische Moraltheologie hat hierauf noch immer keine Antwort gefunden, wie zuletzt auch der wirkmächtige Professor Eberhard Schockenhoff (1953–2020) in seiner 2021 vorgestellten „Sexualethik“ ungewollt zu erkennen gab.[275] Noch immer überspiegelt das „Sexuelle“ alle Vorstellungen von katholischer Gesundheit und Krankheit. Wollte man erstere definieren, so könnte man folgendermaßen formulieren: Gesundheit im katholischen Sinne bedeutet die Einhaltung einer überkommenen, wahlweise auf Askese oder Vermehrung in der Ehe ausgelegten Sittlichkeit bei gleichzeitig regelmäßigem Besuch von religiösen Veranstaltungen. Hierdurch werde ein göttlicher Schutz garantiert, der weitere körperliche Gebrechen abhalte oder zumindest erduldbar mache. Die individuelle Interpretation biblischer und lehramtlicher Vorgaben im Sinne einer Situationsethik wird geduldet, aber offiziell nicht akzeptiert. Zu Fragen der medizinischen Ethik äußerte sich der Vatikan ausdrücklich in der Enzyklika ‘Evangelium vitae’ (1995). Diese beinhaltet u.a. die Ablehnung von Abtreibung und künstlicher Befruchtung sowie der pränatalen Diagnostik. Jede ärztliche Handlung wird weiterhin dem Primat des Sittlichen unterworfen.[276] Das bedeutet beispielsweise, daß die Hysterektomie als therapeutischer Eingriff gestattet, als vorbeugende Maßnahme aber verworfen wird.[277] Anstatt Sterbehilfe zu leisten, wird Ärzten nahegelegt, mit der Hospizbewegung zu kooperieren.[278] Doch auch für den Vatikan ist „Sittlichkeit“ bisweilen variabel, die Möglichkeit zur Situationsethik bietet sich über die Hintertür. Die künstliche Befruchtung wurde zwar in ‘Evangelium Vitae’ noch abgelehnt, aber im Erwachsenenkatechismus im gleichen Jahr (1995) nicht mehr grundsätzlich verworfen.[279] Eventuell wäre es möglich, gewisse Tätigkeiten, Lebensstile oder sexuelle Orientierungen mit neuen Definitionen zu versehen, wie dies amerikanische katholische Ethiker 2013 vorschlugen. Würde man beispielsweise „Masturbation“ nicht mehr „Masturbation“ sondern „Greifen an den Genitalien“ nennen, so stünde hierzu in keiner

[274] So formuliert durch KÖHLER (1973).

[275] SCHOCKENHOFF (2021).

[276] GÖTZ (2000), S. 87, 139, 218f.

[277] GÖTZ (2000), S. 227.

[278] INHOFFEN (2012), S. 253f. Zur Sterbehilfe siehe ZULEHNER/BECKER/VIRT (1991), S. 61f.

[279] INHOFEN (2012), S. 281.

Enzyklika eine Ablehnung, und eine Neuform(ul)ierung der kirchlichen Haltung wäre möglich.[280] Gerade im Kontext der nicht enden wollenden Mißbrauchsdebatten wäre eine Neudefinition, welche Formen sexuellen Begehrens glaubenskonform sind und welche nicht, dringend erforderlich. Der Vatikan versucht sich seit einigen Jahren als Teil des „aufgeklärten Westens" und somit Gegenpol zur islamistischen Terrorgefahr zu positionieren.[281] Damit stellt sich die katholische Kirche (ungewollt?) in die Tradition der säkularen Welt und unterwirft sich praktisch deren Wertvorstellungen. Die kann die Haltung des Vatikans zu gesundheitlichen, medizinethischen und (sexual)politischen Entwicklungen und Festlegungen nicht unberührt belassen. Die Alternativen wären eine Loslösung der katholischen Kirche aus der durch Konkordate abgesicherten Position gegenüber dem Staat oder zumindest eine Rückkehr zur Neoscholastik.

Für die Historiographie der Medizin und der Sexualitäten bieten sich zahlreiche Ansatzpunkte. Denn Medizingeschichtsschreibung in Deutschland klammert unausgesprochen die religiöse Verortung der erforschten Personen aus oder aber bezieht sich ohnehin nur auf den protestantischen Raum. Selbst die religiöse Verortung der eigenen Fachvertreter wurde allenfalls in Einzelfällen (z. B. Werner Leibbrand) thematisiert. Nur eine der wirkmächtigen katholischen Zeitschriften – Arzt und Christ – wurde je einer kritischen Diskursanalyse unterzogen.[282]

Summary: Catholic Health in 20th Century Germany

The understanding of health in Catholic Germany in the 20th century was largely determined by the importance of an ecclesiastically authorized sexual life. From this derived further determinations or attitudes to contemporary currents such as eugenics, female emancipation or the use of new psychotherapeutic concepts. The erosion of the Catholic milieu from the 1960s onward contributed to the dissolution of the conformity of these ideas, and today neither moral theologians nor the episcopate nor the devotees themselves can define what exactly might be understood by health.

Literatur

Archiv der deutschen Provinz der Jesuiten (ADPSJ) München, Abt. 47, Nachlass Hardwig Schilgen, Nr. 557-4

Archiv des Bistums Augsburg, Generalvikariat Abgabe 1988/89, Akt 1712

Bistumsarchiv Trier, Abt. 85, Nr. 281, 282a

Library of Congress Washington DC, Manuscript Division, MSS6429, Papers of Wilhelm Reich, Container 1, Folder 12

Historisches Archiv des Erzbistums Köln, Gen I 797

Universitätsarchiv Tübingen, Nachlass August Mayer, 150/76

ACKEN (1918): Bernd v. Acken, Die Stellung des Seelsorgers zum Katholischen Frauenbund Deutschlands, Münster 1918

ADAM (2010): C. Adam, Lesen unter Hitler. Autoren, Bestseller, Leser im Dritten Reich, Berlin 2010

ADLER (2015): G. J .Adler [Hrsg.], Secularism, Catholicism, and the future of public life. A dialogue with ambassador Douglas W. Kmiec, Oxford 2015

[280] KELLY/MAGILL/HAVE (2013), S. 106.

[281] FRANCO (2015), S. 166.

[282] LEU (2016).

ALKOHOL UND FREUDE (1919): Alkohol und Freude, Bonifatiusbote 36 (1919), S. 298

ALLERS (1929): R Allers, Das Werden der sittlichen Person. Wesen und Erziehung des Charakters, Freiburg i. Br. 1929

ALLERS (1930): ders., Sexualpsychologie als Voraussetzung einer Sexualpädagogik, Vierteljahresschrift für wissenschaftliche Pädagogik 6 (1930), S. 161–195, 321–354

ANGENENDT (2015): A. Angenantdt, Ehe, Liebe und Sexualität im Christentum. Von den Anfängen bis heute, Münster 2015

ARNOLD (1937): M. Arnold, Lebensreform im Rahmen sozial-caritativer Aufgaben, Jahrbuch der Caritaswissenschaft 11 (1937), S. 180–195

ASCHMANN (2021): B. Aschmann, Der kurze Sommer der katholischen Rebellion. Reaktionen auf die Enzyklia „Humanae vitae“, in: ASCHMANN/DAMBERG (2021), S. 141–180

ASCHMANN/DAMBERG (2021): B. Aschmann und M. Damberg [Hrsgg.], Liebe und tu, was du willst? Die „Pillenenzyklika“ Humanae Vitae von 1968 und ihre Folgen, Paderborn - Leiden 2021

AUBERT/BANDMANN/BAUMGARTNER (1977): R. Aubert, G. Bandmann, J. Baumgartner, M. Bendiscioli, J. Gadille, O. Köhler, R. Lill, B. Stasiewski und E. Weinzierl [Hrsgg.], Die Kirche in der Gegenwart. Handbuch der Kirchengeschichte VI/2. Die Kirche zwischen Anpassung und Widerstand, 1878–1914, Freiburg i. Br. 1977

AUER (1939): H. Auer, Leibbrand, Werner: Vinzenz von Paul. Der Seelenarzt von St. Lazarae, Berlin 1938, Caritas 44 (1939), S. 202

AUS DEM VERBANDSGESCHEHEN (1970): Aus dem Verbandsgeschehen, Kneipp-Blätter 1970, S. 98–99

BAADTE (1985): G. Baadte, Katholischer Universalismus und nationale Katholizismen im Ersten Weltkrieg, in: LANGNER (1985), S. 89–110

BAUM (1909): H. P. Baum, Naturwissenschaften, Literarischer Ratgeber für die Katholiken Deutschlands 8 (1909), S. 104–113

BAUR (1913) A. Baur, Der züchtigen Jungfrau Leitstern. Eine ernste Belehrung über das Geschlechtsleben, Bad Wörishofen 1913

BAUR (1921): ders., Jungens, werdet Männer! Eine ernste Belehrung über das Geschlechtsleben, Bad Wörishofen 1921

BEHREN (2004): D. v. Behren, Die Geschichte des §218 StGB, Tübingen 2004

BERGDOLT (1999): Klöaus Bergdolt, Leib und Seele. Eine Kulturgeschichte des gesunden Lebens, München 1999

BERGMANN (1970): K. Bergmann, Agrarromantik und Großstadtfeindschaft, Meisenheim 1970

BERGMANN (1930): W. Bergmann [Hrsg.], Religion und Seelenleben. Vorträge der V. Sondertagung des Katholischen Akademikerverbandes in Kevelaer, Augsburg 1930

BICHLMAIR (1925): G. Bichlmair, Diskussionsbeitrag, Internationale Zeitschrift für Individualpsychologie 3 (1925), S. 227–228

BIGNION (2011): C. Bignion, Der Papst und der menschliche Körper. Vatikanische Verlautbarungen des 19. und 20. Jahrhunderts, Freiburg i. Br. 2011

BINNINGER (2002): C. Binninger, „Ihr seid ein auserwähltes Geschlecht“ berufen zum Aufbau des Gottesreiches unter den Menschen. Die Laienfrage in der katholischen Diskussion in Deutschland um 1800 bis zur Enzyklika „Mystici Corporis“ (1943), St. Ottilien 2002

BISTUM ESSEN (1988): Bistum Essen [Hrsg.], AIDS – eine medizinische und eine moralische Herausforderung. Referate des 21. Ärztetages im Bistum Essen, Nettetal 1988

BISTUM ESSEN (1992): Bistum Essen [Hrsg.], Die christlichen Tugenden als therapeutische Konzepte. Referate des 25. Ärztetages im Bistum Essen, Nettetal 1992

BLACKBOURN (2007): D. Blackbourn, Marpingen. Das deutsche Lourdes in der Bismarckzeit (1997). Neuauflage Saarbrücken 2007

BLASCHKE (2010): O. Blaschke, Krise der Männlichkeit um 1900? Die Monatsblätter für die katholische Männerwelt, in: GRUNEWALD/PUSCHNER (2010), S. 133–152

BLOMJUS (1913): A. Blomjus, Schlechte Presse und Schundliteratur und ihre Bekämpfung, Dülmen 1913

BÖCKLE (1962): F. Böckle, Stellung der Gesundheit in der katholischen Morallehre, Arzt und Christ 8 (1962), S. 140–147

BÖCKLE/GRONER (1968): F. Böckle unf K. Groner [Hrsgg.], Moral zwischen Anspruch und Verantwortung. Festschrift für Werner Schöllgen, Düsseldorf 1968

BOLKOVAC (1940): P. Bolkovac, Ärzte und Arzttum. Zum Ethos eines Berufes, Stimmen der Zeit 137 (1940), S. 252–261

BOPP (1923): L. Bopp, Moderne Psychanalyse, Katholische Beichte und Pädagogik, Kempten 1923

BOPP (1927): ders., Zur heilpädagogischen Psychologie, Vierteljahresschrift für wissenschaftliche Pädagogik 3 (1927), S. 481–497

BRAUN (1927/28): L. Braun, Ein tapferes Mädchen, Ins Leben hinaus 12 (1927/28), Nr. 6, S. 2–3

BRINKSCHRÖDER (2012): M. Brinkschröder, Evangelische und katholische Wege zur Akzeptanz von Lesben und Schwulen, in: KÜPPERS/SCHNEIDER (2021), S. 111–158

BRITZGER (1855): F. X. Britzger, Handbuch der Pastoral-Medizin für Seelsorger auf dem Lande. Mit besonderer Rücksicht auf die in den süddeutschen Staaten geltenden Sanitäts-Gesetze und Verordnungen, Bevorwortet von Dr. F. X. v. Gietl, 2. Aufl. Regensburg 1855

BRUNS (2009): F. Bruns, Medizinethik im Nationalsozialismus. Entwicklungen und Protagonisten in Berlin (1939–1945), Stuttgart 2009

BÜCHERSCHAU (1930): Bücherschau, in: Natur und Kultur. Monatsschrift für Naturwissenschaft und ihre Grenzgebiete 27 (1930), S. 238–239, 318–319

BURSCHENVEREINE (1909): Burschenvereine und Alkoholfrage, Burschenblatt 9 (1909), S. 164–166, 186–189

CALMES (1937): M. Calmes, Aus der katholischen Sittlichkeitsbewegung, Caritas 42 (1937), S. 319–322.

CAPELLMANN (1881): C. Capellmann, Pastoral-Medicin (1877), 5. Aufl. Aachen 1881

CAPELLMANN (1931): ders., Fakultative Sterilität ohne Verletzung der Sittengesetze. Neu bearbeitet von Albert Niedermeyer, Limburg a. d. Lahn 1931

CATHREIN (1904): V. Cathrein, Strafrecht und Willensfreiheit, in: Stimmen aus Maria Laach 66 (1904), S. 262–275

CATHREIN (1909): ders., Monistische Entwicklungslehre und Ethik, in: Stimmen aus Maria Laach 77 (1909), S. 42–55, 186–199

CLARK (2003): C. Clark, The New Catholicism and the European Culture Wars, in: CLARK/KAISER (2003), S. 11–46

CLARK/KAISER (2003): ders. und W. Kaiser [Hrsgg.], Culture Wars. Secular-catholic conflict in nineteenth century Europe, Cambridge 2003

CZERWINSKI (2005): N. Czerwinski, Katholische Jugendarbeit in Düsseldorf, in: WELKERLING/WIESEMANN (2005), S. 237–254

DAL BIANCO (1957): P. Dal Bianco, Der geistige Wert der Tiefenpsychologie, Arzt und Christ 3 (1957), S. 89–96

DAMBERG (1997): W. Damberg, Abschied vom Milieu? Katholizismus im Bistum Münster und in den Niederlanden 1945–1980, Paderborn 1997

DANIEL (1988): U. Daniel, Arbeiterfrauen in der Kriegsgesellschaft. Beruf, Familie und Politik im Ersten Weltkrieg [phil. Diss. Bielefeld 1987], Göttingen 1988

DAS RÄTSEL VON KONNERSREUTH (1927): Das Rätsel von Konnersreuth, Bayerische Kirchenzeitung 3 (1927), S. 286–289.

DAUM (1998): A. W. Daum, Wissenschaftspopularisierung im 19. Jahrhundert. Bürgerliche Kultur, naturwissenschaftliche Bildung und die deutsche Öffentlichkeit 1848–1914, München 1998

DEVRIENT (1939): W. Devrient, Die Entschlackung des Großstädters nach Kneipp, Kneipp-Blätter 49 (1939), S. 74, 76–78

DICKINSON (2014): E. R. Dickinson, Sex, Freedom, and Power in Imperial Germany, 1880–1914, Cambridge/Mass. 2014

DIERKER (2005) W. Dierker, „Planmäßige Ausschlachtung der Sittlichkeitsprozesse“: Die Kampagne gegen katholische Ordensangehörige und Priester 1936/37, in: NIEDEN (2005), S. 281–293

DIE VORKÄMPFER DES NEUHEIDENTUMS (1910): Die Vorkämpfer des Neuheidentums, in: Der Volksverein 1910, S. 7–11

DÖLL (1913): M. Döll, Sexualpädagogik und Elternhaus, München 1913

DOMS (2004): M. S. Doms, August Biers Aufsatz „Wie sollen wir uns zu der Homöopathie stellen?“ (1925) und die nachfolgende Diskussion um die Homöopathie in der deutschen Ärzteschaft, Medizin, Gesellschaft und Geschichte 23 (2004), S. 243–282

DRANSFELD (1917): H. Dransfeld, Bevölkerungsfrage und Frauenfrage, in: FAßBENDER (1917b), S. 523–539

DREESMANN (1915/16): H. Dreesmann, Der Katholische Krankenfürsorge-Verein vom Roten Kreuz in Köln, Caritas 21 (1915/16), S. 104–105

DREILING (1915): R. Dreiling, Aus einem deutschen Kriegslazarett in Frankreich, Antoniusbote. Monatsschrift der Franziskaner-Missionen und des Dritten Ordens 22 (1915), S. 79–86

DÜRKEN (1920/21): B. Dürken, Leben und Tod, Altern und Verjüngung. Biologische Betrachtungen zum Problem des Lebens, Hochland 18 (1920/1921), S. 539–555, 732–745

DÜRKEN (1922) ders., Zwei Jahrzehnte Vererbungsforschung. Ein Gedenkblatt zu Mendels hundertstem Geburtstag, Hochland 19 (1922), S. 385–395

DÜTTMANN (1917): A. Düttmann, Die Lohn und Wohnungsfrage, in: FAßBENDER (1917b), S. 449–492

DUNIN-BORKOWSKI (1929): S. v. Dunin-Borkowski, Reifendes Leben. Ein Buch der Selbstzucht für die Jugend, 4. Aufl. Berlin 1929

DURRANT (2007): J. B. Durrant, Witchcraft, Gender and Society in Early Modern Germany, Leiden 2007

EBEN (1998): M. K. Eben: Medizinische Ethik im weltanschaulichen Kontext. Albert Moll und Albert Niedermeyer im Vergleich, Med. Diss. TU München 1998

EBEN/FREWER (2001): M. K. Eben und A. Frewer, Philosophie, Medizin und Religion. Ärztliche Ethik in Leben und Werk von Albert Niedermeyer, in: FREWER/NEUMANN (2001), S. 247–275

E.D. (1899): E.D., Spiritismus und Hypnotismus, Historisch-politische Blätter 121 (1898), S. 401–416

EGENTER (1968): R. Egenter, Die Organtransplantation im Lichte der biblischen Ethik, in: BÖCKLE/GRONER (1968), S. 142–153

EIN WEG (1912): Ein Weg zum Glück, Burschenblatt 9 (1912), S. 46

EINE HEILUNG (1930): Eine Heilung, Konnersreuther Jahrbuch 1930, S. 56–57

EINE HEILUNG (1935): Eine Heilung, Konnersreuther Jahrbuch 1935, S. 77–78

ENKLING (1926): J. Enkling, Der Heilkundige, Die Schildgenossen 6 (1926), S. 512–518

ENZENSBERGER (2021): A. Enzensberger, Übergangsräume. Deutsche Lazarette im Ersten Weltkrieg, Göttingen 2021

ESSEN (1991): L. Essen, Katholische Ärztliche Mission in Deutschland 1922–1945. Das Würzburger missionsärztliche Institut, seine Absolventinnen und Absolventen, die Arbeitsfelder, Tecklenburg 1991

ETTLINGER (1905/06): M. Ettlinger; Naturwissenschaft, Hochland 3 (1905/06), S. 244–246

F. (1932): F.: Krisis der Medizin? Krankendienst 13 (1932), S. 323–324

FAßBENDER (1917a): Martin Faßbender, Leitsätze für ein Gesetz betreffend Erhaltung und Schaffung von Allmenden, in: FAßBENDER (1917b), S. 826–827

FAßBENDER (1917b): ders. [Hrsg.], Des deutschen Volkes Wille zum Leben. Bevölkerungspolitische und volkspädagogische Abhandlungen über Erhaltung und Förderung deutscher Volkskraft, Freiburg i. Br. 1917

FARKAS (2008): R. Farkas, Lebensreform in der Donaumonarchie. Personen, Vereine, Netzwerke, in: HOPFNER/NEMETH (2008), S. 11–26

FICHTNER (1982): Gerhard Fichtner, Christus als Arzt. Ursprünge und Wirken eines Motivs. Peter Stuhlmacher zum 50. Geburtstag, in: HAUCK (1982), S. 1–18

FOERSTER (1908/09): F. W. Foerster, Neurose und Sexualethik, Hochland 6 (1908/1909), S. 266–277

FOERSTER (1911): ders., Die Beseitigung des Schuldbegriffes in der modernen Kriminalistik, Hochland 8 (1911), S. 529–545

FRANCO (2015): M. Franco, The secularization of sin and the new geo-religious politics of the Vatican, in: ADLER (2015), S. 165–174.

FRANCOIS/STERNBERG/FEE (2012): B. Francois, EM Sternberg und E Fee, The Lourdes Medical Cures Revisited, The Journal of the history of medicine and allied sciences 69 (2012), S. 135–162

FRANK (1935): K. Frank, Zur Eugenik, Stimmen der Zeit 128 (1935), S. 316–324

FREI (1997): E. Frei, Katholische Wohlfahrtskultur im Wilhelminischen Reich. Der „Charitasverband für das katholische Deutschland", die „Vinzenzvereine" und der „kommunale Sozialliberalismus", in: KAISER/LOTH (1997), S. 184–201

FRENZEL (1939): E. Frenzel, Etwas über ungewollte Kinderlosigkeit, Kneipp-Blätter 49 (1939), S. 112–114

FREWER (2000): Andreas Frewer, Medizin und Moral in Weimarer Republik und Nationalsozialismus. Die Zeitschrift „Ethik" unter Emil Abderhalden, Frankfurt a. M. 2000

FREWER/NEUMANN (2001): ders., und J. N. Neumann [Hrsgg.], Medizingeschichte und Medizinethik. Kontroversen und Begründungsansätze 1900–1950, Frankfurt a. M. 2001

FRIMMEL (2019): J. Frimmel, Das Geschäft mit der Unzucht. Die Verlage und der Kampf gegen Pornographie im Kaiserreich und in der Weimarer Republik, Wiesbaden 2019

FUCHS (2004): Stefan Fuchs, „Vom Segen des Krieges". Katholische Gebildete im Ersten Weltkrieg. Eine Studie zur Kriegsdeutung im akademischen Katholizismus, Stuttgart 2004

FULDA/HERZOG/HOFFMANN (2010): D. Fulda, D. Herzog, S. L. Hoffmann und T. Raden [Hrsgg.], Demokratie im Schatten der Gewalt. Geschichten des Privaten im deutschen Nachkrieg, Göttingen 2010

FUNCK (1930/31): C. Funck, „Das Wunder in der Heilkunde", Schönere Zukunft 6/II (1930/31), S. 1113–1114

FUNCK (1932): ders. Was muß der Religionsunterricht dem Studenten der Medizin auf den Weg zur Universität mitgeben? Zeitschrift für den katholischen Religionsunterricht an höheren Lehranstalten 9 (1932), S. 238–242

FÜNFGELD (1915/16): Fünfgeld, Der Verband der katholischen Anstalten Deutschlands für Geistesschwache, Caritas 21 (1915/16), S. 105–108

GATZ (1982): E. Gatz, Caritas und soziale Dienste, in: RAUSCHER (1982), S. 312–351

GEBSATTEL (1926): Viktor Emil v. Gebsattel, Über den personalen Faktor des Heilungsprozesses, Die Schildgenossen 6 (1926), S. 495–506

GEBSATTEL (1954): ders., Prolegomena einer medizinischen Anthropologie. Ausgewählte Aufsätze, Berlin (West) 1954

GEIS (1936/37): R. Geis, Zum Stand der Frage des Weges von Ogino-Knaus, Die Seelsorge 14 (1936/1937), S. 111–114

GESUNDHEITSLEHRE (1911): Gesundheitslehre. Über die Schädlichkeit der rauchigen Wirtsstuben, Burschenblatt 8 (1911), S. 298

GEUTER (1994): U. Geuter, Homosexualität in der deutschen Jugendbewegung. Jungenfreundschaft und Sexualität im Diskurs von Jugendbewegung, Psychoanalyse und Jugendpsychologie am Beginn des 20. Jahrhunderts, Frankfurt a. M. 1994

GEYER/ÖLSCHER (2006): M. Geyer und L. Hölscher [Hrsgg.], Die Gegenwart Gottes in der modernen Gesellschaft. Transzendenz und Religiöse Vergemeinschaftung in Deutschland, Göttingen 2006

GÖRRES (1852): G. Görres, Max Procopius Freiherr von Freyberg-Eisenberg, Historisch-politische Blätter für das katholische Deutschland 29 (1852), S. 129–134

GÖTZ (2000): C. Götz, Medizinische Ethik und Katholische Kirche. Die Aussagen des päpstlichen Lehramtes zu Fragen der medizinischen Ethik seit dem Zweiten Vatikanum, Münster 2000

GÖTZ V. OLENHUSEN (1987): I. Götz v. Olenhusen, Jugendreich, Gottesreich, Deutsches Reich. Junge Generation, Religion und Politik 1928–1933, Köln 1987

GOLLWITZER-VOLL (2007): Woty Gollwitzer-Voll, Christus Medicus – Heilung als Mysterium. Interpretationen eines alten Christusnamens und dessen Bedeutung in der praktischen Theologie, Paderborn 2007

GRABINSKI (1917): B. Grabinski, Weltkrieg und Sittlichkeit. Beiträge zur Kulturgeschichte der Weltkriegsjahre, Hildesheim 1917

GRAETZ/MATTIOLI (1997): Michael Graetz und Aram Mattioli [Hrsgg.], Krisenwahrnehmungen im Fin de siècle. Jüdische und katholische Bildungseliten in Deutschland und der Schweiz, Zürich 1997

GRAẞL (1910): Joseph Graßl, Die Bekämpfung der Kindersterblichkeit vom Rassenstandpunkt, Archiv für Rassen- und Gesellschaftsbiologie 7 (1910), S. 188–213

GRAẞL (1912/13): ders., Der Geburtenrückgang, Hochland 10 (1912/13), S. 471–476

GRAẞL (1914a): ders., Völkische Lebensfähigkeit und Religion, Hochland 11 (1914), S. 655–667

GRAẞL (1914b): ders., Der Geburtenrückgang in Deutschland. Seine Ursachen und seine Bedeutung, Kempten 1914

GRAẞL (1917a): ders., Die Frühehe, Hochland 14 (1917), S. 350–355

GRAẞL (1917b): ders., Säuglings- und Mutterschutz, in: FAẞBENDER (1917b), S. 539–596

GRASSMANN (1903): R. Grassmann, Auszüge aus der von den Päpsten Gregor XVI., Pius IX. und Leo XIII. als Norm für die römische Kirche sanktionierten Moraltheologie des Heiligen Dr. Alphonsus Maria de Liguori und die furchtbare Gefahr dieser Moraltheologie für die Sittlichkeit der Völker, umgearbeitete Ausgabe Stettin 1903

GROẞE-KRACHT (1997): Hermann-Josef Große-Kracht: Kirche in ziviler Gesellschaft. Studien zur Konfliktgeschichte von katholischer Kirche und demokratischer Öffentlichkeit [phil. Diss. Kassel 1996], Paderborn 1997

GROẞE-KRACHT (2010): Klaus Große-Kracht: Von der „sozialen Frage" zur „sozialen Mündigkeit". Der Volksverein für das katholische Deutschland und seine Verbandszeitschrift um 1900, in: GRUNEWALD/PUSCHNER (2010), S. 95–114

GROẞE-KRACHT (2016): ders., Die Stunde der Laien? Katholische Aktion in Deutschland im europäischen Kontext 1920–1960, Paderborn 2016

GROTHMANN (1999): D. Grothmann, „Verein der Vereine"? Der Volksverein für das katholische Deutschland im Spektrum des politischen und sozialen Katholizismus der Weimarer Republik, Paderborn 1999

GRUBER (1909): M. v. Gruber, Die Pflicht gesund zu sein. Vortrag, gehalten für die Studierenden der drei Hochschulen Münchens im Großen Hörsaal für Chemie der k. Technischen Hochschule am 5. Mai 1909, München 1909

GRUBER (1913): ders., Die Alkoholfrage in ihrer Bedeutung für Deutschlands Gegenwart und Zukunft. Fest-Vortrag auf der Jubiläums-Jahresversammlung des Deutschen Vereins gegen den Missbrauch geistiger Getränke in Cassel am 16. September 1908, 3. Aufl. Berlin 1913

GRÜNDEL (1987a): Johannes Gründel, AIDS – Anlaß zur Enttabuisierung ethischer Fragestellungen, in: GRÜNDEL (1987b), S. 80–106

GRÜNDEL (1987b): ders. [Hrsg.], AIDS – Herausforderung an Gesellschaft und Moral, Düsseldorf 1987

GRÜNDEL (1988): ders., AIDS – eine ethische Herausforderung an die Christen, in: Bistum Essen (1988), S. 39–64

GRÜNDER (1985): H. Gründer, Nation und Katholizismus im Kaiserreich, in: LANGNER (1985), S. 65–88

GRUNEWALD/PUSCHNER (2010): M. Grunewald und U. Puschner [Hrsgg.], Krisenwahrnehmungen in Deutschland um 1900. Zeitschriften als Foren der Umbruchszeit im Wilhelminischen Reich, Bern 2010

HAAN (1893): H. Haan, Ueber Hypnotismus, Stimmen aus Maria-Laach 39 (1893), S. 21–29, 258–270, 508–521

HAGEMANN (1990): K. Hagemann, Frauenalltag und Männerpolitik. Alltagsleben und gesellschaftliches Handeln von Arbeiterfrauen in der Weimarer Republik, Bonn 1990

HAMANN (1908): E. M. Hamann, Frauenfrage, Literarischer Ratgeber für die Katholiken Deutschlands 7 (1908), S. 158–64

HANSEN (1930): W. Hansen, Die Gefahren sexueller Verirrungen in der Pubertätszeit und ihre prophylaktische Behandlung, Vierteljahresschrift für wissenschaftliche Pädagogik 6 (1930), S. 355–414

HÄRING (1961): B. Häring, Das Gesetz Christi. Moraltheologie. Dargestellt für Priester und Laien. Band 3, Freiburg i. Br. 1961

HAUCK (1982): Karl Hauck [Hrsg.], Frühmittelalterliche Studien, Berlin (West) 1982 (= Jahrbuch des Instituts für Frühmittelalterforschung der Universität Münster 16)

HEITZER (2005): H. W. Heitzer, Zwangssterilisation in Passau. Die Erbgesundheitspolitik des Nationalsozialismus in Ostbayern 1933–1939, Köln 2005

HENRICH (1968): F. Henrich, Die Bünde katholischer Jugendbewegung. Ihre Bedeutung für die liturgische und eucharistische Erneuerung, München 1968

HERMS (2020): N. Herms, Zwischen „schädlichen Einflüssen" und „wertvollen Erbströmen". Der „rassenhygienische" Diskurs in Deutschland zwischen 1891 und 1914, Göttingen 2020

HERZOG (2006a): Dagmar Herzog, Die Politisierung der Lust. Sexualität in der deutschen Geschichte des 20. Jahrhunderts, München 2006

HERZOG (2006b): dies., The Reception of the Kinsey Reports in Europe, Sexuality & Culture 10 (2006), No. 1, S. 39–48

HERZOG (2010): dies., „Das späte Menschenrecht". Auf der Suche nach einer nachfaschistischen Sexualmoral, in: FULDA/HERZOG/HOFFMANN (2010), S. 201–229

HERZOG (2017): dies., Cold War Freud. Psychoanalysis in an age of catastrophes, Cambridge/Mass. 2017

HILBIG (1927): W. Hilbig, Die Sturmscharen – ihre Entwicklung und ihre Arbeit, Die junge Tat. Stimmen der Jugend 6 (1927), S. 208–211

HILDEBRAND (1927): Dietrich v. Hildebrand, Reinheit und Jungfräulichkeit, Köln 1927

HILDEBRAND (1930): ders., Metaphysik der Gemeinschaft. Untersuchungen über Wesen und Wert der Gemeinschaft, Augsburg 1930

HILPERT (2011): K. Hilpert [Hrsg.], Zukunftshorizonte katholischer Sexualethik, Freiburg i. Br. 2011

HIRSCHFELD (1897): Magnus Hirschfeld, Kneipp, der Meister, ist tot. Ein Nachruf, Der Hausdoctor 8 (1897), Nr. 40, S. 389–390

HIRSCHFELD (1905): ders., Jahresbericht 1904–1905, Jahrbuch für sexuelle Zwischenstufen 7/II (1905), S. 949–1084

HIRSCHFELD (1966): ders., Der Erste Weltkrieg und sein Einfluß auf die Moral, in: HIRSCHFELD/GASPAR (1966), S. 15–33

HIRSCHFELD/GASPAR (1966): ders. und A. Gaspar [Hrsgg.], Zwischen zwei Katastrophen (Früher: Sittengeschichte der Nachkriegszeit), Hanau 1966

HITZE (1917): F. Hitze, Geburtenrückgang und Sozialreform, M. Gladbach 1917

HODANN (1928a): Max Hodann, Sexualelend und Sexualberatung. Briefe aus der Praxis, Rudolstadt 1928

HODANN (1928b): ders., Sexuelle Entwicklung und Belehrung, in: KAISER (1928), S. 39–59

HODANN (1929): ders., Bub und Mädel. Gespräche unter Kameraden über die Geschlechterfrage, Rudolstadt 1929

HÖFFNER (1960): J. Höffner, Der deutsche Katholizismus in der pluralistischen Gesellschaft der Gegenwart, Jahrbuch für christliche Sozialwissenschaften 1 (1960), S. 31–50

HÖLSCHER (2014): B. Hölscher, Das Naturrecht bei Joseph Ratzinger/Papst Benedikt XVI. Die Bedeutung des Naturrechts in Geschichte und Gegenwart, Heiligenkreuz 2014

HOENSBROECH (1901): P. v. Hoensbroech, Das Papstthum in seiner sozial-kulturellen Wirksamkeit, Erster Band: Inquisition, Aberglaube, Teufelskult und Hexenwahn, 4. Aufl. Leipzig 1901

HOENSBROECH (1902): ders., Das Papstthum in seiner sozial-kulturellen Wirksamkeit, Zweiter Band: Die ultramontane Moral, 1.–3. Aufl. Leipzig 1902

HOFMANN (1930): C. Hofmann, Die Onanie unter Jugendlichen und ihre heilpädagogische Behandlung, Vierteljahresschrift für wissenschaftliche Pädagogik 6 (1930), S. 196–227

HOFMEIER (1970): J. Hofmeier, Vom gewußten zum gelebten Tod. Ein Literaturbericht, Stimmen der Zeit 182 (1970), S. 338–352

HOH (1928/29): E. Hoh, Naturwissenschaft und Technik, Literarischer Ratgeber für die Katholiken Deutschlands 25 (1928/29), S. 130–135

HOLZEM (2017): A. Holzem, Social Welfare in Catholic Germany, 1850–1920, in: MOLLE (2017), S. 193–220

HOPFNER/NEMETH (2008): J. Hopfner und A. Nemeth [Hrsgg.], Pädagogische und kulturelle Strömungen in der k.u.k. Monarchie. Lebensreform, Herbartianismus und reformpädagogische Bewegungen, Frankfurt a. M. 2008

HORKHEIMER (1935) Max Horkheimer, Nachbemerkung, Zeitschrift für Sozialforschung 4 (1935), S. 307–308

HUISMANS (1928/29): L. Huismans, Reaktion und Reform in der Medizin, Hochland 26 (1928/29), S. 464–475

HUNG (2015): J. Hung, The modernized Gretchen. Transformations of the „New Woman" in the late Weimar Republic, German History 33 (2015), S. 52–79

-I- (1939): -I-, Um die periodische Enthaltsamkeit in der Ehe, Die Seelsorge 17 (1939), S. 199–200

INHOFFEN (2012): P. Inhoffen, Moraltheologie zwischen Recht und Ethik. Beiträge zu allgemeinen Fragen zu Ehe und Familie, zu Bioethik und zum Recht, Berlin 2012

INSTITUT FÜR AKTIVE PSYCHOANALYSE (1933): Institut für aktive Psychoanalyse, Der Seelenarzt. Handbuch für seelische Beratung, Leipzig - Amsterdam 1933

JASKOWSKI (1912): F. Jaskowski, Philosophie des Vegetarismus. Eine philosophische Grundlegung und eine philosophische Betrachtung des Vegetarismus und seiner Probleme in Natur, Ethik, Religion und Kunst, Berlin 1912

JENSEN (2010): E. Jensen, Body by Weimar. Athletes, Gender, and German Modernity, Oxford 2010

JOERDENS (1907): [] Joerdens, Die Aufgaben der Vinzenzvereine in der Jetztzeit, Charitas 13 (1907), S. 179–182

JOERGER (1915/16): K. Joerger, Lehrgang über Kriegsbeschädigten- und Kriegshinterbliebenenfürsorge zu Freiburg, vom 9.–12. Mai 1916, Caritas 21 (1915/16), S. 288–292

JOOS (1917): J. Joos, Industrielle Arbeiterfrage und Bevölkerungsfrage, in: FAßBENDER (1917b), S. 389–416

JÜRGENS (1884): H. Jürgens, War die Sündfluth eine Erdbeben-Flutwelle? Stimmen aus Maria Laach 27 (1884), S. 1–19

KAISER (1928): M. Kaiser [Hrsg.], Die Liebeslehre. Eine Liebesschule für Eheleute, Berlin 1928

KAISER/LOTH (1997): J. C. Kaiser und W. Loth [Hrsgg.], Soziale Reform im Kaiserreich. Protestantismus, Katholizismus und Sozialpolitik, Stuttgart 1997

KATHOLISCHE SCHULORGANISATION (1926): Katholische Schulorganisation [Hrsg.], Um Sitte und Sittlichkeit. Ein Kommentar zu den Katholischen Leitsätzen und Weisungen zu verschiedenen modernen Sittlichkeitsfragen, Düsseldorf 1926

KATHOLISCHER GEISTLICHER (1902): Katholischer Geistlicher, Homosexualität und Bibel, Jahrbuch für sexuelle Zwischenstufen 4 (1902), S. 199–243

KELLY/MAGILL/HAVE (2003): D. F. Kelly, G. Magill und H. T. Mave, Contemporary Catholic Health Care Ethics, 2nd edition Washington 2003

KEMP (1899): H. Kemp, Das Trinkwasser und die epidemischen Krankheiten, Stimmen aus Maria Laach 57 (1899), S. 53–66, 169–182

KERBS/REULECKE (1998): D. Kerbs und W. Reulecke [Hrsgg.], Handbuch der deutschen Reformbewegungen 1880–1923, Wuppertal 1998

KERSTING/ZIMMERMANN (2015): F. W. Kersting und C. Zimmermann [Hrsgg.], Stadt-Land-Beziehungen im 20. Jahrhundert. Geschichts- und kulturwissenschaftliche Perspektiven, Paderborn 2015

KLEINSCHROD (1917): F. Kleinschrod, Bevölkerungspolitik und Lebensreform, in: FAßBENDER (1917b), S. 183–206

KLEINSCHROD (1929): ders., Die Krise der Medizin, Kneipp-Blätter 39 (1929), S. 35–36

KLÖCKER (1998): M. Klöckner, Erneuerungsbewegungen im römischen Katholizismus, in: KERBS/REULECKE (1998), S. 565–580

KNEIPP (1898): Sebastian Kneipp, Das Impfen und die Blattern, Kneipp-Blätter 8 (1898), S. 2

KNIEP (1974): R. Kniep, Jugend der Weimarer Zeit. Handbuch der Jugendverbände 1919–1938, Frankfurt a. M. 1974

KOCH (1904): H. Koch, Die Bevölkerung der modernen Großstadt, Stimmen aus Maria Laach 67 (1904), S. 142–154, 283–299

KÖHLER (1973): O. Köhler, Die Ausbildung der Katholizismen in der modernen Gesellschaft, in: AUBERT/BRANDMANN/BAUMGARTNER (1973), S. 195–264

KONGREß (1932): Kongress der Weltliga für Sexualreform in Brünn, Caritas 37 (1932), S. 565–566

KRUCHEN (1917): E. Kruchen, Zielbewußte Erziehung der schulentlassenen Jugend zu einem gesunden und glücklichen Familienleben, in: FAßBENDER (1917b), S. 347–388

KÜHNE (2006): T. Kühne, Kameradschaft. Die Soldaten des nationalsozialistischen Krieges und das 20. Jahrhundert, Göttingen 2006

KÜPPERS/SCHNEIDER (2021): C. Küppers und M. Schneider [Hrsgg.], Zwischen Annäherung und Abgrenzung. Religion und LSBTIQ* in gesellschaftlicher Debatte und persönlichem Erleben, Berlin 2021

LANGER (1986): M. Langer, Katholische Sexualpädagogik im 20. Jahrhundert. Zur Geschichte eines religionspädagogischen Problems, Kempten 1986

LANGNER (1985): A. Langner [Hrsg.], Katholizismus, nationaler Gedanke und Europa seit 1800, Paderborn 1985

LEHRGANG (1915/16): Lehrgang über Kriegsbeschädigten- und Kriegshinterbliebenenfürsorge in Freiburg i. Br, Caritas 21 (1915/16), S. 230

LEIBBRAND (1956): Werner Leibbrand, Der abendländische Priesterarzt als geschichtliche Idee, Arzt und Christ 2 (1956), S. 24–32

LEU (2016): Martin Leu, Medizinethik im Spiegel der Zeitschrift „Arzt und Christ“ – zur Frühgeschichte der Institutionalisierung der Medizinethik in Deutschland, Österreich und der Schweiz, med. Diss. Göttingen 2016

LEU/WIESEMANN (2015): ders. und C. Wiesemann: Die Professionalisierung der Medizinethik in Deutschland nach 1945. Zur Frühgeschichte der Zeitschrift Arzt und Christ, Zeitschrift für medizinische Ethik 61 (2015), S. 283–301

LEUTE (1908): S. Leute, Das Sexualproblem und die katholische Kirche, Berlin 1908

LEWY (2016): J. Lewy, Vice in the Third Reich? Alcohol, Tobaco and Drugs, in: PINE (2016), S. 49–74

LIEM (1902): C. Liem, Die Frauen und der Alkohol, Katholische Mäßigkeitsblätter 1902, Nr. 6, S. 41–44

LIERTZ (1927): Rhaban Liertz, Über Seelenaufschließung. Ein Weg zum Erforschen des Seelenlebens, Paderborn 1927

LIERTZ (1928/29): ders., Im Kampf um die Psychoanalyse, Schönere Zukunft 4/II (1928/29), S. 6:6–677

LIERTZ (1929): ders., Seelenkunde und Erziehungskunde im Dienst der Heilerziehung, Donauwörth 1929

LINK (1996): J. Link, Versuch über den Normalismus. Wie Normalität produziert wird, Opladen 1996

LOTH (1997): W. Loth, Tradition und Sozialreform. Die deutschen Sozialkatholiken in der Krise des Fin de siècle, in: GRAETZ/MATTIOLI (1997), S. 271–284

LÜNNEMANN (1918): L. Lünnemann, Der Geburtenrückgang im deutschen Volke, seine Entstehung und seine Bekämpfung, Frankfurter zeitgemäße Broschüren 37 (1918), S. 253–276

MACHER (1847): M. Macher, Pastoral-Heilkunde für Seelsorger. Eine kurzgefaßte Pastoral-Anthropologie, Diätetik und Medizin mit besonderer Rücksicht auf die in den k.k. österreichischen Staaten geltenden Sanitäts-Gesetze und Verordnungen, 3. Aufl. Augsburg 1847

MARCUSE (1906): Max Marcuse, Uneheliche Mütter, Berlin 1906

MARCUSE (1910): ders., Die Gefahren der sexuelle Abstinenz, Leipzig 1910

MARCUSE (1912): ders., Ein Fall von vielfach komplizierter Sexualperversion. Selbstbericht eines katholischen Geistlichen, veröffentlicht mit Einleitung, Nachtrag, Anmerkungen und Epikrise, Zeitschrift für die gesamte Neurologie und Psychiatrie 9 (1912), S. 269–300

MAUSBACH (1916): J. Mausbach, Ehe und Kindersegen vom Standpunkt der christlichen Sittenlehre, M. Gladbach 1916

MAYER (1927): J. Mayer, Gesetzliche Unfruchtbarmachtung Geisteskranker, Freiburg i. Br. 1927

MAYER (1931): ders., Die wichtigsten Entscheidungen der Enzyklika „Casti Connubii" vom 31. Dezember 1930, Theologie und Glaube 23 (1931), S. 295–314, 572–586

MEDIZINISCH-ETHISCHE FRAGEN (1968): Medizinisch-ethische Fragen zur Herztransplantation, in: Herder-Korrespondenz 22 (1968), S. 183–187

MEIWES (2000): R. Meiwes, „Arbeiterinnen des Herrn". Katholische Frauenkongregationen im 19. Jahrhundert, Frankfurt a. M. 2000

MENKE/VINKEN (2006): B. Menke und B. Vinken [Hrsgg.], Stigmata. Poetiken der Körperinschrift, München 2006

MILDENBERGER (2016): F. G. Mildenberger, Anatom, Abtreibungsgegner, Antidarwinist. Die drei Leben des Erich Blechschmidt (1904–1992), Medizinhistorisches Journal 51 (2016), S. 246–279

MILDENBERGER (2021a): ders., Katholische Welt und Sexualreformbewegungen (1900–1970). Ein Überblick, in: MILDENBERGER (2021b), S. 211–236

MILDENBERGER (2021b): ders. [Hrsg.], Transatlantische Emanzipationen. Freundschaftsgabe für James D. Steakley, Berlin 2021

MILDENBERGER (2022): ders., Der letzte „Priesterarzt"? Leben, Werk und Wirkung Albert Niedermeyers (1888–1957), Wiener Geschichtsblätter 77 (2022), No. 1, S. 31–48

MOESER (1920): H. Moeser, Alkoholismus, Tuberkulose und Geschlechtskrankheiten. Ein Beitrag zum Kampfe gegen die drei schlimmsten Volksseuchen, Frankfurter zeitgemäße Broschüren 39 (1920), S. 65–92

MOLLE (2017): L. v. Molle [Hrsg.], Charity and Social Welfare, Leuven 2017

MUCKERMANN (1916): H. Muckermann, Die Entdeckung reiner Linien in der experimentellen Vererbungstheorie, Stimmen der Zeit 90 (1916), S. 73–84

MUCKERMANN (1925/26): F. Muckermann, Katholische Dichtung und Erotik, Der Gral 20 (1925/26), S. 673–677

MUCKERMANN (1934): H. Muckermann, Eugenik und Katholizismus, 2. Aufl. Berlin 1934

MÜLLER (1905): J. Müller, Zum Darwinismus, Renaissance 6 (1905), S. 604–608

MÜLLER (1914): H. v. Müller, Sexualreform und Sexualethik, Sexual-Probleme 10 (1914), S. 233–255, 336–344, 408–421

MÜLLER (1914/15): O. F. Müller, Vom Segen dieses Krieges, Akademische Bonifatius-Korrespondenz 30 (1914/15), S. 1–4

MÜLLER (1955/56): P. Müller, Über die Rechte des Kranken, Arzt und Christ 1 (1955/56), S. 5–11

MÜLLER (1958): ders., Arzt und öffentliche Meinung, Arzt und Christ 4 (1958), S. 42–43

MÜLLER (2014): M. Müller, Das Deutsche Institut für wissenschaftliche Pädagogik 1922–1980. Von der katholischen Pädagogik zur Pädagogik von Katholiken, Paderborn 2014

MÜLLER (2019): M. C. Müller, Zwischen „Wahn" und „Wirklichkeit". Teufel, Gott und Magnetismus in der Psychiatrie Mitte des 19. Jahrhunderts bis zum Zweiten Weltkrieg, Göttingen 2019

NEUERSCHEINUNGEN (1928): Neuerscheinungen, Der Wächter 10 (1928), S. 139–144

MUTSCHLER (2001): K. Mutschler [Hrsg.], Karl Rahner. Sämtliche Werke, Band 15: Verantwortung der Theologie. Im Dialog mit Naturwissenschaften und Gesellschaftstheorie, Freiburg i. Br. 2001

NEULOH/ZILIUS (1982): O. Neuloh und W. Zilius, Die Wandervögel. Eine empirisch-soziologische Untersuchung der frühen deutschen Jugendbewegung, Göttingen 1982

NEUMANN (1899): J. Neumann, Zum Kampfe gegen den Alkohol, Charitas. Zeitschrift für die Werke der Nächstenliebe im katholischen Deutschland 1 (1899), S. 103–106

NEUMANN (1911): K. Neumann, Die sexuelle Erziehung im katholischen Religionsunterricht an den höheren Schulen, Monatsblätter für den katholischen Religionsunterricht 12 (1911), S. 33–39, 65–71

NEUMANN (1996): J. N. Neumann, Gesundheit, Krankheit und Heilung aus Sicht des Christentums. Christus medicus – Christus als Arzt, in: SCHOTT (1996), S. 89–94

NIEDEN (2005): S. z. Nieden [Hrsg.], Homosexualität und Staatsräson. Männlichkeit, Homophobie und Politik in Deutschland 1900–1945, Frankfurt a. M. 2005

NIEDERMEYER (1925): Albert Niedermeyer: Ärztliche Eingriffe und Strafrechtsreform, Zeitschrift für ärztliche Fortbildung 22 (1925), S. 468–474

NIEDERMEYER (1926a): ders., Zur Kritik der Rassenhygiene, insbesondere der eugenetischen Indikationen zu ärztlichen Eingriffen, Fortschritte der Medizin 44 (1926), S. 227–236

NIEDERMEYER (1926b): ders., Betrachtungen zur Arbeit Roesle's: „Die Statistik des legalisierten Abortus", Zentralblatt für Gynäkologie 50 (1926), S. 1268–1270

NIEDERMEYER (1927): ders., Der §218 und die Reform des Strafgesetzbuches, Archiv für Frauenkunde und Konstitutionsforschung 13 (1927), S. 281–303

NIEDERMEYER (1928a): ders., Steht in der Frage des künstlichen Abortus eine Wandlung der ärztlichen Ethik bevor? Ethik. Sexual- und Gesellschaftsethik 5 (1928), S. 170–173

NIEDERMEYER (1928b): ders., Präventivverkehr als Ursache schwerer Kolpitis (Colpitis pseudogonorrhoica acuta ex coitu condomato), Zentralblatt für Gynäkologie 52 (1928), S. 833–834

NIEDERMEYER (1929a): ders., Aufgaben und Probleme der Sozialgynäkologie und Frauenkunde, Soziale Medizin 2 (1929), S. 53–63

NIEDERMEYER (1929b): ders., Die Eheberatung als sozialgynäkologisches Arbeitsgebiet, Soziale Medizin 2 (1929), S. 121–127

NIEDERMEYER (1929c): ders., Der legalisierte Abort im Spiegel der russischen Gynäkologie. Die authentische Kritik der „Sowjetmedizin", Caritas 34 (1929), S. 286–294

NIEDERMEYER (1929d): ders., Muckermann, Rassenforschung und Volk der Zukunft, Dümmler, Berlin 1928, Archiv für Frauenkunde und Konstitutionsforschung 15 (1929), S. 121

NIEDERMEYER (1930): ders., Sozialhygienische Aufgaben der Schwangerenberatung, Ärztliche Mitteilungen 31 (1930), S. 46–49

NIEDERMEYER (1933): ders., Die Gegensätze in der Eheberatung, Archiv für Frauenkunde und Konstitutionsforschung 19 (1933), S. 87–88

NIEDERMEYER (1934): ders., Wahn, Wissenschaft und Wahrheit. Lebensbekenntnisse eines Arztes, Salzburg 1934

NIEDERMEYER (1935): ders., Ist Sterilisierung das wirksamste Mittel zur Verhütung erbkranken Nachwuchses? Bemerkungen zur Arbeit Kogerers „Psychiatrie und eugenische Gesetzgebung", Wiener Klinische Wochenschrift 48 (1935), S. 1578–1583

NIEDERMEYER (1936): ders., Grundriss der Pastoral-Medizin. Erster Abschnitt: Psychologie, Psychopathologie, Psychotherapie, Paderborn 1936

NIEDERMEYER (1951/56): ders., Handbuch der speciellen Pastoralmedizin, Wien 1951–1956

N.N. (1919) (d. i. Joseph Leute): N.N.: Die Ehe. Eine Unterweisung über die sittlichen, religiösen und hygienischen Pflichten für Erwachsene, besonders für Braut- und Eheleute (1903), 16. Aufl. Donauwörth 1919

NOPPEL (1920): C. Noppel, Die Caritas im neuen Deutschland, Stimmen der Zeit 99 (1920), S. 33–49

NOWAK (1978): K. Nowak, „Euthanasie" und Sterilisierung im „Dritten Reich". Die Konfrontation der evangelischen und katholischen Kirche mit dem „Gesetz zur Verhütung erbkranken Nachwuchses" und der „Euthanasie"-Aktion, Göttingen 1978

OPPERSDORFF (1906): Oppersdorff, Sozialpolitik und Charitas, Charitas 11 (1906), S. 1–7

OSTEN (2015): P. Osten, Das Tor zur Seele. Schlaf, Sonnambulismus und Hellsehen im frühen 19. Jahrhundert, Paderborn 2015

O'SULLIVAN (2018): M. E. O'Sullivan, Disruptive Powers. Catholic women, miracles, and politics in Modern Germany, 1918–1965, Toronto 2018

PACELLI (2006): E. Pacelli, Die Lage der Kirche in Deutschland 1929. Bearbeitet von Hubert Wolf und Klaus Unterburger, Paderborn 2006

PANHUIS (2006): E. Panhuis, Anders als die Andern. Schwule und Lesben in Köln und Umgebung 1895–1918, Köln 2006

PAPST LEO XIII. (1929): Papst Leo XIII. in der Behandlung des Pfarrers Kneipp, Krankendienst 10 (1929), S. 72–74

PESCH (1893): H. Pesch, Die katholische Kirche in ihrem Verhältniß zur Cultur und Civilisation, Stimmen aus Maria Laach 48 (1893), S. 1–11, 178–190

PESCH (1911): ders., Die soziale Befähigung der Kirche, 3. Aufl. Berlin 1911

PEUKERT (1986): Detlev J. K. Peukert, Grenzen der Sozialdisziplinierung. Aufstieg und Krise der deutschen Jugendfürsorge von 1878 bis 1932, Köln 1986

P.F. (1927): P.F., Christliche Krankenpflege, Krankendienst 8 (1927), S. 21–22

PINE (2016): L. Pine [Hrsg.], Life and Times in Nazi Germany, London 2016

PROBST (1992): Christian Probst, Fahrende Heiler und Heilmittelhändler. Medizin von Marktplatz und Landstraße, Rosenheim 1992

PRÜMM (1984): K. Prümm, Walter Dirks und Eugen Kogon als katholische Publizisten der Weimarer Republik, Heidelberg 1984

PUSCHNER/SCHMITZ/ULBRICHT (1999): U. Puschner, W. Schmitz und J. H. Ulbricht [Hrsgg.], Handbuch zur „Völkischen Bewegung" 1871–1918, München 1999

PUSCHNER/VOLLNALS (2012): U. Puschner und C. Vollnals [Hrsgg.], Die völkisch-religiöse Bewegung im Nationalsozialismus. Eine Beziehungs- und Konfliktgeschichte, Göttingen 2012

RAHDEN (2010): T. v. Rahden, Wie Vati die Demokratie lernte. Religion, Familie und die Frage der Autorität in der frühen Bundesrepublik, in: FULDA/HERZOG/HOFFMANN (2010), S. 122–151

RAHNER (2001): Karl Rahner, Theologische Erwägungen über den Eintritt des Todes, in: MUTSCHLER (2001), S. 621–629

RAUSCHER (1982): A. Rauscher [Hrsg.], Der soziale und politische Katholizismus. Entwicklungslinien in Deutschland 1803–1963, Bd. II, München 1982

REIFENBERG (1992): P. Reifenberg, Situationsethik aus dem Glauben. Leben und Denken Ernst Michels (1889–1964), St. Ottilien 1992

REILE (1903): B. Reile, Das große Kneippbuch. Ein Volksbuch für Gesunde und Kranke von Monsignore Kneipp. Nach dem Tode des Verfassers in dessen Auftrag bearbeitet und herausgegeben, Kempten 1903

REILE/KNEIPP (1939): B. Reile und S. Kneipp: Das große Kneipp-Buch. Lehr- und Hausbuch der gesamten naturgemäßen Lebens- und Heilweise. Neu bearbeitet und erweitert von Dr. med. Christian Fey, München 1939

REINARTZ (1929/30): H. Reinartz, Seelsorgliche Behandlung der Alkoholiker, Die Seelsorge 7 (1929/30), S. 420–426

REINECKE (1999) T. Reinecke, „Das Heilige Feuer“. Eine katholische Zeitschrift 1913–1931, in: PUSCHNER/SCHMITZ/ULBRICHT (1999), S. 164–171

REINERT (2000): K. Reinert, Frauen und Sexualreform 1897–1933, Herbolzheim 2000

REUS (2009): J. Reus, Kinderbeichte im 20. Jahrhundert. Pastoralgeschichtliche Untersuchung zum Wandel der Erstbeichtvorbereitung in Deutschland, Würzburg 2009

REYER (1991): J. Reyer, Alte Eugenik und Wohlfahrtspflege. Entwertung und Funktionalisierung der Fürsorge vom Ende des 19. Jahrhunderts bis zur Gegenwart, Freiburg i. Br. 1991

RICHTER (2001): I. Richter, Katholizismus und Eugenik in der Weimarer Republik und im Dritten Reich. Zwischen Sittlichkeitsreform und Rassenhygiene, Paderborn 2001

ROEGELE (1982): O. B. Roegele, Presse und Publizistik des deutschen Katholizismus 1803–1963, in: RAUSCHER (1982), S. 395–434

ROHDE (1954): A. Rohde, Psychotherapie und Seelsorge, Kölner Pastoralblatt 6 (1954), S. 10–17, 35–46

ROHLEDER (1912): H. Rohleder, Grundzüge der Sexualpädagogik für Ärzte, Pädagogen und Eltern, Berlin 1912

RUFF (2003): M. Ruff, Zauberpraktiken als Lebenshilfe. Magie im Alltag vom Mittelalter bis heute, Frankfurt a. M. 2003

RUFF (2005): M. E. Ruff, The Wayward Flock. Catholic Youth in Postwar West Germany, 1945–1965, Chapel Hill 2005

RUFF (2006): M. E. Ruff, A Religious Vacuum? The Post-Catholic Milieu in the Federal Republic of Germany, in: GEYER/HÖLSCHER (2006), S. 351–379

RÜHLE-GERSTEL (1929): A. Rühle-Gerstel, Zurück zur Dame, in: Die Aufklärung 1929, Nr. 11/12, S. 323–324

RULAND (1930): L. Ruland, Grenzfragen der Naturwissenschaften und Theologie (Pastoralmedizin), München 1930 (= Handbuch der praktischen Seelsorge, 1)

SACK (1998): B. Sack, Zwischen religiöser Bindung und moderner Gesellschaft. Katholische Frauenbewegung und politische Kultur in der Weimarer Republik (1918/19–1933), Münster 1998

SAUERTEIG (1999): L. Sauerteig, Krankheit, Sexualität, Gesellschaft. Geschlechtskrankheiten und Gesundheitspolitik in Deutschland im 19. und frühen 20. Jahrhundert, Stuttgart 1999

SCHÄFFAUER (1928/29): D. Schäffauer, Die Psychoanalyse und ihre Bedeutung für Religion und Seelsorge, Rottenburger Monatsschrift für praktische Theologie 12 (1928/29), S. 321–329, 353–360

SCHÄFFNER (2004): W. Schäffner, Die Wunder des San Francesco d'Asissi und der Therese Neumann. Elemente einer Mediengeschichte des Stigmas, in: MENKE/VINKEN (2004), S. 181–196

SCHALLE (1935): A. Schalle, Die Gesundheitspflege des täglichen Lebens, Kneipp-Blätter 45 (1935), S. 53–56

SCHERZBERG (2012): L. Scherzberg, Katholizismus und völkische Religion 1933–1945, in: PUSCHNER/VOLLNHALS (2012), S. 299–334

SCHILFFRATH (1925): T. Schilffrath, Mädchenschönheit, Knospen. Monatsschrift für katholische Jungmädchen 4 (1925), S. 36–37

SCHILGEN (1929): Hardy Schilgen, Um die Reinheit der Jugend. Ein Buch über die Erziehung zur Keuschheit, Gekürzte Volksausgabe Düsseldorf 1929

SCHILGEN (1930): ders., Praktische Anleitung zur geschlechtlichen Aufklärung, in: BERGMANN (1930), S. 113–132

SCHILLING (1876/77): J. A. Schilling, Aerztliche Buß- und Strafpredigten. II. Die moderne Kurzlebigkeit, Deutscher Hausschatz 3 (1876/77), S. 70–74

SCHIPPERGES (1992): Heinrich Schipperges, Tugenden. Leitbilder für die moderne Welt? In: Bistum Essen (1992), S. 11–42

SCHMIDT (1876/77): Schmidt, Zur Gesundheitspflege, Deutscher Hausschatz 3 (1876/77), S. 198–202

SCHMIDT (1932): W. Schmidt, Wo stehen wir heute in der Medizin – wie stehen wir zur heutigen Medizin? Wissen und Glauben. Monatsschrift zur Begründung und Vertiefung der christlichen Weltanschauung 27 (1932), S. 166–170

SCHNEIDER (2013): B. Schneider, Marienerscheinungen im 19. Jahrhundert. Ein Phänomen und seine Charakteristika, in: WOLF (2013), S. 87–110

SCHOCKENHOFF (2021): E. Schockenhoff, Die Kunst zu lieben. Unterwegs zu einer neuen Sexualethik, Freiburg i. Br. 2021

SCHÖLLGEN (1958): W. Schöllgen, Der medizinische Konstitutionsbegriff in theologischer Beleuchtung, Arzt und Christ 4 (1958), S. 85–89

SCHOTT (1996): Heinz Schott [Hrsg.], Meilensteine der Medizin, Dortmund 1996

SCHRÖTELER (1929a): J. Schröteler, Die sexuelle Not der Jugend und die Aufgaben der Sexualpädagogik, in: SCHRÖTELER (1929b), S. 1–25

SCHRÖTELER (1929b): J. Schröteler [Hrsg.], Die geschlechtliche Erziehung. Beiträge zur Grundlegung einer gesunden Sexualpädagogik. Im Auftrag der Zweigstelle Düsseldorf des deutschen Instituts für wissenschaftliche Pädagogik und in Verbindung mit anderen Fachleuten herausgegeben, Düsseldorf 1929

SCHWARTZ (1995): M. Schwartz, Konfessionelle Milieus und Weimarer Eugenik, Historische Zeitschrift 261 (1995), S. 403–448

SEEGERS (2013): L. Seegers, „Vati blieb im Krieg“. Vaterlosigkeit als generationelle Erfahrung im 20. Jahrhundert – Deutschland und Polen, Göttingen 2013

SELLIER (1998): U. Sellier, Die Arbeitsschutzgesetzgebung im 19. Jahrhundert. Das Ringen zwischen christlich-sozialer Ursprungsidee, politischen Widerständen und kaiserlicher Gesetzgebung, Paderborn 1998

SEXUELLE AUFKLÄRUNG (1914): Sexuelle Aufklärung, Korrespondenzblatt für die Präsides der katholischen Müttervereine 2 (1914), Nr. 7, S. 28

SIEGMUND (1949/50): G. Siegmund, Der kranke Mensch, Stimmen der Zeit 145 (1949/1950), S. 286–294

SIMON-RITZ (1997): F. Simon-Ritz, Die Organisation einer Weltanschauung. Die freigeistige Bewegung im Wilhelminischen Deutschland, Gütersloh 1997

SINN UND WERT (1928): Sinn und Wert der Leibesübungen, Essener Kirchenblatt für die St. Bonifazius-Gemeinde, Essen-Huttrop 18 (1928), Nr. 24, S. 378

SPAEL (1950): W. Spael, Das Buch im Geisteskampf. 100 Jahre Borromäusverein, Bonn 1950

SPAEL (1964): ders., Das katholische Deutschland im 20. Jahrhundert. Seine Pionier- und Krisenzeiten 1890–1945, Würzburg 1964

SPORKEN (1981): P. Sporken, Die Sorge um den kranken Menschen. Grundlagen einer neuen medizinischen Ethik, Düsseldorf 1981

STERN (1917): K. Stern, Der Kampf gegen die Geschlechtskrankheiten, in: FAßBENDER (1917b), S. 653–690

STETTIN (1915/16): Stettin, Caritas 21 (1915/16), S. 98–99

STICKER (1903a): Georg Sticker, Gesundheit und Erziehung, Gießen 1903

STICKER (1903b): ders., Der Aberglauben in der Medizin, Hochland 1 (1903), S. 356–360

STICKER (1906): ders., Irrungen des Geschlechtssinnes, Hochland 3/II (1906), S. 217–227

STICKER (1910): ders., Über naturgemäße Ernährung, iHochland 8/II (1910), S. 431–451

STICKER (1911): ders., Die Pestgefahr, Frankfurter zeitgemäße Broschüren 30 (1911), S. 251–274

STOCKERT (1952): F. G. v. Stockert, Der enthemmte Mensch, Jahrbuch für Psychologie und Psychotherapie 1 (1952), S. 154–162

STOFF (2004): H. Stoff, Ewige Jugend. Konzepte der Verjüngung vom späten 19. Jahrhundert bis ins Dritte Reich, Köln 2004

STOLBERG (1998): Michael Stolberg, Homöopathie und Klerus. Zur Geschichte einer besonderen Beziehung, Medizin, Gesellschaft und Geschichte 17 (1998), S. 131–148

SWOBODA (1911): H. Swoboda, Großstadtseelsorge. Eine pastoraltheologische Studie, Regensburg 1911

TAYLOR/TIMM/HERRN (2017): M. T. Taylor, A. F. Timm und R. Herrn [Hrsgg.], Not straight from Germany. Sexual publics and sexual citizenship since Magnus Hirschfeld, Ann Arbor 2017

THOMA (1975): H. Thoma, Georg Friedrich Dasbach. Priester, Publizist, Politiker, Trier 1975

Todd (2017): L. M. Todd, „Shameful and dangerous women". Sexual promiscuity in World War I Germany, in: TAYLOR/TIMM/HERRN (2017), S. 133–146

TODESOPFER (1914): Todesopfer für das Vaterland aus den Reihen der kath. Burschenvereine, Burschenblatt 11 (1914), S. 84–85

TRAUNER (1888): F. Trauner, Der Jugend ärgster Feind. Ein ernstes Wort an Eltern, Lehrer und Erzieher, Donauwörth 1888

UDE (1918): Johannes Ude, Moralische Massenverseuchung durch Theater und Kino, Graz 1918

UDE (1919): ders., Wissenschaftlicher Kinoschund, Volkswart 12 (1919), S. 160

URTEILE (1900): Urteile römisch-katholischer Priester über die Stellung des Christentums zur staatl. Bestrafung der gleichgeschlechtlichen Liebe, Jahrbuch für sexuelle Zwischenstufen 2 (1900), S. 161–203

VERHOFEN (1960/61): J. M. Verhofen, Von der Psychoanalyse zu einer christlichen Psychotherapie, Hochland 53 (1960/61), S. 464–470

VIRT (2011): G. Virt, Sexualität und AIDS, in: HILPERT (2011), S. 375–387

VOLK (1926): G. Volk, Von der gegenwärtigen Lage des Arztes und seinem Berufe überhaupt, Die Schildgenossen 6 (1926), S. 463–476

VORBERG (1918): G. Vorberg, Das Geschlechtsleben im Weltkriege. Zeitgemäße Betrachtungen, München 1918

WAS WIR WOLLEN (1874/75): Was wir wollen, Deutscher Hausschatz 1 (1874/1875), S. 1–2

WASMUTH (1939/40): E. Wasmuth, Eine Metaphysik des Arztes, Hochland 37 (1939/40), S. 75–77

WEBER (1957): L. M. Weber, Geburtenregelung und katholisches Ethos, Arzt und Christ 3 (1957), S. 46–53

WEIPERT (2006): M. Weipert, „Mehrung der Volkskraft": Die Debatte über Bevölkerung, Modernisierung, und Nation 1890–1933, Paderborn 2006

WEIß (2001): O. Weiß, Deutsche oder römische Moral? Oder – Der Streit um Alfons von Liquori. Ein Beitrag zur Auseinandersetzung zwischen Romanismus und Germanismus im 19. Jahrhundert, Regensburg 2001

WEINDLING (1989): P. J. Weindling, Health, race and German politics between national unification and Nazism, 1870–1945, Cambridge/Mass. 1989

WEIZSÄCKER (1926): Viktor v. Weizsäcker, Bilden und Helfen, Die Schildgenossen 6 (1926), S. 477–494

WELKERLING/WIESEMANN (2005): E. Welkerling und F. Wiesemann [Hrsgg.], Unerwünschte Jugend im Nationalsozialismus. „Jugendpflege" und Hilfsschule im Rheinland 1933–1945, Essen 2005

WEYER (1963): F. Weyer, Volkswartbund EV, in: Jahrbuch der Caritaswissenschaft 1963, S. 124–130

WIDER DIE KINDESTÖTUNG (1962): Wider die Kindstötung, Arzt und Christ 8 (1962), S. 240

WILHELM (1910): T. Wilhelm, Das Eheleben. Ein Ratgeber für Erwachsene, namentlich für Ehe- und Brautleute, 2. Aufl. Regensburg 1910

WILLWOLL (1926): A. Willwoll, Über Psychoanalyse und Individualpsychologie, Stimmen der Zeit 111 (1926), S. 401–416

WIRZ (1958): P. Wirz, Die sogenannte schmerzlose Geburt, Arzt und Christ 4 (1958), S. 226–232

WOLF (2013): H. Wolf [Hrsg.], „Wahre" und „falsche" Heiligkeit. Mystik, Macht und Geschlechterrollen im Katholizismus des 19. Jahrhunderts, München 2013

WOLFF (1917): J. J. Wolff, Die Aufgabe der Volksschule im Kampfe gegen den Geburtenrückgang mit Bezug auf die sexuelle Jugenderziehung, in: FAßBENDER (1917b), S. 315–346

WOLFF (1930): B. Wolff, Vegetarismus und Kristentum, Die Vegetarische Warte 63 (1930), S. 3–18

WOLLASCH (1955): H. Wollasch, Das Gewicht des Geschlechtlichen in der heutigen Zeitlage, Jugendwohl 36 (1955), S. 294–309

WUNDERLE (1938): G. Wunderle, Zur Psychologie der Stigmatisation, Paderborn 1938

ZIMMERMANN (2015): C. Zimmermann, Die „Suburbanisierung" als Konzept der Stadt-Land-Beziehungen, in: KERSTING/ZIMMERMANN (2015), S. 55–68

ZULEHNER/BECKER/VIRT (1991): P. M. Zulehner, P. Becker und G. Virt, Sterben und Sterben lassen, Düsseldorf 1991

ZUR KATHOLISCHEN EHEBERATUNGSARBEIT (1932): Zur katholischen Eheberatungsarbeit, Die Seelsorge 10 (1932), S. 294–296

Anschrift des Verfassers:
Prof. Dr. phil. Florian G. Mildenberger
Feurigstr. 18
10827 Berlin

Zur Anatomie und Physiologie des Inneren Sinnes

Von HANS DIETER MENNEL

1. Einleitung

Das Buch *Der innere Sinn* von Daniel Heller-Roazen, 2012 auf Deutsch erschienen, trägt den Untertitel *Archäologie eines Gefühls*[1], was darauf schließen läßt, daß es dabei Einiges zu erkunden gibt. Dieser innere Sinn wird im Allgemeinen auf den *sensus communis*, der in Aristoteles' Schrift über die Seele und in den kleineren Schriften zur Natur zu finden ist, zurückgeführt, wiewohl Aristoteles selbst den Ausdruck κοινὴ αἴσθεσις (Gemeinsinn, *common sense*) nur selten gebraucht und die Bedeutung dessen, was darunter zu verstehen ist, aus dem Buch über die Seele und den kleineren naturwissenschaftlichen Schriften (*parva naturalia*) nur mühsam und nicht immer übereinstimmend rekonstruiert werden muß.[2] In der Schrift über die Seele taucht der Gemeinsinn einmal literaliter auf: τῶν δὲ κοινῶν ἤδη ἔχομεν αἴσθεσιν κοινήν, [...][3] Wiewohl die Bedeutung dieses Sinnes nicht bis ins Letzte geklärt ist, scheint man sich überwiegend darauf geeinigt zu haben, daß dieser Gemeínsinn bei Aristoteles die Zusammenschau der verschiedenen Sinnesqualitäten gewährleisten soll. Allerdings gibt es auch Interpretationen, die weitergehen: Sie sprechen diesem Gemeinsinn eine „reflexive" Eigenschaft zu, die sogar in der Frage formuliert war, ob damit etwa das Bewußtsein gemeint ist.[4] Da Aristoteles eine kardiozentrische Anthropologie und Physiologie vertritt, wird der Gemeinsinn auch in das menschliche und tierische Herz als Zielort sinnlicher Fähigkeiten verlegt.[5]

Der Ausdruck κοινὴ αἴσθεσις hat in der Form Cönästhesie (zönästhetische Schizophrenie) überlebt; er bezeichnet hier diffuse Leibgefühle und ist vor allem als *terminus technicus* in der Psychiatrie derzeit noch im Zusammenhang mit einer Unterart der Schizophrenie in Gebrauch; allerdings erscheint diese Begriffsbildung auch erst zu Beginn des 19. Jahrhunderts häufiger in der medizinischen Physiologie und Psychologie. Zudem hatte der „Gemeinsinn" schon frühzeitig eine Umbenennung zum „inneren Sinn" durch Augustinus erfahren und und findet sich somit seit dieser doppelten Charakterisierung nunmehr unter den Bezeichnungen Gemeinsinn (*sensus communis, common sense*) und innerer Sinn (innere Sinne) im Schrifttum der der Philosophie und Physiologie.[6]

Dementsprechend vielfältig sind die Zusammenhänge, in denen der Gemeinsinn oder innere Sinn auftaucht. Denn:

> „Aus dem Begriff des sensus communis hat die Geschichte herausgeholt, was sie nur konnte: Gemeinsinn, common sense, aber auch die Lehre vom inneren Sinn. Das Theorem

1 Siehe HELLER-ROAZEN (2012).

2 HELLER-ROAZEN (2012), S. 35–48.

3 ARISTOTELES, de anima 425b 27.

4 HELLER-ROAZEN (2012), S. 45

5 Siehe BUSCHE (2001).

6 HELLER-ROAZEN (2012), S. 163–177.

einer die verschiedenen Modalitäten der einzelnen Sinneszonen nicht bloß überbrückenden, sondern diese Mannigfaltigkeit *motivierenden* Einheit setzt freilich die Beschäftigung mit ihrer Physiologie und Psychologie voraus."[7]

In dieser Arbeit soll versucht werden, der Geschichte des Begriffes innerer Sinn im Zusammenhang mit den medizinischen und psychologischen Konzepten, die jeweils mit ihm verbunden waren, nachzugehen. Es zeigt sich jedoch, daß das nicht ohne Abschweifungen in die Gefilde der Kulturgeschichte und der Erkenntnislehre möglich ist. Nichtsdestoweniger mag die Tatsache, daß die ursprüngliche Namensgebung κοινὴ αἴσθεσις in der Abwandlung Zönästhesie(n) noch heute in der psychiatrischen Nomenklatur üblich ist, es angezeigt erscheinen lassen, mit diesem heute noch gängigen Begriffsfeld den Einstieg zu wagen.

2. Gemeingefühl und Psychiatrie

Die sogenannte zönästhetische Schizophrenie als Prägnanztyp in die gegenwärtige psychiatrische Diskussion 1957 eingeführt, wird von ihrem Beschreiber als besonders leibnahe Ausgestaltung dieser Erkrankung bezeichnet,[8] die nur intermittierend die für die Diagnose heute noch relevanten produktiven Symptome zeigt.[9] Wiewohl also die Benennung dieser Erkrankung auf alte Quellen zurückgeht, ist das Wort Cönästhesie im medizinischen Kontext erst im 19. Jahrhundert greifbar. Dort taucht es bei einem der bekanntesten Ärzte um 1800 in Deutschland, Johann Christian Reil, auf.

Johann Christian Reil (1759–1813) war seit 1787 Stadtphysikus und Professor an der Universität Halle an der Saale, gilt als Pionier der Sozialfürsorge und der Psychiatrie, hat den Ausdruck Psychiat(e)rie wohl als erster benutzt[10] und war um 1800 als Physiologe und Neuroanatom in Deutschland führend,[11] aber auch in Frankreich gut bekannt.[12] Reil gründete die erste deutsche wissenschaftliche Zeitschrift für Physiologie, die er mit einem Leitartikel zur Lebenskraft, einem beliebten Topos seinerzeit, eröffnete.[13] Reils weniger bekannte neuroanatomische Arbeiten betreffen überwiegend das Kleinhirn; trotzdem hat er ein Eponym hinterlassen, das einen Teil der Großhirnrinde betrifft: Die insula Reilii. Ein kleinere physiologische Arbeit befaßt sich mit dem Gemeingefühl,[14] der seitdem gängigen Übersetzung des Ausdruckes Coenästhesie.

„Für diese Arten der Vorstellungen von jenem dreyfachen Zustande des Menschen [dem geistigen, dem äußeren zur Welt und dem körperlichen; H.D.M.] sehen wir im Körper eigenthümliche Verrichtungen, durch welche sie zustand kommen: 1. das Gemeingefühl (Coenaesthaesis) […]."[15]

Diese Darstellung des Gemeingefühls geht auf eine Dissertation zurück, die Reil betreute. Dabei handelt es sich bei diesem Gefühl um eine „‚verworrene' leibliche Emp-

---

7 PLESSNER (2003), S. 387.

8 Siehe HUBER (1957).

9 Siehe HUBER (2005).

10 Siehe MARNEROS (2005).

11 Siehe MOCEK (1995).

12 Siehe PERROT (1988).

13 Siehe REIL (1795/96).

14 Siehe REIL (1811).

15 REIL (1795/96), S. 303.

findung", die sich zudem aus ganz unterschiedlichen Komponenten zusammensetzt und auch erkranken kann, was wiederum zu verschiedenen pathologischen Zuständen führt, nicht zuletzt zu Hypochondrie und Hysterie. „Die Störungen der Cönästhesie werden somit bei Reil zu einem hauptsächlichen Bestandteil der Pathogenese seelischer Krankheiten."[16]

Kurze Zeit später findet man bei Carl Gustav Carus in dessen Vorlesungen zur Psychologie 1830 das Gemeingefühl als Obergriff der Sinne, deren jeder eine „Modifikation dieses Gemeingefühls"[17] ist. Damit ist gleichermaßen ausgesagt, daß das Gemeingefühl auf einer sinnlichen Fähigkeit beruht.

Der einflußreiche Physiologe Carl Friedrich Burdach betrachtete in seiner Anthropologie 1837 das „Gemeingefühl (oder auch Lebensgefühl oder allgemeiner Sinn)"[18] als vermittelnde Station zwischen Seele und Körperorganen, wobei letztere mit der Umwelt in Verbindung stehen. Er nimmt dafür die im Körper befindlichen Nerven in Anspruch, die von den Organen „afficiert"[19] werden. Damit ist erstmals auch eine Brücke von der Cönästhesie zum propriozeptiven Nervensystem gebaut und eine Anschlußfähigkeit an die neurophysiologische Forschung des 18. Jahrhunderts gegeben, in der dann das sogenannte vegetative oder autonome Nervensystem zunehmend Beachtung erfuhr.

Eine zweite Traditionslinie in der Psychiatrie baut sich auf einem anderen Verständnis des *sensus communis* auf, der in der Bedeutung besteht, die man im Allgemeinen dem Ausdruck *common sense* beilegt. Dabei ist meist eine Art selbstverständliche Haltung, eine prinzipiell unhinterfragter Bezug zu den Verrichtungen des menschlichen Alltages gemeint. In psychotischen Zuständen, besonders in den wenig charakteristischen Vor- und Endstadien, kann diese Selbstverständlichkeit verloren gehen.[20]

Es hat sich daraus eine Psychopathologie des *common sense*[21] entwickelt, die nun weitaus weniger mit einem gestörten Körpergefühl einhergeht, als mit dem Verlust des quasi natürlichen Selbstverständnisses, das bei unterschiedlichen psychiatrisch zu definierenden Zuständen zu finden ist, aber im Falle der Krankheiten des „schizophrenen Formenkreises" wohl eher bei sogenannten blanden Verläufen[22] bei Vorformen und bei der eben genannten zönesthetischen Schizophrenie angetroffen wird. Denn: „Die Zönästhesien [...], die wir [...] zu den Basissymptomen rechnen [...], werden [...] als (körperliche) Störungen wahrgenommen und geschildert."[23] Allerdings ist der Ausdruck des Verlustes des natürlichen Selbstverständnisses weit genug, um auch auf Lebensformen Anwendung zu finden, die nicht unbedingt in die Zuständigkeit der psychiatrischen Wissenschaft gehören[24], wiewohl man sich über die Psycho(patho)logie jeder Art von Unangepaßtheit streiten kann.

16 Siehe FUCHS (1995).

17 CARUS (1831), S. 118.

18 BURDACH (1837), S. 258.

19 Siehe BURDACH (1837), S. 258.

20 SUMMA (2014).

21 Siehe BLANKENBURG (2007).

22 Siehe BLANKENBURG (1971).

23 HUBER (2005), S. 280.

24 Vgl. MENNEL (2016).

Mit der Einführung der Cönästhesie als Gemeingefühl und deren etymologischen und semantischen Ableitung von der κοινὴ αἴσθεσις der Alten, dem *sensus communis* als Gemeinsinn, der Etablierung des Begriffes in der Physiologie durch Reil und den Anwendungen auf einen umgrenzten thematischen Bereich in der Psychiatrie zeigt sich die ganze Spannweite dieser Konstruktion: Die verschiedenen Interpretationsmöglichkeiten werden am einfachsten im Unterschied der Bedeutungen klar, die etwa zwischen *common sense* und Gemeingefühl bestehen können. Eine zusätzliche Erweiterung brachte die (Teil)Identifizierung des *sensus communis* mit dem oder den inneren Sinnen, die wiederum zu einer Bedeutungserweiterung führten.

3. Gemeinsinn und Innere Sinne

Der Gemeinsinn bei Aristoteles war zwar nicht in jeder Hinsicht klar ausgesprochen, jedoch hat die auf ihn aufbauende Tradition immer ein bestimmtes Verständnis in den Vordergrund gerückt: Der Gemeinsinn verbindet die verschiedenen Sinnesqualitäten untereinander, ist aber auch für komplexere sinnliche Zusammenhänge und vor allem für „Phantastisches" zuständig. Es handelt sich aber in jedem Falle um eine sinnliche Fähigkeit, die streng genommen ein Sinneswerkzeug erfordert, wie es für die fünf nach außen gerichteten Sinne auch gilt – vielleicht mit Ausnahme des Tastsinnes, weil sich in ihm mehrere Sinnesqualitäten (Berührung, Temperatur, Diskrimination) unterscheiden lassen und sein Sinneswerkzeug, die Haut, weniger scharf begrenzt ist. Insofern kann man sowohl beim Tastsinn als auch beim Gemeinsinn eine Verbindung unterschiedlicher Qualitäten annehmen.

Die Einführung des *terminus technicus* Innerer Sinn durch Augustinus[25] geht dann mit einer Bedeutungserweiterung einher: Der Innere Sinn informiert nach Augustinus nicht mehr nur über das Gemeinsame, das sich aus dem Zusammenwirken der äußeren Sinne ergibt, möglicherweise mit Einschluß komplexerer Eindrücke, wie Gestalt und Ähnliches, sondern der innere Sinn eröffnet dem Sinnenwesen auch die Tatsache, daß es überhaupt wahrnimmt. Damit ist das, was bei Aristoteles nur angedeutet war, nunmehr klar ausgesprochen. Und das gilt auch für die Tiere.[26] Es ist bezeichnend, daß diese Bekräftigung gerade von Augustinus eingeführt wird, dessen bekannteste Diskussion sich um das Verständnis der Zeit dreht, denn der innere Sinn sollte später mit dem Zeitverständnis in Zusammenhang gebracht werden.

Es wurde schon erwähnt: Ein Sinn braucht ein Werkzeug, nach heutiger Diktion ein Sinnesorgan. Und hier bietet sich für den inneren Sinn neben dem Herzen das Organ an, zu dem die Nerven führen, deren grobe Funktion seit etwa 300 vor unserer Zeitrechnung bekannt war: Das Gehirn und, da es sich ja um den inneren Sinn handelt, das Innerste des Gehirnes, das Ventrikelsystem. Hierhin wurden seelische Leistungen verlegt; offensichtlich erstmals, soweit bekannt von Poseidonios: Vorne im Hirn war die Phantasie lokalisiert (τὸ φανταστικόν), in der mittleren Höhle das Denken (τοῦ λογιστικοῦ), schließlich hinten das Gedächtnis (τὸ μνημονευτικόν).[27]

Voll ausgebildet tritt uns die Lehre von drei Hirnhöhlen mit unterschiedlichen Funktionen in der Abhandlung des Bischofs Nemesios von Emesa (Homs in Syrien) entge-

[25] AUGUSTINUS (2006), S. 139.

[26] HELLER-ROAZEN (2012), S. 169–171. Dort auch die Diskussion der entsprechenden Bedeutungen.

[27] NEUBURGER (1911), S. 54.

gen, dessen Traktat *de natura hominis* im Mittelalter recht bekannt war.[28] Dieses Werk dürfte zu Beginn des 5. nachchristlichen Jahrhunderts verfaßt worden sein. Nemesios spricht so selbstverständlich von der Zuordnung der psychischen Fakultäten zu den den Hirnkammern, den dort lokalisierten Pneumen und der Verbindung zu den Hirnnerven, daß man annehmen kann, daß diese Lehre zum zeitgemäßen Wissensschatz gehörte.[29]

Damit war eine frühe Lokalisationslehre angedeutet: Im Inneren des Gehirnes, eines Organs, das seit dem Altertum – neben anderen wohlgemerkt – die Funktion des Hegemonikon beanspruchte, gab es Hohlräume, kleine Bäuche, in die man je nach Anzahl, entsprechende Fähigkeiten verlegen konnten. Da die Anzahl aber als unterschiedlich angegeben wurde, waren die entsprechenden Funktionen auch variabel. Meist aber fünf an Zahl.

In das europäische Mittelalter wurde die Lehre von den inneren Sinnen nicht zuletzt durch Ibn Sina – ابن سينا – in seinem Traktat über die Seele tradiert, bekannt als *liber sixtus de naturalibus*. Im vierten Abschnitt geht es um الحو اس الباطنة التى للحيوان, die inneren Sinne der Tiere, von denen der sensus communis المشترك فهو بالحقيقة غير ما ذهب اليهمن ظن ان المحسوسات المشتركة sich wohl als Teil unterscheidet. Andere Betandteile sind وهم, übersetzt als vis aestimativa und الخيال, imaginatio sowie متذكرة vis memorativa.[30] Unter Rückgriff auf Aristoteles und Avicenna, diskutierte für das Mittelalter Albert der Große in seiner Abhandlung *de anima* den Zusammenhang zwischen inneren Sinnen und Gemeinsinn im siebten Kapitel des 4. Traktates des zweiten Buches:

> „oportet esse unum fontem, ex quo omnis sensus oriatur et ad quem omnis motus sensibilium referatur sicut ad ultimum finem. Et hic fons vocatur sensus communis, […].“[31]

Dieser Gemeinsinn wird unterteilt in oder parallelisiert mit anderen „inneren Sinnesvermögen“, wie der schon genannten *vis aestimativa*, im weitesten Sinne den Gefühlen, der Phantasie und dem Erinnerungs- oder Vorstellungsvermögen. Dabei werden die Lokalisationsvorstellungen, nämlich die verschiedenen Anteile des inneren Liquorraumes, meist kommentarlos übernommen. Der *sensus communis* als offenbar leitend wird in den zahlreichen Abbildungen des Mittelalters dementsprechend auch immer an erster Stelle – frontal, wo angeblich die Nerven zsammenlaufen – abgebildet, während die anderen Fähigkeiten innerer Sinne oder des Konglomerates in den restlichen Höhlen verortet werden.[32] Manchmal wird eine *vis cogitativa* hinzugefügt, sodaß passend zu den äußeren Sinnen fünf innere Sinne angenommen werden.

Diese Einteilung bleibt mit Modifikationen – die *vis cogitativa* gehört ja in der Moderne zum Verstand, die Lokalisation im Ventrikel ließ sich neurophysiologisch nicht halten – auch in der traditionellen neothomistischen Philosophie erhalten.[33] Insbesondere wird der Gemeinsinn und der oder die inneren Sinne fraglos als identisch angesehen: „*Sensus communis est sensus internus* […].“[34] Auch die frühe Neurophysiologie, etwa bei Albrecht von Haller, erwähnt als Innere Sinne zuvörderst Phantasie und

---

28 Benedum (1988).

29 Morani (1987).

30 Bakoš (1956)

31 Stroick (1968), S. 156.

32 Clarke/Dewhurst (1973).

33 Gredt (1956), S. 386–392.

34 Gredt (1956), S. 386.

Gedächtnis.[35] Erst um 1800 zeigt sich eine neue Funktion des Inneren Sinnes, der nunmehr auch im Singular auftritt.

4. Innerer Sinn, Seelensitz und Zeitbewußtsein

In Thomas Manns Zauberberg, einem Zeitroman in mehrfachem Sinne, gibt es einen Abschnitt, der den Titel „Exkurs über den Zeitsinn" trägt.[36] Im folgenden Text wird auf die Zeitthematik angespielt, die dem ganzen Roman nicht zuletzt eine Art metaphysisches Gerüst gibt, aber der Zeitsinn als Begriff steht unerklärt über dem Unterkapitel, seine Bedeutung wird gleichsam vorausgesetzt. Man kann vermuten, daß das eine späte Reminiszenz dessen darstellt, was sich zwischen den Lokalisationsbemühungen einer Neurophysiologie und dem Erklärungsanspruch einer Transzendentalphilosophie kurz vor der Wende zum19. Jahrhunderts abspielte. Es ging dabei vordergründig um die Funktion des Hirnteils, in dem traditionell die inneren Sinne verortet waren: Den inneren cerebralen Liquorraum. Dorthin lokalisierte Samuel Theodor Soemmerring das „Seelenorgan."[37]

In seiner Abhandlung „Über das Seelenorgan" glaubte Soemmerring die Hirnnervenpaare bis zu den Ventrikelwänden verfolgen zu können; besonders klar erschienen ihm die weißen Streifen auf dem Boden des IV. Ventrikels, die dem Riechnerven zugeordnent werden können. Er war der Meinung, daß die Ventrikelflüssigkeit mit den Endigungen/Ursprüngen der Hirnnerven in Verbindung stünden und „Daß dies *Sensorium commune* in der Feuchtigkeit der Hirnhöhlen (*Aqua Ventriculorum Cerebri*) bestehe, oder [...] sich finde oder wenigstens [...] gesucht werden müsse, [...]."[38] Gleichzeitig bekräftigt Soemmerring, daß er den *sensus communis* nicht in soliden Hirnteilen gefunden habe.[39]

Soemmerring stützt sich in seiner Darstellung auch auf Vorgänger, nicht zuletzt auf Descartes, der den Seelensitz – bekanntlich und oft kommentiert – in der Zirbeldrüse annahm. Er wird bei Soemmerring auführlich zitiert;[40] seine Gründe, nämlich die unpaare Anlage der Zirbel und deren angebliche Beweglichkeit, wird von Soemmerring kritisch kommentiert. Ihm war aufgefallen, daß seine Vorgänger offenbar überwiegend den Gemeinsinn und die Seele gleichgesetzt hätten, während er selbst fast ausschließlich in seinem Text von *sensorium commune* spricht.

Der eigentliche Trumpf Soemmerrings jedoch ist die Stellungnahme Kants zu seinen Ausführungen, die „unserem großen Kant" auch gewidmet sind, obwohl der Königsberger Philosoph die Deutung Soemmerrings so nicht gelten läßt. Kant unterscheidet in seiner Antwort das *sensorium commune* als physiologische Frage und den „Seelensitz" als Problem der Metaphysik oder der im überkommenden Sinne aufgefaßten Psychologie. Kants Stellungnahme zur Problematik dieser Lokalisation ist insofern eindeutig:

---

35 HALLER (1776), S. 367.

36 MANN (2002), S. 157.

37 Siehe SOEMMERRING (1796), S. 127. Vgl. auch BENEDUM (1988) sowie HAGNER (2000). Soemmerrings Schüler Jakob Fidelis Ackermann hat später noch auf Soemmerrings Lehre zurückgegriffen.

38 SOEMMERRING (1796), S. 32. Hervorhebung im Original.

39 SOEMMERRING (1796), S. 36.

40 SOEMMERRING (1796), S. 61.

„Eigentlich ist es aber der Begriff von einem Sitz der Seele [...], den man daher besser thut ganz aus dem Spiel zu lassen; welches umso mehr mit Recht geschehen kann, da er eine locale Gegenwart, die dem Dinge was bloß Object des inneren Sinnes und so fern nur nach Zeitbetimmungen bestimmbar ist, ein Raumverhältniß beylege, verlanget aber eben damit sich selbst widerspricht, anstatt daß eine virtuelle Gegenwart, welche bloß für den Verstand gehört, eben darum aber auch nicht örtlich ist, einen Begriff abgiebt, der es möglich macht, die vorgelegte Frage (vom sensorium commune) bloß als physiologische Aufgabe zu behandeln.“[41]

Kant erwähnt in seiner Stellungnahme den inneren Sinn, der nur „nach Zeitbestimmungen bestimmbar“ sei, und dem mit dem „Raumverhältnis“, in das er dann gestellt sei, in einen Widerspruch gerate. Dahinter verbirgt sich wohl, daß Kant für den äußeren Sinn die Raumanschauung reserviert hat, für den inneren jedoch Zeitempfinden:

„Vemittelst des äußeren Sinnes [...] stellen wir uns Gegenstände [...] im Raume vor . [...] Der innere Sinn, vermittelst dessen das Gemüt sich selbst [...] anschaut, gibt zwar keine Anschauung von der Seele selbst [...]; allein es ist doch eine bestimmete Form, [...] so daß alles, was zu den inneren Bestimmungen gehört, in Verhältnissen zur Zeit vorgstellt wird.“[42]

Damit ist aus den inneren Sinnen bei Kant unversehens ein innerer Sinn geworden, der noch zusätzlich für das Zeiterleben und eine Art Eigenerleben zuständig ist: „[Wir] finden [...] Gegebenheiten des ‘inneren Sinnes’, die [...] sich als Abfolge von Zuständen unseres Gemüte (Vorstellungen, Strebungen, Stimmungen) bekunden.“[43] Das ist eine Interpretation Heideggers, die Kant in eine Tradition stellt, die sowohl zurückweist – denn die Zustände des Gemütes entsprechen den traditionellen Seelenfähigkeiten kognitiver, affektiver und volitiver Art, als auch auf Zukünftiges vorausweist: Auch die Neurophysiologie hat mit der Konstruktion des „Arbeitsgedächtnisses“, das weitgehend dem Kurzzeitgedächtnis entspricht, eine Funktion definiert, die uns Auskunft darüber gibt, was hier und jetzt in unserem Bewußtseinvorgeht.[44]

Entscheidend für das sich darauf aufbauende Verständnis dessen, was innerer Sinn nach Kant an Bedeutung annehmen kann, ist ein anderes Charakteristikum, das der Autor der Kritik der reinen Vernunft zum Inneren Sinn zu vermelden hat: Raum und Zeit sind die Formen der sinnlichen Wahrnehmung, der Raum als Domäne „des äußeren Sinnes“: „Die Zeit [aber ist] eine reine Form der sinnlichen Anschauung.“ Dieser Interpretation des Inneren Sinnes als Zeitsinn ist auch Schopenhauer ohne Abstriche gefolgt.[45] Dies mag der Grund für Thomas Manns Schreiben über den Zeitsinn im ‘Zauberberg’ sein, da Schopenhauer bekanntlich zu Thomas Manns „Kirchenvätern“[46] zählt. Die Zeitthematik überhaupt im ‘Zauberberg’ muß als unter dem Einfluß Schopenhauers stehend angenommen werden.

---

41 SOEMMERRING (1796), S. 82. Sperrungen im Original.

42 KANT (1956), B37, A23.

43 HEIDEGGER (1951), S. 50.

44 LEDOUX (1996), S. 278: Working memory allows us to know that the „here and now“ is „here“ and happening „now“.

45 Eine erste Erwähnung findet sich in Schopenhauers Dissertation: SCHOPENHAUER (1813), § 19 und § 21. In der zweiten Auflage seiner Dissertation hat Schopenhauer sich etwas ausführlicher ausgedrückt. SCHOPENHAUER (1957), S. 44. Weitere entsprechende Zitate im Hauptwerk.

46 Siehe WYSSLING (1985).

Heidegger hat, sicherlich Kant richtig interpretierend, jedoch das Gewicht auf seine eigene Auffassung der Bedeutung der Zeitlichkeit für das menschliche Dasein legend, darauf hingewiesen, daß „demnach die Zeit einen Vorrang vor dem Raum [hat]".[47] Damit gewinnt der „Zeitsinn", von Thomas Mann leichthin als Überschrift eines Unterkapitels hingestellt, als ob jeder wissen müsse, was damit gemeint ist, die theoretische Aufladung einer fundamentalen Ontologie. So weit zu gehen, war aber sicher nicht Kants Intention.

Denn: Kant deutet hier auch an, daß die Frage einer Lokalisation von Seelenfähigkeiten durch die Annahme einer virtuellen Gegenwart von Seele der Physiologie als zu lösende Aufgabe, falls überhaupt lösbar,[48] zukommt, wobei er, wie oben zitiert, quasi in einem Nebensatz seine Lehre vom inneren Sinn als Zeitsinn in Erinnerung bringt. In der Kritik der Urteilskraft betont Kant allerdings, daß keine [der] Handlungen und Erscheinungen des inneren Sinnes materialistisch erklärt werden könne. Trotzdem hat sich die Physiologie an die Lösung dieser Problematik gewagt und auch Erfolge verzeichnen können.

5. Lokalisationslehre und Vegetativum

Durch Kants Einspruch war so eine Lokalisation von Seele und Seelenfähigkeiten im Inneren des Nervensystems zunächst gescheitert. Kants Verdikt führte aufgrund seines Renomees zum „Abschied vom Seelenorgan",[49] seine Auffassung des inneren Sinnes als Zeitsinn wurde aber, wie schon erwähnt, von Schopenhauer weitergeführt und erlangte durchaus eine gewisse Popularität, nachdem Schopenhauer „endlich" gegen Mitte des 19. Jahrhunderts die ersehnte und verdiente Aufmerksamkeit erfuhr. Schopenhauer hatte lange auf ein Echo gewartet; frustriert von dessen Fehlen veröffentlichte der Philosoph der Willensmetaphysik 1836 eine Abhandlung über die Naturwissenschaft, die seine philosophische Position bestätigen sollte. Der Rückgriff auf die Naturwissenschaft seiner Zeit, zuvörderst die Physiologie, eröffnete neue Zugänge zum Problem der Eigenwahrnehmung.

Schopenhauer stützt sich bei seiner Darstellung der Übereinstimmung physiologischer Forschungsergebnisse seiner Zeit mit seiner philosophischen Lehre über die Bedeutung des blinden Willens auf zeitgemäße Forschungsbefunde unterschiedlicher wissenschaftlicher Zweige,[50] vor allem aber auf ein neurophysiologisches Forschungsgebiet, das er den Schriften des schon erwähnten Johann Christian Reil entnommen hatte.

Johann Christian Reil wurde oben als Ideengeber der Psychiatrie gewürdigt. Nunmehr werden seine Verdienste herausgestellt, die er in der Zusammenführung anatomischer und physiologischer Neuentdeckungen seiner Zeit erwarb. Er war der erste, der den Ausdruck vegetatives Nervensystem für das sogenannte Gangliensystem gebraucht hat. Damit übertrug er den uralten Begriff der aristotelischen Nährseele (θρεπτική), lateinisch *anima vegetativa*, auf die jetzt bekannt gewordenen Anteile autonom arbeitender Nerven, die in Mensch (und Tier) offensichtlich Leistungen erbringen, die unbe-

---

47 HEIDEGGER (1951), S. 50f.

48 KANT (1963), S. 475.

49 HAGNER 2000 S. 83.

50 Siehe SCHOPENHAUER (1836)

einflußt vom Bewußtsein (in der Regel) ablaufen.[51] Ursprünglich stammt die Entdeckung des Gangliensystems von François Xavier Bichat (1771–1802).[52]

Bichat war schon zu Lebzeiten als unermüdlicher Anatom berühmt. Sein wichtigster Beitrag zur weiteren Entwicklung der Medizin und damit auch der Biologie war die Beschreibung der Gewebe. Der Wissenszweig der Biologie, der sich daraus entwickelte, ist die Histologie, die Gewebelehre, die heute in der Regel mittels gefärbter dünner Schnittpräparate in mikroskopischer Vergrößerung durchgeführt, für die klinische Pathologie von unschätzbarem Wert ist. Bichat jedoch klassifizierte Gewebe – Deckgewebe, Epithelien und Endothel, Bindegewebe und eben auch Nervengewebe – ohne mikroskopische Hilfe. Die Technik des Lichtmikroskops war damals noch unzuverlässig und fehleranfällig. Umso größer der Erfindungsreichtum dieses Mannes, der deshalb zu Recht als Vater der Histologie gilt.

Die neue Erkenntnis, die Bichat bei diesen Untersuchungen gewann, lag darin, daß er nachwies, daß es auch unabhängig von Hirn und Rückenmark Nervenzellen und -fortsätze im Körper gibt, deren physiologische Aufgabe offenbar mehr oder wenig autonom ablief. Er sah jedoch keine Verbindung mit dem sogenannten Cerebralsystem. Dies war dann wiederum der Fortschritt, der auf Reil zurückging: Reil nahm an, daß beide Systeme durch „Halbleiter"[53] verbunden sind, eine Beobachtung, die die Tatsache vorwegnahm, daß auch das Vegetativum durch bewußte Zustände beeinflußt werden kann. Reil und dessen Archiv für die Physiologie waren wichtig für die Argumentation Schopenhauers in der Schrift über den Willen in der Natur, denn er schloß aus der doppelten Anlage des Nervensystems, deren autonomer Anteil von Reil zudem noch die Bezeichnung vegetativ erhalten hatte, was auf die bis auf Aristoteles zurückgehende Tradition hinwies, auf die Einheit des Willens im Menschen unabhängig davon, ob dessen Tätigkeit nun bewußt oder unbewußt ablief. Und da es sich zudem zeigte, daß das Gangliensystem mit dem metameren Nervensystem niederer Tiere vergleichbar war, ließ sich diese Überlegung auch auf das ganze Tierreich übertragen, für Schopenhauer eine nur zu willkommene Bestätigung seiner Lehre über die Einheit des Willens in der Natur.

Es kommt noch hinzu, daß die Reflexe um 1800 als unmittelbare Folge einer afferent-efferenten Umschaltung im Nervensystem erkannt waren, wobei der (nicht genau definierte) zentrale Umschlagsplatz das *sensorium commune* sein sollte.[54] Allerdings wurden auch die autonomen Ganglien als solche Reflexzentren angesehen, denn Reflexe, so Jiři Procháska, waren unabhängige unwillkürliche Bewegungen.[55] In diesem Zusammenhang wurde die Verortung des *sensorium commune* zum Diskussionsobjekt, so zwischen Procháska und Halle.[56] Remak, der ebenfalls zu den frühen Beschreibern des vegetativen Nervensystems gehört, sah im Gemeinsinn die Umschlagsstelle autonomer unbewußt ablaufender Prozesse.[57]

---

51 REIL (1807), S. 189–254, erwähnt in SCHOPENHAUER (1985), I, S. 238.

52 CLARKE/JACYNA (1987), S. 308ff.

53 CLARKE/JACYNA (1987), S. 333; sowie REIL (1807).

54 HAGNER (2000), S. 244.

55 CLARKE/JACYNA (1987), S. 106.

56 CLARKE/JACYNA (1987), S. 105

57 CLARKE/JACYNA (1987), S. 92 und S. 125.

Schopenhauers Verständnis der Funktion des Inneren Sinnes gleicht durchaus derjenigen Kants:

> „Weil nun aber, ungeachtet dieser Vereinigung der Formen des inneren und äußeren Sinnes, durch den Verstand, [...] das Subjekt *unmittelbar* nur durch den inneren Sinn erkennt, indem der äußere Sinn wieder Objekt des innern ist und dieser die Wahrnehmungen jenes wieder wahrnimmt, da Subjekt also in Hinsicht auf die unmittelbare Gegenwart der Vorstellungen in seinem Bewußtseyn, den Bedingungen der Zeit allein, als der Form des *inneren Sinnes*, unterworfen bleibt."[58]

Aber neben der Funktion des inneren Sinnes als Zeitsinn schreibt er diesem Vermögen auch zu, die eigene Wahrnehmung zu registrieren, wie dies schon in der Tradition seit Augustinus angelegt war: „Diese unmittelbare Wahrnehmung des eigenen Wollens ist es, was man den inneren Sinn genannt hat."[59] Weitere Erwähnungen finden sich in der Dissertation bezüglich der Anschauungen der Formen des äußeren und inneren Sinnes, des Raumes und der Zeit[60] sowie sogar Hinweise auf den inneren Sinn als „Selbstbewußtseyn".[61]

Damit muß die reflexive Natur des Gemeinsinnes/Inneren Sinnes mit so etwas wie Propriozeption identifiziert werden. Aber es wäre doch zu simpel, wenn damit lediglich die Empfindung einer Darmperistaltik oder einer Tachykardie gemeint wäre, sondern schon die Eigenwahrnehmung eines Lagesinnes, das Wissens um die Stellung der Glieder im Raum und die selbstverständliche Bewegungen, etwa beim Gehen, wenn uns ein Problem oder eine Sorge wirklich bewegt, dokumentiert viel besser, was gemeint ist: die Möglichkeit, jederzeit die Herrschaft über die Lenkung der Aufmerksamkeit potentiell „im Griff" zu haben.

6. Orte und Vermögen

Wo findet man den inneren Sinn und was ist seine Funktion? Diese Fragestellung verbirgt sich hinter dem gewählten Titel der Arbeit: Zur Anatomie und Physiologie des Inneren Sinnes. Den Ausgang hatte diese Fragestellung davon genommen, daß in der Tradition der Gemeinsinn – als Sinn, der eine Vermittlung von Außenwelt und Innerem leistet – eines Werkzeuges bedarf, also irgendwo lokalisiert sein muß, um diese Vermittlungsarbeit zu leisten. Die mittelalterliche Tradition hat dafür das Innere des Hirns, das Ventrikelsystem entdeckt und diesen geheimnisvollen Hirnbäuchen, *ventriculis*, damit gleichsam die Aufgabe zugeschrieben, die Bilder zu verdauen und für die Anschauung neu zu kombinieren. Dabei wirkte der Gemeinsinn mit den äußeren Sinnen zusammen,

Darauf weisen die Verbindungen hin, die von den Sinnesorganen Auge, Nase, Zunge zu den einzelnen Hirnhöhlen konstruiert waren, etwa in der Abbildung im Werk von Johann Eichman, genannt Dryander (1500–1560), Mediziner in Marburg.[62] Am bekanntesten dürfte dafür die Abbildung aus der *margarita philosophica* des Gregor

---

58 SCHOPENHAUER (1957), S. 44 und passim.

59 SCHOPENHAUER (1836), S. 69, im Kapitel über Pflanzenphysiologie (!).

60 SCHOPENHAUER (1957), S. 161.

61 SCHOPENHAUER (1957), S. 177.

62 Siehe DRYANDER (1537).

Reisch geworden sein, Prior der Kartause am Johannisberg vor den Toren Freiburgs und Beichtvater des Kaisers Maximilian I.[63]

Diese Verortung innerer Sinnesfähigkeiten im Inneren des zentralen Nervensystems kann als Ausgangspunkt einer cerebralen Lokalisationslehre angesehen werden. Der nächste und umstrittene entscheidende Schritt erfolgte durch Franz Gall, der die seelischen Funktionen in die kortikalen Windungen verlegte.[64] Diese eigentlich korrekte Interpretation wurde durch die ebenfalls nicht ganz aus der Luft gegriffene Ausdehnung auf die Schädeloberfläche dann als absurd empfunden und rief Kritiken hervor, nicht zuletzt von einem darob ungehaltenen Philosophen.[65] Zwar handelt es sich hier in dieser abfälligen Zurechtweisung Hegels gegenüber der Organologie Galls eher um eine Randglosse im Verhältnis Philosophie und Biologie, gleichwohl kann dies als Hinweis dazu dienen, daß das unmittelbare Verhältnis von Philosophie und Naturwissenschaft im weitesten Sinne mit Kant und Soemmerring nicht abgeschlossen ist, im Gegenteil.

Die Entwicklung der Philosophie hin zur Sprache und damit zu Zeichen, semantischer Begrifflichkeit im Denken und neuer Logik[66] hat als weitere Folge auch eine neue Bewertung der verschiedenen Seelenfähigkeiten gebracht, die heute meist als *philosophy of mind* – mangels besserer Übersetzung auch Philosophie des Geistes – genannt wird. Diese Entwicklung in der Philosophie wird auf unzweifelhafte Fortschritte der Hirnforschung reagieren müssen, deren Beginn in dieser Arbeit skizziert wurde und die durch die Pioniertat Paul Brocas[67] dann praktisch gesichert wurde: Die Möglichkeit, psychische Funktionen zu lokalisieren. Die durch diese Entwicklungen neu aufgeworfene Fragen, der Stellenwert von Selbstbewußtsein und Befindlichkeiten (*Qualia*) hängen natürlich auch mit der Entwicklung der Lehre vom Gemeinsinn und inneren Sinn zusammen. Aber das führt über die hier gegebene Zusammenfassung hinaus und verlangt eine eigene, umfangreichere Darstellung.

Summary: Anatomy and physiology of internal sensation

Internal sensation or internal senses, a terminology coined by Augustine of Hippo, are originally derived from the common sense (*sensus communis*, *koinē aisthesis*) of the ancient philosophy, especially stemming from Aristotelian sources in his *de anima* and *parva naturalia*. The concomitant later coenesthetic symptoms, consisting in abnormal somatic sensations, were introduced into German psychiatry, going back to the naming of such sensations in the work of Johann Christan Reil.
In the scholastic period up to the 16th century, internal senses were localized in the inner ventricles of the brain and numerous pictures can be found demonstrating the various components of internal sensation and their links with the external senses. Pertinent descriptions date back to the neoplatonic area. Especially Avicenna's writings at the turn of the 10th century document that the doctrine of common and/or internal sensation was accepted at this time.
The ventricular system of the human brain thus became the site of mental faculties in a broader sense and the German anatomist Soemmerring around 1800 even localized the organ of the soul herein, but Immanuel Kant refused to back this view. Yet, following Kant, internal sensation

63 Siehe REISCH (1503).

64 Siehe OEHLER-KLEIN (1988).

65 Siehe HEGEL (1970).

66 Siehe LEMANSKI (2020).

67 Siehe SCHILLER (1979).

may be responsible both for time appreciation and self esteem. The latter however, was rather due to the vegetative nervous system that had been defined and described at roughly the same time.

Literatur

AUGUSTINUS (2006): Johannes Brachtendorf [Hrsg.], Aurelius Augustinus: De libero arbitrio / Der freie Wille, Paderborn 2006

BAKOŠ (1956): Jan Bakoš, Psychologie d'Ibn Sīnā (Avicenne) d'après son oeuvre aš Šifā, Praha 1956

BENEDUM (1988): Jost Benedum, Das Riechorgan in der antiken und mittelalterlichen Hirnforschung und die Rezeption durch S. Th. Soemmerring, in: Gunter Mann und Franz Dumont [Hrsgg.], Gehirn – Nerven – Seele. Anatomie im Umfeld S. Th. Soemmerrings, Stuttgart - New York 1988, S. 11–54

BLANKENBURG (1971): Wolfgang Blankenburg, Der Verlust der natürlichen Selbstverständlichkeit. Zur Psychopathologie symptomarmer Schizophrenien, Stuttgart 1971

BLANKENBURG (2007): ders., Ansätze zu einer Psychopathologie des ‚common sense', in: Martin Heinze [Hrsg.], Psychopathologie des Unscheinbaren. Wolfgang Blankenburg – Ausgewählte Aufsätze, Berlin 2007

BURDACH (1837): Carl Friedrich Burdach, Anthropologie für das gebildete Publicum, Stuttgart 1837

BUSCHE (2001): Hubertus Busche, Die Seele als System. Aristoteles' Wissenschaft von der Psyche, Hamburg 2001

CARUS (1831): Carl Gustav Carus, Vorlesungen über Psychologie, Erlenbach - Zürich - Leipzig 1831

CLARKE/DEWHURST (1973): Edwin Clarke und Kenneth Dewhurst, Die Funktionen des Gehirns, München 1973

CLARKE/JACYNA (1987): Edwin Clarke und L. S. Jacyna, Nineteenth-Century Origins of Neuroscientific Concepts, Berkeley - Los Angeles - London 1987

DRYANDER (1537): Johann Dryander (Eichmann), Anatomiae, hoc est, corporis humani dissectionis pars prior, Marburg 1537

FUCHS (1995): Thomas Fuchs, Coenästhesie. Zur Geschichte des Gemeingefühls, Zeitschrift für Klinische Psychologie, Psychopathologie und Psychotherapie 43 (1995), S. 103–112

GREDT (1956): Josephus Gredt, Elementa philosophiae aristotelico-thomisticae, Freiburg - Barcelona 1956

HAGNER (2000): Michael Hagner, Homo cerebralis – Der Wandel vom Seelenorgan zum Gehirn, Frankfurt a. M. 2000

HALLER (1776): Albrecht von Haller, Elementa physiologiae corporis humani, V, Lausanne 1776

HEIDEGGER (1951): Martin Heidegger, Kant und das Problem der Metaphysik, Frankfurt a. M. ²1951

HEGEL (1970): Georg Friedrich Wilhelm Hegel, Phänomenologie des Geistes, Frankfurt a. M. 1970

HUBER (1957): Gerd Huber, Die coenästhetische Schizophrenie, Fortschr. Neurol. Psychiat. 25 (1957), S. 491–520

HUBER (2005): ders., Psychiatrie, Stuttgart ⁷2005

KANT (1956): Immanuel Kant, Kritik der reinen Vernunft, Hamburg1956

KANT (1963): ders., Kritik der Urteilskraft, Stuttgart 1963

LEDOUX (1996): Joseph LeDoux, The Emotional Brain, New York 1996

LEMANSKI (2020): Jens P. Lemanski [Hrsg.], Language, Logic and Mathematics in Schopenhauer, Cham (Schweiz) 2020

MANN (2002): Thomas Mann, Der Zauberberg. Große kommentierte Frankfurter Ausgabe (GkFA), 5.1., Frankfurt a. M. 2002

MARNEROS (2005): Andreas Marneros, Das Wort Psychiatrie wurde in Halle geboren, Stuttgart 2005

MENNEL (2016): Hans Dieter Mennel, Anthropologische Psychiatrie im Werk Thomas Manns, Medizinhistorische Mitteilungen 35 (2016), S. 189–207

MOCEK (1995): Reinhard Mocek, Johann Christian Reil (1759–1813), Frankfurt a. M. 1995

MORANI (1987): Moreno Morani [Hrsg.], Nemesius Emesenus. Nemesii Emeseni de natura hominis, Leipzig 1987 (= Bibliotheca scriptorum Graecorum et Romanorum Teubneriana)

NEUBURGER (1911): Max Neuburger, Geschichte der Medizin, II.1, Stuttgart 1911

OEHLER-KLEIN (1988): Sigrid Oehler-Klein, Franz Joseph Gall, der Scharlatan – Samuel Thomas Soemmerring, der Wissenschaftler? In: Gunter Mann und Franz Dumont [Hrsgg.], Gehirn – Nerven – Seele. Anatomie im Umfeld S. Th. Soemmerrings, Stuttgart - New York 1988 (= Soemmerring-Forschungen, 3), S. 93–131

PERROT (1988): Maryvonne Perrot Le rôle du corps propre dans la philosophie de Schopenhauer: Résonnances biraniennes? In: Rudolf Malter, Wolfgang Seelig und Hans Gerd Ingenkamp [Hrsgg.], Schopenhauer Jahrbuch 69, Frankfurt a. M. 1988, S. 417–423

PLESSNER (2003): Hellmuth Plessner, Anthropologie der Sinne, in: Gesammelte Schriften III. Frankfurt a. M. 2003 (= Suhrkamp Taschenbuch Wissenschaft, 1626)

REIL (1795/96): Johann Christian Reil, Über die Lebenskraft, in: ders. [Hrsg.], Archiv für die Physiologie (Halle) 1 (1795/96), S. 8–162

REIL (1807): ders., Ueber die Eigenschaften des Gangliensystems und sein Verhältnis zum Cerebral-System, in: ders. [Hrsg.], Archiv für die Physiologie (Halle) 7 (1807), S. 189–245

REIL (1811): ders., Gesammelte kleine physiologische Schriften, hrsg. von einer Gesellschaft angehender Ärzte, Wien 1811

REISCH (1505): Gregor Reisch, Margarita philosophica, Freiburg 1503

SCHILLER (1979): Francis Schiller, Paul Broca, Founder of French Anthropology, Explorer of the Brain, Oakland 1979

SCHOPENHAUER (1813): Arthur Schopenhauer, Über die vierfache Wurzel des Satzes vom zureichenden Grund, Rudolstadt 1813

SCHOPENHAUER (1836): ders., Über den Willen in der Natur, Frankfurt a. M. 1836

SCHOPENHAUER (1957): ders., Über die vierfache Wurzel des Satzes vom Grunde, Hamburg 1957

SCHOPENHAUER (1985): ders., Der Handschriftliche Nachlaß, hrsg. von Arthur Hübscher, I: Frühe Manuskripte 1804–1818, München 1985 (HN I)

SOEMMERRING (1796): Samuel Theodor Soemmerring, Über das Organ der Seele, Königsberg 1796

STROICK (1968): Clemens Stroick [Hrsg.], Alberti magni ordinis fratrum praedicatorum De anima, Aschendorff 1968

SUMMA (2014): Michela Summa, Epoche und methodische Integration als Grundlage für Blankenburgs Psychopathologie des common sense, in: Stefano Micali und Thomas Fuchs [Hrsgg], Wolfgang Blankenburg – Psychiatrie und Phänomenologie, Freiburg - München 2014, S. 55–79

WYSSLING (1985): Hans Wyssling, Wer ist Professor Kuckuck? In: Hermann Kurzke [Hrsg.], Stationen der Thomas-Mann-Forschung, Würzburg 1985, S. 276–295

Anschrift des Verfassers:
Prof. Dr. med Hans-Dieter Mennel M.A.
Adelhauserstraße 9
79098 Freiburg im Breisgau
hd.mennel@t-online.de

Demenz – Eine besondere Aufgabe für den Seelenarzt Überlegungen zur Psychosomatik einer häufigen Alterskrankheit

Von REINHARD PLATZEK

Wer immer strebend sich bemüht
Den können wir erlösen.
Johann Wolfgang von Goethe, Faust II, 5. Akt: Bergschluchten, Wald, Fels und Einöde

Bereits vor unserer heutigen klassifizierenden Psychiatrie fielen in der Gesellschaft Menschen auf, bei denen die „Thätigkeit der Seelenkräfte“[1] im Sinne einer Krankheit vom Normalen abwich. So beschreibt Gustav Schmalz 1825 „eine anhaltende Geistesschwäche ohne Fieber und Wuth; nicht eine besondre Verstimmung, sondern eine allgemeine Asthenie in allen Seelenvermögen: Verstand, Einbildungskraft und die Sinne sind ohne Kraft, nicht alieniert, sondern abgestumpft, das Gedächtnis ist ganz schwach und zugleich untreu“. Es handelt sich hierbei – aus einer rein deskriptiven Sicht – um den „Blödsinn“, also um die „Amentia“.

Blödsinnigkeit „entsteht durch schwere Krankheiten oder Gemüthsaffekten“,[2] oder sie „ist angeboren“;[3] – so erklärt uns Gustav Schmalz diese Krankheitsform. Daß hier, modern gesprochen, ein psychopathologisches Zustandsbild und nicht eine Krankheitsentität beschrieben wird, läßt sich dem Hinweis entnehmen, daß „der *von Geburt an* Blödsinnige“[4] selten über „30 Jahre lebt“.[5] Das Symptombild der Blödsinnigkeit tritt also laut dieser frühen Nomenklatur nicht nur im Senium auf, wo es sich als „Greisenblödsinn“[6] äußert, sondern es kann vielmehr, mit all den oben genannten Folgen, Menschen eines *jeden* Alters betreffen und muß folglich verschiedene Ursachen haben.

Die genannten Auffälligkeiten waren so bedeutsam, daß sie in einem zeitgenössischen Lexikon[7] ausführlich Erwähnung fanden. In unserem Zusammenhang ist auf die „Schwäche der geistigen Sehekraft“, mithin der Schwäche „des Verstandes“ abzuheben, also auf diejenige Schwäche, die in einem „Mangel an Auffassungskraft besteht“. Der Blödsinnige, so heißt es, leidet „an Schwäche des Gedächtnisses“; wobei „Blödsinn“, „wie jede Schwäche, unendlich viele Abstufungen zuläßt“. Blödsinn wird „immer als

---

1 SCHMALZ (1825), S. 38.

2 SCHMALZ (1825), S. 38.

3 SCHMALZ (1825), S. 38.

4 SCHMALZ (1825), S. 38 (Hervorhebung durch Verfasser).

5 SCHMALZ (1825), S. 38.

6 Es handelt sich mit anderen Worten um die Dementia senilis. Vgl. hierzu ALZHEIMER (1898) und sieh DWB: Greisenblödsinn (dementia senilis). Vgl. ebenso unten Anm. 28.

7 Sieh für die folgenden Überlegungen: ERSCH/GRUBER (1823) s. v. „Blöde“.

Krankheit der Sele betrachtet".[8] Er darf nicht mit „Dummheit"[9] verwechselt werden. Denn bei „sehr hohen Graden des *Blödsinns* zeigt sich fast gar kein Gedächtniß".[10] Dumme hingegen können „ein sehr gutes Gedächtniß haben".[11] Hier liegt lediglich eine „Stumpfheit des Verstandes"[12] vor.

Zur damaligen Zeit stand noch „durchaus im Vordergrunde der Erörterungen ... die Frage, ob die Geistesstörungen auf Veränderungen der Seele oder des Körpers"[13] beruhten. Und es sollte gar – so Heinroth – ein „böser Geist ... in den Seelengestörten"[14] wohnen, der für das Krankheitsbild verantwortlich zu machen sei. Irresein wurde gemäß solcher Anschauung Ausfluß einer „persönlichen Schuld".[15]

Konnte zu Beginn des 19. Jahrhunderts noch moralische Schuld für psychische Auffälligkeiten verantwortlich gemacht werden, so lehrt uns nur wenige Jahrzehnte später Wilhelm Griesinger den bis heute gültigen modernen Ansatz psychiatrischen Denkens und Handelns, indem er – über die seelischen Schwächen hinaus – danach fragt, *welches Organ*[16] Schaden genommen haben muß, wenn die oben genannten Auffälligkeiten ärztlicherseits zu beobachten waren.

Psychische Krankheiten werden seitdem von einem jeden Psychiater unter einem zweifachen Blickwinkel betrachtet. Es geht nicht mehr allein darum, die seelischen Veränderungen zu erfassen und zu beschreiben, sondern es ist zugleich der Frage nachzugehen, ob das zu Schaden gekommene Organ eine somatische Begründung zu liefern vermag, um das vorgefundene Bild zu erklären. In der Folge wurden seelische Krankheitserscheinungen als Ausdruck einer organischen Erkrankung – nämlich einer solchen, die das Gehirn betraf – diskutiert.

Es war dann nur konsequent, daß die Psychiater zu untersuchen begannen, wie sich die vorgefundene Psychopathologie zur körperlichen Erkrankung – das heißt in unserm Falle zu den post mortem[17] diagnostizierten Krankheitserscheinungen des Gehirns – verhielt. Man war bemüht, Diagnosen exakter zu stellen, indem man die vorgefundenen biologischen Veränderungen histopathologisch charakterisierte und diese, so weit wie möglich, unterschiedlichen Gehirnarealen zuordnete. Auf diese Weise konnte – so die Sichtweise der Hirnpathologen – die Wechselbeziehung zwischen dem psychischen Krankheitsbild und dem pathologischen Hirnbefund erkannt werden.

---

[8] ERSCH/GRUBER (1823), S. 37[a].

[9] Noch zu Beginn des 20. Jahrhunderts hieß es: „Die Grenze zwischen erheblicher physiologischer Dummheit und leichter pathologischer G⟨eistesschwäche⟩ ist schwer zu ziehen." (MEYER [1905], VII, S. 502, s. v. „Geistesschwäche".)

[10] ERSCH/GRUBER (1823), S. 37[b].

[11] ERSCH/GRUBER (1823), S. 37[b].

[12] ERSCH/GRUBER (1823), S. 37[a].

[13] KRAEPELIN (1918), S. 21.

[14] KRAEPELIN (1918), S. 22.

[15] KRAEPELIN (1918), S. 21.

[16] PLATZEK (1994), Griesinger formuliert: „... dass in jeder Geisteskrankheit das Gehirn leide ..." S. 324.

[17] Bis heute finden diese Gehirnauffälligkeiten in der diagnostischen Einordnung ihren Niederschlag. Allerdings lassen sich heute „Zeichen für Neurodegeneration" in bildgebenden Verfahren objektivieren. Sieh hierzu „Die neue Alzheimerklassifikation", LENZEN-SCHULTE (2018).

Denn, da nun „jedem einzelnen Hirnteil eine verschiedene Function zukommt und kein Element dem andern gleichwertig ist“,[18] werden, so war sich Alzheimer in seiner 1898 veröffentlichten Publikation sicher, „klinisch ganz verschiedene Bilder zustande kommen, je nachdem die Degeneration da und dort in diffuser Weise oder in zahlreichen kleineren oder einzelnen grösseren Herden einsetzt“.[19]

Wenige Jahre später, zu Beginn des vorigen Jahrhunderts, schickte sich Alois Alzheimer an, den Beweis zu führen, daß es „heute schon möglich ist, der klinischen Differentialdiagnose eines Krankheitsbildes eine histologische Differentialdiagnose gegenüber zu stellen, und daß dabei mancherlei Tatsachen hervortreten, die fördernd und klärend die klinische Betrachtung beeinflussen müssen“.[20]

Schon damals war sich Alzheimer sicher, daß „die Paralyse nicht die einzige Geisteskrankheit“[21] war, die sich „histologisch kennzeichnen“[22] ließ. In seinen histologischen Studien zur Differenzialdiagnose der progressiven Paralyse bemüht er sich daher, die noch wenig genau beschriebenen Bilder einer „Verblödung“ hirnpathologisch[23] zu differenzieren. Hierbei führt Alzheimer zahlreiche Kasuistiken auf, wobei es ihm im wesentlichen auf die unterschiedlichen krankhaften Hirnbefunde bei den von ihm untersuchten Patienten ankam. Die uns mitgeteilten, dem Krankheitsbild jeweils zugehörigen, *psychischen* Auffälligkeiten sind hauptsächlich deskriptiver Natur; eine psychopathologische *Systematik* ist kaum zu erkennen.

Entsprechend sucht Alzheimer die Krankheitsentität in einer unterschiedlichen Hirnpathologie. Der Hirnschnitt soll diagnostische Sicherheit geben, und er soll dem Kliniker dienen, im Fortgang der hirnpathologischen Erkenntnis, den Blick auf das Symptom zu schärfen. Denn „durch die nachträgliche histologische Untersuchung“[24] sei die Möglichkeit geboten, „die Diagnose zu bestätigen oder richtig zu stellen“.[25]

---

18 ALZHEIMER (1898), S. 114.

19 ALZHEIMER (1898), S. 114.

20 ALZHEIMER (1904), S. 7.

21 ALZHEIMER (1904), S. 7.

22 ALZHEIMER (1904), S. 7.

23 Alois Alzheimer war bei einer Patientin die *Andersartigkeit* der Demenz aufgefallen. Denn sein Fall „bot schon klinisch ein so abweichendes Bild, daß er sich unter keine der bekannten Krankheiten einreihen ließ“, so Alzheimer auf der 37. Versammlung Südwestdeutscher Irrenärzte in Tübingen (zit. nach MAURER [2002], S. 200.) – Über diese andersartige Erkrankung schreibt KRAEPELIN (1921), III, S. 189: „Alzheimer war geneigt, sie geradezu als eine ‘atypische Form’ des Altersblödsinns aufzufassen.“ Bei dieser „klinisch so scharf gekennzeichneten Krankheit“ sprach „die ganz eigenartige, sich sonst nirgends in dieser Form wiederfindende Sprachstörung und die außerordentliche Schwere der Verblödung sehr stark für die *Sonderstellung* des Leidens“ (Hervorhebung durch den Verfasser). Ferner war sicherlich der frühe – also praesenile – Beginn des dementiellen Geschehens bei seiner berühmten Patientin (Auguste D.) ein entscheidender Auslöser für das wissenschaftliche Interesse Alois Alzheimers, vgl. MAURER (2002), S. 26f. – Verantwortlich für das frühe Auftreten der Erkrankung – so wurde neuerdings gemutmaßt – sei gewesen, daß Auguste „ausgerechnet an einer extrem seltenen Variante“ dieser „heute so häufigen Krankheit“ gelitten habe; was Müller et al. als eine „Ironie der Medizingeschichte“ (MÜLLER/ WINTER/GRAEBER [2013], S. 77) bezeichneten. Dem allerdings widersprechen RUPP/BEYREUTHER/MAURER (2014): „Our sequencing analysis did not validate the reported mutation.“

24 ALZHEIMER (1904), S. 183.

25 ALZHEIMER (1904), S. 183. Alzheimer führt an dieser Stelle weiter aus, daß durch seine Untersuchung am Präparat auch die Zuverlässigkeit der klinischen Erkennungszeichen geprüft und verbes-

Für Alzheimer ist es „ohne weiteres klar,[26] daß, wenn wir imstande wären, alle wesentlichen Abweichungen in der Art und Anordnungsweise der Gewebsveränderungen bei den einzelnen Krankheiten zu erkennen und wenn wir weiter wüßten, welche klinischen Erscheinungen die einzelnen Veränderungen zur Folge hätten, eine einfache Subtraktion ergeben müßte, welche Symptome allen Krankheiten gemeinsam und welche einer jeden eigentlich sind, welchen also keine und welchen eine wichtige Bedeutung für die Erkennung der Krankheit zukommt".[27]

Bis in die Mitte des 20. Jahrhunderts erfolgte der psychiatrische Blick auf die dementiellen Zustände dann vorwiegend aus dieser somatischen Perspektive. Es war die von der Grunderkrankung ausgehende, von dort aus auf ein sich entwickelndes Symptombild gerichtete Sichtweise.[28] Kraepelin beschrieb die Paralyse, welche, die „paralytische Verblödung"[29] als einen „gesetzmäßigen"[30] psychopathologischen Endpunkt zeigte; und noch bei Eugen Bleuler waren es die zu Grunde liegenden „degenerativen Hirnkrankheiten",[31] etwa die Altersrückbildungen des Hirns, die zu den krankhaften kognitiven Erscheinungen führten.

---

sert werden können. Der pathologischen Histologie kommt somit eine „besondere Bedeutung für die Unterscheidung der verschiedenen Erkrankungen" zu, ebda., S. 184.

26 Dem würde Viktor von Weizsäcker widersprechen, wenn er uns auf die Schwierigkeiten hinweist, denen wir begegnen, wenn wir – wie Alzheimer dies hier offensichtlich tut – voraussetzten, daß eine „pathologische Funktion sich als eine Veränderung der normalen verstehen lasse". Dann nämlich würde „ein großer Teil der sogenannten normalen Verhältnisse gerade aus pathologischen erschlossen werden" – „statt umgekehrt". Außerdem würde nicht mitbedacht, daß „mit einer Neuschöpfung von Phänomenen in der Krankheit zu rechnen ist", WEIZSÄCKER (1986), S. 28f.

27 ALZHEIMER (1904), S. 183f.

28 Auch wenn freilich die heutige Differentialdiagnostik noch nicht in aller Psychiater Bewußtsein war. Damals, so Manfred Bleuler, galt noch für viele Autoren, daß „senile Demenz" und „Alzheimersche Krankheit die Etikette für beide Krankheiten zusammen" (BLEULER [1979], S. 225) darstellten. Denn es würde sich die Alzheimersche Krankheit „weder klinisch noch pathologisch-anatomisch mit scharfen Grenzen von der senilen Demenz abtrennen" (ebda., S. 223) lassen. Obwohl es doch schon viele Jahrzehnte zuvor das Anliegen der Untersuchungen Alois Alzheimers war, „die von ihm beschriebene Krankheit von der Dementia senilis abzugrenzen". (ebda., S. 213.) – Des weiteren finden sich 1905 noch Termini wie „senile Geistesschwäche" oder „Greisenschwachsinn", wobei wohl ein geradezu physiologischer Alterszustand angenommen wurde, wenn es bei MEYER (1905) s. v. Geistesschwäche heißt: „... kommt im höheren Lebensalter vor und ist in ihren stärkeren Graden wohl stets auf den im Greisenalter so gewöhnlichen Schwund des Gehirns zurückzuführen." – Neuerdings (1997) ist in diesem Zusammenhang von einer an das Alter gebundenen Verschlechterung des Gedächtnisses („age-associated memory impairment") die Rede, und man ist sich nicht sicher, ob es sich nicht schlicht um normales Altern („normal aging") handelt, vgl. das Summary von HÄNNINEN/SOININEN (1997). – Heute läßt sich durch eine eingehende klinische Anamnese und durch – teilweise invasive – Zusatzuntersuchungen eine sehr hohe differentialdiagnostische Sicherheit erzielen, vgl. DGPPN (2016), S. 14: „Wahrscheinlichkeiten für das tatsächliche Vorliegen einer Alzheimer-Krankheit".

29 KRAEPELIN (1921), II, S. 113.

30 So formuliert KRAEPELIN (1921), II, S. 112, daß die Paralyse in „dem Bilde eines eigenartigen, *hochgradigen Schwachsinns mit Lähmung*" ende.

31 Vgl. BLEULER (1979), S. 213.

Dementielle Störungen waren also gleichsam Symptom und Ausdruck eines bekannten Krankheitsgeschehens.[32] Somit standen Diagnostik – und falls möglich Behandlung – der *ursprünglichen* Erkrankung im Vordergrund.

Gegen Ende des 20. Jahrhunderts vollzieht sich die Wende zu einem Primat der *psychopathologischen* Sicht – also der Sicht vom *Symptom* zur Krankheitsursache. Denn – so zeigte uns Eugen Bleuler – ausschließlich eine somatische *Ursache* der Krankheit in den Blick zu nehmen, führt zu einer psychiatrisch fehlerhaften und untauglichen Einschätzung des Patienten. Bleuler spricht das Konzept der Dementia senilis an. Dieser Terminus wurde „für Kranke mit leichter wie mit schwerer Hirnrückbildung gebraucht."[33] Bleuler weist darauf hin, daß die „leicht Kranken an derselben Hirnkrankheit litten, die in den Endstadien zu Demenz, d. h. Verblödung, führte".[34] Offenbar aufgrund des damals noch vorherrschenden überwiegend somatischen Denkens „kam es zu dem unglücklichen Sprachgebrauch, auch nicht demente"[35] – also leicht kranke, das heißt psychopathologisch (noch)[36] nicht eingeschränkte – Menschen „als dement und verblödet zu bezeichnen".[37]

So wurde zunehmend deutlich, daß im Umgang mit dem Patienten nicht die Frage nach der somatischen Grunderkrankung entscheidend sein konnte, sondern es mußte die Ausprägung des Syndroms in den Vordergrund gerückt werden. Daher wurde es nötig, die Schwere der dementiellen Erkrankung über einen „Maßstab" nachweisbarer kognitiver Störungen zu definieren, um den krankhaften Zustand des Patienten adäquat abzubilden. Es galt also, die psychischen Auffälligkeiten mit Hilfe psychometrischer Verfahren zu objektivieren.

Das wohl bekannteste testpsychologische Instrument, um den Schweregrad einer Demenzerkrankung zu bestimmen und den Verlauf der Erkrankung zu überwachen,

32 Dies spiegelt sich in gewisser Weise auch in der ICD-9 wider. Hier ist als Überschrift nicht „Demenz" klassifiziert, sondern es findet sich im Kapitel „V. Psychiatrische Krankheiten" unter „Psychosen" (und Untertitel: „Organische Psychosen") die Krankheitenzusammenfassung „Senile und präsenile organische Psychosen". Vgl. https://www.dimdi.de/dynamic/de/klassifikationen/icd/icd-10-who/historie/icd-vorgaenger/icd-9/icd-9-vas/ – Der Überbegriff schwankte über viele Jahrzehnte. Im ICD-8 (1968) waren es (S. 229) „V. Seelische Störungen". Hier wurden die Demenzformen („290 Senile und präsenile Demenz") den „Psychosen" untergeordnet. – Im ICD-7 (S. 366) hieß die Überschrift: „V. Psychosen, Psychoneurosen und Persönlichkeitsstörungen"; sieh hier (S. 367) folgende Einteilung: Unter „304 Senile Psychose" „Altersdemenz" und unter „305 Präsenile Psychose" „Alzheimer'sche Krankheit". – Und im ICD-6 findet sich (auf S. 115) eingeordnet unter „V. Geistige und psychoneurotische Störungen sowie Persönlichkeitsanomalien" (auf S. 117) „304 Senile Psychose" „Cerebrale Atrophie oder Degeneration mit Psychose im Alter von 65 Jahren und darüber Altersdemenz", und unter „305 Präsenile Psychose" hat die „Alzheimer'sche Krankheit" ihren systematischen Ort gefunden. – Die entsprechenden Nachweise lassen sich der Internetseite des Deutschen Instituts für Medizinische Dokumentation und Information entnehmen: https://www.dimdi.de/dynamic/de/startseite. Eingesehen am 31. 5. 2020.

33 Bleuler (1979), S. 213.

34 Bleuler (1979), S. 213.

35 Bleuler (1979), S. 213.

36 In gewisser Weise wurde mit „Demenz" das Vorliegen einer ungünstigen Prognose assoziiert, was sicher nicht für die behandelbaren dementiellen Störungen gilt. Peters fordert daher am Ende des vergangenen Jahrhunderts den Begriff Demenz „nur streng deskriptiv und ohne prognostische Bedeutung" zu gebrauchen. Freedmann/Kaplan/Sadock/Peters (1986), S. 334.

37 Bleuler (1979), S. 213

steht mit dem sogenannten Mini-Mental-Status-Test seit 1975[38] zur Verfügung. Und erst an der Wende zum 21. Jahrhundert lag ein für alle Diagnostiker leicht zu bedienender Test[39] vor, der in der Lage war, *frühzeitiger* auf eine dementielle Entwicklung hinzuweisen.

Vielleicht war es diese Wende – vom Symptom zur Diagnose –, welche dazu führte, daß Ärzte jetzt vermehrt den erkrankten Menschen in seinen mehr und mehr nachlassenden Fähigkeiten der Alltagsbewältigung in den Blick nahmen –, weshalb Hans Förstl in seinem Vorwort bezüglich des großen Gebiets der Demenzen, von einer „Wiederentdeckung in der zweiten Hälfte des letzten Jahrhunderts“[40] sprechen konnte. Und vielleicht war diese Wende zugleich der eigentliche Grund für das heute bestehende so breite Interesse an dieser Erkrankung – und das gilt nicht nur für die Nervenärzte, sondern auch für „viele andere Berufsgruppen in und außerhalb der Medizin“.[41]

Entsprechend wird heute der ärztliche Blick zunehmend auf das umfassende „*Symptombild* ‘Demenz’“ gerichtet. Zwar erfährt Demenz im ICD-10[42] eine differenzierte *somatische* Einteilung, wobei noch immer nach verschiedenen Formen, das heißt körperlichen Ursachen dieser Erkrankung unterschieden wird. Sie wird aber eingangs ausführlich auf einer *psychischen* Ebene beschrieben. Im Vordergrund stehen also die aufgrund einer Demenz bestehenden kognitiven Einschränkungen. Schließlich sind es eben diese psychischen Auffälligkeiten, welche die Erkrankten oder deren Angehörigen in die Sprechstunde des Arztes führen. Es sind die Sorgen, ob die beobachteten Auffälligkeiten „normal“ seien oder ob sich dahinter ein „krankhaftes Geschehen“[43] verberge. Man erwartet also vom Arzt Hilfe und Lösungsvorschläge hinsichtlich der *Symptomatik*.

Jedoch gilt es für den Psychiater, nicht nur psychometrisch die Schwere einer Demenz zu bestimmen und den Verlauf der Entwicklung festzuhalten, um bei der Bewältigung des täglichen Lebens helfen zu können. Vielmehr muß der Psychiater beachten – worauf Peters hinweist –, „daß die gleichen klinischen Merkmale eines intellektuellen Abbaus sowohl von irreversiblen zerebralen Erkrankungen als auch von mehr oder weniger reversiblen Erkrankungen verursacht werden“[44] können. Er hat also zu berücksichtigen, daß Heilungen möglich sein können und die Prognose nicht durchweg ungünstig sein muß.

Neuerdings beginnt daher die *psychopathologische* Sichtweise allmählich wieder zugunsten der somatischen Krankheitsauffassung zurückzutreten. So findet, laut Lutz Fröhlich[45], derzeit ein „dramatischer Shift“[46] statt: „Nicht mehr klinische Symptome wie Orientierungslosigkeit oder Gedächtnisverlust im Verbund mit neuropsychologischen Testbatterien sollen diagnostisch entscheidend sein für die häufigste Form der

38 Mini-Mental-Status-Test (= Mini Mental State Examination). Vgl. REISCHIES/HELMCHEN (2002), S. 12.

39 DemTect (Demenz-Detektion). Vgl.: https://de.wikipedia.org/wiki/DemTect. Eingesehen am 28.2.2020.

40 Konrad Förstl im Vorwort zu: BEYREUTHER/EINHÄUPL/FÖRSTL/KURZ (2002), S. VII

41 ebda.

42 ICD-10 (2006), S. 25-28

43 Gemeint ist dann eine „dementielle Entwicklung“.

44 FREEDMANN/KAPLAN/SADOCK/PETERS (1986), S. 334.

45 Er ist Leiter der Gerontopsychiatrie am Zentralinstitut für seelische Gesundheit in Mannheim.

46 LENZEN-SCHULTE (2018).

Demenzerkrankungen, sondern Biomarker."[47] Die Krankheit soll also jetzt letztlich durch biologische[48] Charakteristika als eine Entität bestimmt werden.

Mit dieser biologisch fundierten Zuweisung zu einer bestimmten Krankheitsentität, ist die Erwartung einer prognostischen Einschätzung der Krankheitsentwicklung gesetzt. Hier kommt allerdings nunmehr hinsichtlich einer möglichen dementiellen Entwicklung der völlig neue Aspekt ins Spiel, daß *noch vor aller klinischen Symptomatik* dem Diagnostiker – mit Hilfe der sogenannten Biomarker! – ein Hinweis[49] auf eine sich herausbildende organische Erkrankung gegeben werden kann, die – möglicherweise – für „das Leben"[50] einen fatalen Verlauf erwarten läßt.

Wenn wir uns diesem Thema zuwenden und nach der Möglichkeit fragen, Demenz noch vor ihrem Ausbruch vorhersehen zu können, dann erwächst uns dieser moderne Ansatz zu einem ethischen Problem. Denn wenn Soma und Psyche in wechselseitiger Beziehung stehn, dann wird uns das Wissen um *somatische* Entwicklungen, das wir durch spezielle organische[51] Untersuchungen erhalten haben, auch über künftige *psychische* Eigenschaften des Patienten Informationen geben können. Ist es dann Fluch oder Segen, jetzt schon zu wissen, daß die Verstandeskräfte nachlassen werden?

Betroffen von dieser neuartigen diagnostischen Möglichkeit ist – wir erwähnten es – der *gesunde* Mensch mit seiner Befürchtung, dereinst eine Verstandesschwäche zu entwickeln. Unter dieser Rücksicht muß eine mit naturwissenschaftlichen Methoden festgestellte Aussicht, im Verlauf der Zeit an einer Demenz zu erkranken, den Menschen nachdenklich stimmen, und sie kann ihn verunsichern. Denn welche Bedeutung hat ein solches Vorherwissen für den Betroffenen? Muß er sein Leben neu entwerfen?

An dieser Stelle der Überlegung angelangt, führt uns eine rein medizinische Betrachtung nicht mehr weiter.

Da der Mensch nicht in einer Biosphäre aufgeht, sondern durch Geist bewegt ist, muß nunmehr nach der Bedeutung von „Leben" gefragt werden.

---

47 LENZEN-SCHULTE (2018). Entsprechend formuliert JESSEN (2019), S. 103: „Bezüglich des grundsätzlichen Verständnisses der Alzheimer-Erkrankung hat sich in den letzten 20 Jahren ein Konzeptwandel vollzogen, von einer nach klinischen Kriterien für eine Demenz definierten Krankheit hin zu einer biologischen, biomarkerorientierten Krankheitskonzeption, die von einem klinischen asymptomatischen Stadium, einem Prodromalfrühmanifestationsstadium und einem Demenzstadium ausgeht." – Heute gilt gemäß der aktuellen S3-Leitline Demenzen (DGPPN [2023], S. 67) folgendes: „Die Diagnose einer Alzheimer-Krankheit kann bei typischer Symptomausprägung und eindeutigem Biomarkerhinweis (Tau- und beta-Amyloid-Pathologie) für das Vorliegen einer Alzheimer-Pathologie auch im Stadium der leichten kognitiven Störung gestellt werden."

48 Als „Biomarker" gelten nicht nur charakteristische Ergebnisse einer Liquoruntersuchung, sondern auch „Befunde, die verschiedene Bildgebungsverfahren liefern", LENZEN-SCHULTE (2019), S. A1599.

49 Wir sprechen in diesem Zusammenhang nicht von einer absolut sicheren Möglichkeit die Krankheitsentwicklung vorherzusagen. LENZEN-SCHULTE (2019), S. A1598, weist darauf hin, daß es – wir fügen hinzu: „noch"! – eine „falsche Vorstellung" sei, „man könne sich derzeit als geistig gesunder Mensch über sein Alzheimer-Risiko frühzeitig Klarheit verschaffen."– Ein „bis zu 100%iges Risiko, im Laufe des Lebens" an Demenz zu erkranken, bestehe aber für Träger pathogener Gene. Vgl. BUNDESÄRZTEKAMMER (2018), S. A3.

50 Es ist noch zu klären, was mit „Leben" gemeint ist.

51 Gesucht wird freilich auch nach spezifischen kognitiven Einschränkungen, die einen Vorhersagewert haben können. Vgl. hierzu SCHÖBERL/ZWERGAL (2019), S. 31f.: „Somit gibt es genügend Studienergebnisse, welche Testverfahren zur Raumorientierung und -navigation als sensitives und auch spezifisches diagnostisches Verfahren bei Patienten mit drohender Alzheimer-Demenz nahelegen."

Zu fragen ist: Richten wir den Blick auf das *biologische* Leben, von dem wir wissen, daß es endlich ist, gegen dessen vorzeitiges Ende der Arzt therapeutisch tätig wird, um es hier und jetzt möglichst zu erhalten?

Oder sprechen wir von jenem *inneren* Leben, welches insbesondre dem Psychiater ein Anliegen ist – dessen Tun darauf zielt, daß die innere Lebendigkeit des Menschen in der Krankheit nicht verlorengeht? Denn er möchte zu allererst die Fähigkeit des Menschen, sich frei zu entwerfen, etwas zu gestalten und Neues hervorzubringen, möglichst lange erhalten. War also, wenn wir von „Leben" sprachen, dieses Streben gemeint, das den Menschen handeln läßt, weil er sich auf eine individuelle Zukunft hin festlegen will. Geht es mit anderen Worten um jene *psychische* Lebendigkeit, die den Menschen zu verantwortungsvollem Tun befähigt, bis er im Tod an sein biologisches Ende gelangt ist?

Oder ist gar zum dritten der Lebensentwurf des Menschen im Blick? Weil der Mensch als psychosomatisches Wesen seine Welt gestaltet und sich ein Lebensziel[52] setzt; und weil er sich individuell selbst bestimmen will, um endlich eine unveränderbare Gestalt anzunehmen, die er auf immer ist, und die ihm nicht mehr genommen werden kann? Dann freilich ist der Tod des Menschen für uns nicht etwa ein „relationales Übel",[53] sondern der auf ewig definierte Endpunkt des Individuums. „Denn der Mensch ist mehr als das, was wir zu Grabe tragen und dem Kreislauf der Elemente übergeben."[54] Treffend formuliert Leonhard Richter: „Eine Daseinsgestalt zerfällt, das Individuum jedoch in Gestalt der Person, das Geist-Individuum … entsteigt seiner irdischen Hülle, um … nun frei zu sein und aus der Kraft dessen zu wirken, was es in der Sphäre des irdischen Dasein zu seiner Weltgestalt ausgebildet hat."[55]

Wenn wir nun diese Bedeutungsbreite von dem Problem eines „veränderten Lebens" vor uns haben, ist es nicht verwunderlich, daß Patienten sehr unterschiedliche Erwartungen hegen, wenn sie ihren Arzt nach dem voraussichtlichen Verlauf ihrer Erkrankung fragen.

Ganz regelhaft werden Ärzte – aus den unterschiedlichsten Fachgebieten – auf einer *somatischen* Betrachtungsebene um ihre prognostische Einschätzung gebeten. In diesem Fall geht es um Fragen, welche biologischen Veränderungen zu erwarten sind und ob funktionelle Einschränkungen drohen: Kann etwa eine neurologische Erkrankung geheilt werden oder schreitet zum Beispiel eine Lähmung fort? Führt eine Netzhauterkrankung zur Erblindung? Wie lange kann eine diabetische Stoffwechsellage durch orale Medikation ausreichend gut behandelt werden oder muß die therapeutische Substanz demnächst subkutan appliziert werden?

Schwieriger wird es, wenn solche biologische Veränderungen vorliegen, die die Möglichkeit ein Leben zu gestalten negativ beeinflussen, weil sie die Bedingungen für ein Denken hier und jetzt zunehmend ungünstiger werden lassen. Wenn also charakteristische biologische Zeichen dafür sprechen, daß dereinst zwar das körperliche Leben noch nicht an sein Ende gelangte, die Psyche aber ihre Kraft verlor, Welt zu gestalten.

52 Vgl. PLATZEK (2002), S. 212.

53 KNELL (2013), S. 60. Es geht eben nicht darum, ob uns ein früher Tod „Güter des Lebens vorenthält" (ebda.), sondern darum, ob wir als Mensch zu den Zeiten unserer Schaffenskraft danach strebten, unser Lebensziel zu erreichen.

54 RICHTER (2008), S. 13.

55 RICHTER (2008), S. 13.

Dann gilt es zu bedenken, wie das Leben zu führen sei, damit es am Ende als dem kranken Menschen gemäß und für ihn als erfüllt erachtet werden kann.

Wenn aber eine Diagnose bedeutet, daß mir Wissen in meinem künftigen Lebensverlauf immer mehr abhanden kommt, dann wird auch das Wissen um mein Wissen Schaden nehmen.[56] Wenn ich nicht mehr weiß, daß ich weiß, vermag ich nicht mehr zu wissen, was ich nicht weiß.[57] Mit dem Nachlassen der Reflexionsfähigkeit geht zugleich die Kritikfähigkeit verloren. Ein auf das Lebensziel gerichtetes Handeln verliert sich in Alltäglichkeiten. Das Tun des Erkrankten ist mehr und mehr davon ausgefüllt, das biologische Leben zu erhalten. Der ursprüngliche Lebensentwurf des dementiell Erkrankten muß auf der Strecke bleiben – so hat es den Anschein.

„Die Angst vor der drohenden Lebenswirklichkeit einer Alzheimer-Erkrankung“[58] besteht in der Befürchtung, daß der Mensch auf dem Weg zu seiner endgültigen – wir betonen: dann unverlierbaren – Gestalt, mit dem Aufkommen einer „Demenz“ in seinem individuellen Menschsein in Frage gestellt sein könnte. Gleichsam als erlösche der Mensch in seinem Menschsein – noch bevor er biologisch verstarb.

An dieser Stelle der Überlegung angelangt, lassen sich die ethischen Aspekte einer medizinisch zuverlässigen Frühdiagnose der Demenz diskutieren. Es gilt – unter Berücksichtigung der Bedeutungsbreite von Leben! – zu fragen, ob die Frühdiagnose einen tieferen Nutzen birgt, das heißt, ob sie dazu taugt, mich an mein vorentworfenes Lebensziel zu führen?

Dies wäre dann der Fall, wenn das Wissen, an einer Demenz zu erkranken, auf meine Lebensgestaltung einen tiefgreifenden Einfluß hätte. Das heißt, wenn es bedeutete, mein Leben *grundsätzlich* anders zu führen, als dies ohne dieses Vorwissen geplant war.

Wenn von einer „grundsätzlichen Änderung meiner Lebensrichtung“ die Rede ist, dann geht es uns nicht um diese oder jene Handlungsabsicht, die es zu modifizieren gölte. Sondern zu fragen ist: Kann die Prognose, an einer Demenz zu erkranken, meinen ganz persönlichen Lebensentwurf zerstören. Kann sie mein ureigenes Lebensziel aufheben? Vermag sie – mit anderen Worten – *das* zu zerstören, was ich am Ende meines Daseins sein wollte –: nämlich ich selbst? Ich selbst, als der Mensch, der sich in seinen ihm gegebenen psychosomatischen Möglichkeiten zu seiner individuellen endgültigen Gestalt heranbildete.

Auf dieses *grundsätzliche* Lebensziel vermag ein mögliches Vorabwissen gar keinen Einfluß zu nehmen. Ein durch sogenannte Biomarker gestütztes Wissen um einen wahrscheinlichen Krankheitsverlauf betrifft nur meine zu erwartenden somatischen Hirnveränderungen und die mit einer solchen Gehirnkrankheit einhergehenden kognitiven Einschränkungen. Mein Streben hier und jetzt vermögen sie nicht zu bestimmen.

Vielleicht also kann ich dereinst weniger differenziert mein Handeln planen, vielleicht gar gerät das Planen an ein faktisches Ende. Doch solange ich kritisch nachzudenken vermochte und selbstbestimmt planen konnte, habe ich meine Lebensrichtung bestimmt, das heißt Verantwortung übernommen.

---

56 „Denn es gehört zu dem Begriff des Wissens, daß es sich selbst wisse“, sagt HÖNIGSWALD (1925), S. 106.

57 Steht doch, so HÖNIGSWALD (1925), S. 106, „Gewußtes … unter dem Gesetz der Reihe“: „'Ich weiß', 'Ich weiß, daß ich weiß', 'Ich weiß zu wissen, daß ich weiß' usf.“.

58 KNELL (2013), S. 51.

Die Einschränkungen aufgrund der Erkrankung berühren nicht das von mir immer schon intendierte Hervorbringen meiner selbst, als der, der ich in meinem Streben sein wollte und sein will. Denn die von mir angezielte unverlierbare Gestalt erhält ihren Wert nicht von der faktisch gegebenen Leistungsfähigkeit, sondern von meiner ethischen Ausrichtung, solange ich mein Leben – soweit mir das immer möglich ist! – in Verantwortung gestaltete.

Die Frage nach einer Frühdiagnose dementieller Erkrankungen bleibt allerdings insofern von Bedeutung, als sie das Nachdenken um mein individuelles Leben zu intensivieren vermag, indem sie mich zur Übernahme, der mir möglichen Verantwortung *auffordert*. Sie gibt einen Hinweis, für welche Zeit mir ein intensives Planen meiner Zukunft möglich ist; sie mahnt also, mich *jetzt* auf meine Zukunft hin festzulegen.

Sofern freilich faktisch die Möglichkeit, Verantwortung zu übernehmen, aus Krankheitsgründen schwindet, müssen *andere* für mich Verantwortung übernehmen; und es kommt nunmehr dem Arzt eine ganz besondere Aufgabe zu.

Denn jeder Arzt – und sei er noch so spezialisiert und scheinbar nur einzig damit befaßt, einen akuten Krankheitszustand in dessen jeweiliger Art festzustellen und möglichst fach- und sachgerecht zu therapieren – ist aufgerufen, seinen Patienten eine Zeitlang in dessen Entwicklung zu beobachten.

In besonderer Weise gilt dies für den Psychiater, der häufig Patienten mit sehr langwierigen Erkrankungen – oft über Jahre hinweg – medizinisch betreut. Dort aber, wo der Psychiater zur Urform[59] ärztlicher Behandlung greift, indem er spricht, um zu therapieren, geht es ihm nicht nur um die augenblickliche psychosomatische Gesundheit seines Patienten, sondern er sieht ihn als Individuum auf dessen Lebensweg. Dann kümmert sich der Psychiater ganzheitlich um seinen Patienten. Er wird zu einem wirklichen Seelenarzt, insofern er verstehen[60] will, was diesen individuellen Menschen – ganz unabhängig von dessen Leiden – im innersten ausmacht.

Sich um das „Leben" des individuellen Patienten zu kümmern, heißt jetzt für den Arzt, den Erkrankten – selbst bis in den Tod – zu begleiten.[61]

Im Falle einer zu vermutenden dementiellen Entwicklung wird er daher mit dem hilfesuchenden Menschen gemeinsam bedenken, daß dessen Verstandeskraft abnehmen und die Möglichkeiten sich als Individuum zu gestalten im Lebensverlauf – anders als bei vielen somatischen Erkrankungen – aufgrund aufkommender kognitiver Einschränkungen zunehmend nachlassen werden.

In solchem Nachlassen der Verstandeskräfte wird es für den Seelenarzt zunehmend schwieriger, den Lebensentwurf seines Patienten zu erkennen, um für diesen Mitverantwortung übernehmen zu können, damit dieser so weit wie möglich auf sein individuelles Lebensziel zugehen kann. Denn an einer Demenz leidende Menschen sind bei fortgeschrittener Erkrankung nicht mehr in der Lage, ihren Willen vernunftgeleitet selbstbestimmt zu formulieren und verständlich vorzutragen.

---

59 Seit Jahrhunderten ist der Arzt ein Heilkundiger, der spricht. Im Althochdeutschen ist er der *lâhhi* (zu λέγειν), also 'Sprecher'. (Sieh HOLTHAUSEN (1949), S. 112[b]).

60 „Verstehen" meint hier nicht nur „wissenschaftliche Einsicht", wie diese der Arzt in nie abgeschlossener permanenter Fortbildung seit Jahhunderten sucht – vgl. KEIL (1988), S. 268: „*si vis bonus medicus esse, semper lege*" –, sondern „verstehen" meint heir auch „menschliches Mitfühlen", das den Arzt selbst, in der Beziehung zu seinem Patienten reifen läßt.

61 Vgl. PLATZEK (2003). S. 199. Der Arzt ist eben „nicht bloß ein Heiler … vielmehr und im wesentlichen ein mitmenschlicher Begleiter seines Patienten".

Ziel ist es daher, möglichst frühzeitig – aber auch noch unter den Bedingungen von Krankheit und einer faktisch eingeschränkten Selbstverantwortung des Patienten –, darauf hinzuwirken, daß dieser sich selbst, so weit wie möglich, menschlich[62] zu gestalten vermag. Auch wenn dann die Krankheitsbedingungen schließlich so ungünstig würden, daß der Dementielle in gar keiner Weise mehr in der Lage ist, zu erkennen zu geben, wie er sich selbst am Lebensende definieren wollte, wird sein Streben niemals verloren gehn.

Für den Erkrankten gilt: selbst wenn er seine Biographie aus dem Blick verlöre, so bleibt ihm dennoch sein psychisches „Jetzt“, jene „psychische Präsenszeit“,[63] welche zwar „in ununterbrochener Verschiebung“[64] in der Zeit ständig fortschreitet, ihm aber zugleich stets Gegenwart ist. Sie hat ihn ein Leben lang befähigt, so gut es faktisch möglich war, zu handeln.

Mit jedem Handeln aber steht der Mensch im Vorgriff seiner endgültigen Gestalt, und mit jedem Handeln vermag er sich mehr und mehr jener Würde seiner selbst zu nähern, die er schon immer anstrebte.

Die kognitiven Einschränkungen, die ein Mensch schicksalhaft erfahren mag, können dessen innere Haltung, die stets sein Handeln leitete, vielleicht mit der Zeit verbergen, aber niemals für alle Zeit aufheben. Weil der Mensch im gegenwärtigen Handeln sich immer schon auf seine Zukunft hin festlegte, deswegen kann Krankheit seine ethischen Intentionen nicht zunichte machen. Deshalb auch vermag Demenz niemals das Individuum Mensch zu zerstören.

Summary: Dementia –Thoughts about psychosomatics

Every physician is not just a therapist, but he is also a companion to his patient. However, if the doctor is a psychiatrist he should also consider that an expected development of dementia will lead to cognitive limitations, which means the patient can no longer create himself as the person he wanted to be.
Then the psychiatrist has to ensure that the inmost aspiration of his patient will be realized. So that the patient can maintain his individuality and also his dignity till the end of his life.
Dementia cannot destroy the individual.

Literatur

ALZHEIMER (1898): Alois Alzheimer, Neuere Arbeiten über die Dementia senilis und die auf atheromatöser Gefässerkrankung basierenden Gehirnkrankheiten, Monatsschrift für Psychiatrie und Neurologie 3 (1898), S. 101–115

ALZHEIMER (1904): ders., Histologische Studien zur Differenzialdiagnose der progressiven Paralyse, Gotha 1904 (digitalisiert zugänglich: https://archive.org/details/b21295165/page/n4)

BEYREUTHER/EINHÄUPL/FÖRSTL/KURZ (2002): Konrad Beyreuther, Karl Max Einhäupl, Hans Förstl und Alexander Kurz [Hrsgg.], Demenzen. Grundlagen und Klinik, Stuttgart - New York 2002

BLEULER (1979): Eugen Bleuler, Lehrbuch der Psychiatrie, 14. Aufl. neubearbeitet von Manfred Bleuler, Berlin - Heidelberg - New York 1979

62 „Menschlich“ heißt hier: dem Mensch-Sein gemäß, wie es sich für einen Menschen geziemt.

63 STERN (1897), S. 334.

64 STERN (1897), S. 334.

BUNDESÄRZTEKAMMER (2018): Stellungnahme zum Umgang mit prädiktiven Tests auf das Risiko für die Alzheimer Krankheit, https://www.bundesaerztekammer.de/fileadmin/user_upload/ downloads/pdf-Ordner/WB/SN_Alzheimer_Risikodiagnostik.pdf (eingesehen am 17.11.2019), A1–A6

DGPPN (2016): Deutsche Gesellschaft für Psychiatrie und Psychotherapie, Psychosomatik und Nervenheilkunde, S3-Leitlinie „Demenzen" (Langfassung – Januar 2016)

DGPPN (2023): Deutsche Gesellschaft für Psychiatrie und Psychotherapie, Psychosomatik und Nervenheilkunde, S3-Leitlinie „Demenzen" (Langfassung – 28.11.2023 – Version 4.0): https://www.dgppn.de/_Resources/Persistent/1f641e4edaf5c5d5a5114ee69146ba459a7da6b3/S3-Leitlinie%20Demenzen_Langversion_2023_11_28_Final%20(003).pdf

DWB: Deutsches Wörterbuch von Jacob und Wilhelm Grimm, Band I–XVI und Quellenverzeichnis, Leipzig 1854–1971, Neudruck München 1984 in 33 Bänden (= dtv, 5945)

ERSCH/GRUBER (1823): J[ohann] S[amuel] Ersch und J[ohann] G[ottfried] Gruber [Hrsgg.], Allgemeine Encyklopädie der Wissenschaften und Künste, Leipzig 1818–1889, Neudruck Graz 1969–1992

FREEDMANN/KAPLAN/SADOCK/PETERS (1986): Alfred M. Freedmann, Harold I. Kaplan, Benjamin Sadock und Uwe Henrik Peters, Psychiatrie in Praxis und Klinik, I–VII, hier: II, Psychoorganische Syndrome, Stuttgart - New York 1986, S. 333–345

HANDBUCH (1950): der internationalen statistischen Klassifizierung der Krankheiten, Gesundheitsschädigungen und Todesursachen, 6. Überarbeitung des internationalen Verzeichnisses der Krankheiten und Todesursachen, angenommen 1948) von der Weltgesundheitsorganisation in Genf. Statistisches Bundesamt, Wiesbaden 1950

HANDBUCH (1958): der internationalen statistischen Klassifikation der Krankheiten, Verletzungen und Todesursachen, auf der Grundlage der Empfehlung der 7. Revisionskonferenz 1955 und gemäß der von der WHO-Vollversammlung angenommenen Regulation. Statistisches Bundesamt, Wiesbaden 1958

HÄNNINEN/SOININEN (1997): Tuomo Hänninen und Hilkka Soininen, Age-Associated Memory Impairment, Normal Aging or Warning of Dementia? Drugs & Aging 11 (1997), S. 480–489 [https://www.ncbi.nlm.nih.gov/pubmed/9413705]

HOLTHAUSEN (1949): Ferdinand Holthausen, Etymologisches Wörterbuch der englischen Sprache, 3. Aufl. Göttingen 1949

HÖNIGSWALD (1925): Richard Hönigswald, Die Grundlagen der Denkpsychologie, 2. Aufl. Leipzig - Berlin 1925

ICD-10 (2006), Taschenführer zur ICD-10-Klassifikation psychischer Störungen, 3. vollständig überarbeitete und erweiterte Auflage, Bern 2006

JESSEN (2019): Frank Jessen, Demenzforschung. Hoffnungen und Rückschläge in der Alzheimer-Therapie, DNP, Der Neurologe & Psychiater 20 (2019), 6, S. 99–103

KEIL (1988): Gundolf Keil, Medizinische Bildung und Alternativmedizin, in: Winfried Böhm und Martin Lindauer [Hrsgg.], Nicht Vielwissen sättigt die Seele. Wissen, Erkennen, Bildung, Ausbildung heute, Stuttgart 1988 (= 3. Symposium der Universität Würzburg), S. 245–271

KNELL (2013): Sebastian Knell, Unterliegt die Alzheimer-Erkrankung einer überzogenen Dämonisierung? Eine philosophisch-kritische Reflexion in Orientierung an Argumentationsmustern von Epikur, Lukrez und Erasmus, Jahrbuch für Wissenschaft und Ethik 18 (2013), S. 52–81

KRAEPELIN (1918): Emil Kraepelin, Hundert Jahre Psychiatrie. Ein Beitrag zur Geschichte menschlicher Gesittung, Berlin - Heidelberg 1918

KRAEPELIN (1921): Emil Kraepelin, Einführung in die Psychiatrische Klinik, I–III, Leipzig 1921

LENZEN-SCHULTE (2018): Martina Lenzen-Schulte, Biomarker für Demenz. Alzheimer ab jetzt biologisch definiert, Deutsches Ärzteblatt 115 (2018), Heft 22, S. A1053

LENZEN-SCHULTE (2019): dies., Morbus Alzheimer. Über seine Demenz im Bilde sein, Deutsches Ärzteblatt 116 (2019), Heft 37, S. A1598–A1600

MAURER (2002): Konrad und Ulrike Maurer, Alzheimer. Das Leben eines Arztes und die Karriere einer Krankheit, München 2002

MEYER (1905): Meyers Großes Konversations-Lexikon. Ein Nachschlagewerk des allgemeinen Wissens, I–XX, 6. Aufl. Leipzig - Wien 1905–1909

MÜLLER/WINTER/GRAEBER (2013): Ulrich Müller, Pia Winter und Manuel B. Graeber, Erster Fall von Alzheimer-Krankheit molekular geklärt. Entdeckung einer Mutation im Gen PSEN1 bei Auguste Deter, Spiegel der Forschung 1, 2013, S. 72–77 (digitalisiert unter: http://geb.uni-giessen.de/geb/volltexte/2013/9598/pdf/SDF_2013_1_S72_77.pdf; eingesehen am 27. 10. 2019)

PLATZEK (1994): Reinhard Platzek, Geisteskrankheit als Gehirnkrankheit. Überlegungen zum Denkansatz Wilhelm Griesingers, Würzburger medizinhistorische Mitteilungen 12 (1994), S. 323–329

PLATZEK (2002): Reinhard Platzek, Die Bedeutung des individuellen Lebensentwurfs für eine psychosomatischen Medizin. Eine Überlegung zur aktuellen Entwicklung der sogenannten Euthanasie in den Niederlanden, in: Dominik Groß [Hrsg.] Zwischen Theorie und Praxis, II: Ethik in der Medizin in Lehre Klinik und Forschung, Würzburg 2002, S. 211–218

PLATZEK (2003): Reinhard Platzek, Verpflichtet zu heilen. Zur Zielrichtung ärztlichen Handelns; in: Medizin in Geschichte, Philologie und Ethnologie, Festschrift für Gundolf Keil, herausgegeben von Dominik Groß und Monika Reininger, Würzburg 2003, S. 199–202

REISCHIES/HELMCHEN (2002): F. M. Reischies und H. Helmchen, Normales und pathologisches kognitives Altern, in: BEYREUTHER/EINHÄUPL/FÖRSTL/KURZ (2002), S. 1–14

RICHTER (2008): Leonhard G[erhard] Richter (2008), Traueransprache für Wiebke Schrader, 14. Dezember 2007, in: Perspektiven der Philosophie. Neues Jahrbuch 34 (2008), S. 13–17

RUPP/BEYREUTHER/MAURER (2014): Carsten Rupp, Konrad Beyreuther, Konrad Maurer und Stefan Kins, A presenilin 1 mutation in the first case of Alzheimer's disease: Revised. Alzheimer's & dementia: the journal of the Alzheimer's Association 10 (2014), H. 6. – https://www.researchgate.net/publication/264867382_A_presenilin_1_mutation_in_the_first_case_of_Alzheimer's_disease_Revised (Abstract eingesehen am 13. 12. 2019)

SCHMALZ (1825): Karl Gustav Schmalz, Versuch einer medizinisch-chirurgischen Diagnostik in Tabellen oder Erkenntniß und Unterscheidung der innern und äußern Krankheiten mittels Nebeneinanderstellung der ähnlichen Formen, Dresden - Leipzig: Arnoldsche Buchhandlung 1825

SCHÖBERL/ZWERGAL (2019): Florian Schöberl und Andreas Zwergal, Alzheimer-Krankheit: Früherkennung dank Navigationstestung, Neurotransmitter 30 (2019), H. 6, S. 26–33

STERN (1897): William Stern, Psychische Präsenszeit, Zeitschrift für Psychologie und Physiologie der Sinnesorgane 13 (1897), S. 325–349

WEIZSÄCKER (1986): Viktor von Weizsäcker, Der Gestaltkreis. Theorie der Einheit von Wahrnehmen und Bewegen, 5. Aufl. Stuttgart - New York 1986

Anschrift des Verfassers:
Dr. med. Dr. phil. Reinhard Platzek
Keplerstraße 23
63741 Aschaffenburg

Zum Gefühl der Leere in der Schwermut
Eine psychiatrische Überlegung abseits einer biologischen Krankheitsauffassung

Von REINHARD PLATZEK

Die Welt – ein Tor
zu tausend Wüsten stumm und kalt!
Friedrich Nietzsche, 'Vereinsamt'

Spätestens seit der Mitte des 19. Jahrhunderts gewann – namentlich durch Wilhelm GRIESINGER (1817–1868) – der biologische Aspekt seelischer Krankheiten zunehmend an Bedeutung. Erkrankungen des Gehirns wurden als maßgeblich für die seitens des Arztes zu beobachtenden psychopathologischen Auffälligkeiten erkannt. Es fand sich also die Einsicht, daß für psychische Störungen nicht Besessenheit durch einen bösen Geist verantwortlich ist, sondern eine organische Erkrankung, nämlich eine solche des Gehirns.

Bereits Karl Gustav SCHMALZ (1775–1849) spricht 1825 in seiner 'medizinisch-chirurgischen Diagnostik'[1] im Kapitel „21. Besondere Gehirn- und Nervenleiden" von einer „*Schwäche* des Gehirns"[2], wobei die Hirnschädigung nicht sichtbar sein mußte. Vielmehr kann – so Schmalz – für die „Schwächung" eine „Desorganisation ohne sinnlich wahrnehmbare materielle Fehler"[3] verantwortlich sein. Die „Zufälle" der genannten Schwächung – „Zufall" steht hier für „krankhafte Störung"[4] – können sich dann zum Beispiel als „Blödsinn, Dummheit, Vergeßlichkeit usw."[5] äußern. Bedeutsam ist, daß solche Krankheitserscheinungen nunmehr als eine „Störung der Gehirnthätigkeit" aufgefaßt wurden, was in der Folge erhebliche Konsequenzen für die weitere Entwicklung des Gebiets der Psychiatrie bedeutete.

Ist nämlich das Gehirn als „Ort" der genannten Störungen erkannt, dann wird deutlich, daß das Organ „Gehirn" der fachkundigen Behandlung bedarf, wenn der psychisch auffällige Patient gesunden soll. Das Gehirn repräsentiert die Bedingungen unter denen hier und jetzt gedacht wird. Es müssen also bei dem Erkrankten die Bedingungen für das Denken hier und jetzt, also die biologischen Hirnfunktionen, soweit verbessert werden, daß die sichtbare psychopathologische Störung schwindet und sich möglichst auf Dauer gänzlich verliert.

Entsprechend trachtet die Psychiatrie bis heute danach, die Funktionen des Gehirns immer genauer zu verstehen, um pathophysiologischen, also krankhaften Vorgängen entgegenwirken zu können. Hierfür muß sie, um gezielt vorgehen zu können, ihre Diagnosen ständig präzisieren, damit eine möglichst genaue Zuordnung der Pathophysiologie zur vorliegenden Krankheit gelingen und eine möglichst spezifische Behandlung

---

1 SCHMALZ (1825)

2 SCHMALZ (1825): S.51, a. 412 E[ncephalagia] e debilitate

3 SCHMALZ (1825), ebenda: a. 412 E[ncephalagia] e debilitate

4 Vgl. DWB XXXII, Sp. 343f.: 'Zufall' 3 c.

5 a. 412 E[ncephalagia] e debilitate

eingeleitet werden kann. Zu einer definitionsgemäßen Klassifizierung der beobachteten Krankheitserscheinungen ist für den Arzt heute ein Symptomenkatalog maßgeblich.

Unser laienhaftes Erleben im Alltag ist anderer Art und nicht von Rubrizierung und Systematisierung geleitet. Bei einer gelegentlichen Begegnung mit einem Menschen, der uns traurig und niedergeschlagen erscheint, nehmen wir unmittelbar wahr, daß er sich nicht wohlfühlt. Im Gespräch mit ihm, werden wir vielleicht alsbald bemerken, daß er auch ängstlich und pessimistisch ist; daß er klagt, nervös und vergeßlich zu sein und daß er sich nicht konzentrieren könne. Möglicherweise klagt er ferner, er sei müde und er könne den Tag nicht sinnvoll gestalten. Er fühle sich ausgebrannt, ausgelaugt und die Glieder seien ihm bleiern schwer.

Für den Fachkundigen, den Psychiater, stellte sich dagegen die Frage, ob der so Klagende an einer krankheitswertigen Störung leidet oder ob es sich um eine bald vorübergehende Verstimmung handelt. Es geht also darum, ob der Arzt zur Behandlung aufgerufen ist oder nicht.

Bei seiner Entscheidungsfindung hält sich der Arzt heute an einen Algorithmus[6], welcher zur Einteilung und Gewichtung einer solchen Störung verschiedene Kriterien – beschrieben werden Haupt- und Zusatzsymptome – unterscheidet. Ein solches Verfahren dient der Präzision ärztlichen Tuns und es dient der Einheitlichkeit hinsichtlich der zu erstellenden Diagnose. Hierbei wird heutzutage von der Ätiologie abgesehen, das heißt, es bleibt offen, ob eine Gehirnkrankheit vorliegt oder ob sich die Verstimmung anders erklären läßt.

Auf einer rein deskriptiven Ebene werden beide, Arzt und Laie, bei einem solchen klagsamen Menschen bemerken, daß er traurig verstimmt oder schwermütig ist. Es ist jedoch festzuhalten, daß – auch wenn wir allgemein eine Vorstellung von „Schwermütigkeit" haben – die derzeit gebräuchliche internationale Klassifikation psychischer Störungen[7] „Schwermut" nicht als eigens beschriebene[8] Diagnose kennt. „Schwermut" findet sich auch nicht in der Versorgungsleitlinie „Unipolare Depression"[9]. PETERS[10] erwähnt sie zwar, er rechnet sie aber in seinem im 20. Jahrhundert erschienenen Wörterbuch der „endogenen Depression" zu. Einer solchen Zuordnung liegt freilich eine heute nicht mehr gültige Denkweise zugrunde. Eine solche Denkweise nämlich sei – wie seitens des Robert-Koch-Instituts im Jahre 2010 formuliert wurde[11] – „an den vermeintlichen Ursachen",[12] also an der Ätiologie der Erkrankung orientiert gewesen. Es habe sich indessen gezeigt, daß diese Art der „Diagnostik, mit den traditionellen diagnostischen Begrifflichkeiten neurotische, reaktive oder endogen (d.h. körperlich bedingte) Depression … wenig zuverlässig und nützlich"[13] gewesen wäre. Die

6 LEITLINIE (2022).

7 ICD-10-Klassifikation psychischer Störungen, Vgl.: https://www.icd-code.de/ (eingesehen am 16. 4. 2024).

8 Der Suchbegriff „Schwermut" findet unter icd-code.de lediglich: „F32,– Depressive Episode, Reaktive Melancholie, **Schwermut**, Sekundäre Depression, Senile Depression". (Eingesehen am 16. 4. 2024).

9 LEITLINIE (2015).

10 PETERS (1990).

11 WITTCHEN et al. (2010).

12 WITTCHEN (2010), S. 8.

13 WITTCHEN (2010), S. 8.

„moderne Forschung“ habe vielmehr erwiesen, daß „jede Depression mehr oder weniger fehlangepaßte (neurotische), situationsbedingte (reaktive) und körperliche Ursachen“[14] habe. Deswegen sei es besser „den rein deskriptiven und neutralen Begriff depressive Störung“[15] oder auch depressive Erkrankung zu gebrauchen. Diese deskriptive und – vermeintlich – „neutrale“ Beschreibung erfolgt heute katalogartig. Wir sagen „vermeintlich neutral“ deshalb, weil eine jede Gefühlsäußerung und jede Gefühlswahrnehmung in einem sich stets verändernden und immer wieder andersartigem Kontext stattfindet und somit für Patient und Arzt in einem anderen Licht erscheint. Entsprechend wird auch das Krankheitserleben des Patienten und die Beurteilung des Krankheitsbildes durch den Arzt – mindestens in Nuancen – immer wieder unterschiedlich ausfallen. Wobei es leicht dazu kommen kann, daß der Grad der Schwere der ärztlich festgestellten Depression je nachdem, wer begutachtet und je nach Kontext der Untersuchung, unterschiedlich ausfällt.

In diesem Zusammenhang sei auf das Problem von Fremdbeurteilungsskalen hingewiesen. Laut der Skala von Max Hamilton[16] gilt es beispielsweise – bei insgesamt 17 Fragen – einzuschätzen, ob „depressive Stimmung“, ob „Schuldgefühle“ oder ob gar „Suizidalität“ vorliegen. Je nach Ausprägung der Symptome werden bei den vorliegenden Fragekomplexen null bis vier Punkte vergeben und diese werden am Ende der Untersuchung addiert. Nun wird eine Grenze definiert, welche den Grad der Schwere der depressiven Erkrankung beschreibt. Ob eine „mittelschwere“ oder eine „schwere“ Depression vorliegt, entscheidet sich – nunmehr punktgenau! – zwischen dem Wert 24 und 25. Es wäre problematisch, wenn ein solches, psychisches Empfinden mit mathematischer Exaktheit beschreibendes Untersuchungsergebnis für sich genommen und ohne Würdigung des Kontextes ausgelegt würde. Namentlich dann, wenn der Arzt gutachterlich Stellung nehmen soll und es um Klärung rechtlicher Fragen geht, darf nicht allein ein standardisiertes Verfahren für die Diagnose ausschlaggebend sein, ansonsten würde der Arzt seiner Aufgabe nicht gerecht werden. In solchem Zusammenhang darf er auch nicht erwarten, daß der Proband die nach dem Kriterienkatalog diagnostisch leitenden Symptome *spontan* äußert. Wenn etwa „Interessen- oder Freudverlust“ als ein Hauptsymptom gelten, so ist es nicht zulässig, anzunehmen, daß – um die Diagnose stellen zu dürfen – der Patient „*wörtlich*“ klagt: „ich habe Interessenverlust“ oder „ich habe keine Freude an Aktivitäten“. Hier muß vielmehr „eine aktive, ausführliche Exploration“[17] der vorliegenden Symptomatik erfolgen, und es bedarf einer gründlichen, strukturierten „Anamneseerhebung“[18], um die depressive Erkrankung diagnostizieren zu können. Erst dann lassen sich die zu beobachtenden Gefühlszustände erkennen und zutreffend diagnostisch einordnen. Das heißt, jetzt ist es dem Psychiater möglich, jene – auch für Laien erkennbare – Gemütsauffälligkeiten fachärztlich auszuwerten. Er vermag also nach seiner Untersuchung einzuschätzen, ob überhaupt eine *krankheitswertige* Störung vorliegt und ob es sich, wenn dies der Fall ist, um eine Gehirnkrankheit handelt oder ob andere Ursachen für das vorliegende Bild verantwortlich sind.

---

14 WITTCHEN (2010), S. 8.

15 WITTCHEN (2010), S. 8.

16 Vgl.: https://dcf.psychiatry.ufl.edu/files/2011/05/HAMILTON-DEPRESSION.pdf eingesehen am 15.1.2024

17 AICHHOLZER et al. (2021), S. 348.

18 AICHHOLZER et al. (2021), S. 348.

Wer schwermütig ist, muß nicht notwendigerweise an einer Gehirnerkrankung leiden. Für THEUNISSEN etwa ist „Schwermut" – er spricht von „Melancholie"[19] – eine hinsichtlich der „Depression" *prämorbide* Störung. Auch Hubertus TELLENBACH sieht „zwei Formen von Depressivität", nämlich „die Schwermut der Genialen und die Psychose Melancholie".[20] In unserer Überlegung ist Schwermut ein Bild, das beide – organische und nicht-organische – Krankheitsursachen aufweisen kann.

Erfüllt der „schwermütige" Patient die international vereinheitlichten Diagnosekriterien des schwergradig depressiv Erkrankten, so wird nach heutigem Standard das *Gehirn* des betroffenen behandelt, sei dies durch Medikamente oder andere Verfahren, wie zum Beispiel das der Elektrokonvulsionstherapie. Es wird also davon ausgegangen, daß, wenn die durch das Gehirn gesetzten ungünstigen Bedingungen für ein Denken hier und jetzt therapeutisch angegangen werden, sich das depressive Zustandsbild wieder bessert, die Symptome verschwinden und möglichst nicht mehr auftreten.

Um eine solche Behandlung einer im Katalog psychischer Störungen heute als „Depression" einzuordnenden Gehirnkrankheit geht es uns im folgenden nicht. Denn „Schwermut" läßt sich keinesfalls vollständig rein biologisch-psychiatrisch verstehen. Schwermut betrifft auch den „hirngesunden" Menschen.

Wenn wir oben beschrieben, wann uns Menschen depressiv erscheinen, so schilderten wir unsere *Begegnung* mit ihnen – und es lag freilich *keine Untersuchungssituation* vor. Fragt der Arzt dagegen *gezielt* danach, wie sich depressive Menschen innerlich fühlen, dann tritt das Bild der Störung deutlicher hervor, und nicht selten wird der Arzt die Antwort erhalten, daß bei seinem Gegenüber ein inneres, quälendes Gefühl von Leere, ein Gefühl der Gefühllosigkeit vorherrscht.

Zum Verständnis dieser Gefühllosigkeit reicht es nicht aus, auf die krankhaft veränderten somatischen Gegebenheiten, also auf die pathologischen Gehirnzustände hinzuweisen. Will man das „Gefühl nicht-fühlen-zu-Können", also das Gefühl innerer Leere, umfänglicher begreifen, kann auf eine psychologische Überlegung nicht verzichtet werden.

Es gilt zu beschreiben, was psychische Leere bedeutet. Zunächst dies, daß die innere Erlebnisfähigkeit reduziert ist und daß im Gefühl der Gefühllosigkeit das Feld der inneren Erlebnisse gewissermaßen brachliegt. Die Menschen verlieren das Erlebte aus dem Blick; ihnen sind die Erlebnisse in der ursprünglichen Fülle nicht mehr zugänglich. Somit fehlen in der Leere auch die Erlebnis*zusammenhänge*, weshalb in der Gefühllosigkeit auch die Lebenskontinuität gebrochen erscheint. Die wenigen Erlebnisse, die dem Depressiven in der Erinnerung zur Verfügung stehen, können im Gefühl der Leere nicht seinem individuellen Lebensentwurf eingegliedert werden. Ein wohlgegliedertes Erlebniskontinuum steht ihm deshalb nicht mehr zur Verfügung.

Auch wenn es ein psychologisches Problem darstellt, daß Erlebnisse nicht wie Gegenstände abgegrenzt werden können, daß man also nicht ohne weiteres sagen kann, wann ein Erlebnis beginnt und wann es endet, so läßt sich mit Richard HÖNIGSWALD doch festhalten, daß wir von „Zählbarkeit der Erlebnisse" sprechen können, weil „sie in gewissem Sinne gegenständlich gewertet werden können".[21]

---

19 THEUNISSEN (1994), S. 338

20 TELLENBACH (1983), S. 11. (Im Original hervorgehoben.)

21 HÖNIGSWALD (1925), S. 81.

Sie sind nämlich wißbar, und es gilt: „Als wißbares Wissen … ist jedes Erlebnis zählbar".[22] Es dürfen also in unserer Überlegung Erlebnisse als einzelne betrachtet und gewichtet werden, auch wenn die Frage zulässig ist, wann ein Erlebnis in der vergehenden Zeit als begonnen und wann es als geendet angesehen werden soll.

Hinsichtlich einer deskriptiven Klärung des Gefühls der Gefühllosigkeit und des Gefühls innerer Leere in der Schwermut ist hier kurz auf das veränderte Erleben in Zeit einzugehen. Worin nämlich liegt das wesentliche Moment, daß wir das Vergehen von Zeit erleben können? Es liegt an der Fähigkeit, Erlebnisinhalte in einem psychischen „Jetzt" intentional gliedern zu können. Auf diese Weise können wir Erlebnisse erleben. „Denn etwas erleben heißt" – mit Richard HÖNIGSWALD zu sprechen – „das Erleben selbst erleben können".[23] Eine solche psychische Gliederung vollzieht sich – erlebnisimmanent – in meiner Psyche und zugleich in der objektiv meßbaren, also transeunten[24] Zeit. In diesem Zusammenhang müssen wir also unterscheiden, ob Zeit als naturhaft vergehende, transeunte Zeit mit einem präzisen Taktgeber gemessen wird, um sie als eine lange oder kurze Dauer bestimmen zu können, oder ob es um das Erleben von Zeit geht, ob also für *uns* eine lange oder kurze Zeit verging. Anders gesprochen, ob es uns langweilig oder kurzweilig war.

Ob es uns langweilig oder kurzweilig ist, hängt davon ab, wieviel Erlebnisse wir in der objektiven Zeitspanne verarbeiten oder, anders gesprochen, welche intentionale Gliederung der objektiv vergehenden, also transeunten Zeit uns erlebnisimmanent möglich ist.

Erwin STRAUS beschreibt diesen Sachverhalt sehr anschaulich:

> „An guten Tagen und Wochen, an denen wir produktiv sind, Einfälle haben, unsere Arbeit fördern können, oder an denen für uns bedeutsame Ereignisse stattfinden, oder wir eine Fülle neuer Eindrücke – auf einer Reise z.B. – aufzunehmen haben, bemerken wir im Erlebnis kaum etwas von dem Fließen der Zeit, plötzlich werden wir gewahr, daß es schon Mittag oder Nacht geworden ist."[25]

Obwohl die objektiv gemessene Zeit lang gewesen sein mag, war sie uns kurzweilig. Uns war die Zeit gegliedert. Wir erlebten, indem wir unsere Aufmerksamkeit auf die Ereignisse richteten, eine innere Mannigfaltigkeit. Umgekehrt schildert STRAUß einen zähen Zeitfluß, wenn wir „in schlechten Tagen, an denen die Produktion stockt, an denen wir der Eintönigkeit und Wiederholung der Alltagsarbeit ganz ausgeliefert sind, das träge Fließen der Zeit"[26] bemerken. Wir schauen auf die Uhr, „um mit Enttäuschung festzustellen, daß der Zeiger noch kaum von der Stelle gerückt war".[27] Die objektive Zeit scheint nicht vergehen zu wollen.

Ob wir Langeweile[28], also eine Zeit erleben, die uns lang und verdrießlich vorkommt oder ob wir das Vergehen der Zeit als kurzweilig empfinden, hängt demnach davon ab, was und wieviel wir inhaltlich erleben und wie unsere Psyche das Erlebte zu gliedern vermag.

---

22 HÖNIGSWALD (1925), S. 81.

23 HÖNIGSWALD (1925), S. 105f.

24 HÖNIGSWALD (1925), S. 84.

25 STRAUS (1928), S. 640.

26 STRAUS (1928), ebenda.

27 STRAUS (1928), ebenda.

28 FWB, vgl. unter „Langeweile".

Schwermütigkeit muß also nicht auf einer Gehirnerkrankung beruhen. Sie kann durchaus Menschen betreffen, die keine pathophysiologische Störung zeigen, und zwar – wir erinnern an Hubertus TELLENBACH – gerade auch solche, die sich durch besondere, ja geradezu geniale[29] Fähigkeiten auszeichnen. Solche Menschen streben nach Wissen. Sie wollen – mit Goethe[30] zu sprechen – erkennen, was die Welt im Innersten zusammenhält –: und müssen doch an der Tiefe der angestrebten Welterkenntnis scheitern. In diesem Zusammenhang läßt Goethe seine Figur „Faust" sagen: „Und sehe, daß wir nichts wissen können!" Daß Faust trotz eifrigen Studierens verschiedener Wissenschaften, trotz allen Strebens, nicht „alle Wirkenskraft und Samen" zu schauen vermag, hinterläßt bei ihm das Gefühl, „*nichts*" zu wissen. Seine genialischen Wissensbemühungen versiegten in der physischen Ermattung und in der psychischen Resignation.[31] Alles erschien nutzlos und vergebens, ein erfülltes Leben war so nicht möglich, ein Gestalten der Zukunft war versperrt. Dieses „Nicht-wissen-Können" bedeutet, gedanklich immerfort ins Leere zu greifen, den Schmerz des unerfüllten Strebens immer wieder spüren zu müssen. Die einzige Lösung für Faust schien, um dieser Qual des Nicht-wissen-Könnens zu entkommen, dem Leben ein Ende zu bereiten. Die vermeintliche Erkenntnis, in diesem Leben nichts mehr erreichen, das heißt, neu gestalten zu *können*, ließ als einzigen Ausweg dieser Qual den Tod. Der Tod erscheint als Lösung, weil tot-zu-sein bedeutet: nie mehr etwas gestalten zu *müssen*.

Vor solch einer Leere in der Schwermut bewahrt dagegen die Naivität. Goethe läßt diese Naivität in der Einfältigkeit von Faustens Famulus, „Wagner", sichtbar werden. Wagner vertraut seinen Geisteskräften offenbar deutlich mehr als Faust. Er glaubt, nach seinen beflissenen Studien bereits „viel" zu wissen, strebt aber an, „alles" zu wissen. Weil er offenbar nicht versteht, daß noch so viel Einzelwissen kein begründetes Wissen darstellt, also ihn nicht dazu befähigt, zu wissen, was die Welt im Innersten zusammenhält, braucht er nicht, wie Faust, zu resignieren. Ihm begegnet nicht das Gefühl der Leere. Für ihn ist es ausreichend, wenn zu jedem Einzelwissen, sich noch etwas bisher Nicht-Gewußtes dazufügen läßt. Dem einfältigen Denker ist dies genügend zur Lebenserfüllung.

Was es aber bedeutet, Wissen lediglich zu mehren und dabei die Wissensbegründung aus dem Auge zu verlieren, kann an jener Zeit abgelesen werden, in welcher man glaubte, die Gefahren von Hexenzauber – gesetzlich geregelt – abwehren zu müssen. Was eine „Hexe" ausmacht wurde definiert.

Der Inhalt des „Begriffs" Hexe, so ist dem Handwörterbuch des Deutschen Aberglaubens zu entnehmen, „wurde durch die kirchliche und staatliche Gesetzgebung festgestellt", und er war – wie es heißt – „um 1480 fertig".[32] Nun ließ sich hinsichtlich dieses „Wissens" ein „gelehrtes System"[33] erstellen. Es wurden „Erscheinungen" zusammengefaßt und systematisiert. Das Hexenwesen war auf „eine ‘wissenschaftliche' Grund-

29 Vgl. TELLENBACH (1983), S. 11.

30 GOETHE, Faust. Der Tragödie erster Teil. Alle Zitate aus: Nacht, Monolog des Faust.

31 Ich führe hier einen Gedanken Tellenbachs zur „Schwermut der Genialen" aus. TELLENBACH (1983), S. 11.

32 HDA: Sieh unter Hexe, I A: „Hexenbegriff".

33 HDA: Sieh unter Hexe, I A: „Hexenbegriff".

lage“[34] gestellt. Man vermochte also nunmehr dem schädlichen Zauber *fachgerecht* zu begegnen und entgegenzuwirken.

Man gebe sich nicht der Auffassung hin, daß eine solche – die Frage nach dem Grund ausklammernde – Denkungsart, was die Auseinandersetzung mit den Ergebnissen fachmännischer Expertise betrifft, in der heutigen Zeit überwunden wäre. Einem Artikel von Volker REINHARDT läßt sich entnehmen, daß noch immer die Tendenz besteht, zusammengetragenes Wissen aufgrund seiner unüberschaubaren Fülle als wahr und fraglos richtig anzunehmen. Werden die Gründe des Wissens aber weder gesucht noch verstanden und wird die Gültigkeit der Prämissen nie in Frage gestellt, dann kann dies gerade hinsichtlich politischer Entscheidungen auch heute noch tragische Konsequenzen haben. Befragt man vermeintliche Wissenstatsachen nicht mehr und hat man zugleich die Prämissen der Wissensbildung aus dem Auge verloren, dann entsteht der Glaube eines „plausiblen Tatsachenwissens“. Wird nunmehr das so sicher Geglaubte als „wahr“ angenommen, dann besteht die Gefahr, einer – in Wahrheit unbrauchbaren – *Mehrheitsmeinung* zu erliegen. Wenn die vermeintlichen Tatsachen auch noch dramatisch zu belegen scheinen, daß „das Überleben der Menschheit auf dem Spiel“[35] steht, falls man sich nicht von der Meinung der Vielen leiten und lenken läßt und nicht sofort den aufgestellten Regeln dieser Mehrheit folgt, dann kann ein Mangel an Besonnenheit und der Drang nach Zustimmung der Mehrheitsmeinung zu den chaotischen für die Menschen gefährlichen Verhältnissen führen, die man doch mehrheitlich vermeiden wollte. Erscheinen die angesprochenen Tatsachen zwar plausibel, waren aber ohne substantiellen Grund, dann sind die allgemein angeratenen Rettungsmaßnahmen nutzlos, denn sie treffen nicht den Sachverhalt, weil, mit REINHARDT gesprochen, „auch Wissenschafter manchmal Gespenster sehen“.[36] Das bedeutet, es läßt sich mit dem unbegründeten Wissen – wir erinnern an den Umgang mit Hexenzauber – zwar *fach*gerecht arbeiten, das Ergebnis dieser Arbeit wird aber niemals, weil das reine Tatsachenwissen im Denkzusammenhang letztlich inhaltsleer ist, *sach*gerecht sein.

Solchen naiven, oft zugleich selbstgerechten Wissensträgern ist das Gefühl von Leere und Schwermut fremd. Sofern sie nicht psychiatrisch relevant an ihrem Organ Gehirn erkranken, werden sie nicht depressiv. Ihr Vielwissen bewahrt sie davor, „Leere“ zu empfinden. Ihr Mangel an dem Wunsch, einer Sache auf den Grund zu gehen, schützt sie vor der Schwermütigkeit des Genialen. Vieles – wenn auch ohne Begründung des Zusammenhangs – zu wissen, erscheint dem oberflächlichen Betrachter aufgrund der Fülle des Wissensbestandes als bedeutsam und beachtenswert. Wird das Gewußte mit Bestimmtheit vorgetragen, ist der Zuhörer allzuleicht geneigt zu denken, solche Wissensträger wären klug.

Ein durch häufige Anwendungen eingeübter Gebrauch von Phrasen und die – sich dadurch zugleich verfestigenden – assoziativen Verknüpfungen von Einzelwissensinhalten bedeuten allerdings keineswegs, einen Sachverhalt verstanden zu haben.

Die Wissensüberbringer selbst freilich fühlen sich oft leistungsstark und klagen keineswegs über eine Störung ihres psychischen Wohlbefindens. Ihre Verständnisdefizite nehmen sie nicht wahr. Zwar ist ihre Art zu denken, welche das eigenen Wissen nicht mehr glaubt in Frage stellen zu müssen, für große Aufgaben ungeeignet. Jedoch handelt

[34] HDA: Sieh unter Hexe, I B 2: „kirchliche Wissenschaft“.

[35] REINHARDT (2024).

[36] REINHARDT (2024).

es sich hierbei nicht um eine krankheitswertige Störung. Das beschriebene Bild ist also – zumal jeglicher Leidensdruck fehlt – keiner ärztlich behandelbaren psychischen Erkrankung zuzuordnen.

Anderes gilt für die Schwermut des genialischen Menschen. Auf dessen Suche nach den tieferen Gründen kann das Denken sich verirren und ins Stocken geraten. Die rechte Einordnung und thematische Verknüpfung des Gewußten will ihm nicht gelingen. Eine Fortbildung des Gedankens kommt nicht zustande. Die Zeit zum Nachdenken ist zur Erfüllung der Denkaufgabe niemals ausreichend, und das Denkziel wird unerreichbar. Die durchlebte Zeit wird monoton und eintönig, und sie scheint für den Schwermütigen letztlich inhaltsleer. Weil das Denken nicht mehr vorwärtsschreitet, kommt für den Betroffenen das Gefühl der Unlust auf. Eine „Unlust“[37] – wie Alfred HOCHE erkannte – als Folge einer Langeweile, welche letztlich Ausdruck des Mißverhältnisses zwischen objektiv vergehender Zeit und der mangelnden Produktivität des sich mühenden Denkens ist. Deswegen kann das Denken des Schwermütigen – so Hubertus TELLENBACH – „in der Ermattung oder Resignation versiegen“.[38] Die gefühlten Einschränkungen können so erheblich sein, daß der Betroffene unter seinem Nicht-Können leidet und sein psychisches Befinden Krankheitswertigkeit aufweist.

Hier ist der Arzt aufgefordert sich helfend einzubringen. In dessen Therapie muß es dann darum gehen, gemeinsam die problematischen Denkinhalte zu suchen, sie *intentional* neu zu ordnen und zu gewichten.

Um diesen therapeutischen Ansatz zu verstehen, ist nunmehr auf die Bedeutung von Intention einzugehen. Intention, aufgefaßt als ein Sich-Richten auf psychische Inhalte, ist unabdingbar, um jegliche Art von möglichen Wissensinhalte verstehen können.

Beispielhaft sei hier zunächst das Verständnis für ein musikalisches Werk angesprochen. Hier wird Intentionalität bereits beim Hören von Musik eindrücklich sichtbar. Wir hören ja nicht eine Abfolge von Tönen. Wir gliedern das Gehörte in Phrasen und wir erkennen den Rhythmus in der Melodie. Nicht zufällig spricht Rudolph BERLINGER in seiner Morphopoietischen Metaphysik davon, daß der Rhythmus „die Grammatik der Melodie“[39] ist. Dieses intentionale sich Richten auf den Rhythmus und das Gliedern des Gehörten läßt den Zuhörer den Takt erkennen. Als Tänzer wird er gewahr, zu welchem Tanzschritt der Komponist animieren wollte. Intentionale Gliederung läßt aber auch Besonderheiten der Komposition erkennen, so etwa das Ineinandergreifen, das Sich-Überlappen zweier musikalischer Phrasen. Hierbei wird der Schluß der ersten Phrase zugleich zum Anfang einer neuen. Die kompositorische Idee solch einer Verschränkung vermag erst im intentionalen Zuhören vernommen zu werden.

Auch in der gesprochenen Sprache wird das Gesagte deutlich. Die musikalische Verschränkung entspricht hinsichtlich der Sprache dem Apokoinu, also jener grammatischen Konstruktion, bei der sich ein Satzteil oder Wort zugleich auf den vorhergehenden und den folgenden Satzteil bezieht, so wie in Schillers „Jägerliedchen“: „… was sein Pfeil erreicht, das ist seine Beute, was da fleugt und kreucht.“[40]

[37] HOCHE (1923), S. 267.

[38] TELLENBACH (1983), S. 11.

[39] BERLINGER (1988), S. 316.

[40] Lied Walters aus Friedrich Schiller, Wilhelm Tell, 3. Aufzug, 1. Auftritt.

Erst durch die Gliederungsintention – also erst aufgrund der Möglichkeit, sich frei auf einen Denkinhalt zu richten und die dichterische Aussage „in unterschiedlicher Absicht“[41] zu betrachten – wird die verdichtete, im Grunde doppelte, Aussage erkannt.

Die Intention ist also sinnstiftend und maßgeblich dafür, wie mir Gewußtes vor meinem inneren Auge begegnet. Intention wirkt bis in die Wortbetonung und ist dadurch für den Sinn von Aussagen verantwortlich. Eine korrekte Akzentsetzung ist maßgeblich für den Sinn des Wortes: Ob ich bei der Verkehrsschulung mit meinem Fahrzeug die Pylonen souverän um*fahre* oder ob ich einige von ihnen *um*fahre, ist für die Bewertung meines fahrerischen Könnens ohne Frage entscheidend.

Nach diesen Vorbemerkungen sind wir in der Lage, uns der *Behandlung* des Gefühls der Leere zu widmen. Sofern keine organische Erkrankung vorliegt, muß die Therapie ohne Zweifel psychotherapeutischer Art sein. Denn es geht nunmehr nicht um ein entgleistes naturhaftes, kausal physikalisch zu verstehendes – in unserm Falle pathophysiologisches – Geschehen, das es durch eine geeignete Hirnbehandlung wieder in Ordnung zu bringen gölte. Vielmehr geht es in der Psychotherapie um das verirrte Denken selbst, welches hinsichtlich seiner Intentionen neu auszurichten gilt. Eine naturhafte das Gehirn betreffende Behandlung ist in diesem Falle nicht zielführend – denn das Denken qua Denken unterliegt keiner Kausalität, es ist seinem Wesen nach frei, wie wir oben an den Beispielen der Verschränkung und des Apokoinu darlegten.

Im Falle der Schwermut des Genialen hat es sich verstiegen. Hier gilt es, um es neu zu ordnen und auszurichten, die zahlreichen intentionalen Möglichkeiten in den Blick zu nehmen. Da nicht das Gehirn erkrankt ist, bedarf es nicht einer organischen Behandlung durch den Psychiater. Die Behandlung ist vielmehr Aufgabe des Psychotherapeuten. Er muß sich dem verirrten Denken selbst zuwenden.

Er widmet sich jenem Denken, das sich selbst als ungenügend empfand und in die Resignation führte, jenem Denken, das sich verstiegen hat, als gäbe es kein vor und kein zurück. Weil sich dieses schwermütige Denken nicht durch pathophysiologische Vorgänge des Gehirns erklären läßt, muß es darum gehen herauszufinden, weshalb sich das Denken in eine Sackgasse bewegte.

Die Figur des Faust kann uns als ein Beispiel dienen: Das Universalgenie mußte realisieren, daß jegliche Bemühungen, Wissen zusammenzutragen, kein *endgültiges* und *für immer abgeschlossenes* Wissen hervorzubringen vermochten. Faust vermeinte aus dieser Erkenntnis, folgern zu müssen, daß er „nichts“ wissen könne. Diese fehlgeleitete Erkenntnis machte ihn mißmutig, ließ ihn schwermütig werden und ließ ihn schließlich bilanzieren, daß, um dem sinnlosen Gefühl der inneren Leere zu entgehen, der Suizid die einzig mögliche Lösung sei.

Dies ist er freilich nicht! Und die Aufgabe des Therapeuten besteht darin, dem Schwermütigen einen Ausweg aus seiner gedanklichen Verstrickung zu weisen und ihn vor verhängnisvollen Fehlschlüssen mit persönlich katastrophalen Konsequenzen zu bewahren und schließlich ihn mit Lebensmut zu neuem Schaffen hinzuleiten.

Wie nun kann dem Betroffenen dieses Gefühl der Leere genommen werden, welches sich aufgrund eines vermeintlichen Mißlingens – trotz allen Strebens! – gebildet hatte? Welcher therapeutische Ansatz ist geeignet, dem Schwermütigen Kraft und Freude an der wissenschaftlichen Arbeit und an der Suche nach neuer Erkenntnis zurückzugeben?

---

41 PLATZEK (2008/09), S. 403.

Wie kann es erreicht werden, daß Freude am Gestalten der Zukunft wieder zurückkehren und die Resignation schwindet?

Das vermeintliche Scheitern an der Welterkenntnis läßt sich dann aufheben, wenn erkannt wird, daß ein vollständiges, nicht erweiterbares Wissen und für immer gültige Wissenszusammenhänge *niemals* gewonnen werden können. Mit TELLENBACH läßt sich formulieren, daß ein solches Streben „seinem Wesen nach unerfüllbar, weil unabschließbar“[42] ist.

Ein jedes Wissen kann – und soll – aber *lebendig,* das heißt wirkmächtig bleiben. Nicht *viel* zu wissen ist dann das Ziel, sondern das Wissen immer neu zu befragen, ihm auf den Grund zu gehen, es neu zusammenzuführen und hinsichtlich seiner Relevanz zu gewichten.

Den freien intentionalen Denkakt aus dem Auge verloren zu haben, ist der eigentliche Grund für die resignative Schwermut des vermeintlichen Mißlingens der wissenschaftlichen Mühen unseres Universalgenies. In therapeutischer Hinsicht gilt es zu erkennen, daß ein lebendiges – gleichwohl endliches – Wissen sich in der realen Welt trotz aller Bemühungen verirren darf, und immer wieder verirren wird, weil, wie dies Rudolph BERLINGER formulierte, „der Raum unberechenbar und die Zeit nicht vorhersehbar ist“.[43]

Das Bewerten und die Einordnung des Wissens aber bleiben uns auf Dauer als Aufforderung, sich zu bemühen. Das Streben *qua Streben* kann nicht mißlingen, weil es ein freier intentionaler Akt ist und grundsätzlich keine Begrenzung kennt.

Wenn es uns also um das Gefühl der Leere abseits einer biologischen Krankheitsauffassung ging, dann war nicht zu erörtern, in welcher Weise ein erkranktes Gehirn behandelt werden müsse, damit der psychisch Erkrankte wieder gesunden kann. Es ging also nicht um das Gebiet der Psychiatrie, welches sich vornehmlich der Bedingungsebene des Denkens widmet und jenes Organ behandelt, das für ein Denken hier und jetzt unerläßlich ist; also nicht so sehr darum, die Funktionen dieses Organs so weitgehend wieder herzustellen, daß die Denkfunktionen des Erkrankten nicht mehr behindert sind.

Uns ging es um den psychotherapeutischen Ansatz, mithin letztlich darum, einem verirrten Denken eine neue Richtung zu geben und richtigzustellen, daß das „Und sehe, daß wir nichts wissen können“ lediglich bedeutet, nie über alles Einzelwissen verfügen zu können. Anderseits ist gerade diese Erkenntnis selbst ein fundamentales Wissen, welches unser Einzelwissen erst in seiner – an sich eingeschränkten – Bedeutung deutlich werden läßt.

Wir sind am Ende dieser kurzen Überlegung zum Gefühl der Leere des Schwermütigen angelangt. Uns ging es darum, auf einer denkpsychologischen Ebene darzulegen, wie ein Gefühl der Leere verstanden werden kann. Denn, wie wir sahen, es kann ein Mensch auch unter diesem Gefühl leiden, wenn sein Gehirn keine biologischen Auffälligkeiten zeigt. Die Behandlung eines solchen Gefühls der Leere, kommt dem Fachgebiet des Psychotherapeuten zu. Er hilft, das ins Stocken geratene, verstiegene Denken, neu zu ordnen, damit die Leere schwindet und der vormals Schwermütige wieder Zuversicht faßt, sich auf die Zukunft hin auszurichten. Dann erlangt der Schwermütige seine innere Lebendigkeit zurück und er vermag die Kraft seiner Intention so zu nutzen,

[42] TELLENBACH (1983), S. 12 (im Original gesperrt.)

[43] BERLINGER (1982), S. 61.

daß er das Leben wieder aktiv und zielgerecht auf seine – jetzt nicht mehr versperrte – Zukunft hin ausgerichtet gestalten kann.

Summary: The sentiment of emptiness within melancholy

It's not just people whose brains show pathological changes that can become melancholic ("schwermütig"). Thinking itself can also go astray in such a way that people feel melancholy and feel a sense of emptiness and hopelessness. Then it is not the biologically oriented psychiatrist who has to help, but it is the task of the psychotherapist to redirect the intention and to lead the errant thinking out of the dead end.

Literatur

AICHHOLZER (2021): Mareike Aichholzer, Andreas Reif und Christine Reif-Leonhard, Depressive Erkrankungen: Diagnostik und Therapie, Hessisches Ärzteblatt 6/2021, S. 347–351

BERLINGER (1982): Rudolph Berlinger, Krankheit und Welterfahrung, in: Philosophie als Weltwissenschaft, Vermischte Schriften, I, Amsterdam 1982, S. 61–81

BERLINGER (1988): ders., Die Weltnatur des Menschen. Morphopoietische Metaphysik, Grundlegungsfragen, Würzburg - Amsterdam 1988 (= Elementa. Schriften zur Philosophie und ihrer Problemgeschichte, hrsg. von Rudolph Berlinger und Wiebke Schrader, 48)

DWB: Deutsches Wörterbuch von Jacob und Wilhelm Grimm, I–XVI und Quellenverzeichnis, Leipzig 1854–1971, Neudruck München 1984 in 33 Bänden

FWB: Robert R. Anderson, Ulrich Goebel und Oskar Reichmann [Hrsgg.], Frühneuhochdeutsches Wörterbuch, Berlin - New York 1989ff.

HDA: Hanns Bächtold-Stäubli [Hrsg.] unter Mitwirkung von Eduard Hoffmann-Krayer, Handwörterbuch des deutschen Aberglaubens, I–X, Berlin 1927–1942

HOCHE (1923): Alfred Hoche, Langeweile, Festschrift für v. Kries, Psychologische Forschung 3, 1923

HÖNIGSWALD (1925): Richard Hönigswald, Die Grundlagen der Denkpsychologie, 2. Aufl. Leipzig - Berlin 1925

LEITLINIE (2015): Nationale VersorgungsLeitlinie [!] Unipolare Depression. Langfassung, Version 5, 2. Aufl. Berlin 2015

LEITLINIE (2022): Nationale VersorgungsLeitlinie [!] Unipolare Depression (2022), https://www. leitlinien.de/themen/depression/version-3/kapitel-2: Diagnostik und Monitoring [eingesehen am 13. 1. 2024]

PETERS (1990): Uwe Henrik Peters, Wörterbuch der Psychiatrie und medizinischen Psychologie, 4. Aufl. München - Wien - Baltimore 1990

PLATZEK (2008/09): Reinhard Platzek, Hirnforschung und Apokoinu. Eine Hommage an den freien Willen, Fachprosaforschung – Grenzüberschreitungen 4/5 (2008/09), S. 401–405

REINHARDT (2024): Volker Reinhardt, Wer Hexen sucht, wird sie auch finden, aber das heisst noch lange nicht, dass es sie wirklich gibt: Warum auch Wissenschafter manchmal Gespenster sehen, Neue Zürcher Zeitung, https://www.nzz.ch/feuilleton/wer-hexen-sucht-findet-sie-wissenschaft-ist-nicht-immer-wissen-ld.1561350 [eingesehen am 12. 2. 2024]

SCHMALZ (1825): Karl Gustav Schmalz, Versuch einer medizinisch-chirurgischen Diagnostik in Tabellen oder Erkenntniß und Unterscheidung der innern und äußern Krankheiten, mittels Nebeneinanderstellung der ähnlichen Formen, Dresden - Leipzig: Arnoldsche Buchhandlung 1825

STRAUS (1928): Erwin Straus, Das Zeiterlebnis in der endogenen Depression und in der psychopathischen Verstimmung, Monatsschrift für Psychiatrie und Neurologie 68 (1928). S. 640–656

TELLENBACH (1983): Hubertus Tellenbach, Melancholie, Berlin - Heidelberg - New York - Tokio 1983

THEUNISSEN (1994): Michael Theunissen, Melancholische Zeiterfahrung und psychotische Angst, in: Hinrich Fink-Eitel und Georg Lohmann [Hrsgg.], Zur Philosophie der Gefühle, 2. Aufl. Frankfurt a. M. 1994, S. 334–351

WITTCHEN (2010): Hans-Ulrich Wittchen, Frank Jacobi, Michael Klose und Livia Ryl, Depressive Erkrankungen, Berlin: Robert-Koch-Institut [RKI] 2010 (= Gesundheitsberichtserstattung des Bundes, 51)

Anschrift des Verfassers:
Dr. med. Dr. phil. Reinhard Platzek
Keplerstraße 23
63741 Aschaffenburg

Die Gurke – Cucumis sativus L.
Zwischen Feldfrucht, Phallus und Kunstobjekt

Von WOLFGANG SCHIEDERMAIR

1. Einführung

Cucumis sativus L. ist eine in Indien beheimatete Pflanze, die mittlerweile fast weltweit in gemäßigteren Zonen in verschiedensten Sorten angebaut wird. Seit mindestens 3000 Jahren ist die Pflanze im westlichen Asien in Kultur. Sie gelangte um 400 v. Chr. ins westliche Mittelmeer – antikes Griechenland, Palästina, Ägypten[1] – und verbreitete sich von dort über das Römische Reich[2] nach Mitteleuropa, in China ist sie erst ca. 200 Jahre später greifbar;[3] sie kam mit Christoph Kolumbus 1494 in die Neue Welt.[4] Überall wurde sie schnell in Kultur genommen und später züchterisch weiterentwickelt. Gurken, Kürbisse, Melonen und verwandte Arten der Familie wurden in der älteren Literatur oft undifferenziert betrachtet, sodaß eine eindeutige Aussage über die konkrete Art nicht immer möglich ist. Heinrich Konen konnte jedoch für das römische Ägypten immerhin fünf Cucurbitaceen identifizieren.[5]

Daß die Sortenauswahl bei der Zucht im 20. Jahrhundert dabei unter meist vollständigem Geschmacksverlust überwiegend auf Quantität ausgerichtet war und ist, kann man als unverzeihlichen Fehler unserer industriellen Lebensmittelproduktion bezeichnen. Das Verschwinden der toxischen Bitterstoffe im Zuge dessen ist dagegen sicher ein positiver Effekt. Und so werden in den westlichen Industrieländern im Handel bitterstofffreie, aber weitgehend geschmacksneutrale Salatgurken angeboten. Parallel findet man hierzulande kleinere, deutlich kürzere – und auch unreife – Beeren, die oft eine warzige Haut haben und eher zum Einlegen vorgesehen sind. In Mainfranken, wo diese eine häufige Feldfrucht sind, heißen sie „Kümmerle“, jenseits der -chen/-lein-Sprachgrenze nennt man sie „Gürkchen“.[6]

Das Wort „Gurke“ ist wohl ein Lehnwort aus dem polnischen *ogurek* (heutige Schreibweise: *ogórek*), welches wiederum auf das mittelgriechische *ἄγουρος* = unreif zurückgeht; die in Süddeutschland und Österreich zu hörende Bezeichnung „Guckummer“ oder „Kukummer“ mit vielen Varianten bis hin zum „Kümmerle“ stammt dagegen von lateinisch *cucumis*, *cucumer*.[7]

In anderen Gegenden der Erde kennt man auch Gurken mit ovaler Form, stacheliger Haut und in verschiedenen Farben: von grün über gelb bis braun. Einige aktuell kulti-

1 KONEN (1995), S. 43f.

2 Auf antiken Mosaiken sind neben vielen anderen Lebensmitteln auch regelmäßig Gurken zu finden; HORNIK (2015), S. 27f.

3 FAZZIOLI (1989). S. 29; Zürny (1971), S. 107–111, auch für andere Cucurbitaceen.

4 VAN WYK (2005), S. 159.

5 KONEN (1995), S. 44.

6 Der Begriff stammt vom englischen *gherkin*; VAN WYK (2005), S. 159.

7 KLUGE (1999), S. 343.

vierte Sorten zeigen Parthenokarpie, d. h. sie bilden keine fruchtbaren Samen aus und müssen daher vegetativ vermehrt werden.[8]

Gurken werden in Europa entweder als Salat zubereitet, roh mit Salz und Pfeffer respektive mit Dips gegessen oder sauer eingelegt als Frisch- oder Dauerkonserve verarbeitet und verzehrt. Daneben ist eine Verwendung als Gemüse möglich; Gurkengemüse schmeckt feiner als Zucchini, und Rezepte mit Kürbis oder Zucchini lassen sich entsprechend umwandeln. In vielen Ländern der Erde wurden und werden Gurken mit Knoblauch, Zwiebeln, Getreide und ggf. Fleisch zu einer recht schmackhaften Mischung gekocht.[9] Die unreifen oder jungen Früchte können auch als Püree zubereitet, gedünstet, gebacken, gefüllt oder gegrillt werden. Zum Einlegen eignen sich neben den Zuchtsorten, die oft unreif geerntet werden, auch junge Früchte anderer Sorten.[10] Auch die gelben Blüten von Gurke, Kürbis und Zucchini finden sich als schmackhafte und dekorative Beilage auf unserem Teller.

2. Kosmetische Verwendung

In der Kosmetik werden Gurkenmasken als Feuchtigkeitsmaske – seltener als Bleichmaske – empfohlen; dazu werden Gurkenscheiben allein oder mit Cremes, Lotions bzw. Joghurt oder Honig auf die Haut gelegt und nach einer Einwirkzeit wieder entfernt. Ob Gurken an der Haut tatsächlich den gewünschten Effekt zeigen, hängt naturgemäß stark von den Selbsteinschätzungen und Erwartungshaltungen der Verbraucher ab,[11] sollte aber auch von den Inhaltsstoffen definiert werden, die reproduzierbar über Nährwert, Feuchthaltevermögen oder Geschmack entscheiden. Daher sollen diese nun kurz besprochen werden: Die Früchte von Cucumis sativus L. sind sehr nährstoffarm, sie enthalten nur ca. 12–15 kcal pro 100 g. Dafür fällt die extreme Feuchte des Fruchtfleisches auf, die nur noch vom geleeartigen Nährgewebe um die Samen übertroffen wird. Nicht nur 95–98 % Wassergehalt der Beerenfrüchte, sondern auch einige hydrogelbildende Polysaccharide und geringe Mengen Mineralien sind dafür verantwortlich. Gurken enthalten etwa 2–4 % Kohlenhydrate, Vitamine der B-Gruppe, etwas Vitamin C und Vitamin E. In der Schale sind Kalium (161 mg/100 g), Calcium (16 mg/100 g), Zink (160 µg/100 g), Magnesium (8,3 mg/100 g) und Eisen (223 µg/100 g) zu finden.[12] Weiterhin wurden in geringen Mengen Peptidasen nachgewiesen. – Wildformen verschiedener Cucurbitaceen können zum Teil beachtliche Mengen bitterer Cucurbitacine enthalten, die sich in aktuellen Sorten aus dem Handel jedoch nicht mehr finden.

Allein diese einfache Aufzählung läßt vermuten, daß ein nennenswerter wirkstoffabhängiger Effekt auf die Haut nicht zu erwarten ist. Offenbar spielt allein die Feuchtigkeit der Beerenfrucht die entscheidende Rolle. Schließlich werden auch Erdbeermasken mit ähnlichen Argumenten propagiert, wenngleich hier manchmal auf den angeblich

8 VAN WYK (2005), S. 159.

9 ZÜRNY (1971), S. 57, Anm. 143 und 144; und eigene Erfahrungen in der Umgebung von Assuan im Jahr 1987.

10 VAN WYK (2005), S. 159.

11 Zumindest bei Wein konnte nachgewiesen werden, daß die Erwartungshaltung eine deutlich größere Rolle spielt als der tatsächliche Geschmack; BRAUN (2011).

12 SOUCI/FACHMANN/KRAUT (2000), S. 764f.

hohen Mangangehalt abgestellt wird,[13] der – vergleicht man verschiedene Beerenfrüchte – hier jedoch nicht überdurchschnittlich hoch ist.[14] Gurkenmasken bewirken aber eine intensive Kühlung der Haut, was oft als reizlindernd empfunden wird, aber weitestgehend durch den hohen Wassergehalt erklärbar ist. Ähnliches passiert beim Besprühen der Haut mit einem fein vernebelten Wasserspray: Verdunstendes Wasser entzieht der Umgebung Wärme. Einziger Unterschied ist die Dauer der Behandlung. –

Offensichtlich ist eine Anwendung der Gurkenfrüchte im Rahmen einer kosmetischen Behandlung toxikologisch unbedenklich,[15] ein mehr als subjektiver, also im wissenschaftlichen Sinn objektivierbarer Beleg für die feuchtigkeitsspendende Wirkung von Gurkenzubereitungen in der Hautpflege fehlt jedoch.

Rezept für eine einfache Gurkenmaske: Etwa ¼ Gurke fein raspeln, mit 2 EL Quark oder Joghurt vermischen und ggf. 1 EL Sahne dazugeben. Als Fettbestandteil können auch beliebige Gesichtscremes verwendet werden.

Als Augenmaske bei müden Augen werden frisch aufgeschnittene oder gekühlte Gurkenscheiben auf die Lider gelegt und nach einigen Minuten wieder entfernt.

Verschiedentlich wird eine Gurkenmaske zum Bleichen empfohlen, wohl gegen tatsächliche oder vermutete Pigmentflecken. Verwendet man die Gurken – was unüblich ist – mitsamt ihrer Schale zur Herstellung von Gurkenmasken, kommt ein milder adstringierender Effekt zum Tragen. Dazu muß allerdings die ganze Frucht fein zerschnitten oder püriert werden. Allerdings zeigen auch auf diese Weise hergestellte Masken keinerlei Effekt im Sinn einer Bleichung.

Es bleibt also dabei: Gurken haben einen nachvollziehbaren kühlenden, bis zu einem gewissen Grad auch feuchtigkeitsspendenden Effekt. Dieser geht jedoch kaum über den feuchter Wassermasken (gekühlte feuchte Tücher, ggf. mit gehacktem Eis) hinaus. Damit ist eine beanspruchte spezifische Wirkung bisher nicht belegt. Allein aufgrund der enthaltenen potentiell wirksamen Stoffe ist auch nicht zu erwarten, daß dieser Nachweis zukünftig gelingen wird.

3. Toxikologie

Gurken, die vor der industriellen Lebensmittelproduktion angebaut und genutzt wurden, enthielten noch in nennenswerter Menge Cucurbitaceenbitterstoffe;[16] diese wurden allerdings aus der Frucht größtenteils weggezüchtet und sind seit den 1950er Jahren in handelsüblichen Gurken weitgehend nicht mehr vorhanden.[17] Das über die Fähigkeit zur Synthese dieser tetracyclischen Triterpenoidbitterstoffe entscheidende Gen ist seit langem bekannt. So kann bei der gewerbsmäßigen Züchtung schon im Keimblattstadium geprüft werden, ob eine Selektion bitter schmecken wird oder nicht. Im heimischen Garten angebaute Gurken (und Zucchini oder Kürbisse) können jedoch die Bitterstoffe enthalten, denn oft ist das Saatgut heterogen und es schlagen weggezüchtete Merkmale wieder durch – besonders häufig, wenn es sich um F1-Hybride handelt, und die Samen

---

13 Vgl. etwa: ROßMEIER (2022).

14 Zur Chemie von Fragaria vesca L.: SOUCI/FACHMANN/KRAUT (2000), S. 902; zur Kulturgeschichte vgl. etwa SCHIEDERMAIR (2007).

15 COSMETIC INGREDIENT REVIEW (2012).

16 Als Übersicht über Pflanzen mit Cucurbitacinen vgl. CHEN/CHIU (2005).

17 ANDEWEG/DE BRUYN (1959); neuerdings: ZHANG/MIAO/SUN (2013).

der Vorjahresernte als Saatgut verwendet werden; im Hausgarten werden genetische Untersuchungen an Keimlingen üblicherweise eben nicht regelmäßig durchgeführt und so kann es immer wieder zu Vergiftungen kommen.

Cucurbitacine können glykosidisch gebunden oder als reine Aglykone – vor allem Cucurbitacin A, C und F – vorliegen; insgesamt sind etwa 40 natürliche Einzelverbindungen bekannt, die sich im Substitutionsmuster, der Anzahl an Doppelbindungen und im Oxidationsgrad unterscheiden. Sie wirken alle am Menschen hydragog abführend, mäßig diuretisch, antirheumatisch und blutdrucksenkend. Eine cytotoxische und teilweise antimitotische Wirkung gegen verschiedene Tumorzellinien konnte bei verschiedenen Cucurbitacinen beobachtet werden: Dabei kommt es zu einer Steigerung der Apoptoserate[18] und zu gehemmtem Wachstum des Tumorgewebes.

Diese Bitterstoffe sind ökologisch betrachtet hocheffektive Fraßschutzmittel, die die Pflanze bei Streß (Trockenheit, Fraßfeinde, Pilzbefall, intensive Sonneneinstrahlung, zu enger Pflanzabstand o. ä.) bildet: sie lassen die Frucht schlecht schmecken und können für Tier und Mensch tödlich giftig sein. Als Symptome treten Magen-Darm-Beschwerden mit Durchfällen bis hin zur Zerstörung der Schleimhäute im Verdauungstrakt auf. Letzteres kann unbehandelt zum Tod führen.

4. Medizinische Anwendung

Wenn in älterer Literatur von der Gurke oder ihren Verwandten die Rede ist, muß davon ausgegangen werden, daß dort Cucurbitacine enthalten waren, die Pflanze also von ihrem Inhaltsstoffmuster eine andere war, als wir sie heute zumindest aus dem Gemüseregal kennen. Am ehesten dürfte die Wirkung vorindustrieller Gurken prinzipiell mit der des Bitterkürbis = Koloquinte = Citrullus colocynthis (L.) Schrader zu vergleichen sein,[19] wenngleich dieser bereits ab 3 g Aufnahmemenge giftig ist, damit deutlich niedriger dosiert werden muß und zu Recht auch als Giftkürbis bezeichnet wird.

Cucumis sativa L. wurde historisch in verschiedenen Kulturkreisen als Heilmittel verwendet: In der chinesischen Tradition gilt die Gurke als giftig, wobei als giftig auch Stoffe verstanden wurden, die das Gleichgewicht zwischen Ying und Yang stören. Eine kaiserliche medizinische Enzyklopädie, der 'Ben cao pin hui jing yao', kennt einige Anwendungen der Gurkenblätter; daneben kamen aber auch Samen und Früchte in Arzneimitteln zur Anwendung.[20]

Adam Lonitzer, der ehemalige Frankfurter Stadtarzt und sein Nachfolger und Schwiegersohn Peter Uffenbach behandeln die Gurke zusammen mit Melone, Pfeben und Citrullen.[21] Danach gelten alle vier gleichermaßen als kalt und feucht und werden nur „hitzige[n] Leuth" empfohlen, denn: *wer deren nicht gewohnt ist, dem bringen sie bald ein Fieber. Sind nützlich zu hitzigen Seuchen.* Die Samen helfen gegen Steinleiden der Niere und gegen Harnwinde.

Daß die heutige kosmetische Verwendung in Schönheitsprodukten ihre Wurzel unter anderem in der Tradition des 'Gart der Gesundheit' haben könnte, wird bei der

---

18 Kester/Out-Luiting/van dem Borne (2008); Liu/Zhang/Zhang (2008); Schmandke (2008).

19 Cucurbitacine B, E und J; vgl. dazu etwa Wink/van Wyk/Wink (2008), S. 327f.; Roth/Daunderer/Kormann (1994), S. 235f.

20 Fazzioli (1989), S. 31; Unschuld (1973), S. 181 und 193. Teilweise sind Melonen und Gurken nach heutiger Nomenklatur nicht eindeutig zu differenzieren.

21 Lonicerus (1679), S. 444f.

weiteren Lektüre ersichtlich: Trochisci oder Kuchen aus Melonensamen, Melonenwasser, Bohnenmehl und Rosenwasser zur Waschung des Gesichts, *es machet dasselbige schön und hübsch, benimmt auch alle bösen Flecken der Haut*, heißt es dort.

In verschiedenen Seuchenschriften zur Roten Ruhr findet man die Gurke neben anderen Pflanzen. Vielfach sind dies Arten, die reich an Gerbstoffen, Bitterstoffen und ätherischen Ölen sind, also oft zumindest antiadhäsive oder sogar direkt keimhemmende Effekte an den Schleimhäuten haben, demnach prinzipiell wirksam gewesen sein könnten.[22] Aktuelle systematische Untersuchungen dazu fehlen jedoch noch. Gerbstoffreiche Pflanzen finden oft Verwendung bei Durchfallerkrankungen.[23]

In der Homöopathie und in Indien wird aktuell der nahe Verwandte Citrullus colocynthis (L.) Schrader bei Durchfällen und Darmkatarrh eingesetzt.[24] Es ist daher zu erwarten, daß Cucurbitacin-reiche Gurken, anders dosiert, vergleichbar wirksam waren.

Aktuell gibt es kein indikationsbezogenes Fertigarzneimittel mit Gurken als Inhaltsstoff. Lediglich in der Kosmetik und in der Ernährung spielt die Frucht eine Rolle. Und auch die Kommission E oder die European Scientific Cooperative on Phytotherapy (ESCOP) haben die Pflanze nicht bearbeitet. – Aber wie erwähnt: Die früher verwendeten Gurken sind nicht mit heute angebauten vergleichbar.

5. Volksglauben

Das Säen der Gurkenpflanze ist bevorzugt an Tagen mit dem Tierkreiszeichen Fisch zu erledigen, weil die Früchte dann lang und glatt würden. Im Sternbild Zwilling oder Skorpion gelegte Gurkensamen bringen reiche Frucht, während in Krebs oder Jungfrau ausgesäte Pflanzen keine bzw. nur wenig Frucht tragen.[25] Vergleicht man diese Angaben mit den entsprechenden Zeiträumen des Tierkreisjahres, wird klar, daß es sich vermutlich nicht um reale Pflanz- oder Aussaatempfehlungen handeln kann, sondern um Ansichten, die klar abergläubischen Überzeugungen entstammen, zumal außerhalb der Kloster- und Schloßgärten ein Anbau in Orangerien oder anderen Wärmehäusern nicht verbreitet war, die Aussaat sich also an Luft- und Bodentemperatur orientierte. Diese sind logischerweise auch heute noch die Grundlage für empfohlene Saatzeitpunkte oder Zeiten, an denen Pflanzen ins Freiland gepflanzt werden sollen.

Je nach Region gibt es verschiedene Überzeugungen, ob ein Mann oder eine Frau die Gurkenkerne legen oder die Jungpflanzen setzen soll; auch das Geschlecht des Heiligen im Heiligenkalenders kann den Erfolg der Ernte beeinflussen. – Frauen scheinen allgemein dann einen durchweg negativen Einfluß auf die Gurkenernte zu haben, wenn sie während der Menses an Aussaat oder Umpflanzen beteiligt sind.

Da allerdings eine ganze Reihe derartiger Ansichten existieren, die sich noch dazu teilweise widersprechen, wird hier auf eine eingehende Diskussion verzichtet.[26]

---

22 Wir kennen z. B. Thymiankraut, Walnußblätter, Eichenrinde, Rosmarinblätter, Melissenblätter oder auch Tausendgüldenkraut oder Enzianwurzel als wirksam in diesem Sinn.

23 JESSEN (2013), S. 235. Man denke hier etwa an Eichenrinde, Uzarawurzel oder Tormentillwurzelstock, um nur einige wenige Beispiele zu nennen.

24 ROTH/DAUNDERER/KORMANN (1994), S. 236.

25 HwdAgl III (1927), Sp. 1208.

26 HwdAgl III (1927), Sp. 1208–1210.

6. Die Gurke in der Kunst

Auf mehreren Werken von Carlo Crivelli, etwa 'Lochis Madonna' und 'Madonna mit der Kerze' taucht die Gurke als Keuschheitssymbol auf[27] – nach Jes 1,8: „übriggeblieben ist allein die Tochter Zion wie … eine Nachthütte im Gurkenfeld". Der Text wird in der Exegese übereinstimmend als Bild für sündhaftes Leben oder Verfehlungen betrachtet.[28]

Als mögliche Erklärung für deren Auftreten auf den Bildern sei ein kleines Detail aus der Vita des Malers erwähnt: Crivelli wurde am 7. 3. 1457 wegen Ehebruchs mit Tarsia, der Frau des Seemannes Francesco Cortese, in Venedig zu sechs Monaten Gefängnis und 200 Lire Bußgeld verurteilt und verließ die Stadt nach Verbüßung der Strafe,[29] weil dieser Ehebruch ein großer Skandal[30] gewesen ist, seine gesellschaftliche Reputation also gelitten hatte und zudem die Privatrache des gehörnten Ehemannes gedroht hätte.

Erstmalig erscheint die Gurke auf dem Polyptychon für die Kathedrale von Ascoli Piceno (1473),[31] wohin Crivelli nach Aufenthalten in Padua und Zara übersiedelte. Viele seiner Werke dieser Jahre entstanden in der Folge nahe Fermo.[32] Auffällig in Bezug auf die Gurke als erotisches Symbol sind folgende zwei Werke, bei denen im Hintergrund Bäume zu sehen sind: Dort, wo der blattlose, wie abgestorben wirkende Baum steht, findet sich die Gurke, auf der Seite des lebendfrisch grün belaubten Baumes nicht.

Die Cucurbitacee ist in Teilen von Crivellis Werk eindeutig konnotiert: als Teil seiner selbstauferlegten Sühne.[33] Eine Verbindung zwischen Beerenfrucht und Ehebruch hat jedoch nur dann Sinn, wenn dem Maler die Gurke als Phallus(symbol) bekannt gewesen ist.[34] Davon kann auf jeden Fall wegen seiner venezianischen Heimat und des damit verbundenen Wissenstransfers mit anderen Ländern ausgegangen werden: Die Frucht wurde wegen ihrer Form schon immer zur Masturbation verwendet.[35] Da die Gurke fast ohne Nährwert ist, zudem als kalt und feucht eingeordnet wurde, ist aber auch über einen humoralpathologischen Ansatz eine Erklärung möglich. Damit wurde auch der schnelle Verderb erklärt.[36]

---

27 'Lochis Madonna', Galleria Lochis, Bergamo, Inv.-Nr.: 172 [Abb. bei ZAMPETTI (1964), Farbtafel 14; siehe auch: BERGMANN (1986), S. 450f.] und: 'Die Madonna mit der Kerze', sign. 1490/91 [Abb. bei EBERT-SCHIFFERER (1998), S. 37f.].

28 Ausführlich bei ZÜRNY (1971).

29 Wikipedia: Carlo Crivelli; und ZAMPETTI (1986), S. 11.

30 „Presa con sé la donna, che abitava in casa del fratello del proprio marito, evidentemente assente, aveva vissuto con lei diverso tempo. È una storia d'amore finita male.", zit. nach ZAMPETTI (1986), S. 11.

31 Vgl. auch GOLSENNE (2015), S. 86.

32 ZAMPETTI (1986), S. 11.

33 Vgl. etwa BERGMANN (1986), S. 450f.; anders LIGHTBOWN (2004), S. 149, in seiner ausführlichen Crivellimonographie: hier steht sie für die Wiederauferstehung. Damit steht der Autor jedoch im Gegensatz zur gängigen Exegese des Jesaja-Textes.

34 IOVANE (2009).

35 AIGREMONT (1907/10), S. 128f., erwähnt dies dezidiert für Indien.

36 AIGREMONT (1907/10), S. 128f., berichtet von einem deutschen Sprichwort, in dem Mädchen und Gurken zusammengestellt werden: beide müsse man frühzeitig „genießen", da sie leicht faulen.

Offenbar ist die Gurke bei Crivelli aber auch eine Art Signatur, vielleicht sogar mehr: Die Cucurbitaceenfrucht könnte eine Art Stellvertreter für den Maler selbst sein.[37] Immerhin galt der gebürtige Venezianer als führender und stilbestimmender Künstler der Marken in seiner Zeit, er war also ein bedeutender und einflußreicher Künstler. Das steht nicht im Widerspruch zum oben gesagten: Es ist sogar wahrscheinlich, daß Crivelli in der ersten Zeit die Gurke tatsächlich in ihrer christlichen – auch erotisch konnotierten – Symbolik verwendet hat, diese aber im Lauf der Jahre zu seinem Markenzeichen geworden ist und damit bis auf dic Funktion als Signatur bedeutungslos wurde.[38]

Crivellis Interesse an der bildlichen, möglichst realitätsnahen Darstellung der Wirklichkeit ist unübersehbar und in der kunsthistorischen Forschung unumstritten.[39] Insofern ist es naheliegend, wenn er diese Fähigkeit der Schaffung eines Abbildes der Realität, ja sogar eines trompe-l'œil[40] auf seinen Werken regelmäßig demonstrierte. – Auch Maler vergangener Jahrhunderte mußten Werbung machen, um Folgeaufträge zu erhalten. Und da liegt es nahe, besondere Fähigkeiten immer wieder zu zeigen.[41]

Die Gurke ist insgesamt ein seltenes Objekt in der Kunst[42] und es gibt auch keine tradierte Ikonographie.[43] Eigentlich taucht sie gehäuft nur bei Carlo Crivelli und ihm nahestehenden Künstlern[44] oder auf Küchen- resp. Marktstilleben auf. Dennoch findet man die Beerenfrucht[45] auch an einer Kirchendecke,[46] gemalt von Wolfgang Ritterlein, einem Maler aus Tirol, der im unterfränkischen Karlstadt und nahegelegenen Orten gewirkt hat. Ritterlein verstarb 1622 in Büchold,[47] heute ein Ortsteil der Kleinstadt Arnstein, ca. 35 km nördlich von Würzburg und südlich von Hammelburg gelegen. Es ist die katholische Kirche St. Nikolaus und Mariae Heimsuchung, die auf einem Hügel im Norden des Dorfes[48] liegt.

Die Darstellung der Beere zeigt eine auffällige Längsstreifung, welche auf Längsrillen in der Frucht zurückzuführen ist. Ein Laubblatt ist deutlich grob gesägt; ein anderes ist zu einer Blattranke umgebildet.

---

37 Ausführlich diskutiert bei GOLSENNE (2015).

38 GOLSENNE (2015) diskutiert diesen Aspekt detailliert und lehnt die ikonographische Bedeutungssuche im Sinn von PANOFSKY (1920, 1934, 1939) oder WÖLFFLIN (1915) bezüglich Crivellis Gurken ab.

39 Zuerst bei ZAMPETTI (1961), S. 58; in Bezug auf die Entwicklung der Gattung Stilleben: EBERT-SCHIFFERER (1998), S. 36f.

40 Siehe etwa Kirschen und Kerze auf der Stufe vor Maria auf 'Die Madonna mit der Kerze'.

41 Ähnlich im flämischen Stilleben: siehe etwa Renger (2002).

42 Sieht man von Werken etwa von Giuseppe Arcimboldo und Küchen- oder Marktstilleben ab.

43 DIQUE (2011); auch in den gängigen Lexika zur christlichen Symbolik fehlt sie regelmäßig.

44 Etwa sein Bruder Vittorio oder Giovanno Bellini, die Crivelli in bezug auf die Gurke zu kopieren versuchten: z. B.: Bellinis 'Jungfrau und Kind' von 1470 im Metropolitan Museum of Arts (Robert Lehman Collection) in New York oder Vittorios 'Jungfrau, das Kind anbetend' von 1479, S. Fortunato, Falerone.

45 Ähnliches gilt etwa auch für den Kürbis, der auf St. Michael in Bamberg den dortigen Himmelsgarten bevölkert; vgl. etwa DRESSENDÖRFER (1995); DRESSENDÖRFER (2012).

46 Dem Verfasser ist nur dieses eine Vorkommen bekannt; für weitere Belege Dank im voraus.

47 Eintrag im Pfarrbuch der Stadt Karlstadt, wonach „anno 1622 den 8. Decembris" zu Büchold der Maler Wolfgang Ritterlein gestorben ist. Matriculae parochiae Carolstadt ab anno 1588 usque ad 1648, S. 561.

48 Siehe SCHIEDERMAIR (2006), zur ikonographischen Betrachtung, vgl. SCHIEDERMAIR (2002).

Warum nun findet man in der fränkischen Provinz – auch zu Zeiten des Hochstiftes Würzburg galt dies für Büchold[49] – eine Gurke? Gerade im Barock mit seinen Sammlungs- und Kuriositätenkabinetten,[50] die oftmals auch bildlich festgehalten wurden, fehlt die Frucht oft, obwohl sie fremdländischen Ursprungs ist und allein aufgrund dieser Tatsache in derartige Sammlungen passen würde. Für die Bücholder Chordecke gilt wohl genau dies: Die Gurke erscheint als Rarität in einem Früchtekranz, inmitten von verschiedenen Früchten, rings um einen zentralen Punkt der Chordecke.

Summary: Cucumber – Between farm produce, phallus, and artistical object

Cucumis sativus L., the cucumber, is cultivated since at least 3000 years. The fruits are used as a vegetable, salad, directly out of the garden or as tinned food. Some people claim it was effective against wrinkles or dry skin. It should help bleaching the skin in hyperpigmented areas. But no evidence was found until now.

Historical use of the plant and her berries was common: they were meant to have a cold and moist complexion. Hence they were used to cure several hot tempered diseases as lithiasis or urinary wind. They are found in formulars against dysentery.

However: former cucumbers were much more toxic than nowadays. Cultivation of the species has reduced their content of toxic cucurbitacines. Today we can test for a gene, that is coding for the synthesis of these bittering agents.

In popular belief the importance of the sex of the planter is claimed. Women for example should cause a poor harvest, when they have their period, if involved in the planting or seeding act. Zodiacal signs should also affect the quality of the harvest.

Uncommon is the appearance of the cucumber in artwork. Kitchen still-lifes, some paintings of Carlo Crivelli and the ceiling of a church in lower Franconia are exceptions. Here we can see a cucumber in company with other fruits. The ceiling is decorated with more than 100 plants, mostly flowers, but also fruits. This church contains a collection of interesting plants and at liturgical important places symbolical species.

Carlo Crivelli is known as a great painter of Venice and the Marches. Due to a commited adultery he fled from his hometown to the Marches. The following years he painted cucumbers – at first as a symbol for his guilt, later as something like a hallmark. He is well-known as a master of painting reality, up to trompe-l'oeuil. Showing this capability should have ensured him some follow-up-orders.

Literatur

AIGREMONT (1907/10): Aigremont [= Siegmar von Schultze-Galléra], Volkserotik und Pflanzenwelt. Eine Darstellung alter wie moderner erotischer und sexueller Gebräuche, Vergleiche, Benennungen, Sprichwörter, Redewendungen, Rätsel, Volkslieder erotischen Zaubers und Aberglaubens, sexueller Heilkunde, die sich auf Pflanzen beziehen, I–II, 2. Aufl. Halle/Saale 1907–1910, Neudruck hrsg. von Christian Rätsch, mit einem Vorwort von dems., Berlin 1997 (= Reihe Ethnomedizin und Bewußtseinsforschung. Historische Materialien, 7)

ANDEWEG/DE BRUYN (1959): J. M. Andeweg und J. W. de Bruyn, Breeding of non-bitter cucumbers, in: Euphytica 8 (1959), S. 13 [doi:10.1007/BF00022084; abgerufen am 28. 1. 2018]

[49] Das gilt auch, zumal Schloß und Dorf Büchold im Eigentum der Familie Echter von Mespelbrunn waren, also der Familie, aus der der bedeutende Würzburger Fürstbischof Julius Echter stammte; zum Fürstbischof Julius vgl. etwa BAUMGART (1999); GUTH (1997); HERBST (1967).

[50] Trotz seines Alters grundlegend: SCHLOSSER (1908).

BAUMGART (1999): Peter Baumgart, Julius Echter von Mespelbrunn und Maximilian von Bayern als Exponenten des konfessionellen Zeitalters, in: Ernst Günter Krenig [Hrsg.], Wittelsbach und Unterfranken. Vorträge des Symposiums: 50 Jahre Freunde Mainfränkischer Kunst und Geschichte, Würzburg 1999 (= Mainfränkische Studien, 65), S. 15–33

BERGMANN (1986): Rosemarie Bergmann, Sicut lilium inter spinas. Pflanzen als Symbolträger, in: Peter Wapnewski [Hrsg.], Mittelalter-Rezeption. Ein Symposium, Stuttgart 1986 (= Germanistische Symposien. Berichtsbände, 6), S. 450–472

BRAUN (2011): Maria Braun, Wer teuren Wein kauft, betreibt Selbstbetrug, Die Welt vom 15. 4. 2011

CHEN/CHIU (2005): J. C. Chen, M. H. Chiu u. a., Cucurbitacins and cucurbitane glycosides: structures and biological activities, in: Natural Products Reports, 22/3 (2005), S. 386–399 [doi:10.1039/b418841c; abgerufen am 28. 1. 2018]

COSMETIC INGREDIENT REVIEW (2012): Tentative Safety Assessment. Cucumis sativus (Cucumber) – Derived Ingredients as used in cosmetics, March 16, 2012 [http://www.cir-safety.org/sites/default/files/cucum032012tent.pdf; abgerufen am 16. 1. 2017]

DIQUE (2011): Dique [= André Seelmann], Room 59, der Saal des Gurkenmalers, Der Umblätterer. In der Halbwelt des Feuilletons, London 31. 10. 2011 [www.umblaetterer.de/2011/10/31/carlo-crivelli; abgerufen am 7. 8. 2022]

DRESSENDÖRFER (1995): Werner Dressendörfer, Der Himmelsgarten an der Decke von St. Michael mit einem Lageplan für 100 Pflanzen. Führer, 2. Aufl. Bamberg 1995

DRESSENDÖRFER (2012): ders., Durch die Blumen gesprochen. Pflanzen im „Himmelsgarten" von St. Michael zu Bamberg. Symbolik, Botanik, Medizin, Gerchsheim 2012

EBERT-SCHIFFERER (1998): Sybille Ebert-Schifferer, Die Geschichte des Stillebens, München 1998

FAZZIOLI (1989): Edoardo Fazzioli, Des Kaisers Apotheke. Die altchinesische Kunst, mit Pflanzen zu heilen, unter Mitarbeit von Eileen C. M. L Fazzioli, Mailand 1989, dt. Ausgabe Bergisch Gladbach 1989

FREEDEN/ENGEL (1951): Max H. von Freeden und Wilhelm Engel, Fürstbischof Julius Echter als Bauherr, Würzburg 1951 (= Mainfränkische Hefte, 9)

FUCHS (1543): Leonhart Fuchs, Das Kräuterbuch von 1543. New Kreüterbuch, kolorierte Gesamtausgabe, Neudruck, bearb. von Klaus Dobat und Werner Dressendörfer, Köln - London - Madrid - New York usw. 2001

GOLSENNE (2015): Thomas Golsenne, Carlo Crivelli: Portrait of the Artist as a Cucumber, in: Stephen J. Campbell [Hrsg.], Ornament & Illusion. Carlo Crivelli of Venice, London 2015 (= Begleitbuch zur gleichnamigen Ausstellung des Isabella Stewart Gardner Museums, Boston, 23. 10. 2015–25. 1. 2016), S. 78–93

GUTH (1997): Klaus Guth, Fürstbischof Julius Echter von Mespelbrunn (1573–1617). Zur Praxis bischöflicher Reformarbeit im Zeitalter der Gegenreformation in Franken, Vortrag an der Universität Straßburg im September 1983 (!), in: Elisabeth Roth [Hrsg.], Kultur als Lebensform. Aufsätze und Vorträge, Band 2: Kontinuität und Wandel. Beiträge zur Kirchen-, Kultur-, Bildungsgeschichte und Volkskunde, St. Ottilien 1997, S. 181–190

HERBST (1967): Gisela Herbst, Die Bautätigkeit des Fürstbischofs Julius Echter von Mespelbrunn: 1573–1617, Innsbruck 1967 (zugleich Diss. Innsbruck)

HORNIK (2015): Mona Hornik, Asarota und Xenia. Die antike Ikonographie von Speiseresten und Nahrungsmitteln im Mosaik, phil. Diss. Marburg 2015

HwdAgl: Hanns Bächtold-Stäubli [Hrsg.] unter Mitwirkung von Eduard Hoffmann-Krayer, Handwörterbuch des deutschen Aberglaubens, I–X, Berlin - Leipzig 1927–1942, Neudruck mit einem Vorwort von Christoph Daxelmüller, Berlin - New York 1987

IOVANE (2009): Giovanni Iovane, Erwin Wurm: As Cool as a Cucumber, Segno. Attualitá internazionali d'arte contemporanea 33. Jg., Nr. 227 (November/Dezember 2009), S. 28f. [http://1995-2015.undo.net/it/magazines/1263048184; abgerufen am 29. 1. 2018]

JESSEN (2013): Andrea Jessen, „Von den bösen umbflechtenden Bauchflüssen und Durchlauff ursprung / ursachen und erkenntnis“. Krankheitserklärungen und Arzneischatz in der Behandlung von Magen-Darm-Infektionen („Rote Ruhr“) in Seuchenschriften des 16. und 17. Jahrhunderts (nat.wiss. Diss.), Braunschweig 2013 (= Braunschweiger Veröffentlichungen zur Pharmazie- und Wissenschaftsgeschichte, 51)

KESTER/OUT-LUITING/VAN DEM BORNE (2008): M. S. van Kester, J. J. Out-Luiting, P. A. von dem Borne, R. Willemze, C. P. Tensen, M. H. Vermeer, Cucurbitacin I inhibits Stat3 and induces apoptosis in Sézary cells, Journal of Investigative Dermatology 128 (2008), S. 1691–1695 [doi:10.1038/sj.jid.5701246; abgerufen am 28. 1. 2018]

KLUGE (1999): Friedrich Kluge, Etymologisches Wörterbuch der deutschen Sprache, 23. Aufl. bearb. von Elmar Seebold, Berlin - New York 1999

KONEN (1995): Heinrich Konen, Die Kürbisgewächse (Cucurbitaceen) als Kulturpflanze im römischen Ägypten (1.–3. Jh. n. Chr.), Münstersche Beiträge zur antiken Handelsgeschichte 14/1 (1995), S. 43–81

LIGHTBOWN (2004): Ronald Lightbown, Carlo Crivelli, New Haven 2004

LIU/ZHANG/ZHANG (2008): Tingyan Liu, Meixia Zhang, Hongliang Zhang, Chunyan Sun, Yihui Deng, Inhibitory effects of cucurbitacin B on laryngeal squamous cell carcinoma, European archives of oto-rhino-laryngology 265/10 (2008), S.1225–1232, doi:10.1007/s00405-008-0625-9 [abgerufen am 28. 1. 2018]

LONICERUS (1679): Kreuterbúch / Künstliche Conterfeytunge der Baeume, Stauden, Hecken, Kraeuter, Getreyd, Gewuertze, etc. […] Bißhero von dem Edlen, Ehrnvesten und Hochgelaehrten Herrn Adamo Lonicero […] verfertiget worden, Nunmehr aber durch Petrum Uffenbachium […] auf das allerfleissigste uebersehen, Corrigirt und verbessert […], Frankfurt a. M. 1679, Neudruck Grünwald 1962

PANOFSKY (1920): Erwin Panofsky, Der Begriff des Kunstwollens, Zeitschrift für Ästhetik und allgemeine Kunstwissenschaft 14 (1920), S. 321–339 [wiederabgedruckt in: Erwin Panofsky, Aufsätze zu Grundfragen der Kunstwissenschaft, hrsg. von Hariolf Oberer, 2. Aufl. Berlin 1974, S. 29–43]

PANOFSKY (1934): ders., Zum Problem der Beschreibung und Inhaltsdeutung von Werken der bildenden Kunst (veröffentlicht 1934; fußend auf einem 1931 gehaltenen Vortrag), in: Aufsätze zu Grundfragen der Kunstwissenschaft, hrsg. von Hariolf Oberer, 2. Aufl. Berlin 1974, S. 85–97

PANOFSKY (1939): ders., Studies in Iconology. Humanistic Themes in the Art of the Renaissance, Oxford 1939 (deutsche Übersetzung unter dem Titel: Sinn und Deutung in der bildenden Kunst, Köln 1975)

RENGER (2002): Konrad Renger, ‘Frans Snyder, Vögel, Früchteschale und Blumenvase, um 1615’, in: Sinn und Sinnlichkeit. Das flämische Stilleben 1550–1680. Eine Ausstellung der Kulturstiftung Ruhr Essen und des Kunsthistorischen Museums Wien, Lingen 2002 (= Ausstellungskatalog Kulturstiftung Ruhr Essen, Villa Hügel 1. September – 8. Dezember 2002, Kat. 40), S. 132f.

ROẞMEIER (2022): Armin Roßmeier, Kochschule [http://www.rossmeier.de/kochschule/infoline/infos/erdbeerrezepte.html; abgerufen am 7. 8. 2022]

ROTH/DAUNDERER/KORMANN (1994): Lutz Roth, Max Daunderer, Kurt Kormann und Maria Grünsfelder [Bearbb.], Giftpflanzen, Pflanzengifte. Giftpflanzen von A–Z, Notfallhilfe, Vorkommen, Wirkung, Therapie, Allergische und phototoxische Reaktionen, 4. Auf. Landsberg 1994

SCHIEDERMAIR (2002): Wolfgang Schiedermair, Gedanken zur Pflanzensymbolik in einer unterfränkischen Kirche. Der Chor der Bücholder Pfarrkirche St. Nikolaus und Mariae Heimsuchung als eigenständiger Teil des ikonographischen Konzeptes der Kirche, Cistercienserchronik 109 (2002), Heft 3, S. 413–430

SCHIEDERMAIR (2006): ders., Pflanzenmalereien in drei unterfränkischen Kirchen. Ikonographie, Kunstgeschichte und aktuelle Bedeutung in bezug auf die Entwicklung von Medizin und Pharmazie (nat.wiss. Diss. Würzburg 2006), Würzburg 2007 (= Würzburger med.hist. Forschungen, 90)

SCHIEDERMAIR (2007): ders., Die Erdbeere: Waldfrucht, Teedroge und Symbol in der Kunst, Zeitschrift für Phytotherapie 28 (2007), S. 304–310

SCHLOSSER (1908): Julius von Schlosser, Die Kunst- und Wunderkammern der Spätrenaissance. Ein Beitrag zur Geschichte des Sammelwesens, Leipzig 1908

SCHMANDKE (2008): Horst Schmandke, Cucurbitacine mit Antikrebswirkung in Gurken- und Kürbisgewächsen, Ernährung – Wissenschaft und Praxis, 2 (2008), S. 222–226 [doi.org/10.1007/s12082-008-0179-7; abgerufen am 29. 1. 2018]

SOUCI/FACHMANN/KRAUT (2000): Siegfried Walter Souci, Walter Fachmann und Heinrich Kraut, Die Zusammensetzung der Lebensmittel. Nährwert-Tabellen, 6. Aufl. Stuttgart 2000

UNSCHULD (1973): Paul Ulrich Unschuld, Pen-ts'ao. 2000 Jahre traditionelle pharmazeutische Literatur Chinas, München 1973

VAN WYK (2005): Ben Erik van Wyk, Handbuch der Nahrungspflanzen. Ein illustrierter Leitfaden, Stuttgart 2005 (südafrikanische Originalausgabe unter dem Titel: Food Plants of the World, Pretoria 2005)

WINK/VAN WYK/WINK (2008): Michael Wink, Ben-Erik van Wyk, Coralie Wink, Handbuch der giftigen und psychoaktiven Pflanzen, Stuttgart, 2008

WÖLFFLIN (1915): Heinrich Wölfflin, Kunstgeschichtliche Grundbegriffe, München 1915

ZAMPETTI (1964): Pietro Zampetti, 'Carlo Crivelli, * zwischen 1430 und 1435 in Venedig, † vor dem 7. 8. 1500 vermutlich in Ascoli', in: Kindlers Malereilexikon, Band 1 (1964), hrsg. von Germain Bazin, Horst Gerson, Lawrence Gowing, Jean-Claude Lemagny, Rolf Linnenkamp und Heinz E. R. Martin, Zürich 1964, S. 853–856

ZAMPETTI (1986): ders., Carlo Crivelli, Florenz: Nardini Editore 1986

ZHANG/MIAO/SUN (2013): Shengping Zhang, Han Miao, Rifei Sun, Xiaowu Wang, Sanweng Huang, Todd C. Wehner und Xiangfang Gu, Localization of a New Gene for Bitterness in Cucumber, Journal of Heredity 104/1 (2013), S. 134–139 [doi:10.1093/jhered/ess075; abgerufen am 17. 6. 2018]

ZÜRNY (1971): Max Zürny SJ, „Wie eine Hütte im Gurkenfeld“. Ein Beitrag zur Interpretation und zur Interpretationsgeschichte von Is 1,8b und zur Kulturgeschichte von Cucumis, erweitert durch einen botanischen und einen botano-historischen Anhang (Diplomarbeit der theol. Fakultät der Uni Innsbruck), Innsbruck 1971

Anschrift des Verfassers:
Dr. rer. nat. Wolfgang Schiedermair
Apotheker und Pharmaziehistoriker
Walther-von-der-Vogelweide-Str. 1
97074 Würzburg

Die Petersilie – Petroselinum crispum (Mill.) Fuss
Küchenkraut, Heilmittel und Abortivum

Von WOLFGANG SCHIEDERMAIR

Seit 5000 Jahren wird die Petersilie kultiviert.[1] Die Römer schätzten die Petersilie als Gewürz; dies jedoch mehr denn als Heilmittel,[2] denn obwohl sie bei Dioskurides erwähnt wird, scheint ihr medizinischer Einsatz zu seiner Zeit eher begrenzt gewesen zu sein. Das gilt insbesondere für die Verwendung als Abortivum,[3] was insofern bemerkenswert ist, da ihre Inhaltsstoffe durchaus einen derartigen Einsatz rechtfertigen würden.

1. Synonyme, Namen und Volkskundliches

Apium crispum (Mill.) Fuss (Petersilie) und Apium graveolens L. (Sellerie) sind nicht nur nahe Verwandte, die ähnlich verwendet wurden, – sie teilen sich auch einige Benennungen und wurden therapeutisch wie nomenklatorisch nicht immer klar unterschieden.[4] Beide haben ähnlich riechendes ätherisches Öl und zumindest Knollensellerie und Petersilienwurzel werden in der Küche vergleichbar eingesetzt.

„Suppenkraut", „Garteneppich" und „Peterle" sind gängige Synonyme der Petersilie quer durch den dt. Sprachraum. Ihre Blätter oder Wurzel finden sich in vielen Rezepten, nicht nur in Suppenrezepten: letzendlich gilt sie seit Jahren als das in Deutschland am häufigsten verwendete Gewürzkraut.

Ihr deutsche Name wurde lange auf einen felsigen Untergrund als bevorzugten Standort zurückgeführt. Die Praxis zeigt jedoch, daß Petroselinum crispum relativ unproblematisch ist im Hinblick auf seine Standortansprüche und in normaler Gartenerde mindestens genauso gut gedeiht. Sehr lichtarme Standorte führen aber regelmäßig zur Vergeilung. Viel wahrscheinlicher ist, daß sich die Anwendung als Diuretikum bei Steinleiden im Namen widerspiegelt.[5] Und davon ausgehend mag sich die Verbindung zum Hl. Petrus[6] – dem Fels oder Stein, auf den Jesus seine Kirche bauen will[7] – nomenklatorisch angeboten haben.

Die deutsche Bezeichnung für Apium graveolens L. – Sellerie – geht auf die griechische Bezeichnung *selinon*, σέλινον zurück; möglicherweise ist es auch ein Hinweis auf das sizilianische Selinunt am Fluß Selinus, wo in den sumpfigen Flußauen ausgedehnte Selleriebestände wuchsen. Über das französische *celerie* wurde die Pflanze im Deutschen „Sellerie" genannt.

---

[1] Museum für Verhütung und Schwangerschaftsabbruch: ‘Petersilie’, in: https://muvs.org/de/themen/t-pflanzen/petersilie/, Wien 2013 [abgerufen am 20.2.2024].

[2] STOLL (1993); WIKIPEDIA ‘Petersilie’.

[3] KELLER (1988), S. 166 und Anm. 248.

[4] S. z. B. MADAUS, S. 2089f.

[5] GENAUST (1996), S. 473.

[6] MARZELL (1977), Sp. 629–633, hier: Sp. 630f.

[7] Mt 16, 18.

Zum Gattungsnamen „Apium“: Hier soll es sich um eine bis dato unbekannte, von Bienen sehr häufig aufgesuchte Pflanze mit doldenartiger Infloreszenz handeln (lat. *apis* ‘Biene’).[8] Daraus wurde im deutschen Sprachraum der „Eppich“, mit verschiedenen landschaftlichen Variationen.

2. Volkskundliches:

Dem Volksglauben nach muß die Saat erst nach Rom zu St. Peter fahren und dort die Erlaubnis einholen aufgehen zu dürfen: das dauerte ohne Motorisierung etwa vier bis sechs Wochen, also so lange wie sie ungefähr zum Auflaufen braucht.[9] Diese Auflaufzeit ist für Gartenkräuter auffällig lang und bemerkenswert. Um nun zu verhindern, daß ein frisch ausgesätes Petersilienbeet vorzeitig wieder umgegraben wird, könnte man sich diesen Fakt mit Hilfe einer Anekdote gemerkt haben: Es gibt ja auch heute noch reihenweise Merksprüche, deren Inhalt oberflächlich gar nichts mit der erinnerungswürdigen Sache zu tun hat und quasi eine ganze Geschichte um das zu Memorierende bauen.[10] „Gedächtnissportler“ bedienen sich dieser Methoden regelmäßig.

Mehrere vordergründig seltsam anmutende Vorschriften zum Aussaatzeitpunkt existierten im Volksglauben, um etwa das Kraut oder die Wurzel kräftiger zu machen, respektive die Erntezeit der Blätter im Jahresverlauf nach hinten zu verlängern:[11] Je nach Region durften Frauen oder Frauen während der Menses oder Kinder oder Männer im bestimmten Alter Petersilie nicht aussäen bzw. umpflanzen. Da sich diese Regeln aber deutschlandweit oft widersprechen, wird auf eine weitere Diskussion verzichtet.

Viele Pflanzen – Bäume, Sträucher und Blumen – waren früher Gottheiten geweiht oder ihnen als Attribut quasi in die Hand gegeben: In der Antike gehörte die Petersilie Persephone, der Göttin der Unterwelt. Nach der Christianisierung kam es zu einer Umwidmung zu St. Peter, der als Türsteher an der Himmelstüre faktisch die Funktion des antiken Fährmanns Charon übernommen hatte. Insofern bleibt die Pflanze halbwegs in der Unterwelt bzw. im Jenseits verwurzelt.

Volksmedizinisch gilt sie – wie viele stark riechende und diuretisch wirkende Pflanzen – als Aphrodisiakum. Dazu paßt auch der Brauch, beim Pflanzen in das Pflanzloch zu urinieren damit die Petersilie gut wächst.

Auch der englische Begriff *parsley bed* oder *parsley field* hat eindeutig erotische Konnotationen; die auch im deutschen Sprachraum geläufigen „Petersiliengassen“ waren das, was heute der Sperrbezirk ist, der Standort von sog. Frauenhäusern (nicht zu verwechseln mit dem, was wir heute mit diesem Begriff bezeichnen). Hierher gehört

---

8 MACKENSEN (1966), S. 154. Zur nomenklatorischen Verwechslung von Eppich = Apium graveolens mit Efeu = Hedera helix L. bzw. dessen Gleichstellung mit dem Wassernabel = Hydrocotyle vulgaris L. vgl. GENAUST (1996), S. 69f. Anm.: Verwechslung wohl eher mit dem efeublättrigen Wasserhahnenfuß = Ranunculus hederaceus L. Andererseits nennt Hildegard (vgl. MÜLLER [1982], S. 78), den Efeu „Epich“, womit sich der Kreis bezüglich einer von Bienen gern angeflogenen Pflanze mit doldenartiger Infloreszenz schließt.

9 HwdAgl VI (1935), Sp. 1527–1530, hier: 1527; MARZELL (1977), Sp. 630–633, hier: 630f.

10 Dabei ist die Merkhilfe oft deutlich umfangreicher als das, woran damit erinnert werden soll; einführend ‘Merkspruch’: https://de.wikipedia.org/wiki/Merkspruch [abgerufen am 20.2.2024]; ‘Schlüsselwortmethode’: https://de.wikipedia.org/wiki/Schl%C3% BCsselwortmethode [abgerufen am 20.2.2024] und ‘Loci-Methode’: https://de.wikipedia.org/wiki/Loci-Methode [abgerufen am 20.2.2024].

11 HwdAgl VI (1935), Sp. 1527–1530, hier: 1527.

auch der frühere Limburger Brauch, unkeuschen Mädchen wegen der potenzsteigernden und gleichzeitig abortiven Wirkung Petersiliensträuße an die Tür zu heften.[12]

In verschiedenen Gegenden des deutschen Sprachraums gilt „Petersilie feilhalten“ als ein Ausdruck dafür, daß ein Mädchen noch keinen Tänzer, sprich: „öffentlichen“ Liebhaber hat; „sie ist ihre Petersilie los“ heißt es, wenn sie einen Tänzer, sprich: Bräutigam gefunden hat.[13]

Der Name „Junggesellenkraut“ aus der Moselgegend deutet nach Marzell auf eine aphrodisierende Wirkung hin. Ich bin jedoch der Meinung, daß auch hier die Verhinderung einer notgedrungenen Heirat nach offenkundiger Schwangerschaft im Vordergrund stehen dürfte. Denn eine potenzsteigernde Wirkung sollte im Normalfall bei Junggesellen nicht nötig sein, während es durchaus die Notwendigkeit gegeben haben mag, mit pflanzlicher Hilfe Junggeselle zu bleiben; und das hieße ganz klar, eine ungewollte Schwangerschaft – einen der Gründe für eine gesellschaftlich notwendig gewordene Heirat – rechtzeitig zu beenden.

Wie auch andere stark riechende Pflanzen galt die Petersilie als zauberabwehrend.[14] Typische Anlässe für magische Praktiken, die böse Geister und deren Einfluß zurückdrängen sollen, sind auch heute noch Geburt, Hochzeit und Tod,[15] auch wenn vieles in den modernen aufgeklärten Zeiten als reine Tradition abgetan wird.[16] In Galizien etwa soll die Braut Petersilie und Brot unter dem Arm tragen, damit ihr die bösen Geister nichts anhaben können.[17] Knoblauch und Petersilie schützen Wöchnerinnen – die gesamte Zeit um die Geburt schien recht anfällig für übernatürliche Einflüsse zu sein – ebenfalls vor Schadzauber.[18]

Zudem ist die Petersilie regelmäßiger Bestandteil des an Mariae Himmelfahrt (15. August) geweihten Kräuterbuschens, der bösen Zauber, Unheil und Blitze abhalten soll, wenn er in die Stube oder an den Dachfirst gehängt wird.[19] Gleiches gilt für die in vielen Gegenden zu ähnlichem Zweck geweihten Antlaßkräuter.

Sehr weit verbreitet ist die Ansicht, daß das Umpflanzen der Petersilie im Namen einer Person unweigerlich den Tod derselben zur Folge habe.[20] In Wirklichkeit bricht meist die dünne pfahlförmige Wurzel beim Umpflanzen ab; damit tritt der Tod der Pflanze und nicht eines Menschen ein.

In meiner Kindheit bekam ich von meiner Großmutter viele Kinderreime zu hören. Einer hat mich als kleiner Bub immer etwas verstört, weil der Text für mich vollkommen zusammenhanglos erschien:

---

12 AIGREMONT (1907/10), I, S. 138–140.

13 AIGREMONT (1907/10), I, S. 138–140.

14 CZYGAN (1993); Stoll (1993).

15 Einen guten Überblick geben: HwdAgl III (1927), Sp. 406–422, IV (1932), Sp. 148–174, VIII (1937), Sp. 970–991; und LEHMANN (1964), S. 54–66, 131–135.

16 Hierher gehören folgende bekannte Bräuche: der Bräutigam darf die Braut vor der Hochzeit nicht im Brautkleid sehen, weil dies Unglück bringen soll und natürlich der Polterabend, der durch den Lärm böse Geister fernhalten soll; das Entführen der Braut, um böswillige Geister zu verwirren; die Idee, daß die Brautjungfern ebenfalls in Weiß gekleidet sein sollen, um böse Geister zu verwirren etc.

17 AIGREMONT (1907/10), I, S. 138–140; SCHÖPF (1986), S. 124.

18 SCHÖPF (1986), S. 102 und 124.

19 Zum Thema: CZYGAN (1986); CZYGAN (1995).

20 SCHÖPF (1986), S. 124; RELING/BROHMER (1922), II, S. 99f.; HwdAgl VI (1935), Sp. 1527–1530.

Petersilie Suppenkraut
wächst in unserm Garten
unser Ännchen die wird Braut,
will nicht mehr länger warten.
Roter Wein und weißer Wein,
morgen soll die Hochzeit sein.

Der Text hat nur dann einen Sinn, wenn die Pflanzen einen Zusammenhang mit einer bevorstehenden Hochzeit haben, mithin in einer Art verwendet werden, die in diesem Rahmen sinnvoll ist.

Daß hier ein Küchenreim vorliegt, kann m. E. ausgeschlossen werden, da mit Petersilie allein keine schmackhafte Suppe gelingt. Also liegt der Grund für das konstante Auftreten der genannten Art in den verschiedenen Varianten des Reims[21] sicher in einem anderen Bereich. Sinnvoll erscheint mir nur die allgemein bekannte aphrodisierende und abortive Wirkung der Apiacee, die hier in einer Art Merkvers vorkommt. Im Bremer Dialekt taucht der Reim ebenfalls auf.[22]

Ein niederländischer Spruch, der auch in englischer Sprache kursiert, weist auf die ambivalente Verwendung der Petersilie hin.

Peterselii helpt de Mannen to Paerdt (Pferd)
de Vrouwen onder de Aerdt (unter die Erde)

Die potenzsteigernde Wirkung beim Mann, und die abortive bei der Frau – mit den damals unvermeidbaren oft letalen Nebenwirkungen? Kann man das pointierter darstellen?

Petersilie galt in der Antike als Symbol der Wiedergeburt.[23] Auch diverse Liebeszauber sollen mit den Stengeln bewirkt worden sein, wie sie in der frühen Neuzeit Bestandteil verschiedener Hexensalben[24] gewesen ist. Diese Hexensalben enthielten neben Solanaceen oft auch Pflanzen mit stark riechendem ätherischen Öl. Anhand der bekannten Wirkungen einiger Nachtschattengewächse und des Apiols als Hauptinhaltsstoff des ätherischen Öls der Petersilie kann man sich eine psychotrope und aufgrund einer Reizung der ableitenden Harnwege auch sexuell stimulierende Wirkung plausibel machen.[25]

Da Petersilie und Sellerie oft nicht klar unterschieden wurden, soll ein kleiner Exkurs zum Sellerie folgen: Sellerie gilt im Volksmund als Hilfe zur Potenz- und Libidosteigerung.[26] Eine direkte objektivierbare Wirkung konnte aber bisher nicht bestätigt werden. Dafür gibt es Hinweise darauf, daß das ätherische Öl des Sellerie (und der Petersilie) Männern durch vermehrte Ausschüttung von Androstenon- und Androstenol

---

21 Der Kinderreim existiert in verschiedenen Versionen; allen ist gemeinsam, daß Pflanzen mit ätherischen Ölen vorkommen, die durchweg mindestens schleimhautreizend wirken und daher gut auch zur Fruchtabtreibung tauglich sind; LEIBROCK-PLEHN (1992); KELLER (1988), etc.; vgl. oben Anm. 1.

22 AIGREMONT (1907/10), I, S. 139.

23 RÄTSCH (1998). S. 68.

24 Zum Thema: DE VRIES (1991); und etwa: MÜLLER-JAHNCKE (2005).

25 RÄTSCH (1998), S. 68.

26 Sellerie – Natürliches Potenzmittel für besseren Sex? https://www.proplanta.de/Agrar-Nachrichten/Landleben/Natuerliches-Potenzmittel-Sex_article1370782500.html, 19.6.2003 [abgerufen am 20.2.2024].

einen Geruch gibt, der auf viele Frauen anziehend wirkt. Damit machen sich Männer – wenn sie diese Pflanzen gegessen haben – einfach nur geruchlich interessanter.[27] Erhöhte Androgenspiegel können auch zu gesteigertem Selbstbewußtsein bis hin zu Aggressivität führen. Und ein selbstbewußter Mann, der das auch (im Rahmen gesellschaftlicher Normen) zeigt, kommt bei vielen Frauen „besser an". Zu klären wäre, ob diese geruchliche Optimierung auch zu Verhaltensänderungen der beteiligten Frauen führt. Träfe dies zu, reagierten Männer dann nicht auf Bestandteile des ätherischen Öls, sondern auf ein geändertes Verhalten seitens einer potenziellen Sexualpartnerin.

3. Historische Verwendung

Petersilie wurde in Resten römischer Siedlungen im Raum Xanten gefunden, ein deutlicher Hinweis, daß die Pflanze regelmäßig genutzt wurde. Vermutlich eher als Gemüse oder Gewürz denn als Arznei.[28]

Um 800 n. Chr. taucht die Pflanze im 'Capitulare de villis'[29] und auf dem St. Galler Klosterplan – hier jedoch im Gemüse- und Gewürzgarten – auf.[30] Walafrid Strabos 'Hortulus' dagegen erwähnt die Apiacee nicht, denn der Reichenauer Abt beschäftigt sich nur mit den Pflanzen, die im Herbularius, also im Arzneigarten, wachsen.[31]

Der große Einfluß der Krongüterverordnung auf die Ausstattung der Bauerngärten, vermittelt durch die Klostergärten, ist unbestritten;[32] insofern erscheint ein früher Anbau der dort erwähnten Pflanzen nur logisch,[33] überraschend ist jedoch, wie lange dieser Impuls nachwirkt: denn die Bepflanzung heutiger Bauerngärten[34] zeigt große Ähnlichkeit mit der Pflanzenliste des 'Capitulare': sei es aus Tradition oder einfach deshalb, weil eine Kultur der schon dort genannten Arten in Mitteleuropa problemlos möglich ist.

Konrad von Megenberg, der Verfasser einer der frühesten Naturgeschichten Deutschlands, kennt in seinem Kapitel „von dem Petersil" die harntreibende Wirkung und auch den Einsatz von Petersilienwurzel und -kraut bei Harnsteinen. Er nennt auch einen verdauungsfördernden und blähungstreibenden Effekt, wenn das Kraut in Essen gegeben wird. Eine Verwechslung zwischen *epfeich* und *Petersil* ist bei Megenberg nicht zu erkennen; demnach sind zwar beide *geleich an der gestalt*, der Eppich habe aber kleinere Blätter und Stengel.[35]

Albert von Lauingen erwähnt die Petersilie in seiner Abhandlung zu den Pflanzen und vergleicht ihren Habitus mit dem des Sellerie. Er schreibt: *Est autem calidum et siccum, plus medicina quam cibus* und steht damit im Widerspruch zur antiken Verwen-

---

27 S. etwa RAETHER (2015).

28 S. oben Anm. 1; Römer in Nordrhein-Westfalen (o. J.): https://www.roemer.nrw/nordrhein-westfalen-im-roemischen-reich [abgerufen am 20. 2. 2024]; ROTHENHÖFER (2018), S. 75.

29 Vgl. etwa: FISCHER (1929). S. 133f.; eine vergleichende Liste bei STOFFLER (1997), S. 38.

30 Zum Plan und seinen Gebäuden die ausführliche Studie HECHT (1997).

31 S. FISCHER (1929), S. 135f.; zum „hortulus": STOFFLER (1997).

32 Etwa: FISCHER-BENZON (1894), S. 2f.

33 Vgl. etwa STOFFLER (1997), S. 37f. – STOLL (1993); und AIGREMONT (1907/10), I, S. 138 weisen auf den frühmittelalterlichen Anbau im heutigen Deutschland hin.

34 Dies gilt für ideale Mustergärten der Biogartenbauliteratur wie für reale Gärten; vgl. dazu etwa KREUTER (2012) oder SEYMOUR (2005).

35 MEGENBERG (1861), Kap. 60, S. 35.

dung. Für Albert ist die Petersilie in allen Pflanzenteilen verdauungsstärkend, harntreibend und hilfreich bei Steinleiden.[36]

Hildegard kennt als Anwendungsgebiete heftiges Fieber, Schmerzen an Herz und Milz sowie Seitenstechen wie auch Verdauungsbeschwerden; innerlich als Trank eingenommen hilft sie gegen Steinleiden, äußerlich als Salbe genutzt bei Lähmungserscheinungen und gichtige Schmerzen.[37]

Eines der bedeutenden mittelalterlichen deutschsprachigen Kräuterbücher, das des Ortolf von Baierland, Wundarzt in Würzburg[38], erwähnt die Petersilie ebenfalls in zwei Rezepturen gegen Steinleiden.[39]

Die Petersilie (Petroselinum crispum / hortense) hat auch nach Fuchs eine diuretische Wirkung: *die samen und wurtzel des gemeinen Peterlins in Wein gesotten vnnd getruncken/treiben den harn.* Dieser weinige Auszug fördert die Monatsblutung (in der lateinischen Fassung von Fuchs auch abortiv, unter Rückgriff auf Plinius[40]). Ihre Wirkung ähnelt der des Eppichs (Apium graveolens), gilt also als verdauungsfördernd, blähungstreibend und emetisch bei Vergiftungen (sic!).[41] Petersilie wird in Anlehnung an den *Eppich/Eppfich oder Epff* bei Brustschwellungen als Wickel, und mit diversen Getreiden als Augenwickel gegen Bindehautentzündungen und in Form eines wäßrigen Decoctes bei Steinleiden verwendet.[42]

Auffällig ist im 'New Kreüterbuch' die ausführliche Erwähnung der Verwendung als Küchengewürz und ihr Nutzen bei der Verdauung.

Ähnliches liest man bei Bock, der die vielfältigen Nutzungsmöglichkeiten in der Küche herausstellt. Er schreibt zu Wurzel und Kraut: *sint bede nutz und gut in aller speis*. Die medizinischen Anwendungen decken sich weitgehend mit denen bei Fuchs; ein Decoct aus Petersilienwurzeln, -früchten, Fenchel, Anis, Pimpernellen und Kümmel wird gegen Beschwerden der Leber, der Milz, bei Wasser- und Gelbsucht sowie bei Nierensteinen eingesetzt. Gartenpetersilie und Sellerie werden im wesentlichen als gleichermaßen wirkend angesehen; letzterer jedoch eher als Arzneimittel denn als Heilmittel.[43]

In der englischen Medizin des 17. bis 19. Jahrhunderts findet man die Gartenpetersilie als *common parsley* – hier speziell die Wurzel – als eine der wichtigen öffnenden Pflanzen: sie gilt als hilfreich für den Magen, fördert die Diurese und die Menses und wird bei Flatulenz eingesetzt. Zudem bricht sie den Stein und lindert die damit einhergehenden Schmerzen. Petersilienwurzel hilft bei Vergiftungen verschiedener Art und bei Husten. Ein destilliertes Wasser der Blätter wird bei entzündeten Augen eingesetzt, *and being fried with butter, and apllied to women's breasts that are hard through the curdling of their milk, it abates the hardness quickly*.[44]

---

36 BIEWER (1992): S. 109f.: Albertus Magnus, VI, 2 'Petrosilinum'.

37 'Causae et curae', zit. nach MÜLLER (1982), S. 146; und HILDEGARD (2008), 'Physica', Kap. 68.

38 Zur Person: KEIL (1987); KEIL (1999).

39 Kap. 127 'von dem stein': RIHA (2014), S. 94f.

40 FUCHS (1542), S. 216 'De Oreoselino'.

41 FUCHS (1543), Kap. 217 'klein Peterlin'.

42 FUCHS (1543), Kap. 284 'Eppich'.

43 BOCK (1539), Kap. 154 und 155 zit. nach: HOPPE (1969), S. 218f.

44 CULPEPER (1826), S. 112.

Nur vereinzelt, bis in unsere Zeit, findet man Hinweise darauf, daß die Wurzel oder die Früchte die Nachgeburt bzw. den Foetus austreiben. Woran das liegen könnte?

Die Petersilie spielt als Abtreibungsmittel in der Fachliteratur der frühen Neuzeit nur eine untergeordnete Rolle; hier waren etwa Gartenraute[45], Sadebaum[46] oder andere Pflanzen wichtiger.[47] Dies verwundert, da sie sicherlich durch alle Jahrhunderte aufgrund der zu beobachtenden Wirkung zu abortiven und emmenagogen Zwecken eingesetzt wurde.[48] Eine unteruserregende Wirkung ist wegen des Apiol- und Myristicin-haltigen ätherischen Öls nachgewiesen, was den Hebammen, Ärzten und Badern früherer Zeit sicher nicht verborgen geblieben ist. Und auch bis in unsere Zeit findet man entsprechende Hinweise auf die abortive Wirkung.[49]

Umso erstaunlicher ist das Fehlen jeglichen Hinweises auf eine mögliche abortive Wirkung in der Drogistenliteratur des 20. Jahrhunderts,[50] bei Culpeper[51] und im 'Modern Herbal' von Maude Grieves.[52]

Es ist bei den Apiaceen überraschend, daß die Abbildungen – ungeachtet mancher fehlerhafter Zuschreibung – in den Kräuterbüchern relativ korrekt sind, was ihre botanisch verwertbaren Merkmale angeht. Nicht nur der Habitus stimmt, sondern oft auch so dezente Merkmale wie Hüllblätter, Hüllchenblätter, Blüten- oder Döldchenanzahl, etc.[53]

4. Aktuelle Verwendung und Chemie

Arzneilich werden v. a. Wurzel und Früchte eingesetzt, wobei letztere wirkstoffreicher sind. Die Blätter enthalten nur Spuren der in den genannten Organen vorhandenen sekundären Inhaltsstoffe. Warnungen vor Petersilie im Essen für Schwangere entbehren daher einer sachlichen Grundlage, auch wenn sie im Laienalltag regelmäßig auftauchen. Ein Petersilienblättertee oder Petersilie in Suppen sollten daher nicht nur aus Löslichkeitsgründen vollkommen unwirksam sein – sind doch Apiol, Myristicin und 1-Allyl-2,3,4,5-tetramethoxybenzol nur wenig in Wasser löslich. Hohe Temperaturen, wie sie beim Teezubereiten oder in Suppen auftauchen, reduzieren die Menge des ätherischen Öls.

Sellerie hat ein ähnlich zusammengesetztes ätherisches Öl wie die Petersilie, wird aber, entgegen der Ansichten bei Bock,[54] nur selten arzneilich verwendet.

45 Vgl. die ausführliche Studie zu Ruta graveolens: BECELA-DELLER (1994).

46 S. dazu: BRØNDEGAARD (1964).

47 LEIBROCK-PLEHN (1992), S. 183.

48 Zur Frage, welche Tatsachen zwar bekannt aber nicht publiziert wurden und warum, siehe LOYTVED (2004). Ein seltenes Auftreten in der Fachliteratur muß kein Beleg dafür sein, daß etwa eine Heilpflanze nicht oder nur wenig verwendet wurde

49 S. etwa: ARROWSMITH (2004). S. 267f.

50 ZIEGLER/PETZOLD (1929, S. 60 und 136.

51 CULPEPER (1826), S. 112.

52 GRIEVES (929), S. 611–614.

53 Für die Petersilie: BAUMANN (1998), S. 195–198.

54 BOCK (1539), Kap. 154 und 155. Vgl. auch: HOPPE (1969), S. 218f.

Das ätherische Öl ist für die pharmakologische Wirkung verantwortlich.[55] Als traditionelle Anwendung gilt: „zur Unterstützung der Ausscheidungsfunktion der Nieren". Mit der zu beobachtenden spasmolytischen Wirkung erreicht man eine spürbare Linderung der Symptome einer Entzündung der ableitenden Harnwege.[56] Große Mengen des ätherischen Öls – lokal appliziert oder oral eingenommen – können jedoch Reizungen der Schleimhäute, aber auch vaskuläre Kongestionen und Kontraktionen der glatten Muskulatur hervorrufen, vor allem an Blase, Darm, Uterus und im schlimmsten Fall auch Myokard.[57] Die abortive Wirkung ist daher eine Intoxikation, die bei sehr hohen Dosen mit Herzarrhythmien einhergehen kann.

Größere Mengen Apiol und Myristicin können nicht nur bei längerem Gebrauch zu Fettleber, Schleimhautblutungen, Hämorrhagien, blutigen Infiltrationen des Magen-Darm-Traktes, Hämolyse und Anurie infolge einer Nierenschädigung[58] führen. Diese Mengen werden im normalen Alltag allerdings nicht erreicht, bestenfalls mit alkoholischen Extrakten, reinem ätherischen Öl oder großen Mengen frischer Früchte. Da letztere jedoch nicht als „Snack" üblich sind, hält sich das tatsächliche Risiko einer versehentlichen Intoxikation in Grenzen.

Am effektivsten scheint das Verspeisen der rohen und frischen Früchte oder das reine ätherische Öl zu sein; auch alkoholische Extrakte enthalten eine ausreichende Konzentration, damit eine erwünschte Wirkung sicher eintritt, aber auch unerwünschte Wirkungen auftreten können.

Die Gehalte an ätherischem Öl und damit an wirkungsbestimmenden Stoffen schwanken je nach Standort und Nährstoffangebot relativ stark. Damit sind naturgemäß auch unzuverlässige Wirkungen anzunehmen – in beide Richtungen: also ein Ausbleiben einer Wirkung wie auch eine Intoxikation. Behandlungen und Abtreibungen mit Hilfe schwer dosierbarer Arzneimittel, sind grundsätzlich mit einem erhöhten Risiko für Patient oder werdende Mutter verbunden. Nicht umsonst hießen Hebammen und andere Personen, die Abtreibungen praktizierten, auch „Engelmacherinnen". Und nicht umsonst gab es regelmäßige Auseinandersetzungen zwischen der Ärzteschaft und Hebammen zu diesem Thema; dies führte dazu, daß eine abortive Wirkung in einer lateinischen Buchausgabe aufscheint, die deutsche Ausgabe jedoch „emmenagog" oder „nachgeburtaustreibend" als entsprechende Wirkung nennt oder der ganze Indikationskomplex ganz unterschlagen wird.[59]

5. Essen und Würzen

Als Gewürz werden meist frische, selten getrocknete Blätter von Petroselinum crispum (Mill.) Fuss var. crispum (krause Blätter) und der var. neapolitanum (glatte Blätter) verwendet. Von der var. tuberosum (Rchb.) Soó,[60] die eine fleischige Wurzel bildet, auch diese. Letztere wird gekocht ähnlich wie Knollensellerie verwendet und als Wurzel-

55 HILLER/LOEW (2009a) und HILLER/LOEW (2009b).

56 Es existiert aktuell ein Fertigarzneimittel mit der Petersilie, das nicht homöopathisch ist: Nyrax®.

57 ROTH/DAUNDERER/KORMANN (1994), S. 551f.

58 KELLER (1988), S. 166; ROTH/DAUNDERER/KORMANN (1994), S. 551f.

59 Vgl. etwa FUCHS (1542), Kap. 216 und FUCHS (1543), Kap. 217.

60 Namen nach VAN WYK (2005), S. 287.

gemüse und Suppengewürz genutzt.[61] Petersilienfrüchte haben zwar den höchsten Gehalt an geschmacksbildendem ätherischen Öl, sie finden sich dennoch selten in der Küche.

Frische Petersilie ist zwar reich an Vitamin C und enthält auch nennenswerte Mengen Eisen sowie verschiedener B-Vitamine und Provitamin A; da die Blätter jedoch primär als Gewürz und nur selten als Gemüse in der Küche eingesetzt werden, ist die Rolle der Petersilie in Bezug auf die Zufuhr der genannten Mikronährstoffe gering.[62]

Aufgrund ihres typischen Geschmacks und Geruchs, aber auch wegen der blähungstreibenden Wirkung und eines zumindest subjektiv verdauungsfördernden Effekts findet die Petersilie heute häufig Verwendung in der Küche,[63] nicht nur als hilfreiches Gewürz, sondern auch als Gemüse, womit die Römer mit der Kultivierung der Pflanze letzten Endes recht hatten.

Literatur

AIGREMONT (1907/10): Aigremont [= Siegmar von Schultze-Galléra], Volkserotik und Pflanzenwelt. Eine Darstellung alter wie moderner erotischer und sexueller Gebräuche, Vergleiche, Benennungen, Sprichwörter, Redewendungen, Rätsel, Volkslieder erotischen Zaubers und Aberglaubens, sexueller Heilkunde, die sich auf Pflanzen beziehen, I–II, 2. Aufl. Halle/Saale 1907–1910, Neudruck, hrsg. von Christian Rätsch, mit einem Vorwort von dems., Berlin 1997 (= Reihe Ethnomedizin und Bewußtseinsforschung. Historische Materialien, 7)

ARROWSMITH (2004): Nancy Arrowsmith, Herbarium magicum. Das Buch der heilenden Kräuter. Herbologie, Heilkraft, Rezepte und Geschichten (amerikanisches Original unter dem Titel: Herbal roots, o. O. 2004), dt. Ausgabe Berlin 2007

BAUMANN (1998): Susanne Baumann, Pflanzenabbildungen in alten Kräuterbüchern. Die Umbelliferen in der Herbarien- und Kräuterbuchliteratur der frühen Neuzeit (= Heidelberger Schriften zur Pharmazie- und Naturwissenschaftsgeschichte, Band 15), Stuttgart 1998

BECELA-DELLER (1994): Christine Becela-Deller, Die Weinraute (Ruta graveolens L.) als Beispiel für eine Heilpflanze zur Zeit der Schule von Salern (10.–13. Jahrhundert), Würzburger med.hist. Mitteilungen 12 (1994), S. 143–152

BIEWER (1992): Albertus Magnus, De vegetabilibus Buch VI, Traktat 2. Lateinisch – deutsch. Übersetzung und Kommentar von Klaus Biewer, mit einem Geleitwort von Rudolf Schmitz [Diss. rer. nat. Marburg] Stuttgart 1992 (= Quellen und Studien zur Geschichte der Pharmazie, hrsg. von Rudolf Schmitz und Fritz Krafft, 62)

BRØNDEGAARD (1964): Vagn Jørgensen Brøndegaard, Der Sadebaum als Abortivum, Sudhoffs Archiv 48 (1964), S. 331–351

CULPEPER (1826): Culpeper´s Complete Herbal and English Physician wherein several hundred herbs with a display of their medicinal and occult properties are physically applied to the cure of all disorders incident to mankind, to wich are added, rules for compounding medicines …, Manchester 1826, Neudruck Bath 1981

CZYGAN (1986): Franz-Christian Czygan, Würzbüschel und ihre Bedeutung in der Volkskunde und Volksmedizin, Zeitschrift für Phytotherapie 7 (1986), S. 140–144

CZYGAN (1993): ders., Ätherische Öle und Duft – Objekte der Kunst- und Kulturgeschichte, in: Reinhold Carle [Hrsg.], Ätherische Öle – Anspruch und Wirklichkeit, Stuttgart 1993, S. 231–242

CZYGAN (1995): ders., Würzbüschel – Ihre Bedeutung in der Volkskunde und Volksmedizin. Deutsche Apothekerzeitung 135 (1995), S. 2959–2962

61 VAN WYK (2005), S. 287.

62 SOUCI/FACHMANN/KRAUT (2000), S. 722f. 'Petersilie Blatt' und S. 670 'Petersilie Wurzel'.

63 Einige Rezepte finden sich bei ARROWSMITH (2004), S. 261–265.

DE VRIES (1991): Herman de Vries, Über die sogenannten Hexensalben, Integration 1 (1991), S. 31–42 (Revidierte Fassung des titelgleichen Werkes von 1986)

FISCHER-BENZON (1894): Rudolph von Fischer-Benzon, Altdeutsche Gartenflora. Untersuchungen über die Nutzpflanzen des deutschen Mittelalters, ihre Wanderung und ihre Vorgeschichte im klassischen Altertum, Kiel und Leipzig 1894, Neudruck Norderstedt 2016

FUCHS (1542): Frederick G. Meyer, Emily Emmart Trueblood und John L. Heller, The Great Herbal of Leonhard Fuchs. De historia stirpium commentarii insignes, 1542. Notable Commentaries on the History of Plants, I: Commentary, II: Facsimile, Stanford 1999

FUCHS (1543): Leonhart Fuchs. Das Kräuterbuch von 1543. New Kreüterbuch, kolorierte Gesamtausgabe, Neudruck bearb. von Klaus Dobat und Werner Dressendörfer, Köln - London - Madrid - New York - Paris - Tokyo 2001

GENAUST (1996): Helmut Genaust, Etymologisches Wörterbuch der botanischen Pflanzennamen, 3. Aufl. Basel - Boston - Berlin 1996

GRIEVE (1931): Maude Grieve, A Modern Herbal. The medicinal, culinary, cosmetic and economic properties, cultivation and folk-lore of herbs, grasses, fungi shrubs and trees with all their modern scientific uses, San Diego 1931, Reprint with an index of scientific names by Manya Marshall [1981/82] (= Dover Books), New York o. J.

HECHT (1997): Konrad Hecht, Der St. Galler Klosterplan, Wiesbaden 1997

HILDEGARD (2008): Hildegard von Bingen, Physica. Edition der Florentiner Handschrift (Cod. Laur. Ashb., ca. 1300) im Vergleich mit der Textkonstitution der Patrologia Latina (Migne), hrsg. von Irmgard Müller und Christian Schulze unter Mitarbeit von Sven Neumann, Hildesheim - Zürich - New York 2008

HILLER/LOEW (2009a): Karl Hiller und Dieter Loew, ‘Petroselini fructus. Petersilienfrüchte’, in: WICHTL (2009), S. 503–505

HILLER/LOEW (2009b): diess., ‘Petroselini radix. Petersilienwurzel’, in: WICHTL (2009), S. 506–508

HOPPE (1969): Brigitte Hoppe, Das Kräuterbuch des Hieronymus Bock. Wissenschaftshistorische Untersuchung. Mit einem Verzeichnis sämtlicher Pflanzen des Werkes, der literarischen Quellen der Heilanzeigen und der Anwendungen der Pflanzen, Stuttgart 1969

HWDAGL: Handwörterbuch des deutschen Aberglaubens, hrsg. von Hanns Bächtold-Stäubli unter Mitwirkung von Eduard Hoffmann-Krayer, I–X, Berlin - Leipzig 1927–1942, Neudruck mit einem Vorwort von Christoph Daxelmüller, Berlin - New York 1987

KEIL (1987): Gundolf Keil, Ortolf von Baierland, in: Die deutsche Literatur des Mittelalters. Verfasserlexikon, 2. neu bearb. Aufl., hrsg. v. Kurt Ruh u. a., VII, Berlin - New York (1987), Sp. 67–82

KEIL (1999): ders., Ortolf von Baierland (von Würzburg), in: Neue deutsche Biographie 19 (1999), S. 605f.

KELLER (1988): Achim Keller, Die Abortiva in der römischen Kaiserzeit. Mit einem Geleitwort von Rudolf Schmitz [Diss. rer. nat. Marburg 1987], Stuttgart 1988 (= Quellen und Studien zur Geschichte der Pharmazie, 46)

KREUTER (2012): Marie-Luise Kreuter, Der Biogarten, 25. Aufl. München 2012

LEHMANN (1964): Heidi Lehmann, Volksbrauch im Jahreslauf, München 1964

LEIBROCK-PLEHN (1992): Larissa Leibrock-Plehn, Hexenkräuter oder Arznei. Die Abtreibungsmittel im 16. und 17. Jahrhundert, mit einem Geleitwort von Rudolf Schmitz [Diss. rer. nat. Marburg 1990, unter dem Titel: Die Abortiva der frühen Neuzeit], Stuttgart 1992 (= Heidelberger Schriften zur Pharmazie- und Wissenschaftsgeschichte, 6)

LOYTVED (2004): Christiane Loytved, „Es mehret die Milch“ – Zum Kräuterwissen in Hebammenbüchern, in: Bettina Wahrig [Hrsg.], Arzneien für das „schöne Geschlecht“. Geschlechterverhältnisse in Phytotherapie und Pharmazie vom Mittelalter bis zum 19. Jahrhundert, Stuttgart 2004 (= Braunschweiger Veröffentlichungen zur Pharmazie- und Wissenschaftsgeschichte, 44), S. 51–59

MACKENSEN (1966): Lutz Mackensen, Deutsche Etymologie. Ein Leitfaden durch die Geschichte des deutschen Wortes (Bremen 1962), Berlin u. a. 1966

MADAUS (1938): Gerhard Madaus, Lehrbuch der biologischen Heilmittel, [3 Bände und ein Registerband] Leipzig 1938, Neudruck in elf Bänden, mit einem Vorwort von Rolf Madaus, Ravensburg 1987–1990, hier: III (1938) [Neudruck: Band 9], S. 2089–2096

MARZELL (1977): Wörterbuch der deutschen Pflanzennnamen von Heinrich Marzell, aus dem Nachlaß herausgegeben von Heinz Paul, hier: III: Macleya – Ruta, Stuttgart - Wiesbaden 1977

MEGENBERG (1861): Das Buch der Natur von Konrad Megenberg. Die erste Naturgeschichte in deutscher Sprache, hrsg. von Franz Pfeiffer, Stuttgart 1861, Neudruck Hildesheim 1962

MÜLLER (1982): Irmgard Müller, Die pflanzlichen Heilmittel bei Hildegard von Bingen, Salzburg 1982

MÜLLER-JAHNCKE (2005): Wolf-Dieter Müller-Jahncke: Hexenkräuter, in: Werner E. Gerabek, Bernhard D. Haage, Gundolf Keil und Wolfgang Wegner [Hrsgg.], Enzyklopädie Medizingeschichte, Berlin - New York 2005, S. 592

RAETHER (2015): Till Raether, Veganes Viagra. Nackte Zahlen: Sexkolumne, Süddeutsche Zeitung Magazin vom 24. August 2015. http://sz-magazin.sueddeutsche.de/texte/anzeigen/43471/Veganes-Viagra [abgerufen am 20. 2. 2024]

RELING/BROHMER (1922): Herman Reling und P[] Brohmer, Unsere Pflanzen in Sage, Geschichte und Dichtung. Zur Förderung sinniger Freude an der Natur. Zur Bereicherung und Vertiefung der Pflanzenkunde. Für Haus und Schule gesammelt, I–III, 5. Aufl. Dresden 1922

RIHA (2014): Das Arzneibuch Ortofs von Baierland. Auf der Grundlage der Arbeit des von Gundolf Keil geleiteten Teilprojekts des SFB 226 'Wissensvermittelnde und wissensorganisierende Literatur im Mittelalter' zum Druck gebracht, eingeleitet und kommentiert von Ortrun Riha (Wissensliteratur im Mittelalter, 50), Wiesbaden 2014

ROTH/DAUNDERER/KORMANN (1994): Lutz Roth, Max Daunderer, Kurt Kormann und Maria Grünsfelder [Bearbb.], Giftpflanzen, Pflanzengifte. Giftpflanzen von A–Z. Notfallhilfe, Vorkommen, Wirkung, Therapie, Allergische und phototoxische Reaktionen, 4. Aufl. Landsberg 1994

ROTHENHÖFER (2018): Peter Rothenhöfer, Wirtschaft und Handel am unteren Niederrhein, in: Christoph Eger [Hrsg.], Warenwege – Warenflüsse. Handel, Logistik und Transport am römischen Niederrhein, Köthen 2018 (= Xantener Berichte. Grabung – Forschung – Präsentation, 32, hrsg. von Martin Müller), S. 69–88

SEYMOUR (2005): John Seymour, Selbstversorgung aus dem Garten. Wie man seinen Garten natürlich bestellt und gesunde Nahrung erntet, 9. Aufl. Freiburg 2005 (engl. Originaltitel: The Self-Sufficient Gardener)

SOUCI/FACHMAN/KRAUT (2000): Food composition and nutrition tables = Die Zusammensetzung der Lebensmittel, Nährwert-Tabellen, im Auftrag des Bundesminiseriums für Ernährung, Landwirtschaft und Forsten, Bonn, hrsg. von der Dt. Forschungsanstalt für Lebensmittelchemie, Garching bei München, 6. Aufl. bearb. v. Heimo Scherz und Friedrich Senser, Boca Raton - New York - Washington D.C. - London 2000

STEINMEYER (1903): E[] Steinmeyer, [über]: Paul Kaiser, Hildegardis Causae et curae, Leipzig 1903 [Nachdruck Basel 1980]. Zur Kritik an der fehlerhaften Textwiedergabe, Jahresbericht über die Erscheinungen auf dem Gebiete der Germanischen Philologie 25 (1903), S. 84f.

STOFFLER (1997): Hans-Dieter Stoffler, Der Hortulus des Walahfrid Strabo. Aus dem Kräutergarten des Klosters Reichenau, 5. Aufl. Sigmaringen 1997

STOLL (1993): Ulrich Stoll, 'Petersilie', in: Lexikon des Mittelalters VI (1993), Sp. 1941f.

VAN WYK (2005): Ben Erik van Wyk, Handbuch der Nahrungspflanzen. Ein illustrierter Leitfaden, Stuttgart 2005 (südafrikanische Originalausgabe unter dem Titel: Food Plants of the World, Pretoria 2005)

WICHTL (2009): Max Wichtl [Hrsg.], Teedrogen und Phytopharmaka. Ein Handbuch für die Praxis auf wissenschaftlicher Grundlage, 5. Aufl. Stuttgart 2009

WIKIPEDIA 'Petersilie': https://de.wikipedia.org/wiki/Petersilie [abgerufen am 20. 2. 2024]

WINK/VAN WYK/WINK (2008): Michael Wink, Ben-Erik van Wyk und Coralie Wink, Handbuch der giftigen und psychoaktiven Pflanzen, Stuttgart 2008

ZIEGLER/PETZOLD (1929): Otto Ziegler und Artur Petzold, Drogenkunde. Ein Hilfsbuch für den Unterricht an den Drogisten-Fachschulen und zum Selbstunterricht, sowie ein Auskunftsbuch für die Praxis des Drogisten, 11. Aufl. Eberswalde 1929, Neudruck mit einem Vorwort von Katharina Englert und Johannes Gottfried Mayer, Leipzig 2002

Anschrift des Varfassers:
Dr. rer. nat. Wolfgang Schiedermair
Apotheker und Pharmaziehistoriker
Walther-von-der-Vogelweide-Str. 1
97074 Würzburg

Die Schlehe – Prunus spinosa L.
Botanik, Medizin und Volksglauben

Von WOLFGANG SCHIEDERMAIR

Seit einigen Jahren findet man wieder vermehrt Hecken aus einheimischen Sträuchern an den Feld- und Waldrändern. Besonders beeindruckend erscheinen sie im zeitigen Frühjahr: wenn noch keine Spur von Blattgrün zu sehen ist, und einige Schlehensträucher in den Hecken wachsen. Ihre reinweißen Blüten lassen die Heckengesellschaft richtiggehend erstrahlen. – Der Volksglaube weiß: Nun ist endgültig Frühling, der Winter ist vorbei.

1. Botanik

Prunus spinosa L. gehört zur Familie der Rosaceae und ist nah verwandt mit Kirsche (Prunus cerasus L. und P. avium L.), Kirschpflaume (P. cerasifolia Erh.), Pfirsich (P. persica (L.) Batsch), Mandel (P. dulcis (Mill.) D. A. Webb) oder Pflaume (P. domestica L.), deren einer Ahn sie ist. Sie ist in ganz Europa, Vorderasien, im Kaukasus und im Mittelmeergebiet, einschließlich Nordafrika heimisch. Im Norddeutschen Tiefland erscheint sie jedoch selten. Die Schlehe ist ein mehrstämmiger Strauch, der normalerweise bis 3 m hoch wird, im April noch vor Austrieb der Blätter blüht und eine dunkelgraue gleichmäßige Rinde mit nur wenigen rötlichen Korkwarzen hat. Gegen Ende der Blüte erscheinen die kerbig fein gesägten, 2 bis 5 cm langen und 1 bis 2 cm breiten Blätter. Ihre reinweißen fünfzähligen Blüten messen etwa 1 bis 1,5 cm im Durchmesser und sitzen an höchstens ca. 5 mm langen Blütenstielen. Aus den mittelständigen Fruchtknoten entwickeln sich rundliche einsamige Steinfrüchte von dunkelblauer bis schwarzer Farbe, die oft bereift sind und aufrecht an den Fruchtstielen stehen; ihr Geschmack ist säuerlich-herb zusammenziehend und verursacht ein langanhaltendes „pelziges" Gefühl auf der Zunge; erst nach dem Frost schmecken die Schlehen aromatisch-sauer. Dann sind sie hervorragend geeignet für Säfte, Marmeladen und Gelees, oft zusammen mit etwas Apfel, Mispel oder Speierling sowie naturgemäß auch zur Schnapsherstellung.

Die gesamte, bis 4 m hoch werdende Pflanze ist sparrig verzweigt und oft stark dornig. Dabei sind die Dornen im Längenwachstum reduzierte Kurztriebe, was man an den manchmal zu findenden Knospenanlagen erkennen kann. An trockenen Standorten bilden Schlehen mehr dieser Sproßdornen aus. Sie bildet zahlreiche bis 10 m lange Wurzelsprosse, mit denen sie sich an ihrem Standort ausbreitet.

Sehr häufig findet man den Schwarzdorn in Gesellschaft mit Heckenrosen (Rosa canina L.), Rainweide (Ligustrum vulgare L.), Kornelkirschen (Cornus mas L.), weißem und rotem Hartriegel (Cornus alba L. und C. sanguinea L.) sowie Weißdorn (Crataegus spec.) in Hecken, an Waldrändern, auf verlassenen Äckern und Feldern, in Weinbergsmauern und als Pioniergehölz an Standorten ohne Staunässe. Ein Zurückschneiden „auf den Stock" wird von der Schlehe vertragen, auch Einschüttungen bis auf ein Drittel der Strauchgröße werden toleriert. Lediglich gegen Überschwemmungen reagiert sie empfindlich. Prunus spinosa L. wird wegen ihrer Windresistenz und ihrer großen Toleranz bezüglich der Bodenqualität gern als Verkehrsleitgehölz an Straßen und an Böschungen gepflanzt. Sie gilt als wertvolles Vogelschutz-, -nähr- und Nistgehölz, auch, weil die Früchte bis weit in den Winter am Strauch bleiben, und nicht nur Vögeln in der kalten Jahreszeit Nahrung liefern kann. So wundert es nicht, wenn schon in Überresten neolithischer Pfahlbausiedlungen der Schlehdorn regelmäßig gefunden wird.[1]

Die Schlehe wird – in großen Gruppen gepflanzt – manchmal Opfer von starkem Insektenbesatz, zum Teil mit Kahlfraß, etwa durch verschiedene Spannerarten. Bei Pflanzung einzelner Pflanzen, unterbrochen von anderen Sträuchern, wird dieses Risiko reduziert.[2]

2. Namen und Etymologie

Prunus spinosa L. sagt als Name aus, daß der Strauch eine dornige Pflaumenart ist. Zwetschge, Pflaume, Reneclaude, Mirabelle, Kirschpflaume, o. ä. gehören als kultivierte Fruchtgehölze zur Gattung Prunus; das Artepithethon verweist auf lat. *spina* = Dorn.

Als deutsche Benennungen finden sich meist „Schlehe“ und „Schwarzdorn“: Erstere geht wohl auf mittelhochdeutsch „slehe“ zurück, was in Verbindung steht mit lateinisch *lividus* = blauschwarz und sich im serbisch-kirchenslawischen *sliva* = Pflaume (vgl. etwa den bekannten Pflaumenschnaps) wiederfindet.[3] „Schwarzdorn“ wiederum weist auf die dunkle Rinde oder die schwarz-blauen Steinfrüchte hin.

Andere häufige deutsche Bezeichnungen sind Hagedorn (wie Weißdorn), Bockbeerli, Hafer-, Sauer- und Kietschkepflaume, die sie zum Teil mit der Haferpflaume (Prunus domestica ssp. insititia (L.) Bonnier & Layens) teilt.[4]

Historische Benennungen sind etwa: „Accacia“[5], „Acacia nostra“[6], „Acacia germanica“ und auch „Prunus sylvestris“[7].

3. Inhaltsstoffe

Typische sekundäre Pflanzenstoffe aller Rosaceen sind kondensierte Gerbstoffe, Triterpene und Saponine. Für die Prunoideae (wie auch Maloideae und Spiraeoideae) sind cyanogene Glykoside charakteristisch: vor allem Amygdalin in den Samen und Prunasin in den vegetativen Teilen. Jedoch sind bei der Schlehe die enthaltenen Mengen relativ unbedeutend, weshalb die Art nicht als Giftpflanze gilt.[8]

Die Blütendroge gilt als weitgehend frei von Amygdalin. Weiterhin findet man hauptsächlich in den Blüten Flavonoide, und zwar Quercetin- sowie Kämpferolglyko-

---

1 Etwa bei AIGREMONT (1907/10), S. 48; MARZELL (1943/79), III, Sp. 1152–1161 unter Verweis auf MARZELL (1922), S. 131f., wo sich dieser Hinweis jedoch nicht findet.

2 KIERMEIER (1995), S. 106f.; WITT (1995).

3 KLUGE (1999), S. 725f.

4 MARZELL (1943/79), III, Sp. 1152–1161; und PAHLOW (1979), S. 290f.

5 Vgl. etwa OBHOF (2021), S. 34.

6 ZEKERT (1938), S. 133.

7 ZEKERT (1938), S. 152.

8 Bei der in Franken üblichen Methode Schlehenbrand aus ganzen Früchten herzustellen, schmeckt man deutlich den leichten Bittermandelgeschmack.

side (Quercitrin, Rutin, Hyperosid u. a.), arzneiliche Ware nach DAC mit einem Gehalt von mindestens 2,5 %.[9]

Die mehrfach in Heilpflanzenbüchern und älterer Literatur erwähnten Cumarine werden in der aktuellen wissenschaftlichen Literatur nicht erwähnt; es scheint sich daher wohl um einen Irrtum zu handeln.

Schlehenfrüchte enthalten neben Fruchtsäuren und Zucker natürlich Gerbstoffe,[10] die für den pelzigen Geschmack vor dem ersten Frost verantwortlich sind. Es sind hier in erster Linie kondensierte Gerbstoffe, wie sie für Rosaceen typisch sind. Sie sind hauptverantwortlich für die adstringierende Wirkung, die zur medizinischen Verwendung bei Schleimhautaffektionen führt. –

Selten werden die Blätter in der Volksmedizin verwendet, mit ähnlichen Anwendungsgebieten wie Schlehenblüten. Als Tee werden hier 2 gehäufte Teelöffel pro Tasse als Tee aufgebrüht und 2mal täglich getrunken.[11]

4. Wirkungen und aktuelle Verwendung

Im DAC (deutscher Arzneimittel-Codex) werden die Schlehdornblüten (Flores Pruni spinosi = Pruni spinosi flos, Flores Acaciae[12]) in einer offiziellen Monographie geführt; sie wird aber nur volksmedizinisch verwendet. Die Droge hat eine schwach abführende und diuretische Wirkung. Man findet sie daher in entsprechenden Teemischungen, in sogenannten „Blutreinigungstees" und in Tees bei unspezifischen Magen-Darm-Beschwerden. Zudem wurde den frisch aufgeblüht gesammelten Blüten volksmedizinisch auch eine Wirkung bei Hautausschlägen[13] und eine positive Wirkung auf die „Blutzusammensetzung"[14] nachgesagt.

Man schrieb den Schwarzdornblüten auch leicht expectorierende und schweißtreibende Eigenschaften zu; daher fand man sie – bis zur Bereinigung des Arzneischatzes im Rahmen der Neuzulassungen in den letzten Jahren – in Kombinationspräparaten bei Erkältungen.

Im Moment allerdings gibt es kein indikationsbezogenes Phytopharmakon mit einer Schlehenblütenzubereitung, da die Wirksamkeit aktuell nicht ausreichend belegt werden konnte.[15] Gegen den Einsatz als Schmuckdroge bestehen jedoch keinerlei Einwände. Zur Teebereitung werden 1–2 Teelöffel voll Blütendroge (ca. 1–2 g) mit heißem Wasser überbrüht und 5 Minuten ziehen lassen; davon trinkt man bei Bedarf 1 bis 2 Tassen.[16]

Schlehenfrüchte werden von der Kommission E positiv monographiert zur Anwendung gegen leichte Entzündungen der Mund- und Rachenschleimhaut.[17] Dabei rechnet

[9] HILLER/LOEW (2009).

[10] HILLER/LOEW (2009).

[11] Vgl. etwa PAHLOW (1979), S. 291f.

[12] Wie oben erwähnt, wurde Prunus spinosa L. als „Acacia nostras (aut germanica)" bezeichnet, als Ersatz für die bei Plinius behandelte echte Akazie Acacia nilotica (heute ein Synonym von Vachellia nilotica (L.) P. J. H. Hurter & Mabb.); vgl. etwa MARZELL (1943/79), III, Sp. 1153.

[13] ZIEGLER/PETZOLD (1929), S. 113.

[14] SCHRAMM (o. J.), S. 32.

[15] Kommission E, Nr. 101; SCHILCHER/KAMMERER/WEGENER (2007), S. 317, mit dem Hinweis auf wünschenswerte neuere Untersuchungen.

[16] HILLER/LÖW (2009).

[17] Kommission E, S. 101; SCHILCHER/KAMMERER/WEGENER (2007), S. 233f.

man mit Tagesdosen von 2 bis 4 g Droge in Form von Teeaufgüssen oder anderen zur Spülung geeigneten Arzneiformen. Die gerbende Wirkung der Früchte führt zu einem oberflächlichen Verschluß der Schleimhaut, und ermöglicht dieser ein schnelleres Abheilen. Unabhängig davon sind zahlreiche Gerbstoffdrogenzubereitungen antibakteriell, antiviral und antimykotisch wirksam; dabei steht der antiadhäsive Effekt im Vordergrund.

Die Homöopathie kennt die Pflanze unter den Namen „Prunus spinosa“ bzw. „Prunus spinosa e fructibus“ als Heilmittel bei Herzschwäche, Blasenentleerungsstörungen und Neuralgien im Kopfbereich.[18] In der Monographie der Kommission D[19] zu den frischen Früchten der Schlehe werden die beanspruchten Anwendungsgebiete als „nicht belegt“ bezeichnet, während „Prunus spinosa“, also homöopathische Zubereitungen aus der Pflanze, positiv monographiert werden.[20]

In der Anthroposophie wird das wehrhafte Aussehen des Strauches als Signatur[21] für die abwehrsteigernde und kräftigende Wirkung der Schlehe angesehen. Preßsäfte, Mus, Marmeladen, oder Elixiere gelten als appetitsteigernd, kräftigend und immunstärkend, was wegen der in den Steinfrüchten enthaltenen Invertzucker, Polyphenole und Fruchtsäuren,[22] wie etwa Vitamin C zumindest plausibel erscheint. Zudem werden hier die Früchte als klassische Gerbstoffdroge wie in der Schulmedizin eingesetzt. – Blüten als Teeaufguß finden zur „Blutreinigung“ bei Hautentzündungen und rheumatischen Beschwerden sowie in Form von Spülungen bei Schleimhautentzündungen im Mund-Rachenraum Verwendung.[23] –

Abgesehen von einer belegbaren medizinischen Wirkung sind Schlehensaft, -gelee und -marmelade auch geschmacklich ein Erlebnis und aufgrund der enthaltenen Fruchtsäuren wie auch der Polyphenole der Gesundheit subtherapeutisch sicherlich zuträglich.

5. Volksglauben, volksmedizinische und historische Einsatzgebiete

Die Schlehe wurde schon von steinzeitlichen Menschen genutzt; es gibt Funde in Gestalt durchbohrter Schlehensamen – vermutlich für Schmuck – in neolithischen Siedlungen, die dies nahelegen,[24] was eine Nutzung der Früchte zur Ernährung sicher einschließt. Bis weit ins 19. Jahrhundert hinein war die Schlehe auch eine Frucht, die neben Holzbirne, Wildapfel oder Mehlbeere als Obst zum Frischverzehr oder zum Einkochen angebaut wurden. Moderne Zuchtsorten waren noch nicht weit verbreitet und so nutzte die Landbevölkerung Wildobst und frühe Kulturvarietäten oft zum Trocknen oder zum Herstellen von Mus, Hutzelbrot, Hutzelbrühe oder Latwergen.[25]

---

18 Ein ausführliches Arzneimittelbild liefert etwa PHATAK (2004), 503f.

19 Kommission D, Nr. 199 a.

20 Kommission D, Nr. 242 a.

21 Einführend zur Signaturenlehre: JÜTTNER (1995); und für die paracelsischen Anfänge: QUECKE (1955).

22 SOUCI/FACHMANN/KRAUT (2000), S. 941.

23 https://www.walaarzneimittel.de/de/ueber-uns/substanzen-aus-der-natur/heilpflanzenlexikon-a-z/schlehe.html [abgerufen am 11. 2. 2024].

24 KOLB (1998).

25 Vgl. etwa KRAUS (2013) für bäuerliche Obstgärten in der Oberpfalz.

Bekanntlich dienten Sproßdornen und Rinde der Schlehe ab ca. 1100 n. Chr. als Tintengrundstoff; die Schlehdorntinte wurde später durch Eichengalltinte ersetzt. Beide Pflanzentinten sind lange lagerfähig und verstopfen Federkiele oder Schreibfedern nicht, Über ihre Lichtechtheit herrscht in der Literatur Uneinigkeit.[26]

Ähnlich wie in der anthroposophischen Weltsicht, fiel auch unseren Vorfahren die Wehrhaftigkeit des Strauches auf: zahlreiche harte Sproßdornen und ein relativ dichter Wuchs führten dazu, daß Schlehenhecken als Teil von Garten- oder Feldumfriedungen genutzt wurden.[27] Diese Wehrhaftigkeit findet sich im Brauchtum und in volkstümlichen Bezeichnungen wieder, auch weil Dornsträucher vielfach als hexenabwehrend galten: Vom Pflanzen der Schlehe nah am Misthaufen zum Schutz des Viehs bis hin zum Mitführen eines Schlehenzweigs, um selbst vor Behexung geschützt zu sein,[28] gibt es eine ganze Reihe derartiger Ansichten. Auch die Sitte mit einem Schlehenzweig auf das Butterfaß zu schlagen, gehört hierher: Wenn etwa die Sahne beim Buttermachen nicht koagulierte, konnte dies am Einfluß eines bösen Naturgeistes oder einer Hexe liegen. Dieser würde dann durch den Schlehdornzweig neutralisiert.[29]

In verschiedenen Gegenden sagt man, der Schwarzdorn hätte die Dornen für Christi Dornenkrone geliefert. Deshalb würde der Blitz nie in eine Schlehe fahren. Und auch die überreiche weiße Blütenpracht soll damit in Zusammenhang stehen: Sie soll ein Zeichen der Unschuld unseres Strauches sein, daß die Schlehe keine Schuld träfe an der Verwendung seiner Zweige zur Dornenkrone,[30] was ihm nach der Legende der Weißdorn vorgeworfen hat.

Andererseits wurde der Schlehdorn mancherorts auch für bösen Zauber verwendet. Daher sollte er immer absterben, wenn er neben einen Weißdorn gepflanzt würde. Crataegus spec. wäre demnach also eine Art Gegenmittel gegen – ggf. mit Hilfe von Prunus spinosa gewirkten – Schadzauber.[31] Ein Blick in der Natur zeigt, daß diese Ansicht ausschließlich legendär ist und nicht einmal eine schöne Geschichte um eine tatsächliche Situation:[32] Nicht nur, daß sich beide oft nebeneinander in der gleichen Hecke finden, auch zahlreiche Namen sind beiden gemein.[33]

---

26 HARTMANN (1996) unter Verweis auf den Utrechtpsalter, der mit Schlehentinte geschrieben worden sein soll; zur Rezeptur: ROOSEN-RUNGE (1972); Hartmann nennt fälschlich Carlrichard Brühl als Autor des Roosen-Rungeschen Aufsatzes. Bezüglich der Lichtechtheit widerspricht Kornelia Duwe: http://www.pflanzen-lexikon.com/Box/Prunus_spinosa.html: Schlehdorn (Prunus spinosa) [abgerufen am 11.2.2024], während der aktuelle Wikipedia-Eintrag zur „Dornrindentinte" (https://de.wikipedia.org/wiki/Dornrindentinte [abgerufen am 11.2.2024]) neben Theophilus' Rezeptur (vgl. THEOPHILUS, Kap. 45: Von der Tinte, S. 90) auch deren gute Lichtechtheit explizit erwähnt. Der aktuelle Wikipedia-Eintrag zum Utrechtpsalter (https://de.wikipedia.org/wiki/Utrechter_Psalter [abgerufen am 11.2.2024]) hat keinen Hinweis auf die verwendete Tinte.

27 Etwa MARZELL (1922), S. 131f.; anders ZIMMERER (1896), S. 69–74, hier. S. 74.

28 HwdAgl VII , Sp. 1201–1206; und ZIMMERER (1896).

29 SCHÖPF (1986), S. 137.

30 HwdAgl VII, Sp. 1201–1206; RELING/BROHMER (1922), I, S. 54; ZIMMERER (1896).

31 RELING/BROHMER (1922), I, S. 54.

32 Viele derartige Auffassungen im Volksglauben haben einen realen Hintergrund und wurden irgendwann legendär ausgeschmückt.

33 MARZELL (1943/79), III, Sp. 1152–1161 für die Schlehe; MARZELL (1943/79), I, Sp. 1216–1236 für den Weißdorn.

Die zweite auffällige Eigenschaft unseres Strauchs ist die bereits erwähnte frühe und intensiv weiße Blüte. Hell weiß blühende Pflanzen gaben dem Volksglauben nach Schutz vor Krankheiten: Je nach Region sind es Fieber, Sodbrennen, Zahnschmerz, Augenflecken oder auch eiternde Wunden aufgrund eines in die Haut eingedrungenen Holzsplitters. Interessant ist auch das „Agathenhölzl“: Ein am Jahrtag der Hl. Agathe (5. Februar) gebrochenes Stück eines Schlehenzweigs galt als unübertroffenes Heilmittel für Wunden oder Geschwulste.[34]

Allgemein galten Frühblüher – insbesondere jedoch Weiden – als Fruchtbarkeitssymbole. Meist wurden Berührungen oder leichte Schläge mit einem Zweig dieser Sträucher in Verbindung gebracht mit dem Wunsch nach gesteigerter Fruchtbarkeit bei Mensch und Tier;[35] für Prunus spinosa gilt dies ebenfalls, mit dem kleinen Unterschied, daß unsere Art seit der Antike auch als Abortivum angesehen wurde.[36]

Insgesamt spielte die Schlehe in der Antike medizinisch keine große Rolle. Ab dem frühen Mittelalter ändert sich dies jedoch, zumindest für einen Saft aus unreifen Schlehenfrüchten.[37]

Ein Wasser aus den Früchten sollte laut Konrad Megenberg mensesauslösend wirken.[38]

Gleichermaßen werden die Früchte gegen Cholera verwendet und die Blätter in Form eines Mundwassers, *daz wert dem fluz auz dem haupt in die kel*; getrocknete Schlehen hingegen helfen gegen den Bauchfluß, weil sie stark adstringierend wirken.[39]

Bei Hildegard findet man die Schlehe in Form ihrer Asche in einer Rezeptur gegen Gicht, die wertvoller als Gold (*quia potus iste melior auro est*) sei. Weitere Bestandteile sind Nelken und Zimt. Schlehenfrüchte werden ebenfalls bei Gicht eingesetzt, wie auch – gebraten und dann gekocht – bei schwachem Magen. Interessant ist eine Anwendung bei Krebsschäden (*et si cancri* […] *comedunt in corpore suo*), wobei am Feuer getrocknete Kerne aufgestreut und mit tropfenweise verwendetem Wein nachbehandelt wird.[40]

Leonhard Fuchs behandelt die Schlehen im Pflaumenkapitel: Er unterscheidet zahme und wilde, also Schlehen und wohl Frühformen unserer heutigen Kulturpflaume, wobei er aufgrund der Fruchtfarben – „schwarz / braun / geel / oder weißlecht grün“ – wohl auch die Kirschpflaume darunter subsummiert. Zu den klinisch zu beobachtenden Wirkungen weiß er folgendes zu berichten:

> „Die Schlehen gedöret / ziehen seer zusamen / vnnd stellen den bauchfluß. Schlehengummi in wein ingenommen vnd getruncken | zermalt den stein. Mit essig angestrichen / heylt es die geflecht | zittern oder rauden der kinder“.[41]

---

34 Für Unterfranken: persönliche Mitteilung von Studienprofessorin Johanna Geißler, vormals Schweinfurt; ähnlich für Posen bei HwdAgl VII (1935/36), Sp. 1204.

35 Zum Thema ‘Lebensrute′ vgl. etwa: HwdAgl V, Sp. 970–972.

36 Aigremont (1907/10), S. 48; HwdAgl VII, Sp. 1201–1206 und Zimmerer (1896); die enthaltenen sekundären Pflanzenstoffe lassen jedoch vermuten, daß keine abortive Wirkung zu erwarten ist.

37 Stoll (1995); Keil (1989), I: Lorscher Arzneibuch IV, Kap. 78, S. 54v (*agatia*), II, S. 108; kurz zur Rolle des Lorscher Arzneibuchs: Keil (1991).

38 Megenberg (1861), Buch 4, Kap, 40, S. 341 „von dem Kriechpaum“ unter Berufung auf Galen.

39 Megenberg (1861), Buch 4, Kap. 40, S. 342.

40 Physica, III, Kap. 53.

41 Fuchs (1543), Kap. 153 „Von Pflaumen“.

Peter Uffenbach, der das von seinem Vorgänger Adam Lonitzer herausgegebene Kräuterbuch nochmals um einige Einträge erweitert hat, räumt in seinem „Schlehendorn“-Kapitel mit einigen fehlerhaften Zuschreibungen auf. So etwa differenziert er ausführlich von Dioskurides' „Poterion“ und von der echten Akazie.[42] Die Heilanzeigen sind um einiges umfangreicher als bei Leonhard Fuchs: So gehören etwa Bauchfluß, Analprolaps, Gebärmuttersenkung, Augenfluß, Mutterkornvergiftungen, Steinleiden oder Nasenbluten zu den Einsatzgebieten. Ein gebranntes Wasser findet Anwendung bei roter Ruhr.[43] Betrachtet man die hohe Gerbstoffkonzentration der Früchte, so ist die Anwendung bei einigen dieser Krankheiten zumindest plausibel, beim Destillat bzw. Brand je nach Herstellung[44] ebenfalls oder – weil die Gerbstoffe fehlen – nicht.

Es kann daher nicht wundern, wenn in mehreren Seuchenschriften des Barock die Schlehe als Mittel gegen Rote Ruhr, eine von Amöben verursachte Durchfallerkrankung mit blutigen Stühlen, erscheint.[45] Die in den Schlehenfrüchten enthaltenen kondensierten Gerbstoffe haben eine hemmende, oder mindestens antiadhäsive Wirkung auf verschiedene Mikroorganismen.

Nicolas Culpeper erwähnt in seinem „Complete Herbal & English Physician“ neben den bekannten Indikationen zusätzlich folgendes: „If cloths an spunges are wet in the distilled water, and applied to any place wherein thorns, splinters &c. are lodged, it will certainly draw them forth.”[46]

Wie bei anderen Frühblühern meinte man vom Reichtum der Blüte auf die Qualität der Ernte, der Weinlese oder die Zahl der im gleichen Jahr zu erwartenden Kinder schließen zu können: Eine reiche Blüte sollte auf ein fruchtbares Jahr hindeuten.[47] Auch zur Bestimmung des genauen Erntebeginns, der traditionell um Jakobi (25. Juli) lag – und am Bartholomäus-Tag (24. August) endete – konnte die Schlehenblüte dienen, indem die Tage, die zwischen dem Erblühen der Schlehe und dem Georgi-Tag (23. April) lagen, gezählt wurden.[48]

Die Nutzung der harten und recht langen Sproßdornen zum Verschließen von Würsten ist zwar nur noch historisch interessant, zeigt aber die materialseitigen Vorteile der spitzen Dornen und des Schlehenholzes. Es gilt neben dem der Rainweide (Ligustrum vulgare) und des Weißdorns (Crataegus spec.) als extrem hartes einheimisches Holz, das vor allem für technische Zwecke gut geeignet ist: wenn etwa Lager, Achsen und Spindeln, aber auch Gehstecken oder Peitschengriffe hergestellt werden sollen, weil es wenig Abrieb zeigt, nur beim Trocknen etwas Schwund zeigt und dann dauerhaft formstabil ist. Das Holz hat eine lebhafte Maserung und findet daher in Form von Einlegearbeiten und Furnieren Verwendung im Möbelbau.

Auch bei der Salzgewinnung spielten die genannten Hölzer, speziell jedoch das des leicht verfügbaren Schwarzdorns eine Rolle, da sie in Gradierwerken bevorzugt verwen-

42 Die Schlehe wurde noch im 20. Jahrhundert „falsche Akazie“ genannt und lieferte die Droge „Flores Acaciae“ oder „Flores Acaciae germanicae“.

43 LONICERUS (1679), Kap. 74, S. 126.

44 Zum Thema: MÜLLER-GRZENDA (1996); und WILL (2009), S. 28f.

45 JESSEN (2013), S. 243.

46 CULPEPER (1826), S. 71 'Hawthorn'.

47 Für die Ansbacher und Würzburger Umgebung: persönliche Mitteilung von Frau Hedwig Schiedermair, Würzburg; und: http://gartenbuch.shoutwiki.com/wiki/Schlehe [abgerufen am 11.2.2024].

48 http://gartenbuch.shoutwiki.com/wiki/Schlehe (wie Anm. 47); HwdAgl VII, Sp. 1205.

det wurden. Dort wird salzhaltige Sole über Reisigbündel geleitet; beim Hinabrieseln verdunstet ein großer Teil des Wassers aus der Sole und es wird weniger Brennmaterial benötigt, um letztendlich trockenes Salz zu gewinnen. Heute spielt diese Art der Salzgewinnung in der Praxis keine Rolle mehr; lediglich in Kurorten wird der in Gradierwerken hohe Salz- und Feuchtigkeitsgehalt der Luft im Sinn einer Atemtherapie genutzt.[49] Das Gradierwerk der Bad Reichenhaller Saline etwa ist zu großen Teilen mit Schlehenzweigen bestückt.

6. Schluß

Prunus spinosa L. ist eine uralte Nutz- wie Kulturpflanze, die stark im Volksglauben verankert ist und spätestens seit dem 8. Jahrhundert n. Chr. auch medizinisch verwendet wurde. Ihre Blüten konnten ihre Wirksamkeit als mildes Laxans und Diuretikum bisher nicht belegen; die Früchte dagegen sind nachweislich effektiv bei Schleimhautverletzungen im Mund-Rachenraum und haben wegen der kondensierten Gerbstoffe und ihrer keimhemmenden Effekte möglicherweise noch in anderen Bereichen eine Zukunft vor sich.

Literatur

AIGREMONT (1907/10): Aigremont [= Siegmar von Schultze-Galléra], Volkserotik und Pflanzenwelt. Eine Darstellung alter wie moderner erotischer und sexueller Gebräuche, Vergleiche, Benennungen, Sprichwörter, Redewendungen, Rätsel, Volkslieder erotischen Zaubers und Aberglaubens, sexueller Heilkunde, die sich auf Pflanzen beziehen, I–II, 2. Aufl. Halle/Saale 1907–1910, Neudruck, hrsg. und mit einem Vorwort von Christian Rätsch, Berlin 1997 (= Reihe Ethnomedizin und Bewußtseinsforschung. Historische Materialien, 7)

MEGENBERG (1861): Buch der Natur: Das Buch der Natur von Konrad Megenberg. Die erste Naturgeschichte in deutscher Sprache, hrsg. von Franz Pfeiffer, Stuttgart 1861, Neudruck Hildesheim 1962

CULPEPER (1826): Culpeper's Complete Herbal and English Physician wherein several hundred herbs with a display of their medicinal and occult properties are physically applied to the cure of all disorders incident to mankind, to wich are added, rules for compounding medicines......, Manchester 1826, Neudruck Bath 1981

FUCHS (1543): Leonhart Fuchs. Das Kräuterbuch von 1543. New Kreüterbuch, kolorierte Gesamtausgabe, Neudruck bearb. von Klaus Dobat und Werner Dressendörfer, Köln - London - Madrid usw. 2001

HARTMANN (1996): Peter Wulf Hartmann, Kunstlexikon, Wien 1996 [Die am 22. 1. 2018 abgerufene Online-Version (www.beyars.com/kunstlexikon/lexikon_9019.html) war im Februar 2024 nicht mehr verfügbar]

HILLER/LOEW (2009): Karl Hiller und Dieter Loew, Pruni spinosi flos. Schlehdornblüten, in: WICHTL (2009), S. 531–533

HwdAgl: Handwörterbuch des deutschen Aberglaubens, hrsg. von Hanns Bächtold-Stäubli unter Mitwirkung von Eduard Hoffmann-Krayer, Berlin - Leipzig 1927–1942 (Neudruck mit einem Vorwort von Christoph Daxelmüller, Berlin - New York 1987)

JESSEN (2013): Andrea Jessen, „Von den bösen umbflechtenden Bauchflüssen und Durchlauff ursprung / ursachen und erkenntnis". Krankheitserklärungen und Arzneischatz in der Behandlung von Magen-Darm-Infektionen („Rote Ruhr") in Seuchenschriften des 16. und 17. Jahrhunderts [nat.-wiss. Diss. Braunschweig], Stuttgart 2013 (= Braunschweiger Veröffentlichungen zur Pharmazie- und Wissenschaftsgeschichte, 51

[49] Vgl. etwa TREML (1995), S. 50f.

JÜTTNER (1995): Guido Jüttner, 'Signaturenlehre', in: Lexikon des Mittelalters VII (1995), Sp. 1889

KEIL (1989): Gundolf Keil [Hrsg.], Das Lorscher Arzneibuch [I: Faksimile der Handschrift Msc. Med. 1 der Staatsbibliothek Bamberg; II:] Übersetzung der Handschrift Msc. Med. 1 der Staatsbibliothek Bamberg von Ulrich Stoll und Gundolf Keil unter Mitwirkung von Altabt Albert Ohlmeyer, Stuttgart 1989

KEIL (1991): ders., Einleitung, in: ders. und Paul Schnitzer [Hrsgg.], Das Lorscher Arzneibuch und die frühmittelalterliche Medizin. Verhandlungen des medizinhistorischen Symposiums im September 1989 in Lorsch, Lorsch 1991 (= Geschichtsblätter Kreis Bergstraße, Sonderband 12), S. 7–27

KIERMEIER (1995): BdB Handbuch Teil 8. Wildgehölze des mitteleuropäischen Raumes, bearb. von Peter Kiermeier, 7. Aufl. Pinneberg 1995

KLUGE (1995): Friedrich Kluge, Etymologisches Wörterbuch der deutschen Sprache, 23. Aufl. bearb. von Elmar Seebold (= Neudruck der Ausgabe Berlin - New York 1995), Berlin - New York 1999

KOLB (1998): Martin Kolb, Kulturwandel oder Kulturbruch? Betrachtungen zum Übergang von der Pfyner zur Horgener Kultur, in: Barbara Fritsch, Margot Maute, Irenäus Matuschik, Johannes Müller, und Claus Wolf [Hrsgg.], Tradition und Innovation. Prähistorische Archäologie als historische Wissenschaft. Festschrift für Christian Strahm, Rahden/Westf. 1998 (= Internationale Archäologie – Studia honoraria, 3), S. 129–142

Kommission D, Nr. 199 a: Monographie der Kommission D, Bundesanzeiger Nr. 199 a vom 20. 10. 1989

Kommission D, Nr. 242 a: Monographie der Kommission D, Bundesanzeiger Nr. 242 a vom 28. 12. 1988

Kommission E, Nr. 101: Monographie der Kommission E, Bundesanzeiger Nr. 101 vom 1. 6. 1990

KRAUS (2013): Bettina Kraus, Klima und Boden nicht zuwider. Bäuerlicher Gartenbau in der Oberpfalz, in: Birgit Angerer, Renate Bärnthol, Jan Borgmann, Sabine Fechter, Heinrich Hacker, Otto Kettemann, Herbert May, Marzin Ortmeier, Bertram Popp und Ariane Weidlich [Hrsgg.], Gutes Wetter, Schlechtes Wetter, Finsterau 2013 (= Schriften süddeutscher Freilichtmuseen, 5), S. 213–224

LONICERUS (1679): Kreuterbúch / Künstliche Conterfeytunge der Baeume / Stauden / Hecken / Kraeuter / Getreyd / Gewuertze / etc. Mit eigentlicher Beschreibung / derselben Nahmen / in sechserley Sprachen / nemlich Teutsch / Griechisch / Lateinisch / Frantzoesisch / Jtaliaenisch und Hispanisch / und derselben Gestalt / natuerlicher Krafft und Wirckung. Sampt vorher gesetztem und gantz außfuerlich beschriebenem Bericht der schoenen und nuetzlichen Kunst zu Destillieren / wie auch Bauung der Gaerten und Pflantzung der Baeume. [...] Bißhero von dem Edlen/ Ehrnvesten und Hochgelaehrten Herrn ADAMO LONICERO, der Artzney Doctorn und weyland Ordinario Primario Physico zu Franckfurt / zu oefftermalen in offenen Druck verfertiget worden / Nunmehr aber durch PETRUM UFFENBACHIUM, Med. D. und Ordinarium Physicum in Franckfurt / auf das allerfleissigste uebersehen / Corrigirt und verbessert [...], Frankfurt a. M. 1679, Neudruck Grünwald 1962

MARZELL (1922): Heinrich Marzell, Neues illustriertes Kräuterbuch. Eine Anleitung zur Pflanzenkenntnis unter besonderer Berücksichtigung der in der Heilkunde, im Haushalt und in der Industrie verwendeten Pflanzen, Reutlingen 1922

MARZELL (1943/79): Wörterbuch der deutschen Pflanzennamen, bearbeitet von Heinrich Marzell unter Mitwirkung von Wilhelm Wissmann [bis Band 2 (1972)] und Wolfgang Pfeifer [Band 2 (1972)], ab Band 3 (1977) aus dem Nachlaß hrsg. von Heinz Paul, mit einem Registerband, bearb. von Heinrich Marzell und Wilhelm Wissmann [= Band 5 (1956/58)], I, II und Registerband: Leipzig (1937–)1943–1972, III–IV: Stuttgart 1977–1979

MÜLLER-GRZENDA (1996): Astrid Müller-Grzenda, Pflanzenwässer und gebrannter Wein als Arzneimittel zu Beginn der Neuzeit. Herstellungsverfahren, Hersteller und Handel, Beschaffenheit und Bedeutung für die Materia medica [Diss. Braunschweig], Stuttgart 1996 (= Braunschweiger Veröffentlichungen zur Geschichte der Pharmazie und der Naturwissenschaften, 38)

OBHOF (2021): Ute Obhof, Rezeptionszeugnisse des „Gart der Gesundheit" von Johann Wonnecke in der Martinus-Bibliothek in Mainz – ein wegweisender Druck von Peter Schöffer, Med.hist. Mitt. 36/37 (2017/2018) [2021], S. 25–38

PAHLOW (1979): Mannfried Pahlow, Das große Buch der Heilpflanzen. Gesund durch die Heilkräfte der Natur, München 1979

PHATAK (2004): S[hankar] R[aghunath] Phatak, Homöopathische Arzneimittellehre, übersetzt und bearb. von Frank Seiß (Originaltitel: Materia Medica of Homoeopathic Medicines [Mumbay] o. J.), 2. Aufl. München 2004

PHYSICA: Hildegard von Bingen, Physica. Edition der Florentiner Handschrift (Cod. Laur. Ashb. 1323, ca. 1300) im Vergleich mit der Textkonstitution der Patrologia Latina (Migne), hrsg. von Irmgard Müller und Christian Schulze, unter Mitarbeit von Sven Neumann, Hildesheim - Zürich - New York 2008

QUECKE (1955): Kurt Quecke, Die Signaturenlehre im Schrifttum des Paracelsus, in: Beiträge zur Geschichte der Pharmazie und ihrer Nebengebiete 1 (1955), S. 41–52 (= Pharmazie, Beiheft 2, hrsg. von Otto Beßler, Hans Seel und Rudolph Zaunick)

RELING/BROHMER (1922): Herman Reling und P[] Brohmer, Unsere Pflanzen in Sage, Geschichte und Dichtung. Zur Förderung sinniger Freude an der Natur. Zur Bereicherung und Vertiefung der Pflanzenkunde. Für Haus und Schule gesammelt, I–III, 5. Aufl. Dresden 1922

ROOSEN-RUNGE (1972): Heinz Roosen-Runge, Die Tinte des Theophilus, in: Josef Anton Schmoll, gen. Eisenwerth, Marcel Restle und Herbert Weiermann [Hrsgg.], Festschrift Liutpold Dussler. 28 Studien zur Archäologie und Kunstgeschichte, München - Berlin 1972, S. 87–112

SCHILCHER/KAMMERER/WEGENER (2007): Heinz Schilcher, Susanne Kammerer und Tankred Wegener, Leitfaden Phytotherapie, 3. Aufl. München - Jena 2007

SCHÖPF (1986): Hans Schöpf, Zauberkräuter, Graz 1986

SCHRAMM (o. J.): M[] D[] Schramm [Hrsg.], Praktisches Rezeptbuch. Ein Lehrkurs der neuzeitlichen Gesundheitspflege und der Krankenpflege, der Gesundheits- und der Krankendiätküche. Ein Ratgeber in allen Fächern der Heilkunde und der rationellen Hauswirtschaft, Zürich o. J.

SOUCI/FACHMANN/KRAUT (2000): Sigfried Walter Souci, Walter Fachmann und Heinrich Kraut, Food composition and nutrition tables = Die Zusammensetzung der Lebensmittel, Nährwert-Tabellen, im Auftrag des Bundesminiseriums für Ernährung, Landwirtschaft und Forsten, Bonn, hrsg. von der Dt. Forschungsanstalt für Lebensmittelchemie, Garching bei München, 6. Aufl. bearb. v. Heimo Scherz und Friedrich Senser, Boca Raton, New York, Washington D.C. und London 2000

STOLL (1995): Ulrich Stoll, 'Schlehe', in: Lexikon des Mittelalters VII (1995), Sp. 1479f.

THEOPHILUS: Theophilus, Schedula diversarum artium. Quellenschriften für Kunstgeschichte und Kunsttechnik des Mittelalters und der Renaissance, übersetzt und mit Einleitung versehen von Albert Ilg und Wilhelm Braumüller, Wien 1874

TREML (1995): Salz. Macht. Geschichte. Haus der Bayerischen Geschichte. Katalog, hrsg. von Manfred Treml, Augsburg 1995 (= Veröffentlichungen zur Bayerischen Geschichte und Kultur, 30)

WICHTL (2009): Max Wichtl [Hrsg.], Teedrogen und Phytopharmaka. Ein Handbuch für die Praxis auf wissenschaftlicher Grundlage, 5. Aufl. Stuttgart 2009

WILL (2009): Heike Will, Vergleich der Indikationen des 'Kleinen Destillierbuches' des Chirurgen Hieronymus Brunschwig (Straßburg 1500) mit den nach derzeitigem wissenschaftlichem Erkenntnisstand belegten Indikationen, nat.-wiss. Diss. Würzburg 2009

WITT (1995): Reinhard Witt, Wildsträucher und Wildrosen bestimmen und anpflanzen, überarb. und erw. Ausgabe von: Wildrosen in Natur und Garten, Stuttgart 1995 (= Kosmos-Naturführer)

ZEKERT (1938): Otto Zekert [Hrsg.], Dispensatorium pro pharmacopoeis Viennensibus in Austria 1570, hrsg. vom österreichischen Apothekerverein und der Gesellschaft für Geschichte der Pharmazie, Berlin 1938

ZIEGLER/PETZOLD (1929): Otto Ziegler und Artur Petzold, Drogenkunde. Ein Hilfsbuch für den Unterricht an den Drogisten-Fachschulen und zum Selbstunterricht, sowie ein Auskunftsbuch für die Praxis des Drogisten, 11. Aufl. Eberswalde 1929, Neudruck mit einem Vorwort von Katharina Englert und Johannes Gottfried Mayer, Leipzig 2002

ZIMMERER (1896): E[.] M[.] Zimmerer, Kräutersegen. Die Bedeutung unserer vorzüglichsten heimischen Heilkräuter in Sitte, Sage, Geschichte und Volksglauben; ihr wirtschaftlicher und industrieller Nutzen und ihre praktische Verwendung als Hausmittel. Für die Jugend, das Volk und deren Freunde zur Belebung einer religiös-sinnigen Naturanschauung, Donauwörth 1896, Neudruck Donauwörth 1973

Anschrift des Varfassers:
Dr. rer. nat. Wolfgang Schiedermair
Apotheker und Pharmaziehistoriker
Walther-von-der-Vogelweide-Str. 1
97074 Würzburg

Implizite Erotica in Fontanes Erzählwerk*

Von OTTO EBERHARDT

1. Einstieg

In seinem Roman *Graf Petöfy* läßt Fontane Euphemie, die Freundin Franziskas, zu dieser sagen: Zu den „kleinen Freuden des Lebens gehört es auch, in Geheimnissen und Anspielungen zu sprechen“ (I 716). Fontane schätzte solche Anspielungen gerade auch in Eroticis und setzte sie in seinem Erzählwerk vielfältig ein. Christian Grawe und Norbert Mecklenburg haben hierzu bereits grundlegende Beiträge geliefert.[1]

Der vorliegende Beitrag möchte das Beobachtungsfeld um einen Schritt erweitern. Grawe hatte konstatiert: „Das Erotische in seinem [Fontanes] Werk ist nicht ein Phänomen des *Szenischen*, sondern der *Konversation*. Es sind nicht die *Schilderungen* bedenklicher Ereignisse, es ist die suggestive […] Art, wie über Sexuelles gesprochen wird, die dem Fontaneschen Roman die Atmosphäre des Erotischen verleiht.“[2] Erotisch orientiert sind in der Zweitbedeutung jedoch implizit auch Motive im Szenischen, im Erzählvorgang, ferner Motive in der Konversation, bei denen die Akteure selber keine entsprechende Anspielung intendieren.[3] Im Folgenden sollen dazu in kurzen Zitatreihen einschlägige Beispiele vorgeführt werden.

Bei den zu nennenden Beispielen seien zwei Bereiche unterschieden: Bedacht werden Motive, die in der Zweitbedeutung eine Aura des Eros vergegenwärtigen oder voraussetzen, und Motive, die in der Zweitbedeutung direkt zum erotischen Vollzug gehören und ins Obszöne reichen. Ein gemeinsames Kriterium für die Relevanz der Motive ist die Tatsache, daß sie in Fontanes Erzählwerk wiederholt in der betreffenden Bedeutung begegnen. Beim ersten Bereich liegt zumeist schon in der Tradition eine entsprechende Bedeutungszuordnung zugrunde. Beim zweiten Bereich stammt die Bedeutungszuordnung aus der deutschen Umgangs- oder Vulgärsprache.[4]

---

* Die Texte Fontanes werden nach der Hanser-Ausgabe zitiert: FONTANE (2002). Die Belege erscheinen in Kurzform in Klammern nach dem jeweiligen Zitat oder Texthinweis mit den Angaben zur Band- und Seitenzahl.

[1] GRAWE (2002); MECKLENBURG (2018). In dieser Richtung dann auch meine Beiträge: EBERHARDT (2012), S. 179–187; EBERHARDT (2014), S. 299–304; EBERHARDT (2021a), S. 158f.; EBERHARDT (2021b), S. 198–203.

[2] GRAWE (2002), S. 201. MECKLENBURG (2018) konstatiert immerhin S. 116, daß „Zweideutiges in verbaler Kommunikation ergänzt wird durch zweideutige stumme Verhaltensweisen und Symptomhandlungen der Figuren“.

[3] Explizit vermerkt wird dies bei Frau Dörr in *Irrungen Wirrungen* (II 343).

[4] Lexika: KÜPPER (1997); BORNEMAN (1974), leider ohne genauere Datierungen. Fontane war diese Sprache sicher bekannt, erinnert sei dazu nur an seine Zeit beim Militär.

2. Motive, die allgemein eine Aura des Eros vergegenwärtigen oder voraussetzen

2.1. Apfelsine/Orange

In der Tradition ein mögliches „Symbol der Fruchtbarkeit und Liebe".[5]

Besonders deutlich in *Frau Jenny Treibel:* Bei Schmidts steht im „Vorderzimmer" beim Gespräch von Corinna mit Jenny auf dem „Sofatische [...] eine Glasschale mit Apfelsinen". Jenny stammt aus einem „Apfelsinenladen". Treibel erinnert Jenny daran, daß Corinna bei ihren Besuchen in seinem Hause „Datteln und Apfelsinen" von der „Majolikaschüssel, mit einer Venus und einem Cupido darauf [!], [...] mit ihrer zierlichen Hand heruntergenommen hat" (IV 299, 305 usw., 437).

Schach von Wuthenow: Bei ihrem Tratsch über die Carayons genießen die Herren im Kellerlokal eine Bowle mit „Apfelsinenschnitten". Schach, der nach der Verführung Victoires und angesichts der angekündigten Verlobung mit ihr in sein Schloß Wuthenow entflohen war, sah dort noch „unverändert" „die große Marmorschale, darin alabasterne Weintrauben und Orangen [...] lagen" (I 569, 642).

Unwiederbringlich: Bei der zweiten Hochzeit mit Holk trägt Christine „einen Orangeblütenkranz im Haar" (II 800). – *Mathilde Möhring:* Während seiner Masern wird Hugo „in die Möhringsche gute Stube herübergenommen". Auf dem Tischchen liegen auf „einem grünen Weinblatteller zwei Apfelsinen" (IV 608).

2.2. Erdbeeren

In der Tradition ein mögliches „Symbol des Erotischen und der Verlockung".[6]

Besonders deutlich in *Irrungen, Wirrungen:* Es ist Frühsommer. Spaziergang von Botho und Lene im Dörrschen Garten. „So plaudernd und neckend blieb sie stehn und bückte sich, um auf einem langen und schmalen Erdbeerbeete [...] nach einer Früherdbeere zu suchen. Endlich hatte sie, was sie wollte, nahm das Stengelchen eines wahren Prachtexemplares zwischen die Lippen und trat vor ihn hin und sah ihn an.[7] Er war auch nicht säumig, pflückte die Beere von ihrem Munde fort und umarmte sie und küßte sie." Bei einem späteren Besuch Bothos sagt die alte Frau Nimptsch zu Lene: „Aber nu mach einen Tee, [...] das Wasser kocht un bullert schon, un Erdbeeren und Milch sind auch da." Beim Spaziergang der höheren Prostituierten „Isabeau" mit Lene in Hankels Ablage sagt „Isabeau": „Aber da sind ja noch Erdbeeren. [...] Kommen Sie, Kleine, wir wollen welche pflücken [...], und wenn wir eine recht große finden, dann wollen wir sie mitnehmen. Die steck ich ihm [ihrem Kavalier] dann in den Mund, und dann freut er sich" (II 343, 372, 395).

Ellernklipp: Es ist Herbst. Hilde ist als Kind gern beim „Kamm-Melcher". „[...] allabendlich, wenn er heimkehrte, brachte er ihr einen Strauß mit, den er aus Heidekraut und ein paar verspäteten Erdbeeren zusammengebunden hatte". Nach der Heimkehr „traf sie sich mit Martin, der ihr in allem zu Willen war" (I 113).

---

5 METZLER LEXIKON (2008), S. 258. Dazu auch EBERHARDT (2018), S. 286.

6 METZLER LEXIKON (2008), S. 85f.

7 Vgl. zum Wort „Stengel" unten vor Anm. 19

Graf Petöfy: Der Graf betritt Franziskas Zimmer, um ihr den Heiratsantrag zu machen. „Auf dem Sofatische stand eine Marmorschale mit Weinlaub und Erdbeeren darin“ (I 754).

L'Adultera: Melanies Dienerin erzählt von ihrer früheren Herrschaft, wo ein „Baumeister“ sich für die junge Frau interessierte. „Un der war ja nu da un wie' n Wiesel, [...] un immer Erdbeeren gesucht un immer verirrt un nie da, wenn die Herrschaften wieder nach Hause wollten“ (II 94f.).

2.3. Levkojen/Levkoien) und Reseda (oder umgekehrt)

Vielleicht Spezifikum von Fontane.

Ellernklipp: Hilde flicht zum Geburtstag des Heidereiters im Herbst „eine große Girlande von Astern, mit reichlichen Levkojen und Reseda dazwischen“. Diese wachsen auch am Grab seiner Frau. Später wird er dort beim Anblick der Blumen von der Liebe zu Hilde gepackt (I 143, 173).

Schach von Wuthenow: Im Garten von Schloß Wuthenow (s. dazu oben bei Apfelsine/Orange) sieht Schach „Reseda und Rittersporn und Lilien und Levkoien“ (I 644).

Cécile: Nach der Begegnung mit Cécile schaut Gordon spät abends aus seinem Hotelzimmer aus dem offenen Fenster. „Unter ihm lag ein mit Levkoien und Reseda besetztes Rondell, und er zog den [...] heraufziehenden Duft begierig ein“ (II 240).

Irrungen, Wirrungen: Beim abendlichen Spaziergang von Botho und Lene im Dörrschen Garten „war alles Duft und Frische, denn den ganzen Hauptweg hinauf [...] standen Levkoien und Reseda“ (II 342).[8]

2.4. Taube

Seit der Antike ein „Symbol der Liebe und Treue“.[9]

Ellernklipp: Nach der Ankunft im Haus des Heidereiters schaute die junge Hilde aus dem Fenster ihres Zimmers hinab auf den „Wirtschaftshof, auf dem die Tauben von einem Dachfirst zum anderen flogen“ (I 110).

Graf Petöfy: Im winterlichen Wien läßt bei der Wetterbesserung ein „Taubenzüchter ein Volk Tauben in die Luft steigen“; gleichzeitig fährt „vor dem Petöfyschen Palais“ Graf Egon (später zeitweise der Geliebte Franziskas) vor. Beim Schloß in Ungarn möchte „eine Kropftaube“ sich mit dem Faden aus einem sich lösenden Wollknäuel ein Nest bauen (I 686, 818).

Cécile: Gordon und Cécile sehen vom Balkon hinaus. „[...] auf einer ihnen gegenübergelegenen Veranda standen Damen im Gespräch und fütterten Tauben, die, von einem Nachbarhofe her, auf die jenseitige Balkonbrüstung geflogen waren“ (II 257).

Irrungen, Wirrungen: Zum Anwesen Dörrs, wo sich Botho und Lene treffen, gehört ein Taubenhaus mit zahlreichen Tauben (II 320).

---

[8] So, wie die Reseda in *Ellernklipp* am Grab wachsen kann, kann sie, allein genannt, auch auf den Tod verweisen: *Stine:* Beim Spaziergang vor seinem Selbstmord passiert Waldemar unter anderem die Blumenbeete beim Königsplatz. „Von den Beeten [...] kam ein feiner Duft von Reseda herüber“ (II 555). In *Unwiederbringlich* dringt vom Kirchhof her „der Duft von Reseda“ (II 610). Vgl. zur Verknüpfung von Eros und Tod in *Irrungen, Wirrungen* EBERHARDT (2012), S. 192–199.

[9] METZLER LEXIKON (2008), S. 382; s. auch EBERHARDT (2018), S. 406f.

2.5. Treibhaus

In der damaligen Literatur ein Ort, an dem Sinnlichkeit und Eros besonders gedeihen.[10]

Ellernklipp: In der Woche vor der Einsegnung sagt Hilde zu Martin: „nächsten Sonntag […], da krieg' ich einen ordentlichen Strauß, mit Blumen aus dem Treibhaus oben“ (I 132).

Graf Petöfy: Beim Aufenthalt auf „Schloß Arpa“ ist es Franziska in den Regentagen „in den Treibhäusern […] zu wasserschwül“, und sie will dort nicht länger sein (I 802).

L'Adultera: Melanie malt dem Gärtner seine mögliche Trauung im großen Treibhaus aus. Dort in der Laube unter der Kuppel gestehen dann Rubehn und sie sich ihre Liebe (II 80–82).

Irrungen, Wirrungen: Die Kameraden Bothos bringen nach Hankels Ablage ihre Halbwelt-„Damen“ mit. Lene und die jüngeren „Damen“ setzen sich beim alten Treibhaus „auf dessen etwas abgebröckeltes Mauerwerk“. Daneben legt der Wirt neue „Spargelbeete“ an (II 392; zum Spargel im Folgenden bei Anm. 17).

Unwiederbringlich: Holk schreibt den Text zu dem Telegramm, mit dem er seine Ankunft in Kopenhagen ankündigt, wo er sich dann in Ebba verliebt, beim Treibhaus bei seinem Schloß (II 615).

Effi Briest: Der Effi verehrende Apotheker Gieshübler schickt oder bringt ihr Blumen aus seinem Treibhaus (IV 98, 101, 102).

Mathilde Möhring: Der alte polnische Graf ist von Mathilde angetan. Nach der ersten Krankheit Hugos schickt er „eine große Melone aus seinen Treibhäusern mit einem Billett voll phantastischer Verbindlichkeiten und Ratschläge“ (IV 664).

3. Motive, die direkt zum erotischen Vollzug gehören

3.1. Aal

In der Umgangs- und Vulgärsprache möglicher Ausdruck für den Penis.[11]

L'Adultera: Herr van der Straaten bestellt im Lokal für die Ausflugsgesellschaft als Vorspeise „Aal und Gurkensalat“. Sein Redeschwall vorher und nachher enthält manche Anzüglichkeiten (II 58).[12]

Irrungen, Wirrungen: Die höhere Prostituierte „Isabeau“ möchte in Hankels Ablage für die Gruppe zum Mittagessen als erstes dicken Aal bestellen (II 393).

Effi Briest: Effi denkt ungern an ein mögliches Diner bei den Nachbarn Borcke, „vielleicht mit Preßkopf und Aal in Aspik“ (IV 170).

Vielleicht gehört dazu auch *Der Stechlin:* Hauptmann Czako, der sich wiederholt durch frivole Sprüche hervortut, schwärmt von der Markthalle in Berlin: „Ich sehe nichts lieber […], wenn beispielsweise die Fischtonnen mit fünfhundert Aalen in die Netze gegossen werden. Etwas Unglaubliches von Gezappel“ (V 42).

---

[10] Zur Bedeutung in der damaligen Literatur, speziell im Bezug auf Fontanes *L'Adultera* EILERT (1978).

[11] KÜPPER (1997), S. 1; BORNEMAN (1974), I; II, § 1.73, Sp. 4 sowie 29,10, Sp. 1.

[12] Auch das Wort „Gurke“ konnte den Penis bezeichnen: KÜPPER (1997), S. 313; BOPRNEMAN (1974), I; II, § 173, Sp. 4.

3.2. Schlitten fahren

In der Umgangs- und Vulgärsprache möglicher Ausdruck für koitieren.[13]

Kann bei Paaren Eros fördern, der bis auf diese letzte Möglichkeit hindeutet. *Ellernklipp:* Martin und Hilde erlebten als Kinder, wie im Winter auf dem „Tümpelchen" das „Eis glatt" war, „und Martin sagte: ‚Nun hucke dich und fasse meinen Rock.' Und im nächsten Augenblick fuhr er über die Spiegelfläche hin, und sie glitt ihm nach." Eine „Woche später" schneit es. Er ruft ihr zu: „ich will dich Schlitten fahren"; und er zieht sie, zusammen mit dem Knecht, auf einem wirklichen Schlitten „in den Fahrweg hinunter" (I 116).

Schach von Wuthenow: Als Parodie auf Zacharias Werners Drama *Die Weihe der Kraft* fahren die Kameraden Schachs im Sommer mit Schlitten durch die Stadt. Im „großen Hauptschlitten" „paradieren Luther und sein Famulus, jeder mit einer Flöte",[14] während Katharina von Bora „auf der Pritsche reitet" (I 624 und 628).

Unwiederbringlich: Holk und Ebba begleiten den Schlitten der Prinzessin auf dem Eis auf Schlittschuhen. Beim gemeinsamen Weiterlaufen kommen sie bis zur gefährlichen „Grenze", wo das Eis beim offenen Wasser endet (II 747–749).

Effi Briest: Bei der winterlichen „Schlittenpartie" fuhr der Schlitten von Crampas hinter dem von Innstetten und Effi her. Auf dem Gang zu Fuß zwischendurch „gesellte sich" Crampas zu Effi (II 148, 151).

Mathilde Möhring: Der alte polnische Graf ist entzückt, als Mathilde seiner Einladung folgt, mit ihm in seinem Schlitten über das Eis zu fahren (IV 658).

3.3. Schornstein

In der Umgangs- und Vulgärsprache möglicher Ausdruck für den (erigierten) Penis.[15]

Besonders nahe liegt der Bezug bei der – gewiß plumpen – Anwendung in *Effi Briest*, weil das Motiv hier entbehrlich wäre: Vor der endgültigen Abreise aus Kessin schreibt Effi an Crampas einen distanzierenden Abschiedsbrief und gibt ihn bei dem Haus ab, bei/in dem sich die beiden vorher getroffen hatten. Zu diesem Haus heißt es: „Ein dünner Rauch stieg aus dem halb eingefallenen Schornstein" (IV 190).

L'Adultera: Melanie schreibt im Brief an ihre Schwester über die Hochzeitsreise mit Rubehn über die Meinung des Publikums vom „Herzogspalast" in Florenz: „am schönsten finden sie den kleinen Turm, der aus der Mitte des Palastes aufwächst, nicht viel anders als ein Schornstein mit einem Kranz und einer Galerie darum". Auf dieser Reise bekommt Melanie ihr Kind von Rubehn (II 108, 110.)

Irrungen, Wirrungen: Frau Dörr sagt zu ihrem Mann: „Nu, Dörr, laß mal deine Pfeife ausgehen. Du bist heute wieder wie'n Schornstein und rauchst und schmookst den ganzen Tag". Dabei ist Dörr nach wie vor in seine Frau sehr verliebt (II 334, 324).[16]

---

13 KÜPPER (1997), S. 720; BORNEMAN (1974), I; II, § 26,25, Sp. 2.

14 In der Umgangs- und Vulgärsprache war „Flöte" auch ein Ausdruck für den Penis und die Vulva oder Vagina: KÜPPER (1997), S. 246; BORNEMAN (1974), I; II, § 1,73, Sp. 1.

15 KÜPPER (1997), S. 720 und 740.

16 In der Umgangs- und Vulgärsprache kann die Pfeife zum Rauchen auch den Penis bezeichnen: KÜPPER (1997), S. 603; BORNEMAN (1974) I; II, § 1,73, Sp. 2.

Unwiederbringlich: Holk möchte Ebba in ihrem Zimmer im Turm sein Liebesgeständnis machen. Da meldet die Dienerin Rauch. Dazu Ebba: „Was wird es sein? Der Wind drückt auf den Schornstein“ (II 758).

3.4. Spargel

In der Umgangs- und Vulgärsprache möglicher Ausdruck für den Penis.[17]

Ellernklipp: Als Pastor Sörgel dem Heidereiter Hilde zur Betreuung anbietet, weist er „auf das Kind, das draußen zwischen den schon hoch in Samen geschossenen Spargelbeeten stand […]. Der Heidereiter freute sich ersichtlich des Anblicks“ (I 105). Später wird er Hilde heiraten.

Schach von Wuthenow: Nach dem Tod von Schach schreibt Victoire an ihre Freundin: Ich „hätt' ihn […] aus all und jeder Karriere herausgerissen und ihn nach Wuthenow hingezwungen, um mit mir ein Spargelbeet anzulegen oder der Kluckhenne die Küchelchen wegzunehmen“ (I 682f.).

Irrungen, Wirrungen: Die Gärtnerei Dörrs, wo Botho und Lene sich treffen, hat Spargelbeete, und Frau Dörr sticht gründlich die Spargelstangen. Auch beim heimatlichen Schloß Bothos gibt es Spargelbeete, und wenn ihm als Jungen beim Stechen „die Spargelstange zu lang oder zu kurz“ geriet, bekam er die „rasche Hand“ seiner Mutter zu spüren. (Sie nötigt ihn später, Käthe zu heiraten und damit von Lene zu lassen.) In Hankels Ablage bestellt die höhere Prostituierte „Isabeau“ beim Wirt, der in der Nähe des Treibhauses [!] gerade neue „Spargelbeete“ anlegt, das Menu (II 326, 344, 392).

Frau Jenny Treibel: Beim Ausflug der Gesellschaft nach Halensee, bei dem die Teilnehmer in verschiedener Richtung auf Liebesbeziehungen orientiert sind, sagt Treibel beim Ankunftsort über den Ausblick unter anderem: „dieses von Spargelbeeten und Eisenbahndämmen durchsetzte Wüstenpanorama“. Beim folgenden Spaziergang von Leopold und Corinna unterhalten diese sich zunächst über „die Spargelbeete von Halensee samt ihrer Kultur“; danach verloben sie sich (IV 402, 414, 417).

4. Nebeneinander/Miteinander von 2. und 3.: Spatz/Sperling

Schon in der Antike verschiedentlich in enger „Verbindung zu Aphrodite-Venus“. Auch in der späteren Literatur gelegentlich mit Eros/Liebe verbunden.[18]

4.1. Zu 2.

Vor dem Sturm: Eindruck beim Herrenhaus: „Alles wie ausgestorben. Nur die Sperlinge waren guter Dinge; sie saßen in Scharen auf dem ausgestreuten Stroh und pickten die verlorenen Körner.“ Vor „[z]wölf Stunden“ war das „Wiedersehen zwischen Lewin und Marie“ gewesen, das „auch zugleich ihr Verlöbnis bedeutet hatte“ (III 679).

Ellernklipp: In den langen Regentagen hörte die junge Hilde, „wie die Sperlinge, die sich naß und hungrig auf das Fensterbrett geflüchtet hatten, ängstlich und traurig zirpten und zwitscherten. […] sie stand auf und öffnete das Fenster und streute Krumen. Und wenn einige zudringlich in die Küche hineinhuschten, dann hielt sie die Katze fest“. Im folgenden Winter fährt sie mit Martin Schlitten (I 115f.; dazu oben bei Anm. 13).

---

[17] KÜPPER (1997), S. 778; BORNEMAN (1974), I; II, § 1,73, Sp. 4.

[18] Zitat PAULY (1979),V, Sp. 303; zur späteren Literatur EBERHARDT (2018), S. 371f.

L'Adultera: Beim Ausflug der Gesellschaft kommen sich Rubehn und Melanie näher. Vorher sah man, wie vor dem Kaffeehaus auf dem „Straßendamme“ „Hunderte von Sperlingen hüpften und zwitscherten und die verlorenen Körner aufpickten“. Danach „saßen und quirilierten“ sie „in den verschnittenen Linden“ (II 54 und 56).

Irrungen, Wirrungen: Bei der Rückkehr von Botho und Lene von Hankels Ablage spricht Lene vom vergangenen Glück. Am nächsten Morgen schien „die Sommersonne [...] hell in Bothos Zimmer. Beide Fenster standen auf, und in den Kastanienbäumen draußen quirilierten die Spatzen“ (II 399).

Stine: Vor der letzten Aussprache mit Stine sitzt Waldemar wie gewohnt bei dem „Sommerlokale“ im Freien. Er war „Intimus der dort zahlreich ansässigen Spatzen, die, sobald er Platz genommen, den Tisch umhüpften und die Brocken und Krümel des eigens für sie bestellten Stück Kuchens aufzupicken pflegten“ (II 548).

Unwiederbringlich: Holk erfährt bei seinem Aufenthalt in London von der Verheiratung Ebbas. „[...] als er die Spatzen über sich immer lauter quirilieren hörte, nahm er etliche Krumen und streute sie vor sich hin auf den Balkon. Sofort fuhren die Spatzen aus dem Gezweig hernieder, pickend und kriegführend untereinander“ (II 794, 796).

Frau Jenny Treibel: Leopold bedenkt im Gartenlokal die anstehenden Probleme nach der Verlobung mit Corinna. Er unterbricht sein Nachdenken, „weil eben jetzt die sich um ihn her sammelnden Sperlinge mit jedem Augenblicke zudringlicher wurden. Einige kamen bis auf den Tisch und mahnten ihn durch Picken und dreistes Ansehen, daß er ihnen noch immer ihr Frühstück schulde“ (IV 388).

4.2. Zu 3.

Stine: Hier erscheint der Bezug sogar direkt. Als Waldemar Baron „Papageno“ aufsuchte, um ihn wegen der beabsichtigten Verheiratung mit Stine zu befragen, „lag“ dieser „wieder im Fenster“ und „beobachtete“ mit Vergnügen „die Sperlinge, die gerad' gegenüber in der Dachrinne saßen und sich unter beständigem Gepiep und Gehupf, dem dann ein abschüttelndes Flügelschlagen folgte, den Extravaganzen eines geordneten oder vielleicht auch ungeordneten Familienlebens hingaben“ (II 523).

Frau Jenny Treibel: Als Corinna und die Schmolke in der Küche bei geöffneten Fenstern Birnen bearbeiteten, setzten sich Sperlinge „in großstädtischer Dreistigkeit auf den am Fenster stehenden Küchentisch“. „Hier pickten sie vergnügt an allem herum“. [...] „Ein Sperling [...] nahm [...] einen Stengel, der zufällig [von einer Birne] abgebrochen war, in den Schnabel und flog damit auf das andere Dach hinüber“. Ein „Stengel“ konnte in der Umgangs- und Vulgärsprache auch den Penis bezeichnen.[19] Im Folgenden bekennt Corinna der Schmolke, daß sie Leopold überhaupt nicht liebe (IV 457, 459f.).[20]

Sicher hat Fontane nicht damit gerechnet, daß seine Leser alle diese Anspielungen und Zweitbedeutungen wahrnehmen und identifizieren würden. Doch sie waren wesentliche Elemente seiner – nach den Worten von Renate Böschenstein – „mit ungeheurer Kunst ineinander geschlungenen Zeichennetze“.[21]

---

19 KÜPPER (1997), S. 797; BORNEMANN (1974), I; II, § 1,73, Sp. 3 und 4.

20 Vgl. auch BÖSCHENSTEIN (2006), S. 262.

21 BÖSCHENSTEIN (2006), S. 249.

Summary: Implicit Erotica in Fontane's narrative work

In Fontane's narrative work, we find multiple innuendos and double entendres in eroticis – not only in the conversation of the characters, as Christian Grawe has noted in his thorough reflections on this, but equally in the scenic and in the narrative process, and again in the conversation but without the protagonists intending it. This article offers relevant examples in corresponding series of quotations.

Literatur

BORNEMAN (1974): Ernest Borneman, Sex im Volksmund. Der obszöne Wortschatz der Deutschen. Bd. I: Wörterbuch von A–Z, Bd. II: Wörterbuch nach Sachgruppen [beide Bände ohne Seitenzahlen], Reinbek bei Hamburg 1974 (= rowohlt sachbuch 6852/6853)

BÖSCHENSTEIN (2006): Renate Böschenstein, Storch, Sperling, Kakadu: eine Fingerübung zu Fontanes schwebenden Motiven, in: dies., Verborgene Facetten. Studien zu Fontane, hrsg. von Hanna Delf von Wolzogen u. a., Würzburg 2006 (= Fontaneana, 3), S. 247–266 [erstmals 1995]

EBERHARDT (2012): Otto Eberhardt, Finessen in Fontanes Roman *Irrungen, Wirrungen*, Jahrbuch der Deutschen Schillergesellschaft 56 (2012), S. 172–202

EBERHARDT (2014): ders., Fontanes *Irrungen, Wirrungen* als Werk des poetischen Realismus, Archiv für das Studium der neueren Sprachen und Literaturen 251 (2014), S. 283–309

EBERHARDT (2018): ders., Eichendorffs Dichtersprache. Wörter, Wendungen, Motive. Ein Lexikon, Würzburg 2018

EBERHARDT (2021a): ders., Fontanes *Stine* als Werk des poetischen Realismus, Études Germaniques 76 (2021), S. 143–162

EBERHARDT (2021b): ders., „Finessen" Fontanes in seinem Roman *Frau Jenny Treibel*, Wirkendes Wort 71 (2021), S. 189–204

EILERT (1978): Heide Eilert, Im Treibhaus. Motive der europäischen Décadence in Theodor Fontanes Roman „L'Adultera", Jahrbuch der Deutschen Schillergesellschaft 22 (1978), S. 496–517

FONTANE (2002): Theodor Fontane, Werke, Schriften und Briefe, hrsg. von Walter Keitel und Helmuth Nürnberger, Abt. I: Sämtliche Romane, Erzählungen, Gedichte, Nachgelassenes, 2./3. Aufl. (München) - Darmstadt 2002

GRAWE (2002): Christian Grawe, „Die wahre hohe Schule der Zweideutigkeit": Frivolität in Fontanes Romanen, in: ders., „Der Zauber steckt immer im Detail". Studien zu Theodor Fontane und seinem Werk 1976–2002, Dunedin 2002 (= Otago Studies, 16), S. 190–213 [erstmals 1998]

KÜPPER (1997): Heinz Küpper, Wörterbuch der deutschen Umgangssprache, Stuttgart u. a. 1997

MECKLENBURG (2018): Norbert Mecklenburg, Zweideutigkeiten. Formen und Funktionen erotischer Anspielungen, in ders., Theodor Fontane. Realismus, Redevielfalt, Ressentiment, Stuttgart 2018, S. 112–132 [erstmals 1998]

METZLER LEXIKON (2008): Metzler Lexikon literarischer Symbole, hrsg. von Günter Butzer und Joachim Jacob, Stuttgart 2008

PAULY (1979): Der Kleine Pauly. Lexikon der Antike in fünf Bänden. Auf der Grundlage von Pauly's Realencyclopädie der classischen Altertumswissenschaft [...] bearb. und hrsg. von Konrat Ziegler, Walther Sontheimer und Hans Gärtner, München 1979 (= dtv 5963)

Anschrift des Verfassers:
StDir. Dr. Otto Eberhardt
Gerlach-von-Hohenlohe-Str. 2
97215 Uffenheim

Der Beginn der Corona-Krise in Deutschland im Frühjahr 2020: medizinische und ethische Aspekte als Medieninszenierung

Von NICOLA THEIS und AXEL W. BAUER

1. Einleitung

Seit dem Beginn des Jahres 2020 bestimmte die dynamische Entwicklung der Coronavirus-Pandemie maßgeblich sämtliche Aspekte des öffentlichen und privaten Lebens in unserer Gesellschaft. Insbesondere Anfang März 2020 wurden mit zunehmend unkontrollierter Ausbreitung, zunächst in Italien, kurz darauf in Deutschland, die Auswirkungen des weltweiten Infektionsgeschehens auch in der publizistischen Darstellung der Bundesrepublik offenkundig. Mit dem Herunterfahren der öffentlichen Aktivitäten am 23. März 2020 gewann die Betrachtung gesellschaftlicher Konsequenzen der staatlichen Restriktionen an Raum.

Zur Eindämmung der Virusausbreitung kam es zu bis dahin einmaligen, massiven Einschränkungen der Grundrechte. Im Zuge einer derart weitreichenden Beschneidung der Bewegungsfreiheit, wie sie in Form der Kontaktsperre realisiert wurde, gilt es die Rolle des Journalismus in der Krisenkommunikation eingehend zu beleuchten. In Anbetracht seines gesellschaftlichen Einflusses auf Wahrnehmung und Bewertung von Ereignissen kommt dem journalistischen Tun und Lassen in der Pandemiesituation eine besondere Verantwortung zu. Zirka 75 % der Bürgerinnen und Bürger der Bundesrepublik gaben eine „sehr oder eher häufig[e]“ Nutzung medialer Angebote an, im wesentlichen unter nahezu täglicher Inanspruchnahme der Massenmedien. Demnach empfiehlt sich eine differenzierte Betrachtung gängiger Praktiken zur adäquaten und sachgerechten Unterrichtung der Öffentlichkeit.[1]

Unser Ziel ist es, einen ersten Überblick über die mediale Verarbeitung und Begleitung dieses beispiellosen staatlichen Eingriffs in die Grundrechte der Bürgerinnen und Bürger zu geben. Dabei soll ein kritischer Blick speziell auf die sich binnen kurzer Zeit dramatisch wandelnde Berichterstattung über das Virus SARS-CoV-2, die Erkrankung COVID-19 sowie die daraus erwachsene Corona-Krise im Zentrum stehen. Ferner beleuchten wir die Rolle wissenschaftlicher Experten in der Pandemie vor dem Hintergrund ihrer medialen (Dauer-)Präsenz sowie erste gesamtgesellschaftliche Auswirkungen journalistischer Darstellung anhand der Bildung und Änderung von Meinungen innerhalb der Bevölkerung.

2. Die Corona-Krise im Jahr 2020: Chronologischer Verlauf der Pandemie

Am 31. Dezember 2019 setzte die Volksrepublik China die Weltgesundheitsorganisation (WHO) über den Ausbruch einer neuartigen Lungenerkrankung bisher unklarer Genese in Wuhan, Provinz Hubei, in Kenntnis. Noch am selben Tag trug die Deutsche Presseagentur (dpa) die Information in Form einer Eilmeldung an Teile der westlichen Medienwelt heran.[2]

---

1 SCHÄFER (2020), S. 310 und S. 316.

2 GRIMM (2020).

2.1. Der Beginn in China

Das Bekanntwerden des zunächst mysteriös erscheinenden Infektionsgeschehens führte initial zu einer behutsamen Annäherung der westlichen Medien an die wenig transparenten Ereignisse in China. Dies äußerte sich im Januar 2020 zunächst noch in einer anfänglichen Vernachlässigung des Themas. Demgemäß verharrte sowohl die Summe veröffentlichter Meldungen als auch die Anzahl jener, die die Erkrankung betraf, auf einem konstant niedrigen Niveau. Abgesehen von einzelnen Verlautbarungen über die Entwicklung der Ereignisse blieb der erste Ausbruch in Wuhan vorerst in den deutschen Medien unbemerkt. Die fehlende Aktivität wurde getragen von den irrigen Annahmen, das Virus werde Landesgrenzen nicht überschreiten und komme in seiner Relevanz allenfalls der jährlichen Influenza gleich.

Mit Berichten über erste Infektionen außerhalb Chinas und der Veröffentlichung des ersten WHO-Reports zeigte sich ein leichter, allerdings vorerst limitierter Anstieg der veröffentlichten Beiträge, bedingt durch die fortlaufende Bezeichnung des Corona-Virus als „foreign news item“ außerhalb europäischer Zuständigkeit. Eine erstmalige Häufung von Mitteilungen folgte der offiziellen Bekanntgabe erster Fälle in Deutschland am 28. Januar 2020 – zeitgleich mit dem erstmaligen Nachweis des Virus in Bayern. Ebenso wie die Nachverfolgung möglicher Infektionsketten rückte die stetig wachsende Zahl Infizierter wie Verstorbener, zunächst in China, im Verlauf dann in Italien, in Form einer weitgehend neutralen Darstellung ins Zentrum. Dessenungeachtet wurden Tendenzen einer „Horserace-Berichterstattung“ deutlich. Mit diesem Begriff wird ein internationaler und kompetitiver Vergleich von Infektionszahlen ähnlich dem von Punkteständen bei einer Sportveranstaltung bemüht.

In den nächsten Tagen kamen vermehrt Experten vorwiegend aus der Medizin, vornehmlich der Virologie und der Epidemiologie zu Wort, die das Geschehen zu erklären und zu kontextualisieren suchten. Dennoch verblieben die Berichte bis Ende Februar ohne relevante Einflußnahme und stellten weiterhin nur einen Bruchteil der publizierten Mitteilungen dar. Das Infektionsgeschehen erschien auf einige wenige und nachverfolgbare Fälle in Bayern beschränkt, so daß das mediale Interesse vorübergehend abklang – mit Ausnahme der Begleitung herausragender Ereignisse, beispielsweise der ersten Todesfälle in Europa.[3] Dies spiegelt letztlich auch die Haltung der Bundesregierung wider, welche die Nation mit „wachsamer Gelassenheit“ (so Bundesgesundheitsminister Jens Spahn am 29. Januar 2020) gut vorbereitet auf ein mögliches Pandemiegeschehen wähnte.[4]

Der vornehmlich informativ-sachlichen Komponente in der Berichterstattung traten im weiteren Verlauf Meldungen als Zeichen „zweifelhafte[r] Fehlurteile“ gegenüber.[5] Mutmaßungen über einen möglichen Ursprung des Virus auf einem Wildtiermarkt in Wuhan bedingten implizite wie explizite Schuldzuweisungen innerhalb und außerhalb der Medienvirtualität.[6] So titelte die Printausgabe des Magazins *Der Spiegel* „Coronavirus: Made in China – Wenn die Globalisierung zur tödlichen Gefahr wird“. Der Schriftzug in grellem Gelb wurde begleitet von einem Bild einer „asiatisch“ aussehen-

---

3 Quandt et al. (2020).

4 Tagesschau (2020a).

5 Grimm (2020).

6 Suda/Mayer/Nguyen (2020).

den Person mit Mundschutz und iPhone in den Händen. Das Boulevardblatt *BILD* wählte für die nächsten Monate der Berichterstattung im Rahmen der Corona-Krise einen ähnlichen Gelbton als Warnfarbe. Die französische Zeitschrift *LE COURRIER PICARD* konstatierte „Alerte jaune“ („gelber Alarm“)[7] und erzeugte damit Assoziationen zu historischen Narrativen der Kolonialzeit. Seit dem späten 19. Jahrhundert wurde die „Gelbe Gefahr“ in Beziehung zur Entstehung und Verbreitung von Infektionskrankheiten gesetzt, zuletzt während der SARS-Pandemie 2002/2003. Das biologisch-medizinische Phänomen einer Pandemie sei „rassifiziert“ und „kulturalisiert“, Hygiene- und Eßgewohnheiten seien als vermeintlicher Teil einer konstruierten asiatischen Kultur zur Ursache einer Pandemie stilisiert worden.[8] In weiteren deutschsprachigen Medienbeiträgen erfolgte eine Verknüpfung eben jener „rassistische[n] Reflexe“[9] mit der visuellen Ebene.[10] Ein derartiges mediales Framing fand letztlich in vermehrten körperlichen Übergriffen auf als asiatisch gelesene Personen Ausdruck.[11]

2.2. Wendepunkt in Deutschland

Das Bekanntwerden erster Infektionen in den Landkreisen Heinsberg (Nordrhein-Westfalen) und Göppingen (Baden-Württemberg) markierte den Beginn regionaler Infektionswellen, deren Nachverfolgung zunehmend schwieriger wurde. Eine Verbindung des Infektionsgeschehens zu den Ausbrüchen in Italien erwies sich als ausschlaggebend für eine einschneidende Veränderung in der Berichterstattung und kennzeichnete den maßgeblichen Wendepunkt. In der Lombardei entzog sich die Virusausbreitung bereits jeder Kontrolle.[12] „Jetzt ist das China, das wir im Fernsehen sehen, bei uns“, hieß es im *SPIEGEL*-Interview mit einer Bewohnerin der „roten Zone“.[13] Eine umfassende mediale Erfassung des Themas wurde erst in Gang gesetzt, als das Virus mitsamt seiner Auswirkungen für die europäischen Nationen unmittelbar offenkundig und erfahrbar war[14] – „[e]s ist, als wären wir in Wuhan“[15].

So hielt Bundesgesundheitsminister Spahn nach erneuter Evaluation eine weitere Ausbreitung in Deutschland nun doch für wahrscheinlich, favorisierte jedoch mit Blick auf Italien, die Viruseindämmung gegenüber dem öffentlichen Leben nicht uneingeschränkt zu priorisieren. Es erfordere eine transparente, gesellschaftliche Debatte über die Verhältnismäßigkeit möglicher Einschränkungen.[16] Analog dazu war ein signifikanter Zuwachs an Corona-assoziierten Medienbeiträgen mit entsprechender Verlagerung des Themenschwerpunkts zu verorten. Die Ereignisse wurden flankiert von Meldungen über Infektionsketten sowie über die rapide Entwicklung permanent aktualisierter Zahlen. Neben sich mehrenden Expertenstimmen, insbesondere wenigen, aber immer wie-

---

7 GRIMM (2020).

8 SUDA/MAYER/NGUYEN (2020).

9 GRIMM (2020).

10 FISCHER (2020); BILD (2020).

11 KORIENTATION (2020).

12 QUANDT ET AL. (2020).

13 HORNIG (2020).

14 QUANDT ET AL. (2020).

15 STRAUB (2020).

16 TAGESSCHAU (2020c).

der öffentlich auftretenden Virologen und Epidemiologen, gewann ferner die Darstellung öffentlicher Panikreaktionen und möglicher Versorgungsengpässe an Raum. Kaum Erwähnung fanden hingegen internationale Angelegenheiten und politische wie soziale Konsequenzen auf verschiedenen Ebenen. Entsprechend verfestigte sich eine zunehmend deutschlandzentrierte Perspektive medialer Schilderungen, ungeachtet des weltweiten Einflusses der neuen „Corona-Realität".

Erste Todesfälle im Inland sowie eine zunehmende Ausdehnung der Eindämmungsmaßnahmen resultierten in einem synchronen, eruptiven Anstieg des Nachrichtenflusses. Die fortschreitende, unkontrollierte Ausbreitung löste Debatten über stärkere Restriktionen zur Begrenzung des Infektionsgeschehens aus, mitunter mittels Schulschließungen, die in den folgenden Wochen bis Ostern (12./13. April 2020) tatsächlich umgesetzt wurden. Darüber hinaus wurden Grenzschließungen erwogen, nicht zuletzt bedingt durch heimkehrende Skitouristen aus dem „Hotspot" Tirol.[17] Deutschland hatte eine „Pandemie der Medien" erreicht, die sich in der Ausstrahlung von insgesamt 93 Corona-Sondersendungen in ARD und ZDF seit Mitte März 2020 äußerte – verglichen mit 12 Sondersendungen im gesamten Vorjahr.[18] Die Deutsche Presseagentur versandte allein im März 241 Eilmeldungen, zwei Drittel davon standen in thematischer Beziehung zum Coronavirus.[19]

Die Kumulation von Ereignissen hatte eine Erweiterung des Themenspektrums sowie eine erneute Zunahme von Meldungen ab Ende März zur Folge. Die Corona-Berichterstattung dominierte das Mediengeschehen mit Diskussionen über die nun spürbaren, konkreten Maßnahmen. Vermehrt gerieten mögliche ökonomische Konsequenzen der Einschränkungen in den Blick.[20] Erste Ansätze einer Betrachtung nationalen Zusammenhalts fanden ihre Fortsetzung[21] in einer wachsenden Präsenz politischer Entscheidungsträger, die wiederholt Appelle an Solidarität und Eigenverantwortung der Bevölkerung richteten. Parallel stimmten sie auf eine Zeit längerfristiger Ungewißheit ein.[22] Einem solchen Zuwachs in der Darstellung innerstaatlicher Verbundenheit lag unter anderem der „Rally-'round-the-Flag-Effekt" (im Deutschen auch „Stunde der Exekutive") zugrunde. Dieser ist charakterisiert durch eine vermehrte kurzfristige Unterstützung der Regierenden seitens der Bevölkerung in Krisenzeiten.[23] Darüber hinaus leistete eine Fernsehansprache von Bundeskanzlerin Angela Merkel am 18. März 2020 einen entscheidenden Beitrag, indem sich die Regierungschefin direkt an die Bevölkerung wandte und dabei um Transparenz bemüht schien.[24]

17 QUANDT ET AL. (2020).

18 GRÄF/HENNIG (2020), S. 15.

19 GRIMM (2020).

20 QUANDT ET AL. (2020).

21 Loc. cit.

22 TAGESSCHAU (2020d).

23 QUANDT ET AL. (2020).

24 TAGESSCHAU (2020b).

Ende März hielt die Beleuchtung des alltäglichen „Lebens mit dem Virus" Einzug in die tägliche Berichterstattung.[25] Vornehmlich in Sondersendungsformaten kamen Einzelfälle im Umgang mit den Hürden einer neuen Realität zur Darstellung.[26]

Die Medienreaktionen im analysierten Zeitraum folgten primär dem Takt äußerer Ereignisse. Im Verlauf wurden jedoch eine entsprechende Veränderung der Themenkonstellation sowie eine signifikante Varianz des Nachrichtenflusses im Kontext mit dem Coronavirus sichtbar. Zunächst nahm das Infektionsgeschehen in China eine eher unerhebliche Rolle ein. Mit zunehmend spürbaren Auswirkungen für Europa gingen die Journalisten der großen Medien jedoch schrittweise in einen vollumfänglichen „Krisenmodus" über. Ein Wechselspiel konkurrierender, oft komplexer und teils gegenläufiger Informationen beanspruchte einen Großteil der medialen Aufmerksamkeit. Einer primär auf Information ausgerichteten Berichterstattung folgten im Verlauf Einordnung und Interpretation der dynamischen Lage sowie auf lange Sicht eine Verbreiterung des Themenspektrums[27] – mit gewissen Einschränkungen.

Mit fortschreitendem „Lockdown" und anhaltendem Kontaktverbot endete der gesellschaftliche Konsens. Im Rahmen von Beiträgen über „Hygiene-Demos" fanden Gegner der drakonischen Maßnahmen zunehmend Gehör, und die Medienlandschaft bildete ein breiteres Meinungsspektrum ab.[28]

3. Zur Rolle der Medien

3.1. Die Datenlage und ihre publizistische Inszenierung

Schwierigkeiten im Verhältnis von Wissenschaft und medialer Öffentlichkeit zueinander traten schon bald offen zutage. Mit dem Eintreten des „neuen Notfall[s] der globalen Kommunikation" erwuchs aus immensem Verlangen nach unmittelbarer Gewißheit eine unerreichbare Erwartungshaltung gegenüber wie auch immer definierten „Experten". Die Diskrepanz zwischen den Grenzen der stets im Fluß befindlichen Forschung und der auf tagesaktuelle Sensationen fixierten journalistischen Perspektive barg die Versuchung, politisches Handeln als unumgänglich und „alternativlos" auf der Basis vermeintlich sicheren Wissens darzustellen, aber ebenso die Gefahr von Vertrauensverlust bei Nichteintreffen der Prognose.

Darüberhinaus mangelte es Wissenschaftlern an Zeit, die Geschehnisse einzuordnen, bevor erste, möglicherweise ungefilterte Informationen an die Öffentlichkeit drangen.[29] Die Rechtfertigung von Forschung liegt schließlich in den durch sie gewonnenen Erkenntnissen begründet sowie in dem sozialen und wissenschaftlichen Wert, den diese Erkenntnisse generieren – nicht zuletzt als verläßliche Handlungsgrundlage für politische Entscheidungen von großer Tragweite.[30] Angesichts der kurzzeitig exponentiellen Entwicklung des Infektionsgeschehens im März 2020 entstand seitens der Bundesregierung die zumindest so empfundene Notwendigkeit zu handeln, was Experten zum Über-

25 QUANDT ET AL. (2020).

26 GRÄF/HENNIG (2020), S. 15–16.

27 QUANDT ET AL. (2020).

28 GRIMM (2020).

29 STÖLLORZ (2013), S. 110f.

30 LONDON/KIMMELMAN (2020), S. 476.

springen bewährter Überprüfungsregeln in Form von *Peer Reviews* verleitete. Dies schlug sich seit Beginn der Pandemie in einer vermehrten Veröffentlichung ungeprüfter Forschungsergebnisse auf sogenannten *Preprint-Servern* nieder, die es in ihrer Aussagekraft und Rolle als akute Entscheidungshilfe auch unter forschungsethischen Gesichtspunkten zu hinterfragen gilt. Eine Flut von Studien mitunter schlechter Qualität selbst in hochrangigen Fachzeitschriften kann letztlich eine Verzerrung der Datenlage zur Folge haben.[31]

Die Risikokompetenz der Rezipienten wurde ferner durch die inhomogene Darstellung innerhalb einer massiven Zahlenfixierung beeinträchtigt.[32] Berichte über ansteigende Fallzahlen betonten wiederholt den natürlicherweise wachsenden Wert kumulierter Fälle anstelle der epidemiologisch relevanten Inzidenz.[33] Gerade jener naturgemäß kontinuierliche Anstieg der Gesamtfallzahlen seit dem Beginn der Testungen machte das Thema journalistisch attraktiv. Das Narrativ des „Immer mehr“ an Infektionszahlen fand regelmäßig Anwendung und machte eine Orientierung am erhofften Publikumserfolg deutlich.[34] Direkte Vergleiche von Infektionszahlen waren aber in der angewendeten Form unzulässig, da ein abweichendes Testverhalten zu unterschiedlichen Zeitpunkten der Datenerhebung zugrundelag. Darüberhinaus bildete die „Zahl der Infizierten“ das aktuelle Infektionsgeschehen nur unvollständig ab, da sie lediglich die bis zu diesem Zeitpunkt erfaßten positiven Testergebnisse – notgedrungen unvollständig – wiedergab[35] und keine Unterscheidung hinsichtlich des Schweregrades einer etwaigen Erkrankung vornahm.[36] Für eine regelgerechte Einordnung fehlte es zudem an Bezugsgrößen: Der Fokus lag auf der kontinuierlichen Zunahme absoluter Todesfälle, die selten in Relation zu den Infektionszahlen gesetzt wurden.[37] Die eigenwillige Definition epidemiologischer Kennzahlen verzerrte die Statistik, so daß der Eindruck einer Übersterblichkeit entstand. Die angebliche Letalität von COVID-19 umfaßte sowohl die *an* einer Coronavirus-Infektion Verstorbenen als auch die zum Todeszeitpunkt lediglich *mit* dem Virus Infizierten. Aussagen über die Letalität hätten entsprechend unter Vorbehalt getroffen und eine mögliche Variationsbreite in Kalkulationen hätte offen dargelegt werden müssen. Daneben fehlte es der medialen Darstellung an Vergleichen zu den Vorjahren als Referenz. In einer Gegenüberstellung der Kurven von Grippeinfektionen inklusive des neuartigen Coronavirus zeigte sich ein gleichartiger Verlauf. Die Funktion für das Jahr 2020 fiel bereits seit der 9. Kalenderwoche (24. Februar bis 1. März 2020) ab, so daß der Effekt des Lockdown ab der 13. Woche (23. März 2020) umstritten bleibt.[38] Bei eingehender Betrachtung zeigte sich jedoch eine Abnahme der Mobilität in Korrelation zur Eindämmung des Infektionsgeschehens. Dies spricht für eine Einflußnahme der medialen Berichterstattung noch vor Umsetzung der Kontaktbeschränkungen

---

31 PRAT (2020), S. 83f.

32 MEIER/WYSS (2020).

33 YOUTUBE (2020a).

34 SCHÄFER (2020), S. 316f.

35 MEIER/WYSS (2020).

36 YOUTUBE (2020b).

37 STOLLORZ (2013), S. 114.

38 YOUTUBE (2020a).

sowie für den Effekt bereits zuvor wirksamer Einschränkungen auf das gesundheitsbezogene Verhalten der Bürgerinnen und Bürger.[39]

Gleichwohl hätte sich angesichts mangelnder Evidenz für die Wirksamkeit der angewendeten Maßnahmen[40] die transparente Kommunikation bestehender prognostischer Unsicherheiten empfohlen. Die in den Medien eher verdeckte als angesprochene Ungewißheit von Expertenmeinungen erwies sich schon während der H1N1-Pandemie im Jahre 2009 letztlich als ein Grund für Glaubwürdigkeitsverluste – sowohl gegenüber Journalisten als auch gegenüber der Wissenschaft.[41]

3.2. Akteure

Personalisierung als probates Instrument der journalistischen Arbeitsweise kommt bei der Komplexitätsreduktion vielschichtiger Inhalte regelmäßig zur Anwendung. Eine Thematik, verkörpert durch individuelle Akteure, erscheint nach allgemeiner journalistischer Lehrmeinung für die Rezipienten greifbarer. Im Analysezeitraum von Anfang Januar bis Ende März 2020 zeichnete sich in der Corona-Berichterstattung eine Konzentration auf einen überschaubaren Personenkreis ab. Im Rahmen dieser Verdichtung nahm Bundeskanzlerin Angela Merkel die prominenteste Rolle ein und dominierte das Mediengeschehen, dicht gefolgt von Bundesgesundheitsminister Jens Spahn, dem Robert-Koch-Institut (RKI) sowie der Bundesregierung. Mit zunehmendem Abstand folgen die Ministerpräsidenten ausgewählter Länder, die Regierungsparteien CDU, CSU und SPD sowie internationale Institutionen in Form der Europäischen Union (EU) und der Weltgesundheitsorganisation (WHO).

Nach anfänglicher Zurückhaltung nahm die Bundeskanzlerin eine zunehmend moralisierende Position ein.[42] Mit den Worten „Es ist ernst, nehmen Sie es auch ernst“ richtete sie sich in ihrer Ansprache vom 18. März 2020 an die ganze Nation. Neben einem Appell an Solidarität, Durchhaltevermögen und Vernunft des Einzelnen zur Verlangsamung der Ausbreitung adressierte Merkel Unsicherheiten, indem sie den Ausnahme-Charakter der Situation betonte.[43] Das Urteil der etablierten Medien fiel mehrheitlich positiv aus. Merkel erhielt vornehmlich Zuspruch unter Betonung der von ihr – nach Meinung der Journalisten – angeblich zum Ausdruck gebrachten Empathie. Die Vermittlung von Informationen an die Öffentlichkeit erfolgte durch den Bundesgesundheitsminister sowie durch das Robert-Koch-Institut, mitunter in gemeinsamen Pressekonferenzen, sowie in Form regelmäßiger Herausgabe von Empfehlungen. Während Minister Jens Spahn vor allem im Zusammenhang mit Ratschlägen an die Bevölkerung auftrat, widmete sich das RKI – zumeist vertreten durch seinen Präsidenten Lothar Wieler – besonders den virologischen Aspekten sowie dem internationalen Infektionsgeschehen. Indessen argumentierte die Berichterstattung nahe an den politischen Akteuren und forderte zur Unterstützung von Regierungszielen auf, um den nationalen Zusammenhalt in der Krise zu sichern. Kritik an der Regierung wurde nur selten geübt.

39 YOUTUBE (2020c).

40 PRAT (2020), S. 84.

41 STOLLORZ (2013), S. 114.

42 QUANDT ET AL. (2020).

43 TAGESSCHAU (2020b).

Der Berliner Virologe Christian Drosten fand als einziger Vertreter seines Berufsstandes vergleichbar häufig wie die schon genannten Personen namentlich Erwähnung. In Pressekonferenzen sowie einem eigenen NDR-Podcast brachte er seine wissenschaftliche, aber auch seine persönliche Perspektive in den öffentlichen Diskurs ein und fungierte als politischer Berater der Bundesregierung.[44] In der journalistischen Darstellung sah er sich jedoch schon bald „mißverstanden" und übte Kritik an angeblich bewußten Verkürzungen, Überzeichnungen und polarisierenden Schlagzeilen. Er unterstellte den Medien die Verfolgung primär kommerzieller Interessen[45] und sah seriöse Wissenschaftler „für ein Bild mißbraucht […], das Medien zeichnen wollen, um zu kontrastieren".[46] Mit seiner Inszenierung zum „[Leiter] durch die Pandemie"[47] werde „Veranschaulichung zum Personenkult". Überspitzt karikierte die Wochenzeitung *DIE ZEIT* Drosten zum „neue[n] Kanzler" und kritisierte das derzeitige Wissenschaftsverständnis.[48] Ein vollständiger Konsens sei in der Wissenschaft im Augenblick nicht erreichbar, so daß die überhöhte Darstellung von Virologen als „unfehlbare Medienstars"[49] zwangsläufig das Risiko eines Vertrauensverlustes in Expertise berge.[50]

In der frühen Phase der Corona-Krise zeichnete sich eine repräsentative Beanspruchung diverser Akteure für bestimmte Aspekte bis hin zu umfassenden politischen wie gesellschaftlichen Feldern ab. Entsprechend ihrer Rolle in Entscheidungsfindung und Beratung verkörperten sie Komponenten in der Konstruktion einer Medienrealität.[51] Nicht zuletzt in Sondersendungsformaten präsentierte sich ein übersichtliches Figurenrepertoire mit Akteuren aus Politik, Wirtschaft und Wissenschaft „im immer gleichen Weltmodell". Von diesem Entwurf abweichend führte der Hamburger Rechtsmediziner Klaus Püschel – entgegen einer Empfehlung des Robert-Koch-Instituts (!) – *lege artis* Autopsien an Leichnamen Corona-Infizierter durch. In den Medien sprach man daraufhin von der „Rebellion gegen eine bestehende Ordnung".[52]

3.3. Tabuisierte Bereiche des Diskurses und marginalisierte Kritiker

Die Berichterstattung während der Corona-Krise war in ihrer Anfangsphase geprägt von „fast ängstlicher Zurückhaltung". Kritische Distanz und offener Diskurs wichen den Stimmen „starker Anführer" und Forderungen nach noch mehr beispiellosen Grundrechtseinschränkungen. Unter Zuhilfenahme eines derart uniformen Journalismus sicherten sich Politik und Medien zu Beginn der Pandemie die Zustimmung von angeblich 88 % der Befragten zu dem geplanten, die Grundrechte einschränkenden Maßnahmenpaket. Die eigentlich adäquate Basis zur ethischen Rechtfertigung journalistischen Handelns wäre jedoch ein kontinuierliches Abwägen zwischen Pflicht und Verantwortung. Die Grundprinzipien einer deontologischen Ethik verlangen sorgfältige Recherche

44 QUANDT ET AL. (2020).

45 SCHÄFER (2020), S. 308f.

46 Brost/Pörksen B (2020).

47 SCHUMANN (2020).

48 BROST/PÖRKSEN (2020).

49 MEIER/WYSS (2020).

50 STOLLORZ (2013), S. 111.

51 QUANDT ET AL. (2020).

52 GRÄF/HENNIG (2020), S. 17f.

und kritisches Hinterfragen. Im Rahmen einer konsequentialistischen Ethik dominiert hingegen die Rücksichtnahme auf mögliche Folgen journalistischen Handelns – mit der Gefahr, in einen „Gefälligkeitsjournalismus" zu verfallen und moralisch gefärbte Tabus zu schaffen.

Die ersten Märzwochen wurden bestimmt durch Maßstäbe jener Verantwortungsethik, deren konformistische Darstellung sich angesichts der dramatischen Entwicklung des Infektionsgeschehens als zweckdienlich erwies. Angepaßt an das Ziel, weder den Eindruck von Verunsicherung noch von Verharmlosung zu transportieren, agierten die Medien im Schulterschluß mit der politisch gewünschten Kommunikation. Es zeigte sich eine mangelnde Fundierung durch eigene Recherche sowie ein deutlich eingeschränktes, regierungskonformes Meinungsspektrum. Auch prinzipielle Unsicherheiten wissenschaftlicher Urteile wurden nicht ausreichend thematisiert.

Mit der Ankündigung und Umsetzung erster drakonischer Maßnahmen, spätestens jedoch mit dem Beschluß eines ersten Lockdown ab dem 23. März 2020, änderte sich die Erwartungshaltung gegenüber den Journalisten. Es galt nun, auch heiklere Fragen zu stellen und unter anderem die Verhältnismäßigkeit eben jener Einschränkungen zu hinterfragen. Nun offenbarte sich ansatzweise etwas mehr Vielfalt, speziell in den Printmedien. Wenige Wochen später hielt der offene Diskurs sporadisch Einzug in TV-Formate. Insbesondere der Lokaljournalismus rückte zunehmend die Kollateralschäden der Krisenmaßnahmen ins Bild.[53]

Dennoch wurden die Journalisten der Leitmedien ihrer Rolle als kritischer Begleiter der Politik im Frühjahr 2020 nicht gerecht. Ihre Aufgabe sei es nicht, einen öffentlich-rechtlichen Pranger für Kritiker der Bundesregierung zu bieten und diese niederzumachen. Es gelte indessen, Kritik aufzunehmen und sie als Frage zu stellen, sagte der ehemalige Präsident des Bundesamtes für Verfassungsschutz Hans-Georg Maaßen in einem Interview. Stattdessen erkläre man Politik unter bloßer Weitergabe von Zitaten.[54] Unterstützt wurde dieser Eindruck einer inadäquaten Abgrenzung sachlich begründeter Kritik an der Angemessenheit der Maßnahmen von bald so genannten „Verschwörungstheoretikern".[55] Wenn sich in einer Dominanz der Exekutive durch Verstummen der Opposition die Stimmenvielfalt drastisch reduziere und „Expertenmonopole" herausbildeten, resultiere eine „Harmonie der Wohlmeinenden", schrieben der Journalist Marc Brost und der Medienwissenschaftler Bernhard Pörksen in einem Artikel der Wochenzeitung *Die Zeit*.

Die schrittweise Revision ursprünglicher Aussagen aus Politik und Wissenschaft wurde kritiklos begleitet, so daß Gründe für den Meinungsumschwung des Bundesgesundheitsministers hinsichtlich der Gefahr des Coronavirus für die deutsche Bevölkerung medial weitgehend unbeachtet blieben. Dabei hätte es gerade zu diesem Zeitpunkt die Eröffnung des gesellschaftspolitischen Diskurses unter Einbeziehung fachübergreifender Expertenurteile erfordert, um auch Kollateralschäden der Krisenbewältigung in den Blick zu nehmen.[56] Diesen widmete sich die katholische österreichische Bioethik-Zeitschrift *Imago Hominis* im Juni 2020 in einem Artikel mit „15 ethische[n] Fragen zur Corona-Krise".

---

53 Meier/Wyss (2020).

54 YouTube (2020b).

55 epd (2020).

56 Brost/Pörksen (2020).

Derart weitreichende Grundrechtseinschränkungen bedurften einer regelmäßigen interdisziplinären Re-Evaluation der Verhältnismäßigkeit angewandter Maßnahmen unter Berücksichtigung generierter Nebenwirkungen. Entsprechend stellte sich von vornherein die Frage, ob das Infektionsgeschehen eine uneingeschränkte Priorisierung des Lebensschutzes gegenüber den beschnittenen Grundrechten rechtfertigte. Der Stellenwert körperlicher Gesundheit fand in der medialen Öffentlichkeit wiederholt im Kontext mit der Legitimation der staatlichen Beschlüsse Erwähnung. Daraus erwuchs Ende April 2020 eine Debatte in Deutschland.[57] Zugunsten zusätzlicher Kapazitäten des Gesundheitssystems für die Versorgung potenzieller COVID-19-Patienten erfolgte nämlich indirekt eine Diskriminierung der Patientinnen und Patienten mit anderen Erkrankungen. „Wir sehen Defizite, die aus der falschen politischen Beurteilung folgen, es sei im Augenblick nur noch eine einzige Krankheit relevant, nämlich COVID-19", meinte einer der beiden Verfasser (A.W.B.) in der katholischen Wochenzeitung *DIE TAGESPOST* vom 23. April 2020.[58] Bereits Ende März hatte er in einem Interview mit der Mannheimer Journalistin Stefanie Ball betont, auch der Leidensdruck infolge einer ausbleibenden Behandlung stelle eine Mißachtung der körperlichen Unversehrtheit physisch wie psychisch und damit eine Grundrechtsverletzung dar. Dieser Satz wurde jedoch in der am 30. März 2020 in der Tageszeitung *MANNHEIMER MORGEN* veröffentlichten Version nicht abgedruckt.[59] Ferner galt es die Verfassungskonformität eben jener radikalen Beschneidung der Grundrechte hinsichtlich der Erfüllung folgender Kriterien öffentlich zu diskutieren. Die Maßnahmen müßten ein legitimes Ziel verfolgen, eine geeignete Handlungsoption zur Zielerreichung darstellen, verhältnismäßig sowie notwendig sein.[60] Es bleibe fraglich, ob und inwiefern ein ausreichend kritisches wie vielfältiges Meinungsspektrum in der Entscheidungsfindung Anfang März 2020 berücksichtigt worden sei.[61]

In Sondersendungen präsentierte sich die gesellschaftliche Problematik gleichsam in Form eines naturalistischen Fehlschlusses als angeblich unmittelbare Folge des Infektionsgeschehens anstatt als Folge der politisch getroffenen weit reichenden Einschränkungen, so daß im Rahmen einer „[Inszenierung der] Identität von Virus und Maßnahmen" jene ebenso natürlich und absolut anmuteten wie das Virus selbst. Berechtigte Kritik wurde mit Verweis auf „höhere" Zwecke relativiert. Demgemäß zeichnete sich ein Hang zur Affirmation staatlicher Beschlüsse ab, wodurch die Diskussion über deren Verhältnismäßigkeit in den Hintergrund rückte. Eine distanzierte und ausführliche Debatte über mögliche Exit-Strategien war in den Medien zunächst nicht zu beobachten und fügte sich in das allgemeine Diskurstabu der initialen Corona-Berichterstattung ein.[62]

---

57 PRAT (2020), S. 89f.

58 REHDER (2020).

59 BALL (2020), hier ein Auszug aus dem Transkript des Originalinterviews von Stefanie Ball mit Axel W. Bauer, aus dem die in der Druckfassung ausgelassene Textpassage stammt.

60 PRAT (2020), S. 89.

61 YOUTUBE (2020b).

62 BROST/PÖRKSEN (2020).

3.4. Einstellung der Bevölkerung

Mit einer zunächst exponentiell erscheinenden Entwicklung des Infektionsgeschehens Anfang März 2020 in Europa gelangte die Bedrohung durch das neuartige Corona-Virus in das öffentliche Bewußtsein in Deutschland. Trotz früher Verlautbarungen Anfang Januar 2020, das Virus werde sich auch außerhalb der Provinz Hubei und Chinas ausbreiten, trat das Gefühl einer unmittelbaren Relevanz für die deutsche Bevölkerung erst deutlich später auf. Von da an unterlag die Öffentlichkeit dem Einfluß täglich weiter eskalierender Ereignisse, gipfelnd in massiven Grundrechtseinschränkungen. Ein hohes Maß an Unsicherheit sowie persönlicher Betroffenheit brachte ein großes Bedürfnis nach Information und Orientierung hervor.[63] Eine Studie der Universität Mainz sowie das Projekt COSMO („COVID-19 Snapshot Monitoring“) der Universität Erfurt versuchten mit wiederholten Umfragen, die Einstellungen in der Bevölkerung sowie deren Entwicklung abzubilden.

Aus der ersten Befragungsphase der Mainzer Studie zwischen dem 24. und 26. März 2020, direkt nach der Bekanntgabe des Kontaktverbots, ging eine gemischte Nutzung von Informationsquellen hervor. Die bedeutendste Rolle kam dabei den etablierten Medien zu. Insbesondere Angebote des öffentlich-rechtlichen Rundfunks wurden von 66 % der Befragten täglich, von einem Viertel sogar mehrfach täglich genutzt. Mit 57 % gestaltete sich der Rückgriff auf offizielle Informationen aus Wissenschaft und Politik ähnlich relevant. Knapp über die Hälfte der Befragten bezogen regelmäßig Informationen zum Pandemiegeschehen von privaten Kontakten. Ferner erhielten 45 % Informationen der etablierten Medien über deren Aktivität in den sozialen Netzwerken. Das Vertrauen in die etablierten Medien äußerte sich entsprechend in einem vornehmlich positiven Eindruck von der öffentlichen Debatte. Der aktuelle gesellschaftliche Diskurs wurde als konstruktiv und lösungsorientiert empfunden. Dennoch empfand rund ein Drittel der Befragten, die mediale Berichterstattung verbreite Angst.[64] Eine vergleichbare Haltung zeichnete sich in Umfrageergebnissen der Universität Erfurt ab. Anfang März erschien der Mehrheit die Darstellung noch „medial aufgeblasen“, wohingegen sich diese Einordnung mit Ankündigung des Lockdown relativierte.[65] Wenngleich sich die Auffassung der öffentlichen Auseinandersetzung sowie der Regierungskompetenz vorwiegend positiv präsentierte, herrschte dennoch ein Eindruck von Überforderung und Besorgnis vor.[66]

Eine Zunahme des affektiven Risikos als emotionale Komponente der Risikowahrnehmung zeigte sich seit Anfang März 2020 in einem ansteigenden Empfinden von Angst, Besorgnis und Dominanz des Themas. Dieser Wert erreichte mit Beginn der Kontaktbeschränkungen am 23. März ein Maximum.[67] In diesem Zeitraum wurde zudem eine Korrelation mit der Akzeptanz der Einschränkung von Freiheitsrechten sichtbar. Beide Komponenten variierten mit dem aktuellen Infektionsgeschehen.[68] Hingegen wiesen die Wahrnehmungen von Jung und Alt eine gewisse Diskrepanz auf. Die

[63] VIEHMANN ET AL. (2020).

[64] VIEHMANN ET AL. (2020).

[65] SCHÄFER (2020), S. 311.

[66] VIEHMANN ET AL.(2020).

[67] COSMO (2020b).

[68] COSMO (2020a).

Mehrheit der über 55jährigen teilte den Eindruck einer lösungsorientierten Debatte. Demgegenüber hielten knapp 40 % der Jüngeren die Diskussion für überdramatisiert. Dies konnte mitunter zu einer Beeinträchtigung des beschworenen nationalen Zusammenhalts im Rahmen eines potenziellen Generationenkonflikts führen. In der ersten Erhebung wurde ein ausgeprägtes Gemeinschaftsgefühl deutlich – allerdings mit Einschränkungen. Zwar war eine Mehrheit von der Relevanz von Solidarität in der Pandemiesituation überzeugt, dennoch erwartete ein Drittel der Befragten von den meisten Deutschen eine Priorisierung des eigenen Wohlergehens. Zudem erachteten 41 % das Verhalten ihrer Mitmenschen als unverantwortlich.

Im Rahmen der zweiten Erhebungswelle drei Wochen nach Beginn des Lockdown zeigte sich eine grundlegende Entwicklungstendenz: Die intensive Informationsnutzung aller in die Analyse einbezogenen Quellen nahm ab. In erster Linie hatten nicht-journalistische Quellen Einbußen zu verorten, während insbesondere der öffentlich-rechtliche Rundfunk und seine Online-Angebote weiterhin nahezu täglich in Anspruch genommen wurden.[69] Die bedeutsame Rolle massenmedialer Berichterstattung für das gesundheitsbezogene Informationsverhalten äußerte sich in ihrer hochfrequenten Nutzung.

Mögliche Wirkungen auf die Risikowahrnehmung und Bewertung von Ereignissen des Rezipienten rechtfertigen medienethische Überlegungen zur Rolle des Journalismus in der Corona-Krise. Dieser Einfluß nahm zu, je eingeschränkter die Möglichkeit des Rückgriffs auf eigene Erfahrungen oder Erlebnisse des unmittelbaren sozialen Umfelds war. Während sich in frühen Phasen der Pandemie das Infektionsgeschehen ausschließlich in China abspielte, war der Gedanke an eine unmittelbare Bedrohung für die eigene Gesundheit entsprechend kaum präsent. Angesichts der angeblich bestehenden journalistischen „Fürsorgepflicht" gegenüber den Rezipienten hätte es einer adäquaten Risikokommunikation bedurft, um relevanten Fehleinschätzungen vorzubeugen.[70]

Im Zuge der Nachrichtenauswahl fand jedoch eine systematische Verzerrung der Realitätswahrnehmung durch die unterschiedliche Betonung von Themen statt. Gemäß dem journalistischen Diktum *Bad news is good news* fand insbesondere der maximal zu erwartende Schaden eines befürchteten Ereignisses Eingang in die mediale Darstellung,[71] so auch in Sondersendungen, die den thematischen Schwerpunkt auf die Beleuchtung gesellschaftlicher Probleme infolge der Maßnahmen legten. Im Rahmen der „Übersteigerung zu einer vollständig negativen Weltsicht" sei, so wurde kritisch eingewendet, ein unterstellter Wertmaßstab an die dargestellten Einzelfallbeispiele angelegt worden. Defizite im Privatleben würden durch das Aufzeigen negativer Diskrepanz zu einem gesellschaftlichen Leistungsideal konstruiert. Dies sorge für eine permanente Konfrontation mit mangelnder Rollen- und Pflichterfüllung.[72]

3.5. Umgang mit und Erzeugung von Angst

Mit der Coronavirus-Pandemie zeigt sich eine neue Art der Kriseninszenierung: Im Zentrum stand das nunmehr alle anderen Grundrechte – einschließlich der nach der Verfassung unantastbaren Menschenwürde – überragende Gut „Gesundheit". Sämtliche Struk-

---

69 VIEHMANN ET AL. (2020).

70 SCHÄFER (2020), S. 310, S. 312 und S. 316.

71 ROSSMANN/BROSIUS (2013), S. 119 und S. 121f.

72 GRÄF/HENNIG (2020), S. 16 und S.18.

turen beugten sich der Funktionsfähigkeit des Gesundheitssystems, was entsprechende soziale Konsequenzen provozierte. Die Corona-Krise stellt demnach über den medizinischen Aspekt hinaus ein soziologisches Dilemma dar, das durch eine Dysfunktion gängiger Routinen sowie eine mangelnde Restitution ursprünglicher Zustände gekennzeichnet ist. Ein solches Ereignis erzeuge massive Kontrollverluste, so der Soziologe Wilhelm Heitmeyer.[73] Dieses Gefühl der Ohnmacht des Bürgers wurde durch die Medien weiter verstärkt. Sie brachten die Bevölkerung in eine defensive Position, aus der sich fast niemand mehr hervorwagte, um etwa die Bundesregierung zu kritisieren. Eine derartige Einschüchterung wurde mitunter durch die Inszenierung auf visueller Ebene erreicht. Bilder von katastrophalen Zuständen in südeuropäischen Krankenhäusern evozierten Urängste, welche die Bereitschaft stützten, die von der Exekutive verhängten Restriktionen mitzutragen. Angst und Panik leisteten demnach ihren Beitrag zur hohen Akzeptanz der Vorgaben, vermutete Hans-Georg Maaßen.[74]

Darüber hinaus gab es nach Auffassung eines der Autoren (A.W.B.) keine Notwendigkeit, etwa Triage-Richtlinien herbeizureden. Trotz begründeter Befürchtungen erzeugte eine solche prophylaktische Veröffentlichung von Empfehlungen diverser medizinischer Fachgesellschaften verzichtbare Ängste in der Bevölkerung. Demgegenüber hätte es einen offenen Diskurs eben jener Richtlinien geben müssen.[75]

Das Sondersendungskonzept trug ebenfalls unter Konstruktion einer „neuen Normalität" zu einem Teil der Corona-Krise bei. Mit der Ausstrahlung solcher Formate aufgrund eines besonders relevanten Sachverhalts wichen die Programme vom gewohnten Sendeschema ab. In Anbetracht der Häufigkeit solcher Übertragungen vermittelte „die Verstetigung des eigentlich als Abweichung konzipierten Formats ein permanentes Krisen- und Bedrohungsszenario", so Gräf und Hennig in ihrer Analyse der Formate *ARD Extra – Die Coronalage* und *ZDF Spezial*. Eine solche Chronifizierung der Krise durch Redundanz kann Panik hervorrufen, nicht zuletzt bei Verwendung einer übersteigerten Rhetorik der Angst. Auch in der Bildsprache fand eine Zuspitzung und Dramatisierung statt.[76]

4. Resümee

Rückblickend erscheint der journalistische Umgang mit der frühen Phase der Pandemie sowie deren staatlicher Handhabung zunächst – durchaus nachvollziehbar – etwas unbeholfen. Bewährte journalistische Mechanismen der Krisenberichterstattung stießen angesichts der Neuartigkeit und Dynamik der Situation an ihre Grenzen. So zeigte sich sowohl die Medienwelt als auch die gesamte Bevölkerung trotz erster Mutmaßungen über eine potenziell weltweite Ausbreitung von den unmittelbaren und tiefgreifenden Auswirkungen des Infektionsgeschehens überrascht. Während man initial ersten Ereignissen in China mit kritischer Distanz begegnete und ihnen eine geringe Relevanz für die Gesundheit der Bürgerinnen und Bürger der Bundesrepublik beimaß, gewann das Geschehen zunehmend an Dynamik und entzog sich bald selbst im Inland jeder Kontrolle. Damit trat Anfang März 2020 der Eindruck einer realen Bedrohung durch das

73 PRAT (2020), S. 87.

74 YOUTUBE (2020b)

75 BALL (2020).

76 GRÄF/HENNIG (2020), S. 15f. du S. 19.

Coronavirus flächendeckend ins Bewußtsein der deutschen Bevölkerung. Um jener dominierenden Haltung aus Unsicherheit und Besorgnis sowie einem erhöhten Informationsbedarf Rechnung zu tragen, verfielen die Journalisten schrittweise in einen Modus der Pandemieberichterstattung, der durch eine massive Zunahme des Nachrichtenflusses und wetteifernde Infektionszahlen gekennzeichnet war.

Trotz einer zunehmenden Erweiterung des Themenspektrums im Verlauf der Krise entstand der Eindruck, Journalisten und Regierende wollten durch eine nahezu homogene und häufig moralisierende Darstellung des Sachverhalts die Zustimmung der Bürgerinnen und Bürger gegenüber dem geplanten Maßnahmenpaket erzeugen. Wiederholt richteten sich der Bundesgesundheitsminister und die Bundeskanzlerin mahnend an die Bevölkerung und appellierten an „Vernunft“ und „Solidarität“ der Bürger. Die mediale Darstellung von Expertenurteilen und Politikern präsentierte sich im Einklang mit der Regierungslinie und konzentrierte sich auf ein eng begrenztes Meinungsspektrum. Zwar galt es das komplexe Geschehen im Zuge des journalistischen Prozesses aufzubereiten und in eine kohärente wie praktikable Form zu bringen.[77] Dennoch muß die Art der Darstellung als reduktionistisch bewertet werden. Viele Journalisten zogen sich auf das ihnen vertraute Gebiet der Machtpolitik zurück und vernachlässigten darüber andere drängende politische Fragen:

Wie lange bleibt die Anwendung der Maßnahmen erforderlich und tragbar? Wären alternative Strategien zielführender? Vielfach wurde die uneingeschränkte Priorisierung des (auf den Aspekt der Infektionsverhütung reduzierten) Lebensschutzes gegenüber den Grundrechtseinschränkungen als Legitimation für jene massiven Eingriffe angeführt. Der gute Zweck allein rechtfertigt jedoch nicht jede beliebige Handlung *per se*,[78] so daß Geeignetheit, Notwendigkeit und Verhältnismäßigkeit der Einschränkungen weiterhin einen rechtlichen und ethischen Diskussionsbedarf erfordern. Eine derartige Krise bringt zudem Spannungen zwischen Journalisten und Wissenschaftlern hervor. In Erwartung gesicherter Ergebnisse und Aussagen erzeugt die Medienwelt einen Erwartungsdruck, dem seriöse Forscher mit dem Zweifel als einem wichtigen Arbeitsprinzip grundsätzlich nicht entsprechen können. Dieses Mißverhältnis berechtigt jedoch nicht zu einer Absenkung wissenschaftlicher Standards, so daß ungeprüfte Studieninhalte der Öffentlichkeit auf Preprint-Servern zur Verfügung stehen. In Anbetracht der Tragweite politischer Entscheidungen, die auf eben jenen vorläufigen Erkenntnissen fußen, ist eine solche Vernachlässigung inakzeptabel. Eine alternativlose Darstellung, wie sie häufig gefordert wird, birgt darüber hinaus im Fall der Falsifikation der Prognose das Risiko von Vertrauens- und Glaubwürdigkeitsverlusten – sowohl für Experten als auch für Journalisten.

Demnach empfiehlt sich für die Zukunft eine transparente Kommunikation über die prinzipielle Unsicherheit wissenschaftlicher Erkenntnisse und über deren eingeschränkte Aussagekraft sowie das Aufzeigen von Limitationen epidemiologischer Kenngrößen. Diese bilden letztlich das tatsächliche Infektionsgeschehen verkürzt ab und sollten folglich nur unter dieser Einschränkung kommuniziert und rezipiert werden.

In einer Medienrealität mit permanentem Informationsfluß kann vermeintlich sichere Erkenntnis schnell zu einer knappen Ressource werden, wodurch Journalisten in Bedrängnis geraten. Einnahmeverluste durch ausbleibende Anzeigenkunden und Kurz-

---

77 QUANDT ET AL. (2020).

78 PRAT (2020), S. 89.

arbeit entwickeln sich zu einer finanziellen wie psychologischen Belastung. Gerade im Zuge solcher Herausforderungen wäre eine Thematisierung der eigenen Position in der Krise erforderlich, um über Konditionen, Praktiken und Limitationen der Berichterstattung aufzuklären.[79]

In der Retrospektive scheint die anfängliche Zurückhaltung hinsichtlich kritischer Darstellungen in der Berichterstattung durchaus erklärbar. In Anbetracht der Notwendigkeit, des unkontrollierten Infektionsgeschehens Herr zu werden, wurde die Berichterstattung zum Instrument, um Empfehlungen aus Wissenschaft und Politik distanzlos an die Rezipienten heranzutragen und eine Compliance gegenüber Abstandsregeln und Kontaktbeschränkungen zu fordern. Mit der Ankündigung des Lockdown, spätestens jedoch mit dessen Umsetzung wäre indessen eine öffentliche Auseinandersetzung mit der Verhältnismäßigkeit staatlicher Vorgaben notwendig gewesen.

Für eine abschließende Beurteilung der Rolle der Journalisten während der ersten COVID-19-Pandemie im Frühjahr 2020 fehlt es noch an weiteren belastbaren Daten. Demnach ist eine Quantifizierung der hier qualitativ aufgezeigten Mängel noch nicht möglich. Im Rahmen individueller Beobachtungen bleibt das Vorkommen verkürzter und unangemessen sensationeller Darstellungen zu Lasten einer orientierenden Einordnung von Information jedoch erkennbar. Für die zukünftige Beurteilung derart weitreichender Grundrechtseinschränkungen empfiehlt sich eine Haltung, die sowohl der informierenden und nicht bevormundenden Rolle der „vierten Gewalt“ im Staat als auch der Fürsorgepflicht für die Nutzerinnen und Nutzer der Medien gerecht wird.

Summary: The beginning of the Corona crisis in Germany in spring 2020: medical and ethical aspects as a media staging

The corona pandemic has kept the world in suspense since the beginning of 2020, since February 2020 also Europe, initially mainly Italy, but from March also most other EU States, including Germany. Since March 23, 2020, there has been a first extensive “lockdown” of public life in Germany for several weeks, which was characterized in particular in the form of a contact block and the closure of most shops. The study offers an initial overview of the media preparation and accompaniment of this – so far – unique state intervention against the freedom of movement of citizens, in particular of the dramatically changing reporting on the medical risks of SARSCoV-2 infection within a short period of time. The numerous reports in press, radio and television not only conveyed factual information, but also spread diffuse fear. Also highlighted is the role of medical experts, in particular of some prominent virologists, who appeared in media podcasts and interview programs on a daily basis.

Literatur

BALL (2020): Stefanie Ball, „Muss zeitliche Grenze geben”, Mannheimer Morgen 30. 3. 2020, S. 2

BILD (2020): Vier bestätigte Fälle. So kam das Coronavirus zu uns, Bild 29. 1. 2020 (online: https://www.bild.de/bild-plus/news/inland/news-inland/eingeschleppt-von-einer-chinesischen-webasto-mitarbeiterin-so-kam-das-corona-vir-67649244,view=conversionToLogin.bild.html; letzter Zugriff am 5. 3. 2021)

BROST/PÖRKSEN (2020): Marc Brost und Bernhard Pörksen B (2020), Corona-Berichterstattung: Angesteckt. Warum der Journalismus in der Corona-Krise besonders gebraucht wird – und vor welchen Problemen er steht, Zeit online 7. 4. 2020 (online: https://www.zeit.de/2020/16/corona-virus-berichterstattung-journalismus-information/komplettansicht; letzter Zugriff am 5. 3. 2021)

---

79 MEIER/WYSS (2020).

COSMO (2020a): Akzeptanz aktueller Maßnahmen, COSMO – COVID-19 Snapshot Monitoring 26. 2. 2021 (online: https://projekte.uni-erfurt.de/cosmo2020/web/topic/politik/20-akzeptanz/; letzter Zugriff am 5. 3. 2021)

COSMO (2020b): Risikowahrnehmung, COSMO – COVID-19 Snapshot Monitoring 26. 2. 2021 (online: https://projekte.uni-erfurt.de/cosmo2020/web/topic/risiko-emotionen-sorgen/10-risikowahrnehmung/; letzter Zugriff am 5. 3. 2021)

EPD (2020): epd, Forscher: ARD und ZDF hatten „Tunnelblick" während Corona, Passauer Neue Presse 18. 8. 2020 (online: https://www.pnp.de/lokales/stadt-und-landkreis-passau/passau-stadt/Forscher-ARD-und-ZDF-hatten-Tunnelblick-waehrend-Corona-3761304.html; letzter Zugriff am 5. 3. 2021)

FEUFEL/ANTES/GIGERENZER (2010): Markus A. Feufel, Gerd Antes und Gerd Gigerenzer, Vom sicheren Umgang mit Unsicherheit: Was wir von der pandemischen Influenza (H1N1) 2009 lernen können, Bundesgesundheitsblatt 53 (2010), S. 1283–1289

FISCHER (2020): Linda Fischer, **„Wildtierhandel muss aufhören". Märkte** wie in Wuhan, wo das Coronavirus auftrat, seien ein großes Artenschutzproblem, sagt Tierarzt Christian Walzer. Und sie seien wahre Virenschleudern, Zeit online 1. 2. 2020 (online: https://www.zeit.de/wissen/umwelt/2020-01/coronavirus-wuhan-wildtiermarkt-corona-seuche-china-artenschutz; letzter Zugriff am 5. 3. 2021)

Gräf/Hennig (2020): Dennis Gräf und Martin Hennig, Die Verengung der Welt. Zur medialen Konstruktion Deutschlands unter Covid-19 anhand der Formate ARD Extra – Die Coronalage und ZDF Spezial, Researchgate.net Juni 2020 (online: https://www.researchgate.net/publication/343736403_Die_Verengung_der_Welt_Zur_medialen_Konstruktion_Deutschlands_unter_Covid-19_anhand_der_Formate_ARD_Extra_-Die_Coronalage_und_ZDF_Spezial; letzter Zugriff am 5. 3. 2021)

GRIMM (2020): Imre Grimm, Die deutschen Medien und Corona – eine Zwischenbilanz, Redaktionsnetzwerk Deutschland (RND) 10. 6. 2020 (onlione: https://www.rnd.de/medien/die-deutschen-medien-und-corona-eine-zwischenbilanz-CIZ6RRHDMVFLJISXYUY2GO5LAM.html; letzter Zugriff am 5. 3. 2021)

HORNIG (2020): Frank Hornig, Italien zwischen Panik und Schulterzucken, Spiegel Panorama 23. 2. 2020 (online: https://www.spiegel.de/panorama/coronavirus-italien-zwischen-panik-und-schulterzucken-a-8891a128-0a2c-4bf8-96ed-1f2f4fb02e22; letzter Zugriff am 5. 3. 2021)

KORIENTATION (2020): PM Rassismus „Made in Media" – Diskriminierende Berichterstattung zum Coronavirus, Korientation 5. 2. 2020 (online: https://www.korientation.de/pm-rassismus-coronavirus/; letzter Zugriff am 5. 3. 2021)

LONDON/KIMMELMAN (2020): Alex John London und Jonathan Kimmelman, Against pandemic research exceptionalism, Science 368 (2020), S. 476–477

MEIER/WYSS (2020): Klaus Meier und Vinzenz Wyss, Journalismus in der Krise: die fünf Defizite der Corona-Berichterstattung, Meedia 9. 4. 2020 (online: https://meedia.de/2020/04/09/journalismus-in-der-krise-die-fuenf-defizite-der-corona-berichterstattung/; letzter Zugriff am 5. 3. 2021)

PRAT (2020): Enrique H. Prat, 15 ethische Fragen zur Corona-Krise, Imago Hominis 27 (2020), S. 82–96

QUANDT ET AL. (2020): Thorsten Quandt, Svenja Boberg, Tim Schatto-Eckrodt und Lena Frischlich, Pandemic News: Facebook Pages of Mainstream News Media and the Coronavirus Crisis – A Computational Content Analysis, Münster Online Research (MOR) Working Paper 2/2020 – 29. 5. 2020 (online: https://arxiv.org/pdf/2005.13290.pdf; letzter Zugriff am 5. 3. 2021)

REHDER (2020): Stefan Rehder, Historisch einmalig. Der Medizin-Historiker Axel W. Bauer erklärt, warum Corona anders als andere Pandemien ist, Die Tagespost 23. 4. 2020, S. 4

ROSSMANN/BROSIUS (2013): Constanze Rossmann und Hans-Bernd Brosius, Die Risiken der Risikokommunikation und die Rolle der Massenmedien, Bundesgesundheitsblatt 56 (2013), S. 118–123

SCHÄFER (2020): Markus Schäfer, „Letztendlich nur für Auflage"? Corona und die Verantwortung der Medien, Communicatio Socialis 3 (2020), S. 308–323

SCHUMANN (2020): Florian Schumann, „Wir müssen jetzt die Fälle senken. Sonst schaffen wir es nicht“. Interview mit Christian Drosten, Zeit online 20.3.2020 (online: https://www.zeit.de/wissen/gesundheit/2020-03/christian-drosten-coronavirus-pandemie-deutschland-virologe-charite; letzter Zugriff am 5. 3. 2021)

STOLLORZ (2013): Volker Stollorz, Die Expertenpandemie in den Massenmedien, Bundesgesundheitsblatt 56 (2013), S. 110–117

STRAUB (2020): Dominik Straub, Italien riegelt wegen Coronavirus Städte ab: „Es ist, als wären wir in Wuhan“, Der Tagesspiegel 23. 2. 2020 (online: https://www.tagesspiegel.de/gesellschaft/panorama/italien-riegelt-wegen-coronavirus-staedte-ab-es-ist-als-waeren-wir-in-wuhan/25573504.html; letzter Zugriff am 5. 3. 2021)

SUDA/MAYER/NGUYEN (2020): Kimiko Suda, Sabrina J. Mayer und Christoph Nguyen, Antiasiatischer Rassismus in Deutschland, in: Bundeszentrale für politische Bildung, Aus Politik und Zeitgeschichte (APUZ 42-44/2020) 9. 10. 2020 (online: https://www.bpb.de/apuz/antirassismus-2020/316771/antiasiatischer-rassismus-in-deutschland#footnode22-22; letzter Zugriff am 5. 3. 2021)

TAGESSCHAU (2020a): Die Welt sorgt vor, Tagesschau 29. 1. 2020 (online: https://www.tagesschau.de/ausland/coronavirus-china-111.html; letzter Zugriff am 31. 12. 2020)

TAGESSCHAU (2020b): Merkel zur Corona-Krise: „Es ist ernst. Nehmen Sie es auch ernst“, Tagesschau 18.3.2020 (online: https://www.tagesschau.de/inland/merkel-rede-109.html; letzter Zugriff am 5. 3. 2021)

TAGESSCHAU (2020c): Spahn sieht Beginn einer Epidemie, Tagesschau 26. 2. 2020 (online: https://www.tagesschau.de/inland/coronavirus-deutschland-131.html; letzter Zugriff am 31. 12. 2020)

TAGESSCHAU (2020d): Merkel zur Corona-Krise: „Wir müssen Zeit gewinnen”, Tagesschau 11. 3. 2020 (online: https://www.tagesschau.de/inland/coronavirus-deutschland-177.html; letzter Zugriff am 5. 3. 2021)

VIEHMANN ET AL. (2020): Christina Viehmann, Marc Ziegele und Oliver Quiring, Informationsnutzung in der Corona-Krise. Report zu ersten Befunden aus zwei Erhebungswellen, Institut für Publizistik der Universität Mainz (online: https://www.kowi.ifp.uni-mainz.de/aktuelle-projekte/informationsnutzung-in-der-corona-krise/; letzter Zugriff am 5. 3. 2021)

YOUTUBE (2020a): Ende der Pandemie? Neue Zahlen widersprechen Regierungs-Linie, Interview mit Prof. Stefan Homburg, in: Punkt.Preradovic 4. 5. 2020 (online: https://www.youtube.com/watch?v=WFkMIlKyHoI; letzter Zugriff am 5. 3. 2021)

YOUTUBE (2020b): Gefahr, dass wir Corona-Gesetze „mitschleppen“, Interview mit Dr. Hans-Georg Maaßen 6. 5. 2020 (online: https://www.youtube.com/watch?v=qafD5ZwN8L8; letzter Zugriff am 5. 3. 2021)

YOUTUBE (2020c):War der Lockdown umsonst?, Ranga Yogeshwar 22. 4. 2020 (online: https://www.youtube.com/watch?v=OLBav50d-X8; letzter Zugriff am 5. 3. 2021)

Anschrift der Verfasser:
cand. med. Nicola Theis
Prof. Dr. med. Axel W. Bauer
Fachgebiet Geschichte, Theorie und Ethik der Medizin
Medizinische Fakultät Mannheim der Universität Heidelberg
Ludolf-Krehl-Straße 13–17
68167 Mannheim

Ehering, Verlobungsring
Ein Essai*

von GUNDOLF KEIL**

Die Mode, (einen) Fingerring zu tragen, hat sich in Ägypten herausgebildet. Spätestens seit der 18. Dynastie (1539–1292 v. Chr.) tritt hier der Siegelring mit fester Siegelfläche zu den beweglich an einem Draht angebrachten Mistkäfern (Skarabäen) in Konkurrenz. In Kypros (Zypern) werden beide Modelle nachgeahmt; die kretisch-mykenische Kultur (1800–1200[–1050] v. Chr.) vermittelte dann die Fingerring-Mode auf die Peloponnes. Im klassischen Griechenland begegnen spiralige Konstrukte mit offenen Enden. Die mykenische Tradition gravierter oder ziselierter Siegelplatten wird nach einer halbtausendjährigen Unterbrechung im 7. Jahrhundert wieder aufgenommen; das gleiche gilt für die mykenische Neuerung, durch Einsetzen von (Halb-)Edelsteinen die Metallplatte zu verzieren, wenngleich mit deutlicher Verzögerung. Mit den Edelsteinen konkurrieren farbige Glaspasten (Schmelt). In frühhellenistischer Zeit (4. Jahrh.) kommt die Mode auf, eine Kamee in die Metallplatte einzulassen; sie wird unter kaiserzeitlichem Einfluß (ab dem 1. Jahrhundert) durch das Einfügen eines Münzbildes vom jeweils regierenden Herrscher ersetzt.

(Im klassischen Griechenland und insbesondere) bei den Etruskern wurde es üblich, nicht nur einen, sondern eine Vielzahl von Ringen an einem oder mehreren Fingern einer oder beider Hände zu tragen. Von Aristophanes verspottet, von (Pseudo-)Aristoteles getadelt, galt das Mehrere-Ringe-Tragen bei den Römern bis zur Kaiserzeit als „ungehörig". Der Römer trug einen (schlichten) Eisenring. Goldene Fingerringe galten als Rangabzeichen und wiesen Gesandte, Amtsadelige (*nobiles*) und Angehörige des Ritterstandes aus. Das Privileg wird erst im Jahre 105 durch Gaius Marius bei dessen drittem Triumph gebrochen, als der siegreiche Konsul „im Triumphkleide" triumphierend „im Senat" auftrat, durchaus zum Mißfallen der Senatoren. 150 Jahre später beginnen – etwa 64 n. Chr. – die Christenverfolgungen, die bis ins frühe vierte nachchristliche Jahrhundert andauern und zu Ringen führen, die durch Gravur oder Gestaltung sich als geheimes Zeichen erweisen und ein gegenseitiges Erkennen der in den Untergrund gedrängten Gläubigen erlauben. Im kaiserzeitlichen (spätantiken) Rom werden auch Personennamen in die Innenfläche des Reifs graviert; erscheinen die Namen im Genitiv, benennen sie den Hersteller oder den Schenkenden; zeigen sie das Dativ-Kasussuffix, bezeichnen sie den Beschenkten oder Widmungsempfänger. Römische Ringe mit „Darstellung zweier sich gegenseitig fassender Hände" sind am Britischen Museum vor dem Ersten Weltkrieg als „Verlobungsringe" gedeutet worden; eine deutsche Mutmaßung von 1913 spricht von „Ehe-Ringen". Andere Deutungen gehen von *manus in fide* (‘Hände im ⟨christlichen⟩ Glauben’) aus.

Seine Rolle als (Ehe- beziehungsweise) Verlobungsring tritt der Fingerring im Frühmittelalter (500–1000) an. Dabei dient er zunächst schlicht als Zahlungsmittel, und das auch nur aushilfsweise. Grundlage ist das germanische Modell der Eheschließung, das

* Arbeit im Auftrag der Dr. Pandalis Stiftung.

** Unter Mitwirkung von Christine Wolf, Lektorat BlattWerk, (Würzburg-)Gerbrunn.

von allen frühdeutschen Gesetzeswerken vertreten wird. Es handelt sich um die *Munt*-Ehe, die auf germanische Gegebenheiten zurückgeht und als *exogame* Verbindung über die Sippengrenzen hinausgreift. Sie berücksichtigt die familial beziehungsweise durch die Sippen-Strukturen gegebenen Sozialtatbestände und läuft als viergliedrige „Kettenhandlung" ab, bei der vier ineinandergreifende Glieder in zeitlicher Stufenfolge – einander voraussetzend – aufeinanderfolgen. Als erstes Glied ergibt sich die *Verlobung* (*desponsatio*), die als vertragliche 'feierliche Versprechung' seitens des Freiers gegenüber dem Mundwart abgegeben wurde und die Übergabebedingungen zwischen dem Freier und dem „Gewalthaber" (Mundwart, Momper) des Mädchens regelt. Wenn die vertraglich in der Verlobung ausgehandelten Bedingungen erfüllt waren, schloß sich als zweites Glied der Kettenhandlung die *Trauung* (*traditio*) an, bei der es zur feierlichen 'Übergabe' des „Mädchens" kam, das jetzt als „Braut" aus der Gewalt des bisherigen Mundwarts (des Vaters) gelöst und in die Mund des neuen Gewalthabers übergeben wurde –: dieser rückte durch den Rechtsakt vom Freier zum 'Mann der Braut' (zum *briute-game*) auf. Als Bräutigam war er berechtigt, den dritten Schritt der Kettenhandlung anzustoßen und die *Heimführung* (den *brûtlouf*) zu veranlassen, bei dem „ein wettrennen um die braut" veranstaltet wurde. Nach geglückter Heimführung in sein eigenes Haus vollzog er im *Beilager* (*connubium*) durch *bî-slâfunge* den vierten Schritt der Kettenhandlung, beschenkte seine Beischläferin nach der *prima nox* mit einer Morgengabe und führte sie anschließend in die für sie neue Rolle einer *hûs-vrouwe* und die Aufgaben und Pflichten einer *domina* ein.

Von den vier Stufen eheanbahnender Kettenhandlung stellte das erste Glied der Handlungsschritte den Freier beziehungsweise Bräutigam vor die größte Herausforderung. Für die Übergabe eines Mädchens aus der Zuständigkeit des väterlichen Mundwarts in die Obhut eines anderen Vormunds war durch die germanenrechtlichen Gesetzeswerke eine Gegenleistung vorgeschrieben, die als *Mundschatz* die Altersversorgung und den Witwenstand absichern sollte und seit althochdeutscher Zeit unter dem Terminus Wittum (*widamo*) lief. Sie wurde nach dem Prinzip der Widerlegung verwaltet, wie es für die Handelsgesellschaften der Hanse bis in die Neuzeit maßgebend blieb, und machte den Freier beziehungsweise Bräutigam zum anteiligen Partner (*kumpan*) seines künftigen Schwiegervaters. Das kommt in dem – schon westgermanisch angelegten (**aiþuma*) – Verwandtschaftsnamen Eidam (*eidum*) zum Ausdruck, der den Freier und zukünftigen Schwiegersohn als 'Teilhaber ⟨am Erbe durch Heirat⟩' ausweist.

Die Höhe des Wittums – des Mundschatzes – war gesetzlich geregelt. Je nach Rechtskreis betrug die „Gegenleistung" 40 (im alemannischen) bis zu 300 Schillinge/*solidi* im sächsischen beziehungsweise hanseatischen Recht. Eine solche Summe aufzubringen war für heiratswillige Freier des öfteren schwierig. Wenn sie eine Stundung für die Zahlung erbaten, wurde ihnen in der Regel ein Aufschub gewährt – dies unter der Bedingung, daß sie die Ernsthaftigkeit ihres Antrags und die Aufrichtigkeit ihres Versprechens dadurch bewiesen, daß sie wenigstens ein *Angeld* auf den erforderlichen Mundschatz entrichteten. Und mit diesem Angeld dringt der **Ring** als ehestiftende Leistung in die Kettenhandlung der Eheschließung ein.

Der Mundschatz – das Wittum – konnte bar bezahlt werden, wurde aber vielfach (ganz oder teilweise) durch Sachgüter beglichen, zu denen neben „Fahrnisgegenständen" (darunter auch Vieh und Unfreie) zusätzlich Liegenschaften und Grundbesitz traten. Im Gegensatz dazu wurde das Angeld in Münzen ausbezahlt, wobei an die Stelle des Hartgeldes auch ein Edelmetall-Ring treten konnte. Ein solcher Fingerring – in Silber oder Gold – wurde (nicht anders als die Münzen der konkurrierenden Variante des Angelds) der Sippe des *Mädchens* übergeben; nach dem Frühmittelalter nahm ihn dessen Mundwart in Empfang, und im Spätmittelalter wurde der Ring schließlich der Auserwählten selbst ausgehändigt.

Bis zum Spätmittelalter hatte sich die Bedeutung des Eherings gewandelt. War er im Frühmittelalter lediglich ein Zeichen des zahlungsunfähigen Freiers gewesen, der für die Ernsthaftigkeit seines Versprechens warb und mit dem Ring zur Verlobung zeigen wollte, daß er sein eingegangenes Gelöbnis auf jeden Fall halten und die ihm gestundeten Mundschatz-Zahlungen (*donatio ante nuptias*) tätigen werde – wenngleich als „nachträgliche Leistung" –, so hat der Ring ein halbes Jahrtausend später den Bereich des Finanzwesens verlassen und das Bedeutungsumfeld der Sozialethik erreicht. Es bedurfte nun nicht mehr eines (vorübergehend) zahlungsunfähigen Freiers, der mit einer minimalen Anzahlung um Vertrauen warb und mit dem Edelmetall-Fingerring seine Kredit-Würdigkeit vortäuschen oder sichern wollte, sondern der Verlobungsring wurde als Zeichen aufrichtiger Zuneigung und als Symbol unverbrüchlicher Treue der Braut übergeben, die ihrerseits mittlerweile zu einer Gegengabe in der Lage war.

consensus facit nuptias: Die von der Kurie 866 geforderte und zweihundert Jahre später – ab dem 11. Jahrhundert – durchgesetzte Konsensregel stärkte die Rolle der Braut und machte aus der Verhandelten eine nun ihrerseits Handelnde. Von der Zustimmung der Braut, deren Stellung von der Pariser Kanonistik des 12. Jahrhunderts zusätzlich gestärkt wurde und mit deren Sexualhygiene sowie Libido sich aufwertend die Medizin befaßte –: von der zustimmenden Einwilligung der Braut hing seit der Jahrtausendwende das Zustandekommen einer Ehe ab, was die Entscheidungsgewalt des Brautvaters (als des Mundwarts) auf das Veto-Recht beschränkte und bei gegenseitiger Einwilligung von Braut und Bräutigam die Trauung zu einem „Konsensualakt" herzlichen Einvernehmens machte. Die Trauung fand üblicherweise in der Sippe der Braut statt. Hier erhielt – seit dem 7. Jahrhundert germanenrechtlich festgeschrieben – die Braut ihre Aussteuer[1], deren Wert ein Drittel des Mundschatzes nicht übersteigen durfte, und hier stand (beim „Konsens der Brautleute") die Braut dem Bräutigam (*époux*) als ebenbürtiges Gespons (*sponsa*, *épouse*) gegenüber, als der Partner, der sich analog an den *sponsalia* beteiligen mußte, was nichts anderes zur Folge hatte, als daß auch ihrerseits die Braut ein Unterpfand der Zuneigung bereithielt und als Zeichen ihrer Treue bei der Trauung einen Brautring vorlegte. Der Ringtausch gehörte zur Trauungszeremonie und ist auch ikonographisch ab dem 12. Jahrhundert bezeugt. Beim Aufstecken seines Verlobungsrings wählte der Bräutigam den linken Ringfinger (*digitus quartus*) seiner Braut. Bei sich selbst verfuhr er beim Aufstecken (spiegelbildlich) analog.

Die mittelalterliche Eheschließung wurde in der Familie begangen. Die ab dem II. Lateranum (1139) sichtbar werdende Tendenz der Kirche, die Ehe sakramental aufzuwerten, äußert sich ab dem Spätmittelalter in den Versuchen, die Heirat der laikalen Kompetenz zu entziehen, sie aus dem Bereich der Brautfamilie auszugliedern, sie in (oder vor) den Sakralraum eines Gotteshauses zu überführen und unter dem Segen und

---

[1] Die Aussteuer umfaßte Fahrnisgegenstände wie Hausrat, Kleidung sowie Schmuck, läuft auch unter dem Terminus *Ausstattung* und blieb als *Gerade* (*mahala-reda*) – nicht anders als die Morgengabe – im Besitz der Hausfrau, die sie auch vererbte. Bei fehlenden Erben fiel die Aussteuer an die Brautfamilie zurück. – Von der ehegüterrechtlichen Leistung der Aussteuer streng zu trennen ist die familienrechtliche Leistung einer Mitgift, die nicht auf Erstausstattung eines Haushalts, sondern auf dauerhafte Existenzsicherung innerhalb oder außerhalb einer Familie gerichtet ist.

der zeremonialen Leitung eines Priesters vollziehen zu lassen. Liturgische Zutaten der Kirche sind dabei der priesterliche Segen des Brautpaars, der Segen der Ringe und die Aufwertung des Ringwechsels, was so weit geht, daß vor knapp 50 Jahren das Anstecken der Ringe sich als symbolische Vermählungshandlung durchgesetzt hat und die bis dahin maßgebliche Handreichung aus der entsprechenden Funktion verdrängte. – Eindrucksvoll ist der 'byzantinische' (griechisch-orthodoxe) Ritus, nach dem „der Brautführer, die Arme überkreuzend," den Ringwechsel vornimmt und bei dem sich das anschließende „Gebet" dem Ring-Tausch mit „vielen biblischen Anspielungen" widmet.

Die kirchliche Durchführung der Trauungszeremonie war gekennzeichnet von individueller Willkür, regionalen Besonderheiten, sozialen Unterschieden und diachronalen Schwankungen. Gegen die – oft genug in einundderselben Diözese aufscheinenden – Disparitäten, Divergenzen und Dehiszenzen wandte sich das *'Rituale romanum'* (1614), das zwar nicht allgemeinverbindlich war, aber als weithin verpflichtend galt (und mit seinen modernen Redaktionen des 20. Jahrhunderts bis heute Gültigkeit beansprucht) –: Das 'Rituale romanum' förderte den Ringtausch, indem es „die Ringsegnung auf eine gemeinkirchliche Ebene ... erhob". Große protestantische Sekten wie jene der Lutheraner schlossen sich (mit ihren Teilkirchen) an; abtrünnige autokephale Kirchenprovinzen wie die englische verweigerten sich dem Ringsegen, verzichteten auf den Ringwechsel und blieben mit dem vom Mann präsentierten Fingerring auf der frühmittelalterlichen Stufe eines Verlobungsrings stehen. Entsprechendes gilt für anglikanisch beeinflußte Regionen.

In den Ehering (beziehungsweise Verlobungsring) eingesetzt wurden gelegentlich Edelsteine, die den Wert des Ringes steigern sollten und denen darüber hinaus eine spezifische Bedeutung beigemessen wurde: Der Rubin beispielsweise symbolisierte die Erotik, während der Diamant für Härte, Beständigkeit und „Abwehr von Unheil" stand.

Der Aberglaube hat darüber hinaus den Ehe(- beziehungsweise Verlobungs)ringen eine divinatorische sowie konkurrierend auch eine magische Wirkung zugeschrieben, deren sozialethische Relevanz schichtübergreifend in unterschiedlicher Intensität wahrgenommen und bis in die hohe Literatur rezipiert wurde. In einem der meistgesungenen Lieder – der Text stammt von Eichendorff (1813) – heißt es

„... sie[2] hat mir Treu' versprochen,
gab mir ein'n Ring dabei;
sie hat die Treu' gebrochen:
mein Ringlein sprang entzwei ..."

Der Ehering wurde „allgemein sichtbar" getragen. Als Symbol persönlicher Treue und als Hinweis auf den Familienstand erlangte der Ring Geltung im gesamten Alten Reich[3] sowie in dessen Einflußgebieten, was so weit ging, daß er ab dem 17. Jahrhundert eine „feste Verankerung im öffentlichen Leben fand" und eine identitäre Verbindung zu sei-

2 „sie"] gemeint ist „meine Liebste"

3 Das „Alte Reich" abbreviiert die Bezeichnung 'Heiliges römisches Reich deutscher Nation'. Zu dessen variierendem Umfang und den daraus hervorgegangenen Staaten (unter denen sich auch die Bundesrepublik namens Deutschland befindet) sieh Gerhard Köbler, Historisches Lexikon der deutschen Länder. Die deutschen Territorien vom Mittelalter bis zur Gegenwart, [1]1988, 7., vollständig überarbeitete Aufl. München 2007, S. XV–XXIX.

nem Träger[4] einging. Die im 20. Jahrhundert einsetzenden sozialen Verwerfungen[5] machten jedoch vor den Strukturen von Sippe und Familie nicht halt und haben in den letzten fünf Jahrzehnten das Tragen von Eheringen weitgehend zurückgedrängt. Wie bedeutend das *anulum gestare* gewesen ist, läßt sich an Residuen der Rechtssprechung ablesen, die teilweise noch der Rechtsordnung des Alten Reichs[3] verhaftet sind und bis heute den Ehering als „höchstpersönliches Gut“[6] einstufen sowie entsprechend behandeln. Aufschlußreich in diesem Zusammenhang sind in der AT-Bundesrepublik die einschlägigen Paragraphen der ‘Exekutionsordnung’ und des ‘Strafvollzugsgesetzes’, die beide noch im 21. Jahrhundert zur Anwendung kommen und den Ehering „als unpfändbar“ werten sowie darüber hinaus untersagen, daß einem Häftling der Ring bei Einlieferung ins Gefängnis abgenommen wird.

Weiterführende Literatur

Ausführliches lateinisch-deutsches und deutsch-lateinisches Wörterbuch, aus den Quellen zusammengetragen … und ausgearbeitet von Karl Ernst Georges. 7., gänzlich umgearbeitete und stark vermehrte Aufl., ⟨erster,⟩ lateinisch-deutscher Theil, I–II, Leipzig 1879–1880, sub voce („anulus signatorius“, „anulus pronubus“)

Der Kleine Pauly. Lexikon der Antike. Auf der Grundlage von Pauly’s Realencyclopädie der classischen Altertumswissenschaft bearbeitet und hrsg. von Konrat Ziegler und Walther Sontheimer, I–V, Stuttgart 1964–1975, Neudruck München 1979 (= dtv 5963), sub voce („Ring“)

Der Neue Pauly. Enzyklopädie der Antike, hrsg. von Hubert Cancik, Helmuth Schneider und Manfred Landfester unter Mitarbeit von Christian Hünemörder und anderen; Register-Bd. ediert von Brigitte Eger und Jochen Derlien, I–XVI, Stuttgart 1996–2003, Nachdruck Darmstadt 2003–2012, sub voce („Ehe“, „Ehevertäge“, „Frau“, „Freundschaft“, „Familie“, „[Verlobungs-]Ring“)

Lexikon des Mittelalters, hrsg. von Peter Dilg, Heinrich Schipperges, Rudolf Schmitz und vielen anderen, unter Mitarbeit von Peter Herde, Christian Hünemörder und anderen, I–X, München - Zürich (1977–)1978–1999 (VIII und IX, 1997–1999, nur: München; X, 1999, nur: Lachen am Zürichsee), sub voce („Ehe“, „Verlöbnis“, „Wittum“, „Widerlegung“, „Morgengabe“)

Reallexikon der germanischen Altertumskunde. 2., völlig neu bearbeitete Aufl. begründet von Heinrich Beck, Herbert Jankuhn, Hans Kuhn, Kurt Ranke, Reinhard Wenskus, fortgeführt von H. Beck, Dieter Geuenich und Heiko Steuer, redigiert von Rosemarie Müller, I–XXXV und 2 Register-Bände, Berlin - New York (1968–)1973–2008; dazu: Ergänzungsbd. 77, hrsg. von denselben, Berlin - Boston 2012, sub voce („Eherecht“, „Hochzeit“, „Ring“, „Verlöbnis“ usw.)

Handwörterbuch zur deutschen Rechtsgeschichte, 2., völlig überarbeitete und erweiterte Aufl. hrsg. von Gerhard Cordes, Dieter Werkmüller, Heiner Lück und unter Mitarbeit von Ruth Schmidt-Wiegand, ab Bd. II von Christa Bertelsmeier-Kierst, Iff., Berlin (2004–)2008ff., sub voce („Angeld“, „Ausstattung“, „Aussteuer“, „Ebenbürtigkeit“, „Ehe“, „Ehering“, „Familie“/“Familienrecht“, „Gewere“, „Gleichberechtigung der Geschlechter“, „Hochzeitsbräuche“, „Kinderehe“, „Mitgift“, „Morgengabe“, „Munt“/“Muntwalt“, „Verlöbnis“)

[4] Das Nomen agentis „Träger“ erscheint hier in geschlechtsneutraler Verwendung.

[5] KEIL (2020).

[6] Mit dieser hohen Wertung als „höchstpersönliches Gut“ erhält der Ehering eine Sonderstellung im Sachenrecht und wird im Besitzrecht unter höchsten Besitzschutz gestellt. Die Rechtslage korreliert mit einer Episode in der späten römischen Republik, wo das öffentlichkeitswirksame Abziehen des Siegelrings (*de digito anulum trahere*) mit nachfolgender Übergabe (*de digito ⟨detrahere et⟩ alicui tradere*) unter Beweis stellte, daß der bisherige Ringbesitzer (*signator*) „auf alle Familienrechte und Ansprüche … gänzlich“ verzichtete (1. vorchristliches Jahrhundert).

Lexikon für Theologie und Kirche, durchgesehene 3. Aufl. (1993–2001) Freiburg i. Br. 2006, Nachdruck Freiburg - Basel - Wien 2017, hrsg. von Walter Kasper zusammen mit Konrad Baumgartner, Klaus Ganzer und anderen, sub voce („Ehe“, „Ring“, „Trauung“, „Verlobung“, „Widdum/Wittum“)

Theologische Realenzyklopädie, hrsg. von Gerhard Müller zusammen mit Horst Balz, Karl Hoheisel, Knut Schäferdiek und anderen, I–XXXVI und 2 Register-Bde., erstellt von Albrecht Döhnert und Katrin Ott, Berlin - New York (1976–)1977–2007, sub voce (analog zum vorausgehenden Titel)

Die deutsche Literatur des Mittelalters. Verfasserlexikon, 2., völlig neu bearbeitete Aufl. hrsg. von Gundolf Keil, Kurt Ruh (federführend bis Bd. VIII, 1992), Werner Schröder, Burghart Wachinger (federführend ab Bd. IX, 1995) und Franz Josef Worstbrock, redigiert von Kurt Illing (Bd. I) und Christine Stöllinger⟨-Löser⟩, I–XIV, Berlin und New York (1977–)1978–2008, Neudruck (ohne die Register-Bde. XII–XIV) ebenda 2010 (Kontrolle einschlägiger Titel)

Deutscher Humanismus 1480–1520. Verfasserlexikon, hrsg. von Franz Josef Worstbrock, I–III, Berlin - New York (ab Bd. II: Berlin - [München] - Boston) (2005–)2008–2015 (Kontrolle einschlägiger Titel)

Bernhard Dietrich Haage, Wolfgang Wegner, zusammen mit Gundolf Keil und Helga Haage-Naber: Deutsche Fachliteratur der Artes in Mittelalter und Früher Neuzeit (= Grundlagen der Germanistik, hrsg. von Werner Besch u. a., 43), Berlin 2007 (‘handbuchverdächtig’, Kontrolle einschlägiger Titel, S. 232–238, 417f.)

Annelore Högemann: Der altdeutsche ‘Eichenmisteltraktat’. Untersuchungen zu einer bairischen Drogenmonographie des 14. Jahrhunderts, Pattensen bei Hannover [jetzt: Würzburg] 1981 (= Würzburger medizinhistorische Forschungen, hrsg. von Gundolf Keil, 19), S. 31, 85, 88f., 91, 93, 96f., 99 und öfter, 161f., 213–216, 218–221, 223f.: Ein Ring („vingerlîn“) als Arzneimittel-Träger (excipiens, Vehikel) für einen diadermal wirkenden Arzneistoff. Es handelt sich um den Ehering/Verlobungsring einer Frau; die Symptomatik weist auf Epilepsie, Eklampsie, Narkolepsie, Kataplexie mit „Schrecklähmung“, synkopale Anfälle.

Gundolf Keil: Arzt und Patientin im Mittelalter, in: TABU. Über den gesellschaftlichen Umgang mit Ekel und Scham (Verhandlungen des internationalen Kongresses vom 9. bis 12. Mai 2006 in Braunschweig), im Auftrage des Oberbürgermeisters von Braunschweig hrsg. von Anja Hesse, Hans-Joachim Behr, Alexander Schwarz und Annette Boldt-Stülzebach, Berlin 2009 (= Braunschweiger kulturwissenschaftliche Studien. Veröffentlichungen des Fachbereichs Kultur der Stadt Braunschweig, 1), S. 161–200: Medizinische Sexualhygiene – unter Libido-Akzentuierung – für angehende Bräute als Grundlage für deren Zustimmung (gemäß der Konsensregel)

Handwörterbuch des deutschen Aberglaubens, hrsg. von Hanns Bächtold-Stäubli und Eduard Hoffmann-Krayer, I–X, Berlin - Leipzig 1927–1942; Neudruck besorgt von Christoph Daxelmüller, Berlin - New York 1987, sub voce („Ring“, vgl. X, S. 285[a–c]; „Ehering“ X, S. 71[c])

Althochdeutsches Glossenwörterbuch, (gefördert durch das National Endowment of Humanities, Washington/D.C.), einschließlich des von Taylor Starck begonnenen Glossenindexes zusammengetragen, bearbeitet und hrsg. von John C. Wells, Winchester/Mass. (= Germanische Bibliothek, zweite Reihe: Wörterbücher), Heidelberg 1972–1990

Albert A. Lloyd, [Karen K. Purdy und] Otto Springer, Etymologisches Wörterbuch des Althochdeutschen, Iff., Göttingen - Zürich 1988ff.; [dazu:] dieselben, Wörterverzeichnis, Iff., ebenda 1988ff. (zur begrifflichen Klärung frühmittelalterlicher Belege einschlägiger Termini)

Althochdeutscher und altsächsischer Glossenwortschatz, bearbeitet unter Mitwirkung zahlreicher Wissenschaftler und hrsg. von Rudolf Schützeichel im Auftrage der Akademie der Wissenschaften zu Göttingen, I–XII, Tübingen 2004 (einschlägige frühmittelalterliche Quellennachweise; „anus“ ‘ring’, ‘stiofmuoter’ usw.; „nympha“/“sponsa“ ‘brût’, ‘brûti’, ‘brûtboto’, ‘brûtgaba’, ‘brûtgeba’, ‘brûtigebo’, ‘brûtigamo’, ‘brûtikamera’, ‘brûtistuol’, ‘brûtbetti’, ‘brûthûs’, ‘brûten’ (‘bruoten’)

[Lorenz Diefenbach:] Glossarium latino-germanicum Mediae et Infimae aetatis e codicibus manuscriptis et libris impressis concinnavit Laurentius Diefenbach (= Supplementum Lexici Mediae et Infimae aetatis conditi a Carolo Dufresne Domino du Cange …, Frankfurt a. M. 1857, Neudrucke Darmstadt: WBG 1968 und 1997

Lorenz Diefenbach, Novum glossarium latino-germanicum Mediae et Infimae aetatis. Beiträge zur wissenschaftlichen Kunde der neulateinischen und der germanischen Sprachen, Frankfurt a. M. 1867, Neudrucke Aalen 1964 und 1997

Lorenz Diefenbach und Ernst Wülcker, Hoch- und niederdeutsches Wörterbuch der Mittleren und Neueren Zeit, zur Ergänzung der vorhandenen Wörterbücher, insbesondere des der Brüder Grimm, Basel 1885, Neudruck Hildesheim 1965

Vocabularius ex quo. Überlieferungsgeschichtliche Ausgabe, gemeinsam mit K. Grubmüller hrsg. von E. Auer, R. Pawis, B. Schnell, H.-J. Stahl, I–V, Tübingen 1988f., [dazu als Bd. VI:] Frühneuhochdeutsches Glossenwörterbuch. Index zum Wortgut des 'Vocabularius ex quo', hrsg. von Klaus Grubmüller zusammen mit Erltraud Auer, Regina Frisch, Reinhard Pawis, Hans-Jürgen Stahl und Markus Stock, Tübingen 2001 (= Texte und Textgeschichte. Würzburger Forschungen, 27), sub voce (zum Einbeziehen des mittelhochdeutschen und frühneuhochdeutschen Glossenwortschatzes 'der Mittleren und Neueren Zeit', hier S. 104f. die Komposita mit „braut-"; „fingerl", „vingerlein", „fingerring", „goldfinger", „goldfingerlein" = 'auricularis', „verloben", „verlobung", „handgabe" = 'arra', „gehandtreue", „handtreue" = 'arra', „hausvater", „hausfrau", „hausherr", „hausmutter", „hausgerät", „hausrat", „heirat", „hochzeit", „ring", „wittum", „widerlegung")

Frühneuhochdeutsches Wörterbuch, begründet unter Mitwirkung von Robert Anderson, im Auftrage der Akademie der Wissenschaften zu Göttingen hrsg. von Ulrich Goebel, Oskar Reichmann und (ab Bd. V) Anja Lobenstein-Reichmann, Iff., (Berlin - New York, ab Bd. VIII:) Berlin - Boston (1986–)1989ff., sub voce (zur Kontrolle des frühneuhochdeutschen Wortschatzes, beispielsweise „brautring", „fingerlein", „guldeins ringl"; „guldener Ring" im „Grab" am „Finger … des verstorben Mägdlein", „meinen Ring vnd Trew zum pfand hinderlaß⟨en⟩")

Für die einschlägige Begrifflichkeit des mittelhochdeutschen Wortfelds um den Verlobungs- beziehungsweise Ehering wurden die beiden maßgebenden lexikographischen Werke verglichen, und zwar das 'Mittelhochdeutsche Handwörterbuch' von Matthias ⟨von⟩ Lexer, IV Bde. in 3 Volumina, Leipzig (1869–)1872–1878, mit zahlreichen vor allem in Stuttgart erschienenen Neudrucken (darunter der durch Kurt Gärtner eingeleitete und korrigierte von 1992) und dem ergänzenden „Supplement" 'Findebuch zum mittelhochdeutschen Wortschatz' von K. Gärtner, Christoph Gerhardt und anderen, Stuttgart 1992, sowie das 'Mittelhochdeutsche Wörterbuch', mitbegründet von Karl Stackmann, und im Auftrag der Akademien von Mainz und Göttingen hrsg. von Kurt Gärtner, Klaus Grubmüller und (ab Bd. II) Jens Haustein, Iff., Stuttgart (2006–)2011/13ff., sub voce („êvrouwe", „êvüegerin" = 'pronuba')

Für die Übersicht über den einschlägigen Wortschatz der deutschen (Hoch-)Sprache wurden die XVI Bde. samt Quellenverzeichnis (Leipzig 1854–1971) des 'Deutschen Wörterbuchs von Jacob und Wilhelm Grimm' durchgesehn, das durch Matthias ⟨von⟩ Lexer, Moriz Heyne und viele andere erarbeitet wurde und im Neudruck 33 Volumina füllt (= dtv 5945, München 1984).

Anschrift des Verfassers:
Prof. Dr. med. Dr. phil. Dr. h. c. Gundolf Keil
Wullstein-Forschungsstelle für deutsche Medizinliteratur des Mittelalters
Walther-von-der-Vogelweide-Str. 44
97074 Würzburg

Die ‘Ordnunge des Warmen bades beÿ Landeck’. Das Konzept für eine der frühesten Badereglementierungen Schlesiens

Von ALEŠ VERNER

1. Einleitung

Ein frühneuzeitliches „Warmbad“ galt im System der damaligen Heilkunde als wichtiges therapeutisches Mittel, mit welchem ein breites Spektrum von innerlichen, aber auch äußerlichen Leiden behandelt wurde. Solch eine natürliche Thermal- bzw. Mineralquelle wurde somit zu einem Ort, wo zum einen die körperliche sowie zum andern die psychische Gesundheit durch den Einsatz von unterschiedlich gewichteten Trink-, Bade- Tropf- oder Lehmanwendungen und durch die Einhaltung der hygienisch-diätetischen Vorgaben wiederhergestellt, oder auch wesentlich gestärkt werden sollte. Daß der erhoffte Genesungserfolg des öfteren ausblieb, war seitens der zeitgenössischen Ärzte als Folge der von den Badereisenden nicht beachteten bzw. lediglich marginal wahrgenommenen Badevorschriften angesehen und in balneologischen Fachtraktaten heftig angeprangert. Dieser Befund hängt sicherlich mit der Tatsache zusammen, daß eine Badenfahrt zunehmend mit dem verbunden wurde, was wir heute mit „Wellness“ und damit einem Aufenthalt außerhalb der durch gesellschaftliche Normen gefesselten Stadtmauern bezeichnen würden. Der fröhliche und oft ungezügelte Zeitvertreib abseits des Alltags wurde zum zweiten Kritikpunkt in den Fachtexten der Epoche. Mit der voranschreitenden Konfessionalisierung praktisch aller Bereiche des menschlichen Lebens kamen die Vergeistlichung der Badereise und damit ein dritter zu regulierender Aspekt in das fachliterarische Schrifttum noch begleitend hinzu. Der vorliegende Text soll einen Einblick in den zweiten zu regelnden Komplex anhand einer bislang unbekannten Handschrift gewähren, welche als Vorlage zu der uns heute lediglich indirekt nachweisbaren Urkunde der Bad Landecker Ordnung von 1577 zu deuten ist. In Form einer Edition wie auch eines Faksimiles soll der vermutlich älteste Vertreter dieser Fachtextsorte in Schlesien vorgestellt und durch deren genaueren Textvergleich auch die Genese des Dokumentes präsentiert werden. In Ansätzen wird auch die frühe Geschichte der Balneologie des genannten Gebietes dargelegt.

In beinahe allen frühneuzeitlichen balneologischen Fachtexten finden sich legendenhafte Berichte über das „zufällige“ Auffinden der nicht selten außerhalb der dichter bewohnten Siedlungen gelegen Heilquellen, so auch des Heilwassers von Bad Landeck[1] in der historischen Grafschaft Glatz in Niederschlesien:

AUß alter Sage kompt es her /
Daß dieser Orth weit und auch ferr /
Ein groß Einöd gewesen sey /
Wie dann die Warheit auch dabey /
Daß ein Hirt sambt dem Viehe sein
Weit kommen in den Wald hinein /

[1] Das seit 1945 zu Polen gehörige Bad Landeck (Lądek-Zdrój), eine Kleinstadt mit (2020) gut 8000 Einwohnern, liegt im Dreiländereck Schlesien-Böhmen-Mähren, etwa 25 km östlich der Stadt Glatz (Kłodzko) und 90 km südlich von Breslau (Wrocław).

Hat funden einen schönen Quall
Drauß trincken wollen ohn Jrrsall /
Da er nun warm vor frisch empfund /
Läst er vom trincken ab zur Stund /
Deß seltzamen Geruchs und Farb
Verwunderte sich und erstarrt /
Auch nachmalen diß zeiget an /
Worauß geschlossen jedermann:
Der Quall was Guts solt mit sich bringn /
Versuchen ihn auff. Wohlgelingen /
Ob er vor Kranckheit dienen möcht /
Befinden ihn gut und gerecht.[2]

Der Besuch solcher sog. *Wildbäder*[3] gewann seit dem 15. Jahrhundert steigende Beliebtheit und der gesundheitsfördernde Gebrauch des vor Ort vorhandenen Heilwassers zunehmende Bedeutung für die Behandlung bei fast jeglicher Art von menschlichen Beschwerden. Bereits früh erkannten die Eigentümer solcher Therapie- und Erholungsstätten nicht nur enorme kommerzielle Entwicklungsmöglichkeiten dieser florierenden Zentren, auf welche sie mit raschem Aufbau der Infrastruktur und wesentlicher Erweiterung von Dienstleistungen zu antworten suchten, sondern auch deutlich sichtbare sozialpolitische Probleme, welche der große Zulauf von Badegästen auf engstem Raum wie auch das Zusammentreffen von Menschen verschiedener Herkunft, ungleichen Standes und verstärkt auch konfessioneller Zugehörigkeit zur Ursache hatten. Aufgrund einer stets steigenden Besucherzahl sahen sich die Anlagenbesitzer daher gezwungen, auf diese neu auftretenden Schwierigkeiten betrieblich-ökonomischer Art und auf das hohe Konfliktpotenzial des gemeinsamen Miteinanders angemessen zu reagieren.

Aus gegebenem Anlaß beabsichtigten die zuständigen Institutionen, eine in einem offiziellen Dokument ausformulierte und zu beachtende bzw. zu befolgende Verordnung aufzustellen. Um eine solche sog. *Badeordnung* aus damaliger Perspektive näher vorzustellen, kann eine im gesamten balneologischen Diskurs der frühen Neuzeit einzigartige und einmalig nachgewiesene Definition herangezogen werden, deren Merkmale für den größten Teil aller Texte der genannten Epoche typisch sind. In einer Monographie der ersten Hälfte des 17. Jahrhunderts über Bad Adelholzen erläutert der bayerische Badearzt Georg Bopp in drei Absätzen nämlich eingehend, was *allein in genere* [...] *hierinnen* [*sc. einer guten Ordnung*] *für ein scopus zu halten*, d. h. *quis?*

---

2 ANON. (1683), Kap. 1, Art. 1, S. 5f.

3 Das „Wilde" erklärt GUARINONIUS (1610), Buch 5, Kap. 27, S. 952 wie folgt: *AVß vier Vrsachen wegen / werden dise Bäder / die Wilden genennet. Erstlich von jhrer Natur wegen / welche wildt / vntemperiert / fürziehend / vnd darumben mit deß gesondten Menschen Natur gar nicht zustimmen.* [...] *Zum andern werden sie wildt genennt / von deß Orts wegen / daß dise* [...] *weit von Hauß / gemeinigklich in den vngewohnlichsten Wildtnussen / in den wilden Bürgen / Thälern / Wäldern / etc. zufinden / dahin man von Hauß auß / jhnen nachziehen / vnd dise in der Wildtnuß suchen vnnd finden muß. Zum dritten / seyn sie wildt von jhrer wilden vnd ernstlichen Natur vnd Art wegen / dann* [...] *wer nicht recht vnd wol bereiter vnd versorgter zu jhnen kombt / gleich auffressen / wie wir* [...] *täglichen vnd aber leidigen Augenschein haben / daß man frisch vnnd gesondt zu den Wildenbädern zeucht / vnnd todt / oder* [...] *kranck vnnd schwächer heimb geführt wirdt. Zum vierdten von der vngehewren Wildigkeit der Menschen* [sc. weil *das mitwillig vnnd freuentlich Verderben viler tausend Personen verborgen ligt*] *wegen / die an solche wilde Oerter sich begeben / allda zu baden /* [...].

quibus? quid? quomodo? quare? et quando? das ist / wer / was / wem / wie / wann / vnnd warumb / oder zu was ende / Gesatz vnnd Regeln fürzuschreiben, ist:

> Nun erstlich hie / quis et quibus? wer vnd wem wz fürzuschreiben sichs gebühre? ist zumercken / das eim jedern Herren sein An: vnd zugehörigen gute Ordnung für zuschreiben / vnnd darauff zuhalten von GOTT Macht vnnd Gewalt gegeben / seine angehörige auch solche anzunemmen / zuhalten / vnd zugehorsamen schuldig seyn.
>
> Aber weitter quid? quando? quomodo? et quare? wie / wann / oder warumb vnd zu was Ende / auch was für Gesatz vnnd Ordnung zuverfassen / ist zu observiren / das die selbige fein kurtz / ernstlich vnd verständlich vergrieffen / vnd vohrnemblich zu der Ehren GOTTES / vnd der Badenden nutz vnnd wolfahrt / so dann auch deß Bads wolstand / aufferbawung vnd erhaltung dirigiert vnd gericht / in jhre besondere Tafflen verzeichnet / im Bad an jhren darzu deputierten orth offentlich auffgehenckt / oder angeschlagen / Jährlich oder alle badenszeit ernewert / vnd zu gewissen zeiten / desto steiffer darauff zugehn / vor allem Volck verlesen werden sollen.
>
> Derowegen so will alhie dem Herren deß Bads oder seinen deputirten hoch obgelegen seyn / hierauff ein ernstlich auffsehen / zuhaben / damit solche seine Politische wolverordnete Gesatz / Badordnung / Gebott vnnd Verbott / von seinen bestelten Officirn, Wirth / Badmeistern vnnd Dienern jederzeit / so wohl auch von den Badgästen (welche / so lang sie alda im Bad seyn / in seinem Schutz / schirm vnd versprechung stehn) in deme was jhnen gebührt / steiff vnd vnuerbrüchlich gehalten / in nichten verwürckt / auch die vbertretter / nach der gebühr vnd billichen dingen / vnnachlässig gestrafft werden.[4]

Bei einem derartigen Regelwerk handelt es sich also um eine Form von textuellem Mischtypus, nach einst städtischen Vorgaben für *den Badmeister / die Wirth vnnd jhre Dienst* auf neue Bedingungen adaptiert, in Anlehnung an die Statuten der *ordenliche*[*n*] *gute*[*n*] *Policei vnd Erbarkeit*[5] entstanden und für institutionelle Verwaltungen[6] von besonderem Belange geschaffen, denn diese in jeweils mehreren Paragraphen aufgebaute Textform i) lenkte personale sowie wirtschaftliche Angelegenheiten; ii) organisierte den ungestörten Ablauf des Badealltags in allen wesentlichen Einzelheiten, iii) sorgte für die Einhaltung allgemein gültiger Regeln der Ethik und iv) sicherte die Prävention vor ansteckenden Krankheiten. Neben der Nennung von Erwartungen an die Badegäste (v. a. den Prinzipien des sittlichen Benehmens) und der Aufgaben der Bediensteten (der Richtlinien für Aufsichtsinstanz, Bademeister, Badeknechte, Wirte) beinhalteten die Ordnungen anfangs[7] noch zusätzliche Bestimmungen der amtlich festgesetzten Entgelthöhe – die sog. *Taxen* – für das Essen, Trinken und die Beherbergung in dem jeweiligen „Badebezirk", einem speziell ausgewiesenen Bereich der Gemeinde bzw. des Wildbades, an welchem *ein sicherer vnnd steiffer Burgfried gehalten*[8] wurde und wo besondere Rechtsverhältnisse[9] galten. Der gesamte kurörtliche administrative

4 BOPP (1629), Teil 5, Kap. 3, S. 109f.

5 Beide Textauszüge übernommen aus KOLWECK (1631), Teil 2, Kap. 20, S. 294 und 292.

6 Siehe einführend ISELI (2009).

7 BITZ (1989), S. 33, stellt fest, daß „die Differenzierung in Ordnung und Taxe […] erst nach dem Dreißigjährigen Krieg streng durchgehalten wurde. In der Zwischenzeit begnügte man sich noch mit Mischgebilden."

8 Zitiert aus dem VII. Punkt der 'Badordnung für Bad Boll', in: BAUHIN (1602), unpag.

9 Gemeint sind die vom Landesherren bzw. dem Eigentümer des Bades rechtlich festgelegten Normen, welche i) zumeist nur im Raum der kurörtlichen Anlage ihre Gültigkeit hatten, ii) von Bade-

Diskurs[10] war jedoch viel breiter angelegt und setzte sich aus *Listen* der behandelten *Patienten*, *Eidesformeln* der bestellten Badeangestellten, *Inventarien* der Ausstattung oder *Aufstellungen von* jährlichen *Ein- und Ausgaben* zusammen.

Diese Art Gebrauchstexte deklarativ-normativen Charakters wurden zunächst als Urkunden mit Rechtskraft von den zuständigen Behörden ausgestellt und in Form von Abschriften oder Abdrucken jedem neu angereisten Badebesucher am Eingang in die jeweilige Anlage zusammen mit den amtlich festgesetzten Gebrauchsgebühren zur Einsicht gewährt oder auch öffentlich vorgelesen. Viele solcher Schriftstücke sind daher als immer wieder erneuerte und an geänderte gesellschaftliche oder neue therapeutisch-ökonomische Bedingungen angepaßte Urkunden im Laufe der Jahrhunderte zwar verloren gegangen, jedoch liegt ein Teil der uns heutzutage erhaltenen Textzeugen[11] als spätere Ausgaben vor oder wurde in umfangreicheren Studien[12] herausgebracht. Einige haben deshalb überlebt, weil sie in zeitgenössische Bädermonographien[13] eingeschaltet wurden. Mit fortschreitender Bereitstellung von digitalisiertem Archivgut wie auch virtuellen Angeboten von Bibliotheksressourcen lassen sich schließlich bisher auch unerschlossene Quellen[14] auswerten.

---

besuchern und -angestellten wahrzunehmen waren, iii) über welche eine eigens hierfür geschaffene Jurisdiktion wachte.

10 Siehe MEHRING (1914), S. 161–204.

11 Von kleineren Arbeiten sind anzugeben: ‘Badeordnungen aus dem Gyrenbad bei Turbenthal’, in: ANON. (1898), S. 1; ‘Bad-Ordnung in dem Glotterthal’, in: BADER (1868), S. 248–251; ‘Bad-Ordnung zu Aengistein’, in: ANON. (1886), S. 13–17; ‘Bad-Ordnung zu Baaden’. in: GUARIENT (1704), Teil 1, S. 146–151; ‘Badordnung für das Bad Mainhardt’, in: BOSSERT (1879), Bd. 2, S. 254; ‘Verordnung über das Bad Pfäfers’, in: BRANGER (1905/06), S. 150–154; ‘Badeordnung des Herzogs- und Fronnen-Bades’, in: HALAUNBRENNER (1928), S. 297f.; ‘Badeordnung des Bades zu Pfäfers’, in: JAEGER; (1917), S. 70–76; ‘Zimmertaxe’, ‘Zehrungstaxe’, ‘Ordnung dess Badss’ von Bad Wildbad, in: RENZ (1874), S. 484–506. Als Beispiele für zahlreiche Ordnungen städtischer Bäder können diese Ortschaften genannt werden: Ulm, in: MOLLWO (1905), S. 250–252; Gmünd, in: GRAF (1985), S. 126–135; Neuburg an der Donau, in: SUDHOFF (1919), 366; Michelfeld, in: SCHWARZ (1907), S. 75–80.

12 Zwei überaus reiche Quellensammlungen bieten MEHRING (1914), S. 161–204, und WEECH (1874), insbesondere S. 444–466. Von medizinhistorischen bzw. geschichtswissenschaftlichen Arbeiten – mitunter auch zu städtischen Badestuben – sind hier diese aufzuführen: BITZ (1989); BÜCHNER (2014); DAHM (1984), S. 44–65; DOBRAS (2005), S. 270–283; FISCHER (1992); HEẞELMANN (2003), S. 187–220; HORN (2003), Kap. II und III, S. 43–134; KAUFMANN (2009), S. 346–352 und 407–418, MIEDLER-LEIMER (1998); PFISTER (1953); RENGGLI (1980); RUMPEL (1995), S. 78–86; SCHOBER (2019), S. 63–83; VOLLAND (1993), S. 158–189.

13 Von den heilquellenkundlichen Fachtexten können stellvertretend diese aufgeführt werden: ANON. (1714), S. 16–23; ANON. (1576), Bl. A iij–B iij; ‘Bad-Ordnung’ in: ANON. (1700), S. 31–41; ANON. (1678), S. 18–23; ‘Leges Balnei Admirabilis Bollensis’, in: BAUHIN (1598), unpag. [Im Deutschen als ‘Badordnung’, in: BAUHIN (1602), unpag.], BOPP (1629), Teil 5, S. 103–114; GRASECCIUS (1607), Teil 2, Kap. 7, S. 291–304; GRUBEMANN (1656), S. 1–10; HECKEL (1731), Sektion 3, S. 51–57; KEIL (1709), S. 20–22; KOLWECK (1631), Teil 2, Kap. 20, S. 283–298; LOELIUS (1682), Kap. 8, S. 135–152; MONQUENTIN (1686), S. 75–84; PANTALEON (1578), insbesondere Kap. 20–31, S. 70–91; SCHMUZ (1665), S. 285–300.

14 Zu erwähnen sind die ‘Badeordnung’ für Bad Griesbach von 1610 (http://www.landesarchiv-bw.de/plink/?f=4-4071419), für Söflingen von 1629 (http://www.landesarchiv-bw.de/plink/?f=2-2380482-1), für Baden bei Wien von 1613 (https://search.obvsg.at/primo-explore/fulldisplay?vid=OBV&context=L&lang=de_DE&docid=OBV_alma71521888320003331) oder für Rastatt von 1768 (http://dl.ub.uni-freiburg.de/diglit/augustgeorg1768/0005/image?sid=1b43a692c2584fcc2685 4f4eda1361c8#current_page).

2. Landecker Badeordnungen

Das Gebiet der Grafschaft Glatz wurde durch den Ruf böhmischer Přemysliden-Herrscher von deutschsprachigen Einwanderern etwa ab der zweiten Hälfte des 13. Jahrhunderts besiedelt;[15] das heutige Bad Landeck selbst wurde am 3. Mai 1325 erstmals urkundlich[16] erwähnt. Für die früheste Badegeschichte[17] des Ortes sind vornehmlich zwei[18] historische Begebenheiten von Bedeutung. Die von alters her bereits bekannte[19] Heilquelle wurde auf Initiative von Georg I. von Münsterberg und dessen Brüdern 1498[20] umfangreich saniert:

> ALs man thät zehlen Christi Jahr
> Auff funffzehn hundert / doch nit gar
> Dann zwey zurück zu zehlen sind /
> Haben die drey Fürsten-Gebind
> Durch sondre Gütte und Genad /
> Das heylsam Wild- und Warme-Bad /
> Zu Sanct Georgen-Brunn genannt:
> Gelegen in der Graffschafft Glatz /
> Als GOttes Gab und sondern Schatz /
> Mit Forderung / Arbeit und Gab'n
> Wieder erbauet und erhab'n /
> Davon es stattlich g'bessert word'n /
> Obs wol nunmehr fast gar verdorb'n /
> Auch öd und wüst ein lange Zeit /
> Gelegen auß Unachtsamkeit:
> Da dann der Brunn erweitert ward /
> Mit einem Schrott umbher verwahrt /
> Drey Elen tieff / und zwölffe weit
> Gevieret in die Läng und Breit /
> Badstuben / Zimmer und Gemach /
> Wurden gebracht unter das Dach /
> Und ward darzu Wirth bestellt /

15 Zur frühen Geschichte der Grafschaft Glatz siehe HERZIG/RUCHNIEWICZ (2006); MUSIL (2007); WEDEKIN (1857).

16 Die Urkunde ist abgebildet bei CIĘKOWSKI (2008), S. 11.

17 Von neueren Arbeiten, welche verschiedene Aspekte der Balneologiegeschichte Schlesiens beleuchten, sind diese anzugeben: ANDREE (2013); CIĘKOWSKI (2008), DĘBICKI (2000a, 2000b, 2005); FALKIEWICZ/STARZEWSKA (1975); GÜTTLER (1999); MARSCH (2009), PAWLĘGA (2017); SPIELVOGEL (2017).

18 Als ein drittes bedeutendes Ereignis kann die Entdeckung der direkt benachbarten Quelle von Oberthalheim (Wyżnia Dolina) und die Gründung einer weiteren Kuranlage genannt werden. Diese wurde bereits bei SCHILLING (1625), S. 24f., beschrieben und von KREMER (1693), oder (1694) erstmals monographisch erfaßt.

19 Nach ältesten Berichten soll die Badeanlage – 1428 und 1431 durch Hussiten und 1470 durch Unwetter stark beschädigt – um 1465 sogar verlassen gewesen sein, so GÜTTLER (1999), S. 8f. Siehe auch ANON. (1683), Kap. 1 und 2, S. 5–12.

20 Von SCHWENCKFELDT (1600), Buch 3, S. 405 namentlich genannt, jedoch mit Angabe einer abweichenden Jahreszahl aufgeführt: *In Comitatu Glocensi ad Landecium op[p]idulum aliae existunt Thermae Anno1501. renouatae et restauratae beneficentia Ilustriss[imorum] Principp[um] Alberti, Georgij et Caroli frat[rum] Elect[orum] Imperij Rom[ani] Duces Monsterberg[enses] et Comites Glocenses; Dom[ini] à Constadio et Poidebrada.*

Der giebt auß Wein und Bier umbs Geld.[21]

Im Jahre 1577 wurde dieses inzwischen ins Eigentum der Stadt übergangene „Georgenbad" erneut maßgeblich ausgebaut:

ALs nun hernach üb'r Siebtzig Jahr
Gebäud und Brunn eingangen war:
Der Rath zu Landeck solches Bad /
Sambt Raum umbher bekommen hat /
Jst solcher Brunn mit Quadrat-Stein
Verfasst worden sauber und rein /
doch solchs mit Hülff und reichen Gab'n
Der Fürsten / HErren und vom Adel.
Ward auch dabey geräumbt bey Seit
Holtzwerck / Gesträuch und alt Gebäud /
Hierauff dann auch bemelter Rath
Auß Darlagen gemeiner Stadt
Ein Küpfern Pfann gezeuget ein /
Häuser gebaut von Holz und Stein
Mit Stuben / Oefn / Tisch / Bänck und Kellern /
Auch Fenstern / Ställen / Kämmern / Söllern /
Mit Dach und andrer Zugehör /
Wird auch dahin getrachtet mehr /
Nach alter Gebäu Besserung /
Und and'rer neuer Erbauung /
Auff daß davon wohnen nicht weit /
Die Krancken und Schwachen von Leib.[22]

Gerade bis zu diesen beiden Zeitpunkten lassen sich zwei zentrale textuelle Denkmäler balneologischer wie auch amtlicher Art zurückverfolgen, wobei das eine aus einer gegen Ende des 15. Jahrhunderts durchgeführten Heilwasseranalyse resultiert und das andere sich aus dem Bedürfnis behördlicher Administration ergibt, den Betrieb wie auch die balneologische Praxis rund um das Bad zentral gestalteten Normen und Regeln zu unterstellen.

Während die ältesten Badeordnungen im Südwesten des deutschsprachigen Gebietes, wo die Heilwasseranwendung eher an die römisch-karolingische Badekultur anknüpfen konnte als in den östlich liegenden Regionen des Reiches, bereits gegen Ende des 15. Jahrhunderts anzusetzen sind,[23] gelten die Badereglemente vom 21. 5. 1577 und vom 18. 5. 1601 als die vermutlich ältesten[24] für den schlesischen Raum im Allgemeinen und das Landecker Bad im Besonderen. Beide Texte wurden von Franz Albert 1931 in kleineren Aufsätzen dem interessierten Leser zugänglich gemacht, wobei der Autor bei dem früheren[25] einer Urkunde gefolgt ist, welche sich nach dessen Angabe seinerzeit im Archiv des Prager Erzbistums (Archiv pražského arcibiskupství) unter der Signatur C

---

[21] ANON. (1683), Kap. 2, Art. 4, S. 9f.

[22] ANON. (1683), Kap. 2., Art. 4, S. 10f.

[23] Siehe BITZ (1989), S. 31–33. Ihm gelang es, frühe Entwicklung der Badeordnungen und -taxen auf dem genannten Gebiet zu dokumentieren und in Form eines Diagramms darzulegen.

[24] Noch im 17. Jahrhundert folgte eine 'Neue Badeordnung' von 1682, siehe WEBER (1996), S. 695. Zwei weitere werden dann datiert vom 12. 12. 1797 und 21. 12. 1819, vgl. BANNERTH (1838), S. 25.

[25] ALBERT (1931a), S. 117–124.

111 6 befand. Im Zuge von Recherchen zu der schlesischen Balneologie des 16. und 17. Jahrhunderts und der Bademonographie[26] von Caspar Schwenckfeldt konnte im Nationalarchiv (Národní archiv) in Prag, in dem heute der ehemalige Bestand des Erzbischöflichen Archivs aufbewahrt wird, unter der von Franz Albert 1931 angegebenen Signatur allerdings das fragliche Schriftstück nicht mehr aufgefunden werden. Es stellte sich dabei jedoch heraus, daß die Signatur keine Urkunde, sondern einen Kasten bezeichnete. Dank der überaus engagierten Hilfe von Frau PhDr. Helena Klímová gelang es letzten Endes, einen Entwurf für die Landecker Ordnung von 1577 in diesem Kasten zu finden, welcher bedeutende textstrukturelle wie auch inhaltliche Differenzen resp. Modifikationen zu der endgültigen und von Franz Albert publizierten Version enthält, so daß es lohnenswert erscheint, dieses Konzept zu präsentieren.[27]

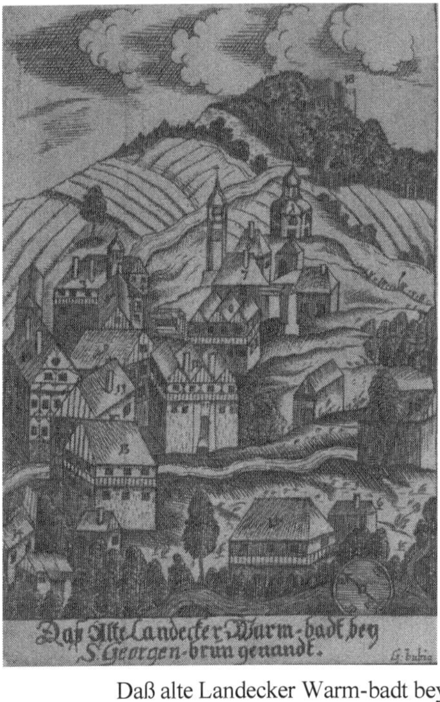

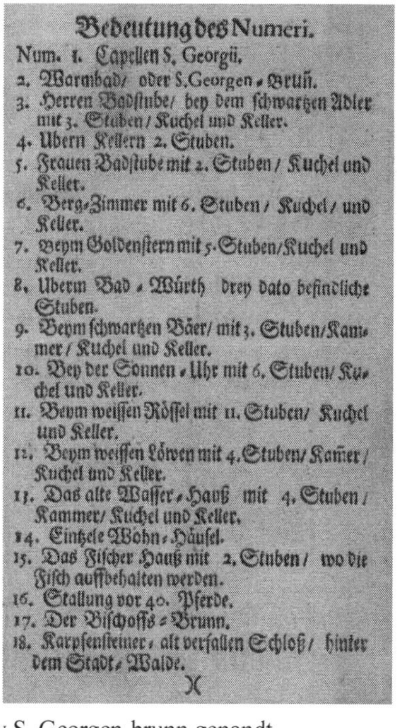

Bedeutung des Numeri.

Num. 1. Capellen S. Georgii.
2. Warmbad/ oder S.Georgen-Brun.
3. Herren Badstube/ bey dem schwartzen Adler mit 3. Stuben/ Kuchel und Keller.
4. Ubern Kellern 2. Stuben.
5. Frauen Badstube mit 2. Stuben/ Kuchel und Keller.
6. Berg-Zimmer mit 6. Stuben/ Kuchel/ und Keller.
7. Beym Goldenstern mit 5. Stuben/Kuchel und Keller.
8. Uberm Bad-Würth drey dato befindliche Stuben.
9. Beym schwartzen Bäer/ mit 3. Stuben/Kammer/ Kuchel und Keller.
10. Bey der Sonnen-Uhr mit 6. Stuben/ Kuchel und Keller.
11. Beym weissen Rössel mit 11. Stuben/ Kuchel und Keller.
12. Beym weissen Löwen mit 4. Stuben/ Kam̃er/ Kuchel und Keller.
13. Das alte Wasser-Hauß mit 4. Stuben/ Kammer/ Kuchel und Keller.
14. Eintzele Wohn-Häusel.
15. Das Fischer Hauß mit 2. Stuben/ wo die Fisch auffbehalten werden.
16. Stallung vor 40. Pferde.
17. Der Bischoffs-Brunn.
18. Karpfensteiner-alt verfallen Schloß/ hinter dem Stadt-Walde.

)(

Daß alte Landecker Warm-badt bey S. Georgen-brunn genandt
in: ANON. (1694), Frontispiz mit Legende; unpag. (Digitalisat der SLUB Dresden, Signatur: Hist.urb.Germ.2235.g – https://digitalslub-dresden.de/werkansicht/dlf/24309/10; https://digital.slub-dresden.de/werkansicht/dlf/24309/11)

26 SCHWENCKFELDT (1607).

27 An dieser Stelle danke ich Frau PhDr. Helena Klímová für ihre Hilfe.

Bei der späteren Landecker Urkunde von 1601 bediente sich Franz Albert[28] nicht eines archivalischen Originals, sondern eines von Gottfried H. Burghart 1744 veröffentlichten Abdruckes.[29] Des Weiteren wurde nach einem möglichen Verbleib der gesuchten Urkunden von 1577 und 1601 noch bei der Zweigstelle in Kamieniec Ząbkowicki des Staatsarchivs in Wrocław (Archiwum Państwowe we Wrocławiu) nachgefragt und dem Verfasser von Kustos Gabriel Widuch mitgeteilt, daß sich derzeit keines der beiden Denkmäler in den Akten des Magistrates Bad Landeck (Sign. 84/551/0 Akta miasta Lądka) befindet. Eine wichtige Rolle mag hier die Brandkatastrophe vom 7. bis 8. März 1739 spielen, denn „die schlimmste Feuersbrunst in der Landecker Geschichte [...] vernichtete den größten Teil der Stadt. [...] Bei dem Brand wurden mit dem Rathaus auch sämtliche älteren Urkunden und Schriften von Landeck und Thalheim ein Raub der Flammen.“[30]

In der Sekundärliteratur[31] wird ein drittes und noch früheres Regularium immer wieder angegeben, etwa von Johannes Güttler: „In Landeck erschien eine Badeordnung [sc. 1501], die aus einer Beschreibung des Warmen Bades und aus Empfehlungen zur Nutzung desselben bestand.“[32] Diese vermeintlich älteste schlesische „Badeordnung“ sei das schriftlich festgehaltene Ergebnis einer wissenschaftlichen Mineralquellenanalyse, deren Durchführung Martin Pansa[33] als einer der ersten Balneographen erwähnt: [sc. die Söhne des Herzogs Heinrich d. Ä. von Münsterberg] *haben solches Bad durch einen hocherfahrnen vnd berühmbten Manne Doctor Cunraden vom Berge* [...] *probiren vnd distilliren lassen / Anno 1498. vnd befunden / was es vor art / Metall vnd Eigenschafft führet*. Ob der Fachtext von Konrad von Berg gedruckt[34] wurde oder lediglich als Handschrift kursierte, läßt sich mit Sicherheit nicht mehr nachweisen. Genauso fehlen nähere Angaben, ob die Abhandlung gegenwärtig in Archiven oder Bibliotheken vorhanden ist,[35] wie auch über die Biographie des Gelehrten. Das einzig Bekannte ist, daß er als Arzt in Wien[36] tätig, *der freyen Kunst Astronomię besondern liebhabern*[37] und möglich-

28 ALBERT (1931b), S. 145–147.

29 BURGHART (1744), Abtheilung 1, Hauptstück 5, S. 87–92.

30 So GÜTTLER (1999), S. 34f. Siehe auch BANNERTH (1838), S. 5f.; FISCHER/STUCKART (1819), III, S. 15; LANGNER (1872), S. 50, oder MOGALLA (1798), S. 5.

31 Von der neueren Literatur GROSCH (1995), I, S. 210; TRIERENBERG (1982), S. 181; WEBER (1996), S. 694; oder WECZERKA (2003), S. 11. Vgl. auch DĘBICKI (2000b), S. 16.

32 GÜTTLER (1999), S. 10.

33 PANSA (1618), Kap. XII, S. 94.

34 ‘Beschreibung der Kräffte, Eigenschafften und Würckungen des warmen Badts bey Landegk inn der Graffschafft Glatz, auch wie man dasselbigen nützlich brauchen soll’. Diesen Werktitel gibt VOLKMER (1882/83), S. 225, an.

35 WEHSE (1888/89), S. 267, machte zwar darauf aufmerksam, daß der Landecker Badeordnung von 1601 „die Beschreibung und Untersuchung des Bades [...] von dem Arzte und Astronomen Konrad vom Berge zu Wien aus dem Jahre 1498 [beigefügt war]“, jedoch kann diese – wie oben dargelegt – nicht mehr ermittelt werden.

36 Daß Konrad von Berg aus Wien nach Landeck berufen wurde, erwähnt auch MOGALLA (1798), S. 10. – Für ihre Hilfe bei der erfolglosen Suche nach näheren Lebensdaten des Konrad von Berge danke ich MMag. Dr. Martin G. Enne (Archiv der Universität Wien), Mag. Dr. Daniela Angetter-Pfeiffer (Redakteurin Österreichisches Biographisches Lexikon, Österreichische Akademie der Wissenschaften) und Prof Dr. Herwig Czech (Geschichte der Medizin, Medizinische Universität Wien).

37 PANSA (1618), Kap. XII, S. 94.

erweise *der Geburt von Aachen*[38] war. Auch dieser balneologische Fachtext liegt uns jedoch indirekt als moderne Wiedergabe von Franz Volkmer[39] vor.[40]

Meines Wissens handelt es sich bei dieser 'Badeordnung' nicht um das sozialpolitisch-wirtschaftliche Ordnungswesen als solches, sondern um ein rein medizinisches und in der Zeit bereits etabliertes[41] ärztliches Gutachten. Dieser Irrtum und gleichzeitig auch eine gewisse terminologische Vieldeutigkeit resultieren aus der Tatsache, daß medizinisch intendierte *Fachtexte*[42], oder enger begriffen auch die in der Tradition der τέχνη ἰατρικῄ[43] stehenden 'Gesundheitsregimina' und sonstige Verhaltensvorschriften – vor, während und nach der Kur geltend – als ihre festen Komponenten[44] mit diesem Begriff während der gesamten Frühen Neuzeit synonym gebraucht wurden. Vergleicht man die uns dank Franz Volkmer überlieferte Untersuchung von Konrad von Berg mit anderen frühen Badbeschreibungen von Caspar Schwenckfeldt[45] (lateinisch) und Martin

38 GÜTTLER (1999), S. 10. Frau Nicole Brillo vom Stadtarchiv Aachen konnte den gesuchten Mediziner in den dort vorhandenen Unterlagen leider nicht nachweisen. Auch ihr sei an dieser Stelle gedankt.

39 VOLKMER (1882/83), S. 225f.

40 VOLKMER (1882/83), S. 225, weist darauf hin, daß eine „Copie im Landecker Magistratsarchiv" ihm in der Zeit noch zur Verfügung stand.

41 Seit dem 13. Jahrhundert entwickelte sich eine reiche balneologische Fachliteratur in Italien, welche feste Muster der Vermittlung dieser Wissenssparte im anschließenden Jahrhundert aufweisen konnte. Gemeint ist das sog. 'Badeconsilium' (im Deutschen auch 'Badebedencken'), welches nach FÜRBETH (2004), S. 196, „aus der Praxis des Arztes [entstanden war], der das Bad als Therapeutikum zur Behandlung seiner Patienten einsetzte; es richtete sich aber vornehmlich an den ärztlichen Kollegen, der daraus selbst Therapiemöglichkeiten für seine eigene Praxis erschließen und gegebenenfalls Baderegimina zur Mitgabe für einen Badebesuch zusammenstellen konnte. Das Badeconsilium basierte einerseits auf der innerhalb des Systems der antik-arabischen Humoralpathologie entwickelten Theorie von den Wirkungen des Wassers und der in ihm enthaltenen Mineralstoffe, die besonders mit ihrer wärmenden und trocknenden Kraft kalte und feuchte Krankheiten heilen, verwendete andererseits aber auch den Erfahrungsschatz empirischer Beobachtung der tatsächlichen Heileigenschaften natürlicher Quellen."

42 Zu nennen sind diese Werke: ANON. (1770); BOCK (1550); KNÖRING (1700): PANSA (1618); RYFF (1544); STROBELBERGER (1629).

43 PAYER (1522), Kap. 6, S. 12f. bemerkt zu Anfang des Kapitels *De regimine vitae*: *VItae debitum regimen in re medicationis non paruam vim habet, et consistit in recta administratione sex rerum non naturalium, scilicet aeris, cibi et potus, motus et quietis, somni et vigiliae, inanitionis et retentionis et accidentium animae. Hae autem sex res non naturales in duobus consistunt, in debita qualitate, et in debita quantitate.* Diese hier aufgezählten Lebensbereiche gehören zu medizinischer Lebenskunst, einer mittelalterlichen, auf antik-arabischer Grundlage beruhenden Theorie über das körperliche Befinden des Menschen, welche fast alle Balneographen in ihren in festen Regeln strukturierten Baderegimen oder in selbstständigen, inhaltlich abgeschlossenen Werkkapiteln einbauen.

44 Bereits auf dem Titelblatt mehrerer Wissenstexte wird damit geworben, im balneologischen Korpus der Epoche bei ANON. (1585); PARACELSUS (1535); PICTORIUS (1565); RYFF (1544, 1549); WEBER (1636) oder WITTICH (1589). Wie umfangreich dieser Bereich in zeitgenössischen Schriften sein konnte, läßt sich am Beispiel des Werkes von ETSCHENREUTTER (1571) verdeutlichen, wo er im Teil *Bad ordnung vnnd ordentlich Regiment wie es soll zů der zeit des Badens gehalten werdenn* (ebd., S. 172–199) folgende Aspekte bespricht: Vorbereitung *anfenglich vor dem Bad, Bad ordnung der frauwen, Ordnung für die Mann, Wie man das heylsam Badwasser drincken soll, Dutia das ist das heylsam wasser durch ein gießfaß auff das haupt gericht, Baderden vnnd bäderdampff wie sie zů gebrauchen, Fürnembsten zůfällen vnnd schwachheyten / so sich im baden zůtragen / wie denen zů helffen sey.*

45 SCHWENCKFELDT (1600), Buch 3, S. 405f.

Pansa[46] (deutsch) nach deren Inhalten wie auch deren Struktur, dann liegt die Annahme nahe, daß diese Fachliteraturschriftsteller die Aussagen ihres Vorgängers gekannt haben mußten und diese als Vorlage praktisch wortwörtlich nutzten, was die angenommene mineralische Zusammensetzung[47], die Heilanzeigenliste[48] und einige wenige Verhal-

---

46 PANSA (1618), Kap. 12, S. 93–99.

47 In Anbetracht dessen, *was es* [sc. das Bad] *vor art / Metall vnd Eigenschafft führet*, nennt PANSA (1618), Kap. XII, S. 94f., *einen hitzigen Bleyschweift von Schweffel / Alaun / Saltz vnd Kupffer*. Im Gegensatz zu der identischen Darstellung von Konrad von Berg – dieser abgeduckt bei VOLKMER (1882/83), S. 225 – geht SCHWENCKFELDT (1600), Buch III, S. 405, auf die Temperatur des Heilwassers und dessen künstliche Erwärmung als einziger der drei Autoren zusätzlich ein: *Cerussa cal*[*ce*] *Sulphure, Alumine, Sale et aere imbutae, colore subuirides, multis in balneo salutares. Et has, quia multùm frigent, ad ignem calefacere necesse est.*

48 Die therapeutischen Merkmale der Landecker Georgenquelle stellt Martin PANSA (1618), Kap. XII, S. 95f., in Anlehnung an Konrad von Berge – dieser findet sich bei VOLKMER (1882/83), S. 225 – folgendermaßen vor: *DJß Bad wärmet vnd trucknet / bekräfftiget auch die erkalten Geäder vnd erlahmte Glieder. Derhalben es denn gar nützlich ist vnd gut denen / so vom Schlag contract seyn / dienet vor den Krampff vnd Gicht / vnd vor alles was von kälte vnd kalten feuchten verursachet ist: Stillet das sausen der Ohren / scherffet das Gehör / erwärmet die Brust / vnnd verzehret die Flüsse. Welche hitzige Lebern haben / denen ist das Bad etwas zu wieder / denn es hitzet sehr. Dieses Badt dienet auch denen wol / so mit Grimmen / Bauchwehe / vnd Darmgicht behafftet / seyn / es dienet insonderheit den vnfruchtbaren Weibern / machet sie Fruchtbar / erwärmet die Geburtsglieder Weibes vnd Mannes / heylet vnd saubert alle Gebrechen / wie sie jhren Vrsprung haben / eröffnet die verstopffung der Leber / Miltz vnnd innerlichen Glieder: Jst denen nütz / so zur Wassergilbe oder Seelsucht geneigt seyn / erwärmet die Nieren vnd Blasen / machet lustig zu essen / tödtet die Würme im Leibe / miltert die schmertzen des Podagrams / es reiniget die Haut / benimt die schmertzen der Augen / die Krätze / Grind vnd Rauden / auch die Zittermal / scherffet das dunckele Gesicht*. Der Text in lateinischer Sprache lautet dann bei SCHWENCKFELDT (1600), Buch III, S. 405f. so: *Calefaciunt, siccant, extenuant, abstergunt. Neruos roborant frigidos et Articulos resolutos: ob id ijs qui ad Apoplexiam, Hemiplexiam, Paralysin procliues et dispositi sunt, prophylacticum egregium. Opitulantur Contracturae, Spasmo, Conuulsioni, Podagrae, Chiragrae, alijsq*[*ue*] *à frigida caussa subortis morbis. Aurium sonitum et susurrum resoluunt, discutiunt. Oculorum dolores mulcent et visum exacuunt. Pectus excalefaciunt ac Thoracem, Catarrhos exiccant. Medentur ventris torminibus et Colico dolori. Praecipuè feminas ex vteri frigiditate steriles solantur. Vasa enim geniturae inseruientia, frigore languentia calore reficiunt. Iecinori, Lieni et reliquorum viscerum oppilationes adaperiunt. Hydropi incipienti et bilis suffusioni commodae. Renes et vesicam excalefaciunt, appetitum prostratum erigunt, Lumbricos et tineas ventris enecant. Cutim abstergunt, Scabiem, Impetiginem, Lichenes, maculas delent. Vlcera inueterata, putrida, manantia purgant, exiccant et ad cicatricem perducunt. In summa ad omnes frigidiores, tam internos quàm exteriores affectus apprimè conueniunt.*

tensregeln[49] betrifft. Aufgrund der uns überlieferten Fachtexte wurden die Anfänge[50] schlesischer Heilquellenkunde bislang in die zweite Hälfte des 16. Jahrhunderts gelegt, und deren Beginn steht in enger Verbindung mit wissenschaftlicher Tätigkeit mehrerer gelehrter Ärzte; dem Interesse[51] von Caspar Hofman und Joachim Baudis am Hirschbergischen Warmbad, dem Plädieren[52] des Johannes Crato für Bad Landeck und dem einen Überblick über beide miteinander konkurrierenden Kurorte bietenden Schaffen des bereits erwähnten Caspar Schwenckfeldt. Auch wenn eine reiche literarische Produktion[53] zu Bad Landeck erst für das 17. Jahrhundert festzustellen ist, muß ihr Ausgangspunkt und damit auch derjenige des gesamten Gebietes durch die indirekt nachgewiesene wie auch anhand späterer Schiften rekonstruierte Existenz des Textes von Konrad von Berg berichtigt und bereits in die Zeit um 1500 angesetzt werden.

---

49 Diese von PANSA (1618), Kap. XII, S. 96–99, angegebenen Vorschriften, welche mit denjenigen von Konrad von Berge – siehe VOLKMER (1882/83), S. 225f. – übereinstimmen, werden bei SCHWENCKFELDT (1600) nicht aufgeführt: *ES ist nicht wenig / sondern viel daran gelegen / das man wisse sich zum Bade zubereiten / vnd wie man sich in demselben verhalten soll: Denn wo hierinnen gejrret wird / erfolget viel mal nicht geringer schaden vnnd nachtheil / nemlich also / das etwa der Mensch mehr vnrahts vnd schaden / denn nutzbarkeit von solchem vnördentlichen Baden empfindet. Damit sich aber ein jeder solches Bades nutzbarlich gebrauchen möge / wil ich die nothwendigsten stück allhie auffzeichnen.* [...] *ZVm ersten / wo müglichen / sol man sich befleissigen / das der Leib zuvor vnd ehe man sich des Bades gebraucht / durch eine wolzugerichte Purgation einmal / zwey / drey nach gelegenheit gesaubert vnd gereiniget werde. Zum andern / sol man der zeit des Jahrs / des Tages vnd Stunden gelegenheit warnemen / wie lang / vnd wie man baden soll. Zum dritten / muß man wissen / was man vor Speiß vn[d] Tranck bey diesem Bad brauchen / vnd wie man sich darinnen halten soll. Zum vierdten / soll sich ein jeder selbst / vnd zum fleissigsten prüfen / was Art / Eigenschafft oder Complexion ein jeder sey / ob er Kranck / Matt oder sehr schwach sey / vnd wie er das Bad vertragen möge. Es ist auch eine gewisse Regel / das ein jeder erstlich zwey oder drey Tage / vber zwo oder drey Stunde nach einander nicht bade / darnach zum meisten drey Stunde / vnnd wenn man ausgeschlagen / nacheinander / so es die noth erfordert / biß auff ein hundert Stunden bade / mehr oder weniger / nach gelegenheit der Kranckheit.* [...] *AVch sol man wissen / daß man sich im Bade enthalten soll Essens vnd trinckens / es were dann / das einer zu matt vnd zu schwach were / das man etwa von Confect / Lattwergen / KrafftBrod / oder von gebeheter Semmel vnd Muscateller / oder dergleichen gebrauche. Auch soll man erstlich nicht zu heiß / sondern so kühle / als müglichen ist / baden / oder wie es die stercke / vnd gelegenheit oder gebrechen erfodert. Es soll auch menniglich wissen / das man sich / dieweil man badet / guter gesunder Speisen brauchen soll / die dawol däwet / auch sich nicht vbertrincken / denn es wil sich nicht reumen / jnnen vnd aussen zugleich baden.*

50 Vgl. hierzu die Dissertation von VERNER (2021) oder den Beitrag von VERNER (2022) zur gelehrten Diskussion im balneologischen Diskurs der Zeit.

51 Unter beiden Autoren ist bekannter der kurfürstlich brandenburgische Medicus Caspar Hofman aus Löwenberg (1529–1584) als Verfasser des Gutachtens ‘De Thermis Hirschbergensibus’, siehe HOFMAN (1569). Das andere lateinische Denkmal ‘De Thermarum Hirsbergensium viribus’ stammt von Joachim Baudis (gest. vor 1595), einem Arzt aus Breslau. Dieses – lediglich als eine Zusammenfassung der Beschreibung von C. Hofman zu einzuschätzen – ist lediglich bei Martin Pansa nachgewiesen, vgl. BAUDIS (vor 1595).

52 Mehrfach nachgewiesen ist Bad Landeck bei CRATO (1591a), S. 88, und (1591b), S. 126f.; oder CRATO (1592), Consilium XXXIII, S. 226.

53 Abgesehen von der ‘Badeordnung’ von PANSA (1618), wo der lateinische Text aus dem ‘Catalogvs’ des SCHWENCKFELDT (1600) praktisch wörtlich übernommen wird, gehören die Darstellung im Geschichtswerk des AELURIUS (1625), Buch 3, Kap. 2, S. 212f., und zwei monographisch angelegte ‘Beschreibungen’ des Bades zu Landeck von SCHILLING (1625) und WOLTER (1663) zu den ältesten über den genannten Ort, gefolgt von einer Dichtung und einer weiteren Facharbeit, siehe ANON. (1683) und ANON. (1694).

3. Beschreibung des handgeschriebenen Entwurfes

Die Handschrift ‘Ordnunge des Warmen bades beÿ Landeck’ findet sich unter der Signatur NA Praha, fond APA I, inv. č. 3369, sign. C 111/6, (fasc. L) Kladsko IV, 17.–18. stol., lázeňský řád v Landeku, kart. 2053 im Bestand des Nationalarchivs Prag aufgeführt und wurde von der Archivarin, Frau Mgr. Jarmila Dubská, sorgfältig digitalisiert.[54] Die Papier-Urkunde besteht aus zwei ineinandergelegten und gehefteten Doppelblättern von etwa 43 cm Breite × 32,5 cm Höhe und ist in der Mitte gefaltet. Die sich so ergebenden acht Seiten – mit nachträglich eingetragener arabischer Bleistift-Paginierung an der Außenseite des unteren Blattrandes versehen – sind von Seite 1 bis 6 vollständig beschrieben, Seite 7 wurde leer belassen und die letzte Seite 8 weist den Eintrag *Landekhische Badordnungk* auf. Der Text ist rechtsbündig mit einem etwa 8–9 cm breiten freien linken Rand mit markanter schwarzer Tinte niedergeschrieben, wobei der Textspiegel bei den Seiten 1 bis 5 etwa etwa 13 × 25 cm und bei Seite 6 etwa 13 × 16 cm mißt; die einzelne Textzeile auf Seite 8 weist einen Abstand von 17 cm vom oberen und 14 cm vom unteren Rand auf. Neben dem eigentlichenText sind von anderer Hand mehrere Randglossen in einem Abstand von etwa 2 cm vom linken Rand eingetragen. Als eine weitere Strukturierungshilfe dienen mehrzeilige Zierinitialen zu Beginn eines jeden Absatzes sowie der Gebrauch unterschiedlicher Schriftarten: Neben der deutschen Kurrent- und Kanzleischrift als Standardschrift sind die Absatzbezeichnungen sowie lateinische oder aus dem Lateinischen stammende Wörter in zeittypischer Weise lateinisch geschrieben.[55] Nicht erhalten ist irgendein Begleitschreiben in Form eines Regests mit genaueren Angaben zur Datierung, Lokalisierung, dem Aussteller bzw. Empfänger wie auch dem Inhalt der Handschrift.

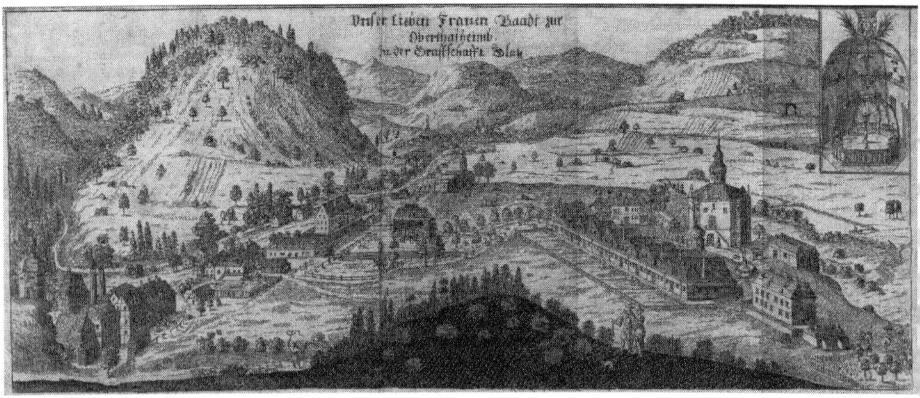

Vnser Lieben Frauen Baadt zue Oberthalheimb. In der Graffschafft Glatz, in: KREMER (1694), Frontispiz, unpag. Faltblatt (Digitalisat der Universitätsbibliothek Leipzig, Signatur: Baln.1607-b. – https://digital.ub.uni-leipzig.de/mirador/index.php)

54 An dieser Stelle danke ich Frau Mgr. Jarmila Dubská für Ihre Unterstützung.

55 In der folgenden Edition durch Kursivierung kenntlich gemacht.

4. Die ‘Ordnunge des Warmen bades beÿ Landeck’

Textedition

[1] Nach dem vnnser herr Gotth, auß sonnderlicher gnadt, allerlei weg, vnndt heilsame Mittel, zue deß Menschenn gesundthäit, welche alle anndere gutter, auch zeittliche gabenn auff erdenn, weit vbertrifft geordnet. Vnndt die tegliche erfahrung pieß annhero gegebenn, daß dieß Warmepadt beÿ Lanndegg, ÿnn der Grafschafft Glatz, nit fur ein geringe Leibeß ärtznei, Jnn dem Edel vnndt vndel, arm vnndt reich desselbenn Padeß wierkung, krafft vnndt eingepflanntzte tugendt, nit ohne klaine Frucht, gedein vnndt nutzbarkaith ann vieler zuefelliger gebrechligkäith befundenn, zuachtenn. Aldieweil aber auch ein sonnderlich notturfft sein wiel, daß diese zeittliche gabenn Gottiß, ordentlich, vornuftig, erbarlich vnndt messig gebraucht, auch vonn Menniglich inn Wirdenn vnndt ehrenn gehalten werde. Vnndt aber nuhe mehr vor alterß anhero, grosser abganng ann gebeuden, vnndt anndere Mengel beim Pade vorblieben, so wohl auch allerhanndt böse Preuch, vnordnung vnndt Fahrlessigkeith hirdurch eingeschlichenn, Daruber beschwerliche klagen offterß vonn annsehlichenn leuttenn furgefallenn. Derowegenn vnndt damit solchenn gebrechenn, aineß begegnet, gar oder zum thäil abgeholffen würdt. So ist hirdurch, nach vorgehabtem radtschlag ettlicher hohenn Perschonen, vnndt vleissigem[56] [2][57] erwegnuß dieser sachenn, hirdurch ein eintrechtige bestendige ordnung[58] auffgericht, Darinn vorstanndenn, wie vnndt waß gestaldt eß mit dem Pade, iedermann zue besserer außrichtung, nutz vnndt frohmen hinfurder gehaltenn solle werdenn, Wie dann alleß volgendt artiggel mit sich bringen.

Erstlich, sollenn vorallenn dingen Dreÿ geschworne Perschonenn auß dem Radt vnndt der Gemäin, vber daß Warmepadt alß volmechtige *Curatores* vnndt Pfleger bestellet werden, Die sollenn ein woluorwarte geltpüxen oder beschlagenn Thrünlein, nebenn einem ordentlichenn Register zur hanndt habenn, vnndt semptlich vnbeschwert, inn betrachtung deß armen Städtlins vnuormögen, die herren Padgeste gepurlich vmb beÿsteur, zue bauhlicher erhaltung, Pesserung deß Pades annlanngenn[59], vnndt waß nach eineß iedernn vormögenn, freim wolgefelligem wiellenn eingelegt, daß soll treulich *reseruiret* vnndt gesamlet werdenn. N: N – N[60]

Zum andernn, soll vnter den dreÿn Perschonen, äiner die geldt Püxen, der annder die schlissel, der dritte daß Register, inn sonnder fursichtiger bewarnuß, beÿ sich erhaltenn, vnndt hinter äineß, deß andernn oder dritten vorwissenn, nichts eröffnen, hierauß nehmen noch einlegenn, beÿ harter der hohenn Obrigkaith straffe.

[3] *Zum drittenn*, soll einn Pfannen, vngefehrlich vonn funff Centner kupfers, darauß mann vber .50. kannen warm wasserß zue eines iedernn notturfft gissenn, so wohl drei abgesonnderte Padestubenn, fur hoheß vnndt niederstanndeß, Mannes vnndt Fraŵen Perschonenn zugebrauchenn, bauhstellig erhaltenn werdenn.

Zum vierdenn, soll auch gleichs valß ein vnterschäidt, nach eineß iedernn stanndt, mit den Warmen Pronnen, beÿ Frauen vnndt Mannes Perschonenn gehaltenn, vnndt waß in sonnderhäit, vonn grossenn offenen, oder heimlichen abscheulichenn anfallendenn schädenn, die sollenn sich deß grossenn Pronnens ganntz vnndt gar enthaltenn, vnnd dero anndernn hirzu vorordneten Pronnen allein gebrauchen.

---

[56] Nachträglich am Rande: *Ordnunge des Warmen bades beÿ Landeck.*

[57] Nachträglich am Rande: *Hulff gethon wie Im auffgericht*[*en*] *register* [*et cetera*] *vnd sonder czweÿffel andere auch in posteru*[*m*] *thuen werd*[*en*].

[58] An dieser Stelle ein ⟨*g*⟩ als Schreibfehler eingeschoben und durchgestrichen.

[59] Nachträglich am Rande: *Ins Houptmans gefallen dise bleÿben zu lassen oder andere zu bestellen.*

[60] Das abgekürzte „*N.*“, resp. „*N. N.*“ kann hier nicht eindeutig aufgelöst werden, vermutlich nimmt es aber einen Bezug auf die in der Zukunft noch zu nennenden Namen einzelner Kuratoren, lat. *Nomina Nominanda.*

Zum funnfftenn, sollenn die *Curatores* auff erhaltung der gepeude vleissig acht gebenn, einer vmb denn annder, daß Padt wochentlich vnndt teglich besuchenn, so weß zuebessernn vonn nöttenn, solches einem Radt, ehe dann daß gebeude zugrundt gehe, beÿ rechter zeit annzeigenn.[61]

Zum Sechstenn, werdenn die herrenn vom Adell ohne beschwär, so die furnembstenn stellenn Jnnenhaltenn, so wohl waß vonn vormögender Purgerschafft in der anndern stubenn, gleichs fahlß die Frawen vom Adell, oder ansehlich Purgerin in der drittenn stubenn, vonn einer iedernn frisch angegossenen Wannen .6. heller, Inn die [4] vorordnete gemäin Püxen auch so viel, zue erpauhu[n]g deß Padeß, erfolgenn lassenn.

Waß aber ander gemäin leutte belanget, so inn denn vorheusern, vnndt nit in stubenn, ihre stellenn habenn, die sollenn von einer iedernn[62] wannen .8. he[ller][63] .6. die vbrigenn .2. in die Püxenn einlegenn.[64]

Jm vahl aber iemanndt armuttß halber solcheß nit gewehsenn oder leisten khunne, der vortrage sich allein mit dem Pader, sonnstenn[65] soll der arme nit beschweret, sondern in gepürlicher acht gehaltenn, vnndt im vahl der beweisung seines vnuormögens, ganntz vnndt gar hiruon gefreihet werdenn.

Zum Neundenn, soll hirgegenn der Pademacher, vleissig wahrnehnem, der Pronn, die Padestuben vnndt vorheuser, sauber vnndt rein gehalten, alle vnräinigkäith darinnen vnndt daruor vormiedenn, vnndt zue morgendts mit Iachandelbehr teglich, außgereuchert werden.

Zum zehennden. soll der Pader, beineben seinem gesinndt, sich vleissig, beschäidentlich, Nüchtern, vnuordrossenn, gegenn Menniglich erzeigenn darmit iederman Reich vnndt arm, gebürlich außrichtung empfanngen, aller vmuth wieder wiel, zanckh, hader, vnndt beschwer vorhüttet werde, Im vahl daß nit beschehe, oder iemandt sich weß zubeklagenn, soll solches den drein *Curatoribus* angezeigt, die werden ferrer waß recht zuvorfahrenn wissen.

[5] *Zum äilfftenn*, So soll auch der Pader niemandenn[66], er sei weß stanndeß er wolle, nit allein ann h[eiligen] Sontagenn, sonndern auch in den vier Apostelfestenn, vnndt andern Feirtagenn, welche die h[eilige] Cristliche Kirche, zu feirenn pflegt, kein Wannen angissenn, oder zue padenn vorstatten, pei harter öbrigkait straff.

Zum zwelfftenn, Soll der Wirdt im Pade in sonder gutth auff acht gebenn, wen er bei sich oder ÿnnß Padt annimpt, hauset oder hofet, Auch käinen Müssiggenger, oder fauhlegarth knecht, noch ander vordechtige Mannes oder Weibeß Perschonenn, die ihreß Wesens vnndt Wanndelß käinen beschäidt vonn sich zugeben wissenn, weder beÿ sich nach ann andern ortten vmbß Paadt, dardurch Erliche leutth ein abscheu oder vorvnrühet wurden, beherbergenn, Wouern daß beschicht, sol derselbe Wirtth, neben dem gaste seine straff nit wissenn.

Zum dreizenndenn, sollenn auch die Meurer, Zimmerleuth vnndt taglöhner, so weß beim Paade zupauhen, wann dieselben Inner oder ausser der Stadt gefodert, gegenn geburlicher bezahlung, die arbeit vor allenn andern dingenn, ohne äinichenn beschwer, pei harter straff annehmen vnndt befüdernn helffenn.

---

[61] Dieser Absatz nachträglich schrägrechts durchgestrichen.

[62] Nachträglich am Rande: *Ein gemeÿner Brun gesch*[*iet*]*en Ein wirt der mehr gesinde hat was di stadt einkomens hyrvon hat sol sie auch hirher wenden; gesch*[*iet*]*en* nicht eindeutig lesbar.

[63] Nachträglich am Rande *dem Pader* als Textergänzung.

[64] Die Stelle *.2. in die Püxenn einlegenn* durchgestrichen und durch *dem bader vnd ein grosserer zins* [*et cetera*] ersetzt.

[65] Nachträglich am Rande und durchgestrichen: [*An*]*dere armut den vormöglichen badgesten zu Christlicher lieb vnd erbarmnis zu befehlen;* [*An*]*dere* nicht eindeutig lesbar.

[66] Nachträglich am Rande: *Sontagen vnd gebotenen feiertag*[*en*]. *Es erfodder*[*e*] *denn die hohe noth des Pacienten; erforder*[*e*] nicht eindeutig lesbar, auch *erforder*[*t*] möglich.

Zum vierzehendenn, welcher gestaldt eß mit denn bewohnungenn, auch offnen herbergern wie teur die Wirtte, Futter, Malzeiten geben sollen, gehalten, kann nach vormehrlicher erpauhung vnnd Pesserung deß Padeß, zue iederzeit gelegenhäit, hirin weß gewisses geordnet werden.[67] [6] *Zum beschlues*, waß also hinfürder wirdt erpauet werdenn, daß soll vonn gemäiner Stadt, wie zuuorhinn beschehenn, nebenn gemäiner Büxenn hulff bezahlet, vnndt wohinn eß angewendt höchsteß vleisses Registriret, vnndt vnuorzuglich inn gegenwardt der *Curatorum* aufgezeichnet vnndt iedeß Quartal, vom Kaiserlichen Ambt, *specifirte* rättung, vber empfang vnndt außgabe abgefodert, vnndt gepührlich Quitirt werdenn.

Dieß alleß sambt vnndt sonnderlich wiel N. N. allenn vnndt ietzlichenn .N. auß treum bedenckenn vnndt wolmeinung iedem selbstenn zum pestenn mit ernst geordnet, dardurch sich ein ieder, so sich deß Warmen Pades gebrauchen, biß zue annder vorpesserung anfenglich zue richtenn habe. et [cetera]

[7, leer]

[8] Landekhische Badordnungk /.

5. Zum Konzept der 'Badordnungk' und dessen Vergleich mit der Urkunde von 1577

Die in Kap. 1. und 2. bereits zitierten versgebundenen Stellen haben ihre Herkunft in einer anonymen zeitgenössischen Schrift, welche vermutlich bereits 1604[68] und damit 27, resp. 3 Jahre nach der Bekanntmachung der beiden frühesten Landecker Ordnungen verfaßt wurde und welche den Leser im Kapitel *Von der Erbschafft / Erbauung / und dessen Verwaltung* über Folgendes informiert:

> BEstellt seynd bey jetziger Zeit
> Drey Verwalter mit dem Bescheyd
> Daß Sie auff die Gebäud acht gebn
> Die vermieten / uns alles ebn
> Mit Bau verwahren und versehn
> Damit nicht Schad daran gescheh
> Der Wirth auffsehen soll dabey /
> Daß überall fein sauber sey
> Brunnen und Wannen halte rein
> Mit Glimpff die Leuth bescheyde fein /
> Bewirthe sie auffs allerbest
> Gebe gut acht auff seine Gäst /
> Des Nachts verhüttet werd Geschrey
> Und männiglich ung'hindert sey /
> Geb den Tranck umb leydlich Geld hin /
> Tracht nicht dabey nach grossem G'winn.[69]

67 Nachträglich am Rande: *Mag könfftigk der gelegenhait noch geendert werd*[*en*].

68 Die Existenz eines zunächst handgeschriebenen und vom späteren Druck abweichenden Manuskriptes bezeugt BURGHART (1744), welcher mehrere Teile der Dichtung aus einer ihm zugänglichen Handschrift veröffentlichte. Diese in Glatz erschiene Arbeit (ANON. [1683]) wurde nach den Angaben auf dem Titelblatt *zusammen getragen und verfasset / Auff Verordnung Eines Ehrsamen Raths der Königlichen Stadt Landeck* und wie WEHSE (1888/89), S. 267f., bemerkt, entstand sie als Antwort der Stadt auf eine uns heute nicht mehr erhaltene *Schmähschrift über das Landecker Bad*.

69 ANON. (1683), Kap. 2., Art. 4, S. 11f.

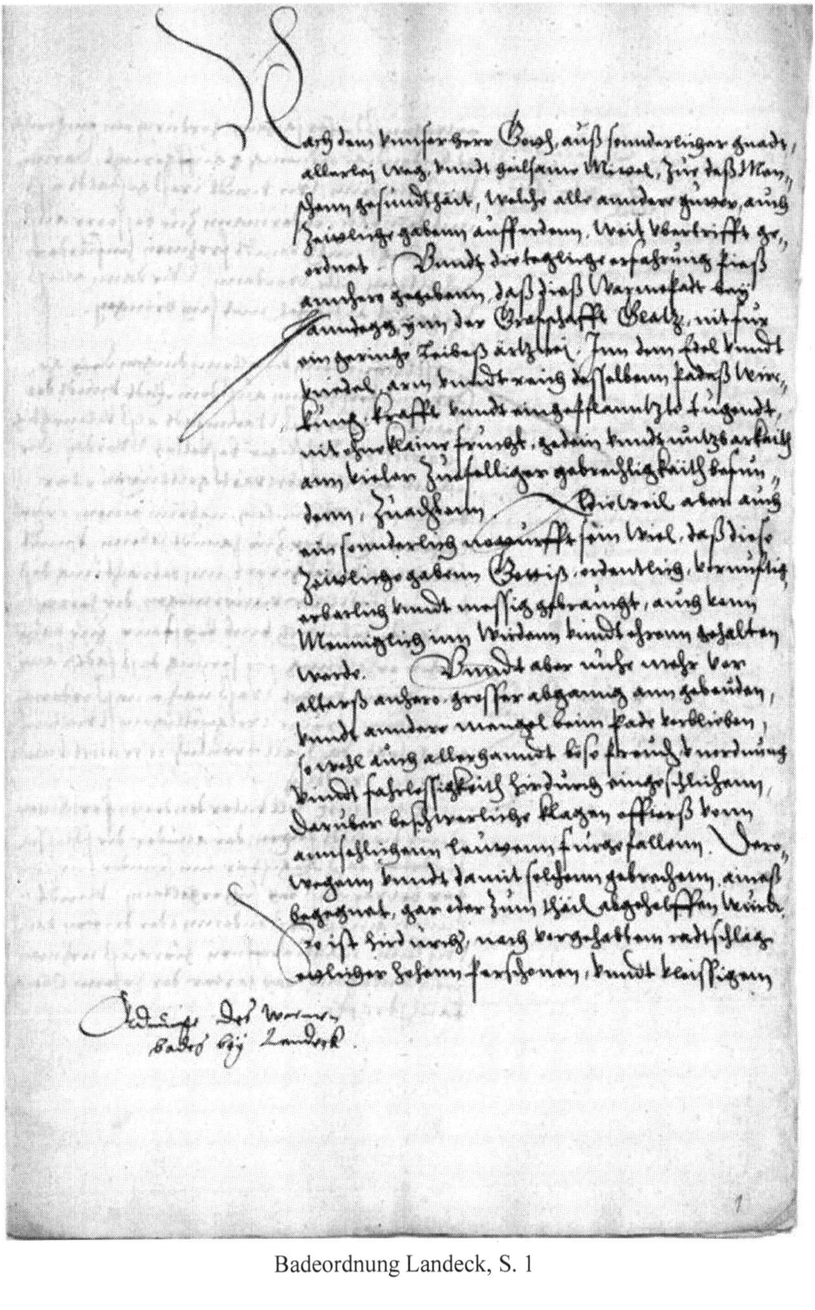

Badeordnung Landeck, S. 1

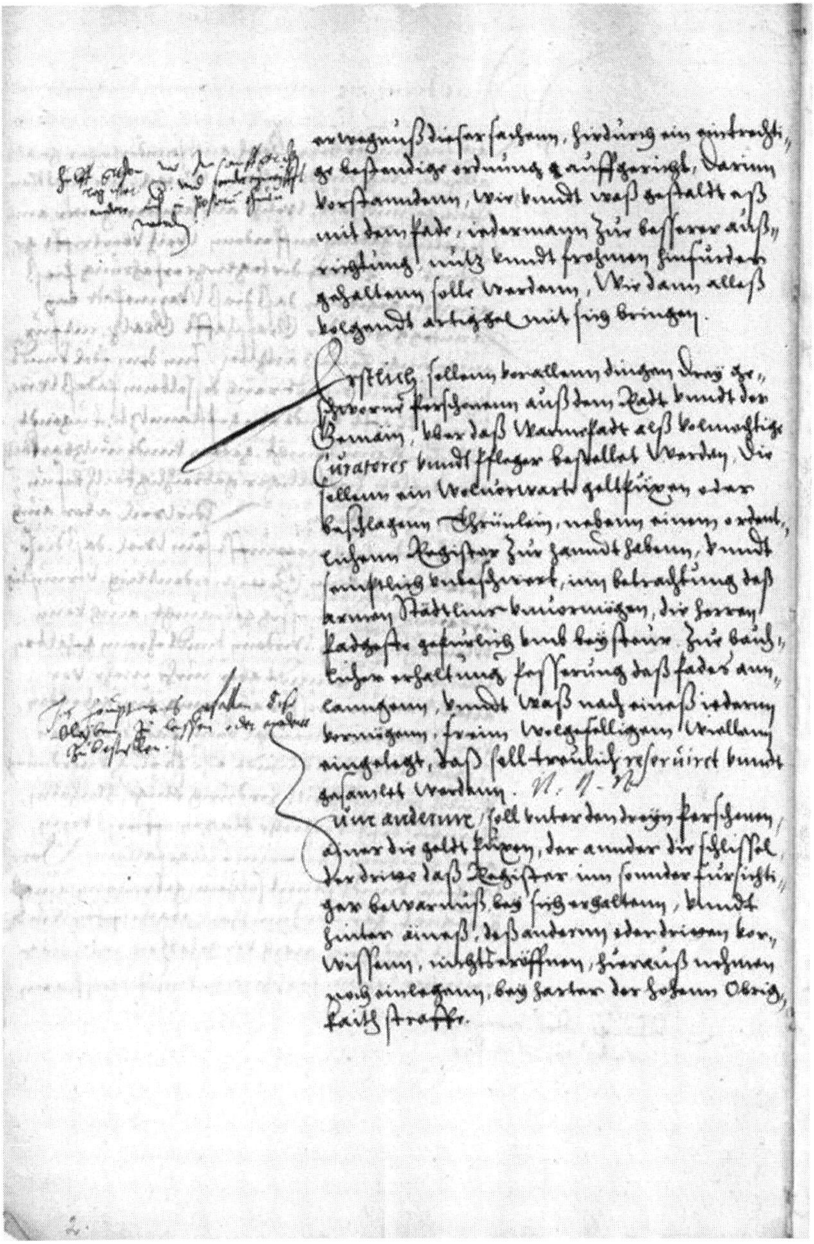

erregnuß dieser sachen, hiedurch ein eintracht,
zu beständige ordnung zu aufsehung, darin
verstanden, wie undt waß gestalt aß
mit dem bade, iedermann zur besserer auß-
richtung, nutz undt frohmen hinfürder
gehalten solle werden, wie dann alleß
volgendt artickel mit sich bringen.

Erstlich sollen vor allen dingen drey ge-
schworne personen auß dem Radt undt der
Gemain, über daß Warmebadt alß volmechtige
Curatores undt Pfleger bestellet werden, die
sollen ein wolverwart geltkästen oder
beschlagen Schreinlein, neben einem ordent-
lichen Register zur handt haben, undt
fleißig unbeschwert, in betrachtung daß
armen Stättlins unvermügen, die heren
badgäste gebürlich und bescheiden zur bau-
lichen erhaltung besserung daß bades an-
langen, undt waß nach eineß jeden
vermögen, seinem wolgefälligen willen
eingelegt, daß soll treulich reserviret undt
gesamlet werden. N. B.

Zum anderen, soll unter den dreyen personen
einer die geldt kasten, der ander die schlüssel
der dritte daß Register in sonder fürsichti-
ger verwarnuß bey sich erhalten, undt
hinter eineß deß anderen oder dritten vor-
wissen, nicht eröffnen, hierauß nehmen
noch einlegen, bey harter der hohen Obrig-
keit straffe.

Badeordnung Landeck, S. 2

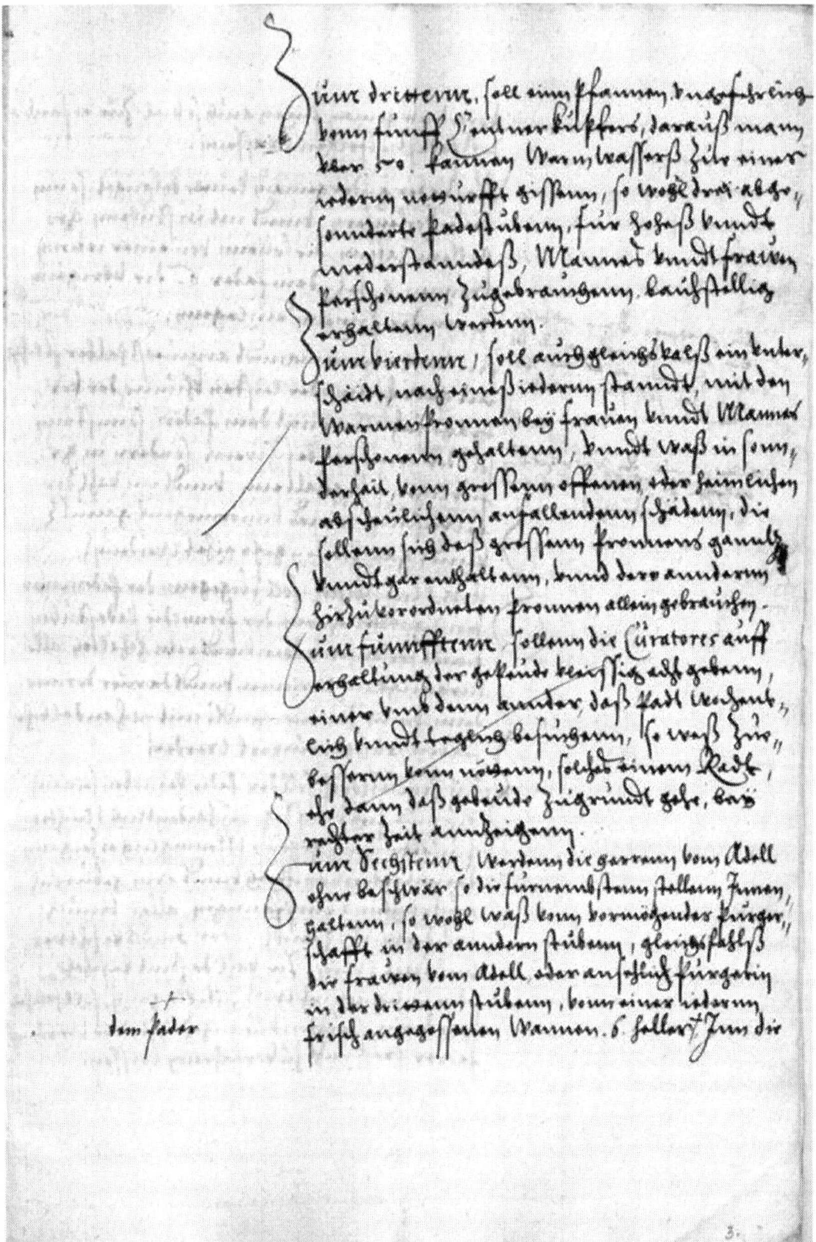
Zum drittenn, soll ainn Pfannen vnd geschirr
vonn fünff Emer kupffers, daraus man
khar vo. kannen Warm wasser zur einer
iedern notturfft gissen, so wol drei abge-
sunderte badstuben, für solaß vnnd
niderstandes, Manns vnnd frauen
Persohnen zugebrauchen, bauefällig
erhalten werden.
Zum viertenn, soll auch gleichs fals ain vnter-
schaidt, nach eines iedern standt, mit den
Warmen Wannen bey frauen vnnd Manns
Persohnen gehalten, vnnd was in sein
derhait vonn grossen offenen oder haimlichen
abscheulichen anfallenden schäden, die
sollen sich das grossen Wannens gantz
vnnd gar enthalten, vnnd dero anndern
hierzu verordneten Wannen allein gebrauchen.
Zum fünfftenn, sollen die Curatores auff
erhaltung der gebeude bey sich ains geben,
einer vnnd dem andern, das Pad wochent-
lich vnnd tägelich besuchen, so was zu
bessern vonn nöten, solches einem Radt,
ehe dann das gebäude zugrundt gehe, bey
rechter zeit anzuzeigen.
Zum Sechstenn, werden die herren vom Adell
oder Beschwär so die fürnembsten sollen innen
halten, so wol was vom vermögender Burger-
schafft in der andern stuben, gleichsfalls
die frauen vom Adell oder ansehlich Burgerin
in der dritten stuben, vom einer iedern
frisch angegossenen Wannen. 6. heller. Jun die
dem Bader
3.

Badeordnung Landeck, S. 3

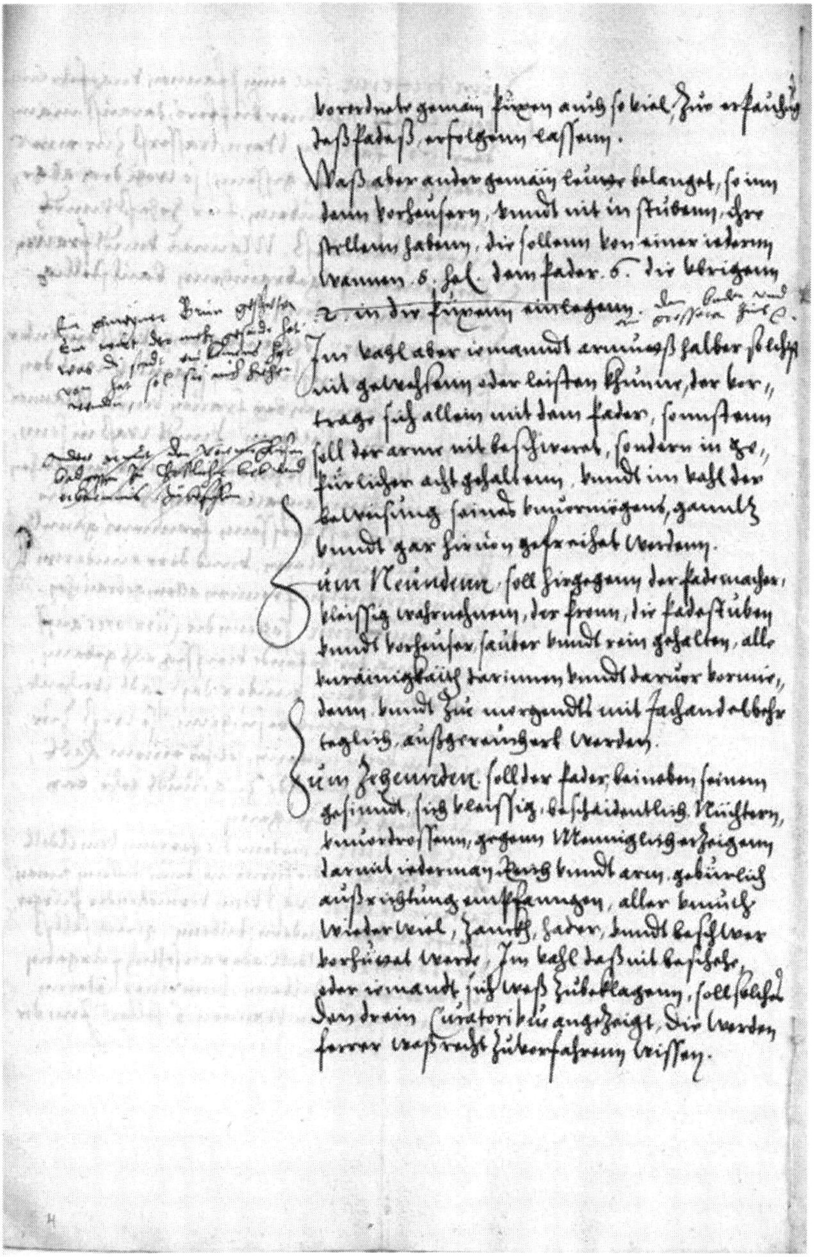

Badeordnung Landeck, S. 4

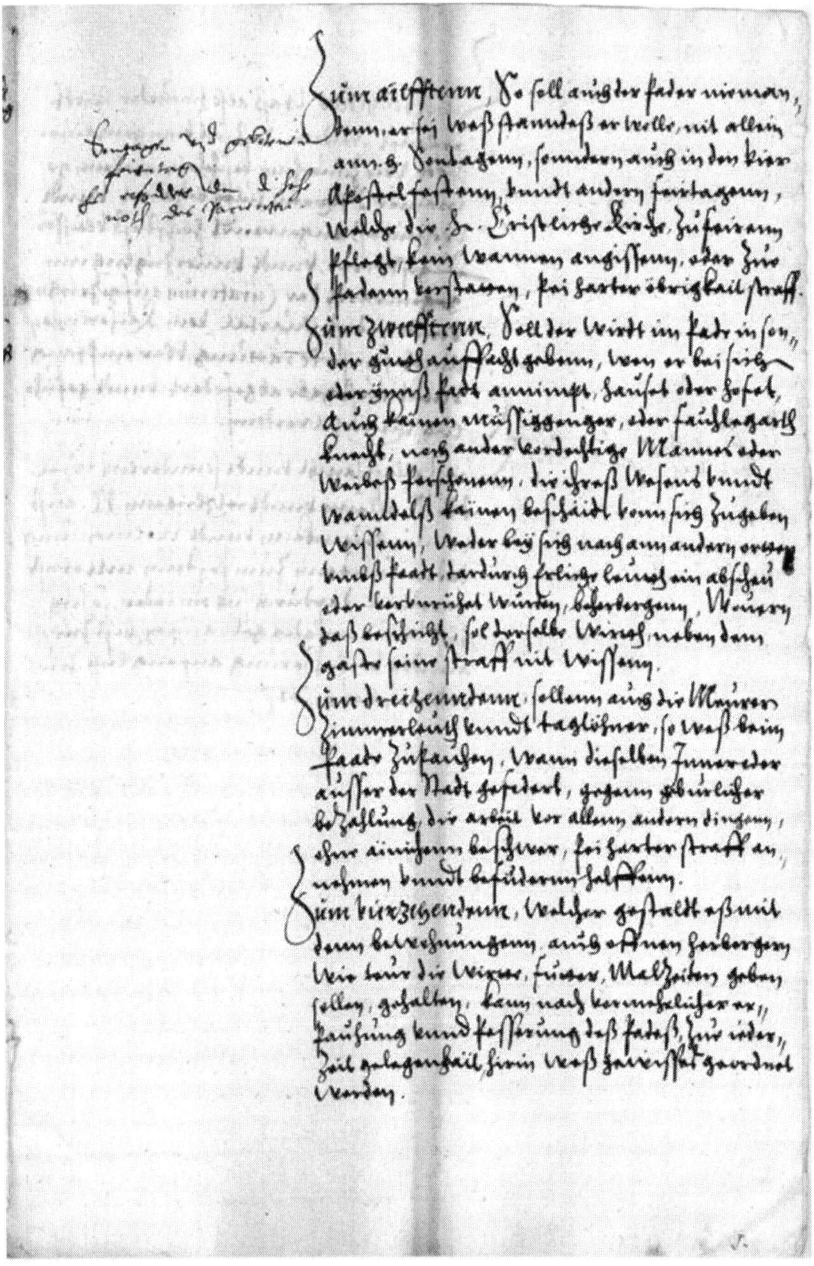

Badeordnung Landeck, S. 5

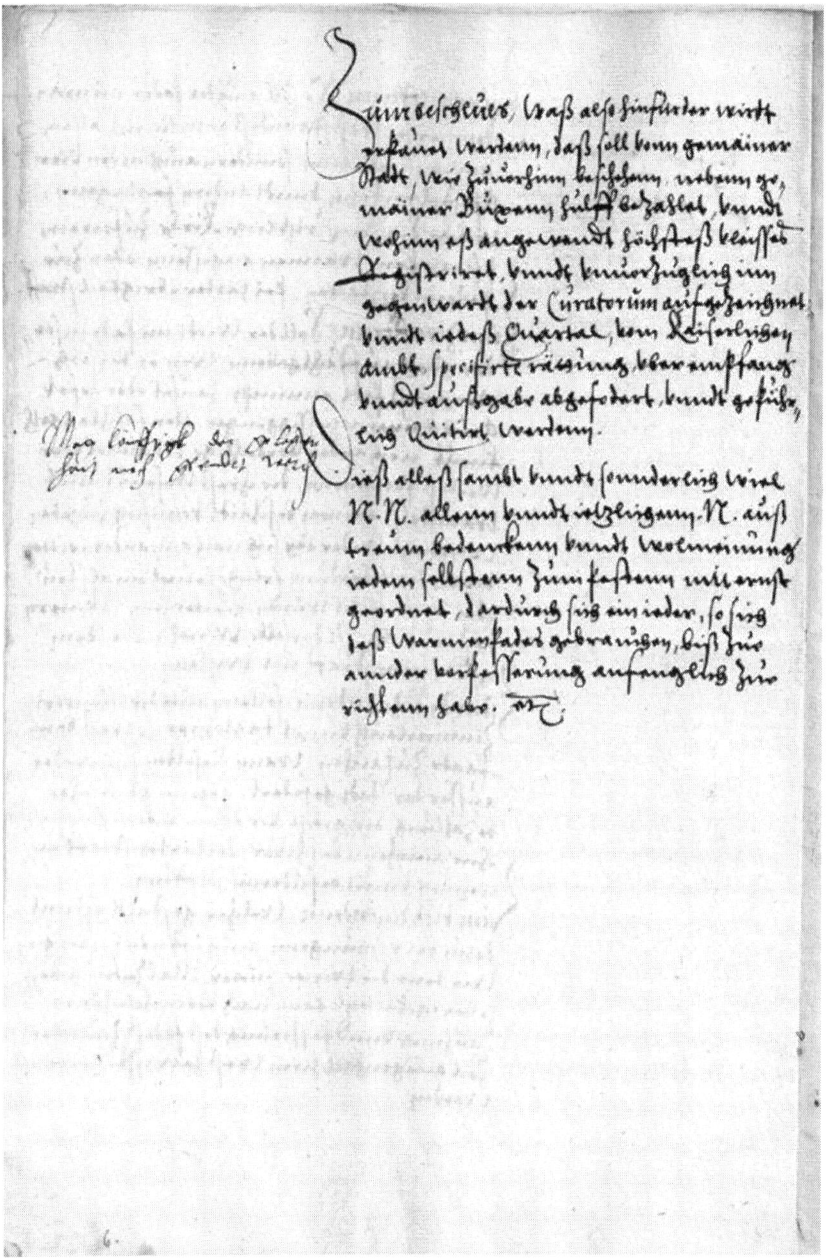

Zum beschlues, waß also hinfürter wirtt gefallen werden, daß soll von gemainer Statt, wie zuvorhin beschehen, neben gemainer Burgern hulff bezahlet, vnndt wohin eß angewendt, höchsteß vleisses Registrirt, vnndt vnuorzüglich im gegenwardt der Curatorum aufgezeichnet vnndt iedeß Quartal, vom Kaiserlichen Ambt specifirte rechnung vber empfang vnndt außgabe abgefodert, vnndt gebührlich Quitirt werden.

Diß alleß sambt vnndt sonderlich wirdt N.N. allen vnndt ietzlichen N. auß frembden badenden vnndt wolmainung iedem selbstem zum besten mit ernst geordnet, dardurch sich ein ieder, so sich deß Warmenbades gebrauchet, biß zur andern verfassung anfenglich zu richten habe.

6.

Badeordnung Landeck, S. 6

Badeordnung Landeck, S. 8

In komprimierter Form lassen sich der hier aufgeführten Darstellung wesentliche Punkte entnehmen, welche für die Administration sowie die Betreuung in und rund um die Anlage von Relevanz waren. Der unbekannte Autor bediente sich an dieser Textstelle offensichtlich der ab 1577 gültigen und 1601 noch einmal bestätigten wie auch teilweise aktualisierten Badeordnung für das Landecker Bad. Beiden uns lediglich in neuzeitlichen Abschriften vorhandenen Urkunden liegt wiederum ein uns heute erhaltenes Konzept für eine 'Badordnungk' zugrunde, welches mit hinterher hinzugefügten Streichungen, Korrekturen und Ergänzungen versehen ist, welches anfangs ohne Protokoll – d. h. i) ohne Anrufung Gottes, ii) ohne Nennung des Ausstellers wie auch iii) des Empfängers – ist und zum Schluß ohne Eschatokoll – d. h. ohne Subscriptio, Datierung sowie Segensspruch – bleibt.

Eingeleitet ist die 'Badordnungk' und damit auch der kontextuelle Teil mit einer Art von paränetischer Ermahnung, welche aus einer Tat-Folge-Beziehung[70] zwischen Sünde und Krankheit resultiert. Im praktisch gesamten medizinischen Diskurs tritt nämlich die Auffassung auf, daß der Mensch durch sein fehlerhaftes Benehmens eine Sünde gegen Gott begeht, anschließend durch Erkrankung bestraft und in Bekenntnis seiner Schuld, gottgefälliger Lebensweise und dank göttlicher Gnade genesen wird. Das Heilwasser wird dabei als ein dem Menschen zur Verfügung gestelltes Medikament gedeutet, welches dementsprechend therapeutisch einzusetzen sei; eine Vorstellung, daß *herr Gotth, auß sonnderlicher gnadt,* [...] *heilsame Mittel, zue deß Menschenn gesundthäit* [...] *geordnet* (Z. 1–3) hat und daß auch das *Warmepadt beÿ Lanndegg* als *zeittliche gabenn Gottiß, ordentlich, vornuftig, erbarlich vnndt messig gebraucht, auch vonn Menniglich inn Wirdenn vnndt ehrenn gehalten werde* (Z. 8–9).[71] Der Mißbrauch dieser Gabe – *allerhanndt böse Preuch, vnordnung vnndt Fahrlessigkeith* (Z. 11) – könnte jedoch Auswirkungen auf die Gesundheit haben. Die Beseitigung dieser *eingeschlichenn*[*en*] sozial-pathologisch geprägten Erscheinungen, über welche *beschwerliche klagen offterß vonn annsehlichenn leuttenn furgefallenn* (Z. 12) und Behebung baulicher Mißstände – berichtet wird über *grosse*[*n*] *abganng ann gebeuden, vnndt anndere Mengel beim Pade* (Z. 10) – waren dann die Hauptgründe für das Zustandekommen des Dokumentes, mit welchem auch die Absicht den betroffenen Personen zu verstehen gegeben wurde, *wie vnndt waß gestaldt eß mit dem Pade, iedermann zue besserer außrichtung, nutz vnndt frohmen hinfurder gehaltenn solle werdenn* (Z. 16f.). Diese Bekundung und adressierte Mahnung werden zum Schluß des Reglements (Z. 85–88) mit dem Hinweis *biß zue annder vorpesserung* (Z. 87) wiederaufgenommen.

Den Hauptteil der 'Badordnungk' und damit den Kern der Urkunde im eigentlichen Sinne stellen fünfzehn *artiggel* (*artg.* I–XV) als in einzelne Punkte gefaßte und thematisch abgeschlossene Textabschnitte dar. Wenn Georg Bopp in seiner bereits oben dargebotenen Charakteristik schreibt, *das eim jedern Herren sein An: vnd zugehörigen gute Ordnung für zuschreiben / vnnd darauff zuhalten von GOTT Macht vnnd Gewalt*

70 Siehe einführend HAAGE (2007), S. 803. Zu empfehlen sind auch die Arbeiten von SIEBENTHAL (1950) oder VOLLMER (2011).

71 Sehr ähnlich lautet auch die einleitende Stelle bei PANSA (1618), Kap. XII, S. 94f.: *GLeich wie Gott der Allmechtige ein jedes Land mit besondern Gaben verehret vnd geschmücket / vnd einem Landt nicht alles geben. Also hat er auch die heilsamen Brunnen hin vnd wieder reichlich ausgetheilet / das wir uns nicht zu beschweren / als wenn wir nicht mit genugsamen Mitteln versehen weren. Ebener massen hat Gott / als der oberste Medicus, die Graffschafft Glotz auch mit einem krefftigen Wildbade* [*sc. von Landeck*] *versehen* / [...]

gegeben ist,[72] so lag es primär im Interesse der Stadt Landeck, eine regulierte Verordnung zu beschließen, denn nach dem 1571/1572 erfolgten Kauf der dort liegenden Quelle sah sich der Gemeinderat verpflichtet, i) ein Kuratorium – *Dreÿ geschworne Perschonenn auß dem Radt vnndt der Gemäin* – mit weitreichenden Befugnissen zu ernennen,[73] ii) die inzwischen sehr verwahrloste Anlage, *nuhe mehr vor alterß anhero, grosser abganng ann gebeuden, vnndt anndere Mengel beim Pade vorblieben*, auf zeitgemäßen Stand zu bringen[74], iii) durchgehende Überwachung des baulichen Erhaltungszustandes[75] wie auch iv) der hygienischen Verhältnisse[76] und v) finanzielle Aufsicht[77] zu gewährleiten, vi) für die Regulierung des Badebetriebs,[78] vii) die Vermeidung interpersoneller Konflikte,[79] *aller vmuth wieder wiel, zanckh, hader, vnndt beschwer* [*zu*] *vorhütte*[*n*], viii) für die Taxierung[80] und zuletzt viii) für konkrete Gewerbeauflagen[81] zu sorgen. Was jedoch in Bezug auf die Darstellung G. Bopps fehlt und dabei auffällig ist, ist die Tatsache, daß im Gegensatz zu den aufgezählten Pflichten des Kuratoriums sowie des Bademeisters und -wirtes nähere Auflagen für den Badbesucher als die andere Adressatengruppe wie auch konkrete Angaben zur öffentlichen Präsentation,[82] somit die Art und Weise der Vermittlung des Inhaltes, im Regulativ ausgeklammert bleiben. Daß eine Ordnung *fein kurtz / ernstlich vnd verständlich vergrieffen* sein soll, wie G. Bopp

72 Bopp (1629), Teil 5, Kap. 3, S. 109.

73 *artg.* I (Z. 19–25), *artg.* II (Z. 26–29), *artg.* V (Z. 39–42), und *artg.* XV (Z. 80–84): Ernennung eines dreigliedrigen Kuratoriums, dessen Aufgabenverteilung und Kontrolle.

74 *artg.* III (Z. 30–33). Ein Kupferbehälter, *einn Pfannen*, für die Temperierung des nicht über genügend thermale Wärme verfügenden Badewassers ist zusammen mit drei mit Wannen ausgestatteten *Padestubenn* für *hoheß vnndt niederstanndeß, Mannes vnndt Frawen Perschonenn* in einem gutem baulichen Zustand, *bauhstellig*, zu halten.

75 *artg.* V (Z. 39–42.

76 *artg.* IV (Z. 34–38); *artg.* IX (Z. 55–57). Diese betreffen nicht nur die Zutrittsverweigerung zu dieser Heilquelle für Kranke *mit grossenn offenen, oder heimlichen abscheulichenn anfallendenn schädenn,* welchen ein gesonderter Brunnen zur Verfügung gestellt war, sondern auch die Pflicht des Baders, den *Pronn, die Padestuben vnndt vorheuser* hygienisch in Ordnung zu halten.

77 *artg.* I (Z. 19–25; *artg.* II (Z. 26–29); *artg.* XV (Z. 80–84). Diese beinhalten einzulegende *geldt Püxen*, Finanzen- und Baukostenführung und amtliche Kontrollaufsicht der vierteljährlichen Einnahmen, resp. Ausgaben.

78 Standes- und geschlechterorientierte Trennung im *artg.* III (Z. 30–33) für die *Padestubenn*; *artg.* IV (Z. 34–38) für *den Warmen Pronnen*, *artg.* IX (Z. 55–57) für die *vorheuser*; *artg.* XI (Z. 63–66) Schließung des Bades an kirchlichen Feiertagen.

79 *artg.* X (Z. 58–62).

80 *artg.* VI (Z. 43–47) Nennung der Höhe für die zu zahlende Taxe für jede eingegossene Wanne in allen drei vorhandenen Badestuben; *artg.* VII Bedienung *gemäin*[*er*] Besucher unter angegebener Taxe; *artg.* VIII (Z. 51–54) mögliche Gebührenbefreiung der Mittellosen.

81 *artg.* VIII (Z. 51–54); *artg.* IX (Z. 55–57); *artg.* X (Z. 58–62), und *artg.* XI (Z. 63–66) für den *Pademacher*; *artg.* XII (Z. 67–72) für den *Wirdt im Pade*; *artg.* XIII (Z. 73–76) für die vor Ort tätigen Handwerker.

82 Im Gegensatz zu diesem Befund findet sich im art. II, S. 119f., der Urkunde von 1577 folgende Information: *Da auch ettwan ein bade gast das register vnd die ordnung zu sehen begertte, sollen sie* [sc. drei geschworne Personen] *dieselben willig dargeben* [...], und *zuuorichtung* derselben sind *rat vnd Hülffe* bei dem Stadtrat vornehmlich zu suchen.

ebenfalls bemerkt, gilt bei dem Konzept nur bedingt und nicht in allen Fällen; erst im späteren Dokument werden die etwas vagen Informationen[83] verständlich gemacht.

Im Gegensatz zu ihrem direkten Vorgänger ist die offizielle, jedoch nur indirekt als Abdruck von Franz Albert[84] erhaltene Urkunde von 1577 autorisiert (Antonius Brus von Müglitz), lokalisiert (Bad Landeck) und datiert (21. Mai 1577), ihr Hauptteil läßt sich in insgesamt acht *artickel* (*art.* I–VIII) aufgliedern. Sie bietet möglichen Rückschluß auf die Textgenese der ersten Ordnung von Bad Landeck: Anton Brus[85] ließ *diese ordnung vnd artickell mit eigen Handen vnderschrieben* und mit *gewonlichen Insigeln verfertigen*, und zwar namentlich auch für Martin von Gerstmann[86] und Christoph von Schellendorf[87], wobei beide Autoritäten den *anfang gemacht haben* [88], d. h. die uns heute erhaltene handschriftliche Vorlage könnte durchaus aus deren Umfeld im böhmisch-schlesischen Raum stammen.[89] Darüber hinaus gewährt der Vergleich der Urkunde von 1577 mit ihrem undatiertem 'Badordnungk'-Konzept weitere wichtige Erkenntnisse über aufbaurelevante wie auch informationsbezogene Differenzen beider Textdenkmäler. Die in der Handschrift mit einem abgekürzten *N.* (Z. 25, Z. 85) gekennzeichneten zukünftigen Kuratoren wurden hier namentlich[90] erwähnt, die im Konzept nachträglich handschriftlich am Rande hinzugefügten Änderungen (Aktualisierungen der Gebühren, Auslassungen durch Streichungen, Ergänzungen, Ersetzungen)[91] wurden in der finalen Version vorgenommen.[92] Wenn auch um knapp die Hälfte an Abschnitten reduziert, macht sich die Mühe des Ausstellers doch bemerkbar, klare und umfassendere Informationen im späteren Regelwerk detaillierter zu vermitteln, einzelne Textbausteine durch die Zusammenlegung[93] eindeutig sinnvoller und damit auch lesefreundlicher zu gestalten. Jedoch gilt auch hier, daß primär Organisatorisches[94] wie auch die Badeangestell-

---

83 Dies betrifft vornehmlich *artg.* III (Z. 31–33) und *artg.* IV (Z. 34–35). Erst in der Urkunde von 1577 wird deutlich, daß laut *art.* IV, S. 120, *ein grosse geschrotene stuben erbauet werden, das also bey diesem bade drey vndeschidliche Badtstuben sein* und daß laut *Art.* VI, S. 120, um höhere Beachtung des Brunnens zu erlangen, und damit keiner *in gemeine also offen steht*, zwei weitere kaskadenähnliche Becken einzurichten sind.

84 ALBERT (1931a), S. 118–121.

85 Anton Brus von Müglitz (* 13. Februar 1518; † 28. August 1580), ab 1558 Bischof von Wien und ab 1561 Erzbischof von Prag.

86 Martin von Gerstmann (* 8. März 1527; † 23. Mai 1585), 1574–1585 Bischof von Breslau und Oberlandeshauptmann von Schlesien.

87 Christoph von Schellendorf (* um 1530/2; † August 1583), Kaiserlicher Rat und ab 1575 Landeshauptmann der Grafschaft Glatz.

88 Alle drei Zitate übernommen aus ALBERT (1931a), S. 121.

89 Ein möglicher Grund für Prag als Ausstellungsort wäre der Aufenthalt beider Geistlicher in Bad Landeck um die Entstehungszeit der Urkunde. Siehe ALBERT (1931a), S. 121–123, oder GÜTTLER (1999), S. 15.

90 *so sind* [...] *drey geschworne personen des Bades zu Landeck, mit Namen Valten Lehman, Peter Brewer, Michel Viebig Stattschreyber, geordnet*, so art. I, S. 119f.

91 *artg.* I; V, VI, VII; VIII; XI; XIV.

92 Bis auf *artg.* V, dessen Gültigkeit in der Urkunde von 1577 (*art.* I) festzustellen ist.

93 Dies betrifft primär *art.* I und VII, S. 119f der Urkunde von 1577, wo die Vorgaben für das Kuratorium und den Bader in einem Textabschnitt im Vergleich zum Konzept behandelt werden.

94 Im *art.* VIII, S. 120f. steht, daß jeder Samstag als Abrechnungstag für die Nutzung *des bades vnd der wannen* gilt. Zudem bleibt zwar die Aufteilung der Besucher im Brunnen im *artg.* IV auch im

ten[95] und nicht deren Kunden angesprochen werden. Deutlicher wird zudem die Mühe, den Vermögenden ihren Aufenthalt in Bad Landeck so angenehm wie möglich zu machen.[96]

6. Zusammenfassung

Der Begriff 'Badeordnung' läßt sich anhand der einschlägigen balneologischen Fachliteratur des 16. und 17. Jahrhunderts in einen dezidiert sozialpolitisch-wirtschaftlichen wie auch medizinisch-heilsgeschichtlichen Kontext einordnen; mit der fortschreitenden Reformation kam jedoch eine dritte, diesmal primär religiös geprägte Bedeutung hinzu, die eine Art „Vergeistlichung" des Badebesuchs durch angepaßte „Brunnenlieder"[97] und durch zu singende „Christliche Gebete" zu erzielen suchte.[98] Damit wurde ein komplexes System, eine *gute Ordnung vnd Politische Gesetz*, erschaffen, in welchem sich einzelne für den menschlichen Körper sowie dessen Geist angenomme förderliche Maßnahmen vereinigten und welches gleichzeitig gesellschaftliche Interaktionen lenkte, *damit* [*man*] *mennigklichen wisse / wessen man sich in eim vnd andern zuverhalten / vnd desto besser Badordnung gepflogen vnd erhalten werden möge.*[99] Gerade der zuletzt

art. VI, S. 120 bestehen, jedoch soll im Gegensatz zu *artg.* III. und VII auch der *gemeine man* laut *art.* IV, S. 120 in der Badestube bedient werden.

95 Die auf den Bader, resp. Wirt auferlegten Erwartungen im *art.* VII, S. 120 der Urkunde von 1577 stimmen mit den artg. X–XII weitestgehend überein, jedoch soll er zudem i) *etwan ein geschickter balbierer oder verständiger bader sey*[*n*], *vnd den leutten ierer notturfft nach zu ratten wiesse*[*n*], ii) *insonderheit aber* [...] *zu keiner Gotteslesterung nit stille schweigen, sondern anzeigen, das es der ortten bey straff verbotten ist, vnd die leut vermanen, das sie dieser Göttlicher gaben sich lieber in Gottes furcht, mit Dancksagung gebrauchen* und iii) *richtigen bescheitt von inen* [*sc. strulchen vnd vmbluffende gesellen*] *nemen, vnd das befunden, das sie des bades nit bedürffen vnd sonst vergebens da ligen wellten,* [...] *sie mit bescheidenheit abweysen,* [...] *damit andere nit perturbirt oder gehindert werden.* Wie im *artg.* I soll auch laut *art.* I, S. 119 der Urkunde von 1577 *eine wolverwartte blechene büchsen*, jedoch mit 2 Schlössern, angefertigt und ein Einnahmen- sowie Ausgabenregister geführt werden. Die Aufgabenverteilung der Kuratoren ist im Gegensatz zu *artg.* II bei der Geldverwaltung geändert (einer verwahrt die Kasse, der andere zwei Schlüssel, der dritte das Register). Die Kuratoren werden vom Glatzer Hauptmann ernannt, bestätigt, abberufen; zudem deren Ersatz festgelegt. Deren Aufgaben und Kompetenzen sind wie im *artg.* V und XV. beibehalten, jede neue Investitionsmaßnahme ist aber vom Hauptmann zu bewilligen.

96 Der *art.* V, S. 120 hebt das Entwicklungspotenzial der Badeanlage hervor und betont, daß die Bedürfnisse der *grosse*[*n*] *Herren* insbesondere zu beachten sind, denn die größten Einnahmen, *eine gebürliche Zinse*, von diesen erhoben werden.

97 Als Beispiel kann hier die 'Seelen-Ergetzung', eine Sammlung der sechzehn gereimten, auf bestimmte Melodien zu singenden „Geistlichen Lieder" von PAULI (1674) genannt werden, in welcher sich der evangelische Theologe und Prediger Christian Pauli (1625–1696) vor allem auf den geistlich-paränetischen Aspekt einer Badenfahrt an die Hirschbergischen wie auch Landeckischen Quellen konzentriert.

98 Von frühen Werken sind GRASECCIUS (1607), Teil 2, Kap. 11, S. 444–459, mit einem religiös geprägten Nachtrag – vgl. HEßELMANN (2005) – und SCHWENCKFELDT (1607), S. 147–154, mit einem 'Bitt- und Dankgebet' zu erwähnen, welcher in späteren Schriften schlesischer, mittelfränkischer und niederbayerischer Provenienz von WOLTER (1663), ANON. (1683), ANON. (1694), LOELIUS (1682) oder LEHNER (1669) wieder erscheint.

99 BOPP (1629), Teil 5, Kap. 3, S. 108, und Kap. 5, S. 114.

genannte und durch eine *gubernatio aristocratica*[100] geprägte Bereich sollte ansatzweise am Beispiel eines frühneuzeitlichen Regelwerkes aus Bad Landeck in Schlesien behandelt werden.

Summary: '*Ordnunge des Warmen bades beÿ Landeck*'. The concept for one of the oldest spa reglementations in Silesia

In the concept of 'Badeordnung', in its socio-political-economic context of the early modern period, social interaction and economic-operational aspects are united in one public place, the so-called "Wildbad". This complex system, the *gute Ordnung vnd Politische Gesetz*, is presented here using the example of the now uniquely preserved concept of official ordinance from Bad Landeck in Silesia.

Literatur

AELURIUS (1625): Georgius Aelurius, Glaciographia, Oder Glätzische Chronica, 1625

ALBERT (1931a): Franz Albert, Bad Landecks älteste Badeordnung (1577), Glatzer Heimatblätter. Zeitschrift des Vereins für Glatzer Heimatkunde, 17, 3 / 4 (1931), S. 117–124

ALBERT (1931b): Franz Albert, Landecks Badeordnung vom Jahre 1601, Glatzer Heimatblätter. Zeitschrift des Vereins für Glatzer Heimatkunde, 17, 3/4 (1931), S. 145–147

ANDREE (2013): Christian Andree, Vom Baden im historischen Europa und seinen schlesischen Bezügen, Jahrbuch der Schlesischen Friedrich-Wilhelms-Universität zu Breslau, 51/52 (2010/11) [2013], S. 31–44

ANON. (1576): Anon., Kurtze Summarische Beschreibung Reimenweiß verfasset / des Bads zu Blumerschs / so in Lothringen / neun meil wegs hinder Thann gelegen, Basel 1576

ANON. (1585): Anon., Vom Wildtbad Abbach. Was dasselb für Krafft / Natur vnd Aigenschafft / Auch für was Defect vnd Kranckheiten es dem Menschen nutz vnd dienstlich sey. Mit angehenckter Badordnung / wie man dasselb nutzlich gebrauchen soll, Straubing um 1585

ANON. (1678): Anon., Balneum Emsianum, Das ist: Warhaffte Beschreibung deß hochfürlichen Schwebelbadts / vnfehrn von Embs gelegen, [...]. Sampt einer Badordnung / [...], Hohenems 1678

ANON. (1683): Anon., Kurtze und einfältige Doch Nothwendige Instruction Und Badbeschreibung / Was deß Landeckischen Warmen-Bades Natur / Art und Eigenschafft / Krafft und Würckung sey. Wie es recht und nützlich zu gebrauchen / Auf was vor eine Diaet darinnen zu halten, Glatz 1683

ANON. (1694): Anon., Kurtzer Unterricht Was Des alten Landeckischen Warmen-Bades Vrsprung / oder Erfindung / Alter / Situation, Natur / Arth / Eigenschafft / Krafft und Würckung sey, Glatz 1694

ANON. (1700): Anon., Das Wunder-Bad zu Boll, in: ANON., Würtembergischer Wasser-Schatz, Das ist: Eine Beschreibung Der vornehmsten Würtembergischen Bäder, [...]. Dabey absonderlich verfasset Das Wunder-Bad zu Boll [...], Ulm um 1700

ANON. (1714): Anon., Ausführliche Beschreibung Des Bades zu Boll, o. O. 1714

ANON. (1770): Anon., Badeordnung und Verhalten bey einem vernünftigen Gebrauche der Gesundbrunnen in den Churfürstlich Sächsischen Landen, zum Besten der Bade- und Brunnengäste abgefasset, Leipzig 1770

ANON. (1886): Anon., Das eisenhaltige Mineralbad Enggistein bei Worb (Kanton Bern), Biel 1886, S. 13–17

ANON. (1898): Anon., Aus uralter Zeit. Badeordnungen aus dem Gyrenbad bei Turbenthal, Schweizer Hotel-Revue 7, 44 (1898), S. 1

BANNERTH (1838): Florian Bannerth, Die Heilquellen zu Landeck in der Grafschaft Glatz, Breslau 1838

100 *Man helt im Land Schlesien gut Regiment. Die Rähte in Stätten halten die Bürger durch gute Gesetz / vnd mit einer Aristocratischen Verwaltung etlicher vorgesetzter Personen / in guter Zucht*, so CURAEUS (1585), Teil 2, S. 12.

BAUDIS (vor 1595): Joachim Baudis, De Thermarum Hirsbergensium viribus, in: Martin Pansa, BadOrdnung / Das ist: Kurtzer vnd allgemeiner Bericht / Von den Warmen Bädern vnd jhren Eigenschafften: […] Darbey auch insonderheit die Arth / Eigenschafft vnd Tugend des Hirschbergischen Warmen Bades in Schlesien / so wol auch des Landeckischen Warmen Bades in der Graffschafft Goltz gelegen / […], Leipzig 1618, S. 67–70.

BAUHIN (1598): Johann Bauhin, Historia Novi Et Admirabilis Fontis Balneiqve Bollensis In Dvcatv VVirtembergico ad acidulas Goepingenses, Mömpelgard 1598

BAUHIN (1602): Johann Bauhin, Ein New Badbuch / Vnd Historische Beschreibung / Von der wunderbaren Krafft vnd würckung / des WunderBrunnen vnd Heilsamen Bads zu Boll / nicht weit vom Sawrbrunnen zu Göppingen / im Hertzogthumb Würtemberg, Stuttgart 1602

BADER (1868): Josef Bader, Badordnung im Glotterthal, Zeitschrift für die Geschichte des Oberrheins 21 (1868), S. 248–251

BITZ (1989): Matthias Bitz, Badewesen in Südwestdeutschland 1550 bis 1840. Zum Wandel von Gesellschaft und Architektur, Idstein 1989 (= Wissenschaftliche Schriften, 9; Geschichtswissenschaftliche Beiträge, 108)

BOCK (1550): Hieronymus Bock, Bader Ordnung / Durch Hieronymum Bock / auß den Hochgelerten Hippocrate vnd Barptholomeo Montagnana / sampt andern auffs kürtzest / allen frommen Badern zů trost / ins Teutsch gestelt, Straßburg 1550

BOPP (1629): Georg Bopp, Trifons Adlholzianus antipodagricus, Das ist: Historische unnd Medicinalische Hydrographia oder Wasserbeschreibung, Deß […] Wildtbadts Adelholzen, Im ChurFürstl. Hertzogthumb Obern Bayrn gelegen, Salzburg 1629

BOSSERT (1879): Gustav Bossert, Badordnung für das Bad Mainhardt, Württembergische Vierteljahrshefte für Landesgeschichte 2 (1879), S. 254

BRANGER (1905/06): Erhard Branger, Verordnung über das Bad Pfäfers vom Jahr 1603, Schweizerisches Archiv für Volkskunde 9 (1905/1906), S. 150–154

BÜCHNER (2014): Robert Büchner, Im städtischen Bad vor 500 Jahren. Badhaus, Bader und Badegäste im alten Tirol, Wien - Köln - Weimar 2014

BURGHART (1744): Gottfried H. Burghart, Historisch- Physicalisch- und Medicinische Abhandlung, Von Den warmen Bädern Bey Land-Ecke, In der Königlich Preußischen zum Hertzogthum Schlesien gehörigen Graffschafft Glatz gelegen, Breslau 1744

CIĘKOWSKI (2008): Wojciech Ciękowski, Lądek Zdrój, Wrocław 2008

CRATO (1591a): Johannes Crato, De praecautione Colici doloris pro quodam Nobili viro, in: Consiliorum et Epistolarum medicinalium, Liber, […], 1 (1591), S. 81–88

CRATO (1591b): ders., Consilivm XVI. In Podagra pro quodam generoso Domino, in: Consiliorum et Epistolarum medicinalium, Liber, […], 1 (1591), S. 123–127

CRATO (1592): ders., In nimia alui lubricitate, et menstruis, tum rubris, tum albis immodice fluentibus, pro quadam generosa Domina, in: Consiliorum et Epistolarum medicinalium, Liber, […], 3 (1592), S. 224–227

CURAEUS (1585): Joachim Curaeus, Chronica Deß Landes Schlesien, Frankfurt a. M. 1585

DAHM (1984): Inge Dahm, Rund um die Gebrauchsanweisungen der Badener Thermen von 1619, 1683, 1730, Badener Neujahrsblätter 59 (1984), S. 44–65

DĘBICKI (2000a): Jacek Dębicki, Zagadnienie higieny zdrojowej w dolnośląskich i kłodzkich uzdrowiskach sudeckich w XVII–XVIII wieku, Śląski Kwartalnik Historyczny Sobótka, 55, 3 (2000), S. 443–458

DĘBICKI (2000b): ders., Uzdrowiska Ziemi Kłodzkiej do końca XVIII wieku, in: Wojciech Ciężkowski, Jacek Dębicki und Ryszard Gładkiewicz, Zdroje ziemi kłodzkiej: historia, przyroda, kultura, przyszłość, Kłodzko - Wrocław 2000, S. 13–32

DĘBICKI (2005): ders., Kulturowe aspekty sudeckich uzdrowisk obecnego regionu dolnośląskiego w XVII–XVIII wieku, Toruń 2005

DOBRAS (2005): Werner Dobras, Das Balneum Emsianum – Eine Badeordnung von Hohenems aus dem Jahre 1678, in: Norbert Schnetzer [Hrsg.], freye khunst. Die Anfänge des Buchdrucks in Vorarlberg, Graz 2005 (= Schriften der Vorarlberger Landesbibliothek, 11), S. 270–283

ETSCHENREUTTER (1571): Gallus Etschenreutter, Aller heilsamen Bäder vnd Brunnen Natur / krafft / tugendt / vnd würckung / so in Teutschlanden bekandt vnd erfahren, Straßburg 1571

FALKIEWICZ/STARZEWSKA (1975): Antoni Falkiewicz und Maria Starzewska [Hrsgg.], Uzdrowiska dolnośląskie i ich okolice. Balneologia, historia, przyroda, sztuka, Gdańsk - Kraków - Warszawa - Wrocław 1975

FISCHER (1992): Wolfgang Fischer, Das Medizinalwesen der Reichsstadt Wangen im Allgäu unter besonderer Berücksichtigung der Badeordnungen und Bestallungsurkunden, med. Diss. Ulm 1992

FISCHER/STUCKART (1819): Christian Fr. Em. Fischer und Carl Fr. Stuckart [Hrsgg.], Zeitgeschichte der Städte Schlesiens, Bd. III, Schweidnitz 1819

FÜRBETH (2004): Frank Fürbeth, Heilquellen in der deutschen Wissensliteratur des Spätmittelalters. Zur Genese und Funktion eines Paradigmas der Wissensvermittlung des „Tractatus de balneis naturalibus“ von Felix Hemmerli und seiner Rezeption. Mit einer Edition des Textes und seiner frühneuhochdeutschen Übersetzung, Wiesbaden 2004

GRAF (1985): Klaus Graf, Solidarität und Erinnerung. Beobachtungen zur Ordnung der Gmünder Badstubenbruderschaft aus dem Jahr 1386, Einhorn-Jahrbuch 12 (1985), S. 126–135

GRASECCIUS (1607): Georg Graseccius, Fons Salvtis Scatebra Petrina, Straßburg 1607

GROSCH (1995): Waldemar Grosch [Bearb.], Schlesisches Städtebuch, in: Peter Johanek und Heinz Stoob [Hrsgg.], Deutsches Städtebuch.Handbuch städtischer Geschichte, Stuttgart 1995

GRUBEMANN (1656): Laurentius Grubenmann, Beschreibung [...] deß nutzlichen vnd hailsamben Laimenawer Badwassers / die Badhutten genandt / bey dem Dorff Laimenaw [...], Konstanz 1656

GUARIENT (1704): Franz A. von Guarient [Hrsg.], Codicis Austriaci Ordine Alphabetico Compilati Parsa ..., Wien 1704, Teil 1, S. 146–151

GUARINONIUS (1610): Hippolytus Guarinonius, Die Grewel der Verwüstung Menschlichen Geschlechts, Ingolstadt 1610

GÜTTLER (1999): Johannes Güttler, Bad Landeck in Schlesien. Ausgewählte Daten zur geschichtlichen Entwicklung seit 1264, Hörstel-Riesenbeck 1999

HAAGE (2007): Bernhard D. Haage, Krankheit als Strafe für Sünde, in: Werner E. Gerabek, Bernhard D. Haage, Gundolf Keil und Wolfgang Wegner [Hrsgg.], Enzyklopädie Medizingeschichte, Berlin - New York 2005, S. 803.

HALAUNBRENNER (1928): Karl Halaunbrenner, Eine Badeordnung von 1686, Das Rote Kreuz 36, 11 (1928), S. 297f.

HECKEL (1731): Johann Fr. Henckel, Zweyte Fortsetzung von Berg-Gießhübelischen Brunnen, Dresden 1731

HERZIG / RUCHNIEWICZ (2006): Arno Herzig und Małgorzata Ruchniewicz, Geschichte des Glatzer Landes, Hamburg 2006

HEßELMANN (2003): Peter Heßelmann, „Es gung so Kurraschy her!“ Die Literarisierung der Griesbacher und Peterstaler Sauerbrunnen bei Moscherosch und Grimmelshausen, in: Simpliciana. Schriften der Grimmelshausen-Gesellschaft 25 (2003), S. 187–220

HEßELMANN (2005): ders., Unbeachtete oberrheinische Bäder-Lyrik aus dem 17. Jahrhundert. Elias Schads Gedicht über Peterstal und Griesbach (1607) und Johann Matthias Schneubers „Uber die Saurbronnen mißbräuch“ (1655/56), in: Die Ortenau. Veröffentlichungen des Historischen Vereins für Mittelbaden 85 (2005), S. 345–360

HOFMAN (1569): De Thermis Hirschbergensibus, in: Johannes Crato, Consiliorum et Epistolarum medicinalium, Liber, [...], 1 (1591), S. 240–258

HORN (2003): Sonia Horn [Bearb.], Normative Quellen zum niederösterreichischen Gesundheitswesen in der frühen Neuzeit. Ergebnisbericht OeNB-Projekt Nr. 8706, Wien 2003

ISELI (2009): Andrea Iseli, Gute Policey. Öffentliche Ordnung in der Frühen Neuzeit, Stuttgart 2009

JAEGER; (1917): Rudolf Jaeger, Alte Badeordnung des Bades zu Pfäfers, Annalen der Schweizerischen Gesellschaft fuer Balneologie und Klimatologie (1917), S. 70–76

KAUFMANN (2009): Pius Kaufmann, Gesellschaft im Bad. Die Entwicklung der Badefahrten und der „Naturbäder" im Gebiet der Schweiz und im angrenzenden südwestdeutschen Raum (1300–1610), Zürich 2009

KEIL (1709): Andreas Keil, Johannes Pyrmontanus, Fons Sacer, Das ist: Beschreibung Des Wunderbaren und Welt-berühmten Heil-Brunnens / Gelegen in der Herrschafft Pyrmont, Hannover 1709

KNÖRING (1700): Franz X. von Knöring, Viaticum Balneantium. Das ist: Neu erholde Bad-Ordnung. Jn welcher Aller denckwürdig in Pusterthall sich befindenden mineralischen Bad-Wässern eigentliche Natur, vnd Eigenschafft außführlich beschriben wird, Brixen 1700

KOLWECK (1631): Johann Kolweck, Tractat Von deß überauß Heylsamen / Weitberühmten / selbst warmen / Vnser LJEBEN FRAWEN PFEFERS BAD / inn Ober SCHWEJTZ gelegen / wunderthätiger Natur / Art / Eygenschafft / Tugent / Krafft vnd Würckungen, Dillingen 1631

KREMER (1693): Adam Fr. Kremer, Fons Salutaris, Seu Descriptio Fontium Medicatorum, In Comitatu Glacensi, prope Civitatem Landecensem, in Oberthalheimb calide scaturientium, Wien 1693

KREMER (1694): ders., Heylsamer Brunn / Oder: Kurtze Beschreibung / Der gesunden Mineralischen Wassern / Welche in der Graffschafft Glatz / zu Oberthalheim [...] herausfliessen, Wien 1694

LANGNER (1872): Otto Langner, Bad Landeck. Ein Handbuch für Kurgäste und Touristen, Glatz 1872

LEHNER (1669): Johann Lehner: Balnei Abacensis In Bavaria inferiore nova descriptio. Das ist: Kurtze Beschreibung Des Wildbads zu Abach in nieder Bayrn, Regensburg 1669

LOELIUS (1682): Johannes L. Loelius, Hygia Weihenzellensis, Oder: Weihenzellischer Heil- und Wunder-Bronnen [...] in dem Dorff Weihenzel, Nürnberg 1682

MARSCH (2009): Angelika Marsch, Kur- und Badeorte Schlesiens – einst und jetzt. Śląskie kurorty i zdroje dawniej i dziś, Würzburg 2009

MEHRING (1914): Gebhard Mehring, Badenfahrt. Württembergische Mineralbäder und Sauerbrunnen vom Mittelalter bis zum Beginn des 19. Jahrhunderts, Stuttgart 1914

MIEDLER-LEIMER (1998): Susanne Miedler-Leimer, „... ob er auch in der Kunst der Wundtarzney genuegsamb erfahrn sey." (Kremser Badeordnung von 1633, fol. 35/R). Bader und Wundärzte im frühneuzeitlichen Tal Wachau (1523–1679), phil. Diss. Wien 1998

MOGALLA (1798): Georg Ph. Mogalla, Die Bäder bey Landeck, Breslau - Hirschberg - Lissa 1798

MOLLWO (1905): Carl Mollwo [Hrsg.], Das rote Buch der Stadt Ulm, Stuttgart 1905

MONQUENTIN (1686): Peter L. von Monquentin, Thermologia Badavino-Austriaca. Das ist: Kurtze jedoch warhaffte Beschreibung [...] Deß Heylsamben Bad-Wassers / Zu Baden allhie in Nider-Oesterreich, Wien 1686

MUSIL (2007): František Musil, Kladsko, Praha 2007

PANSA (1618): Martin Pansa, BadOrdnung / Das ist: Kurtzer vnd allgemeiner Bericht / Von den Warmen Bädern vnd jhren Eigenschafften: [...] Darbey auch insonderheit die Arth / Eigenschafft vnd Tugend des Hirschbergischen Warmen Bades in Schlesien / so wol auch des Landeckischen Warmen Bades in der Graffschafft Goltz gelegen, Leipzig 1618

PANTALEON (1578): Heinrich Pantaleon, Warhafftige vnd fleissige beschreibung der Vralten Statt vnd Graueschafft Baden / sampt jhrer heilsalmen warmen Wildbedern / so in der hochloblichen Eydgnoschafft inn dem Ergöw gelegen, Basel 1578

PARACELSUS (1535): Paracelsus, Von dem bad Pfeffers, in Oberschwiz gelegen, tugenden, kreften und wirckung, ursprung und herkomen, regiment und ordinanz. Pfäfers 1535, in: Karl Sudhoff [Hrsg.], Theophrast von Hohenheim gen. Paracelsus medizinische naturwissenschaftliche und philosophische Schriften, IX: „Paramirisches" und anderes Schriftwerk der Jahre 1531–1535 aus der Schweiz und Tirol, München 1925, S. 639–659

PAULI (1674): Christian Pauli, Deliciae Thermarum, Oder Seelen-Ergetzung / Bey Hirschbergisch- und Landeckischer Warmen-Bades-Cur, Brieg um 1674

PAWLĘGA (2017): Tomasz Pawlęga, Lądek-Zdrój. Na szlakach kulturowych Dolnego Śląska, Lądek Zdrój 2017

PAYER (1522): Wenceslaus Payer, Tractatus De Termis Caroli Quarti, 1522

PFISTER (1953): Hedwig Pfister, Bad Kissingen bis zum Ende des 16. Jahrhunderts. Eine medizin- und badegeschichtliche Studie, med. Diss. Würzburg 1953

PICTORIUS (1565): Georg Pictorius, Badenfartbüchlein. Gantz kurtzer bericht von allerhand einfachten / vnd acht vnd dreissig componierter mineralischen teutsches lands wildbädern / wie man im baden vnd darvor / Ordnung halten solle / welchen baden gut / vnd welchen böß / von der bäder diet / vnd wie man allen zufalen die sich gemeinlich den badenden zutragen / begegnen soll, Frankfurt a. M. 1565

RENGGLI (1980): René Renggli, Badeordnung und ärztliche Consilien aus Bad Fideris in Graubünden um 1650, med. Diss. Basel 1980

RENZ (1874): Wilhelm Th. Renz, Das Wildbad im Königreich Württemberg wie es ist und war, Wildbad 1874

RUMPEL (1995): Sabine Rumpel, Der Einfluß der Obrigkeit, in: Gemeinde Boll [Hrsg.], Bad Boll 1595–1995: Vom herzoglichen Wunderbad zum Kurort, Weißenhorn 1995, S. 78–86

RYFF (1544): Walther H. Ryff, Spiegel vnd Regiment der Gesundtheit. Fürnemlich auff Land / Gebreuch / Art / vnd Complexion der Teutschen gerichtet, Frankfurt a. M. 1544

RYFF (1549): ders., Newe heilsame vnnd nutzliche Baden fart, Würzburg 1549

SCHILLING (1625): Samuel Schilling, Vom landeckischen warmen Bade, in: Jacob Schickfus [Hrsg.], New Vermehrte Schlesische Chronica vnnd Landes Beschreibung, Leipzig 1625, Buch IV, S. 22–31

SCHMUZ (1665): Michael R. Schmuz, Newe Wunder beschreibung. Deß Wilt / Oder Waltbads zu Pfeffers, Neuburg/Donau 1665

SCHOBER (2019): Sarah-Maria Schober, Gesellschaft im Exzess: Mediziner in Basel um 1600, Frankfurt a. M. - New York 2019

SCHWARZ (1907): Benedikt Schwarz, Eine Badstubenordnung vom Jahre 1503, Neues Archiv für die Geschichte der Stadt Heidelberg und der rheinischen Pfalz 7 (1907), S. 75–80

SCHWENCKFELDT (1600): Caspar Schwenckfeldt, Stirpium et Fossilium Silesiae Catalogvs. In quo praeter etymon, natales, tempus; Natura et vires cum varijs experimentis assignantur: […], Leipzig 1600

SCHWENCKFELDT (1607): ders., Hirschbergischen Warmen Bades / in Schlesien vnter dem Riesen-Gebürge gelegen / Kurtze vnd einfältige Beschreibung, Görlitz 1607

SIEBENTHAL (1950): Wolf von Siebenthal, Krankheit als Folge der Sünde. Eine medizinhistorische Untersuchung, Hannover 1950

SPIELVOGEL (2017): Izabela Spielvogel, Przemiany w architekturze europejskich uzdrowisk, Opole 2017

STROBELBERGER (1629): Johann Stephan Strobelberger, Kurtze Instruction vnd Bad Regiment. Wie das Käiser Carls Bad sampt guter Diaet zu gebrauchen, Karlsbad 1629

SUDHOFF (1919): Karl Sudhoff, Aus der Badeordnung zu Neuburg an der Donau, von 1608, Mitteilungen zur Geschichte der Medizin und der Naturwissenschaften, Leipzig 18 (1919), S. 366

TRIERENBERG (1982): Heinrich Trierenberg, Heimat Schlesien. Sudetenvorland. Von Görlitz bis Neisse – Wiedersehen mit dem Schlesierland, Mannheim 1982

VERNER (2021): Aleš Verner, 'Des Hirschbergischen Warmen Bades Beschreibung' (Görlitz 1607) von Caspar Schwenckfeldt. Edition, Kommentar und Untersuchung eines balneologischen Fachtextes der frühen Neuzeit, Frankfurt a. M. 2021

VERNER (2022): ders., „Wie dies Bad stimme mit den Benachtbarten Bädern" – Ein schlesisches Beispiel für gelehrte Diskussion im balneologischen Diskurs der Frühen Neuzeit, in: Gerhard Aumüller und Andreas Hedwig [Hrsgg.], Regionale Medizingeschichte. Konzepte – Ergebnisse – Perspektiven, Marburg (2022), S. 319–342

VOLKMER (1882/83): Franz Volkmer, Materialien zur Geschichte von Landeck, Vierteljahrsschrift für Geschichte und Heimatskunde der Grafschaft Glatz 2 (1882/1883), S. 217–226

VOLLAND (1993): Bettina Volland, „darinn er ligt wie ein schwein tag und nacht“. Heilbäder im späten Mittelalter und in der frühen Neuzeit an den Beispielen von Fideris und Fläsch, Bündner Monatsblatt. Zeitschrift für Bündner Geschichte, Landeskunde und Baukultur 3 (1993), S. 158–189

VOLLMER (2011): Matthias Vollmer, Sünde – Krankheit – „väterliche Züchtigung“. Sünden als Ursache von Krankheiten vom Mittelalter bis in die Frühe Neuzeit, in: Albrecht Classen [Hrsg.], Religion und Gesundheit. Der heilkundliche Diskurs im 16. Jahrhundert, Berlin - Boston 2011. S. 261–286

WEBER (1636): Philipp Weber, Thermae Wisbadenses, Das ist: Eygentliche Beschreibung deß Wißbades / darinnen erzehlet werden / dieses Badts Antiquiteten, Nutzbarkeiten / Ordnung zu baden / […], Frankfurt a. M. 1636

WEBER (1996): Matthias Weber, Die schlesischen Polizei- und Landesordnungen der Frühen Neuzeit, Köln - Weimar - Wien 1996

WECZERKA (2003): Hugo Weczerka [Hrsg.], Schlesien, in: Handbuch der Historischen Stätten, 2. Aufl. Stuttgart 2003

WEDEKIN (1857): Eduard. L. Wedekin, Geschichte der Grafschaft Glatz, Neurode 1857

WEECH (1874): Friedrich von Weech, Zur Geschichte der Renchbäder Antogast, Freiersbach, Griesbach und Petersthal, Zeitschrift für die Geschichte des Oberrheins 28 (1874), S. 438–466

WEHSE (1888/89): Karl Wehse, Verzeichnis derjenigen Druckwerke, welche ganz oder teilweise über Bad und Stadt Landeck handeln, Vierteljahrsschrift für Geschichte und Heimatskunde der Grafschaft Glatz 6 (1888/1889), S. 267–273

WITTICH (1589): Johannes Wittich, Aphoristischer Extract Vnd kurtzer Bericht / des Mineralischen Sawerbruns zu Kissingen / […] Von seiner Krafft vnd Wirckunge / Auch zu was Kranckheiten derselbe / beides mit Trincken vnd Baden dienstlichen. Jtem: Zu welcher Zeit im Jhar / Vnd mit was Maß / Ordnung vnd Diet er zu gebrauchen sey, Erfurt 1589

WOLTER (1663): Gualterus Ambrosius Wolter, Kurtze und einfältige Doch Nothwendige Instruction Und Bad-Beschreibung / Was Das Landeckischen Warmen-Bades Natur / Art und Eigenschafft / Krafft und Würckung sey / Wie es recht und nützlich zu gebrauchen / Auch Was vor eine Diaet darinnen zu halten, Breslau um 1663

Anschrift des Verfassers:
Dr. phil. Aleš Verner
Unterdorfstr. 20
64760 Oberzent

Drei Ärzte in der letzten Phase des Jüdischen Krankenhauses in Breslau. Damnatio memoriae

Von WOLFGANG G. H. SCHMITT-BUXBAUM

Die Chewra Kadischa ist eine jüdische Bruderschaft, die sich in den Dienst der Sterbenden und Toten gestellt hat. Sie hat ihren Ursprung in Spanien,[1] von wo sie sich mit der Vertreibung der Juden ab 1492 nach Zentraleuropa ausbreitete und 1597 nach Frankfurt, 1609 nach Worms und 1835 nach Würzburg gelangte. Sie legte die geistige und organisatorische Wurzel der Jüdischen Krankenhäuser. In Breslau ist die Gründung einer Chewra im Jahre 1726 verbürgt,[2] die Eröffnung eines Hospitals datiert von 1760,[3] das damit fast so alt ist wie das 1756 in Berlin entstandene Jüdische Krankenhaus („kleine Charité"), welches gemeinhin als Vorbild solcher Institutionen angesehen wird.

Seit der Mitte des 19. Jahrhunderts wurde das Jüdische Krankenhaus in Breslau chirurgisch vom jeweiligen Chef der Chirurgischen Universitätsklinik in der Position eines „consultierenden Wundarztes" mitbetreut.[4] Der letzte, der sich in solcher Weise verpflichtete, war Johann von Mikulicz-Radecki (1850–1905)[5]. Er hat die gesamte Chirurgie seiner Zeit und insbesondere die Medizin in Breslau geprägt und wird von vielen Seiten geschildert als ein eindrucksvoller Mensch mit ausgeprägter Toleranz und Warmherzigkeit. Eines seiner Interessen galt der jüdischen Glaubenswelt.[6] Seine Schüler Alexander Tietze (1864–1924)[7], Georg Reinbach (1872–1906)[8], Ferdinand Sauerbruch (1875–1951)[9] und Georg Gottstein (1868–1936)[10] wurden zu Lehrern und Vorbildern der drei Ärzte, die im Folgenden beispielhaft vorgestellt werden.

1903/1904 wurde der Neubau des Jüdischen Krankenhauses[11] eröffnet, ein Schauplatz der Medizingeschichte, aber auch tragischer politischer Entwicklungen. Die Institution wurde nach einer recht kurzen Blüte 1944 ausgelöscht, der Bau wurde beschlagnahmt. Er ist 2018 leer stehend in gutem Zustand anzutreffen.

---

1 REINKE (1999), S. 31.

2 REINKE (1999), S. 33f.

3 REINKE (1999), S. 35, 45.

4 REINKE (1999), S. 160.

5 Schüler von Theodor Billroth (1829–1894) in Wien, war er der Begründer einer großen Chirurgenschule in Breslau. Er war der Initiator einer Reihe neuartiger aseptischer Maßnahmen. Um einen Ausschnitt aus seinem Themenspektrum zu nennen: steriler Kittel, steriler Schutz von Mund und Nase, sterile Handschuhe, Jodoform und weitere Neuerungen in der Wundbehandlung, in der Abdominal-Drainage und in der Endoskopie von Ösophagus und Magen. Vgl. WEIßER (2019), S. 218f.

6 REINKE (1999), S. 161.

7 Vgl. WEIßER (2019), S. 321.

8 Vgl. REINKE (1999), S. 209f., Anm. 84.

9 Vgl. WEIßER (2019), S. 284f.

10 Vgl. WEIßER (2019), S. 108f.

11 Stiftungen sorgten für den Ausbau, so der röntgenologischen Abteilung durch die Nathan-Littauer-Stiftung von 1929.

Bisher hat sich die neuere Medizingeschichte hauptsächlich mit den niedergelassenen Ärzten und weniger mit den Krankenhausärzten beschäftigt. In dieser Arbeit wird über drei Ärzte des Jüdischen Krankenhauses in Breslau berichtet: Ludwig Guttmann, Siegmund Hadda und Carl Fried. Ihre Lebensgeschichten sind sehr ähnlich (jüdisches Elternhaus, aktive Teilnahme am I. Weltkrieg, klinische Lehrer aus dem Kreise der Mikulicz-Schüler). Die drei genannten hatten bemerkenswerte wissenschaftliche Erfolge. Nur der erste ist sehr bekannt geworden. Alle drei litten unter den Repressionen des NS-Staates. Fried hat diesen Zustand[12] beschrieben: Die Ärzteschaft im Jüdischen Krankenhaus hatte sich unter den Repressionen zu einer Einheit entwickelt, ein Grund, weshalb die Aufzeichnungen Haddas Rückschlüsse auf die beiden anderen Kollegen erlauben.

Sie fanden in der gemeinsamen Arbeit Halt, sprachen sich Mut zu in der Form, daß sie ihre Lebensgrundlage noch nicht verloren hätten, und es bisher keine direkten Übergriffe im Krankenhaus gegeben habe. Aufgrund seiner Unabhängigkeit vom Staat konnte das Krankenhaus in bescheidenem Umfang ausgleichend wirken: aus staatlichen Stellen Entlassenen Arbeit geben.

Am 1. Oktober 1938 traf sie alle gleichzeitig das Erlöschen ihrer Approbation.[13] Dieses Schicksal teilten sie mit etwa 10 000 Ärztinnen und Ärzten im Reich. Diese Maßnahme stellte einen vorläufigen Höhepunkt der sich unablässig verschlimmernden Repressionen dar. Alle retteten zwar ihr Leben, aber mit unterschiedlicher Wucht traf sie die Auslöschung des Gedächtnisses. Erst nach der Pogromnacht trennten sich die Wege der drei Ärzte schicksalhaft. Zwei von ihnen, nämlich Fried und Hadda, mußten die Deportation in ein Konzentrationslager erdulden; ihnen war es im Gegensatz zu allen anderen leitenden Ärzten nicht gelungen, eine Ausreisegenehmigung zu erhalten.

1. Ludwig Guttmann (1899–1980)

Der spätere Neurologe und Neurochirurg hatte zum Ende des Ersten Weltkrieges Militärdienst geleistet, um dann viele Jahre in der neurologischen Klinik der Universität Breslau zu arbeiteten. Sein Fachgebiet löste sich in diesen Jahren aus der Inneren Medizin; die klinische Diagnostik befand sich im Aufbau, man arbeitete daran, das Leitsymptom „Lähmung“ genauer zu differenzieren: verschiedene Abstufungen zwischen

---

[12] Carl Fried, Sonett von der Furcht (Werkverzeichnis Nr. 13):
Die Furcht ist furchtbar – schlimmer als der Tod,
der alles und mit einem Mal beendet,
daß sie dich ändert und dein Schicksal wendet,
dich unstet macht, dich martert und bedroht;
da sie, von einem bösen Gott gesendet,
noch nach des Tages ausgestandener Not
in deine Träume dringt. Zum Morgenrot
liegst du zerfleischt, entgeistert und geschändet.
Die Furcht ist furchtbar, denn sie endet nicht;
nicht die Vernunft, nicht hohes Selbstgefühl
hilft dir der Furcht grausame Schatten scheuchen.
Der Mensch in Furcht ist wie ein Kerzenlicht,
das hilflos flackert in des Windes Spiel,
bis es dem Wind beliebt ins Nichts zu weichen.

[13] MOSER (2013), S. 210.

der kompletten motorischen Lähmung (Plegie) und der inkompletten motorischen Lähmung (Parese). Auch lernte man die Unterschiede zwischen der schlaffen und spastischen Lähmung zu verstehen. Die therapeutischen Optionen waren in der jungen Neurologie insgesamt gering. Ein maßgeblicher Lehrer für Guttmann war der Pionier der Neurochirurgie Otfrid Foerster.[14] Bei der spastischen Lähmung hatte dieser 1908 eine Pioniertat vollbracht; sie ist als *Foerstersche Operation* in die Literatur eingegangen: die operative Hinterwurzel-Durchtrennung, eine Unterbrechung des „sensiblen Schenkels" zur Beseitigung einer therapieresistenten Spastik. Zum ersten derartigen Eingriff hatte Foerster sich der Unterstützung von Chirurgen der Universitätsklinik versichert und diese im Jüdischen Krankenhaus durchgeführt; Siegmund Hadda assistierte. Schon früh weckten Wirbelsäulen- und Rückenmarksverletzungen sein großes Interesse.[15]

Jahre zuvor, 1933, hatte Guttmann sich habilitiert und einen Posten als Chefarzt in einem Breslauer Krankenhaus erhalten. Im gleichen Jahr wurde er kraft des „Gesetzes zur Wiederherstellung des Berufsbeamtentums" entlassen. Er konnte vom Jüdischen Krankenhaus als Oberarzt für die Neurologie aufgenommen werden und wurde sogar mit dem kritischen Amt eines ärztlichen Direktors betraut. Obwohl manche neuen Gesetze das Krankenhaus nicht direkt betrafen, ging es dieser Anstalt nicht gut. Unter der gehässigen Propaganda verringerte sich die Zahl der nicht-jüdischen Patienten, das war die Mehrzahl. Die jüdische Bevölkerung verarmte. Die Menschen lebten unter Angst.

Es gab seltene Lichtblicke, so 1937: Der amerikanische Chirurg Harvey Cushing (1869–1939) hatte an einer großen Fallzahl gezeigt, daß es auch für das Glioblastoma multiforme, einen Gehirntumor von außerordentlicher Bösartigkeit, durch eine radikale Operationsmethode eine Chance gab. Es ist zu vermuten, daß man von höchster deutscher Seite bestrebt war nachzuweisen, daß es keine Erkrankungen gab, die nicht auch „im Reich" optimal behandelt werden konnten. Man wollte dem Imageverlust vorbeugen. Die Zeitschrift „Strahlentherapie" präsentierte zwei Arbeiten von Guttmann und Fried: Ergebnisse bei 14 Patienten aus dem jüdischen Krankenhaus. Man hätte erwartet, daß ein Sturm der Entrüstung unter den Neidern und unter den Willfährigen losgebrochen wäre. Eine solche Reaktion unterblieb, möglicherweise von einflußreicher Stelle[16] unterdrückt.

Ludwig Guttmann war zum Zeitpunkt der Pogromnacht 11./12. November 1938 der ärztliche Direktor. Er erkannte klar, daß jüdische Personen auf den Straßen Breslaus in Lebensgefahr waren. Er stützte sich zu diesem Zeitpunkt auf die Erfahrung, daß es bisher nicht zu Razzien gekommen war. Folglich erteilte er die Order, jede Person auch ohne Angabe eines stichhaltigen Grundes die Pforte des Hauses passieren zu lassen. Die Nachricht verbreitete sich unter den Schutzsuchenden, aber sie wurde auch an Gestapo und SS verraten und zog die erste Razzia in diesem Haus und zwar am Folgetag nach

14 Vgl. als gemeinsame Veröffentlichungen der beiden Ärzte z. B. FOERSTER/GUTTMANN (1933). Foerster inspirierte Guttmann auch sehr stark durch seine Arbeit über die Traumatologie des Myelons, vgl. FOERSTER (1929).

15 Vgl. GUTTMANN (1930).

16 Es gibt eine weitere Hypothese für die Gründe, welche diese Arbeiten ermöglicht haben könnten. Ein Familienmitglied des portugiesischen Diktators Salazar war an einem Glioblastoma multiforme erkrankt, worauf dieser offiziell bei der Reichsregierung einen Spezialisten anfordern ließ. Ludwig Guttmann reiste nach Portugal; es ist verbürgt, daß er auf dem Rückweg England besuchte und dort die Verbindungen knüpfte, die ihm später halfen, Exil zu finden.

sich; die Aufmerksamkeit der Gestapo konzentrierte sich dabei nicht auf Guttmann, doch Hadda (siehe unten) geriet ins Visier. Guttmann konnte aus diesen Ereignissen erkennen, daß seine einzige Überlebenschance in der Flucht bestand.

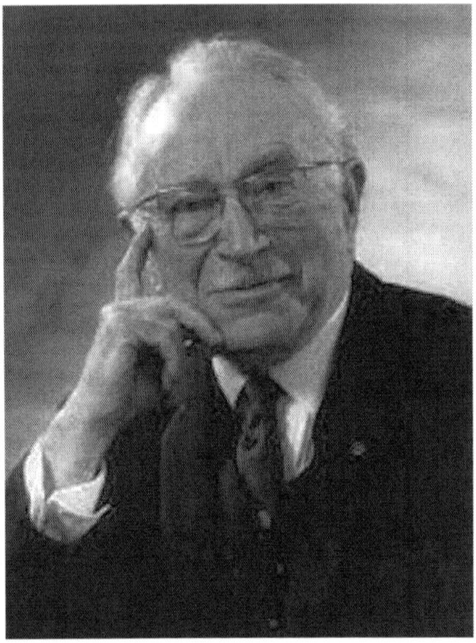

Abb. 1: Ludwig Guttmann als Direktor des Hospitals für Querschnittslähmungen in Aylesbury, England

In England arbeitete er bis 1943 in der neurochirurgischen Abteilung in Nuffield, im Norden von Oxford. Unverändert beschäftigten ihn die alten Themen der Nervenlähmung, insbesondere die Behandlung Querschnittgelähmter (Paraparese).[17] Im Folgenden fanden ein genialer Arzt und ein machtvoller Auftraggeber zusammen: Aufbau der Spezialklinik für Wirbelsäulenverletzte, das Stoke Mandeville Hospital in Aylesbury. Initiator war zu Beginn die Air Force, da schwere Verletzungen bei Piloten nach Bruchlandungen mit Querschnittslähmungen nicht beherrschbare Lebensbedrohungen darstellten. Diese sehr komplexen Krankheitsbilder (auch sensible und vegetative Schäden) wurden unter der Ägide von Guttmann zunehmend umfassender und sorgsamer behandelt. Es gelang ihm, den therapeutischen Nihilismus bei allen mit diesen Patienten Betrauten zu überwinden.

Über sportliche Wettbewerbe für Rückenmarkverletzte entstanden ab 1948 weitere Initiativen, die zur Gründung der *Paralympics* führten.[18] Guttmann gründete auch den britischen Behindertensportverband. Er erhielt viele und besondere internationale Auszeichnungen.[19] Er verstarb am 18. März 1980 in Aylesbury, Buckinghamshire, England.

17 Die Prinzipien sind am besten zusammengefaßt in Guttmanns umfassendem Beitrag GUTTMANN (1971).

18 DILLMANN (2012).

19 Ritterschlag durch Königin Elisabeth Mutter. Guttmann war in den sechziger Jahren auch beratend in der Bundesrepublik tätig, unter anderem bei der Einrichtung der Abteilung für Rückenmark-

2. Siegmund Hadda (1882–1977)

Hadda erreichte ebenso wie Guttmann ein hohes Alter, und es gibt eigene und fremde Aufzeichnungen[20] über sein Leben und die Schrecknisse des Nationalsozialismus. Die Bearbeitung und Herausgabe seiner Lebenserinnerungen ist Barbara Grenzow zu verdanken, einer Freundin und Klassenkameradin von Haddas jüngster Tochter Lotte.[21] Haddas eigener Bericht aus dem Jahr 1972 ist seiner zwei Jahre zuvor verstorbenen Frau Hertha (geborene Schlesinger) gewidmet.[22] Weitere Literatur stammt von Waldemar (Vladimir) Kozuschek (1930–2009), der ab 1975 Chefarzt und 1978–1996 Ordinarius an der Chirurgischen Klinik der Ruhr-Universität Bochum am Knappschaftskrankenhaus Langendreer war.[23] Sein Beitrag setzt medizinische Schwerpunkte.[24]

Haddas Persönlichkeit hat mit der seiner Kollegen Guttmann und Fried gemein, daß er sich kompromißlos seiner Aufgabe verpflichtet fühlte. Trotz Auszeichnung im Ersten Weltkrieg, Einbindung in seine schlesische Heimat, guten Beziehungen zur Kirche und guten Auslandskontakten scheiterte Hadda (im Gegensatz zu Fried) beim Versuch, ein Visum für ein Asylland zu erhalten. Bemühungen, Exil zu finden, konnten nicht nur qualvoll, sondern auch frustran sein. Bei allem Unglück gehörten Hadda und seine Frau zu den Menschen, die (im letzten Augenblick) freigekauft wurden und in die Schweiz ausreisen konnten.

Haddas Eltern betrieben in einem schlesischen Städtchen ein Nähmaschinengeschäft, später auch eine Gastwirtschaft. Seit er seinen Vater als Patienten zum genannten Chirurgen Johann von Mikulicz-Radecki begleitet hatte, war Siegmund vom Arztberuf fasziniert. Der Tod seines Bruders an Typhus und der Freitod eines geschätzten Lehrers verstärkten seine Motivation.

Hadda hatte in seinem Medizinstudium in Breslau gute Lehrer, so die Mikulicz-Schüler Tietze, Reinbach und Gottstein; letzterer war ein früher Wegbereiter der Endoskopie (Speiseröhre, Luftwege und Harnblase). Hadda erlebte während seines Studiums auch die neuen Operationsmethoden von Sauerbruch.[25] Hadda war nach seinem Staatsexamen 1904 ein knappes Jahr in der Inneren Medizin tätig.

Es war Gottstein, der Hadda und das Jüdische Krankenhaus zusammenbrachte. Er kannte Hadda seit mehreren Jahren als begabten Studenten und als wissenschaftliche Hilfskraft. Hadda erlebte fast die gesamte Geschichte dieses Hauses, 37 Jahre bis zum bitteren Ende (1943).

verletzte an der BG-Unfallklinik Murnau. In der Bundesrepublik Deutschland wurden drei Schulen und vier Straßen nach ihm benannt; er erhielt das Bundesverdienstkreuz.

20 Im Gegensatz etwa zu Fried (vgl. unten 3.) haben andere Zeitgenossen eine ganze Reihe von Lebensgeschichten hinterlassen, z. B. hinterließ Lazarus Frank, 1862 geborener Vieh- und Pferdehändler sowie Landwirt, Aufzeichnungen, bevor er 1942 in hohem Alter dem Holocaust zum Opfer fiel. Bernhard Kleemann (* 1919) schrieb erst 2006 'From Dachau to D-Day'. Er hatte als alliierter Soldat und auch später guten Kontakt mit J. D. Salinger, vgl. FLADE (2015).

21 GRENZOW (2001).

22 HADDA (1972).

23 Vgl. WEIßER (2019), S. 172f.

24 KOZUSCHEK (2007).

25 Hier insbesondere die Sauerbruchsche Unterdruckkammer, die es ermöglichte, am offenen Thorax zu operieren.

Seit 1903/1904 war der Neubau des Jüdischen Krankenhauses in Betrieb; er war ein Schauplatz der Medizingeschichte, aber auch tragischer politischer Entwicklungen. Der erste chirurgische Leiter im neuen Hause hieß Reinbach; er verstarb 1906. Gottstein[26] folgte ihm nach.

Während seiner Zusammenarbeit mit Gottstein stellte Hadda über 40 eigene wissenschaftliche Untersuchungen an. Er konnte auch grundlegende Neuerungen miterleben, so die erste Operation, die der Nestor der Neurochirurgie Otfrid Foerster am Jüdischen Krankenhaus durchführte, und die als Foersterscher Eingriff in die Geschichte eingegangen ist, nämlich die Durchtrennung rückenmarksnaher Nervenwurzeln, bei anders nicht beherrschbaren spastischen Krämpfen.

In Urlauben besuchte Hadda Kliniken im Ausland: Paris (1909), London (1910). Im gleichen Jahr 1910 wurde er zum Oberarzt ernannt. Bei der Finanzierung einer Studienreise in die Vereinigten Staaten 1912 halfen sein Chef und eine Spende der Gemeinde. In den USA stürmten viele Eindrücke auf ihn ein. Er wurde sehr gut aufgenommen, unter anderem vom Begründer der Gefäßchirurgie (und späteren Nobelpreisträger) Alexis Carrel (1873–1944), ebenso von den Brüdern Charles Horace (1865–1939) und William James Mayo (1861–1939). Es ging um viele Fragen: Behandlung des Mammakarzinoms, die Chirurgie des Ösophaguskarzinoms, Grundlagen für Transplantation von Geweben und die Kultur lebender Körperzellen. Über diese Zellkultur machte Hadda später die ersten Versuche in Europa.

Die von ihm angestrebte Habilitation konnte er nicht erreichen. Es bestand bereits eine Übereinkunft, daß er sich in absehbarer Zeit in freier Praxis niederlassen wollte. Wahrscheinlich war der Zeitpunkt April 1914 ungünstig, da der Weltkrieg drohte.

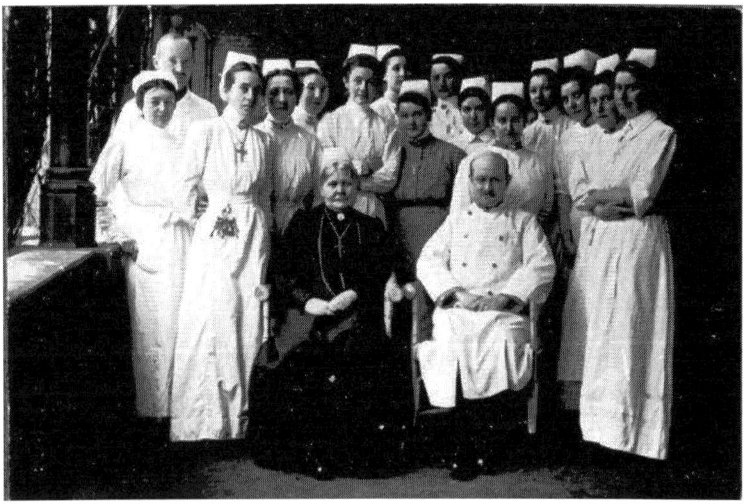

Abb. 2: Siegmund Hadda 1915 als Klinikchef am Lazarett Augusta-Hospital in Breslau mit der Schwester Oberin und Krankenschwestern des Hauses

[26] Der neue chirurgische Chef hatte bereits ein Lehrbuch über die Spiegelung der Speiseröhre verfaßt und genoß europaweites Renommee.

Hadda wurde Leiter zweier Lazarette, was eine außerordentliche Belastung bedeutete. Auszeichnungen bestätigen seine Leistungen. Er schilderte in seinen Berichten die schweren Verwundungen, auch die nicht seltenen Gasbrandinfektionen, denen gegenüber man weitgehend machtlos war. Er schilderte die Mangelernährung der Zivilbevölkerung und deren Anfälligkeit für Infektionen, was sich zum Beispiel in den Influenza-Epidemien im Frühherbst 1917 manifestierte. Er mußte seine pazifistische Gesinnung zurückhalten, um nicht als Abweichler dazustehen. Er hatte sich der linksliberalen „Deutschen Demokratischen Partei“ angeschlossen.[27]

In den Jahren nach dem Ersten Weltkrieg war sein Arbeitsumfeld stabil, diese Zeit wird von ihm überwiegend positiv bewertet. Die Familie konnte sich 1929 nach dem Entwurf seines Bruders Moritz ein modernes Haus bauen lassen. Aber die Last des verlorenen Krieges und wirtschaftliche Nöte ließen Antisemitismus aufkeimen, was Hadda zunehmend bedrückte. Das hatte er in seiner Jugend nicht erleben müssen.

Die folgenden politischen Ereignisse beurteilte Hadda als Wendepunkte:

- Mussolinis Marsch auf Rom (1921), der 1923 von Hitler mit dem Marsch zur Feldherrnhalle erfolglos kopiert wurde.
- Wahlerfolg der NSDAP, die im September 1930 recht überraschend zweitstärkste Partei wurde.
- Brünings Erfolglosigkeit als Kanzler ebenso wie das Versagen seiner beiden Nachfolger Schleicher und von Papen angesichts der Wirtschaftskrise.

Hadda konstatiert: „Der schwarze Tag Deutschlands ist der 30. Januar 1933 … an dessen Nachwirkung wir noch heute leiden.“[28]

Hadda entsetzte die Außerkraftsetzung der Grundrechte, verbrämt mit der „Verordnung zum Schutze von Volk und Staat“. Trotzdem vertraute er darauf, daß sich alles zum Guten wenden würde. Auch 1934 bei der Röhm-Revolte glaubte Hadda noch, daß „das Ganze auf Rechtsbruch und roher Gewalt aufgebaute System in nicht zu ferner Zukunft eben an seiner inneren Verlogenheit zugrunde gehen würde“. Andere, so wie Klaus und Erika Mann, schätzten früh und sicher die Nazis bedrohlicher ein: „ … im Grunde imponiert ihnen kein Prinzip, kein Argument, keine Wahrheit; es ist einzig und allein die Macht, die sie beeindruckt.“

Verschiedene Ereignisse betrafen auch Haddas unmittelbares Umfeld: die Ermordung eines Freundes seines Sohnes und die kurzfristige Haftentlassung der Täter. In vorauseilendem Gehorsam wurde 1934 seine Tochter Lotte zum Verlassen des Gymnasiums gedrängt; sie konnte an eine andere Schule wechseln, hatte dort aber – nach dem authentischen Zeugnis der Klassenkameradin Barbara Grenzow – Schwierigkeiten, die ihr zeitweise das Abitur unmöglich machten. Hadda schrieb: „… lag mir der Gedanke, daß diese Verbrechen sich wiederholen und schließlich systematisch und regelmäßig durchgeführt werden würden, damals noch völlig fern“.[29]

---

[27] Grenzow (2001), S. 46.

[28] Hadda (1972), S. 61. Weiteres Zitat in den Aufzeichnungen von Hadda: „Am Radio hörte ich die Programmrede des Siegers, hörte zum ersten Mal die Stimme dieses Volksverführers und die Worte: Ich lasse mir doch durch eine paar tausend Juden mein deutsches Volk nicht verderben.“

[29] Hadda (1972), S. 206. Andere waren viel pessimistischer als Siegmund Hadda oder Carl Fried. So Else Lasker-Schüler mit prophetischen Ahnungen, aber auch der Voraussicht des Untergangs des Nazireiches aus ihrem Theaterstück „Arthur Aronymus und seine Väter“ oder „Anonymus“, das 1933 am Berliner Schillertheater kurz vor der Premiere vom Spielplan genommen wurde: „Der

Jüdische Mitbürger erlitten häufig Demütigungen und sogar physische Mißhandlungen. In dieser Situation ist es erstaunlich, daß 1935 die Wahl von Hadda als Chef der chirurgischen Abteilung geduldet wurde. (Bereits 1929 war Fried an die neu gegründete Röntgenologische Abteilung gekommen.)

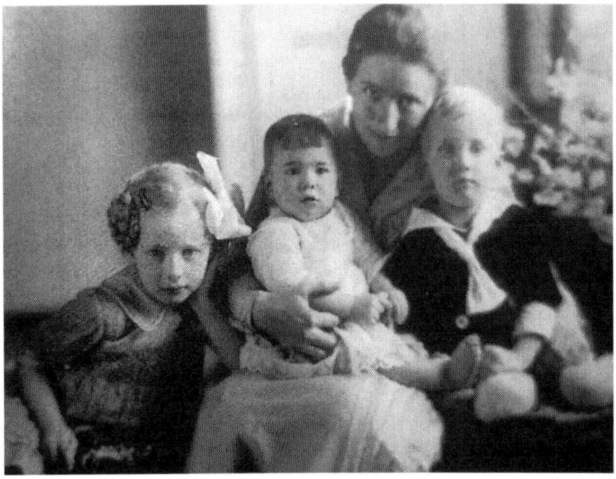

Abb. 3: Haddas Frau Hertha (geb. Schlesinger) mit den drei gemeinsamen Kindern, Georg, Eva und Lotte. Lottes Freundin Barbara Grenzow hat viel über die Familie überliefert: das Exil der Kinder in England 1938 und den Freikauf der Eltern 1944 aus dem KZ Theresienstadt

Erst 1938 bemühte sich Hadda, für sich und seine Frau Besuchsvisa für England zu erhalten. Er durfte zu diesem Zeitpunkt seine Privatpraxis nicht mehr betreiben. Trotz Verbots operierte Hadda mehrfach nicht-jüdische Patienten; es wurde nicht bemerkt, aber die Kontrollen durch die Gestapo wurden immer enger.

Die Beantragung von Visa wurde durch ein unabhängiges Ereignis verzögert: Bei einer Verhaftungsaktion im Juni 1938, also noch vor der Pogromnacht, wurden zahlreiche jüdische Mitbürger nach Buchenwald deportiert. Nach vier Wochen erfolgte die Entlassung. Als Arzt war Hadda durch Verletzungen oder andere Schädigungen der Entlassenen so in Anspruch genommen, daß er die Planung einer eigenen Ausreise verschieben mußte. Schließlich bekam er im August 1938 die Möglichkeit, nach England zu fahren. Dort konnte er für sich selbst – wie er schreibt – „keine feste Zusage" bekommen, jedoch eine Einreisemöglichkeit für seine Kinder erreichen. [30]

Ebenfalls im August 1938 hatte die Familie Hadda ihr Haus durch Zwangsverkauf eingebüßt. Hadda schildert die Schlaflosigkeit durch die zunehmende Einschüchterung und Bedrohung. Am 1. Oktober 1938 wurde den meisten jüdischen Ärzten die Approbation entzogen. Hadda gehörte zu den Ausnahmen, die den Status als „jüdische Krankenbehandler" erhielten. – Ab 26. Oktober 1938 wurden Juden die Pässe abgenommen.

Hexenglaube ist auferstanden | Aus dem Schutt der Jahrhunderte. | Die Flamme wird unsere unschuldigen jüdischen Schwestern verzehren. […]"

[30] Grenzow (2001), S. 71.

Erst im Anschluß an diese Ereignisse folgten die Pogromnacht und die Razzia am Folgetag. Die mutige Entscheidung von Dr. Guttmann wurde schon geschildert. In der besagten Nacht und unmittelbar danach herrschten turbulente bis chaotische Verhältnisse. Die Ereignisse waren verwirrend. Die Gestapo hatte auf der Suche nach Hadda sein Wohnhaus aufgebrochen, ihn aber später im Krankenhaus und zwar im Operationssaal ausfindig gemacht. Man verzichtete, ihn dort zu verhaften. – Auch seinen Sohn hatte man im Hause Hadda gesucht, aber nicht gefunden. Er wurde auf dem Nachhauseweg von einem befreundeten Domkapitular abgefangen und für einige Tage versteckt.

Später an diesem Tag hatten die Mitarbeiter des Krankenhauses anzutreten. Bei dieser Aktion wurde Fried verhaftet und in das Konzentrationslager Buchenwald deportiert. Ebenso wie die vorangegangene Welle der Deportationen zielte diese Aktion nicht auf Vernichtung, aber auf brutale Einschüchterung ab. Hadda war an diesem Tag aus der „Schußlinie" geraten; er fuhr wenige Tage später nach Berlin, um beim Generalkonsulat der USA in Erfahrung zu bringen, ob eine Möglichkeit der „Auswanderung" gegeben sei. Er konnte nicht einmal einen Einlaßschein für das Konsulat erhalten. Der Besitz von Briefen von Mayo und Carrel nutzte ihm nichts; grundehrlich und korrekt wie er war, lehnte er ein Bestechungsangebot ab. Auch von englischer Seite bekräftigte man die bereits in London gegebene Ablehnung. Jetzt versuchte er wenigstens, die bestehende Einreiseerlaubnis für seine Kinder zu realisieren, was gelang, allerdings mit dramatischen Hindernissen und auf Umwegen. Die übrigen Chefärzte außer Hadda konnten in letzter Minute das Land verlassen.

Der Klinikbetrieb unter Haddas Leitung ging in dem vertrauten Haus bis zu dem Räumungsbefehl vom 31. August 1939 weiter.[31] Zum gesetzten Datum durfte sich „kein Jude mehr im Krankenhaus sehen lassen". Es spielten sich nach Haddas Bericht unvorstellbare Szenen ab. Dies war das Ende des 1904 in Betrieb genommenen Hauses; es wurde von der Wehrmacht beschlagnahmt und bezogen.

Jedoch war Hadda ab dieser Beschlagnahmung im „Siechenhaus" weiterhin für die Schwerstkranken tätig. Der neue Röntgenologe, Dr. Schmoller, setzte sogar einen Röntgenapparat in Betrieb. In dieser Situation versuchte Hadda trotz zahlloser Schikanen und mehrfacher erneuter Räumungen weiterzuarbeiten. Die Phase der Deportation von Juden zum Zweck der Ermordung war angelaufen. Sein Bruder Moritz, der Architekt, wurde ermordet.

Hadda wurde schließlich für acht Tage in Haft genommen, dann brach für die letzten 18 Juden aus Breslau, unter ihnen das Ehepaar Hadda, am 18. Juni 1943 der bittere Weg der Deportation nach Theresienstadt an. Dieses Konzentrationslager fungierte als Durchgang zur Vernichtung, aber auch als ein Lager für Juden, die vorerst nicht ermordet werden sollten.[32] Er hatte das Glück, in seinem Beruf arbeiten zu dürfen.

Hadda schildert die Probleme der Insassen durch Mangelernährung. Er greift die Vitamin-D-Mängel heraus: Erkrankte mit Schmerzen in Hüft- und Leistengegend, die

---

[31] Am 28. September 1938 wurde durch die Münchner Konferenz die Besetzung des Sudetenlandes legalisiert. Bereits am 31. März 1939 gaben England und Frankreich eine Garantieerklärung für Polen und damit eine deutliche Warnung an Hitler ab. Am 23. August 1939 wurde der Nichtangriffspakt mit der Sowjetunion geschlossen, die dann am 31. August angegriffen wurde.

[32] Im Lager gab es, trotz der bedrückenden Verhältnisse einen Hoffnungsschimmer: Hadda wurde vom Chirurgen des Hauptkrankenhauses in seinem Beruf eingesetzt. Nur einem kleinen Teil der nicht wenigen Ärzte war das vergönnt. Er konnte sogar an einem Englischkurs teilnehmen und einen jüdischen Gottesdienst besuchen. – In dieser Phase des Krieges schienen die Armeen stillzustehen.

unfähig waren, sich vom Lager zu erheben. Durch Röntgenaufnahmen konnte das Vorliegen eines sogenannten „Milkman-Syndroms“[33] bewiesen werden. Der Vitaminmangel war auf eine mangelhafte Ernährung zurückzuführen, denn der Hunger war bei allen groß. Unregelmäßige Versuche der Abhilfe ermöglichten Pakete, welche durch eine besondere Vereinbarung des dänischen Königs mit der Gestapo durchgelassen wurden.

Horrorvisionen waren bei den Insassen des Konzentrationslagers die „Visiten“ Eichmanns. Hadda schreibt:

> Ich habe Herrn Eichmann noch einmal gegenübergestanden und zwar im Jahre 1944, als die gesamte Ärzteschaft vor ihm vorbeipassieren mußte. „Springer“ und ich waren, da wir nach Rang und Arbeitsstelle geordnet waren, die beiden letzten Ärzte. Vor uns wurde ein Chirurg nach dem andern in der vor Eichmann liegenden Liste für Auschwitz bezeichnet. Als Eichmann auf seine Frage von mir die Antwort erhielt, daß ich im Hauptkrankenhaus arbeite, sagte er: „Gehen Sie und sagen Sie ‘Springer’, er könne auch gehen.“[34]

Anfang 1945 war die Zahl der Internierten erheblich geschrumpft. – Dann, am 3. Februar 1945, geschah das Unglaubliche: Hadda hielt das aufkommende Gerücht, daß Transporte für die Schweiz gebildet werden sollten, zuerst für „Bonkes“. Unglaublich war, daß es den Insassen sogar freigestellt wurde, sich für den Transport zu melden. Die Verunsicherung war so groß, daß sich von 6000 Aufgeforderten nur 1650 meldeten.[35] – Der Transport, der Theresienstadt verließ, fuhr über Eger, Nürnberg, Augsburg, Ulm, Konstanz und erreichte in Kreuzlingen die Schweiz. Hadda erfuhr, daß weitere Transporte, vom Schweizer Bundesrat mit Himmler ausgehandelt, durch Hitler zunichte gemacht wurden.

Das Ehepaar Hadda war in der Schweiz bald wieder vereint, und Siegmund konnte als Chirurg arbeiten. Nach dem Aufenthalt von einem Jahr konnten die Haddas über England in die USA reisen. Hadda überwand die auch dort beträchtlichen bürokratischen Hürden und konnte sogar von der Erneuerung des Examens befreit werden. Die ersten Eingriffe mußte er allerdings unter Aufsicht ausführen. Hadda betrieb bis zu seinem 77. Lebensjahr in New York eine Praxis. Er überlebte seine 1970 verstorbene Frau Hertha und wurde 95 Jahre alt. Der Muße in späten Lebensjahren verdanken wir seine Lebenserinnerungen, zusammengefaßt und kommentiert von Barbara Grenzow. – Fried hatte schon deshalb kaum eine Chance seine Lebenserinnerungen zu schreiben, weil ihn früh eine Krankheit hinwegraffte. Von Hadda dagegen besitzen wir seine Memoiren. Er blieb erstaunlich zurückhaltend in seinem Urteil gegenüber Deutschland. Während Fried nochmals nach Deutschland reiste, erklärte Hadda, warum er deutschen Boden nicht wieder betreten mochte: „Ich würde in jedem Mann mittleren oder höheren Alters den Mörder meiner Lieben vermuten.“

---

33 Gebräuchliche Benennung für eine symmetrische Ausprägung von Looserschen Umbauzonen bei Vitamin-D-Mangel. Daß Überlastungsschäden am vorgeschädigten Skelett symmetrisch auftreten, ist naheliegend (Siehe eine kurze Übersicht über die verschiedenen Formen der „Ossären Insuffizienz“: https://schmittbuxbaumscience.com/en/stress-am-knochen-fehlbelastung-und-ossaere-insuffizienz/ [Zugriff: 10. 3. 2025]. Vgl. auch WEYSSER (1953).

34 GRENZOW (1971). S. 117.

35 Roman Frister beschreibt in seinem Roman ‘Die Mütze’ das Phänomen, daß KZ-Insassen, denen die Flucht gelungen war, auf Ablehnung bei der Bevölkerung und die Bedrohung durch marodierende nationalistische Gruppen trafen. Dies konnte sie sogar zur Rückkehr in das KZ zwingen.

3. Carl Fried (1889–1958)

Die beiden vorher besprochenen Kollegen und auch Fried arbeiteten im Jüdischen Krankenhaus in Breslau, alle in leitenden Funktionen. Gemeinsam waren ihnen Weltkriegserfahrung und Auszeichnungen; sie waren alle in der deutschen Kultur verwurzelt. Alle waren gesegnet mit intakten Familien und begabten Kindern. Sie alle analysierten die politische Lage scharfsinnig. Fried hat im Gegensatz zu Hadda praktisch keine eigenen Aufzeichnungen über Beruf und Flucht hinterlassen. Über seine Gefühle und Empfindungen hat er nicht gesprochen.[36]

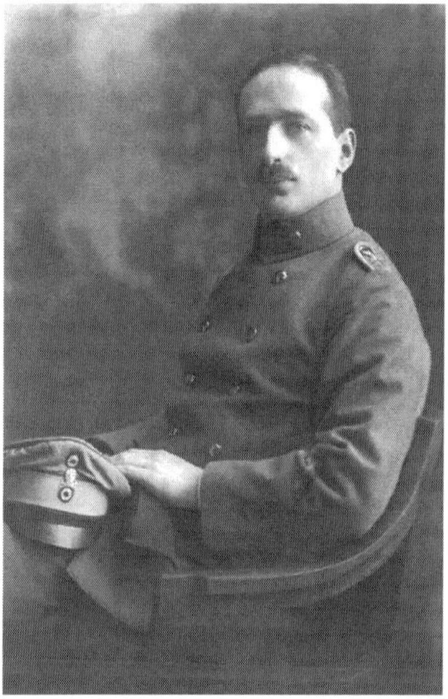

Abb. 4: Carl Fried in der Uniform eines Freikorps im Baltikum nach seinem Dienst als Truppenarzt im Ersten Weltkrieg

Frieds Berufsweg begann im Ersten Weltkrieg und konkretisierte sich 1920 in Worms, wo alle drei dort tätigen erfahrenen Chirurgen (Lothar Heidenhain, Karl Breunig und Carl Fried) jüdische Wurzeln hatten. Eine solche Konstellation wurde von den Nazis mit dem Unwort „Verjudung“ bezeichnet; es wurde aber verschwiegen, daß die Stadt 1897 nach langem ergebnislosem Suchen froh war, Frieds späteren Vorgesetzten Lothar Heidenhain (1860–1940) gefunden zu haben. Er war – was heute gar nicht mehr denkbar wäre – für sämtliche Abteilungen des Hauses verantwortlich.[37]

---

36 Die Schwierigkeiten, Erfahrungen von Vertreibung und Flucht zu verarbeiten, zeigen andere Beispiele aus dem Umfeld des Exils: Der Dichterkollege Ferdinand Hardekopf schrieb einem guten Bekannten: „Erlauben Sie, daß ich still bin.“ – Er nahm sich wenig später das Leben.

37 Heidenhain war zusätzlich zur ausufernden Alltagsarbeit als Vordenker erfolgreich: So gelang ihm 1902 die erste erfolgreiche Operation einer „angeborenen Zwerchfellhernie“, vgl. LEIER (1988).

Überraschenderweise gewann er 1920 Carl Fried nicht zur Entlastung bei Routineaufgaben, sondern für eine Erweiterung des klinischen Angebots: Schon seit 25 Jahren lagen in vielen Ländern Einzelbeobachtungen über den günstigen Effekt kleiner Dosen von Röntgenstrahlen bei gutartigen Erkrankungen vor. Es war damals die Methode mit der stärksten Entzündungshemmung. Sie wurde nach der Entdeckung wirkungsvoller Medikamente (zum Beispiel der Antibiotika) neu bewertet und stark eingeschränkt, kommt aber heute nach strengen Richtlinien noch zum Einsatz.[38] Fried sollte damals in einer Reihe von Studien systematische Beobachtungen erarbeiten. Die wichtigste Arbeit von Heidenhain und Fried zu dieser Fragestellung wurde 1924 publiziert und konnte 243 Fälle einschließen, bei denen sich in 75 % gute und sehr gute Erfolge erzielen ließen.[39] Die Namen der beiden Ärzte wurden zu einem Eponym in der damaligen Medizin.[40]

Carl Fried heiratete 1924 Emilie (Gertrude/Trude) Strauß aus Erbes-Büdesheim.[41]

Die Wormser Bürger schenkten Fried ihr volles Vertrauen. Er war einer der Vorsitzenden des Reichsbundes jüdischer Frontsoldaten (RjF). Eher seltenen antisemitischen Tendenzen, die nach dem verlorenen Weltkrieg auftraten, konnte Fried aktiv begegnen, zum Beispiel durch Veranstaltungen zur 1000jährigen Christlich-Jüdischen Zusammenarbeit und durch seine Initiierung eines Denkmals für die „Im Weltkrieg auf deutscher Seite Gefallenen der israelitischen Gemeinde". Es hat Pogrom und Krieg überstanden und wurde in neuerer Zeit restauriert. „Die völlige Nichtbeachtung dieses Monuments in der NS-Periode und auch danach" hat Gerold Bönnen als Auslöschung des Gedächtnisses (*Damnatio memoriae*) analysiert.[42]

Fried wurde 1928/1929 in Worms ehrenvoll verabschiedet, um die Leitung einer großen Röntgenabteilung in Breslau anzutreten. Sie war im Flügelanbau des Jüdischen Krankenhauses durch Lucius Nathan Littauer aus New York eingerichtet worden und sollte der Therapie, der Diagnostik und der Forschung dienen. Fried hatte in Schlesien noch einige gute Jahre, die es ihm erlaubten, Innovationen zu verwirklichen.

In der Strahlentherapie wurde es notwendig, höhere Spannungen an die Röntgenröhre zu leiten, um eine größere „Härte" also Durchdringungsfähigkeit der Strahlen zu erreichen. So konnten beim Patienten oberflächliche Haut- und Gewebeschichten besser geschützt und trotzdem die erforderlichen Dosen an den interessierenden Herd geleitet werden. Diese Ströme waren gleichgerichtet und bargen bei einer akzidentellen Schädigung der Kabel Hitzeschäden am Patienten. Die Fried-Begersche Tonne[43] war eine Maßnahme zur Verbesserung des Patientenschutzes. Sie sicherte sämtliche Kabel bei Bewegungsvielfalt von Therapieröhre und Patient.

---

38 Vgl. BLOCK (2015).

39 HEIDENHAIN/FRIED (1924).

40 Vgl. EPSTEIN (1930).

41 In ihrer Heiratsurkunde von 1924 wurden 1939 zwangsmäßig die Namen „Israel" und „Sara" eingefügt. Fried hat dies erleben müssen und zwar in der bangen Zeit, als er aus dem KZ entlassen war und die Möglichkeit der „Ausreise" im Ungewissen lag. – Söhne von Carl und Gertrude (Trude) Fried sind Robert Gustav und Rainer Wilhelm (letzterer war Professor für Biochemie und war bei Amnesty International engagiert. Er verstarb 1981 in Omaha, USA, vor seiner Mutter). Sechs Kinder von Rainer und Lygia W. Fried († 2017) leben in den USA.

42 BÖNNEN (2007), S. 16. Vgl. auch SCHWEDLER (2021).

43 FRIED (1929).

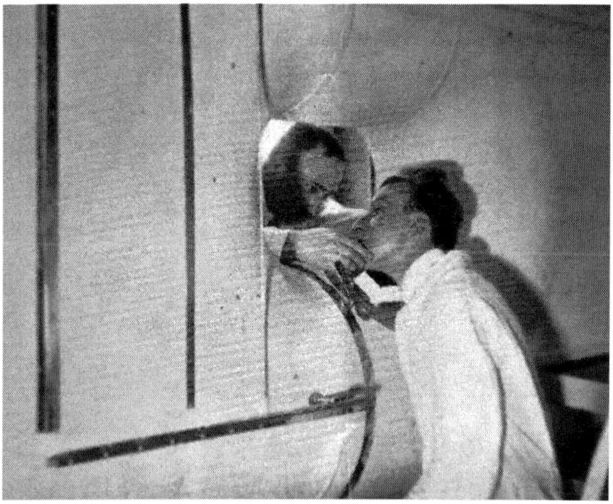

Abb. 5: Fried und Patient mit dem von ihm konzipierten Bestrahlungsgerät „Fried-Begersche Tonne" am Jüdischen Krankenhaus in Breslau 1931

Fried fand in der geselligen Männergesellschaft „Schlaraffia zu Breslau (Wratislavia)" Halt und Ausgleich. Ursprünglich in Prag von Bühnenkünstlern zur Pflege von Kultur und Geselligkeit gegründet, hatte ein solcher Verein ihn bereits in Worms gastlich aufgenommen. In Breslau waren 25 % der Mitglieder Juden, in Worms war der Anteil kleiner, aber es gab immerhin vier Schlaraffen mit jüdischen Wurzeln. Diese wurden den Gesellschaften (Reychen) im NS-Staat zur Belastung. Durch Selbstauflösung kam man einem Verbot zuvor. In heutiger Zeit haben einzelne Kolonien ihr Verhalten in der NS-Zeit kritisch aufgearbeitet.[44]

1937 hatte Fried zusammen mit Guttmann einen ungewöhnlichen Erfolg mit ihren Arbeiten über das Glioblastoma multiforme. Sie und der Herausgeber hatten damit gegen ein ungeschriebenes Gesetz verstoßen, welches Arbeiten von jüdischen Autoren in einer „deutschen" Zeitschrift verbot. Die Nazis reagierten ja schon empört, wenn der angesehene Dr. Blumenthal/Berlin als Ausrichter eines internationalen Krebskongresses fungierte. Fried hatte aus dieser Veröffentlichung von 1937 so viel Mut geschöpft, daß er im gleichen Jahr eine weitere große Arbeit auf den Weg brachte. Man erlaubte ihm sogar 20 Abbildungen, auch in Farbe. Das Jüdische Krankenhaus und die „Nathan-Littauer-Stiftung" wurde an bevorzugter Stelle genannt. Es ging um eine Experimentalarbeit über die artifizielle Pneumonie und ihre Bestrahlung.

Fried war mutig. Auch als ein Jahr später SS und Gestapo eine Razzia im Jüdischen Krankenhaus durchführten, die erste dieser Art an diesem Ort, war er beherzt. Das war am Tag nach der Pogromnacht. Fried wurde nach Buchenwald verschleppt.

---

44 Festschrift 125. Stiftungsfest Schlaraffia Worms. Worms (2006) S. 19. Initiative von Heinrich Trescher und Martin Brinkmann: „Heinz-Quirin Heinz sagte, man habe, als die Gleichschaltungsgesetze 1933 in Kraft traten, das Toleranzgebot, auf das sich die Vereinigung bei ihrer Gründung 1859 in Prag verpflichtete, überschritten. Die sofortige Auflösung der Reyche, so wie es Hamburg machte, wäre die richtige Antwort gewesen. Er forderte Beherztheit und den festen Willen, niemals mehr Konzessionen einzugehen."

Hadda ist der einzige Zeitzeuge dieser Ereignisse vom 1. November 1938: Er war der Chef der Chirurgie, die Gestapo sah in ihm wahrscheinlich den Direktor. Fried wurde verhaftet – nach dem Zeugnis von Hadda –, aber kurzfristig freigelassen. Typisch für Fried war, daß er sich nach einer solchen Bedrohung sofort wieder in die Arbeit stürzte. Im Tagesverlauf wurde die Gestapo erneut aktiv, Zitat: „Während unablässig Tote, Todgeweihte und Schwerverletzte eingeliefert wurden, mußten alle Mitarbeiter der Klinik antreten!“[45] Fried war eingespannt mit Röntgendurchleuchtungen. Dazu mußte der Untersucher zur damaligen Zeit das Auge längere Zeit an sehr geringes Licht gewöhnen (Adaptation). Im normalen Licht erlischt diese Sensibilität für Restlicht sofort. Um diese Adaptation zu erhalten, erschien Dr. Fried – wie Hadda sagt – mit einer roten Brille vor den „hohen Herrn“. Diese konstatierten „Respektlosigkeit“, verhafteten Fried erneut, diesmal mit lebensgefährlichen Konsequenzen: Sie ließen ihn in das Konzentrationslager Buchenwald deportierten. Seine Auszeichnungen, sein Renommee nutzten ihm nichts. Es galt, was Anna Seghers ihren Romanhelden im „Siebten Kreuz“ sagen läßt: „Aber auf die macht doch gar nichts Eindruck.“[46]

Deportationen nach Buchenwald waren zu diesem Zeitpunkt nicht der Shoah gleichzusetzen. Es waren Maßnahmen der Erpressung durch Einschüchterung, sie waren sehr oft lebensgefährlich auch bereits vor der mit Kriegsbeginn einsetzenden Verbringung der Häftlinge in die Vernichtungslager. Man denke unter den vielen Opfern an den Dichter Jura Soyfer[47], der im Lager an Typhus verstarb, und an Haddas Bruder Heinrich, den Architekten, der wenige Tage nach der Entlassung an einer Blutvergiftung verstarb. Unter den vielen Häftlingen in Buchenwald waren auch der Vater und Großvater des jetzigen Vorsitzenden des Zentralrates der Juden in Deutschland Dr. Josef Schuster.

Im Konzentrationslager Buchenwald verblieb Fried bis Ende 1938/Anfang 1939. Der Druck, der auf ihm und seiner Familie lastete, wurde durch diese Erfahrung extrem groß und zwang ihn zu dem Entschluß, das Land auch unter schlechtesten Bedingungen zu verlassen. Dies gelang mit seiner Frau und den beiden Söhnen Rainer und Robert. Carls Mutter Betty (oder Bette), in Bamberg ansässig, Witwe des Wilhelm (William) Fried, mußte zurückgelassen werden, was Fried lebenslang bedrücken sollte. Sie wurde Opfer der Shoah.

Man sagt mir, daß der Fluß noch fließe,
auf dem mich trug des Fährmanns Kahn;
wie einst, sei gelb die große Wiese,
von Hahnenfuß und Löwenzahn.

Man sagt mir, daß die hohen Wipfel
der Eichen rauschen noch im Wind
und daß der grauen Berge Gipfel
wie einst dieselben Gipfel sind.

Man sagt mir, daß die alten Städte
aus Schutt und Moder neu entstehen…
Doch wo blieb meine Mutter Bette,
– und wohin kann ich selber gehen?

---

45 SCHMITT-BUXBAUM/THOMAS (2019), S. 26.

46 Anna Seghers, Das siebte Kreuz, Berlin: Aufbau Verlag 1946 (entstanden 1937–1939).

47 Zu Jura Soyfer vgl. Zwischenwelt 2, Wien 1991.

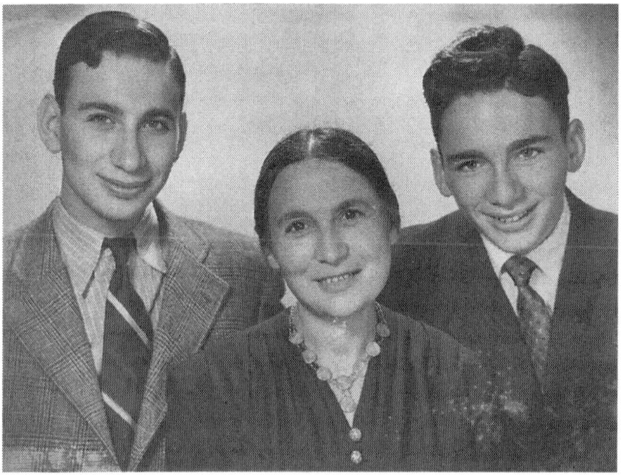

Abb. 6: Frieds Frau Trude (Gertrude, Emilie) geborene Strauß mit den beiden Söhnen Robert und Rainer nach der Flucht aus Breslau 1939 nach Brasilien. Rainer war später Professor für Biochemie in Omaha, USA

In New York war man gegenüber Frieds Fachkenntnissen aufgeschlossen; es reichte aber nicht, seine Familie zu ernähren. Da bot sich augerechnet in dem von einem Hitlerfreund, Guetulio Vargas, beherrschten Brasilien trotz fehlendem brasilianischem Examen eine Arbeitsstelle: wissenschaftlicher Direktor in der Strahlenabteilung des Krankenhauses São Francisco de Assis in São Paulo. Nach einem knappen Jahr schrieb er ein Buch in portugiesischer Sprache über Indikationen für die Strahlentherapie, die neue Methode der Radium-Therapie war integriert. Sein früher Tod beendete, wie es Trude Fried formulierte, „eine harmonische Zusammenarbeit“.[48]

Fried konnte den Verlust der deutschen Heimat nicht verwinden. Er sprach nicht über sein Leben unter der NS-Herrschaft, sondern schilderte seine Gefühle und Eindrücke – nach bisherigem Erkenntnisstand – ausschließlich in Gedichten. Diese bringen in eindrucksvoller Deutlichkeit die Gewißheit über den unwiederbringlichen Verlust zum Ausdruck. Ein literarisches Publikum war ihm wichtig. Um dieses zu erhalten, verzichtete er auch auf manche Auseinandersetzung mit solchen Deutschen, die sich nicht klar gegen die brasilianische NSDAP positionierten.

Seine Stellung war zu wenig gefestigt, als daß er hätte in einem antifaschistischen Kampf aktiv werden dürfen. Es genügte ihm, gemeinsam mit Louise Bresslau-Hoff[49] einen literarischen Arbeitskreis in São Paulo zu gründen und als Forum deutscher Dichtung zu etablieren. Zu diesem literarischen Kreis in São Paulo gehörte auch zeitweise die Dichterin Paula Ludwig. Durch die gemeinsame Publikation mit Bresslau-Hoff

48 Furtado Kestler (1992), S. 11f. Exil, Zwang, Verstoßung und Verbannung S. 9f., Brief von Gertrude Fried an die Autorin S. 83, Beurteilung des Carl Fried als Dichter S. 214–217.

49 Louise Bresslau-Hoff pflegte schon vor São Paulo in ihrer Kölner Zeit einen literarischen Freundeskreis, zu ihm gehörten Elly Heuss-Knapp (die Frau des späteren deutschen Bundespräsidenten Theodor Heuss) und Albert Schweitzer, der eine geborene Bresslau, die Schwester von Professor Bresslau, geheiratet hatte. Dieser, ihr Mann, Wissenschaftler in Köln, war ein frühzeitiges Opfer des „Gesetzes zur Wiederherstellung des Berufsbeamtentums“ (1933).

gehört Fried zu den wenigen deutschen Dichtern, deren Werke im brasilianischen Exil gedruckt wurden. Im Allgemeinen denkt man in diesem Zusammenhang nur an Stefan Zeig. Er war ohne Zeifel der bei weitem bekannteste Exildichter. Sein Freitod[50] bedrückte Fried schwer. Er selbst, bereits unheilbar erkrankt, war zu dieser Zeit eingespannt in die Vorbereitung von Feierlichkeiten in Rio de Janeiro zum 26. November 1957, dem 100. Todestag von Joseph Eichendorff, dessen an vielen Orten weltweit gedacht wurde.

Fried reist nochmals nach Deutschland. Die Quellen sind zwar spärlich, aber eindeutig. Die kulturellen Ereignisse begeisterten ihn, aber er war auch niedergeschlagen. Er verstarb 1958 an einem bösartigen Leiden.

4. Damnatio memoriae

Wenn man sich mit den NS-Repressionen, ihrer Art und ihrer zeitabhängigen Abstufung beschäftigt, dann fällt auf, wie sehr der physischen Vernichtung durch eine Vernichtung der Rechte vorgearbeitet wurde. Rechte sind vielfältig, sie betreffen Ansehen, Familie, Weiterbildung, Hab und Gut und manches mehr. Die Austilgung der Rechte ging noch weiter, sogar das **Gedächtnis** sollte vernichtet werden. Parallelen einer solchen staatlichen Umformung von Tatsachen können bereits in der Antike gefunden werden, das Phänomen wird „*Damnatio memoriae*" – Vernichtung der Erinnerung genannt.

Jürgen Serke ist ein wichtiger Analytiker der *Damnatio memoriae*, wie sie das NS-Regime betrieb. Er schreibt im Vorwort seiner 'verbrannten Dichter': „1931 strich Hitler eine ganze Generation von Schriftstellern aus dem Bewußtsein des deutschen Volkes." Der Autor macht auch auf einen besonderen Aspekt aufmerksam: „Die Bücherverbrennung wirkte über den Zusammenbruch des Dritten Reiches hinaus. Was in den zwanziger Jahren gedichtet wurde, blieb bis zum heutigen Tag weitgehend vergessen."[51]

Unter den Untersuchungen zum Thema Repression nehmen diese frühen, scheinbar sanften Methoden einen kleinen Raum ein. Durften zum Beispiel Juden in wissenschaftlichen Zeitschriften nicht mehr veröffentlichen und nicht mehr zitiert werden? Die Untersuchbarkeit der *Damnatio memoriae* ist deshalb schwierig, weil gezielte Verordnungen[52] und schriftliche Anweisungen anscheinend gar nicht nötig waren.

Die Auslöschung der Erinnerung betraf auch schon längere Zeit zurückliegende wissenschaftliche Leistungen. Ein typisches und wichtiges Beispiel ist Benno Hallauer[53]. Seine größten wissenschaftlichen Leistungen datieren in die Jahre 1908 bis 1910.

---

50 Sein Biograph zitiert Zweigs letzte Zeilen: „Ich grüße alle meine Freunde! Mögen sie die Morgenröte noch sehen nach der langen Nacht! Ich komme als Ungeduldiger, gehe ihnen voraus!" WEIDERMANN (2009), S. 240. Das Original vom 22. Februar 1942 befindet sich in der National Libary of Israel.

51 SERKE (1977), S. 8.

52 Nach Georg Mosse durften Kriegerdenkmäler keine Namen von jüdischen Gefallenen mehr tragen. Siehe BÖNNEN (2007), S. 16.

53 Vgl. DAVID/EBERT (2015). Hallauer beschrieb die „Narco-" oder „Suggestiv-Narkose" und betrieb Pläne zum Ausbau des Faches Onkologie in den Jahren 1908 bis 1910. Er wurde 1943 zusammen mit seiner Frau in Auschwitz ermordet. Seine Klinik in Berlin wurde abgerissen, um Platz für den Bau des gigantomanischen Projekts „Germania" zu machen.

Fried wurde beispielhaft in einer untersuchten Zeitschrift zwischen 1920 und 1932 sehr häufig, insgesamt 129 Mal, zitiert und/oder als Autor genannt.[54] 1933 erfolgte ein jäher Abbruch jüdischer wissenschaftlicher Publikationen. Dieser ist nicht Ausdruck einer dezidierten Verordnung, oft unterwarfen sich die Herausgeber einem „vorauseilenden Gehorsam“. Allerdings bestanden für Fried zwei Ausnahmen vor 1939, deren mutmaßliche, besondere Bedingungen schon beschrieben wurden; danach und zur Kriegszeit herrschte völlige „Funkstille“.

Es ist bedrückend festzustellen, daß nach 1945 diese – von oben verordnete – „Vernichtung des Gedächtnisses“ in erstaunlichem Maße fortwirkte.[55] Die Erinnerung an die auf staatliche Anordnung Ausgelöschten war und ist in erstaunlichem Maße gehemmt.

„Carl Fried“ wird beispielsweise in einem 2008 erschienenen Lehrbuch ‘Radiotherapy for Non-Malignant Disorders’[56] unter 250 zitierten Autoren nicht genannt, dafür aber Autoren, deren Beobachtungen später und in geringerer Zahl erfolgten, die sich aber einer Repräsentanz in der zeitgenössischen Fachliteratur erfreuten.

Der Nationalsozialismus zerstörte mithilfe des Instrumentes *Damnatio memoriae* die wissenschaftliche Entwicklung einer ganzen Ärztegeneration.

Literatur

BLOCK (2015): Andreas Block u. a., DEGRO practical guidelines for radiotherapy of non-malignant disorders. DEGRO-S2e-Leitlinie für die Strahlentherapie von gutartigen Erkrankungen. Teil I: Physikalische Grundlagen, radiobiologische Mechanismen und radiogene Risiken, Strahlentherapie und Onkologie 191 (2015), S. 701–709

BÖNNEN (2007): Gerold Bönnen, Das Ehrenmal für die Gefallenen des Ersten Weltkriegs auf dem neuen jüdischen Friedhof in Worms und seine Bedeutung im regionalen Vergleich, in: Jahrbuch für westdeutsche Landesgeschichte 32 (2007), S. 367–396

BOSSMANN(1958): Reinaldo Bossmann, Carl Fried. Arzt und Dichter [Nachruf], RevistaLetras 9 (1958), S. 73–77 [online abrufbar unter https://revistas.ufpr.br/letras/article/viewFile/20000/ 13187 (Zugriff: 18. 11. 2019)]

BRESSLAU-HOFF/FRIED (1954): Louise Bresslau-Hoff und Carl Fried, Deutsche Dichtung aus Brasilien, hrsg. von B. Aust, Sao Paulo 1954

DAVID/EBERT (2015): Matthias David und Andreas D. Ebert, Benno Hallauer (1880–1943). Deportation und Vernichtung, Deutsches Ärzteblatt 112 (2015), S. 1335f.

DILLMANN (2012): Hans-Ulrich Dillmann, Poppa und die Paralympics. Sir Ludwig Guttmann, Jüdische Allgemeine Nr. 35 vom 30. 8. 2012, S. 20–24, Tewet 5775

EPSTEIN (1930): R. Epstein, Beitrag zur Behandlung nach Heidenhain-Fried, Strahlentherapie 35 (1930), S. 170–172

FLADE (2015): Roland Flade, Jüdische Familiengeschichten aus Unterfranken, Würzburg 2015

FOERSTER (1929): Otfrid Foerster, Die traumatologischen Läsionen des Rückenmarkes auf Grund der Kriegserfahrungen (Der Mechanismus ihres Zustandekommens und die pathologisch-anatomischen Veränderungen), in: Oswald Bumke und Otfrid Foerster [Hrsgg.], Handbuch der Neurologie, Erg. Bd. I, Tl. 2, Berlin 1929, S. 1721–1927

54 SCHMITT-BUXBAUM/THOMAS (2019), S. 32.

55 Seither stellt sich die Frage: Wie soll man darauf reagieren? – Bei Berthold Viertel (1885–1953) reifte in Gedichten immer mehr die Überzeugung, die Leidenden dürften nicht umsonst gelitten haben, der Kampf gegen das Vergessen ist wichtig und der erste Schritt, diese Ideologie der Gewalt zu überwinden.

56 SEEGENSCHMIEDT/MAKOSKI/TROTT (2008), S. 5.

FOERSTER/GUTTMANN (1933): ders. und Ludwig Guttmann, Cerebrale Komplikationen bei Thrombangiitis obliterans, Archiv für Psychiatrie und Nervenkrankheiten 100 (1933), S. 506–511

FRIED (1929): Carl Fried, Ein neues Bestrahlungsgerät in Verbindung mit der Metalix-Therapieröhre, Strahlentherapie (Radiation Therapy) 33 (1929), S. 160–168

FRIED (1941): ders., Fundamentos de Radium e Roentgentherapia, São Paulo 1941

FURTADO KESTLER (1992): Izabela Maria Furtado Kestler, Die Exilliteratur und das Exil der deutschsprachigen Schriftsteller und Publizisten in Brasilien [phil. Diss. Freiburg i. Br. 1991], Frankfurt a. M. - Berlin - Bern usw. 1992 (= Europäische Hochschulschriften. Reihe Deutsche Sprache und Literatur, 1344)

GRENZOW (2001): Barbara Grenzow, Der Breslauer Arzt Dr. Siegmund Hadda, Dülmen 2001

GUTTMANN (1930): Ludwig Guttmann, Trauma der Wirbelsäule, Monatsschrift für Unfallheilkunde und Versicherungsmedizin 37 (1930), S. 19

GUTTMANN (1931): ders., Die Schweißsekretion des Menschen in ihren Beziehungen zum Nervensystem, Zeitschrift für die gesamte Neurologie und Psychiatrie 135 (1931), S. 1–48

GUTTMANN (1971): ders., Prizipien und Methoden in der Behandlung und Rehabilitation von Rückenmarksverletzten, in: GUTTMANN/MAURER (1971), S. 76–162

GUTTMANN/MAURER (1971): ders. und Georg Maurer, Neuro-Traumatologie mit Einschluß der Grenzgebiete, II: Verletzungen der Wirbelsäule und des Rückenmarks. Verletzungen der peripheren Nerven, München 1971

HADDA (1972): Siegmund Hadda, Als Arzt am Jüdischen Krankenhaus zu Breslau 1906–1943, Jahrbuch der Schlesischen Friedrich Wilhelm-Universität zu Breslau 17 (1972), S. 198–238

HEIDENHAIN/FRIED (1924): Lothar Heidenhain und Carl Fried, Röntgenbestrahlung und Entzündung, Archiv für klinische Chirurgie 133 (1924), S. 624–665. (in Auszügen vorgetragen Dtsch. Chirurgen-Kongreß 26.April 1924)

KOZUSCHEK (2007), Waldemar Kozuschek, Siegmund Hadda (1882–1977). The last Head-Surgeon Chief-Surgeon of the Jewish hospital in Wroclaw, Polski Przegląd Chirurgiczny 79 (2007), S. 256–262

LEIER (1988): W. A. Leier, Erste erfolgreiche Operation einer Zwerchfellhernie, Dt. Ärztebl. 85 (1988), S. A-1078

MOSER (2013): Gabriele Moser, Vor 75 Jahren entzog der NS-Gesetzgeber Ärztinnen und Ärzten die staatliche Berufszulassung, Strahlentherapie und Onkologie 189 (2013), S. 908-914

NN (1958): Carl Fried, ein Nachruf: Verse eines Toten aus der Ferne an die geliebte Heimat, *Bamberger Zeitung* Nr. 176 (August 1958), S. 9

REINKE (1999): Andreas Reinke, Judentum und Wohlfahrtspflege in Deutschland. Das jüdische Krankenhaus in Breslau 1726–1944, Hannover 199 (= Forschungen zur Geschichte der Juden, Reihe A. Band 8)

SCHMITT (2017a): Wolfgang G. H. Schmitt (2017): Carl Fried. Suche nach Heimat zwischen Bamberg und Brasilien, Bamberg 2017 (= Jahrbuch Historischer Verein Bamberg, 153), S. 339–354

SCHMITT (2017b): ders., Carl Fried. Dichtung und Exil, Zwischenwelt (Wien) 4 (2017), S. 22–30

SCHMITT-BUXBAUM/THOMAS (2019): Wolfgang G. H. Schmitt-Buxbaum und Eva R. L. Thomas: Carl Simon Fried: Innovation und Exil, Berlin 2019 (= Jüdische Miniaturen, 230)

SCHWEDLER (2021): Gerald Schwedler, Vergessen, Verändern, Verschweigen und damnatio memoriae im frühen Mittelalter, Wien - Köln - Weimar 2021 (= Zürcher Beiträge zur Geschichtswissenschaft, 9)

SCHWOCH (2008): Rebecca Schwoch, Approbationsentzug für jüdische Ärzte: „Bestallung erloschen". Dtsch. Ärztebl. 105 (2008), Nr 39, S. C-1714

SCHWOCH (2009): dies. [Hrsg.], Berliner jüdische Kassenärzte. Ihr Schicksal im Nationalsozialismus, Berlin 2009

SEEGENSCHMIEDT/MAKOSKI/TROTT (2008): Michael Heinrich Seegenschmiedt, Hans-Bruno Makoski, Klaus-Rüdiger Trott und Luther W. Brady [Hrsgg.], Radiotherapy for Non-Malignant Disorders, Berlin - Heidelberg 2008

SERKE (1977): Jürgen Serke [Hrsg.], Die verbrannten Dichter. Mit Fotos von Wilfried Bauer, Weinheim - Basel 1977, Neudrucke Frankfurt 1980ff. (= Fischer Taschenbuch)

WEIDERMANN (2009): Volker Weidermann, Das Buch der verbrannten Bücher, München 2009

WEIßER (2019): Christoph Weißer, Chirurgenlexikon. 2000 Persönlichkeiten aus der Geschichte der Chirurgie, Berlin - Heidelberg 2019

WEYSSER (1953): E. Weysser, Über das Krankheitsbild der Looserschen Umbauzonen und das sogenannte Milkmansyndrom, Zeitschrift für Kinderheilkunde 72 (1953), S. 498–508

Anschrift des Verfassers:
Prof. Dr. med. Wolfgang G. H. Schmitt-Buxbaum
Eisenmannstr. 1
97074 Würzburg

Ein Werk in der Jenaer Germanistik-Tradition
Reinhard Hahns Lexikon zur mittelalterlichen Literatur Thüringens*

Von RUDOLF BENTZINGER und GUNDOLF KEIL

Seit der Etablierung der germanistisch-mediävistischen Forschung an der Universität Jena vor allem durch Ludwig Ettmüllers (1803–1877, in Jena tätig 1828–1833) Habilitation 1831 (dem vierzehnten Habilitationsverfahren an einer deutschsprachigen Universität überhaupt) beschäftigt man sich an der Salana bis heute recht intensiv mit der deutschsprachigen Literatur Thüringens im Mittelalter, wobei Produktion und Rezeption immer nahezu gleichwertig maßgeblich waren. Ettmüller selbst hatte schon 1830 seine Edition herausgebracht: 'Der Singerkriec uf Wartburc. Gedicht aus dem XIII. Jahrhunderte; Zum ersten Male genau nach der Jenaer Urkunde nebst den Abweichungen der Manesse und des Lohengrins hrsg. und mit den alten zu Jena aufbewahrten Sangweisen, wie mit einer Einleitung, Uebersetzung, sprachlichen und geschichtlichen Erläuterungen begleitet… Beigegeben ist Rotes Gedicht über den Wartburgkrieg'.[1] In diese frühe Zeit fällt die Lehrtätigkeit von Heinrich Rückert (1823–1875, in Jena 1845–1852), dem Sohn Friedrich Rückerts, und von Rochus von Liliencron (1820–1912, in Jena 1852–1855), dem Onkel Detlevs von Liliencron. Dann kam Kuno Fischer (1824–1907, in Jena 1856–1872); von 1871 bis 1883 lehrte Eduard Sievers (1850–1932), in dessen Wirkungszeit die Gründung des Deutschen Seminars 1876 fällt. Weitere bedeutende Wissenschaftler waren Friedrich Kluge (1856–1926, in Jena 1884–1893) und Friedrich Kauffmann (1863–1941, in Jena 1893–1895), Victor Michels (1866–1929, in Jena 1895–1929), Carl Wesle (1890–1950, in Jena 1922–1929 und 1935–1950), Albert Leitzmann (1867–1950, in Jena 1896–1935) und Hennig Brinkmann (1901–2000, an der Universität Jena 1924–1938).[2] Dieser reichen Tradition sah sich der Schüler Georg Baeseckes (1876–1951), Heinz Mettke (1924–2007) verpflichtet, der fast 40 Jahre, 1951–1990, das altgermanistische Profil in Jena bestimmte, ab 1951 als Assistent und Lehrbeauftragter, seit 1953 als Wahrnehmungsdozent, nach der Habilitation 1955 als Dozent und ab 1957 als Professor mit Lehrauftrag. Allerdings erhielt er erst 1965 einen Lehrstuhl.[3] Weltoffenheit und zu geringes Engagement für die DDR-Ideologie waren Gründe für die nur schleppend voranschreitende akademische Karriere. Generationen von Nachwuchswissenschaftlern sind ihm allerdings dankbar für strenge, aber zielgerichtete Förderung, die allein nach wissenschaftlicher Eignung erfolgte.

Daß auch die Fachliteratur außerhalb des sozialistischen Ideologiebereiches einbezogen wurde, zeigt das Beispiel der Forschungsergebnisse des Heidelberger Fachliteratur-Experten Gerhard Eis (1908–1982), auf die Heinz Mettke in seinen Lehrveranstaltungen immer wieder hinwies und die auch in seinen Publikationen eine entscheidende

* Ingrid Kästner zum 80. Geburtstag.

1 Vgl. HAUSTEIN (2000); Ettmüller, Ernst Moritz Ludwig, in: KÖNIG (2003), S. 456–458; Register nach Habilitation, in: Ebda., S. 2142.

2 MANGER (1996); KÖNIG (2003), S. 456–458; 1536f.; 1095–1097, 1730–1732, 957–959, 902–904, 1223f., 2020f., 1070–1073, 272–274.

3 Vgl. WEIGELT (2003).

Rolle spielten. Dem kam die Großzügigkeit von Gerhard Eis entgegen, seine teils medizinhistorischen Untersuchungen zur Wiener Fassung des Wurmsegens und zum ersten Merseburger Zauberspruch in der auch in der DDR zugänglichen Zeitschrift „Forschungen und Fortschritte“ zu veröffentlichen.[4] Die Beschäftigung mit thüringischer Dialektologie und Namenforschung – man denke an die Veröffentlichungen von Heinz Rosenkranz und Karl Spangenberg[5] –, mit thüringischer Sprach- und Literaturgeschichte konnte also an der Universität Jena weiterleben.

In den letzten eineinhalb Jahzehnten sind aus dem Institut für Germanistische Literaturwissenschaft drei Monographien zur thüringischen Literatur des Mittelalters hervorgegangen, 2012 die im Wesentlichen chronologisch vorgehende ‘Geschichte der mittelalterlichen deutschen Literatur Thüringens’ von Reinhard Hahn, 2017 die nach Gattungen bzw. Textsorten gegliederte ‘Deutsche Literatur des Mittelalters in Thüringen. Eine Überlieferungsgeschichte’ von Wolfgang Beck und 2018 ‘Die mittelalterliche Literatur Thüringens. Ein Lexikon’ von Reinhard Hahn.[6] Daß der aus Weimar gebürtige Verfasser gleich zweier Grundsatzdarstellungen sich in dieser Tradition sieht, auch wenn sowohl seine Leipziger Dissertation von 1980 zum Meistersang als auch seine Jenaer Dissertation B (später als Habilitation anerkannt) von 1989 zum literarischen Leben am Innsbrucker Hof im späten 15. Jahrhundert ganz andere Landschaften im Blick hatten, zeigen zum einen seine zahlreichen Publikationen zu thüringischer Thematik,[7] zum anderen seine tiefgehenden, auch kritischen Auseinandersetzungen mit der Germanistik-Entwicklung auch an der Universität Jena in den DDR-Jahren.[8]

Im zuletzt erschienenen ‘Lexikon’ werden in 143 alphabetisch angeordneten gleich strukturierten Artikeln (eigentlich sind es recht gründliche Aufsätze) Autoren und Anonyma, in wenigen Fällen auch Gattungen (Art. „Ereignislieder“) vom späten 6. Jahrhundert („Verlorene Heldensage“, also die Iring-Überlieferung) bis zum 1495 abgeschlossenen Pilgerbüchlein des Hermann Küng von Vach vorgestellt. Zunächst berichtet ein ausführlicher literaturgeschichtlicher Exkurs in flüssigem, leicht verständlichem Stil über Entstehung, Inhalt und Gehalt des betreffenden Werkes und die Rezeption, auch in späterer Zeit. Die Motivtradition wird aus verständlichen Gründen nur in Einzelfällen berücksichtigt, zum Beispiel bei der Schwankerzählung ‘Der Reiher’. Auf Biographien wird angesichts vorhandener Nachschlagewerke verzichtet. Ein jeweils dreigegliederter bemerkenswert sorgfältiger und umfangreicher Anhang informiert über handschriftliche bzw. durch Inkunabeln oder Frühdrucke erfolgte Überlieferung, über Editionen (angeordnet nach wissenschaftlicher Prominenz) und über die gängige Sekundärliteratur (in alphabetischer Reihenfolge der Verfassernamen). Schon die nahezu vollständigen Angaben in diesem Anhang machen das Werk zu einem unverzichtbaren Hilfsmittel.

Natürlich ist zu fragen, ob mit diesen 143 Aufsätzen Vollständigkeit erreicht werden kann, wie dies der Untertitel ‘Ein Lexikon’ nahelegen und der Einleitungssatz im Vorwort [S. VII] erwarten lassen könnte: „Dieses Buch bietet erstmals einen auf Vollständigkeit zielenden Überblick über die Literatur Thüringens im Mittelalter.“ Dem weiß der Verfasser aber gleich [S. VIII] zu begegnen: „Daß der Anspruch absoluter Vollstän-

---

4 Vgl. EIS (1956) [= EIS (1964), S. 7–30]; EIS (1958) [= EIS (1964), S. 58–66].

5 Vgl. ROSENKRANZ (1964); SPANGENBERG (1962)

6 Vgl. HAHN (2012); BECK (2017); HAHN (2018).

7 Vgl. HAHN (1996); HAHN (2000); HAHN (2008); HAHN (2015); HAHN (2016).

8 Vgl. PÖTHE/HAHN (2000); HAHN (2013).

digkeit illusorisch wäre, wird sich aus der Einleitung ergeben." Hier ist die Frage zu stellen, was eigentlich zur Literatur gehört. S. VIII spricht der Verfasser von „Literatur im Sinne von Texten", womit nicht nur künstlerisch gestaltete, sondern auch Fach- und Rechtstexte gemeint sein müssen. Folglich ist nicht nur Wolfram von Eschenbach mit einem Artikel bedacht, sondern auch der 'Bartholomäus', der 'Macer deutsch' und der 'Erfurter Judeneid'. Hier geht der Verfasser konform mit Jens Haustein und Joachim Heinzle, nach dem der Literaturbegriff „grundsätzlich das gesamte Schrifttum umfaßt: vom Minnelied bis zum medizinischen Traktat, vom Roman bis zur Predigt".[9] Meist sind es deutschsprachige Texte, in Ausnahmefällen lateinsprachige wie die Werke des Nikolaus von Bibra oder die ‚Reinhardsbrunner Chronik'. Deutsch-lateinische Mischtexte wie das 'Abstractum-Glossar' oder die 'Biblia pauperum' sind öfter berücksichtigt. Laut Vorwort [S. VII] will sich der Verfasser auf deutschsprachige und bisweilen lateinische Literatur beschränken. Die in Erfurt reichhaltige jüdische religiöse Literatur in hebräischer Schrift bleibt also ausgespart, auch wenn der Titel allgemein die „mittelalterliche Literatur Thüringens" ankündigt. In der Staatsbibliothek zu Berlin, teils auch in Erfurter Bibliotheken werden heute aus Erfurt stammende vier Tora-Rollen, vier Bibelkodizes (einer davon zweibändig), eine Masora (Kennzeichnung von Textvarianten und Zusätzen zur Sicherung des Bibeltextes), eine Tosefta (eine Sammlung von Lehrsätzen und Überlieferungen, der Mischna, dem ersten Teil des Talmud nahestehend), ein Machsor (ein Gebetbuch mit Interpretationen zum Gebrauch an Feiertagen) und anderes aufbewahrt.[10] Auch ein Artikel zu der in Thüringen nicht unbedeutenden Adversus-Judaeos-Literatur, beispielsweise im 'Innsbrucker [thüringischen] Osterspiel', fehlt. Daß in Thüringen produzierte wie rezipierte Literatur gleichermaßen behandelt werden, zeigen u. a. die Artikel über den aus Creuzburg an der Werra stammenden und meist in Eisenach wirkenden Johannes Rothe und das Passional, dessen Ursprungsgebiet nicht eindeutig bestimmbar ist.[11]

Wichtig sind die Ausführungen zu thüringischen Privat- und Klosterbibliotheken im Einleitungskapitel. Daß die Erfurter Amploniana eine herausragende Rolle spielt, ist bekannt, wenn auch die Einschätzung als „mit Abstand größte deutsche Handschriftensammlung aus dem Spätmittelalter" [S. XVIII] etwas hochgegriffen scheint. Eine Erwähnung der Erfurter Kartäuserbibliothek wäre wünschenswert gewesen, zumal wir von Jakob Volradis 'Registrum librarie' eine den größten Teil erfassende Ausgabe und mehrere genaue Beschreibungen besitzen.[12] Volker Honemann nannte es „den wohl umfangreichsten und von seiner Struktur wie der Erschließungstiefe her anspruchsvollsten Bibliothekskatalog des Mittelalters".[13]

Die Angabe von 143 Artikeln darf nicht zu der irrigen Annahme führen, es würden nur knapp eineinhalb hundert Autoren oder Werke vorgestellt. Die Rezeption der 'Vierundzwanzig Alten' des Otto von Passau wird zwar nicht eigens behandelt, aber dreimal genannt, in der Einleitung [S. XVI], im Aufsatz „Erfurter Moralität" [S. 89] und

9 Vgl. HEINZLE (1994), S. VII. Vgl. auch HAUSTEIN (2002).

10 Vgl. THIMME (2010); JÜDISCHES LEXIKON, I, Sp. 1350–1357; II, Sp. 908; III, Sp. 1420–1423; IV.2, Sp. 836–845, Sp. 868–872, 1000–1003; LEHNHARDT (2014).

11 Vgl. HAASE/SCHUBERT/WOLF (2013), S. XXXII-XLIII.

12 Vgl. LEHMANN (1928); KRAUSE/MARWINSKI (1998), S. 195, 205; MÄRKER (1999); HONEMANN (2008).

13 Vgl. HONEMANN (2008), S. 40.

im Artikel „Paradisus anime intelligentis“ [S. 230], und die weite Verbreitung der deutschen Fassung des ‘Traktats über die Unterscheidung der Geister’ des Heinrich von Friemar wird in der Einleitung erwähnt (S. XVII), aber nicht näher beschrieben.[14] Hilfreich wäre also ein Werk- und ein Personenregister; ebenso hin und wieder ein Verweis, beispielsweise „Eisenacher Zehnjungfrauenspiel s. Thüringische Zehnjungfrauenspiele“. Dankbar benutzt man aber die alphabetisch angeordnete Interpretation „Fachbegriffe“ und die meist Titel zu allgemeineren Darstellungen enthaltende „Bibliographie“ am Schluß des Werkes.

Die günstige Situation der Existenz dreier Darstellungen der thüringischen Literatur des Mittelalters – noch dazu aus demselben Universitätsinstitut – legt einen Vergleich nahe. Die chronologische Abhandlung des Verfassers von 2012 bettete die Werke in die historische und literaturgeschichtliche Entwicklung ein, verdeutlichte auch manche Zusammenhänge. Die konsequent nach Gattungen (Geistliche Texte – Pragmatische Literatur – Lieddichtung – Großepik – Kleinere Dichtungen in Reimpaaren) gegliederte Darstellung von Wolfgang Beck besticht durch Übersichtlichkeit und ist auf Grund des zweigeteilten Registers (Handschriften; Autoren und Werke) leicht nutzbar. Außerdem hat sie den Vorzug, im Anhang eine 15seitige Übersicht über die „thüringische Schreibsprache“ zu bieten. Das ‘Lexikon’ übertrifft die beiden vorherigen Abhandlungen an Ausführlichkeit bei der Charakteristik der einzelnen Werke sowohl in den Artikeln selbst als auch in den Bibliographien. Manchmal wird man zu dem anderen Werk greifen müssen, wenn man in dem einen nicht fündig wird. In Reinhard Hahns ‘Lexikon’ findet man einen Aufsatz zu Otto von Botenlauben [S. 227–230}, der bei Wolfgang Beck unerwähnt bleibt, dafür wird von diesem das ‘Mitteldeutsche Rezeptar’ behandelt [S. 134, 137], das Reinhard Hahn übergeht (dabei ist es das bis heute einzig bekannte Zeugnis mittelalterlicher Klostermedizin in Thüringen).[15] Das ‘Lexikon’ – sicher als Abschluß der drei sich ergänzenden Monographien konzipiert – ist ein Beispiel für die erfolgreiche Fortsetzung Jenaer Mediävistik-Tradition, von der noch weitere forschungsinitiierende Arbeiten zu erwarten sind.

Literatur

BECK (2017): Wolfgang Beck, Deutsche Literatur des Mittelalters in Thüringen. Eine Überlieferungsgeschichte, Stuttgart 2017

BENTZINGER (2009): Rudolf Bentzinger, Merke eyne edele künst vor allen smerczen. Ein mitteldeutsches Rezeptar des 15. Jahrhunderts, in: Klaus Manger und Hans-Peter Klöcking [Hrsgg.], Symbiose – Wissenschaftliche Wechselwirkungen zu gegenseitigem Vorteil. Festschrift für Werner Köhler, Erfurt 2009 (= Akademie gemeinnütziger Wissenschaften zu Erfurt. Sonderschriften, 39), S. 113–134

EIS (1956): Gerhard Eis, Der älteste deutsche Zauberspruch, Forschungen und Fortschritte 30 (1956), S. 105–111

EIS (1958): ders., Eine neue Deutung des ersten Merseburger Zauberspruches, Forschungen und Fortschritte 32 (1958), S. 27–29

EIS (1964): ders., Altdeutsche Zaubersprüche, Berlin 1964

HAASE/SCHUBERT/WOLF (2013): Annegret Haase, Martin Schubert und Jürgen Wolf [Hrsgg.], Passional. Buch I: Marienleben, Berlin 2013 (= Deutsche Texte des Mittelalters, 91/1), S. XXXII-XLIII.

[14] Vgl. WEGENER (2019). Die Edition WEGENER (2024) listet S. XXXVIII–LVII die einschlägigen Handschriften auf.

[15] Vgl. BENTZINGER (2009).

HAHN (1996): Reinhard Hahn: Zur Kriegsdarstellung in Herborts von Fritzlar 'Liet von Troye', in: Kurt Gärtner, Ingrid Kasten und Frank Shaw [Hrsgg.], Spannungen und Konflikte menschlichen Zusammenlebens in der deutschen Literatur des Mittelalters. Bristoler Colloquium 1993, Tübingen 1996, S. 102–112

HAHN (2000): ders., „unz her quam ze Doringen in daz lant". Zum Epilog von Veldekes Eneasroman und den Anfängen der höfischen Dichtung am Thüringer Landgrafenhof, Archiv für das Studium der neueren Sprachen und Literaturen 152 [237] (2000), S. 241–266

HAHN (2008): ders., *Döringerland / du bist ein fein gut Land.* Lieddichtung in Thüringen – Thüringen in der Lieddichtung, in: Martin Schubert, Jürgen Wolf und Annegret Haase [Hrsgg.], Mittelalterliche Sprache und Literatur in Eisenach und Erfurt. Tagung anlässlich des 70. Geburtstags von Rudolf Bentzinger am 22. 8. 2006, Frankfurt a. M. - Berlin - Bern usw. 2008 (= Kultur, Wissenschaft, Literatur. Beiträge zur Mittelalterforschung, 18), S. 230–252

HAHN (2012): ders., Geschichte der mittelalterlichen deutschen Literatur Thüringens, Weimar - Wien 2012

HAHN (2013): ders., „In der Deutschen Demokratischen Republik hat das Mittelalter endgültig ausgespielt." Die Jenaer Altgermanistik zwischen Beharrung und sozialistischer Umgestaltung, in: Jan Cölln und Franz-Josef Holznagel [Hrsgg.], Positionen der Germanistik in der DDR. Personen – Forschungsfelder – Organisationsformen, Berlin 2013, S. 143–166

HAHN (2015): ders., Thüringen als Spiellandschaft, Jahrbuch der Oswald von Wolkenstein-Gesellschaft 20 (2014/2015), S. 35–58

HAHN (2016): ders., Graf Rudolf. Kreuzzugsepos oder Minne- und Abenteuerroman? In: Études offertes à Danielle Buschinger par ses collègues, élèves et amis à l'occasion de son quartre-vingtième anniversaire. Textes rueillis par Florent Gabaude, Jürgen Kühnel et Mathieu Olivier, Tome I (Medievales 60), Amiens 2016, S. 181–196

HAHN (2018): ders., Die mittelalterliche Literatur Thüringens. Ein Lexikon, Heidelberg 2018

HAUSTEIN (2000): Jens Haustein, Ludwig Ettmüllers Jenaer Habilitation vom Jahre 1831, in: 'Vir ingenio mirandus'. Studies presented to John L. Flood. Edited by William J. Jones, William A. Kelly und Frank Shaw, Volume II, Göppingen 2000, S. 1025–1037

HAUSTEIN (2002): Jens Haustein, Literaturgeschichte der Region. Das Beispiel Thüringen, Jahrbuch für Internationale Germanistik 34 (2002), S. 167–180

HEINZLE (1994): Joachim Heinzle, Vom hohen zum späten Mittelalter. Wandlungen und Neuansätze im 13. Jahrhundert (1220/30–1280/90), 2. Aufl. Tübingen 1994 (= Geschichte der deutschen Literatur von den Anfängen bis zum Beginn der Neuzeit II/2)

HONEMANN (2008): Volker Honemann, Erfurter Kartäuser als Literaturhistoriker. Die 'Literaturkundliche Übersicht' des 'Registrum librarie' der Kartause Salvatorberg, in: Mittelalterliche Sprache und Literatur [wie HAHN (2008)], S. 40–67

JÜDISCHES LEXIKON. Ein enzyklopädisches Handbuch des jüdischen Wissens, I–IV, Berlin 1927 (Neudruck Frankfurt a. M. 1982)

KÖNIG (2003): Christoph König [Hrsg.], Internationales Germanistenlexikon 1800–1950, Berlin - New York 2003

KRAUSE/MARWINSKI (1998): Friedhilde Krause [Hrsg.] und Felicitas Marwinski [Bearb.], Handbuch der historischen Buchbestände in Deutschland, Bd. 19: Thüringen A-G, Hildesheim - Zürich - New York 1998

LEHMANN (1928): Paul Lehmann, Bistum Mainz. Erfurt, München 1928 (= Mittelalterliche Bibliothekskataloge Deutschlands und der Schweiz II), S. 221–593

LEHNHARDT (2014): Andreas Lehnhardt, „Chartulae Hebraicae": Mittelalterliche jüdische Handschriftenfragmente in Erfurter Bibliotheken, in: Erfurter Schriften zur jüdischen Geschichte, III: Zu Bild und Text im jüdisch-christlichen Kontext im Mittelalter, Jena - Quedlinburg 2014, S. 142–165

MANGER (1996): Klaus Manger, Grimmscher Geist in Jena, in: Germanistik in Jena. Reden aus Anlaß des 70. Geburtstags von Heinz Mettke, 10. Januar 1995, Jena 1996 (= Jenaer Universitätsreden, 1), S. 10f.

MÄRKER (1999): Almuth Märker, Volradi, Jakob Ocart, in: Die deutsche Literatur des Mittelalters. Verfasserlexikon, 2. Aufl., Bd. 10, Berlin - New York 1999, Sp. 506–509

PÖTHE/HAHN (2000): Angelika Pöthe und Reinhard Hahn, Germanistik in Jena zwischen 1945 und 1989, in: diess. [Hrsgg.], „... und was hat es für Kämpfe gegeben“. Studien zur Geschichte der Germanistik an der Universität Jena,Heidelberg 2000 (= Jenaer Germanistische Forschungen, N. F. 29), S. 251–291

ROSENKRANZ (1964): Heinz Rosenkranz, Der thüringische Sprachraum. Untersuchungen zur dialektgeographischen Struktur und zur Sprachgeschichte Thüringens, Halle (Saale) 1964. Neudruck Plauen 2003 (= Mitteldeutsche Studien, 26)

SPANGENBERG (1962): Karl Spangenberg, Die Mundartlandschaft zwischen Rhön und Eichsfeld, Halle (Saale) 1962 (= Mitteldeutsche Studien, 25)

THIMME (2010): Eva-Maria Thimme, Die „Erfurter Handschriften“ in der Orientabteilung der Staatsbibliothek zu Berlin, in: Erfurter hebräische Handschriften, hrsg. von der Landeshauptstadt Erfurt, Stadtverwaltung, Jena - Quedlinburg 2010, S. 47–71

WEGENER (2019): Lydia Wegener, Zwischen Zweifel und Gewissheit: Die ‘Probate spiritus’-Kompilation als Paradigma für die Subjektivitätsproblematik in spätmittelalterlichen Traktaten zur ‘Unterscheidung der Geister’, in: Eva Rothenberger, Martin Schubert und Elke Zinsmeister [Hrsgg.], Editionen deutscher Texte des Mittelalters. Aktuelle Projekte. Beiträge des Festkolloquiums zum 80. Geburtstag von Rudolf Bentzinger am 22. August 2016, Erfurt 2019 (= Akademie gemeinnütziger Wissenschaften zu Erfurt. Sonderschriften, 50), S. 189–205

WEGENER (2024) dies. [Hrsg.], Anthologie zur ‘Unterscheidung der Geister’. Probate spiritus-Kompilation und Traktate, Berlin 2024 (= Deutsche Texte des Mittelalters, XCVII)

WEIGELT (2003): Sylvia Weigelt, Mettke, Heinz, in: KÖNIG (2003), S. 1206–1208

Anschriften der Verfasser:
Prof. Dr. Rudolf Bentzinger
Berlin-Brandenburgische Akademie der Wissenschaften
Der Österreichische Bibelübersetzer
Jägerstraße 22/23
10117 Berlin

Prof. Dr. med. Dr. phil. Dr. h. c. Gundolf Keil
Wullstein-Forschungsstelle für deutsche Medizinliteratur des Mittelalters
Walther-von-der-Vogelweide-Str. 44
97074 Würzburg

Zwei Gesundheitspässe aus dem späten 18. Jahrhundert böhmisch-mährischer Provenienz

Von Aleš Verner

Die Bekämpfung humaner kontagiöser Erkrankungen erfolgte, wie uns die Medizingeschichte zeigt, einerseits durch kurative, medizinisch-pharmazeutische Mittel der *medicina practica* und andererseits durch Präventionsmaßnahmen gegen die Gefahr einer Ansteckung, womit auch der Verbreitung einer möglichen Epidemie mit weitreichenden Konsequenzen für die öffentliche Gesundheit vorgebeugt wurde. Wir bewegen uns hier also nicht mehr allein innerhalb der traditionellen Medizin als solcher, sondern zugleich in dem öffentlich-politischen Rahmen der Volksvorsorge. In diesem letzteren Bereich, der im Spätmittelalter und in der frühen Neuzeit Gegenstand der sogenannten *policey* war, hatten sich seit der zweiten Hälfte des 14. Jahrhunderts die aus Italien und Frankreich stammende Quarantäne und die Kontumaz als besonders wirksame Schutzmittel erwiesen. Auf der anderen Seite konnte keine vollständige Absperrung von ganzen Landstrichen oder einzelnen Siedlungen erfolgen, wenn man die Versorgung der Bevölkerung gewährleisten wie auch den Fern- oder den lokalen Handel nicht vollständig zum Erliegen bringen wollte; zu diesem Zweck wurden ab dem 15. Jahrhundert von den mobilen Teilen der Bevölkerung „Gesundheitsatteste" etwa in Form eines „Gesundheitspasses" oder einer Erklärung an Eides Statt[1] verlangt:

> GLeichwie die *Medicinal*ische *Præservation* wider die gifftig-ansteckende Kranckheiten und Pestilentzische Seuche / zweyerley *antidota* vorstellet / benanntlichen προφύλαξιν & τεράπειαν [!], Schutz- und Cur-Mittel; Also kan und mag auch die Politische oder *Civile* und Obrigkeitliche Vorsorg […] in gleichförmige Mittel *vel remedia* προφυλακτικὰ, i[d] e[st] *Præservativa*, & τεραπευτικὰ [!] i[d] e[st] *curativa*, ab- und eingetheilet werden; Unter welchen aber die vornehmste *Præservativ*-Mittel seynd die *attestata sanitatis* oder *Fed*en / und deren *effect* die *Contumac*ien oder Haltung der *Quarantie*, alldieweilen hierdurch / vermittelst göttlicher Hülff / *præcavirt* und verhütet werden kann / daß das pestilentzische Gifft von *infici*rten Orten nicht anderwerts *penetri*re und einschleiche / […][2]

Diese *Attesta saninatis* oder *Foedae*, ‚Fehden', wie sie auch mit Bezug auf den lat. Begriff des Vertrauens (*fides*) genannt wurden,[3] waren als „Gesundheitspaß" mitzuführen und dienten dem Reisenden als Nachweis, daß er und die von ihm mitgeführte Ware nicht aus einer Region stammen, welche eine Bedrohung für die örtliche Bevölkerung und damit für die dortige öffentliche Gesundheit darstellen; für den Reisenden hatte dies den Vorteil, daß er sich mit diesem Nachweis ohne weitere Hindernisse frei bewegen

---

1 „[Es werde] zu weilen nicht für *sufficient* oder genugsam ermessen / die *testimoni*alien der Sanität *exhibi*rt und vorgewiesen zu haben / sondern es werde noch ein cörperlichen Eyd darzu erfordert / daß die Reisende sich an *infici*rten oder Pestilentzischen Orten inner etlichen Monaten nicht aufgehalten haben: Wer nun diese *Præstanda* nicht zu *præsti*ren vermag / der kan seine Reiß keines wegs vollenden/ sondern er muß entweder zuruck *marchi*ren / oder nach Jtaliänischer Manier zu reden / *Quaranténa* machen", Anon. (1710), S. 21.

2 Anon. (1710), Vorrede, unpag. [S. 1]. – Diese Schrift ist eine wichtige und im zeitgenössischen fachliterarischen Diskurs mit Sicherheit einzigartige Informationsquelle.

3 Der Begriff Fehde geht in diesem Zusammenhang nicht auf mhd. *vēhede*, ahd. (*gi*)*fēhida* zurück, sondern wird von ital. *fede*, lat. *fides* abgeleitet.

konnte und sich den lokal üblichen Quarantänebestimmungen nicht zu unterziehen hatte.

Die Gesundheitspässe wurden von der ausstellenden Behörde als gedrucktes Formular vorgehalten und wurden dann bei Bedarf an den entsprechenden, leer gelassenen Stellen mit den Daten des Reisenden, dem Zweck der Reise sowie Datum und Siegel bzw. Unterschrift der Behörde ausgefüllt. Auch wenn solche Gebrauchstexte uns einen aufschlußreichen medizingeschichtlichen und sozialhistorischen Einblick in die Geschichte der Reisepraxis wie der Epidemiologie der Vormoderne bieten können, sind sie nur gelegentlich von der Forschung wahrgenommen worden;[4] eine systematische Aufarbeitung fehlt. Einen kleinen Beitrag soll der hier folgende Abdruck der unten vorgestellten Schriftstücke leisten, die heute im Lokalmuseum der in Ostböhmen liegenden Stadt Náchod[5] aufbewahrt werden.

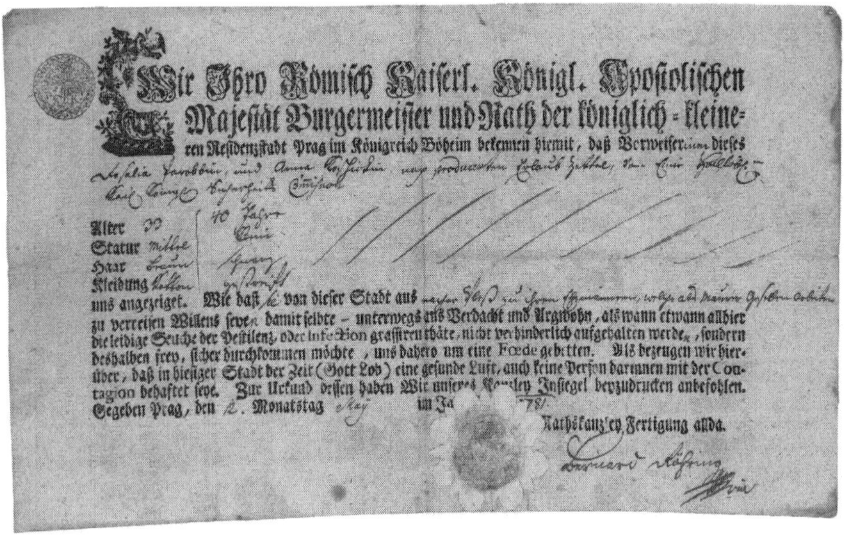
Wir Ihro Römisch Kaiserl. Königl. Apostolischen Majestät Burgermeister und Rath der königlich-kleineren Residenzstadt Prag im Königreich Böheim bekennen hiemit, daß Verweiser dieses ...

Alter 30 | 40 Jahre
Statur mittel
Haar braun
Kleidung

uns angezeiget. Wie daß sie von dieser Stadt aus ... zu verreisen Willens seyen damit selbte – unterwegs aus Verdacht und Argwohn, als wann etwann allhier die leidige Seuche der Pestilenz, oder Infection grassiren thäte, nicht verhinderlich aufgehalten werden, sondern deshalben frey, sicher durchkommen möchte, uns dahero um eine Fede gebetten. Als bezeugen wir hierüber, daß in hiesiger Stadt der Zeit (Gott Lob) eine gesunde Luft, auch keine Person darinnen mit der Contagion behaftet seye. Zur Urkund dessen haben Wir unseres Kanzley Insiegel beyzudrucken anbefohlen. Gegeben Prag, den 12. Monatstag May im Ja... 781.

Rathskanzley Fertigung allda.

---

[4] Von wenigen Arbeiten zu diesem Thema lassen sich diese nennen: BAMJI (2019); BEYER (2021) oder RATH (1953) oder SCHULZ (1901). Während BEYER und RATH konkrete Textzeugen vorstellen, basiert die Studie von BAMJI auf einem Textkorpus von 219 gedruckten wie handschriftlichen Quellen, die jedoch meistenteils nicht abgedruckt sind. Etliche im Nationalmuseum in Prag aufbewahrte Handschriften zur Pestgeschichte der Böhmischen Länder – mitunter auch transkribierte Pässe – stellt SCHULZ (1901) vor.

[5] Muzeum Náchodska, https://muzeumnachod.cz/. Der Autor möchte sich an dieser Stelle bei Frau Mgr. Eva Vodochodská für deren Mitarbeit wie auch die freundliche Publikationserlaubnis bedanken.

Transkription[6] der Urkunden

„Foede“ (Prag, 12. Mai 1781; Inventarnr. 223/L-355c, 1 fol., Papier, 21,1 × 36,0 cm)

[gestempelte Wertmarke] Wir Jhro Römisch Kaiserl[ich] Koenigl[ich] Apostolischen Majestät Burgermeister und Rath der koeniglich-kleineren
Residenzstadt Prag im Königreich Böheim bekennen hiemit, daß Vorweiser*inen* dieses
Rosalia Parobbin, und Anna Koschickin, nach producirten Erlaub Zettel, von Einer Hochlöb[lichen]
Kai[serlich] Königl[lichen] Sicherheits Com[m]ission
Alter *33 / 40 Jahre*
Statur *Mittel / klein* [gestrichener Freiraum]
Haar *braun / schwarz*
Kleidung *Kotton / gestreift*
uns angezeiget. Wie daß *sie* von dieser Stadt aus *nacher Pleß zu ihren Ehemännern, welche als Maurer Gesellen arbeiten*
zu verreisen Willens seye*n* damit selbte – unterwegs aus Verdacht und Argwohn, als wann etwann allhier
die leidige Seuche der Pestilenz, oder Infection grassiren thäte, nicht verhinderlich aufgehalten werde*n*, sondern
deshalben frey, sicher durchkommen möchte, uns dahero um eine Foede gebetten. Als bezeugen wir hierüber,
daß in hiesiger Stadt der Zeit (Gott Lob) eine gesunde Luft, auch keine Person darinnen mit der Contagion
behaftet seye. Zur Urkund dessen haben Wir unse†res† K†anz†ley Insiegel beyzudrucken anbefohlen.
Gegeben Prag, den *12.* Monatstag *Maij* im Ja†hre† *1781.*
[Siegel] Rathskanzley Fertigung allda.
[Siegel] *Bernard Röhring*
m[anu pro]pria

„Fœda“ (Altbrünn, 10. März 1781; Inventarnr. 223/L-355b, 1 fol., Papier, 21,3 × 34,0 cm)

[gestempelte Wertmarke] WJr Burgermeister, und Rathmanne
des Markts Altbrünn im Marggrafthum Mähren:
Bezeugen hiemit öffentlich, daß allhier, und in dieser Gegend
herum (GOTT sey höchst schuldigster Dank) eine frische, reine gesunde,
und von aller gefährlichen Seuche befreyte Luft seye; Zu dessen Beglaubigung ist Fürweiser
dieses *den Joseff Dreÿ welicher hir wonhaft ist und Sein Dun ist*
mit Kromerei in Mern auf der garmargen zu ver kaufen
gesinet ist
[gestrichener Freiraum]
Diese Fœda, und glaubwürdiges Attestatum, mit unseren und vorgedruckten Jnsigel verfertigter

[6] Die Transkription folgt dem Wortlaut der beiden Formulare ohne weitere Texteingriffe. Die gedruckten Teile der Formulare werden recte, die handschriftlich eingefügten Daten kursiv gesetzt. Die Auflösungen der Abkürzungen sowie Hinzufügungen werden in eckige Klammern gesetzt, die variierende graphische Markierung des Umlauts mit zwei heute gebräuchlichen Punkten vereinheitlicht. Nicht eindeutig lesbare Textstellen werden mit vor- und nachgestelltem Kreuz (†) markiert. Die im Formular durch Antiqua hervorgehobenen Wörter (Fremdwörter und Fachbegriffe) werden durch Groteskschrift wiedergegeben.

ertheilet worden; So geschehen in dem Markt Altbrünn den *10 Martzi* Anno *1781*
[Siegel] †*Pr*†[7] *Burgermeister Amt allta*

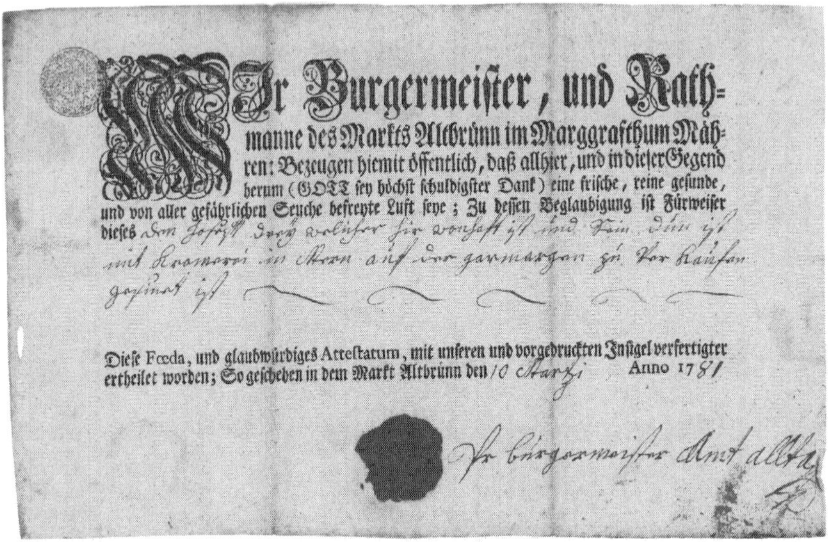

Wir Burgermeister, und Rathmanne des Markts Altbrünn im Marggrafthum Mähren: Bezeugen hiemit öffentlich, daß allhier, und in dieser Gegend herum (GOTT sey höchst schuldigster Dank) eine frische, reine gesunde, und von aller gefährlichen Seuche befreyte Luft seye; Zu dessen Beglaubigung ist Fürweiser dieses

Diese Fœda, und glaubwürdiges Attestatum, mit unseren und vorgedruckten Insigel verfertigter ertheilet worden; So geschehen in dem Markt Altbrünn den 10 Martzi Anno 1781

Literatur

ANON. (1710): NN, Diatribe Juridico-Practica, De Testimoniis Sanitatis, Das ist: Gründlicher Bericht / Von Gesundheits-Briefen / Oder Denen so genannten Feden, Deren Effect, Contumacien und Guarantena: So alles auß denen Rechten und dero Lehrern gezogen / und mit vielen Practischen Rescriptis und Observationibus versehen, s. l. 1710 [VD18 10209654]

BAMJI (2019): Alexandra Bamji, Health passes, print and public health in early modern Europe, Social History of Medicine 32 (2019), S. 441–464

BEYER (2021): Jürgen Beyer, Gesundheitspässe und Impfatteste, Mitteilungen der Gesellschaft für Schleswig-Holsteinische Geschichte 100 (2021), S. 21–29

LENZ/BREDEHORN/WINIARCZYK (2002): Rudolf Lenz, Uwe Bredehorn und Marek Winiarczyk, Abkürzungen aus Personalschriften des XVI. bis XVIII. Jahrhunderts, Stuttgart 2002

RATH (1953): Gernot Rath, Ein Würzburger Gesundheitspaß des Jahres 1666, Sudhoffs Arch. 37 (1953), S. 346–350

SCHULZ (1901): Václav Schulz, Příspěvky k dějinám moru v zemích českých z let 1531–1746. Z archivu Musea Království českého, Praha 1901

Anschrift des Verfassers:
Dr. phil. Aleš Verner
Unterdorfstr. 20
64760 Oberzent

[7] Wegen des längeren schwungvollen Anstrichs bei dem ersten Buchstaben kommt eher „*Pr*" in einer möglichen Bedeutung von lat. „*per*" und nicht „*Fr*" in Frage, vgl. LENZ/BREDEHORN/WINIARCZYK (2002), S. 163.

Hippokrates und das Blut

Von GUNDOLF KEIL

Das 5. vorchristliche Jahrhundert hat in der Weltsicht der Antike zu erheblichen Verwerfungen geführt. Anlaß war das Abrücken vom monistischen Urstoff-Hylozoismus der milesischen Schule. Heraklit, der sich für das Zerlegen der Dinge entschied, suchte die Gesetze des Werdens aufzuspüren. Xenophanes von Kolophon sah „das wahre Wesen der Dinge“ von Veränderungen ausgeschlossen. Sein Schüler Parmenides ging einen Schritt weiter, indem er die materielle Welt, die Veränderungen unterworfen ist, aufgrund dieser Veränderungen als nicht-existent definierte und kontrastiv dem wahren Sein gegenüberstellte, welches ewig und unveränderlich sei und das er sich sphärisch in Kugelgestalt vorstellte. Die dadurch ausgelöste Unruhe in der vorsokratischen Philosophie zeigt sich in den Versuchen, die sich verändernde Welt mit etwas Unveränderlichem zu unterlegen, was zu bemerkenswerten Lösungsansätzen führte. Den Anfang machen die Partikel-Theorien, wobei (Leukipp und) Demokrit in den Vordergrund treten, die von Kleinstteilchen ausgehen, die bei Demokrit als unveränderlich, unzerlegbar ausgewiesen werden, womit er die Atomistik begründet. Schon bei ihm sind die wahrhaft seienden, unveränderlichen Atome in unterschiedlicher Gestalt präsent, wobei Anoxagoras einen Schritt weiter geht, den Stoffen eine Teilchen-Spezifität unterlegt und aufgrund der verfügbaren speziellen Eigenschaften der Teilchen eine korrelierende stoffliche Spezifität erzielt. Unter Rückgriff auf den letzten Milesier Anaximines setzt er ein primäres Teilchen-Chaos an, das vom anordnenden Weltgeist *Nous* (griech. νοῦς) stoffspezifisch geordnet wird. Den *Nous* läßt er indessen nicht in die Materie eingehen; für die zusammengetretenen Teilchen setzt er keine Mischung, sondern eine Verbindung an, wodurch er zum Schöpfer der Molekül-Theorie wird und außerdem am Anfang der Trennung von Geist und Materie steht.

Am wirkungsmächtigsten war der tetradische Ansatz der Sizilianer. Zenon von Elea, bekannt durch seine Aporien auf dem Gebiet von Raum und Zeit, hat jenseits seiner Paradoxien auch die Frage zu beantworten versucht, was nach Untergang eines Kosmos als unveränderlich Bestehendes erhalten bleibt und jedem neu sich bildenden Kosmos als Voraussetzung dient. Unter Rückgriff auf die frühpytagoräische Gegensatztafel griff er zwei Syllogismen heraus, nämlich das thermische und das hygrische Gegensatzpaar „heiß – kalt“, „feucht – trocken“. Diese (wahrscheinlich ungewollte beziehungsweise ägyptisch angeregte) Viererzahl wurde vom Eleaten Empedokles semimateriell unterlegt mit den vier – unvergänglichen und alles begründenden – „Elementen“, nämlich Feuer, Wasser, Luft und Erde. Dem Genie von Polybos (der um 405 anzusetzen ist und doxographisch als Schwiegersohn von Hippokrates ausgewiesen wird) ist zu verdanken, daß beide tetradische Konzepte miteinander verbunden und auf den Menschen angewandt werden. Polybos postulierte vier Leibessäfte (*chymoi*), nämlich Gelbe Galle, Rotz beziehungsweise Schleim, Blut und Schwarze Galle. Dieser Entsprechung des Feuer-Wasser-Luft-Erde-Schemas fügte er die vier Qualitäten der zenonischen beiden Syllogismen hinzu, so daß jeder Leibessaft mit jeweils einer Primärqualität von jedem der beiden Gegensatzpaare ausgestattet wurde, wodurch er die Gelbe Galle heiß und trocken, den Schleim kalt und feucht, das Blut heiß und feucht und die Schwarze Galle kalt und trocken machte. Lediglich beim Blut halten sich die Primärqualitäten im Gleichgewicht, was diesem eine Sonderstellung einräumt und es zum wichtigsten *Chymos* des Leibes macht.

Elemente des Empedokles	Physiologische Äquivalente = Leibessäfte/Humores des Polybos	Primärqualitäten aus den beiden Zenonischen Gegensatzpaaren (*lógoi*)
Feuer	Galle / Cholè (Gelbe Galle)	heiß und trocken
Wasser	Rotz, Schleim / Phlegma	kalt und feucht
Luft	Blut / Haima (Sanguis)	heiß und feucht
Erde	Schwarze Galle / Mélaina Cholè (Melancholie)	kalt und trocken

Was die Funktionen der vier Leibessäfte betrifft, so sind sie alle vier konstitutiv an Aufbau (und Unterhalt) differenzierter Körpermaterie beteiligt. Beweglichkeit beispielsweise wird durch Schleim (und Blut) gewährleistet; die Ernährung und Stärkung roter Körpermaterie (Organe) ist Aufgabe des Blutes, das wie die übrigen drei Leibessäfte im Körper (in der Leber) erzeugt wird und nach Verbrauch in seinen Überresten – gealtert und abgenutzt – wie die übrigen abgenutzten Körpersäfte (die *περιττώματα*, *perittómata* – *superfluitates*) als Teil der Egestiones ausgeschieden werden muß. Ausscheidungsort für das Phlegma (den Rotz / Schleim) ist die Nase (mit dem Mund); die übrigen verbrauchten, auszuscheidenden Leibessäfte Gelbe Galle, Schwarze Galle und (angesengtes, geronnenes) Blut sammeln sich im Pankreas beziehungsweise in der Milz-Gegend und werden von dort gemeinsam in den Darm abgegeben und ausgeschieden.

Der Berliner Akademieschrift von Georg Harig ist zu verdanken, daß die Rolle des Hippokratikers Polybos herausgearbeitet und seine Wirkungsgeschichte freigelegt wurde. Aus der Perspektive des hochmittelalterlichen 12. Jahrhunderts gibt Konrad Goehl – fußend auf meinen Vorlesungen und Seminaren – einen präzisen und klaren Überblick.

Literatur

GOEHL (1999): Konrad Goehl, Guido d'Arezzo der Jüngere und sein 'Liber mitis', I–II, Würzburg 1984 (= Würzburger medizinhistorische Forschungen, 32), hier insbesondere I, S. 99–115 und 169–178

HARIG (1973): Georg Harig, Verhältnis zwischen Primär- und Sekundärqualitäten in der theoretischen Pharmakologie Galens, NTM 9 (1973), I, S. 64–81

HARIG (1974): ders., Bestimmung der Intensität im medizinischen System Galens, Berlin 1974 (= Schriften zur Geschichte und Kultur der Antike, 1)

KNOEDLER (1979): Franz Knoedler, „De egestionibus“. Texte und Untersuchungen zur spätmittelalterlichen Koproskopie, Pattensen b. Hannover [jetzt Würzburg] 1979 (= Würzburger medizinhistorische Forschungen, 18), hier S. 41

Anschrift des Verfassers:
Prof. Dr. med. Dr. phil Dr. h. c. Gundolf Keil
Wullstein-Forschungsstelle für deutsche Medizinliteratur des Mittelalters
Walther-von-der-Vogelweide-Str. 44
97074 Würzburg

Allerheiligen in Zeiten von Corona*

Von DIETER GEERLINGS

„Alles wird gut." Oh diese Botschaft jetzt bitte nicht, regt sich manche Skepsis in uns. Aber so heißt der vielzitierte Satz eines der ersten Bücher in englischer Sprache, das eine Frau geschrieben hat: *All shall be well.* Er stammt von der Hl. Juliane aus dem 14. Jahrhundert. Sie lebte Jahrzehnte in Quarantäne – in einer Zeit, die geprägt war von Seuche, von Pest.

Ihren richtige Namen kennen wir nicht. Sie lebte in der englischen Stadt Norwich. Im Alter von 30 Jahren zog sie sich in eine Zelle zurück. Die war an der St. Julian-Kirche angebaut: also selbstgewählte Isolation von der „Welt". Nach dem Namen dieser Kirche wird sie hl. Juliane genannt: Quarantäne-Heilige. Plötzlich hat sie in der Zeit von Covid-19 Aktualität.

An der Kathedrale von Norwich steht ihre Statue. Sie hat ihr Buch in der Hand. Titel: Offenbarungen von göttlicher Liebe. Das ist das Resultat ihres spirituellen Erlebens 1373. Sie lag todkrank nieder, wie so viele in der Stadt. Es war die Geißel der Pest gekommen. Mehr als die Hälfte der Einwohner starb damals.

Im Buch erzählt sie selbst so: Sie ist infiziert, ihre letzte Stunde scheint gekommen. Ihre Mutter will ihr schon die Augen schließen. Sie aber konzentriert sich auf Jesus Christus, wird gesund und schreibt ihre spirituellen Erfahrungen nieder: eine tiefe, aber nicht frömmelnde emotionale Beschreibung der Begegnung mit Jesus. Ein Mönch, bei dem sie später Rat sucht, empfiehlt ihr, den Weg einer Eremitin einzuschlagen.

Weder kennen wir die Motive von Juliana noch die Argumente ihres Ratgebers. Sie wechselte jedenfalls – und das mag uns Heutigen zunächst sehr befremdlich erscheinen – in eine sehr beengte Welt, in einen kleinen Anbau an der Kathedrale. Sie verzichtete für den Rest ihres Lebens darauf, diese Klause je wieder zu verlassen: Quarantäne. Natürlich war der Kontakt nach außen für Eremiten geregelt und nicht unterbunden.

Als Eremitin in Quarantäne hatte sie eine merkwürdige Doppelrolle: einerseits komplett abgewandt von der Welt, andererseits diente sie aber dieser Welt mit Gebeten. Sie war für viele, viele Menschen Ratgeberin im Leben und Glauben

Wenn man ihr religiös mystisches Erleben auf einen Kern reduzieren will, dann so: Sie macht den Menschen Mut – in einer Zeit, die voller Gewalt, Willkür, Seuchen und Epidemien war, die reichlich Anlaß zur Resignation geben –, den Blick auf Gottes Gegenwart trotz allem nicht zu verlieren.

An Gott glauben heißt, daß es mit den Tatsachen der Welt noch nicht getan ist.

Sie verschwand später erst einmal aus dem Gedächtnis der Menschen. Seit einigen Jahrzehnten wiederentdeckt – und jetzt als Quarantäne-Heilige.

Die Kathedrale von Norwich wurde übrigens von deutschen Bombern 1942 zerstört, nach dem Krieg wieder aufgebaut mit der Zelle von Juliana.

Andrà tutto bene – 'alles wird gut' steht als Echo auf den Satz der Heiligen auf vielen Bettlaken und Plakaten, welche die Italiener in diesem Corona-Wahnsinn von ihren

* Predigt am 1. November 2020 – Allerheiligen – im Dom zu Münster. Unter Verwendung des Artikels von Wolfgang Albers, Alles wird gut. Frankfurter Allgemeine Zeitung vom 16.4.2020.

Balkonen hängen – als Zeichen des Gottvertrauens in dieser Pandemie-Zeit. Trotz allem!

Eine aus dem Chor Aller-Heiligen! Die Beziehung von uns Christen zu den Heiligen ist in unserer Zeit doch sehr unterschiedlich. Heiligen haftet für viele etwas Unwirkliches, Legendäres an. Wie geht es Ihnen mit der Erzählung von der hl. Juliane von Norwich?

Kann ein Mensch, der wach in unserer Zeit steht, eine Gestalt z. B. aus dem Mittelalter als Modell seiner Lebensgestaltung heute annehmen? Es kann sein, daß sich da einiges in uns sträubt. Ja aber doch der hl. Franziskus, seine Liebe zur Schöpfung – aber wie steht es mit seiner Enthaltsamkeit?

Wenn man den Schutt der Zeitbedingtheit weggeräumt hat, dann können wir die menschlichen Seiten und persönlichen Entwicklungen der Heiligen und Seligen genauer ansehen. Innere Vorgänge in deren Leben, die ja Menschen mit Gefühlen und Leidenschaften waren, lassen sich dann durchaus auch mit z. B. psychologischen Methoden besser beschreiben und verstehen. Das erklärt gerade nicht ihre Nähe zu Gott weg, sondern macht diese Nähe noch deutlicher. Denn Gott ist in unserem Menschsein anwesend.

Die Heiligen und Seligen stellen zweifellos beispielhaft gelungenes christliches Leben dar. Aber neben der liebenswürdigen Seite ist auch viel Widersprüchliches und Unbegreifliches da. Sie machen uns darauf aufmerksam, daß auch wir unseren Glauben in den Paradoxien dieser Welt leben, daß er nicht einfach so ohne Widersprüchlichkeiten aufgeht. Auch wir leben den Glauben in den Begrenzungen unserer Zeit.

Das ist, wie die Mystiker es sehen, das Drama, das dem ganzen Menschenleben zugrunde liegt. „Kinder und Heilige können“, wie der amerikanische Kulturphilosoph Henry Adams schreibt, „im Glauben zwei widersprüchliche Dinge zugleich gelten lassen“.

Aber die Heiligen haben auch einen „Erlebnisfaktor“, der alle anderen Antriebe des Lebens einbindet und ordnet. Ich würde dies benennen als eine Ergriffenheit von Jesus Christus und seinem Evangelium, die über ihre Zeit und ihr Leben hinaus etwas von Christus weitergibt. So daß sie – nicht als Kopie von Jesus, sondern als eigenes Original – ganz sie selbst und mit sich in Ordnung waren. Wer sie verstehen will, muß anfangen, diesen Urgrund, der bei jedem anders da ist, in sich selbst zu erschließen.

Was sie verbindet: die Überzeugung, daß ihre Lebenszeit, angefüllt mit Gutem und mit Schlimmem, im Sinne des Evangeliums **erfüllte** Zeit ist.

Erfüllte Zeit meint im Evangelium Zeit Gottes mit den Menschen. Auch die Zeit mit Covid-19 ist demnach erfüllte Zeit. Also nicht zuletzt die Zeit, in der Gott Zustände mit uns trägt, die unerträglich zu sein scheinen.

Wir erfahren: wie schwer fällt es uns, offene Situationen auszuhalten: zu ertragen, daß wir ein Virus und sein Verhalten zwar immer besser aber noch nicht ganz kennen. Aushalten, daß wir nicht sofort ein Gegenmittel zur Hand haben.

Auch dieses Jahr ist erfüllte Zeit, auch wenn es an Neujahr vielleicht anders geplant war. Auf einmal ging das Leben weiter auch ohne Besuch beim Friseur.

Und daß wir sterblich sind, hatten wir vielleicht nicht ganz und gar vergessen. Aber hatten wir es im Alltag berücksichtigt? Natürlich empfinden hier junge Menschen anders als ältere.

Wie auch immer: Wir lernen Neues, wir denken um, wir müssen nicht nur etwas, sondern auch uns selbst ändern. Eigentlich ist das ganz normal. Und doch ist es genau das für uns nicht. Wir freuten uns vielleicht zunächst auf Rückzugsmöglichkeiten, auf Entschleunigung. Aber auf uns selbst zurückgeworfen sein, sind wir nicht gewohnt.

Wir glaubten zu wissen, wo die Reise – nicht nur im Urlaub – hingeht. War Gott für diese Reise – außer vielleicht für den Reisesegen – von Bedeutung?

Wenn nicht, dann war das bisher eher eine volle, eine **gefüllte** Zeit mit allem möglichen natürlich. O. K.

Die Heiligen ermutigen uns zu sehen: Auch diese Zeit hat die Chance als **erfüllte** Zeit erfahren, gestaltet und gelebt zu werden, als Zeit von Gott her trotz aller Probleme bis hin zum wirtschaftlichen Bereich.

Wenn Juliana von Norwich schreibt *All shall be well* – 'Alles wird gut' ermuntert sie nicht zu einem Gottvertrauen, das spricht. „Lieber Gott, sieh du nur zu, mich laß bitte jetzt in Ruh'."

Es ist vielmehr Vertrauen auf den Gott, der uns Vertrauen in unsere menschlichen Möglichkeiten schenkt. Eine Ermunterung dafür, wie nötig es ist, die eigene Angst zu überwinden, was nämlich zu tun ist in ungesicherten und problematischen Verhältnissen: also sich keinen Ohnmachtsgefühlen hinzugeben. Und da hat unsere Zeit mehr Möglichkeiten als ihre Zeit im 14. Jahrhundert.

Natürlich verfügen wir über keinen absoluten Blick auf unsre Wirklichkeit. Wir sind nicht Gott. Als Menschen können wir nur menschlich denken und sollen uns kein Wissen anmaßen, das wir nicht haben können, oder daß wir mit frommem Getue Gott für unsere Ziele einspannen wollen. Das Evangelium befreit zur Menschlichkeit und zum Menschsein. In diesem Selbstbewußtsein und in dieser echten Demut dürfen wir wissen: Gott ist in Jesus, in seinem Menschsein bei uns, gerade wo wir uns in der Coronakrise auf sehr dünnem Parkett bewegen.

Das abschließend: wie alle Menschen sind auch die Heiligen und Seligen sehr verschieden.

An der seligen Anna Katharina Emmerick sehen wir, wenn wir sie einmal aus dem Zwangskorsett damaliger Religiösität befreit haben, daß wir den Schatz des Glaubens in zerbrechlichen Gefäßen tragen. Warum? Damit wir sehen, daß unsere Kraft zu glauben von Gott kommt und nicht von uns selbst.

Oder der 2018 heiliggesprochene Bischof und Märtyrer Oscar Romero aus El Salvador. Er hat eine lange Entwicklung durchgemacht, bis er zur Stimme der Armen gegen die Militärdiktatur wurde, was er mit dem Leben bezahlen mußte.

Und schließlich der selige Teenager Carlo Acutis, der am 10. 10. 2020 selig gesprochen wurde, dieser CYBER-APOSTEL, dessen ausgeprägte Liebe zur Eucharistie ihn über Internet in der ganzen Welt bekannt machte. Er starb mit 15 Jahren an Leukämie.

Wer von uns will wissen, was dieses öffentlich gemachte jugendliche Zeugnis einmal bewirken kann?!

So öffnen uns die Heiligen den Blick dafür, daß wir in der Nachbarschaft, Verwandtschaft, Freundschaft mit Heiligen zusammenleben, die nie heiliggesprochen werden, es aber sind. Aller-Heiligen!

Unsere Welt braucht Menschen, die sich, wie die Dichterin Rose Ausländer einmal treffend gesagt hat „an allen Ecken wund stoßen und dabei ganz bleiben".

Sie öffnen den Blick dafür, daß letztendlich nur Gott weiß, was das Gute ist. Nur im Blick auf ihn gilt: *Andrà tutto bene – All shall be well* – Alles wird gut. Amen.

Anschrift des Verfassers:
Weihbischof em. Dieter Geerlings
Domplatz 30
48143 Münster

Verflixtes Gendern

Von THOMAS UNGER

Es ist einfach ein verflixt schwieriges Ding, das Gendern. So zum Beispiel will ich die Mitglieder (Neutrum, kein Problem) meines Streichquartetts (Neutrum, nicht-personenbezogener Sachbegriff, kein Problem) zum nächsten Streichtermin einladen. Es handelt sich neben mir (nachweislich und unwiderruflich männlich) noch um zwei weitere Männer und eine Frau. Wie gehe ich da vor?

Sage ich: „Liebe Mitstreicher", mißachte ich in den Augen des Deutschen Feministischen Spracherziehungsausschusses (DFSA) die weibliche Streicherin in ihrem Frausein, sage ich „Liebe Mitstreicher und Mitstreicherinnen", ignoriere ich, dass es ja nur um eine einzige Frau gegenüber zwei Männern handelt, sage ich „Liebe Mitstreicherinnen", habe ich mich durch die Suffigierung „-innnen" eindeutig auf ausschließlich Streicher weiblichen Geschlechtes festgelegt, und das stimmt ja auch nicht, sage ich „Liebe Mitstreichenden" würde es sich um Personen handeln, die gerade eben jetzt mit dem Streichen ihres Instrumentes zugange sind, und das kann ich ja nicht wissen, vielleicht sind sie gerade beim Unkrautjäten oder beim Mittagsschläfchen.

Da bleibt schließlich nur noch „Liebe Mitstreicherin, liebe Mitstreicher" übrig. Das ist zwar umständlich, gleichwohl im Sinne der sogenannten geschlechtergerechten Sprache korrekt, aber wiederum auch nicht korrekt dahingehend, dass ich ja nicht weiß, ob sich die so Angesprochenen in dem Augenblick, in dem sie die Einladung erhalten, gerade in ihrer binären Geschlechtlichkeit korrekt angesprochen fühlen. Es könne ja sein, dass die eine oder ein anderer sich just entschlossen hat, gegen die ihr oder ihm seit jeher zugeordnete binäre Geschlechtsbezeichnung zu revoltieren? In diesem Falle wäre die Adressatin keine Mitstreicherin mehr und/oder zumindest einer der beiden Männer kein Mitstreicher. Sollte dieser Fall eintreten, würde auch die Anrede „Liebe Mitstreicherin, lieber Mitstreicher" nicht mehr stimmen. Wenn der betreffende Mann sich fürs Frausein entschieden hätte, müßte es demnach „Liebe Mitstreicherinnen, lieber Mitstreicher" heißen, umgekehrt, wenn die Frau zum Manne gereift wäre, „Liebe Mitstreicher".

Was tun ?

Ich habe mich entschieden. Ich schreibe: „Ihr Lieben Drei. Morgen ist Streichquartett. Vergeßt Eure Noten und Instrumente nicht! Warum nun Geigen und Bratschen weiblich, das Cello sächlich und keins der Streichinstrumente außer dem Kontrabaß männlich ist, kann mir keine:r verraten.

Anschrift des Verfassers:
Prof. Dr. med. Thomas Unger PhD FAHA FESC
CARIM - School für Cardiovascular Diseases
Maastricht University
P.O. Box 616
6200 Maastricht
Niederlande

Akademische Faulheit und Feigheit
Brief an einen unbekannten Nicht-Rezensenten zu Hirschfeld

Von FLORIAN G. MILDENBERGER

Als die Nationalsozialisten ab 1933 ganze Wissenschaftszweige verfolgten, Gelehrte in Emigration oder Tod trieben und die Erinnerung an sie und ihr Werk auszulöschen suchten, konnten sie sich häufig auf das Schweigen der vormaligen Kollegen verlassen – sowie die klammheimliche Freude niederer Chargen der akademischen Welt. Denn in dem Moment, als sich der Physiker Albert Einstein (1879–1955) von einem angesehenen Forscher in einen „Untermenschen" verwandelte und seine Erkenntnisse nicht mehr rezipiert werden durften *als die Studien von Einstein* –, da ließen sie sich wunderbar unter neuem Namen erneut veröffentlichen. So erging es auch dem Sexualforscher Magnus Hirschfeld (1868–1935), dessen emanzipatorisches Oeuvre filetiert und nach Gutdünken in die rassenbiologische Theorie und Praxis seiner Gegner eingepflegt wurde. Die Zerstörung des Instituts für Sexualwissenschaft in Berlin, die Vernichtung der Personal-Bibliographien und aller Nachweise von Publikationen sowie die Tabuisierung seines Namens ermöglichte es Zeitgenossen und späteren Akteuren, denen jede Form von Ethik fremd war, Elemente von Hirschfelds Forschungsarbeit zu stehlen und als eigene Frucht der Erkenntnis erneut zu publizieren. Daran änderte sich auch nach 1945 wenig. Je länger Hirschfeld tot war und seine Forschungen allmählich veralteten, desto leichter wurde es nun für selbst berufene Sexologen, Kulturphilosophen und Journalisten, sich auf diese Vorarbeiten zu stützen, ohne dies durch Fußnoten kenntlich zu machen. Im Laufe der 1980er Jahre tauchten Historiker auf, die sich an Hirschfeld und sein Oeuvre heranwagten, aber in Unkenntnis vieler seiner Schriften zu bisweilen recht seltsamen Einschätzungen über sein Lebenswerk gelangten. Es war notwendig, zunächst einmal herauszuarbeiten, was Hirschfeld wann unter welchen Umständen mit und gegen bestimmte Kollegen in zeitgenössischen diskursiven Zusammenhängen veröffentlicht hatte. Eine Herkulesaufgabe, an die sich zunächst einzig und allein der amerikanische Historiker James „Jim" D. Steakley heranwagte.[1] Doch diese erste Bibliographie von 1985 war unvollständig und sie mußte ergänzt werden. Immer und immer wieder. Die Jahrzehnte vergingen und Steakley wurde alt. Das Projekt der „definitiven" Hirschfeld-Bibliographie verschwand in einer Schublade, während die Forschung über Hirschfeld aufblühte. Immer wieder gab es neue Erkenntnisse und noch mehr Fehlschlüsse. Kollegen aus aller Welt – vor allem jene, die selbst im Bibliographieren nicht unbedingt zu den besten zählten – bedrängten Steakley, die Arbeit fortzuführen. Schließlich stand sein 80. Geburtstag vor der Tür und der Jubilar begehrte eine Festschrift. Daraufhin schlossen der Germanist und Nestor der gleichgeschlechtlichen Literaturforschung Wolfram Setz (1941–2023) und ich mit Steakley einen faustischen Pakt. Ich würde die Festschrift koordinieren und herausbringen, wenn er gemeinsam mit Setz die Hirschfeld-Bibliographie auf den neuesten Stand brächte. So geschah es, und sowohl die Festschrift als auch die Bibliographie wurden 2021 fertig.[2] Zu letzterer steuerten der

1 STEAKLEY (1985).

2 MILDENBERGER (2021a), STEAKLEY (2021).

Hannoveraner Wissenschaftshistoriker Heiko Stoff und ich noch einleitende Essays bei.[3] Nun endlich war es möglich, nachzuvollziehen, was Hirschfeld veröffentlicht hatte. Es würde nicht mehr so einfach sein, ihn zu plagiieren. Theoretisch zumindest. Denn nun mußte die Fachwelt noch von der Existenz des Buches erfahren. Deshalb veranlaßte ich umgehend die Versendung eines Rezensionsexemplars an die meistgelesene historische Zeitschrift im deutschsprachigen Raum, die „Zeitschrift für Geschichtswissenschaft". Schnell war ein Rezensent gefunden und es passierte … nichts. Schließlich riß mir im Januar 2024 der Geduldsfaden und ich machte das, was man gemeinhin niemals tut: eine Nacherkundigung bei der Redaktion einzuholen, was mit der Rezension geschehen sei. Es erwies sich nun, daß der Rezensent sowohl die Hirschfeld-Bibliographie als auch die Festschrift für Steakley zur Besprechung angenommen hatte, um dann nach zwei Jahren festzustellen, daß er für die Lektüre der Bibliographie zu überarbeitet und für die Besprechung der Festschrift zu befangen sei. Denn er kenne einige der Autoren. Für diese Erkenntnisse, die zu gewinnen mit dem Aufschlagen des Inhaltsverzeichnisses verbunden waren, benötigte der Kollege exakt 24 Monate. Dies ist, wie allgemein bekannt ist, genau der Zeitabschnitt nach Veröffentlichung eines Werkes, in dem dieses in Fachjournalen besprochen wird. Ältere Publikationen finden keine Berücksichtigung. Daß es auch ein Kollege und keine Kollegin und auch keine sich als Dörrpflaume oder Wiener Würstchen definierende neosexuelle Person war, verriet mir die Redaktion der „Zeitschrift für Geschichtswissenschaft" ungewollt. Ich war, um es noch freundlich zu formulieren, nicht glücklich über diese Entwicklung. Ich insistierte, daß die Bibliographie unbedingte rezensiert werden müsse und um mich und meinen Standpunkt zu erklären, schickte ich der Redaktion folgenden Brief, den sie nach Möglichkeit an den unfähigen Nicht-Rezensenten weiterleiten sollte:

> Sehr geehrter Rezensent,
>
> die Redaktion der „Zeitschrift für Geschichtswissenschaft" mußte mich darüber informieren, daß Sie sich außerstande fühlen, das Schriftenverzeichnis von Magnus Hirschfeld zu rezensieren. Sie hatten zwei Jahre Zeit dafür. Ich will Ihnen kurz erklären, warum ich auf Sie wütend bin.
>
> Magnus Hirschfeld war wahrscheinlich der bedeutendste Sexualforscher, den es in Deutschland jemals gab. Die Nationalsozialisten hassten ihn und seine Schriften wurden neben denen von Sigmund Freud und Thomas Manns als erste 1933 auf dem Scheiterhaufen verbrannt. Die Nazis machten keine halben Sachen. Sie tilgten Hirschfelds Werke komplett aus der Nationalbibliographie, sie entfernten alle Hinweise auf seine Aufsätze, Buchbeiträge, Lexikonartikel, Artikel in Zeitungen und alle weiteren schriftlichen Meinungsäußerungen. Dadurch verhinderten Gobbels' Schergen jede Rezeption, sie ermöglichten es aber unendlich vielen ekligen Pseudogelehrten, Hirschfelds Werke zu fleddern und sich mit seinen Federn zu schmücken. Jahrzehntelang blieb Hirschfelds Vermächtnis vergessen, weil es bis auf ein paar Bücher keine Hinweise auf weitere Veröffentlichungen gab. Seit den späten 1970er Jahren versuchten deutsche und amerikanische Gelehrte, dem entgegenzuwirken. Es gab kleine, unvollständige Verzeichnisse von Hirschfelds Schriften. Das schränkte die Plagiatsflut ein, verunmöglichte sie aber nicht. Stattdessen nutzten minderbegabte, jedoch böswillige Akademiker die Unvollständigkeit der bibliographischen Überlieferung dazu aus, Hirschfeld wahlweise zum Nazi, Kommunisten, Rassenhygieniker oder total unfähigen Zeitgenossen abzustempeln. Sie vollendeten damit im Grunde das Diffa-

[3] STOFF (2021), MILDENBERGER (2021b).

mierungswerk, das die Nazis 1933 begonnen hatten. Sie verunmöglichten auch jede kritische Einordnung und Aufarbeitung.

Diese Problemlagen wurden durch das Werk von James D. Steakley definitiv behoben. Heiko Stoff und ich steuerten noch erklärende Beiträge bei und der verstorbene Nestor der Bibliothek rosa Winkel, Wolfram Setz, leistete die Zusammenführung aller Beiträge. Nun besteht theoretisch die Möglichkeit, dass die Hirschfeld-Forschung neu beginnen kann, dass man all die Diffamierungen von rechts und links, christlich und atheistisch, angehen könnte. Es ist auch möglich, die Sexualgeschichte und Sexualhistoriographie zumindest zu verbessern. Wenn denn die Kollegenschaft mitbekommen würde, was es da für ein nettes Buch gibt. Denn solange es keine Rezensionen gibt (vor allem nicht in einer Zeitschrift die gelesen wird!), solange nicht offiziell in der Fachwelt bekannt ist, dass dieses Buch existiert, wird es weiter Plagiate, Diffamierungen, Verunmöglichung ergebnisoffener sexualhistorischer Forschung geben. Ist Ihnen klar, was Sie mit Ihrer Verweigerungshaltung angerichtet haben? Sie haben zwei Jahre lang die einmalige Chance in Händen gehalten, die Folgen der Bücherverbrennung von 1933 rückgängig zu machen und es aller Welt zu erklären. Sie hatten die Chance, Hirschfeld Gerechtigkeit widerfahren zu lassen, zu beweisen, dass es ein anderes gelehrtes Deutschland gibt, als jenes, das Hirschfeld erst aus seiner Mitte tilgte und dann sein Vermächtnis vergewaltigte. Es war Ihnen erlaubt, einen Blick in die unzähligen Werke zu werfen, zu sehen, wie sich Hirschfelds Wissenschaft entfaltete und Sie bekamen auch noch zwei Aufsätze dazu, die Ihnen die Rezension enorm erleichtert hätten. Aber dank Ihnen haben die Plagiatoren und Goebbels doch noch gewonnen! Herzlichen Glückwunsch.

Wenn man überarbeitet ist, dann weiß man das. Dann nimmt man keine Aufträge mehr an. Aber stattdessen haben Sie sich entschieden, einfach mal ein Buch abzustauben, es aber dann nicht zu lesen. Warum? Wieso stellt man sich ein Buch ins Regal, wenn man es nur von außen betrachtet? Und nach zwei Jahren bemerkten Sie, dass das Buch da ist und anstatt dann endlich es aufzuschlagen, haben Sie sich entschieden, es in die akademische Mülltonne zu befördern. Ich frage mich wirklich, wer ist der Typ, der so etwas macht.

Wenn Sie auch nur einen Funken Verstand und Ehre besitzen, dann werden Sie nach Lektüre dieses Briefes Ihren fetten Arsch in Bewegung setzen und das Buch rezensieren. Nicht wegen meiner, nicht einmal wegen Hirschfelds, sondern damit Sie sich weiter als Teil der Gemeinschaft der Historiker begreifen dürfen.

Unfreundliche Grüße

Wahrscheinlich war der Brief zu direkt – jedenfalls leitete ihn die Redaktion nicht an den Kollegen weiter. Vielleicht aber liest er ja diesen Aufsatz? Doch ist die Frage zu stellen, welche Motive dieser Arbeitsverweigerung zugrunde liegen. Natürlich kommen totale Unfähigkeit und Selbstüberschätzung in Frage. Aber das Problem ist wohl anders gelagert. Die Bibliographie über Hirschfeld war seit Jahrzehnten notwendig, aber niemand außer Steakley und Setz (bzw. Stoff und mir) wagten sich an die Thematik heran. Für die überwiegende Mehrheit der Wissenschaftshistoriker war das Fehlen der Bibliographie von Vorteil. So ließ sich Hirschfeld leicht für Geschichtspolitik oder gerade aktuelle Forschungstrends instrumentalisieren. Das ist nun nicht mehr (so einfach) möglich. Zum Ärger über diese Erschwerung der eigenen Arbeit kam wohl noch der Neid dazu, daß jemand anderer als der Rezensent selbst das Projekt dieser Bibliographie erfolgreich zum Abschluß gebracht hat. Die Gemeinschaft der sich mit Sexual- und Wissenschaftsgeschichte gleichzeitig beschäftigenden Kollegen, die auch in der „Zeitschrift für Geschichtswissenschaft" Rezensionen veröffentlichen, ist überschaubar. Wer dieser böswillige Mensch ist, kann man sich recht leicht zusammenreimen. Es wäre schön, wenn die Kollegenschaft sich bereitfinden wollte, die Publikationen und Forschungsanträge dieses Herrn ebenso mit Ignoranz zu strafen, wie er selbst mit dem Vermächtnis Hirschfelds umging.

Literatur

MILDENBERGER (2021a): Florian G. Mildenberger [Hrsg.], Transatlantische Emanzipationen. Freundschaftsgabe für James Steakley, Berlin 2021 (= Bibliothek rosa Winkel, Sonderreihe Wissenschaft, 8)

MILDENBERGER (2021b): ders., Die Verbindung von Leben und Werk bei Magnus Hirschfeld, in: STEAKLEY (2021), S. 165-194

STEAKLEY (1985): James D. Steakley: The Writings of Dr. Magnus Hirschfeld. A bibliography, Toronto 1985

STEAKLEY (2021): ders. [Hrsg.], Magnus Hirschfeld. Ein Schriftenverzeichnis, Berlin 2021 (= Bibliothek rosa Winkel, Sonderreihe Wissenschaft, 9)

STOFF (2021): Heiko Stoff, Hirschfeld für alle! Zur Rezeptionsgeschichte eines modernen Aktivisten und Wissenschaftlers, in: STEAKLEY (2021), S. 195-249

Anschrift des Verfassers:
Prof. Dr. phil. Florian G. Mildenberger
Feurigstr. 18
10827 Berlin

Laudatio auf Ingrid Kästner

Von KLAUS MANGER*

Hochverehrte, liebe Frau Kästner!

Indem ich meine allerherzlichsten Glückwünsche zur Vollendung Ihres achtzigsten Lebensjahres am 3. März hier wiederhole, möchte ich Ihnen zugleich im Namen des Senats und unserer Akademie ganz besonders herzlich für Ihr unvergleichliches Engagement danken, mit dem Sie seit bald fünfzehn Jahren die Projektkommission „Europäische Wissenschaftsbeziehungen" dazu genutzt haben, die Gemeinnützigkeit, die unsere Societät auf der Stirn trägt, zu befördern und europaweit zu verbreiten, wie die Tagungen in Erfurt, auf Schloß Hundisburg, Berlin sowie zweimal in Padua und dreimal in Wien zeigen. Dazu muß man ergänzen, daß Sie die Tagungsthemen vor allem mit dem vor gut drei Jahren verstorbenen Generalsekretar Jürgen Kiefer, aber auch teils mit Ihren Kommissionsmitgliedern Dietrich von Engelhardt und Karin Reich entwickelt, die Tagungen organisiert, die Ergebnissicherung betrieben und dadurch dafür gesorgt haben, daß zu jeder neuen der insgesamt 20 Tagungen in der Regel auch schon der Tagungsband der letzten vorlag. Es ist nicht zuviel gesagt, wenn ich als Nutznießer dieses Wissenschaftsspektakels andeute, weil ich zu jeder Neueröffnung einer Tagung den ergebnissichernden Band der letzten in die Hand gelegt bekam, daß Sie, um diesen Rhythmus zu halten, die Beiträge eintreiben, redaktionell bearbeiten, das Layout besorgen sowie Druck und Vertrieb begleiten mußten. Gelegentlich wurde Ihnen Hilfe zuteil, aber das Konzept der Punktgenauigkeit „just in time" und die damit verbundene Arbeitslast lagen ganz bei Ihnen. Dafür ist Ihnen unser aller Dank sicher – und zwar einerseits im Interesse der beteiligten Wissenschaftsdisziplinen wie anderseits im Interesse der Akademie gemeinnütziger Wissenschaften zu Erfurt und der Dalberg-Stiftung.

In gewisser Weise war Ingrid Kästner, geb. Walter, aus Zwittau (Svítavy, ČSR) ihre Interessenbreite in die Wiege gelegt. Ihr Vater war Fachlehrer für Deutsch, Geschichte, Geographie sowie Lehrer für landwirtschaftliche Fachschulen, und die Mutter unterrichtete Mathematik und Musik. Irgendwo da mußte auch ihr kalligraphisches Talent seine Wurzeln haben. Nach dem Abitur in Waldheim studierte Ingrid Kästner in Rostock und Leipzig Humanmedizin, wurde in Leipzig zur Dr. med. promoviert, durchlief hier die Facharztausbildung am Institut für Pharmakologie und Toxikologie mit einem Forschungsstudium in Leningrad und Tiflis und wirkte nach der Habilitation (Promotion B zur Dr. sc. med.) 1981 als Oberärztin, Hochschuldozentin und schließlich Professorin für Geschichte der Medizin am Leipziger Karl-Sudhoff-Institut, deren stellvertretende Direktorin sie von 2000 bis 2007 war. Der erwähnten imposanten Reihe der „Europäischen Wissenschaftsbeziehungen" vorausgegangen war die der „Deutsch-russischen Beziehungen in Medizin und Naturwissenschaften", deren Bd. 13 im Jahr 2006 erschien, kurz vor dem Auftakt der „Europäischen Wissenschaftsbeziehungen" – der Krönung ihres Lebenswerkes.

Aus der üppigen Publikationstätigkeit der Jubilarin hervorheben möchte ich ihre Biographien von Johannes Gutenberg (1978), von Theophrastus Bombastus von Hohen-

* Erfurt, 25. März 2022.

heim, genannt Paracelsus (1985) und von Sigmund Freud (1989). Und seiner Aktualität halber sei der von Ingrid Kästner mitherausgegebene Band gesondert benannt: „Bekenntnisse zum Frieden. Naturwissenschaftler und Mediziner des 20. Jahrhunderts im Kampf um Frieden und Abrüstung" (1989). Mit Bewunderung für das Volk der Ukraine möchte ich gern auf den verbindenden Geist des Kosmopolitismus verweisen, der gegenwärtig aus den tausenden russischen Unterschriften spricht, mit denen Vertreter und Vertreterinnen der Wissenschaften fordern: „Stoppt Putin!" Und wenn schon Sanktionen eine wichtige Gegenwehr darstellen, so mögen sie doch bitte nicht einer reinen Zugehörigkeit, sondern den verbrecherischen Handlungen gelten! (Ich will nicht verschweigen, wie schwer es fällt, unter den gegenwärtigen Vorzeichen einen Glückwunsch zu formulieren.)

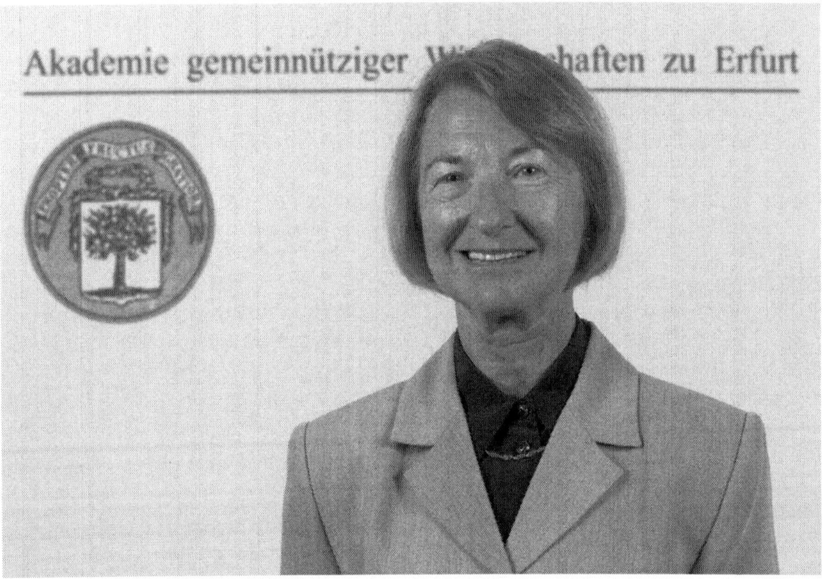

Ingrid Kästner
[© Akademie gemeinnütziger Wissenschaften zu Erfurt, 2022]

Wer im Umfeld der Publikationsfülle von Ingrid Kästner ihre Habilitationsschrift von 1981 zu „Tierexperimentellen Untersuchungen zur pharmakologischen Beeinflussung von Epilepsie-Modellen unter besonderer Berücksichtigung serotoninerger Funktionen" ins Visier nimmt, droht sich ob der Veröffentlichungsumgebung nicht nur leicht zu verlieren, sondern gerät ob der historischen Tiefe und thematischen Vielfalt der Perspektiven vor allem ins Staunen. Und man erkennt plötzlich, wie unaufgesetzt und folgerichtig die historischen, disziplinären, wissenschafts- und kulturgeschichtlichen Interessen von Ingrid Kästner in ihre Leitung der Projektkommission „Europäische Wissenschaftsbeziehungen" münden, mit deren 14. Tagung sie auch noch einmal die „Deutsch-russische Zusammenarbeit wissenschaftlicher und kultureller Institutionen vom 18. zum 20. Jahrhundert“ (2017) aktualisierte, woran zudem die „Deutsch-Russischen Beziehungen der Frauenheilkunde & Geburtshilfe“ (2020) anknüpfen konnten.

Als der Senat der Akademie Anfang 2008 die Projektkommission „Europäische Wissenschaftsbeziehungen“ ins Leben rief, war es das Anliegen der Wissenschaftshistoriker, Historiker und Fachwissenschaftler verschiedener Provenienz, die Wissenschaftsgeschichte in europäischer Perspektive zu durchleuchten. Die Projektgruppe hat sich seither unter verschiedenen Gesichtspunkten genähert, neue Forschungsergebnisse zur Diskussion gestellt sowie Desiderate aufgezeigt und weit über Erfurt hinaus die inter- und transdisziplinäre Zusammenarbeit gefördert. Daraus ist die ansehnliche Reihe der bisher zwanzig Bände und drei Supplemente hervorgegangen, die wir maßgeblich Ihnen, verehrte Frau Kästner, verdanken. Vor allem haben Sie vor bald fünfzehn Jahren eine Art wissenschaftsgeschichtlicher Osterweiterung angestoßen, die ich zitieren darf:

> „Mit der Erweiterung der Europäischen Union, der Öffnung nach Osten, sind historische Kenntnisse und historisches Verständnis von größter Bedeutung, denn Europa bedeutet vor allem Kultur- und Wissenschaftsraum und nicht nur Wirtschaftsraum, der den Osten als künftigen strategischen Markt einbezieht.“ (EWB 1, S. V)

Welche Bedeutung dieser Programmatik zukommt, haben dann die Tagungen und ihre ergebnissichernden Bände vielfach erwiesen. Welchen Anteil die Erfurter Akademie in ihrer Geschichte seit ihrer Gründung 1754 daran hatte, wurde auch dadurch unübersehbar. Und wie Sie das ganz persönlich forciert haben, belegt Ihr eigener Beitrag zur ersten Tagung, in dem Sie am Beispiel der Psychiatrie der Wissenschaftskommunikation zwischen dem Russischen Zarenreich und dem deutschsprachigen Europa im 19. Jahrhundert nachgegangen sind. Außerdem rückte der Beitrag von Christoph Friedrich im gleichen Kontext bereits die europäischen Kontakte von Johann Bartholomäus Trommsdorff anhand seines Briefwechsels ins Zentrum der Aufmerksamkeit. Damit sehen wir einen Brückenschlag von den Anfängen bis zum 12./13. Mai dieses Jahres 2022, da Sie das endlich stattfindende Jubiläumssymposium zum 250. Geburtstag Trommsdorffs, das wir coronabedingt zweimal 2020 und 2021 verschieben mußten, mitvorbereiteten und dessen 21. Band Ihnen auch schon lange am Herzen liegt.

In seinem Grußwort zur ersten Tagung 2008 zitierte der Präsident und spätere Ehrenpräsident Werner Köhler, dessen ersten nichterlebten Geburtstages wir gestern gedenken konnten, daß die akademische „Correspondenz“ bereits 1763, also im ersten Jahrzehnt der Akademie, „fast mit allen Universitäten Deutschlands, ingleichen mit Gelehrten in Paris, Montpellier, Petersburg, Schweden und Holland geführet“ worden sei. Die europäische Reichweite der Akademie hat sich deutlich erweitert, wie allein die Forschungsreisen Alexander von Humboldts belegen mögen, der 1791 mit 21 Jahren Mitglied der Erfurter Akademie wurde. Aber die Wissenschaftskommunikation hatte im 18. und 19. Jahrhundert ihren Schwerpunkt zweifellos in Europa, bevor im 20. und 21. Jahrhundert die Globalisierung neue Orientierungen verlangte und die gar nicht so leichte politische Einigung Europas wenigstens mit beförderte. Doch ein wichtiges Anliegen der Projektgruppe „Europäische Wissenschaftsbeziehungen“ ist es geblieben, Einzelstudien genauso wie die bilateralen Studien etwa zu deutsch-italienischen, deutsch-französischen oder eben deutsch-russischen Wissenschaftsbeziehungen jeweils im gesamteuropäischen und internationalen Kontext zu betrachten. Wer sich in der Reihe der zwischen 2009 und 2020 erschienenen Bände umsieht, wird unschwer bemerken, daß lange vor den innereuropäischen politischen Brückenschlägen die (Vorsicht:

generisches Maskulinum) Gelehrten, Künstler und Wissenschaftler europäischer Nationen und Regionen bereits Europa lebten, weil Wissenschaften und Künste am wenigsten durch Grenzen einzuengen sind.

Dies alles im Blick, erlaubt es, uns alle selbst mitzubeglückwünschen dafür, daß es Sie, hochverehrte Frau Kästner, gibt und wir an Ihren Leistungen teilhaben dürfen. Dafür gebührt Ihnen unser aller Dank, verbunden mit den allerherzlichsten Glückwünschen und dem Wunsch, daß Sie Ihrer Familie und Ihrer Akademie lange erhalten bleiben mögen. Und in Erinnerung an die Dalberg-Stiftung, die immer wieder auch den Druck Ihrer Reihe unterstützen durfte, befördere heute diese „Dalberger Ritterhölle“ wenigstens symbolisch Ihre Gesundheit!

Leben Sie hoch und glücklich!

Anschrift des Verfassers:
Prof. Dr. Klaus Manger
Präsident der Akademie gemeinnütziger Wissenschaften zu Erfurt bis 2023
Friedrich-Schiller-Universität Jena
Institut für Germanistische Literaturwissenschaft
Fürstengraben 18
07737 Jena

Prof. Dr. med. Ingrid Kästner zum 80. Geburtstag

Von Rudolf Bentzinger und Gundolf Keil

Vom 13. bis 15. Oktober 2017 fand die 17. Tagung der Projektkommission „Europäische Wissenschaftsbeziehungen", die an der Akademie gemeinnütziger Wissenschaften zu Erfurt tätig ist, auf Schloss Hundisburg (Sachsen-Anhalt) statt. Die Konferenz, an der zahlreiche namhafte Wissenschaftler aus Deutschland und Italien teilnahmen, widmete sich dem anspruchsvollen Thema „Wettstreit der Künste. Der Aufstieg des praktischen Wissens zwischen Reformation und Aufklärung" meist in Italien und Deutschland, aber auch in England, den Niederlanden, in Schweden, in Rußland einschließlich der Ausstrahlungen bis nach China. Hier war bei allem Respekt vor dem hohen Niveau sämtlicher Beiträge zu erleben, wie Ingrid Kästner als Kopf und Herz die gesamte Veranstaltung leitete. Sie bot nicht nur Grundsätzliches und Fachübergreifendes in ihrem eigenen wissenschaftshistorischen Referat „Philosophieren, Probieren, Experimentieren: Magie und Alchemie bei der Herstellung von Arzneimitteln", sie hatte auch die Tagungsorganisation fest in der Hand, fertigte selbst Fotos von Teilnehmern und vom Konferenzort an und sorgte für eine freundschaftliche Atmosphäre. Daß bereits ein Jahr später der mit zahlreichen Abbildungen ausgestattete Band vom Shaker Verlag Aachen ausgeliefert wurde, paßt ins gewohnte Bild der unermüdlich emsigen Wissenschaftlerin. Von den zwanzig im kurzen Zeitraum von 2009 bis 2020 erschienenen Bänden der Reihe „Europäische Wissenschaftsbeziehungen" hat sie vierzehn mit herausgegeben und zwei allein betreut. Bei den drei Supplementbänden (2014, 2015, 2020) fungierte sie bei zweien als Mitherausgeberin. Ihr Einsatz für die Bewußtmachung internationaler Wissenschaftsbeziehungen war schon vorher sichtbar in den 16 Bänden „Deutsch-russische Beziehungen in Medizin und Naturwissenschaften", die 2000 bis 2008 erschienen. Zwei hat sie allein und fünf gemeinsam mit einem anderen Wissenschaftler herausgegeben.

Daß der Schwerpunkt auf deutsch-russischen, überhaupt auf deutsch-slawischen Beziehungen liegt, ist auch in ihrer Biographie begründet, für die die Jahre ihres Forschungsstudiums in Leningrad und Tbilissi (1974/75) bestimmend waren. Zahlreiche Kontakte zu Medizinern aus slawischen Ländern sind darin begründet, u. a. zu dem Leningrader Neuropharmakologen Sergej Viktorowitsch Anitschkow (1892–1981), dessen Memoiren sie 2006 als Band 13 der bereits erwähnten „Deutsch-russischen Beziehungen in Medizin und Naturwissenschaften" herausgab, und zu dem in Prag wirkenden Leipziger Chirurgen Josef Hohlbaum (1884–1945), mit dessen Biographie sie sich gemeinsam mit den tschechischen Wissenschaftler(inne)n Alena Mišková, Josef Stingl und anderen mehrfach befaßte (tschechisch 2009, deutsch 2009, deutsch und tschechisch 2013). Aber auch nach Italien, Frankreich, ja auch in die Türkei und nach Japan richtete sich ihr Blick. In Frankreich beschäftigte sie sich als Gast der Maison des Sciences de l'Homme mit der französischen Psychiatriegeschichte.

Als Mitarbeiterin des international hoch angesehenen Karl-Sudhoff-Instituts für Geschichte der Medizin und der Naturwissenschaften an der Universität Leipzig wies sie in mehreren viel beachteten Publikationen auf die herausragende Bedeutung der Leipziger Medizingeschichte hin. Der von ihr bei J. A. Barth in Leipzig 1990 mit herausgegebene Band „575 Jahre Medizinische Fakultät der Universität Leipzig“ und die Aufsätze „Zum 100jährigen Gründungsjubiläum des ersten medizinhistorischen Institutes der Welt in Leipzig“ (NTM. Zeitschrift für Geschichte der Wissenschaften, Technik und Medizin 14, 2006) und „100 Jahre institutionalisierte Medizingeschichte in Leipzig“ (Aachen: Shaker 2006) bezeugen dies ebenso wie eine Abhandlung zur Edition des Briefwechsels des Psychologen Wilhelm Wundt (2012) oder die Darstellung der Biographie des Neurologen Ernst Adolf Gustav Gottfried v. Strümpell in der Neuen Deutschen Biographie (2013). Selbst dem märkischen Schriftsteller Theodor Fontane galt ihr Interesse, war er doch Apothekergehilfe in Leipzig (Aufsatz in: Susanne Schötz u. a.: Geschichte der Stadt Leipzig, Bd. 3, Leipzig 2018) und genoß Kurreisen nach Niederschlesien (Kultury uzdrowiskowa na Dolnym Śląsku w kontekście europejskim. Tom I. Wrocław 2013). Daß auch Frauen zu Wort kommen, zeigt die Abhandlung über die jüdische Medizinerin Therese Benedek (1892–1977), die erste Psychoanalytikerin in Leipzig (Medizin und Judentum 12, Frankfurt a. M. 2014).

Etliche Disziplinen der Medizin bilden den Schwerpunkt wie Neurologie, Gynäkologie und Pharmakologie, aber auch Homöopathie und dem Okkultismus verpflichtete Behandlungsmethoden werden berücksichtigt, selbstredend geht es hier um den Leipziger Samuel Hahnemann, aber auch um den russischen Arzt Nikolaj E. Gabrilovitsch. Eine Analyse erschien 2009 in Kiew, und im Band 4 der „Deutsch-russischen Beziehungen in Medizin und Naturwissenschaften“ geht es auch um die Homöopathie in der Ukraine.

Medizinisches Wirken sah die Jubilarin nie losgelöst von den historischen Gegebenheiten. Das belegen Arbeiten wie „Die Französische Revolution von 1789 und die Reform der Irrenfürsorge in Frankreich“ (1990) und „Reaktionen der deutschen medizinischen Intelligenz auf den ersten Weltkrieg“ (1990) sowie Würdigungen humanistisch gesinnter Mediziner wie „Von der Reaktion totgeschwiegen – der Arzt und Pazifist Georg Friedrich Nicolai (1874–1964)“ (1990), „Der Leipziger Arzt Paul Carly Seyfarth (1890–1950) und die Rot-Kreuz-Expedition nach Rußland in den 20er Jahren“ (1997) und „Der Leipziger Arzt Paul Carly Seyfarth (1890–1950) als Retter sowjetischer Kriegsgefangener im Zweiten Weltkrieg“ (2007). Auf die gemeinsam mit I. Strube und S. Brentjes 1989 noch im Berliner Akademie-Verlag herausgegebene Überblicksdarstellung „Bekenntnisse zum Frieden. Naturwissenschaftler und Mediziner des 20. Jahrhunderts im Kampf um Frieden und Abrüstung“ hat bereits der Präsident der Akademie gemeinnütziger Wissenschaften zu Erfurt, Herr Prof. Dr. Klaus Manger, in seiner Laudatio hingewiesen.

Dieser kurze und bruchstückhafte Überblick über das ebenso umfangreiche wie vielseitige Schaffen der Jubilarin (das 23seitige Verzeichnis „Publikationen – Karl-Sudhoff-Institut für Geschichte der Medizin und der Naturwissenschaften. Kästner, Ingrid [i. R.]“ [http://karl-sudhoff.uni-leipzig.de/karlsudhoff.site,postext,publikati] listet 36 allein oder mit einem oder mit mehreren anderen Wissenschaftlern herausgegebene Bücher und 259 meist allein verfaßte Buch- und Zeitschriftenbeiträge auf) vermittelt nur einen kleinen Ausschnitt. Auf ihr das Profil der Akademie gemeinnütziger Wissenschaften zu Erfurt prägendes Wirken hat bereits der Präsident der Akademie hingewiesen. Dem schließen wir uns uneingeschränkt an. In der gegenwärtigen kritischen Situation wird am Auftreten unserer Jubilarin deutlich, was Alice Gast, die Präsidentin des Imperial College, London, über Wissenschaftler formuliert hat (übernommen von ‘Die Zeit’ vom 31. 1. 2019, hier zitiert nach: ‘Forschung & Lehre’ 3/2019, S. 225): „Wissenschaftler sind die besten Diplomaten der Welt. Blickt man in die Geschichte, sieht man, daß ihnen selbst in konfliktreichen Zeiten Zusammenarbeit gelungen ist. Sie kommunizieren und kooperieren über politische Grenzen hinweg, seit je. Sie streben einfach danach, die Welt besser zu verstehen."

Anschrift des Verfassers:
Prof. Dr. Rudolf Bentzinger
Berlin-Brandenburgische Akademie der Wissenschaften
Der österreichische Bibelübersetzer
Jägerstraße 22/23
10117 Berlin

Prof. Dr. med. Dr. phil. Dr. h. c. Gundolf Keil
Wullstein-Forschungsstelle für deutsche Medizinliteratur des Mittelalters
Walther-von-der-Vogelweide-Str. 44
97074 Würzburg

Laudatio auf Dr. Dietrich Meyer anläßlich der Verleihung der Gerhart-Hauptmann-Plakette durch die Stiftung Kulturwerk Schlesien*

Von ROLAND GEHRKE

Wenn wir heute Herrn Dr. Dietrich Meyer feierlich die Gerhart-Hauptmann-Plakette verleihen – und dies passenderweise nur gut vier Wochen nach der Vollendung seines 85. Lebensjahres –, so ehren wir damit natürlich zunächst einmal einen langjährigen und unermüdlichen Streiter für unsere Stiftung Kulturwerk Schlesien. Ihr hat Dietrich Meyer viele Jahre an herausragender Position, als Vorstandsvorsitzender, treu gedient – und dies unverdrossen auch in einer Zeit, als es, und so lange ist das ja weiß Gott noch nicht her, um die Zukunft der Stiftung alles andere als rosig bestellt zu sein schien. Der Weg von Herrnhut nach Würzburg ist ja auch alles andere als ein Katzensprung – Dietrich Meyer hat ihn dennoch viele Male im Jahr wacker auf sich genommen, damit es mit der Stiftung trotz widriger Umstände weitergehen konnte. Um so erfreulicher erscheint es natürlich, daß diese hochverdiente Ehrung nun in einem Augenblick erfolgen kann, in dem die Stiftung Kulturwerk Schlesien nicht nur ihren 70. Geburtstag feiern, sondern sich dank einer institutionellen Förderung durch den Freistaat Bayern auch einer gesicherten Zukunftsperspektive erfreuen darf.

Neben der kulturellen Breitenarbeit im Dienste Schlesiens war die Förderung der Wissenschaft von Beginn an das zweite inhaltliche Standbein unserer Stiftung – und insofern gilt es zu betonen, daß wir heute in Dietrich Meyer natürlich nicht allein den engagierten Mitstreiter, sondern ebenso den verdienten evangelischen Theologen und Kirchenhistoriker würdigen wollen. Wie der heute gleichfalls geehrte Arno Herzig gehört auch Dietrich Meyer noch einer Wissenschaftlergeneration an, in der sich landsmannschaftliches Herkommen und späteres Forschungsinteresse miteinander verbanden. Geboren ist Dietrich Meyer 1937 in Mocker, Kreis Leobschütz in Oberschlesien – genauer gesagt in jenem Teil Oberschlesiens, der nach den politischen Stürmen der beginnenden 1920er Jahre zunächst noch bei Deutschland verblieben war. Mit Zigtausenden seiner Landsleute teilte er dann aber das Schicksal, bereits in ganz jungen Jahren fern der Heimat neu anfangen zu müssen. Das Abitur legte er 1957 ganz im Westen Deutschlands ab, genauer gesagt am Städtisch-Neusprachlichen Gymnasium in Köln-Deutz. Ein Studium der Theologie in Berlin, Bethel, Tübingen, Basel und Bonn schloß sich an, und bereits die 1963 verteidigte kirchenhistorische Dissertation beschäftigte sich mit jenem großen Theologen, der für Meyer fortan zu einer Art Lebensthema werden sollte: dem Begründer und ersten Bischof der Herrnhuter Brüdergemeine Nikolaus Ludwig von Zinzendorf.

Auf die Ordination im Jahr 1965 folgte zunächst eine Position als Prediger in Holpe bei Waldbröl, ab 1967 dann eine Dozentur für Kirchengeschichte an wahrhaft exotischem Ort, an der *Near East School of Theology* in der libanesischen Hauptstadt Beirut. Neben Seelsorge und Wissenschaft erwarb sich Dietrich Meyer aber bald schon ein drittes Standbein, das sein Berufsleben fortan bestimmen sollte: Eine Ausbildung an der

* Gehalten am 22. 10. 2022.

Archivschule Marburg führte ihn 1976 an die Spitze des Archivs der Evangelischen Kirche im Rheinland, eine Position, die er bis zu seiner Pensionierung 2000 innehatte.

Nirgendwo fühlt der Historiker sich bekanntlich so pudelwohl wie inmitten seiner Quellen, und so hat Dietrich Meyer im Laufe seines Wissenschaftlerlebens ein beeindruckendes kirchenhistorisches Œuvre vorgelegt: Es folgten zahlreiche weitere Arbeiten und Editionen zu Zinzendorf oder zu anderen Protagonisten der pietistischen Glaubensbewegung des 18. Jahrhunderts, so unlängst noch zu dem aus Pommern gebürtigen Missionar und Geschichtsschreiber David Cranz. Eine wohlverdiente Anerkennung dieser Leistung stellt die anläßlich der Pensionierung erschienene Festschrift „Alles ist euer, ihr aber seid Christi" dar – während Dietrich Meyer selbst auch als Herausgeber der Festschriften für andere verdiente Kollegen der schlesischen Kirchengeschichtsforschung in Erscheinung getreten ist, namentlich für die beiden mittlerweile leider verstorbenen Gelehrten Christian-Erdmann Schott und Herbert Patzelt. Die Herausgabe des Jahrbuchs für schlesische Kirchengeschichte über mehr als zwei Jahrzehnte hinweg bedarf selbstverständlich ebenso der Erwähnung.

Das spezifische Forschungsinteresse legte es nahe, daß Dietrich Meyer nach dem Ende seiner beruflichen Laufbahn im Rheinland den Weg zurück in östlichere Gefilde fand, nach Herrnhut, versteht sich. Wissenschaft, Seelsorge und nicht zuletzt das erwähnte Engagement für unsere Stiftung haben freilich dafür gesorgt, daß aus dem eigentlich verdienten Ruhestand wohl eher so etwas wie ein Unruhestand geworden ist. Wenn wir diese Preisverleihung heute aus Pandemie-Gründen leider in Abwesenheit des Geehrten vornehmen müssen, so tun wir das natürlich in der Hoffnung, daß Dietrich Meyer uns noch ein Weilchen erhalten bleiben und auch weiterhin den weiten Weg von Herrnhut nach Würzburg finden möge – wenn eben nicht heute, so hoffentlich wieder in naher Zukunft! In diesem Sinne: *Ad multos annos!*

Anschrift des Verfassers:
Apl. Prof. Dr. Roland Gehrke
Historisches Institut der Universität Stuttgart
Studiengangsmanagement
Keplerstraße 17
70174 Stuttgart
Tel. 0711/68582496
E-Mail: roland.gehrke@hi.uni-stuttgart.de

Laudatio auf Arno Herzig

Von Karl Borchardt

Im Jahre 2022 wurde Prof. Dr. Arno Herzig 85 Jahre alt und erhielt von der Stiftung Kulturwerk Schlesien in Würzburg die Gerhart-Hauptmann-Plakette. Um die Stiftung hat er sich in zweifacher Hinsicht verdient gemacht, organisatorisch und fachlich. Er ist der Vorsitzende ihres Beirates und war auch bereits Vorsitzender ihres Kuratoriums, also des Vorgängers des Beirates. Den nicht einfachen organisatorischen Umbau der Stiftung in den letzten Jahren hat er engagiert und konstruktiv mit gestaltet. Seine Vorträge nicht zuletzt bei den Jahrestagungen der Stiftung Kulturwerk Schlesien und seine zahlreichen Publikationen geben der Sacharbeit für Schlesien immer wieder neue Impulse.

Geboren wurde Arno Herzig 1937 in Albendorf, Landkreis Glatz. Damit hat er noch eigene Erinnerungen an Schlesien vor 1945. Unter an Schlesien Interessierten ist das heute nicht mehr die Regel, sondern die Ausnahme. Akademisch allerdings kommt er aus Würzburg. Hier begann er sein Studium. Hier wurde er promoviert, 1966 mit einer Arbeit über die Deutschordenskommende Würzburg im Mittelalter. Seine Habilitation über Judentum und Emanzipation in Westfalen erfolgte 1973 in Dortmund. Seit 1979 lehrt er Geschichte an der Universität Hamburg.

Für Arno Herzig gibt es zwei Festschriften, eine deutsche 2002[1], 2. Aufl. 2006, und eine polnische 2007[2]. Gesammelte Aufsätze erschienen 1997[3]. Weit über das akademische Milieu hinaus bekannt wurde er durch zusammenfassende Darstellungen, u. a.: Schlesien. Das Land und seine Geschichte in Bildern, Texten und Dokumenten (2008); mit Małgorzata Ruchniewicz, Kleine Geschichte des Glatzer Landes (2011); Geschichte Schlesiens. Vom Mittelalter bis zur Gegenwart (2015); 900 Jahre jüdisches Leben in Schlesien (2018); Aspekte Breslauer Geschichte. Reformation – Judentum – Universität (2020).

Das gesamte Œuvre zu würdigen, ist hier nicht der Ort. Jedenfalls gilt Arno Herzig zu Recht keineswegs „nur“ als Schlesienforscher. Doch schlesische Themen waren und sind ihm immer wichtig. In der bundesrepublikanischen Geschichtswissenschaft war und ist das nicht selbstverständlich. Hervorzuheben sind zum einen seine intensive Zusammenarbeit mit polnischen Kolleginnen und Kollegen sowie zum anderen zwei Problemfelder, die Arno Herzig immer wieder interessieren, erstens das „einfache Volk“, die Mittel- und Unterschichten, ab dem 18. Jahrhundert und zweitens – epochenübergreifend – die Juden. Wir verdanken ihm eine gewichtige Quellenstudie, Arno Herzig mit Rainer Sachs: Der Breslauer Gesellenaufstand von 1793. Die Aufzeichnungen des Schneidermeisters Johann Gottlieb Klose. Darstellung und Dokumentation (1987).

---

1 Jörg Deventer [Hrsg.], Zeitenwenden. Herrschaft, Selbstbehauptung und Integration zwischen Reformation und Liberalismus. Festgabe für Arno Herzig zum 65. Geburtstag, Münster/Westfalen 2002; 2. Auflage 2006.

2 Krzysztof Ruchniewicz [Hrsg.], Z Gorzanowa w świat szeroki – studia i materiały ofiarowane profesorowi Arno Herzigowi w 70-lecie urodzin, Wrocław 2007.

3 Beiträge zur Sozial- und Kulturgeschichte Schlesiens und der Grafschaft Glatz. Gesammelte Aufsätze zum 60. Geburtstag, Dortmund 1997.

Hinzu kommt sein grundlegender Überblick: Das Interesse an den Juden in der Frühen Neuzeit. Studien zur Kontinuität und zum Wandel des Judenbildes (2012).

Beide Sachthemen, die Juden und die Soziale Frage, waren bei Flüchtlingen und Heimatvertriebenen lange nicht selbstverständlich. Zu viele aus diesem Kreise neigten zu lange dazu, ihre Heimat vor 1945 ein wenig zu verklären. Menschlich mag das in gewissem Umfang verständlich gewesen sein; wissenschaftlich ist es inakzeptabel. Daß diese Situation sich in der letzten Zeit gründlich geändert hat, zählt mit zu den Verdiensten von Prof. Herzig. Seine Forschungen riefen und rufen immer wieder Diskussionen, mitunter auch Kontroversen hervor. Doch daß Schlesienforschung allgemein und speziell die Stiftung Kulturwerk Schlesien nach dem schrittweisen Abtreten jener Generationen, die Diktatur, Weltkrieg, Flucht und Vertreibung bewußt miterlebt haben, weiterhin förderungswürdig erscheinen, verdanken wir nicht zuletzt den Arbeiten von Arno Herzig.

Anschrift des Verfassers:
Prof. Dr. Karl Borchardt
Am Stadtwege 2
38304 Wolfenbüttel

Nachruf[*] und Gedenkworte bei der Trauerfeier für Theodor Heinrich Schiebler (1923–2022)

Von Reinhard Hildebrand

Am 27. August 2022 ist der ehemalige Direktor des Anatomischen Instituts der Universität Würzburg, Theodor Heinrich Schiebler, fünf Monate vor seinem 100. Geburtstag in Würzburg gestorben. Mit ihm verliert die Anatomie einen ihrer profiliertesten Vertreter von internationalem Ruf, der das Fach in Forschung und Lehre nachhaltig und zukunftweisend geprägt hat.

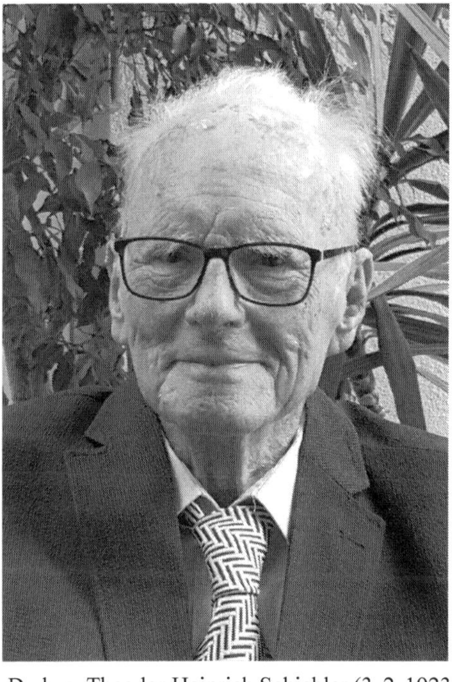

Prof. Dr. med. Dr. h. c. Theodor Heinrich Schiebler (3. 2. 1923 – 27. 8. 2022) im November 2021 (Aufnahme: Ilse Gundelach-Ruh)

Th. H. Schiebler wurde als Sohn des Bankdirektors Theodor Schiebler und seiner Ehefrau Hedwig geb. Bombach am 3. Februar 1923 in Berlin geboren, wo er die Schule besucht und am Humanistischen Gymnasium in Berlin-Lichterfelde 1940 sein Abitur

[*] Der Nachruf wurde in den Annals of Anatomy – Anatomischer Anzeiger 246 (2023), S. 1–3, Reinhard Hildebrand, In memory of Theodor Heinrich Schiebler (1923–2022), © Elsevier (2023) publiziert.

gemacht hat. Gleich danach wurde er erst 17jährig als Soldat zur Wehrmacht eingezogen. Wegen einer Kriegsverwundung entlassen, konnte er von 1942–1944 an der Universität Würzburg Medizin studieren und dort die ärztliche Vorprüfung ablegen. Doch wurde er erneut zum Wehrdienst verpflichtet und konnte schließlich nach kurzer Kriegsgefangenschaft sein Medizinstudium in Göttingen 1945 wieder aufnehmen. „Mit Zuversicht ins Leben" hatte er 2003 die Jahre bis hierher in seinen Jugenderinnerungen überschrieben. Die sich darin auch in schwerer Zeit ausdrückende zukunftsbejahende Grundhaltung war ihm bis zu seinem Tode zu eigen und charakterisierte ihn in seiner Offenheit und Neugier auf die vor ihm liegende Zukunft. Sein Medizinstudium schloß er dann 1948 mit dem Staatsexamen ab und wurde im selben Jahr mit der unter Rudolf Bachmann angefertigten Dissertation *Karyoarchitektonik des Nucleus supraopticus und des Nucleus tuberalis lateralis im menschlichen Hypothalamus* zum Dr. med. promoviert.

Seine bei Bachmann 1949 begonnene akademische Laufbahn setzte er bereits im selben Jahr in Kiel bei Wolfgang Bargmann fort, wo er bis 1963 alle akademischen Positionen vom Wissenschaftlichen Assistenten, Privatdozenten, Oberassistenten und Wissenschaftlichen Rat und Professor durchlief. Nachdem er 1961 einen Ruf auf den Lehrstuhl für Histologie an der American University of Beirut, Libanon, abgelehnt hatte, wurde er 1963 an der Universität Würzburg zunächst auf eine außerordentliche und 1966 auf eine ordentliche Professur für Anatomie sowie zum Direktor des Anatomischen Instituts berufen.

In den Jahren, als Th. H. Schiebler seine wissenschaftliche Tätigkeit in der Anatomie aufnahm, befand sich die Morphologie in einem tiefgreifenden Wandel. In Histologie, Zytologie und mikroskopischer Anatomie war durch Anwendung chemischer Methoden eine neue Epoche biologischer Forschung eingeleitet worden. Auf eine solche Entwicklung war Th. H. Schiebler als junger Student in seinem vorklinischen Studium in Würzburg von seinem anatomischen Lehrer Curt Elze bereits hingewiesen worden. Offenbar hatte sich Elze dabei auf Albert von Koelliker bezogen, der im Jahr 1852 für die mikroskopische Forschung eine neue Ära hatte Wirklichkeit werden sehen, wenn es erst möglich sein würde, die Moleküle zu entdecken, welche die Feinstrukturen bilden. Damit würden sich auch die Gesetzmäßigkeiten der Struktur und der an ihr ablaufenden Lebensprozesse ergründen lassen. Diese Vision seiner beiden Amtsvorgänger in der Würzburger Anatomie hat Th. H. Schiebler zutiefst geprägt und ihm seine wissenschaftliche Ausrichtung vorgegeben. Nicht von ungefähr hing in seinem Arbeitszimmer im Anatomischen Institut Würzburg ein großformatiges Porträt Koellikers in Öl an der Wand und stand seine wissenschaftliche Forschung in dieser Tradition, die ihn zugleich auch mit dem Ort selbst verband. Diese der Tradition verpflichtete wissenschaftliche Ausrichtung spiegelt sich nicht allein in seinen histochemischen und elektronenmikroskopischen funktionsmorphologischen Untersuchungen zur Feinstruktur und zu biochemischen Prozessen in Hypothalamus, Herz, Plazenta und Niere, sondern schließt auch methodische Beiträge mit ein. Hier sind vor allem die zusammen mit Zdeněk Lojda und Reinhart Gossrau veröffentlichten *Enzymhistochemische[n] Methoden* zu nennen, die auch ins Englische und Russische übersetzt worden sind. Sie waren speziell für die praktische Laborarbeit gedacht und enthielten in einer Auswahl nur erprobte enzymhistochemische Nachweise. Dieses besondere Interesse an histochemischen Methoden und deren Anwendung, die er schon als Herausgeber von entsprechenden Kongreßbeiträgen bewiesen hatte, hat sich Th. H. Schiebler stets bewahrt. Nicht von ungefähr ist ihm darum von seinen Schülern und Freunden ein *International Symposium on Histochemical Methods in Neuroscience* anläßlich seines 65. Geburtstags ausgerichtet worden.

Th. H. Schiebler gehörte zu dem Schülerkreis Wolfgang Bargmanns, dessen Vertreter sich in der frühen Phase der Erforschung des hypothalamisch neurosekretorischen Systems dadurch einen Namen gemacht haben, daß sie mit ihren morphologischen und experimentellen Untersuchungen wichtige Beiträge dazu geliefert haben. Th. H. Schiebler hatte dabei mit zytochemischen Methoden z. B. zeigen können, daß die elektive Färbbarkeit des Neurosekrets von einer Oxydation abhing, die der Färbung vorausgeschickt wurde. Ferner ließen die von ihm am Neurosekret beobachteten positiven Fett-, Eiweiß- und Polysaccharidreaktionen vermuten, daß die neurosekretorische Substanz ein Glykolipoproteinkomplex sei. Zur weiteren Untersuchung der neurosekretorischen Granula hat er dann während seines Aufenthalts als Fellow der Rockefeller Foundation bei Torbjörn Caspersson in Stockholm 1950/51 die noch in Entwicklung begriffene zytochemische Methode der Differentialzentrifugation angewandt, die eine Brücke zwischen einer zytochemischen Untersuchung am Ort der Substanz und der chemischen Untersuchung im Reagenzglas schlug. Aufgrund seiner Entwicklung eines Nachweises von S-S Gruppen, der die mikroskopische Darstellung von Insulin und bestimmten Neurohormonen ermöglichte, hatte Th. H. Schiebler enge Kontakte zu dem späteren Nobelpreisträger Andrew Schally und seiner Gruppe in New Orleans, denen die Aufklärung der Struktur und die Synthese bestimmter Hormone im Gehirn gelang. Ferner hat er im Rahmen seiner neurobiologischen Forschungen mit enzymhistochemischen Methoden die Chemodifferenzierung der Stammganglien der Ratte in verschiedenen Entwicklungsstadien untersucht sowie die postnatale Entwicklung der Eminentia mediana verfolgt. In den letzten Jahren vor seiner Emeritierung hat er sich noch dem Hippocampus zugewandt und Untersuchungen in Bezug auf das Altern mit quantitativ enzymhistochemischen Methoden durchgeführt.

Ein anderer Schwerpunkt seiner wissenschaftlichen Forschung war das Herz. Neben dessen Blutversorgung und deren Entwicklung sowie der Entwicklung des Rattenmyocards und dessen Kapillarnetzes galt sein Interesse vorrangig dem Erregungsbildungs- und -leitungssystem des Herzens, das unter dem Titel *Histologische, histochemische und elektronenmikroskopische Untersuchungen am Atrioventricularsystem von Huf- und Nagetieren*, 1955, auch Thema seiner Habilitationsschrift gewesen ist. In seinen vergleichend-anatomischen, methodisch breit angelegten Untersuchungen ist es ihm dabei gelungen, mit histochemischen Methoden die für das Erregungsbildungs- und -leitungssystem spezifischen Fasern aufgrund chemischer Besonderheiten elektiv darzustellen. Darüber hinaus konnte er auch die Stoffwechselsituation des Systems im Vergleich mit der Arbeitsmuskulatur mit färberisch-morphologischen und zytochemischen sowie experimentellen und biochemischen Methoden darlegen.

Nicht unerwähnt dürfen hier auch seine Untersuchungen an der Niere bleiben, deren Morphologie er in einem Handbuchbeitrag der Zoologie dargestellt hat. An der Niere hatte ihn besonders deren Chemodifferenzierung und Regulation der Enzymmuster interessiert, und er hat histo- und zytochemische sowie elektronenmikroskopische Studien am Nephron durchgeführt. Diese Untersuchungen wurden später unter dem Aspekt des Geschlechtsdimorphismus erweitert, indem er die geschlechtsspezifische Chemodifferenzierung in der Niere und speziell im proximalen Tubulus unter experimentellen Bedingungen untersucht hat.

Schließlich sind hier noch seine umfänglichen Arbeiten zur strukturellen und funktionellen Organisation der Plazenta sowie zu den Blutgefäßen in der Basalplatte zu nennen, deren Ergebnisse Eingang in die von ihm mitherausgegebene Monographie über die Plazenta des Menschen gefunden haben. Darüber hinaus hat er sich auch enger umschriebenen Themen zugewandt, Dabei galt sein Interesse zum Beispiel den Zelltypen in der Mucosa des Magens und der Entwicklung des Gallenblasenepithels sowie der Biologie des Pankreas.

Alle diese Arbeiten, die er allein, aber auch mit Kollegen und wissenschaftlichen Mitarbeitern durchgeführt hat, haben ihm internationale Reputation und Anerkennung gebracht. Er wurde zu Vortragsreisen in alle europäischen Länder sowie in die USA, nach Japan, in den Libanon, nach Saudi Arabien und Nigeria eingeladen und war regelmäßg auf Kongressen, oft als Vorsitzender oder auch als deren Organisator aktiv. Dadurch hat er viele Verbindungen und persönliche Kontakte nicht zuletzt auch zu jüngeren Wissenschaftlern knüpfen können, deren wissenschaftliche Förderung ihm besonders am Herzen lag. Indem sein Lehrstuhl durch wissenschaftliche Leistungsfähigkeit und internationale Ausstrahlung über Jahrzehnte ein attraktiver Anziehungspunkt geworden ist, waren regelmäßig renommierte Wissenschaftler als Gäste zu Vorträgen bei ihm in Würzburg und arbeiteten vor allem junge Wissenschaftler aus Polen, Bulgarien, Ungarn und Japan an ihren Forschungsprojekten oder übernahmen als Gastdozenten auch Aufgaben in der akademischen Lehre. Der Förderung und Intensivierung wissenschaftlicher Forschung sollte auch die von ihm initiierte Arbeitstagung der Anatomischen Gesellschaft, 1979, in der Würzburger Anatomie dienen, die seitdem regelmäßig im Herbst dort durchgeführt wird. Durch diese breit gefächerten, die Wissenschaft fördernden Aktivitäten war er geradezu prädestiniert, als geschäftsführender Herausgeber der Zeitschrift *Histochemistry* (1958–1990) sowie der *Advances in Anatomy, Embryology and Cell Biology* (1967–1990) und gemeinsam mit Walter Graumann von *Progress of Histochemistry and Cytochemistry* (1969–1990) und nicht zuletzt auch als Mitglied im editorial board in- und ausländischer Zeitschriften verantwortlich zu wirken. Diese engagierte Herausgebertätigkeit war für ihn zweifellos ein wesentlicher Teil seines Lebenswerks. Zugleich hat er zahlreiche wichtige Ehrenämter bekleidet, war mehrfach Vorsitzender der Anatomischen Gesellschaft (1973/74, 1988/89), Vorsitzender der Vereinigung der Anatomen der Bundesrepublik Deutschlands und Westberlins (1980–1986), Generalsekretär des International Committee of Histochemistry and Cytochemistry (1964–1972) und schließlich Dekan der Medizinischen Fakultät der Universität Würzburg 1970/71. Aufgrund seiner herausragenden wissenschaftlichen Leistungen und Aktivitäten, aber auch wegen seiner besonderen Verdienste um die Förderung und Pflege wissenschaftlicher Verbindungen wurde er 1968 ordentliches Mitglied der Deutschen Akademie der Naturforscher Leopoldina und Ehrenmitglied oder assoziiertes Mitglied Anatomischer Gesellschaften: Associate Member of the Anatomical Society of Great Britain and Ireland (1975), Ehrenmitglied der Bulgarian Society of Anatomy, Histology and Embryology (1975), der Yugoslavian Society of Anatomy (1975), Foreign Member of the Southern Society of Anatomists, USA (1980), Ehrenmitglied der Japanese Association of Anatomists (1981), der Hungarian Society of Anatomy (1982), der American Association of Anatomy (1986), der Gesellschaft für Histochemie (1987), der Czechoslovacian Society of Anatomy (1991) und schließlich der Anatomischen Gesellschaft (1996). Außerdem erhielt die Bronzemedaille der Medizinischen Akademie Lodz, Polen, und wurde 1989 wegen seiner intensiven Bemühungen um enge

Beziehungen zu den französischen Anatomen zum Dr. honoris causa der Universität Nancy I, Frankreich, promoviert.

Neben diesen außergewöhnlichen Leistungen in der Wissenschaft und für die Wissenschaft hat sich Th. H. Schiebler in bewunderungswürdiger Weise auch für die akademische Lehre engagiert. Seine von ihm federführend mit Fachkollegen publizierten Lehrbücher zur gesamten *Anatomie des Menschen* sowie zur *Histologie* unter Berücksichtigung der Histophysiologie und schließlich auch die *Fragensammlung Anatomie* haben sich besonderer Akzeptanz bei den Studenten erfreut und entsprechend viele Auflagen erlebt. Th. H. Schieblers Bemühungen um die Lehre schließen auch seine federführende Mitarbeit am Institut für medizinische und pharmazeutische Prüfungsfragen in Mainz (IMPP) im Rahmen der Etablierung der neuen ärztlichen Approbationsordnung mit ein. Im Würzburger Anatomischen Institut wurden dafür immer wieder unterschiedliche Ansätze der schriftlichen Prüfungen als Multiple Choice-Fragen und in Form von Abbildungsvorlagen getestet. Aber nicht minder haben Th. H. Schiebler später auch der Aspekt der Bildung im Curriculum der Lehre und eine Lehre aus Forschung bewegt, wie sie Jürgen Mittelstraß vertreten hat, und er hat die Möglichkeiten einer modernen akademischen Lehre im Bezug darauf ausgelotet.

Nach seiner Emeritierung 1990 hat sich Th. H. Schiebler neben gelegentlichen Gastvorlesungen dann jenseits aller dieser spezifisch wissenschaftlichen Aspekte, dieser dringlichen Fragen in der adäquaten Gestaltung von Lehre und Prüfungen ganz anderen Themen und Gesprächskreisen zugewandt. Da sind seine intensiven Kontakte zu den Rotariern in Würzburg zu nennen, bei denen er seit 1980 Mitglied sowie 1987/88 Präsident war und wo er regelmäßig Vorträge gehalten hat und ihm mit der Zeit Kollegen und Vertreter aus anderen Berufsgruppen zu Freunden geworden sind. Derartige Kontakte mit weit auffächernden Interessensgebieten sind nur dort möglich, wo sich fachliche Kompetenz mit einem breit angelegten geistigen Interesse, Bewußtsein für Geschichte und tradierte Werte mit der Offenheit für das Neue verbinden. Das hat Th. H. Schiebler immer wieder in bemerkenswerter Weise gezeigt und den Übergang aus einem randvollen beruflichen Alltag in leitender Position zu einem auch auf ganz anderen Gebieten intensiv geistig tätigen Emeritus gemeistert. Von der Kunst und Kultur Frankreichs, wo er über mehrere Jahre einen Zweitwohnsitz in der Nähe von Bordeaux besessen hat, ließ er sich ebenso wie vom Schauspiel und dem Theaterleben begeistern, indem er engen Kontakt zu den Mitgliedern der Bühnenwelt des Mainfranken Theaters Würzburg gesucht und gepflegt hat.

Von den ihn interessierenden Themen hat er sich ganz besonders jenen Fragen zugewandt, in denen es um die geistige Situation unserer Zeit ging. Sein waches Interesse daran, wie die junge Generation denkt, ihre Zeit erlebt und wie das in Beziehung zu seinen eigenen Erfahrungen und Sichtweisen steht, hat ihn in diesem Zusammenhang immer wieder beschäftigt. Das schloß am Ende auch die Frage mit ein, die Thema eines privaten Symposiums zu seinem 90. Geburtstag geworden war, die Frage nämlich, was wir eigentlich als Menschen suchen und welche Antwort darauf jeder und jede von uns hat. Mit Neugier und Optimismus ist er auch im hohen Alter auf alles zugegangen, war für Anregungen, aber ebenso auch für begründete Kritik offen, hat mit besonderer Vorliebe das Gespräch im Symposium gesucht, das dann von seiner 2020 verstorbenen Ehefrau Ursel immer in gewohnter Umsicht organisiert wurde. Angst vor der Zukunft hatte er nicht, „lebendig" wollte er bleiben, und das hatte er in seinem doppelten Wortsinn gemeint. Von dieser positiven Weltsicht wollte er auch gern den Jüngeren etwas mit auf den Weg geben, indem er sie anregte, aus ihrem Inneren heraus ein eigenes Leben in großer Selbständigkeit zu führen, wie er das noch wenige Wochen vor seinem Tode in einer geplanten Veröffentlichung ausgedrückt hat.

Th. H. Schieblers wissenschaftliche Publikationen waren oft Meilensteine in der Erforschung der Zellen und Gewebe und haben den Weg zur Etablierung der Histochemie als einem neuen Arbeitsgebiet bereitet. Dazu beigetragen hat nicht zuletzt auch sein unermüdliches Engagement als Herausgeber angesehener wissenschaftlicher Publikationsorgane. Darüber hinaus hat er zweifellos eine herausragende Stellung als Koordinator und Vermittler wissenschaftlicher Kontakte besessen und mit der Organisation von Fachkongressen Foren wissenschaftlicher Diskussion auf hohem Niveau etabliert. Auch in der Lehre war es ihm um eine zeitgemäße, den Anforderungen einer modernen Medizin gerecht werdende Anleitung und Unterweisung der Studenten gegangen. Dem Neuen gegenüber war er aufgeschlossen und in seinem Streben nach Erkenntnis mit wachem Blick zugewandt. Zugleich war er aber auch verwurzelt in der lebendigen Geschichte und Tradition der Anatomie und hat deren Identität in allem Wandel bewahrt. Mit dem Tod Theodor Heinrich Schieblers ist eine der führenden Persönlichkeiten in der Anatomie von uns gegangen. Er hat Entscheidendes angestoßen und bewirkt und dabei in seinem historischen Bewußtsein und Denken Vergangenheit, Gegenwart und Zukunft als Einheit verstanden.

Gedenkworte bei der Trauerfeier

Im Jahre 2017, in der zweiten Hälfte des Monats August, erhielt ich von meinem verehrten Freund Theodor Heinrich Schiebler ein ganz besonderes, vertraulich gehaltenes Schreiben, in dem er mich fragte, ob ich wohl bereit wäre, als Freund und zugleich Sachkundiger und ihm ebenso im Denken Nahestehender, wie er es in seinem Brief ausgedrückt hat, auf seiner Gedenkfeier ein paar Worte des Abschieds nach dem Pfarrer zu sagen. Da ich umständehalber heute nicht persönlich zu Ihnen sprechen kann, möchte ich das wenigstens über den hier verlesenen Text tun und mich damit an Sie, sehr geehrte Anwesende, aber insbesondere an die Angehörigen der Familie Schiebler sowie Sie, sehr geehrte Frau Gundelach-Ruh, wenden.

Als ich 1980 meine erste Professur am Anatomischen Institut der Universität Würzburg bei Theodor Heinrich Schiebler antrat, ahnten meine Frau und ich noch nicht, daß sich daraus mit ihm und seiner Frau Ursel eine lebenslange Freundschaft entwickeln würde. Wie wohl kaum eine andere Anatomie in Deutschland hat sich der Lehrstuhl von Theodor Heinrich Schiebler, den er 1963 von Kiel kommend als Extraordinarius und dann drei Jahre später als Ordinarius und Direktor bis zu seiner Emeritierung 1990 innegehabt hat, durch wissenschaftliche Leistungsfähigkeit und internationale Ausstrahlung ausgezeichnet. Das gilt vor allem für das Gebiet der Gewebe- und Zellchemie und die mit dieser Methodik bearbeiteten unterschiedlichsten wissenschaftlichen Fragestellungen, zu denen Theodor Heinrich Schiebler selbst eine Fülle hervorragender Beiträge geliefert hat. Seine Nachweisreaktionen – ich möchte hier nur an seinen histochemischen Nachweis zur Visualisierung von Neurohormonen erinnern – sind Meilensteine in der Erforschung der Zellen und Gewebe und haben mit ihren eindrucksvollen Ergebnissen entscheidend den Weg zur Etablierung der Histochemie bereitet. Nicht von ungefähr ist er darum auch in die Deutsche Akademie der Naturforscher Leopoldina aufgenommen worden. Zu dieser erfolgreichen Entwicklung der Histochemie hat neben Theos eigenen wissenschaftlichen Arbeiten und denen seines Schülerkreises zweifellos auch sein Engagement als Herausgeber der Zeitschrift *Histochemistry* sowie als Coautor der *Enzymhistochemische[n] Methoden* beigetragen. Vor diesem Hintergrund ist nur allzu verständlich, daß die Anatomie Würzburg über Jahrzehnte ein attraktiver Anziehungspunkt für die vielen Gastwissenschaftler aus Japan und insbesondere den osteuropäischen Ländern gewesen ist und herausragende Wissenschaftler aus der ganzen Welt bereit waren, Einladungen nach dort zu Vorträgen anzunehmen. Diese Präsenz der Anatomie Würzburg wurde noch dadurch verstärkt, daß Theo die jährlich im September im Würzburger Institut stattfindenden Arbeitstagungen der Anatomischen Gesellschaft ins Leben gerufen hat. Im kommenden Jahr findet wieder einmal die Jahresversammlung der Anatomen in Würzburg statt, und sie hätte Theo gern noch als dann 100jähriger besucht. Er nahm zweifellos eine herausragende Stellung als Koordinator und Vermittler wissenschaftlicher Kontakte ein. Das gilt nicht zuletzt auch für seine Bemühungen um enge Beziehungen zu den französischen Anatomen, die mit der Verleihung der Ehrendoktorwürde gewürdigt worden sind

Neben diesen besonderen Leistungen in der Wissenschaft und für die Wissenschaft soll aber auch Theos großes Engagement für die akademische Lehre nicht unerwähnt bleiben. Neben seinem Anatomie-Lehrbuch, an dem er als Herausgeber und Autor mitgearbeitet hat – unter den Studierenden kurz „der Schiebler" genannt – ist auch sein Histologie-Lehrbuch zu nennen, das Histologie und Histophysiologie miteinander verbindet. Seine Bemühungen um die Lehre schließen auch seine federführende Mitarbeit am Institut für medizinische und pharmazeutische Prüfungsfragen in Mainz im Rahmen der Etablierung der neuen ärztlichen Approbationsordnung mit ein. Ich erinnere mich noch lebhaft daran, wie wir dafür im Institut immer wieder unterschiedliche Ansätze der schriftlichen Prüfungen als Multiple Choice-Fragen und in Form von Abbildungsvorlagen getestet haben. Aber genauso intensiv haben Theo und ich später über eine Lehre aus Forschung im humboldtschen Sinne diskutiert und die Möglichkeiten einer modernen akademischen Lehre in diesem Sinne ausgelotet.

Nach seiner Emeritierung hat sich Theodor Heinrich Schiebler dann jenseits aller dieser spezifisch wissenschaftlichen Aspekte, dieser dringlichen Fragen in der adäquaten Gestaltung von Lehre und Prüfungen ganz anderen Themen und Gesprächskreisen zugewandt. Ich denke da z. B. an seine intensiven Kontakte, die er zu den Rotariern in Würzburg gepflegt hat, wo er Vorträge gehalten und wo Kollegen und Vertreter aus anderen Berufsgruppen ihm zu Freunden geworden sind. Derartige Kontakte mit weit auffächernden Interessensgebieten sind nur dort möglich, wo sich fachliche Kompetenz mit einem breit angelegten geistigen Interesse, Bewußtsein für Geschichte und tradierte Werte mit der Offenheit für das Neue verbinden. Das hat Theo immer wieder in bemerkenswerter Weise gezeigt, wenn ich daran denke, wie er den Übergang aus einem randvollen beruflichen Alltag in leitender Position zu einem auch auf ganz anderen Gebieten intensiv geistig tätigen Emeritus gemeistert hat. Erwähnen möchte ich hier nur, wie er sich von der Kunst und Kultur Frankreichs ebenso wie vom Schauspiel und dem Theaterleben begeistern ließ und dann engen Kontakt zu den Mitgliedern der Bühnenwelt gesucht und gepflegt hat.

Von den ihn interessierenden Themen hat er sich ganz besonders jenen Fragen zugewandt, in denen es um die geistige Situation unserer Zeit ging. Sein waches Interesse daran, wie die junge Generation denkt, ihre Zeit erlebt und wie das in Beziehung zu seinen eigenen Erfahrungen und Sichtweisen steht, hat ihn in diesem Zusammenhang immer wieder beschäftigt. Das schloß am Ende auch die Frage mit ein, mit der wir uns auf dem Symposium zu seinem 90. Geburtstag befaßt haben, die Frage nämlich, was wir eigentlich als Menschen suchen und welche Antwort darauf jeder und jede von uns hat. Mit Neugier und Optimismus ist er auch im hohen Alter auf alles zugegangen, war für Anregungen, aber ebenso auch für begründete Kritik offen, hat mit besonderer Vorliebe im Symposium das Gespräch gesucht. Angst vor der Zukunft hatte er nicht, „lebendig“ wollte er bleiben, und das hatte er in seinem doppelten Wortsinn gemeint. Von dieser positiven Weltsicht wollte er auch gern den Jüngeren etwas mit auf den Weg geben, indem er sie anregte, aus ihrem Inneren heraus ein eigenes Leben in großer Selbständigkeit zu führen, wie er das noch wenige Wochen vor seinem Tode in einer geplanten Veröffentlichung ausgedrückt hat. Nun hat sich sein Lebenskreis geschlossen, auf dessen letzten Abschnitt und Stunden ihm in der Begleitung von Frau Gundelach-Ruh das Geschenk der Geborgenheit zuteilgeworden ist. Mit Theodor Heinrich Schiebler haben meine Frau und ich einen uns in herzlichster Verbundenheit zugetanen Freund verloren, der nun in das zeitlose Leben bei Gott eingetreten ist.

Anschrift des Verfassers:
Univ.-Prof. Dr. med. Reinhard Hildebrand
Institut für Anatomie der Universität Münster
Vesaliusweg 2–4
48149 Münster
Reinhard.Hildebrand@ukmuenster.de

Klaus Bergdolt (6. Dezember 1947 – 11. Februar 2023)

Von FLORIAN G. MILDENBERGER

Das christliche Bildungsideal, wie es lange Zeit Gültigkeit besaß, verlangt von seinen Anhängern die Zusammenführung von Geschichte und Gegenwart, die Orientierung an einer übermenschlichen Ordnung und die stete Berücksichtigung ethischer Zusammenhänge, die keine Situationsethik duldet, sondern auf überzeitliche Normen setzt. Und natürlich gehört(e) dazu auch unausgesprochen die Fähigkeit, diese theoretischen Anforderungen in der wissenschaftlichen Praxis zur Anwendung zu bringen. Daran scheiterten viele Söhne und Töchter Roms (und Wittenbergs), aber für Klaus Bergdolt war das alles kein Problem, sondern allenfalls eine täglich aufs Neue zu meisternde Herausforderung.

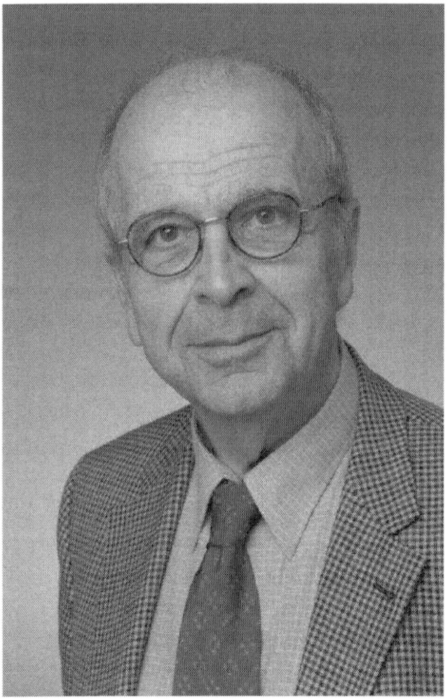

Klaus Bergdolt [© Michael Wodak, MedizinFotoKöln]

Geboren und aufgewachsen in Stuttgart, besuchte er vor Ort das renommierte Karls-Gymnasium und schloß dieses 1966 mit dem Abitur ab. Eigentlich hätten seine Eltern es gerne gesehen, wenn er Jurist geworden wäre, aber nach wenigen Semestern einigte man sich im Hause Bergdolt, daß Humanmedizin auch in Ordnung gehe. 1968 erfolgte der Wechsel des Studienfachs. In Tübingen, Wien und Heidelberg studierte Klaus Berg dolt zielstrebig, während um ihn herum der revolutionäre Furor tobte. Für kommunistische oder anarchistische Bestrebungen hatte er nichts übrig und brachte dies durch den Eintritt in die Akademische Verbindung Igel in Tübingen zum Ausdruck. Der Igel war praktischerweise eine „Schwarze Verbindung" und somit nicht farbentragend, wodurch seine Mitglieder keinerlei Anfeindungen ausgesetzt waren, da sie nicht als Verbindungsstudenten nach außen zu erkennen waren. Klaus Bergdolt wußte in späteren Jahren davon zu berichten, wie er neben den Protagonisten des „Sozialistischen Patientenkollektivs Heidelberg" oder der im Entstehen begriffenen K-Gruppen im Café saß und ihre Tagträumereien über künftige Revolutionen und die avisierten Ausrottungspläne für „Reaktionäre" süffisant lächelnd verfolgte. Die damals noch reichlich vorhandene studentische Freizeit nutzte Bergdolt vor allem für ein umfängliches „Studium Generale" und hörte Vorlesungen in Kunstgeschichte und Archäologie. Hier wurde sein Interesse für diese Gebiete entscheidend geweckt, aber einen nochmaligen Studienfachwechsel hätten die Eltern wohl nicht akzeptiert. Daher studierte Bergdolt zielstrebig weiter Medizin, wurde 1975 zum Dr. med. promoviert und arbeitete anschließend als Assistenzarzt an der Universitätsklinik Heidelberg.[1] Er entschied sich für die Spezialisierung in Ophthalmologie und schloß 1981 die entsprechende Facharztausbildung ab. Damit hatte er den Vorgaben des Elternhauses vollauf Genüge getan – und widmete sich nun umgehend den bisherigen Hobbyfächern. In Heidelberg und Florenz studierte er Kunstgeschichte, Christliche Archäologie, Allgemeine Geschichte und Religionswissenschaften. Mit seiner 1986 eingereichten Promotionsschrift ‘Der dritte Kommentar Lorenzo Ghibertis: Naturwissenschaft und Medizin in der Kunsttheorie der Frührenaissance’[2] erregte er das Interesse des Würzburger Ordinarius für Geschichte der Medizin Gundolf Keil, der Bergdolt einlud, in Würzburg weiter zu forschen und zu arbeiten.[3] Bergdolt nahm das Angebot bereitwillig an, lehrte und recherchierte gleichzeitig für seine Habilitationsschrift ‘Arzt und Krankheit bei Petrarca’, die 1989 angenommen wurde.[4] Längst hatte sich Bergdolt in Wissenschaft, Geschichte und Land&Leute südlich der Alpen verliebt. Er sprach fließend italienisch, knüpfte Kontakte, trat bei Tagungen auf und verband gekonnt Medizin-, Kultur- und Kunstgeschichte. So erschien er – auf Vorschlag von Keil – den Gutachtern aus Deutschland und Italien als idealer Kandidat, um das 1972 gegründete „Deutsche Studienzentrum in Venedig" ab 1990 zu leiten. Von seinem Büro im Palazzo Barbarigo della Terrazza am Canale Grande aus verbesserte Bergdolt tatkräftig die deutsch-italienischen Wissenschaftsbeziehungen und wirkte so, ganz ungewollt, als „unser Mann in Italien" für das Fach Medizingeschichte. Auch schrieb er hier sein weithin beachtetes Buch über die Pest.[5] Als die Neubesetzung des Lehrstuhls in Köln anstand, wurde Bergdolt 1995 dorthin berufen und blieb bis zu seiner Emeritierung im Jahre 2014 am Rhein. Hier entfaltete er das Oeuvre, für das er im Fach und in der akademischen Welt (sowie bei zahlreichen interessierten Laien) bis heute geschätzt wird. Er veröffentlichte 1999 eine ‘Kulturgeschichte des gesunden Leibes’, die 2008 in englischer Übersetzung erschien und stellte 2004 die wertvolle

---

1 BERGDOLT (1976).

2 BERGDOLT (1988).

3 Erstes Ergebnis der Arbeit in Würzburg war BERGDOLT (1989).

4 BERGDOLT (1992).

5 BERGDOLT (1994).

Gesamtdarstellung ärztlicher Moral von der Antike bis in die Gegenwart vor.[6] Bewußt setzte Bergdolt „Moral“ als Begriff ein anstelle der inflationär gebrauchten „Ethik“. Damit entsprach er den Wünschen zahlreicher Kollegen in einer Zeit, als sich selbst–berufene Ethiker daran machten, medizinhistorische Lehrstühle zu kapern. Hierfür zeigte Bergdolt keinerlei Verständnis und ließ das die Akteure auch bei Gelegenheit in höflicher, aber unmißverständlicher Form wissen. Konsequent übernahm er 2001 die Leitung des Ethik-Konsils der Universitätsklinik Köln und bewies so klinischen Kollegen und medizinethischen Antagonisten gleichermaßen, daß Medizinhistoriker zu einer solchen anspruchsvollen Tätigkeit in der Lage waren. Er zögerte auch nicht, sich in tagesaktuelle Debatten einzumischen, beispielsweise als Gunter v. Hagens mit seinen „Körperwelten“ auf Tour ging.

Neben der universitären Lehre betätigte er sich in zahlreichen akademischen Organisationen und Vereinen. Bergdolt war 2003 bis 2013 Vorsitzender des Renaissance-Arbeitskreises der Herzog-August-Bibliothek Wolfenbüttel und veröffentlichte in deren Zeitschrift mehrere Beiträge.[7] Die Nordrhein-Westfälische Akademie der Wissenschaften und die Europäische Akademie der Wissenschaften in Salzburg ernannten ihn zum ordentlichen Mitglied. 2013 bis 2016 gehörte er dem Nationalen Aids-Beirat an.

Bergdolt hatte stets ein offenes Ohr für interessierte Nachwuchsforscher. Er förderte u. a. Daniel Schäfer, Christiane Woopen und – in enger Kooperation mit Gundolf Keil – Ferdinand Peter Moog. „Sudhoffs Archiv“ und die „Zeitschrift für medizinische Ethik“ konnten sich auf ihn als Gutachter und Beirat verlassen. Nach seiner Emeritierung übernahm er bis 2017 die Leitung der Gesellschaft der Freunde und Förderer des Deutschen Medizinhistorischen Museums in Ingolstadt. Stets blieb er zu allen Zeiten seiner heimlichen Wahlheimat Italien verbunden. 2005 bis 2013 koordinierte er die Arbeit des Trägervereins seiner alten Wirkungsstätte in Venedig. Er verantwortete die Festschrift für die deutsch-venezianische Institution und die Herausgabe der hauseigenen Schriftenreihe.[8] Mit der Studie ‘Kriminell, korrupt, katholisch? Italiener im deutschen Vorurteil’ setzte er seiner Liebe zu Italien ein bibliophiles Denkmal.[9] Von der Verbandspolitik der Medizinhistoriker hatte er sich längst entfernt. Er beteiligte sich auch zu keiner Zeit an Kampagnen gegen Kollegen, blieb immer zurückhaltend, ein Grandseigneur der Historiographie. Man wird ihn und seine leise Stimme der Vernunft, die zuletzt im Kontext der Covid19-Pandemie zu hören war, vermissen.

Literatur

BERGDOLT (1976): Klaus Bergdolt, Das Aortenbogensyndrom und seine Risikofaktoren, med. Diss. Heidelberg 1976

BERGDOLT (1988): ders., Der dritte Kommentar Lorenzo Ghibertis. Naturwissenschaften und Medizin in der Kunsttheorie der Frührenaissance. Eingeleitet, kommentiert und übersetzt, Weinheim a. d. Bergstraße 1988

BERGDOLT (1989): ders., Bacon und Giotto. Zum Einfluss der der franziskanischen Naturphilosophie auf die Bildende Kunst am Ende des 13. Jahrhunderts, Medizinhistorisches Journal 24 (1989), S. 25–41

6 BERGDOLT (1999); BERGDOLT (2004).

7 Siehe z. B. BERGDOLT (2006).

8 BERGDOLT (2012).

9 BERGDOLT (2018).

BERGDOLT (1992): ders., Arzt, Krankheit und Therapie bei Petrarca. Die Kritik an Medizin und Naturwissenschaft im italienischen Frühhumanismus, Weinheim a. d. Bergstraße 1992

BERGDOLT (1994): ders., Der Schwarze Tod in Europa. Die Große Pest und das Ende des Mittelalters, München 1994 (bis 2017 4 Auflagen)

BERGDOLT (1999): ders., Leib und Seele. Eine Kulturgeschichte des gesunden Lebens, München 1999 [Wellbeing. A cultural history of healthy living, Cambridge 2017]

BERGDOLT (2004): ders., Das Gewissen der Medizin. Ärztliche Moral von der Antike bis heute, München 2004

BERGDOLT (2006): ders., Zur Renaissanceforschung. Referate zu wissenschaftlichen Neuerscheinungen, Wolfenbütteler Renaissance-Mitteilungen 30 (2006), S. 149–151

BERGDOLT (2012): ders. [Hrsg.] Festschrift. Deutsches Studienzentrum in Venedig. 40 Jahre Forschung und Kunstförderung. Centro Tedesco di Studi Veneziani. 40 anni di Ricerca, Venedig 2012

BERGDOLT (2018): ders., Kriminell – korrupt – katholisch? Italiener im deutschen Vorurteil, Stuttgart 2018

Anschrift des Verfassers:
Prof. Dr. phil. Florian G. Mildenberger
Feurigstr. 18
10827 Berlin

Erinnerungen an Wolfgang U. Eckart (7. 2. 1952 – 16. 8. 2021)

Von Axel W. Bauer

Meine erste Begegnung mit Wolfgang Eckart fand am 2. Juli 1982 in Mainz statt. Es gab am Freitagnachmittag ein Assistententreffen in der Bibliothek des Medizinhistorischen Instituts am Pulverturm, am Vortag der regulären Jahreshauptversammlung des Fachverbandes Medizingeschichte. Ich war 27 Jahre alt und seit dem 1. Oktober 1981 Assistent am Heidelberger Institut für Geschichte der Medizin bei Heinrich Schipperges (1918–2003). Der nur 3 Jahre ältere Wolfgang Eckart war Assistent am Institut für Theorie und Geschichte der Medizin der Universität Münster, das unter der Leitung von Richard Toellner (1930–2019) stand.

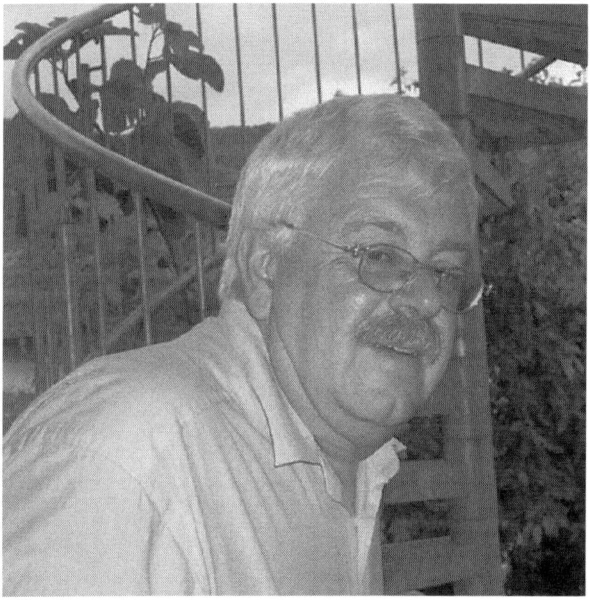

Wolfgang bot mir gleich das kollegiale „Du“ an, obwohl ich als Neuling eigentlich noch gar nicht so richtig im Fach angekommen war. Ganz anders empfand ich den schon seit mehreren Jahren als professionellen Medizinhistoriker tätigen und mir aus der Literatur bereits bekanten Nachwuchsstar Wolfgang Eckart, dessen 1978 veröffentlichte Dissertation *Grundlagen des medizinisch-wissenschaftlichen Erkennens bei Daniel Sennert (1572–1637)* ich natürlich schon gelesen hatte, da ich mich selbst seit einigen Monaten mit dem frühneuzeitlichen Heidelberger Mediziner Georg Franck von Franckenau (1644–1704) als Einstieg in unser Fach befaßte. Wolfgang Eckart war für mich damals trotz seiner gerade einmal 30 Jahre bereits eine fachliche Autorität, den ich bewunderte. Zugleich aber spürte ich sein Interesse und seine Sympathie für den Anfänger, der ich noch war.

Unsere beiden nächsten Begegnungen fanden Mitte November 1982 im Münsteraner Institut und Anfang März 1983 in der Herzog-August-Bibliothek in Wolfenbüttel statt. Beide Tagungen wendeten sich an den wissenschaftlichen Nachwuchs des Faches und wurden von Wolfgang Eckart geleitet, und bei beiden Treffen durfte ich referieren, in Münster über den Jenaer Mediziner Karl Wilhelm Stark (1787–1845) und sein ontologisches Krankheitskonzept, in Wolfenbüttel über Georg Franck von Franckenau und dessen 1672 auf Latein verfaßte Einführung in die Medizin, die ich übersetzt hatte. Wolfgang Eckart leitete beide Tagungen fachlich souverän; er wußte schon damals einfach unglaublich viel und konnte seine Kenntnisse anscheinend mühelos abrufen. Dabei wirkte er nie belehrend, vielmehr spürte man seine Begeisterung für die Medizingeschichte und seine Freude daran, gemeinsam mit den Teilnehmern unbekannte Quellen und neue Aspekte eines Themas zu erschließen.

Im Jahre 1986 haben wir uns dann beide innerhalb weniger Monate habilitiert – Wolfgang in Münster, ich in Heidelberg. Ab 1. Oktober 1986 hatte ich den vakanten Lehrstuhl in Heidelberg zu vertreten, und keiner von uns beiden ahnte, daß nach zwei gescheiterten Berufungsverfahren und nach fast 6 Jahren Dauer schließlich am 1. April 1992 ausgerechnet Wolfgang Eckart Nachfolger von Heinrich Schipperges und damit mein Chef werden würde. Denn zunächst sah alles ganz anders aus: Zum 1. April 1988 nahm der soeben 36 Jahre alt gewordene Wolfgang Eckart den Ruf auf den neu errichteten Lehrstuhl an der Medizinischen Hochschule Hannover (MHH) an und wurde Gründungsdirektor des heutigen Instituts für Ethik, Geschichte und Philosophie der Medizin. Schon bald war er auch Prorektor für die medizinische Lehre.

Nur zwei Jahre nach der Berufung an die MHH erschien 1990 die 1. Auflage seines Springer-Lehrbuchs zur Geschichte der Medizin, das zum Klassiker wurde und 2017 in 8. Auflage erschien, nunmehr unter dem erweiterten Titel *Geschichte, Theorie und Ethik der Medizin*. Noch zwei Wochen vor seinem Tod schrieb mir Wolfgang am 2. August 2021, daß er an der 9. Auflage arbeite und daß das Buch jetzt von Chennai in Indien aus betreut werde. Das Lehrbuch beeindruckte mich schon 1990 durch die enorme Breite des Wissens, über das sein Autor verfügte. Heute kommt die Erkenntnis hinzu, daß Wolfgang Eckart über drei Jahrzehnte hinweg dieses Werk mit faszinierender Energie und Kontinuität stetig überarbeitet und verbessert hat, sodaß es inzwischen wohl so gut wie jeder Arzt und jede Ärztin kennt, der oder die in den letzten 30 Jahren in Deutschland Medizin studiert hat. Diese Leistung einer *Longue durée* dürfte in der gesamten Geschichte unseres Faches wohl einzigartig sein.

Nach zwei gescheiterten Berufungsverfahren, ich schrieb es schon, nominierte die damalige Fakultät für Naturwissenschaftliche Medizin der Universität Heidelberg im Frühjahr 1991 den jungen Ordinarius der MHH im dritten Anlauf *primo et unico loco* für den seit 1986 vakanten Lehrstuhl für Geschichte der Medizin. Die Berufungsverhandlungen verliefen diesmal zügig, und am 1. April 1992, soeben 40 Jahre alt geworden, trat Wolfgang Eckart sein Amt im Neuenheimer Feld 368 (2. OG) an. Im ersten Sommersemester pendelte er noch zwischen Hannover und Heidelberg und beaufsichtigte nebenher die Umbauarbeiten in dem für die nachziehende Familie vorgesehenen eigenen Haus im Heidelberger Stadtteil Ziegelhausen. In den folgenden 18 Jahren, bis zu meinem endgültigen Abschied aus dem Heidelberger Institut im Jahr 2010 (nach der schon 2004 erfolgten Übernahme der Leitung des eigenständigen Fachgebiets

Geschichte, Theorie und Ethik der Medizin an der Medizinischen Fakultät Mannheim), habe ich Wolfgang Eckart aus nächster Nähe erlebt und mit ihm zusammengearbeitet, länger als jemals zuvor und jemals danach mit anderen Kolleginnen oder Kollegen. So habe ich von ihm in der Medizingeschichte ohne Zweifel mehr fachliche Anregungen bekommen und von ihm weitaus mehr gelernt als von irgendeinem anderen Wissenschaftler in den nunmehr auch schon 40 Jahren, die ich selbst in diesem Fach tätig bin. Womöglich ist mein eigener Weg, der mich allmählich von der Geschichte zur Ethik in der Medizin führte, auch dadurch beeinflußt worden, daß mir im Lauf der Jahre immer stärker bewußt wurde, wie unerreichbar Wolfgang Eckarts Expertise als Medizinhistoriker war.

Aus der Fülle seiner Publikationen seien in chronologischer Reihenfolge nur ganz wenige exemplarisch hervorgehoben, die einerseits seine enzyklopädischen Fähigkeiten, andererseits die systematische Profilierung der ihm besonders am Herzen liegenden Themen widerspiegeln:

1987: *Medizin und Kolonialimperialismus.* Deutschland 1884–1945.
1995: *Ärzte Lexikon. Von der Antike bis zur Gegenwart* (Mitherausgeber: Christoph Gradmann). 3. Auflage 2006.
2000: *100 Jahre organisierte Krebsforschung.*
2006: *Die Universität Heidelberg im Nationalsozialismus.* (Mitherausgeber: Volker Sellin und Eike Wolgast).
2012: *Medizin in der NS-Diktatur. Ideologien, Praxis, Folgen.*
2012: *Handbuch Sterben und Menschenwürde* (3 Bände, Mitherausgeber: Michael Anderheiden).

Wolfgang Eckart hat mit dem Thema *Medizin und Kolonialimperialismus*, mit *Medizin, Militarismus und Krieg* sowie durch seine intensive Beschäftigung mit der *Medizin im Nationalsozialismus* nicht nur neue Forschungsfelder erschlossen, die in der Medizingeschichte um 1980 noch kaum präsent waren. Eines seiner nach meiner Auffassung zentralen Anliegen war darüber hinaus die methodische und inhaltliche Heranführung der Medizinhistoriographie an die Standards der Geschichtswissenschaft. An der Universität Heidelberg wurde dieses Engagement durch seine Kooptation an die Philosophisch-Historische Fakultät gewürdigt. Wolfgang Eckarts Lehrveranstaltungen vor den Studierenden der Geschichtswissenschaft waren legendär und gut besucht. Daß heute die Medizingeschichte auch ein Teil der politischen Geschichtsschreibung („History of Medicine") und nicht mehr nur ein Randfach innerhalb der Medizin („History in Medicine") ist, ist als eines der besonderen Verdienste von Wolfgang Eckart hervorzuheben.

Seine zahlreichen populärwissenschaftlichen und kulturhistorischen Vorträge etwa in der Sendung *Die Aula* des Südwestrundfunks, die über 30 Jahre lang sonntags um 8.30 Uhr eine halbe Stunde lang im Radioprogramm SWR 2 zu hören waren, haben dazu beigetragen, der Medizingeschichte auch einen festen Platz in der Öffentlichkeit zu verschaffen. Noch im Corona-Jahr 2020/21 meldete er sich mehrmals zu Wort und ordnete die aktuelle Pandemie in den historischen Kontext ein, so zuletzt im April 2021 in seinem Radiovortrag *Gefährliche Wege zur Immunität. Über das Politikum der Impfstoffentwicklung.* Seine für den Hörfunk perfekt geeignete Stimme, die immer jugendlich blieb, fesselte die Zuhörer und ließ sie geschichtliche Zusammenhänge auf unterhaltsame, jedoch stets wissenschaftlich seriöse Weise verstehen.

Im Heidelberger Institut für Geschichte (und Ethik) der Medizin verstand sich Wolfgang Eckart als *Primus inter pares*, eine Selbstbeschreibung, die er tatsächlich über die 25 Jahre seines Direktorats hinweg zu realisieren suchte. Er hatte immer viel zu tun, war niemals untätig, doch hatte er stets ein offenes Ohr für seine Mitarbeiterinnen und Mitarbeiter, seine zahlreichen Doktorandinnen und Doktoranden, für Studierende und Kollegen. E-Mails wurden innerhalb eines Tages beantwortet, oft noch zu nächtlicher Stunde. Eitelkeit war ihm völlig fremd, er sah sich, und das ist jetzt keine pathetische Übertreibung, wirklich im Dienst an unserem Fach, das ihm sehr, sehr viel bedeutete. Inhaltlich hat er seine Mitarbeiter und Schüler nie zu beeinflussen versucht, alle konnten sich frei entfalten, auch unabhängig von politischen Einstellungen und etwaigen Divergenzen.

Seit mehr als 7 Jahren litt Wolfgang Eckart unter einer schweren Erkrankung, die er mit für mich unfaßbarer Geduld und Gelassenheit ertrug. Nie beklagte er sich darüber, vielmehr beschrieb er mir am Telefon oft ganz nüchtern und sachlich die pathophysiologischen Vorgänge und die zum Teil sehr belastenden medizinischen Interventionen, denen er sich unterziehen mußte. Für einen von mir gemeinsam mit zwei Mannheimer Kollegen im Mai 2021 herausgegebenen Sammelband über *Ethical Challenges in Cancer Diagnosis and Therapy* schrieb er das 1. Kapitel, das den Titel trägt: *'The King of Diseases': An Essay on the Special Attention Paid to Cancer Patients and How It Came About.* Wir wußten beide, daß es hier auch um einen Wettlauf nicht nur mit den üblichen Verzögerungen bei einer solchen Buchpublikation ging.

Auf dem Titelblatt seiner öffentlich einsehbaren Twitter-Seite, die er unter dem Namen *Erythrophilos* führte, war in den letzten Monaten ein Motto von Erich Kästner (1899–1974) zu lesen: „Wirds besser, wirds schlechter, so fragen wir jährlich. Seien wir ehrlich! Leben ist immer lebensgefährlich!" Das darüber stehende Symbolbild zeigte die drei Moiren beziehungsweise Parzen der griechisch-römischen Mythologie, die den Lebensfaden in ihren Händen halten. Unter dem Datum des 4. August 2021 findet sich über dem Bild *Alter Mann mit Stock* von Paul Gauguin (1848–1903) unvermittelt der 4. Vers aus Psalm 23 („Der gute Hirte"): „Und ob ich schon wanderte im finstern Tal, fürchte ich kein Unglück; denn du bist bei mir, dein Stecken und Stab trösten mich."

Wolfgang Eckart hat seine irdische Laufbahn unerwartet früh beenden müssen. Unser Fach verdankt ihm viel. Er wird uns sehr fehlen.

Anschrift des Verfassers:
Prof. Dr. med. Axel W. Bauer
Fachgebiet Geschichte, Theorie und Ethik der Medizin
Medizinische Fakultät Mannheim der Universität Heidelberg
Ludolf-Krehl-Straße 13-17
68167 Mannheim

Volkmar Sigusch (11. Juni 1940 – 7. Februar 2023)

Von FLORIAN G. MILDENBERGER

Rund 850 wissenschaftliche Publikationen, darunter 51 Monographien, die Prägung von geläufigen Fachausdrücken („Cisgender") oder zeitlichen Abschnitten („neosexuelle Revolution") stehen für ein unermüdliches Gelehrtenleben. Die letzten Jahre allerdings waren von dem bestimmt, was Volkmar Sigusch selbst früher als „geistige Umnachtung" ironisierte und wovor er sich immer gefürchtet hatte.

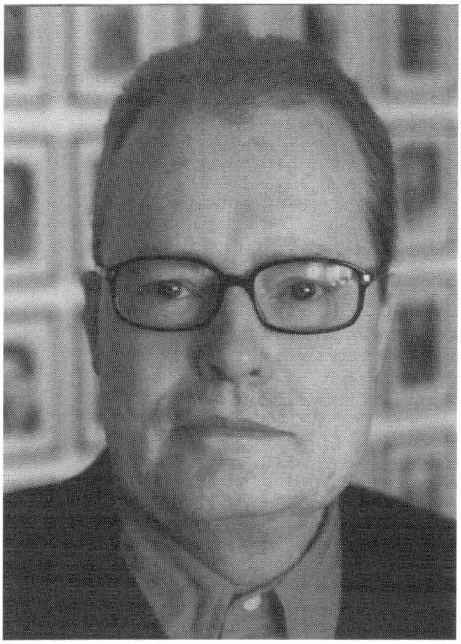

Volkmar Sigusch 2009 [© F.A.Z.-Foto Frank Röth]

Geboren als Sohn eines Bankdirektors im beschaulichen Bad Freienwalde war Sigusch früh mit den Folgen politischer Umwälzungen konfrontiert. Sein Medizinstudium an der Humboldt-Universität zu Berlin unterbrach er, als er kurz vor dem Mauerbau 1961 nach West-Berlin floh und das Studium in Frankfurt am Main fortsetzte. Zugleich interessierte er sich für Literatur und die Sozialwissenschaften, hörte Vorlesungen bei Max Horkheimer und Theodor W. Adorno. Hier erhielt Sigusch erste Impulse für sein späteres Lebenswerk: die Verbindung von ärztlicher Forschung, sozialwissenschaftlicher Themendurchdringung und politischer Betätigung, verkörpert im 1963 erschienenen Sammelband 'Sexualität und Verbrechen'[1]. In diesem wegweisen-

[1] BAUER ET AL. (1963).

den Buch warben Adorno, die Juristen Herbert Jäger und Fritz Bauer gemeinsam mit den Psychiatern Hans Bürger-Prinz und Hans Giese für eine Reform des Sexualstrafrechts. Sigusch fühlte sich angesprochen, wechselte nach Hamburg und wurde dort 1966 mit einer Studie über die Genese von Vorurteilen zum Dr. med. promoviert. In den folgenden Jahren folgte unter gütiger Förderung von Bürger-Prinz die Weiterbildung zum Facharzt für Psychiatrie. Zugleich wirkte Sigusch an der Seite von Hans Giese an der Entwicklung der Sexualforschung mit. Die von Giese und Bürger-Prinz dominierte Deutsche Gesellschaft für Sexualforschung (DGfS) bewegte sich auf wissenschaftstheoretisch dünnem Eis. Das Erbe der Hirschfeldschen Sexualwissenschaft hatte man ebenso ausgeschlagen wie die Erkenntnisse der Psychoanalyse. Stattdessen verließ man sich zur Einordnung der Menschen einerseits auf die zur Erklärung von Perversionen entwickelte Lehre von der „Süchtigkeit" des Arztes Viktor Emil v. Gebsattel und setzte andererseits auf die Idee, es gäbe phänomenologisch festgelegte Faktoren menschlichen Handelns, wodurch sich eine Norm ableiten lasse. Die Gemeinschaft und ihre Werte standen in diesem System über den Individualrechten. Um nicht in den Verdacht zu geraten, Konzepte der nationalsozialistischen Rassenbiologie weiter zu tragen, lehnten Bürger-Prinz und Giese genetische und konstitutionelle Vorbedingungen für menschliches Handeln strikt ab. Dadurch beraubten sie sich selbst des zeitgenössisch wichtigsten Arguments zur Widerlegung der Strafwürdigkeit homosexuellen Begehrens. In der ersten Phase seiner Tätigkeit orientierte sich Sigusch an diesen diskursbestimmenden Vorgaben, nutzte sie aber zu eigenen Ansätzen. So widerlegte er mit der Studie „Arbeiter-Sexualität" das überkommene Vorurteil von den sexuell enthemmten Unterschichten[2] und spielte eine Schlüsselrolle bei Import und Rezeption der Paartherapie nach Virginia Johnson und William Howell Masters („Masters-Johnson"). Grundsätzlich lehnte Sigusch jeden „Zwang zur Gesundheit" ab und überwarf sich folgerichtig gemeinsam mit Gunter Schmidt und Eberhard Schorsch mit dem Lehrmeister Giese, als dieser 1969/70 den Anhängern der stereotaktischen Operationen ein Forum in der DGfS bot. Nach dem Tod Gieses im Sommer 1970 war es Bürger-Prinz, der durch seinen Einfluß die weiteren Karrieren des Trios sicherte, wodurch er sich selbst wiederum unantastbar machte. Sigusch wurde 1972 in Sexualwissenschaft habilitiert und Ende des Jahres auf einen neu geschaffenen Lehrstuhl an der Goethe-Universität in Frankfurt am Main berufen. Nun entfaltete er sein Oeuvre als Propagandist einer kritischen Sexualwissenschaft. Er lehrte gleichzeitig an der medizinischen Fakultät und im Fachbereich Soziologie, etablierte die Ärztefortbildung in Sexualwissenschaft, gab ab 1979 das Periodikum „Sexualität konkret" heraus, begleitete die Debatten um Sexualreform im Deutschen Bundestag als Gutachter und geladener Experte und koordinierte die Arbeit der DGfS. Neueste Forschungsergebnisse wurden zügig in der Zeitschrift „Sexualmedizin" publiziert. Doch blieb Sigusch im Grunde ein stolzer Sohn seiner Lehrmeister. Obwohl ihm bewusst war, daß insbesondere im Zeitalter des *New Age* Heilpraktiker und Gesundheitsberater eine zentrale Rolle bei sexologischer und psychosomatischer Ratsuche spielten, lehnte er jedes Kooperationsangebot aus dieser Richtung ab. Nur Ärzten stand die Hoheit über die menschliche Psyche und den Körper zu. Diese Doktrin setzte sich in der Beratung und Verabschiedung des Transsexuellengesetzes 1981 fort. Dieses übertrug gutachtenden Ärzten, nicht etwa den Transsexuellen die Deutungshoheit über Körper und Geist. Jegliche Kritik an den Grundfesten der eigenen Wertordnung und

[2] SCHMIDT/SIGUSCH (1971).

Wissenschaftstheorie verbat sich Sigusch in dieser Zeit. Infolgedessen widersetzte er sich hartnäckig der so genannten „Hirschfeld-Renaissance“ zu Beginn der 1980er Jahre, indem er den jüdischen Sexualforscher Magnus Hirschfeld zum (unfreiwilligen) Präzeptor der nationalsozialistischen Rassenhygiene kürte. Das fiel ihm wenige Jahre später auf die Füße, als auf einer Tagung der DGfS in Hannover 1985 sein Kollege Friedemann Pfäfflin kritische Fragen nach der Rolle von Bürger-Prinz im Dritten Reich stellte. Dabei zeigte er auch auf, welche Elemente Siguschschen Denkens ihren Ursprung in den 1930er Jahren besaßen. Siguschs Zorn war grenzenlos. Es folgten verheerende, die DGfS fast zerreißende Dispute. Es sollte bis zum Jahre 2019 dauern, daß ein Mitstreiter Siguschs den Wert von Pfäfflins Recherchen würdigte.[3] Die sich zeitgleich entfaltende Debatte über den Umgang mit HIV/AIDS unterbrach diesen Streit. Sigusch schwang sich erneut zum Verteidiger der sexuellen Freiheit auf, suchte und fand erfolgreich politische Verbündete und richtete gemeinsam mit Schorsch und Schmidt die DGfS neu aus. Außerdem zerlegte er erfolgreich die Lehren des DDR-Endokrinologen Günter Dörner, der mit seinen Ausführungen zur Homosexualität als hormonell bedingter und heilbarer Krankheit für Furore im Ostblock und auf westlichen Tagungen gesorgt hatte.

Doch Sigusch hatte erkannt, daß er die Einlassungen seiner Lehrer hinter sich lassen mußte. Zielsicher versöhnte er die psychiatrische Sexualwissenschaft mit der Psychoanalyse und avancierte 1987 zum Mitglied im wissenschaftlichen Beirat der Zeitschrift „Psyche“. Ein Jahr später lancierte er mit seinen Mitstreitern im Thieme-Verlag die „Zeitschrift für Sexualforschung“. In den 1990er Jahren rezipierte Sigusch die neuesten Erkenntnisse internationaler sozialwissenschaftlicher Forschungen, integrierte die *Gender-Studies* in die sexualwissenschaftlichen Lehrwerke, begleitete kritisch die Entwicklung des Sexualstrafrechts und ließ nebenbei durch seinen eigenen Schüler Peter v. Rönn die Verwicklung von Bürger-Prinz in den Nationalsozialismus erforschen.[4] Sigusch wurde so deutlich, wie wichtig es war, nicht nur die Gegenwart zu erforschen, sondern auch die Geschichte zu beherrschen. Infolgedessen begann er mit Vorarbeiten zu einer Geschichte der eigenen Disziplin und ihrer wichtigsten Vertreter. Beide Werke sollten 2008 bzw. 2009 erscheinen.[5] Darüber hinaus rettete Sigusch mit finanzieller Unterstützung durch Jan Philipp Reemtsma zahlreiche sexualhistorisch wertvolle Bücher und Zeitschriften vor der Papiermühle und machte sie Forschern zugänglich. An den sexualgeschichtlichen Debatten der frühen 2000er Jahre nahem er durch eine Publikation über den Juristen Karl Heinrich Ulrichs regen Anteil, in der er ihn zum „ersten Schwulen der Weltgeschichte“ kürte.[6] Doch nicht nur Vergangenheit und Gegenwart beschäftigten Sigusch, er stellte Fragen nach zukünftigen Entwicklungen. Sigusch nahm die 2000er Jahre als Projektionsfläche: Alte Streitpunkte um sexuelle Befreiung, marxistische und alternative Gesellschaftsentwürfe oder der Wunsch nach Emanzipation von der kapitalistischen Gesellschaft hatten an Bedeutung verloren zugunsten von Wünschen nach Homo-Ehe, Integration in die postmoderne Dienstleistungsgesellschaft oder zumindest Teilhabe an politischer Macht. Dadurch veränderte sich das Diskursfundament, welche sexuellen Variationen (früher: Perversionen) als gesellschaftsgenehm oder pathologisch

3 SCHMIDT (2019), S. 67.

4 RÖNN (1998).

5 SIGUSCH (2008), SIGUSCH/GRAU (2009).

6 SIGUSCH (2000).

angesehen wurden. An die Stelle fester Vorstellungen von Werten oder Normen rückten variable Begriffe, und so entwickelte Sigusch das Konzept von den „Neosexualitäten"[7].

Nur eines entging ihm bei seinen rastlosen Bemühungen: daß er selbst kein vollkommen autonomer Akteur des Geschehens, sondern ebenfalls ein Produkt des Zeitgeistes war. Seine Professur und das Frankfurter Institut waren nicht aus dem Nichts entstanden, sondern weil die politisch-gesellschaftliche Entwicklung der frühen 1970er Jahre eine solche Institution als sinnvoll erscheinen ließen. Sigusch vernachlässigte spätestens in der zweiten Hälfte der 1990er Jahre den wissenschaftlichen Austausch mit den Kollegen an der Frankfurter Universität und ignorierte die Trends der genetischen Forschung. Darüber hinaus überging er die Tatsache, daß seine eigenen Einschätzungen zur Jugendsexualität zunehmend in die Kritik gerieten. Stattdessen sammelte er Meriten. 2005 erhielt er sein eigenes Stichwort im Brockhaus und ließ sich auf internationalen Tagungen feiern. Umso größer war der Katzenjammer, als Universität und das Land Hessen 2006 nach Siguschs Emeritierung keinen Zweifel daran ließen, daß sie das Institut nicht erhalten würden. Dies wurde durch die Tatsache erleichtert, daß es Sigusch in 30 Jahren nicht gelungen war, einen Nachfolger aufzubauen. Sämtliche möglichen Kronprinzen hatten nacheinander das Handtuch geworfen oder waren entlassen worden. So blieben Sigusch die Rolle des Historiographen seiner selbst und die Rückkehr in die Tätigkeit als niedergelassener Arzt. An der Entscheidung von Universität und Land sparte er nicht mit Kritik. So sei die Sexualwissenschaft nun dazu verdammt, wieder Teil der Psychiatrie zu werden. Aber war das nicht ursprünglich die Rolle, die Sigusch als Schüler von Giese und Bürger-Prinz ursprünglich selbst vertreten hatte? So bleibt sein Erbe zwiespältig. Die von ihm koordinierten Lehrbücher und Forschungsarbeiten sind von bleibendem Wert. Doch die Sexualwissenschaft ist auch wieder im wissenschaftlichen Prekariat angelangt. Sigusch ist nun selbst Geschichte und wird bald Gegenstand historiographischer Forschungen sein. Die Zeit wird zeigen, was von seinem Erbe bleibt.

Literatur

BAUER ET AL. (1963): Fritz Bauer, Hans Bürger-Prinz, Hans Giese, Herbert Jäger [Hrsgg.], Sexualität und Verbrechen. Beiträge zur Strafrechtsreform, Frankfurt a. M. 1963

RÖNN (1998): Peter v. Rönn, Politische und psychiatrische Homosexualitätskonstruktion im NS-Staat, Zeitschrift für Sexualforschung 11 (1998), S. 99–129, 220–260

SCHMIDT (2019): Gunter Schmidt, Aufbruch und Umbruch. Anmerkungen zu Hans Giese und das Hamburger Institut für Sexualforschung in den 1950er und 1960er Jahren, in: Peer Briken [Hrsg.], Perspektiven der Sexualforschung, Gießen 2019, S. 61–70

SCHMIDT/SIGUSCH (1971): ders. und Volkmar Sigusch, Arbeiter-Sexualität. Eine empirische Untersuchung an jungen Industriearbeitern, Neuwied 1971

SIGUSCH (2000): Volkmar Sigusch, Karl Heinrich Ulrichs. Der erste Schwule der Weltgeschichte, Berlin 2000

SIGUSCH (2008): ders., Geschichte der Sexualwissenschaft, Frankfurt a. M. 2008

SIGUSCH/GRAU (2009): Volkmar Sigusch und Günter Grau [Hrsg.] Personenlexikon der Sexualforschung, Frankfurt a. M. 2009

[7] SIGUSCH (2005).

Nachtrag: Erfahrungen beim Abfassen eines Nachrufs

Volkmar Siguschs Ableben am 7. Februar 2023 war nicht sofort bekannt geworden, aber als sich entsprechende Gerüchte ihren Weg durch die *scientific community* der Sexualhistoriker im Laufe des folgenden Wochenendes bahnten, entbrannte alsbald der Streit um die Deutungshoheit. Volkmar Sigusch und ich stimmten in vielen Punkten nicht überein. 2007 entband er mich von der Mitherausgeberschaft des in Planung befindlichen 'Personenlexikons der Sexualforschung', und bis zuletzt stritten wir über verschiedene Deutungsmöglichkeiten historischen Geschehens. Uns einte allenfalls die Ablehnung einer hagiographischen Überhöhung von Magnus Hirschfeld. Umso überraschter war ich, als das Hamburger Institut für Sozialforschung (HIS) am Montag, den 20. Februar, an mich mit der Bitte um Abfassung eines Nachrufs herantrat. Ich hatte zu diesem Zeitpunkt einen solchen bereits für die Zeitschrift „Sexuologie" konzipiert und durfte ihn – nach Rücksprache mit der Redaktion – den Sozialforschern überlassen. Nach erheblichen Umänderungen und Diskussionen erschien der Nachruf am 24. Februar 2023 in dem vom HIS verantworteten digitalen sozialwissenschaftlichen Portal „Soziopolis"[8] – und der Sturm nahm Gestalt an. Natürlich wurde zurecht die Frage aufgeworfen, warum eigentlich ich und nicht etwa die Mitarbeiter des Hamburger Instituts für Sexualforschung und forensische Psychiatrie den Nachruf verfaßt hatte. Oder irgendeiner von Siguschs zahllosen Doktoranden, vormaligen Mitarbeitern und Kollegen (diese Frage hatte ich mir auch gestellt). Meine Vermutung war, daß akademische Arbeitsüberlastung und die üblichen Rangkämpfe die entsprechende Entscheidung so lange verzögert hätten, bis der Redaktion im HIS der Geduldsfaden gerissen wäre. Doch ich war in Hamburg schon als schneller Autor bekannt und so erhielt ich den Zuschlag.

Sodann begann der Streit um die Inhalte des Nachrufs. Mir wurde unterstellt, ich hätte „Schönfärberei" betrieben, da ich die „Tatsache" zu erwähnen unterließ, daß der Weg zu akademischen Ehren in Siguschs Institut durch sein Bett geführt habe. Als „Beweis" wurde mir die Karriere seines Lebenspartners Bernd Meyenburg genannt, der Assistent an Siguschs Institut gewesen sei. Ich erwiderte, daß mich zum einen das Privatleben des Verstorbenen nie besonders interessiert habe und zum anderen meines Wissens nach Meyenburg als Forscher schon Meriten gesammelt hatte, bevor er Sigusch näher kennenlernte. Ich selbst sei ebenfalls nie mit entsprechenden Angeboten konfrontiert worden. Darüber hinaus vergaß ich nicht gegenüber den selbstlosen Kritikern zu erwähnen, daß ich über die intimen Betreuungsverhältnisse an ihren Instituten bestens informiert sei und ich deshalb bei Nachrufen über sie alle Details in meine Arbeit einfließen lassen würde. Daraufhin verstummten die zuvor so aktiven Kritiker umgehend. Es folgte der Vorwurf, ich hätte Siguschs Petitionsarbeit an den Deutschen Bundestag nicht erwähnt. Ich erwiderte, daß dies Aktionen der DGfS und nicht Siguschs allein gewesen seien. Natürlich durfte auch die Anschuldigung nicht fehlen, mir seien katastrophale Fehleinschätzungen bei Siguschs Kampagnen im Kontext von „Jugendsexualität" unterlaufen. Denn, so die feministische Feststellung, der Verstorbene habe „Sex mit Kindern" befürwortet, was sich zwanglos aus seinen Bemühungen zur Senkung des gesetzlichen Schutzalters hätte ableiten lassen, wenn „der Autor des Nachrufs nicht einseitig parteiisch" gewesen wäre. Ich mußte nicht besonders tief in die Trickkiste greifen, um diesem infamen Vorwurf zu begegnen. Es genügte ein Verweis auf die unterschiedlichen Altersgrenzen. Als Sigusch 1969 bzw. 1972/73 für die Reform des Paragraphen 175 einstand, lagen die gesetzlichen Schutzbestimmungen bei 21 bzw. 18 Jahren. Von „Kindern" könne infolgedessen keine Rede sein. Ich legte den historisch unbewanderten Akteuren noch eine Liste der entsprechenden Gesetzestexte bei und hörte nie wieder etwas von ihnen. Schließlich wurde mir von verschiedener Seite der Vorwurf gemacht, ich hätte die Umstände hinsichtlich des Endes des Frankfurter Instituts falsch dargestellt. Das Fehlen eines Meisterschülers sei unproblematisch, denn Hausberufungen seien nicht üblich. Auch hätte Sigusch aufgrund des gewandelten wissenschaftstheoretischen Klimas

8 Abzurufen unter https://www.soziopolis.de/volkmar-sigusch.html

mit seiner Bevorteilung genetischer Aspekte gar keine Möglichkeit gehabt, sein Erbe in Frankfurt zu sichern. Hier prallten nun grundsätzlich unterschiedliche Auffassungen aufeinander. Ich betonte, Sigusch sei sehr wohl in der Lage gewesen, das Institut zu retten, wenn er den Wert des Faches Sexualwissenschaft höher gestellt hätte als seine private Vorstellung von Wissenschaft. Er hätte nur einräumen müssen, daß es etwas größeres als sein eigenes Ego geben könne. Diese Antwort stieß meine Antagonisten vor den Kopf, traf den einen oder anderen vielleicht auch persönlich ins Mark. Den Komplex der „Hausberufung" hätte Sigusch leicht umgehen können, wenn er einen Meisterschüler aufgebaut hätte. Doch auch das war ihm unmöglich, weil es ja niemanden neben ihm geben durfte, der den Eindruck erwecken würde, er sei dem großen Meister eventuell ebenbürtig. Ich durfte nun zur Kenntnis nehmen, was für ein aufgeblasener arroganter Fatzke ich im Grunde meines Herzens sei. Damit endete die Phase der Auseinandersetzung um einen Nachruf, den keiner der Kritiker hatte schreiben wollen. Nicht verschweigen möchte ich an dieser Stelle aber auch das Lob, das mir verschiedene Kollegen entgegenbrachten. Die allermeisten von ihnen lehren an ausländischen Hochschulen. Besonders erfreut hat mich die Rezeption durch Katie Sutton (Canberra) und Dagmar Herzog (New York). Hierzulande war es Richard Kühl (Düsseldorf), der rege mit mir diskutierte.

Es gab auch wertvolle Hinweise. Marita Keilson-Lauritz war auf den Spuren ihres verstorbenen Ehemanns Hans Keilson ins Stadtarchiv von Bad Freienwalde gepilgert und hatte dort u. a herausgefunden, daß Sigusch bei seiner eigenen Autobiographie ein wenig geflunkert hatte. Der Vater war mitnichten „Bankdirektor" gewesen, sondern „Revisor" bei einer Wald-und-Wiesen-Sparkasse. So ließ sich auch leichter eine Zugehörigkeit zur revolutionären Arbeiterklasse konstruieren, denn den Sohn eines Bankdirektors hätten die DDR-Oberen sicher nicht zum Studium der Humanmedizin zugelassen.

Anschrift des Verfassers:
Prof. Dr. phil. Florian G. Mildenberger
Feurigstr. 18
10827 Berlin

Wolfram Setz
7. Juli 1941 – 14. August 2023

Von FLORIAN G. MILDENBERGER

Es war ihm schon sehr schlecht gegangen in den letzten Monaten. Der einst so lebensfrohe, mit seinem ansteckenden Lachen die Mitmenschen begeisternde Wolfram Setz war zu einem alten gebrechlichen Mann geworden. Anstatt mit weiten Schritten die Welt zu erkunden und Archive von Rom bis Stockholm zu durchforsten, war er auf einen Rollator („die blöde Gehmaschine“) angewiesen. Am Ende schließlich war er nur noch müde und begriff, daß er seine Sachen ordnen mußte. Er sprach mit seinen Hamburger Kollegen und lud auch mich für den 17. August zu sich nach Hause in die Brigittenstraße 6 ein. Dazu sollte es nicht mehr kommen. Wolfram Setz starb um 2.30 Uhr am 14. August 2023 im Altonaer Krankenhaus. Mit ihm ging eine Welt unter, die sich aus schönen Büchern, politischem Engagement und großen Zielen zusammensetzte, die aber auch geprägt war von herben Enttäuschungen und Niederlagen. In der (Fach)Öffentlichkeit war Wolfram Setz als der Begründer und Herausgeber der Buchreihe ‘Bibliothek rosa Winkel’ bekannt, aber das war nur ein kleiner Teil seines weit umfassenderen Lebenswerks.

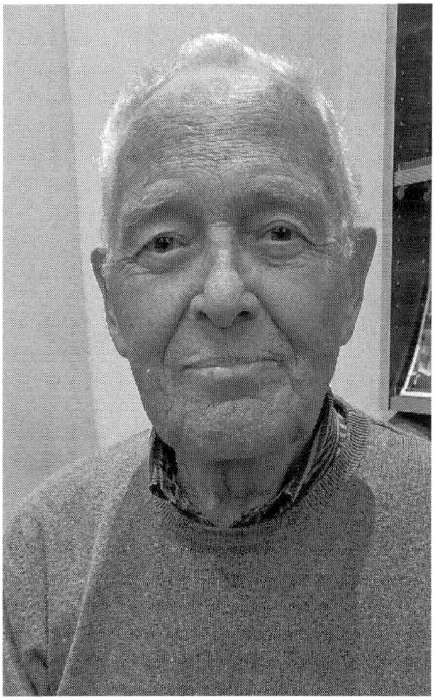

Wolfram Setz am 27. Mai 2022 in der Prinz-Eisenherz-Buchhandlung in Berlin
[Aufnahme: James Steakley]

Geboren wurde Wolfram Setz am 7. Juli 1941 in Stralsund als Sohn einer dem Nationalsozialismus treu ergebenen protestantischen Familie. Vater und Mutter hielten auch nach 1945 an ihren Überzeugungen weitgehend fest. Die Familie war 1945 in letzter Minute auf die Insel Fehmarn evakuiert worden, 1949 zog sie ins Rheinland. Der junge Wolfram war von Anfang ein Außenseiter: Flüchtlingskind aus einer Familie mit jetzt dubios erscheinenden politischen Ansichten, und die bald erwachenden sexuellen Interessen ließen ihn zu einem Einzelgänger im katholischen Stammland der Adenauerrepublik werden. Nach dem Abitur ging Wolfram Setz zur Bundeswehr und wählte den Karriereweg seines Vaters und Großvaters: Reserveoffizier. Er landete bei den taktischen Raketentruppen und übte mit der MGR-1 „Honest John" den nuklearen Zweitschlag auf die DDR – eine Erfahrung die ihn zeitlebens zum Gegner militärischer Abenteuer werden ließ. Es folgte die Aufnahme eines Studiums der Germanistik und Geschichte weitab des Elternhauses in Tübingen. Hier lernte er seine spätere Ehefrau kennen, die er mit 26 Jahren heiratete, um aufkeimenden Gerüchten aus dem Weg zu gehen und Normalität zu üben. Homosexuelle Handlungen waren noch restlos verboten, die Paragraphen 175/175a des Strafgesetzbuches voll in Kraft. Es folgte das, was Setz selbst im Nachhinein das „Coming-out in Raten" nannte, und 1976 die einvernehmliche Scheidung der kinderlos gebliebenen Ehe. Zu diesem Zeitpunkt hatte Setz sein Studium bereits mit Bravour abgeschlossen, 1971 promoviert und 1972 eine sichere Anstellung als Lektor und Geschäftsführer bei der renommierten „Monumenta Germaniae Historica" (MGH) in München angetreten.[1] Gefördert durch den langjährigen Leiter Horst Fuhrmann (1926–2011) modernisierte Setz schrittweise die langsame Arbeitsweise der MGH. Publikationen wurden schneller auf den Weg gebracht und externe Gutachter vorgeschaltet. Zu ihnen zählte u. a. Gerhard Eis (1908–1982), der auch bei der Auswahl weiterer Experten half. Für Editionen, die das Gebiet der Medizin im Mittelalter berührten, wurden u. a. Gerhard Baader (1928–2020) und Gundolf Keil (geb. 1934) eingebunden. Das auf mehrere Standorte verteilte Archiv erhielt einen zentralen Ort, wurde sukzessive erschlossen und interessierten Gelehrten zugänglich gemacht. Technisch interessiert, führte Setz bereits Anfang der 1980er Jahre Computerkurse für die Mitarbeiter ein. Aus der kritischen Nachkontrolle früherer hauseigener Editionsprojekte entwickelte sich das Forschungsvorhaben „Fälschungen im Mittelalter", das im ersten internationalen Kongreß der MGH gipfelte, den Fuhrmann 1986 eröffnete, wobei Koordination und Organisation bei Setz lagen. Ihm oblag auch die Zusammenarbeit mit den Akademien der Wissenschaften in der Bundesrepublik, ab 1990 auch mit den Institutionen in der ehemaligen DDR. Angebote zu einer Habilitation lehnte er ab, denn das hätte das Treten in das grelle Licht der Öffentlichkeit impliziert. Nachdem Fuhrmann 1994 emeritiert worden war, gab der neue Direktor der MGH Rudolf Schieffer (1947–2018) Setz freie Hand bei der Integration der digitalen Aufbereitung früherer Editionen. Sukzessive ließ Setz sämtliche Editionen ab 1835 online stellen, wodurch die deutschsprachige Mittelalterforschung einen enormen Aufschwung erlebte. Die internationalen Kontakte wurden vertieft und die zuvor etwas angestaubt wirkende MGH verwandelte sich in ein Zentrum der international vernetzten Forschung und Gelehrsamkeit, was nicht alle Mitarbeiter (aufgrund des erhöhten Arbeitsaufwandes) glücklich machte. Doch Setz verstand die hausinternen Gegner einzubinden und vertrat als sein eigener Arbeitnehmervertreter vehement die Interessen der Kollegen.

1 Setz (1975), Setz (1979), Setz (1981).

Das war nicht die einzige Doppelrolle in seinem Leben. Denn während Wolfram Setz für die allermeisten Professoren der Germanistik und Geschichte einzig und allein der Geschäftsführer der MGH zu sein schien, entwickelte er in seiner Freizeit ganz andere Aktivitäten. Nachdem er seine Ehe hinter sich gelassen hatte, erschloß er die sich seit der Entkriminalisierung des gleichgeschlechtlichen Begehrens 1969/1973 entfaltende schwule Subkultur für sich. Hier entwickelte sich gerade zu dieser Zeit eine Suche nach der eigenen Geschichte und Lebenskultur in vergangenen Jahrzehnten. Doch wen sollte man fragen? Die gerade frisch etablierte Sexualforschung interessierte sich hierfür (noch) nicht. Die Schüler des verstorbenen Hans Giese (1920–1970) fürchteten sich nicht zu Unrecht vor der eigenen Geschichte in den Jahren vor 1945 und beschränkten sich auf sozialwissenschaftliche Untersuchungen des Sexuallebens der Deutschen. Doch aus den USA gelangte 1975/76 ein kleines, jedoch äußerst wirkmächtiges Buch auf den den deutschen Lesemarkt, das nicht nur bei Wolfram Setz eine Initialzündung auslöste: „The homosexual emancipation movement in Germany" aus der Feder von James „Jim" Steakley (geb. 1946)[2]. Es folgten Editionen grundlegender Texte, die der Pädagoge und Schriftsteller Joachim S. Hohmann (1953–1999) 1977 und 1983 zusammenstellte[3]. Einer ganzen Generation junger Menschen wurde deutlich, daß sie sich mit ihrem sexualpolitischen Engagement auf historischen Spuren bewegten, die von den Nationalsozialisten beinahe aus der Geschichte getilgt worden waren. Setz war elektrisiert. Er wußte aus seiner beruflichen Arbeit bei der MGH, daß die Kenntnis der eigenen Geschichte am besten über die Edition zeitgenössisch bedeutsamer Texte funktionierte. Die Studentenbewegung von 1968 hatte mit Raubdrucken experimentiert, aber eine solche Produktionsweise genügte dem bibliophilen Germanisten Setz nicht. Ihm schwebte schon bald eine eigene Buchreihe vor. Aber noch war hierfür die Zeit nicht gekommen. Stattdessen entwickelte der zuvor so zurückhaltende Gelehrte ein erhebliches politisches Engagement im „Verein für sexuelle Gleichberechtigung" (VSG) in München. Ging es anfänglich noch um die Kritik am Verfolgungseifer Münchner Streifenpolizisten auf öffentlichen Bedürfnisanstalten, so änderte sich Anfang der 1980er Jahre alles durch die Debatten über die AIDS-Politik in der Bundesrepublik. Frühzeitig war Wolfram Setz eingebunden in die Gründung der Münchner Aids-Hilfe und die öffentlich geführten Diskussionen über Sinn und Unsinn der Politik des Kreisverwaltungsreferenten Peter Gauweiler (geb. 1949). In dieser Zeit wurde vielen Akteuren der westdeutschen Schwulenbewegung deutlich, daß eine bundesweite Koordination der eigenen Aktivitäten nötig war. Am Ende stand 1986 die Gründung des „Bundesverbandes Homosexualität" (BVH), in dessen Vorstand Setz von Anfang an vertreten war. Diese Aktivitäten absorbierten einen Großteil seiner Kräfte. Wolfram Setz stand für eine liberale Haltung zur menschlichen Sexualität, die auch selbst bestimmte Jugendsexualität einschloß. Es erschien ihm unverständlich, warum 16jährige heterosexuelle Jungen Sex haben durften, junge Schwule hingegen nicht. Auch stand er einer generellen Absenkung des Schutzalters auf 14 Jahre positiv gegenüber. Eine Pathologisierung ephebophiler Sexualitäten hielt er für Unsinn und kontraproduktiv. Für ihn gab es nur Freiheit für alle oder für keinen.

Nachdem der BVH auf den Weg gebracht war und die AIDS-Debatten abflauten, beschloß Wolfram Setz, seine Aktivitäten auf politischer Ebene zurückzuschrauben und

---

[2] STEAKLEY (1975).

[3] HOHMANN (1977), HOHMANN (1979).

seine in den 1970er Jahren entworfenen, aber nie verwirklichten Pläne zu einer literaturhistorischen Wiederentdeckung der eigenen Geschichte in den Mittelpunkt der eigenen Arbeit zu stellen. Zu diesem Zweck initiierte er gemeinsam mit den Germanisten Gerhard Härle (geb. 1949) und Wolfgang Popp (1935–2017) und der Literaturhistorikerin Marita Keilson-Lauritz (geb. 1935) an der Universität und Gesamthochschule Siegen den Arbeitskreis „Homosexualität und Literatur". Jedes Jahr trafen sich nun bis in die 2000er Jahre hinein interessierte Gelehrte jedes Alters, um das Homosexuelle in der Literaturgeschichte zu ergründen. Wolfram Setz übernahm die Redaktion der Zeitschrift „Homosexualität und Literatur", die bis 2007 erschien und es auf 50 Ausgaben brachte. Zugleich fungierte er als Lektor der gleichnamigen Schriftenreihe, in der u. a. die bahnbrechenden Schriften von Hans Dietrich Hellbach (1903–?) und Marita Keilson-Lauritz erschienen[4]. Mit ihr und dem Soziologen Rüdiger Lautmann (geb. 1935) verband Wolfram Setz eine langjährige Arbeitsbeziehung und Freundschaft. Im Laufe seiner Tätigkeit mit und um Siegen wurde dem Germanisten Setz erneut klar, wie wichtig Literatur als Lebenshilfe sein konnte, wenn das eigene sexuelle Bestreben unsagbar schien oder mit erheblichen Tabus und juristischen Sanktionen belegt war. Infolgedessen beschloß er, vergessene, verachtete und/oder verbrannte Schriften aus dem Dunkel der Geschichte hervorzuholen und neu herauszubringen. Als Ort hierfür bot sich der von Egmont Fassbinder (1945–2023) geleitete Verlag rosa Winkel in Berlin an. So begründete Setz 1991 die „Bibliothek rosa Winkel", mit der er 2002 zum Verlag Männerschwarm nach Hamburg wechselte. Als Band 1 erschien Magnus Hirschfelds (1868–1935) Schrift „Berlins Drittes Geschlecht"[5]. Damit positionierte sich Setz als Teil einer kritischen Hirschfeld-Renaissance, die in dieser Zeit an Fahrt aufnahm. Er vertiefte die schon länger bestehenden Kontakte zur Magnus-Hirschfeld-Gesellschaft in Berlin (MHG) und tat sich u. a. mit dem Bibliothekar und Historiker Manfred Herzer (geb. 1949) zusammen, der in den folgenden Jahren zum Großmeister des Nachworts in den von Setz wieder aufgelegten Schriften avancierte. Außerdem engagierte sich Setz im Förderverein für ein Schwules Museum in Berlin. Er beschenkte die Bibliothek mit wertvollen Erstausgaben und wirkte bei Förderanträgen und Ausstellungsplanungen im Hintergrund mit.

Zentral für die Bibliothek rosa Winkel und das öffentliche Auftreten von Wolfram Setz seit Mitte der 1990er Jahre erwiesen sich die Bände 7–10.[6] Sie umfaßten die Edition der Schriften des Juristen Karl Heinrich Ulrichs (1825–1895). Setz initiierte Ulrichs-Tagungen und trieb eine Kampagne zur Benennung von Straßen in ganz Deutschland voran. Auch ermöglichte er die Überarbeitung und Neuausgabe der einzigen Ulrichs-Biographie aus der Feder Hubert Kennedys (geb. 1931).[7] 1998 war er erstmals erfolgreich, als in München ein Karl-Heinrich-Ulrichs-Platz eingeweiht wurde. Es folgten weitere in Bremen (2002), Hannover (2006) und Berlin (2013). Ulrichs Heimatstadt Aurich („In Aurich war es schaurich") rang sich 2014 dazu durch – angetrieben durch den unermüdlichen Ulrichs-Propagandisten Wolfram Setz. Außerdem traf er polnische und magyarische Nationalisten ins Mark, indem er von ihnen als nationale Heroen verehrte Personen als Wegbereiter gleichgeschlechtlicher Liebe positionierte. Erst

[4] DIETRICH (1996), KEILSON-LAURITZ (1997).

[5] HIRSCHFELD (1991).

[6] ULRICHS (1994).

[7] KENNEDY (2001).

„erwischte“ es den polnischen Komponisten Karol Szymanowski (1882–1937), dann den ungarischen Schriftsteller Karl Maria Kertbeny (1824–1882).[8]

Unzufrieden mit der Politik des Lesben- und Schwulenverbands in Deutschland (LSVD) erneuerte Setz ab 1992/93 sein politisches Engagement. Vergeblich versuchte er die Funktionäre der „International Lesbian and Gay Association“ (ILGA) davon zu überzeugen, daß die Reduzierung der Forderung nach sexueller Selbstbestimmung auf Erwachsene ein Fehler sei. 1994 warf die um ihren Beobachterstatus bei der UNO bangende ILGA entsprechende Forderungen aus dem Programm – um dann gleichwohl den Status zu verlieren. Wütend und verbittert kehrte Setz aus den USA zurück, wohl wissend, daß die Schockwellen rund um die ILGA nicht ohne Auswirkungen auf die Homosexuellenpolitik in Deutschland bleiben würden. Vergeblich erinnerte er seine sich nun von allen früheren Einschätzungen emanzipierenden Mitstreiter daran, daß eine Flucht in die Arme des Staates das Gegenteil von Emanzipation war. Langfristig würde dies dazu führen, daß die Anliegen sexueller Minderheiten von staatlichen Akteuren zu eigenen Zwecken uminstrumentalisiert würden. Zudem lehnte Setz eine Zusammenarbeit mit der Lesbenbewegung ab, da er erkannte, daß deren antipatriarchaler Ansatz vor schwulen Männlichkeiten nicht Halt machen würde. Infolgedessen zog sich Setz allmählich aus dem Förderkreis des Schwulen Museums zurück, als dort zunehmend Frauen die Regie übernahmen.

Nachdem Setz den BVH 1996/97 abgewickelt hatte, engagierte er sich zunächst in der Münchner Wählervereinigung „Rosa Liste“ und ab 1998 für die ‘Gigi. Zeitschrift für sexuelle Emanzipation’ und schrieb hier auch eine Reihe von Beiträgen. So kritisierte er nicht nur die schlampige Arbeitsweise staatlich subventionierter Historiker oder Journalisten,[9] sondern entdeckte auch sein Faible für Randgestalten der Geschichte, z. B. den französischen Biologen Camille Spieß (1878–1965).[10] Wolfram Setz war allgegenwärtig in den 2000er Jahren. Man traf ihn 2000 auf dem Worldpride in Rom, wo er auf einem Podium mit den Vertretern US-amerikanischer Sexologen debattierte oder auf literaturhistorischen Versammlungen. Keine Tagung war zu fern, kein Thema zu abwegig, als daß nicht Wolfram Setz gekonnt Geschichte und Politik, Einzelschicksale und Minderheitenproblematik zusammenführte. Unermüdlich stritt er für seine Ziele nach einer vollständigen Entkriminalisierung des Sexualstrafrechts. Für Personen, die glaubten, ein Antidiskriminierungsgesetz oder Homo-Ehe würden vor staatlicher Überwachung schützen, hatte er nur ein müdes Lächeln übrig. Nach seiner Pensionierung zog er 2004 nach Hamburg um. Die ‘Bibliothek rosa Winkel’ wurde immer umfassender. 2009 waren bereits 50 Bände erschienen, bis 2022 waren es 80. Hinzu kamen noch 9 Bände der ‘Sonderreihe Wissenschaft’ ab 2002. In diesem Jahr gelang ihm einmalig die Zusammenarbeit mit einem Kollegen aus der Monumenta-Zeit, der sich als einziger bereitfand, an der Edition des ‘Schüler Alkibiades’ von Antonio Rocco (1586–1653) mitzuwirken.[11] Sein Name war Gundolf Keil. Längst vermischten sich literarische und historiographische Arbeiten. Ein gutes Beispiel hierfür waren die Bände 38 und 39 der Bibliothek. Hier wurden ein Roman des französischen Schriftstellers und Playboys Jacques d’Adelswärd-Fersen (1880–1923) ediert und zugleich ein Sammelband zu dessen

8 Szymanowski (1993), Kertbeny (2000).

9 Setz (2004), Setz (2006).

10 Setz (2007).

11 Rocco (2002). Das von mir mitgestaltete Cover sorgte in Würzburg für erhebliche Heiterkeit.

Leben und Werk präsentiert.[12] Aber erst mit Band 76 fand 2019 eine Frau als Autorin Eingang.[13] In einem Interview, das der langjährige Leiter des Männerschwarm-Verlages Joachim Bartholomae (geb. 1956) 2019 mit Setz führte, betonte der, das Projekt Bibliothek versammle „Zeugnisse unterschiedlichster literarischer Ausprägung, in denen sich das Lebensgefühl, die Selbst- und Fremdeinschätzung von Sodomitern, Urningen, Homosexuellen und Schwulen in verschiedenen Ländern und Epochen ausdrücken oder gesellschaftliche Wirklichkeiten und Utopien gespiegelt werden.“[14]

Auch handelte es sich um ein Zuschußgeschäft. Gewinn erwirtschafte Setz mit der Bibliothek zu keiner Zeit. Am Anfang druckte er hoffnungsvoll 1000 Exemplare jedes Buches, um dann erst auf 300 Stück herunterzugehen und schließlich Print-on-Demand für sich zu entdecken. Wie sehr er selbst Geschichte geworden war, wurde ihm deutlich, als ich ihm 2016 mein Anliegen unterbreitete, für seine langjährige Kollegin Marita Keilson-Lauritz eine Festschrift zu konzipieren und in der Bibliothek rosa Winkel zu veröffentlichen.[15] Es bedurfte einiger Überzeugungsarbeit, bis er zustimmte. Für sich selbst lehnte er eine derartige Ehrung ab. Das war ihm zutiefst zuwider, er agierte lieber im Hintergrund, verzehrte sich für andere. Für ein Privatleben blieb da niemals Zeit, gute Freunde aber wußte er stets um sich, insbesondere in der letzten Phase seines Lebens. Er blieb trotz körperlicher Schwäche geistig fit, plante schon für das Ulrichs-Jubiläum 2025. Auch die Politik ließ ihn nicht los. Noch im November 2022 beteiligte er sich an einer Unterschriftenkampagne gegen die öffentliche Diffamierung Rüdiger Lautmanns. Er blieb rastlos bis zuletzt. Auch wenn ihm das Adjektiv („wie oft hast Du das wieder in diesen Text gepreßt, Florian?“) mißfiel, so war er das, wovon viele seiner Gegner nur träumen können: *wirkmächtig*, und das über den Tod hinaus.

Literatur

ADELSWÄRD-FERSEN (2006): Jacques d’Adelswärd-Fersen, Lord Lilian. Aus dem Französischen von Wolfgang Wiebe und Wolfram Setz, Hamburg 2006 (= Bibliothek rosa Winkel, 39)

BARTHOLOMAE (2019): Joachim Bartholomae, Gespräch mit Wolfram Setz, SISSYMAG 16. 12. 2019, https://www.sissymag.de/bibliothek-rosa-winkel-interview-mit-wolfram-setz/ (zuletzt abgerufen am 16. 8. 2023)

DIETRICH (1996): Hans Dietrich [d. i. Hans Dietrich Hellbach], Die Freundesliebe in der deutschen Literatur (1931). Eingeleitet von Marita Keilson-Lauritz, Berlin 1996 (= Homosexualität und Literatur, 9)

HEIDER (2019): Ulrike Heider, Der Schwule und der Spießer. Provokation, Sex und Poesie in der Schwulenbewegung, Hamburg 2019 (= Bibliothek rosa Winkel, 76)

HIRSCHFELD (1991): Magnus Hirschfeld, Berlins drittes Geschlecht. Hrsg. und mit einem Nachwort versehen von Manfred Herzer, Berlin 1991 (= Bibliothek rosa Winkel, 1)

HOHMANN (1977): Joachim S. Hohmann, Der unterdrückte Sexus. Historische Texte zur Homosexualität. Mit einer Bibliographie nicht-belletristischer Bücher zum Thema Homosexualität bis zum 20. Jahrhundert, bearbeitet von Manfred Herzer, Lollar 1977

HOHMANN (1983): ders., Der heimliche Sexus. Homosexuelle Belletristik im Deutschland der Jahre 1920–1970. Erzählungen, Skizzen und Kurzgeschichten, Frankfurt a. M. 1983

[12] ADELSWÄRD-FERSEN (2006), SETZ (2005).

[13] HEIDER (2019).

[14] BARTHOLOMAE (2019).

[15] MILDENBERGER (2018).

KEILSON-LAURITZ (1997): Marita Keilson-Lauritz, Die Geschichte der eigenen Geschichte. Literatur und Literaturkritik in den Anfängen der Schwulenbewegung, Berlin 1997 (= Homosexualität und Literatur, 11)

KENNEDY (2001): Hubert Kennedy, Karl Heinrich Ulrichs. Leben und Werk, 2. überarb. Aufl. Hamburg 2001 (= Bibliothek rosa Winkel, 27)

KERTBENY (2000): Karl M. Kertbeny, Schriften zur Homosexualitätsforschung. Hrsg. von Manfred Herzer, Berlin 2000 (= Bibliothek rosa Winkel,. 22)

MILDENBERGER (2018): Florian G. Mildenberger (Hg.), Unter Männern. Freundschaftsgabe für Marita Keilson-Lauritz, Hamburg 2018 (= Bibliothek rosa Winkel. Sonderreihe Wissenschaft, 7)

ROCCO (2002): Antonio Rocco, Der Schüler Alkibiades. Ein philosophisch-erotischer Dialog. Zweisprachige Ausgabe, Hamburg 2002 (= Bibliothek rosa Winkel, 26)

SETZ (1975): Wolfram Setz, Lorenzo Vallas Schrift gegen die Konstantinische Schenkung. Zur Interpretations- und Wirkungsgeschichte [phil. Diss. Tübingen 1971], Tübingen 1975

SETZ (1979): ders., Die „Monumenta Germaniae Historica“ und ihre Verleger. Auctores antiquissimi und andere. Über 150 Jahre Zusammenarbeit mit der Hahnschen Buchhandlung, Börsenblatt für den deutschen Buchhandel 35 (1979), Themenheft „Geschichte“, S. 44–45

SETZ (1981): ders., Des edlen Römers Laurentii Vallensis Clagrede wider die erdicht und erlogene Begabung so von dem Keyser Constantino der Roemischen Kirchen sol geschehen sein. Eine deutsche Übersetzung von Lorenzo Vallas Schrift „De falso credita et ementita Constantini donatione aus der Reformationszeit, Basel 1981

SETZ (2004): ders., Lohn und Brot, Gigi. Zeitschrift für sexuelle Emanzipation Nr. 30, 2004, S. 28–29

SETZ (2005): ders. [Hrsg.], Jacques d'Adelswärd-Fersen. Dandy und Poet. Annäherungen, Hamburg 2005 (= Bibliothek rosa Winkel, 38)

SETZ (2006): ders., Menschliches im Dunkelfeld, Gigi. Zeitschrift für sexuelle Emanzipation Nr. 45, 2006, S. 16–17

SETZ (2007): ders., Braune Ejakulationen, Gigi. Zeitschrift für sexuelle Emanzipation Nr. 47, 2007, S. 16–17

STEAKLEY (1975): James D. Steakley, The homosexual emancipation movement in Germany, New York 1975

SZYMANOWSKI (1993): Karol Szymanowski, Das Gastmahl. Ein Kapitel aus dem verlorenen Roman „Ephebos“. Übersetzt und herausgegeben von Wolfgang Jöhling, Berlin 1993 (= Bibliothek rosa Winkel, 6)

ULRICHS (1994): Karl Heinrich Ulrichs, Forschungen über das Räthsel der mannmännlichen Liebe. Nachdruck der Originalausgaben 1864–1879 in vier Bänden. Hrsg. von Hubert Kennedy, Berlin 1994 (= Bibliothek rosa Winkel, 7–10)

Anschrift des Verfassers:
Prof. Dr. phil. Florian G. Mildenberger
Feurigstr. 18
10827 Berlin

Volker Klimpel: *Chirurginnen.* Heidelberg: Dr. Reinhard Kaden Verlag 2021. Geb. 188 S., 94 sw.-Abb., 24,80 € (ISBN 978-3-942825-87-0)

Nein, hier ist nicht der „Gender-Asterisk" ausgefallen: Es handelt sich tatsächlich um ein Buch ausschließlich über Chirurginnen. Insofern ergänzt es in seinem Aufbau als Personenlexikon auch Christoph Weißers 'Chirurgenlexikon' (Berlin - Heidelberg 2019), das aufgrund seiner Auswahlkriterien für die aufzunehmenden Persönlichkeiten indessen nur eine Handvoll als Chirurginnen tätige Frauen aufzuweisen hat.

Volker Klimpel hat dagegen explizit die Geschichte der Frauen in der Chirurgie aufgearbeitet. Selbst Chirurg und seit seiner aktiven Zeit Chirurgie-historisch tätig, hat er sich vor allem um die Chirurgiegeschichte seiner sächsichen Heimat verdient gemacht und dies in einer Vielzahl von Publikationen niedergelegt.

In einem umfangreichen, reichlich bebilderten historischen Abriß [S. 1–40] – mit den Unterkapiteln „Vorgestern", „Gestern" und „Heute" – geht Klimpel auf die Rolle der Frauen in der Chirurgie ein, was insbesondere für die Antike – ähnlich auch für das Mittelalter – schwierig ist, da eine definierende Abgrenzung des Berufsbildes Chirurgie in diesen Episoden (Agnodike, 3. Jh. v. Chr.; Constanza Calenda, 15. Jh.) nicht ohne weiteres vorzunehmen ist. Dennoch lassen sich Spuren weiblicher chirurgischer Tätigkeit nachweisen, auch deshalb, weil chirurgisch tätige Frauen gerichtlich verfolgt wurden. Klimpel geht dann ausführlich und durch Beispiele aus mehreren Jahrhunderten gestützt auf das Vorurteil ein, Frauen seien weniger intelligent als Männer, nicht für den Arztberuf und erst recht nicht als Chirurginnen geeignet, und schildert dann den langwierigen Kampf um akademische Gleichberechtigung.

Erst nach dem Zweiten Weltkrieg nimmt die Zahl der Ärztinnen merklich zu, doch erst gegen Ende des Jahrhunderts diejenige der Chirurginnen, und 2001 wird erstmals eine Frau in Deutschland Ordinaria für das Fach Allgemein-, Viszeral- und Transplantationschirurgie (Doris Henne-Bruns, * 1954), bis 2014 gefolgt von zwei weiteren Chirurginnen. Bereits 1993 war Gabriele Schackert auf den Dresdener Lehrstuhl für Neurochirurgie berufen worden, und eine Reihe von Chirurginnen leiten chirurgische Spezialabteilungen sowie Abteilungen für experimentelle Chirurgie. Und auch die Zahl der chirurgischen Chefärztinnen nimmt kontinuierlich zu: Die Rolle der Frau in der Chirurgie hat einen rasanten Wandel erfahren.

Im Hauptteil des Buches hat Volker Klimpel 109 „Porträts" von nicht mehr lebenden Chirurginnen versammelt, deren mehr oder weniger ausführliche Biographien sich aus einer Vielzahl ganz unterschiedlicher Quellen speisen und überwiegend mit Porträtabbildungen versehen sind [S. 41–128]. Die grundsätzlich alphabetische Anordnung der Biographien wird immer wieder unterbrochen, wenn persönliche oder fachliche Beziehungen das unmittelbare Nebeneinanderstellen von Lebensbildern sinnvoll erscheinen lassen. Insofern sind die 'Chirurginnen' auch eher ein Buch zum (Durch-)Lesen als zum Nachschlagen. Dem trägt auch Rechnung, daß die Einzelbiographien keinem einheitlichen (starren) Schema folgen, sondern je nach Quellenlage und Bedeutung, aber auch Vorliebe des Autors unterschiedlich ausführlich angelegt sind und überdies meist in einem lesefreundlichen Erzählstil gehalten sind.

Nicht alle porträtierten Chirurginnen können mit einer Qualifikation aufwarten, die dem modernen Facharztstandard entspricht, noch waren alle hauptberuflich chirurgisch tätig, doch haben sie sich zumindest eine Zeitlang in chirurgisch-operativen Bereichen, also auch innerhalb der Orthopädie, Gynäkologie oder Urologie betätigt. Daß die ganz überwiegende Mehrzahl der akademisch ausgebildeten Chirurginnen im 20. Jh. aktiv war, resultiert auch aus der Tatsache, daß in den meisten Ländern erst seit dem letzten Drittel des 19. Jhs., in Deutschland sogar erst ab 1901 Frauen das medizinische Staatsexamen ablegen konntenn, wenn sie es nicht so anstellten wie die Engländerin Margaret Ann Bulkley (1795–1865), die sich zeitlebens als Mann (James Barry) ausgab. Wir begegnen Pionierinnen der Herzchirurgie (Nina Starr Braunwald, 1928–1992; Mara Adele Logan, 1908–1977; Gertrud Dippmann, 1928–2009), der Plastischen Chirurgie (Suzanne Noël, 1878–1954; Elisabeth Winkler, 1917–1996, Ursula Schmidt-Tintemann, 1924–2017; Hazel I. Holst, 1932–2015), der Handchirurgie (Leni Büchter, 1916–2010), der Kinderchirurgie (Gertrude Herzfeld, 1890–1981; Ilse Krause, 1917–1984; Rowena Spencer, 1922–2014), der minimal invasiven Chirurgie (Jessie Lamoin Ternberg, 1924–2016); Frauen als Eponym-Patinnen (Virginia Apgar, 1909–1974; Elisabeth Winterhalter, 1856–1952) oder als Entwicklerin von synthetischem temporärem Hautersatz (Helmtraut Arzinger-Jonasch, 1935–2007); Frauen, die aus dem Schatten ihrer berühmten Männer heraus selbst Bedeutung erlangten (Trotula von Salerno, † 1097, die Frau von Johannes Platearius, ca. 1000–1099; Marie Colinet, † nach 1638, die Frau von Wilhelm Fabry von Hilden, 1560–1634); wir erfahren von der „Klinik weiblicher Ärzte“ in Berlin und ihrer Leiterin Agnes Hacker (1860–1908) sowie von schillernden Persönlichkeiten wie der stets in Männerkleidung (einschließlich Zylinder) auftretenden und im amerikanischen Bürgerkrieg eingesetzten Mary Edwards Walker (1832–1919).

Klimpel läßt den Leser auch teilhaben an den Schicksalen jüdischer Chirurginnen: Johanna Hellmann (1890–1981), Else Krieser (1889–1945), Józsa Ladányi (1898–1985), Hertha Nathorff-Einstein (1895–1993), Edith Peritz (1898–1965), Anna Reif (1889–1957), Alice Rosenstein / Rost (1898–1991), Trude Schiff-Löwenstein (1907–2003); aber auch NS-Verstrickungen sind nicht ausgeblendet: Elisabeth Jungermann, (1889–1976).

Im einzelnen sind vor allem deutsche Chirurginnen (58) erfaßt, daneben reihen sich amerikanische (15), britische (10), österreichische und japanische (jeweils 4), schweizerische, australische und russische (jeweils 3), italienische und australische (je 2) sowie jeweils eine griechische, dänische, schwedische, finnische und ungarische.

Beim Überschauen der Lebensgeschichten der Chirurginnen, die im 19. und frühen 20. Jh. gegen viele Widerstände ein Studium und eine chirurgische Weiterbildung durchlaufen hatten, fällt auf, daß überdurchschnittlich viele von ihnen in gleichgeschlechtlichen Beziehungen lebten.

Nach einer kurzen zusammenfassenden Schlußbemerkung [S. 129–130] sind in einem abschließenden Kapitel noch 302 – aktuelle und ehemalige – noch lebende „Chirurginnen in Führungspositionen“ (Chefärztinnen, leitende (Ober-)Ärztinnen, Präsidentinnen von Fachgesellschaften) aufgelistet [S. 131–153], deren Positionen Volker Klimpel bis zum Stichtag Oktober 2020 akribisch recherchiert und mit kurzer Beschreibung der jeweiligen Funktion zusammengestellt hat, ganz vorwiegend aus Deutschland, aber auch eine ganze Reihe aus Österreich und der Schweiz, und schließlich auch einzelne aus den USA, Neuseeland, Schweden, Großbritannien und Luxemburg. Umfangreiche Literatur- und Quellenverzeichnisse sowie eine Liste von chirurgischen Fachgesellschaften runden das Buch ab [S. 154–164].

Und daß ein solches Buch schließlich auch über ein umfangreiches Namensregister [S. 165–174] verfügt, das den Nutzen erheblich vermehrt, versteht sich von selbst.

Für vielfältige Querverweise und ergänzende Hinweise, aber auch Anekdoten und Einzelereignisse kann Klimpel aus seinem profunden chirurgiehistorische Wissen schöpfen.

Dem eingangs als Selbstmotivation zu seinem Werk aufgeworfenen Vorwurf, Frauen seien in der bisherigen Literatur zur Geschichte der Chirurgie nahezu unsichtbar gewesen, hat Klimpel nun ein gewichtiges Argument entgegengestellt.

Christoph Weißer, Würzburg

Frank Schult: *Katzengold. Ein dichterischer Spaziergang des Malers und Grafikers* [Mit einem Vorwort von Aneke Schult und einem Aufsatz von Heinz Thiel]. Göttingen: Matrix Media Verlag 2021. 192 S., brosch., mit 30 meist farbigen Abb., 24,90 € [978-3-946891-17-8]

Das Buch ist die einstweilige Bilanz des Lebens und Schaffens eines recht bekannten bildenden Künstlers (F. Schult, geb. 1948 in Ilmenau), der von Thüringen ausgehend die Welt künstlerisch zu erfassen und mitzugestalten sucht. Er verstand und versteht es, seine Sichtweise dann auch in bildende und dichterische Werke umzusetzen: Malerei, Grafik, Skulpturen, Bühnenbilder und Gedichte.

Nach einer kaufmännischen Ausbildung war er zunächst Bühnen-Maler am Theater in Meiningen und studierte dann 1972–1977 an der traditionsreichen Hochschule für Grafik und Buchkunst in Leipzig. Sie stand 1973–1976 unter dem Rektorat von Prof. Dr. h. c. Werner Tübke (1929–2004), dem Schöpfer des bekannten Bauernkriegs-Panoramabildes bei Bad Frankenhausen und mancher gelungener Bühnenbilder.

Schult studierte dort bei Prof. Bernhard Heisig (1925–2011), einem der führenden Protagonisten des sozialistischen Realismus. Das war eine monumentale und manchmal auch erstarrte, stets optimistisch, aber auch heroisch wirkende Kunstrichtung. Schult übte sich damals in maltechnischen Fertigkeiten, indem er sozusagen den Kontakt mit dem wirklichen, manchmal prallen Leben zu halten suchte und das Erlebte dann zur Abbildung brachte. Abstrakte Kunst galt hingegen in der Denkschule der DDR als Formalismus, als Zeichen von Dekadenz.

Ein gutes Bild Schults im herkömmlichen Stil ist sein Bild „Abendsonne" [S. 22]; es zeigt eine erwachsene Reiterin und einen Harlekin in sinnvoller Zuordnung. Er legte überdies in vielen Bildern profunde kunstgeschichtliche Kenntnisse an den Tag, besonders der italienischen Renaissance, ihrer Proportionen und ihrer räumlichen Perspektive. Es ist also nicht täuschendes Katzengold, sondern doch auch, um im Bild zu bleiben, viel Edelmetall in seinen Werken zu finden. Schult deutete nun an, daß seine Dozenten keinen guten Bezug zur Moderne fanden und eigentlich mehr politisch denn künstlerisch orientiert waren. Beispielsweise warnte sein Lehrer Bernhard Heisig 1976 auch seine Studenten fürsorglich davor, sich etwa während ihres Studiums gegen die Ausbürgerung von Wolf Biermann zu engagieren.

Schult absolvierte 1977 seine Diplomprüfung und ging dann als Kunstmaler nach Halle (Saale). Er war dann von 1982 an eine Zeitlang Meisterschüler von Prof. Willi Sitte (Halle-Giebichenstein). Dieses Dienstverhältnis hat er dann bald von sich aus aufgelöst, um nicht zu sehr in den künstlerischen und sozialistischen Sog dieses Meisters zu geraten. Er engagierte sich dann aus christlicher Überzeugung in der kirchlich orientierten Leipziger Friedensbewegung. Er beantragte dann zusammen mit seiner Ehefrau die Ausreise aus der DDR, was ihm schließlich im Dezember 1988 [S. 100] gewährt wurde. So zog das Ehepaar nun von Halle / Leipzig nach Schlitz, einer hessischen Stadt bei Fulda. Er holte dann auf Reisen in die westlichen und südlichen Kulturzentren die ihm fehlende Anschauung dieser Orte nach, etwa in Paris, Wien, Mailand, Nizza, Florenz und Rom. In Fulda, Hildesheim (Roemer- und Pelizaeus-Museum) und Berlin durfte er eigene Ausstellungen beschicken und gestalten. Er konnte auch auf Kunstmessen, etwa in Karlsruhe, seine Bilder zum Kauf anbieten lassen.

Danach erhielt er auch akademische Lehraufträge, zum Beispiel in Hamburg. Er führte daneben in Schloß Hoppenrade (Mark Brandenburg) einen einwöchigen künstlerischen Lehrgang für beeinträchtigte Kinder durch. Dann malte er auch Bühnenbilder, beispielsweise zu Shakespeares Hamlet. In Marburg gestaltete er ein sogenanntes Hungertuch für die Fastenzeit in einer evangelisch-lutherischen Kirche. Er fand dann seinen Lebensmittelpunkt zunächst im niedersächsischen Celle. In Hamburg konnte er ein großes Atelier nutzen. – In Celle förderten der Hotelier Christian Graf v. Hardenberg und der kommunale Verbandsgeschäftsführer Dr. Wulf Haack seine Bemühungen in kunstsinniger Weise. Auch die in dem Buch abgedruckten Gedichte des Künstlers Schult sind lesenswert und tief beeindruckend. – Ein gedankenvoller Essay des Kunsthistorikers Heinz Thiel [S. 184–191] über Schults Bühnenbilder ergänzt das lesenswerte Buch in kluger und sinnvoller Weise.

Friedrich Winterhager †

Historische Kommission zu Berlin (Hrsg.): *Das Graue Kloster in Berlin.* Perspektiven aus der Geschichte. Berlin: Berliner Wissenschafts-Verlag, 2021 (Kleine Schriftenreihe der Historischen Kommission zu Berlin, 11) 229 S.; zahlreiche teils farbige Abb., 39 € [978-3-8305-5069-3; auch Open-Access-Version][1]

Dieser gedankenvolle Sammelband beruht auf einem wissenschaftlichen Kolloquium 2019. Nach der Einführung durch den Landesarchäologen Matthias Wemhoff bietet er in elf gediegenen Beiträgen eine facettenreiche kulturgeographische und historische Einordnung des Grauen Klosters im Zentrum von Alt-Berlin. Im Mittelpunkt steht das (mittelalterliche) Franziskanerkloster, leider weniger das seit 1574 in dessen Gebäuden ansässige Berlinische Gymnasium zum Grauen Kloster.

Die franziskanische Klosterkirche (Backsteingotik) ist als Ruine erhalten, nicht aber der schulische Gebäudekomplex. Der 1945 zerstörte Komplex wurde durch den Bau eines U-Bahn-Tunnels 1952 noch weiter beschädigt. Seit der Epoche der Romantik haben solche mittelalterlichen Ruinen eine Bedeutung für unser kulturelles Bewußtsein. Das Gymnasium zum Grauen Kloster bestand ab 1945 in Ausweichquartieren in Mitte fort, verlor aber 1958 seinen Namen.

Seit 1963 führt das Evangelische Gymnasium in Schmargendorf die Tradition fort. Dem Rezensenten war es vergönnt und auferlegt, dieses Gymnasium neun Jahre hindurch zu durchlaufen.

[1] Erstdruck in: Das Graue Kloster. Das Magazin des Evangelischen Gymnasiums zum Grauen Kloster, des Vereins der Freunde des evangelischen Gymnasiums zum Grauen Kloster und der Vereinigung ehemaliger Klosteraner 81 (2021), S. 36. Zweitabdruck mit freundlicher Genehmigung der Herausgeber.

Heinz-Dieter Heimann geht der Bedeutung des Franziskanerkonvents im Mittelalter nach und wünscht sich einen Erinnerungsort an das Kloster. Doris Bulach erörtert die Memorialkultur des Klosters mit ihrer Bedeutung nicht für den Markgrafen. Andreas Stegmann schildert die Geschichte des Klosters während der Reformation 1540 bis 1574, die Duldung eines Rumpfkonvents bis hin zur Verwendung der Räumlichkeiten als Gymnasium. Susanne Knackmuß schreibt kenntnisreich von dem traditionsstiftenden „Klostergeist" als einem Kontinuum *in situ*, also über den mentalitätsgeschichtlichen Stellenwert des Berlinischen Gymnasiums zum Grauen Kloster im Lichte der Akten und Erinnerungen. Neben der architekturgeschichtlichen Einordnung der Klosterkirche befaßt sich Dirk Schumann mit dem Widerspruch, daß eine Bettelordenskirche zugleich die Hofkapelle der Markgrafen von Brandenburg war. Er berichtet von der durch eine Inschrift belegten Schenkung des Grundstücks durch die Markgrafen Otto und Albert (1271). Gunnar Nath zielt in seiner 'Archäologische[n] Bestandsaufnahme des Grauen Klosters' darauf ab, eine planerische Grundlage für die vom Abgeordnetenhaus beschlossene Anbindung des Klosterviertels an die benachbarten Stadtquartiere zu geben. Die breite Grunerstraße durchschneidet das gewachsene Areal in bedrängender Weise.

Es war, so interpretiert es der Rezensent, eine Bausünde der sozialistischen innerstädtischen Kahlschlagplanung. Im Boden des Areals sind, laut Nath, noch wichtige Relikte verschiedener Epochen vorhanden. Michael Malliaris beschreibt die Ergebnisse der Ausgrabung des um 1300 in Alt-Cölln gegründeten Dominikanerklosters. Peter Lemburg beleuchtet die Bedeutung der Klosterkirche im Kontext der Geschichte der Backsteinarchitktur, und Wolfgang Schäche berichtet vom Umbau des Klostergymnasiums durch Ludwig Hoffmann um 1903, unter Berücksichtigung einer dekorativen neuen Turnhalle. Sibylle Schulz befaßt sich mit der Klosterkirche als einem Ruinendenkmal seit 1945 und geht der Frage nach, wann und warum es zu der Entscheidung kam, die Ruine stehen zu lassen. Sie erinnert an Caspar David Friedrichs malerische Präsentation der Ruinen-Denkmäler wie Eldena oder Oybin. Guido Hinterkeuser geht auf die Ruinen kriegszerstörter deutscher Kirchen seit 1945 und die Methoden des Umgangs mit diesem sozusagen ruinösen baulichen Erbe ein, das manchmal neu erstanden ist (z. B. die Berliner Nikolaikirche).

Ob in der Klosterstraße ein neues Graues Kloster errichtet oder der Kirchenruine Schutz durch ein Glasdach gewährt werden sollte, ist umstritten.

Friedrich Winterhager †[2]

[2] Zur Vita vgl. oben S. 7. – Frau Susanne Knackmuß, ZLB Streitsche Stiftung, Berlin, danken wir für ihre liebenswürdige Vermittlung und ihre Hilfen.

Korrespondenz

Prof. Dr. Gerd Aumüller Am Möhrengarten 1
35117 Münchhausen, 21. Januar 2021

Sehr verehrter, lieber Herr Keil,

das neue Jahr steckt ja gewissermaßen noch in den Kinderschuhen, sodaß ich mir erlauben kann, Ihnen heute nachträglich alles Gute, vor allem weiterhin Gesundheit und ungebrochene Schaffenskraft zu wünschern. Von jener zeugt zweifellos der imposante Band des Erfurter Symposiums von 2017,[1] den ich vorgestern erhielt und für den ich Ihnen sehr herzlich danken möchte. Zugleich möchte ich Ihnen dazu auch herzlichst gratulieren. Er enthält ein überaus breites Spektrum interessanter Aufsätze, die ich schon mit Freude und Genuß zu lesen begonnen habe. Dabei hat mich Ihr fast 100 Seiten ausmachender Beitrag über die Fugentexte im Schlesischen Arzneibuch ganz besonders beeindruckt. Die Fülle der Anmerkungen ist überwältigend, Zeugnis stupenden Wissens und intensivster Studien. Das soll Ihnen erst einmal einer nachmachen und deshalb möchte ich Ihnen ganz besonders gratulieren.

Als Vorankündigung einer im Laufe des Jahres erscheinenden Orgel-CD, die mein Organisten-Freund Friedhelm Flamme eingespielt hat, schicke ich Ihnen im Anhang den Text zum zugehörigen „Booklet", der sich mit dem schlesischen Organisten Max Drischner und seinem Werk befaßt und in dem ich mich um eine gerechte und adäquate Beurteilung bemüht habe. Wenn die CD erschienen ist, werde ich mir erlauben, Ihnen ein Exemplar zu schicken.

Mit allen guten Wünschen und herzlichen Grüßen

Ihr Gerd Aumüller

Prof. Dr. med. Axel W. Bauer Leiter des Fachgebiets Geschichte, Theorie und Ethik der Medizin
Medizinische Fakultät Mannheim der Universität Heidelberg
Ludolf-Krehl-Straße 13–17
68167 Mannheim, 6. 3. 2021

Sehr verehrter, lieber Herr Professor Keil,

den neuen Band über die deutsch-polnische Wissenschaftslandschaft Schlesien[1] kenne ich noch nicht. Das wird bestimmt eine spannende und wie immer äußerst lehrreiche Lektüre, der ich mich in den Osterferien gerne widmen werde.

Von hier gibt es zu berichten, daß meine Amtszeit vorerst bis zum 30. 9. 2023 verlängert wurde, also bis ins 69. Lebensjahr. Ob das angesichts der Mitte der 2020er Jahre

[1] Gundolf Keil und Jürgen Kiefer † [Hrsgg.], Die deutsch-polnische Wissenschaftslandschaft Schlesien, Düren 2020 (= Europäische Wissenschaftsbeziehungen, 16).

womöglich erfolgenden Fusion der beiden Universitätsklinika und der Medizinischen Fakultäten Heidelberg und Mannheim schon das letze Wort ist, kann man derzeit noch nicht sagen. Unser Fach wird sich nach 2025 zudem aufgrund der neuen Approbationsordnung für Ärzte vermutlich erneut in ein Gebiet „Ethik, Geschichte und Recht der Medizin" verwandeln, mit einem deutlichen Schwerpunkt auf dem Medizinrecht. Mit dem Würzburger Amtsrichter Rainer Beckmann habe ich ja in Mannheim seit 2008 einen bewährten und äußerst kundigen Experten als Lehrbeauftragten im Praktischen Jahr des Medizinstudiums. Was unter all diesen Voraussetzungen langfristig aus der Medizingeschichte wird, ist allerdings eine Frage, die mir großes Unbehagen bereitet. Als ich 1981 in die Medizingeschichte eintrat, war unsere akademische Welt noch eine völlig andere, in gewisser Weise thematisch freier und weniger politisiert als dies in den Zeiten der Ethik der Fall ist. Schlimmer noch erscheint mir der aktuelle politische Mißbrauch der Ethik zur moralischen Indoktrination der Bürger, die wir derzeit beobachten müssen.

Meine herzlichen Grüße vom Neckar an den Main gelten Ihnen, Ihrer Frau und Mag. Wolf!

Ihr Axel W. Bauer

Prof. Dr. med. Thomas Unger PhD FAHA FESC

CARIM – School für Cardiovascular Diseases
Maastricht University
P.O. Box 616, 6200 Maastricht
Niederlande

Eilmeldung!

15. März 2021

Jetzt haben wir's: Der Astra-Zeneca-Impfstoff verursacht schlimmste Nebenwirkungen, Thrombosen der Hirnvenen. In Österreich ist schon eine Geimpfte verstorben. Vielleicht auch sonstwo in der EU. In Deutschland wurden nach heutiger Aussage des Gesundheitsministers bisher 7 ernste Komplikationsfälle gemeldet bei 1,9 Millionen mit diesem Impfstoff versehenen Menschen. Das sind immerhin 0,0003684 Prozent. Aus dem Vereinigten Königreich (UK), in welchem bisher etliche Millionen Menschen mit diesem Impfstoff geimpft wurden, liegen bisher keine Meldungen über Nebenwirkungen vor, die über die üblichen Impfreaktionen hinausgehen. Dennoch haben sich heute Italien, die Niederlande, Frankreich und auch Deutschland einen „vorläufigen" Stopp der Impfung mit diesem Vakzin verordnet, bei dem schon Bulgarien, Österreich und einige skandinavische Länder vorgeprescht waren. Eine Vorsichtsmaßnahme, sagt der deutsche Gesundheitsminister, beraten vom Paul-Ehrlich-Institut, welches u. a. die Qualität von Impfstoffen überprüft. Und die anderen EU-Gesundheitsminister haben, wohl nach ähnlicher lokaler Beratung, das Gleiche verkündet.

Dem kann man etwas abgewinnen: Die für das Volkswohl verantwortlichen Politiker, in Deutschland im Augenblick der Gesundheitsminister, müssen abwägen zwischen Wohl und Wehe, Nutzen und Schaden. Wenn ich eine Inzidenz von 0,0003684 Prozent bedrohlichen Nebenwirkungen des Impfstoffs habe, dann muß ich das vergleichen mit einer Zahl tödlich Infizierter, die nicht in den Genuß des Impfstoffs kommen können, weil ich seine Verwendung angehalten habe. Im Augenblick stehen in Deutschland etwa 100 Millionen Dosen des AZ-Impfstoffs schrittweise zur Verfügung, ausreichend um die gesamte Bevölkerung zumindest einmal durchzuimpfen. Unter der Annahme, daß vielleicht 30 % der deutschen Bevölkerung mit diesem Vakzin hätten geimpft werden können, jetzt aber nicht mehr, da verboten, und weiter, daß die Mortalität der Corona-Infektion bei 1,4 Prozent liegt, könnte man bei 100 Prozent Durchseuchung der Bevölkerung (83 Mio) davon ausgehen, daß ungefähr 350 000 Todesfälle ohne diese Impfung zu erwarten wären, also etwa 0,4 Prozent der Bevölkerung. Natürlich, so wenden wir jetzt ein, nicht alle Menschen sind infiziert. Und die Leute werden ja zwischendurch mit Biontech/Pfizer, mit Moderna und ??? geimpft. Richtig. Aber mit signifikanter Verzögerung, wenn eine tragende Säule des ohnehin schon quälend verzögerten Impfprogramms weggebrochen ist. Diese weitere Verzögerung gebiert unweigerlich Todesfälle. Wie auch immer man rechnet, in der Risikoabschätzung überwiegt diese Gefahr bei weitem die angebliche Gefährdung durch den AZ-Impfstoff.

Und weiter: Wer hat bisher bewiesen, daß die berichteten Fälle ernsthafter/tödlicher Fälle des AZ-Impfstoffs wirklich kausal mit der Impfung zusammenhängen und nicht einfach assoziiert waren? Eine ganz schwierige Unterscheidung, wie wir aus hunderten klinisch-epidemiologischer Studien wissen. Und wenn wirklich eine Kausalität ermittelt wird – das sehe ich gegenwärtig ganz unvoreingenommen – dann handelt es sich um eine Nebenwirkungsinzidenz, nach der sich alle Arzneimittelhersteller, die ein neues Produkt auf den Markt bringen wollen, die Finger schlecken würden. Jeder Arzneistoff, der wirkt, wirkt auch „neben“, um es volkstümlich zu sagen. Oder denken wir nur einmal an irgendeine medizinische Intervention, für die vom Patienten eine nach ausführlicher Information eine schriftliche Bewilligung eingeholt werden muß, weil sie mit Nebenwirkungen oder Komplikationen im Prozentbereich behaftet ist. Und hier reden wir von 0,0003684 Prozent.

Somit halte ich die heutige Anordnung des deutschen Gesundheitsministers, die Verimpfung des Astra-Zeneca Vakzins ab sofort anzuhalten, für sachlich nicht gerechtfertigt, ja unverantwortlich. Aus Angst vor der Bevölkerung riskiert er weitere Corona-Todesfälle, so wie auch schon, als es im vergangenen Herbst um die verzögerte Zulassung von Corona- Impfstoffen in Deutschland ging. Und da hilft auch nicht die Ausrede, die anderen europäischen Länder würden ja ebenso verfahren und er habe schließlich nur den Rat der Wissenschaft befolgt, also den des Direktors des Paul-Ehrlich-Instituts. Eine desaströse politische Entscheidung, auch was die Akzeptanz der Corona-Impfungen im allgemeinen und speziell die mit dem AZ-Vakzin anbelangt.

16. März 2021

Nun hat auch Spanien den AZ-Impfstoff angehalten; damit haben alle noch in der EU verbliebenen großen Länder gleichermaßen reagiert. Insgesamt sind bisher 17 Millionen Menschen mit AZ geimpft worden. In Assoziation damit soll es vier Todesfälle gegeben haben, eine Inzidenz von etwas mehr als 0,00004 Prozent.

In diesem Fall halte ich es ausnahmsweise mit Karl Lauterbach: Prüfen ja, das ist selbstverständlich, aber bei einer solch niedrigen Inzidenz assoziierter Zwischenfälle das Impfen nicht weiter verzögern. Sonst ist der Schaden weit größer als der Nutzen. *Nihil nocere* ist eine eiserne Grundregel der Medizin, an die man sich auch in Pandemiezeiten halten sollte.

Prof. Dr. med. Dr. phil. Dr. h. c. Gundolf Keil Würzburg

An Prof. Dr. Volker Zimmermann, Göttingen

Am 18. VIII. 2022

Sehr verehrter, lieber Herr Zimmermann,

nein, das war gar kein guter Gedanke, als der Wörishofner Stadtrat sich von der Geothermie-Begeisterung hinreißen ließ, sich zu bohren entschloß, in 80 bis 130 Metern Tiefe fündig wurde und Ende der 80er Jahre eine ergiebige Therme erschloß, die er gläsern überdachte, mit Sand umgab und mit Palmen einfriedete, so daß er – von Jahreszeiten unabhängig – unter dem Namen „Karibik“ tropische Badefreuden mit allen sie begleitenden Vergnügungen anbieten konnte. Ob sich das gelohnt hat? Selbstverständlich, denn die Einwohnerzahl Wörishofens übertrifft inzwischen diejenige der zuständigen Kreisstadt Mindelheim; ein halbes Dutzend umliegender Dörfer konnte eingemeindet werden und die Auflage der Wörishofener Wochenschrift übertrifft inzwischen die Abonnentenzahl der Mindelheimer Tageszeitung. Leidtragender des Wandels ist die weltberühmte Physiotherapie. Die Stadt Wörishofen gibt sich zwar weiterhin als Kneipp-Bad aus, aber die aus Schweidnitz, Freiwaldau(-Gräfenberg) und Lindewiese übernommenen schlesischen Kaltwasser-Anwendungen Kneipps sind in den Hintergrund getreten. Die von Kneipp gegründeten Einrichtungen beginnen zu verschwinden: Das Sebastianum ist zwar noch geöffnet, hat aber selbst in der Hochsaison keine Kurgäste; auf dem riesigen Kneippianum nisten die Störche, und in diesem Jahr hat ein Kliniken-Verband den leerstehenden Komplex gekauft, um orthopädische (?) Maßnahmen anzubieten. Kneipps ausgedehnte Heilanstalt für chronisch kranke Kinder steht seit zwei Jahrzehnten leer und beginnt zu zerfallen; das Kneipp-Kurheim für kinderreiche Familien – von den Mallersdorfer Franziskanerinnen verwaltet – war länger in Betrieb, wurde unlängst aber stillgelegt und ist vor wenigen Monaten abgerissen worden. Nachdem die Versuche, die stillgelegte Offizin wiederzubeleben, gescheitert waren, ist die Kneipp-Apotheke des Sebastianums umgewidmet und zu einem Textilgeschäft umgestaltet worden –: sie verkauft jetzt ausschließlich Bademoden für die Karibik-Therme, wobei die Farben-Vielfalt in deutlichem Kontrast steht zu dem Minimum an Fläche, das die Stoffe auf der Körperoberfläche bedecken.

Nun hat zu allem Überfluß auch noch die „Musica hungarica“ gekündigt. Zusammengesetzt aus Dozenten (und Ordinarien) nahezu aller ungarischer Musikhochschulen war die „Musica hungarica“ in der Lage, die Klangwelt des Wiener fin der siècle in faszinierender Intensität aufleben zu lassen und durch Präzision und Brillanz grenzüberschreitend Anerkennung zu erwerben. Mehr als drei Jahrzehnte dienten die magyarischen Virtuosen den Wörishofenern als Kurkapelle; zahlreiche Kurgäste behaupteten – befragt durch die lokale Wochenschrift –, daß sie eigens wegen der Ungarn ins Kneippbad gekommen wären, und nun sind die ungarischen Musiker seit dem Sylvester-Konzert fort; schon im vergangenen Jahr war es zum Konflikt mit der Stadtverwaltung gekommen, die in bezug auf die Auseinandersetzungen in Galizien, Podolien, Wolhynien, Bessarabien, dem Nieder-Don (Donbaß) und Buchenland völlig kontroverse Standpunkte vertrat im Gegensatz zu den ebenso kenntnisreichen wie erfahrenen und gebildeten Ungarn.

Auf Wissensdefizite und himmelschreiende Unbildung der Ratsherren und -frauen geht schließlich die Tatsache zurück, daß Wörishofen den Kneipp-Ärztebund verloren hat und daß dessen eindrucksvolle Kneipp-Bibliothek aufgelöst wurde und deren beachtliche Bestände in alle Winde verstreut sind. Mit Berhard Uehleke zusammen konnte ich zweimal für einige Tage im Kneipp-Ärztehaus wohnen und mit den Unikaten der Kneipp-Bibliothek arbeiten.

Tempi passati! Zusammen mit meiner Frau (und einer glätzischen Professorin unserer Fakultät) bin ich oft und gerne immer wieder in Jahrzehnten zu Kur in Bad Wörishofen gewesen. Seit 2015 hat meine Frau aus gesundheitlichen Gründen mich nicht mehr begleitet. Vom diesjährigen Kur-Urlaub bin ich vor wenigen Tagen aus Wörishofen zurückgekommen. Bei meiner Abreise feierte die Stadt exzessiv ihren Street Food Day. Die elektronisch verstärkten Rhythmen erreichten mit ihrem Wummern den hintersten Zipfel des Kurparks; der Dunst billigen Bratfetts und ranzigen Öls durchwaberte alle Gassen der Altstadt; ein street-food/Gassenfraß-Wagen warb für sich mit der Aufschrift: „Sie können mich Buchen". Ich fragte die Besitzerin: „Kommen Sie aus Buchen?" „Nein", antwortete sie in rheinfränkischem Kreolisch, sie komme aus Aschaffenburg, und weder von Buchen noch von Büchen habe sie je 'was gehört. Und wenn ich nichts kaufen wolle, fügt sie hinzu, „gehn Sie hier weg!" Ich bin weggegangen. Und ich habe mir vorgenommen, nie wieder nach Wörishofen zurückzukommen.

In der Hoffnung, daß es Ihnen und den Ihren gutgeht, bin ich mit besten Wünschen und herzlichen Grüßen

wie immer

Ihr Gundolf Keil

Prof. Dr. med. Axel W. Bauer

Leiter des Fachgebiets Geschichte, Theorie und Ethik der Medizin
Medizinische Fakultät Mannheim der Universität Heidelberg
Ludolf-Krehl-Straße 13–17
68167 Mannheim, 3. 9. 2021

Sehr verehrter, lieber Herr Professor Keil!

Ihre heutigen Zeilen haben mich sehr gefreut und berührt. Daher habe ich mich gleich hingesetzt und den hier als DOC-Datei beigefügten Nachruf auf Wolfgang Eckart für den Band 38 der Würzburger 'Medizinhistorischen Mitteilungen' geschrieben.[1]

In der Tat habe ich 18 Jahre lang mit Herrn Eckart zusammengearbeitet, länger als mit jedem anderen Kollegen. Obwohl er nur 3 Jahre älter war als ich, habe ich ihn doch immer aus der Perspektive eines jüngeren Bruders oder Lernenden wahrgenommen. Wir haben uns gegenseitig immer respektiert und hatten in den letzten Jahren auch ein freundschaftliches Verhältnis, trotz aller politischen Gegensätze. Das Heidelberger Institut verdankt ihm in den 25 Jahren seiner Dienstzeit enorm viel, ich würde aus der Retrospektive sagen, in der Summe sogar mehr als Heinrich Schipperges.

Mit Herrn Benzenhöfer in Frankfurt, Herrn Hohendorf in München und Herrn Eckart in Heidelberg haben uns in diesem Jahr drei Kollegen mittleren Alters verlassen, die alle mit Heidelberg verbunden waren: Herr Benzenhöfer als Doktorand von Herrn

1 Vgl. oben S. 397–400.

v. Engelhardt und als (Hannoveraner) Habilitand von Herrn Eckart, Herr Hohendorf als Heidelberger Medizinstudent der späten 1980er Jahre und schließlich Herr Eckart als Heidelberger Lehrstuhlinhaber.

Herr von Engelhardt hingegen wurde im Mai bei bester Gesundheit in Karlsruhe 80 Jahre alt, und bei dieser Gelegenheit fällt mir ein, daß Sie, lieber Herr Professor Keil, am 17. Juli das 87. Lebensjahr vollendet haben! Das ist ganz enorm, und ich freue mich, daß Sie nach wie vor unermüdlich die 'Medizinhistorischen Mitteilungen' herausgeben und betreuen.

Alles Gute und wie immer

Ihr Axel W. Bauer

Dr. med. Dr. med. dent Günter Klamroth

6631 Route de Louhans
F 71580 Saint-Martin-du-Mont, 31. März 2022

Verehrter Herr Professor, liebe Cousine meiner angebeteten Maria Flach*!

Welch Überraschung und Freude über Ihre Nachricht. Warum haben wir diesen Weg nicht schon eher beschritten? Bedauerlicher Weise ist meine Anbindung an dies Medium hier recht unzuverlässig. Aber wenn man eine Grenze überschreitet, muß man sich an manches anpassen. Allgemein ist hier die Hysterie weniger ausgeprägt: die Maskenpflicht entfällt schon seit zehn Tagen, zwei meiner Nachbarn sind trotz 3fach-Impfung positiv getestet, um Energieversorgung sorgt sich niemand bei 10 Cent/kwh, Öl klaut man im zerbombten Lybien, ohne von Embargos betroffen zu werden. Nein, den Ballast von moralischen Grundsätzen sollte man im Bund unserer „Wertegemeinschaften“ endlich abwerfen. Was allerdings in unsrer Heimat die Regierenden (durchsetzt von Kriminellen) und Herrschenden (Lügenmedien) einem halbwegs denkfähigen Bürger darbieten, ist von intelektueller Qual zu körperlichem Leiden geworden.

Ich lebe hier ja auf dem Lande mit 1 ha Grundstück, dessen Bewirtschaftung mir natürlich körperlichen Einsatz auferlegt. So kann ich seit gestern mit Stolz berichten, daß die Saatkartoffeln gelegt und auch alle Samen untergekommen sind. Nichts macht so glücklich wie vollbrachte Leistung. Tiere habe ich ja keine mehr, da mir andre Tiere (dreiste Ratten) den Spaß verdorben hatten. Ich habe aber in den Hühnern meiner Nachbarn die Lieferanten wahrlich biologischer Eier gefunden und im Fleischkonsum bin ich ohnehin zurückhaltend. Eine Begleiterscheinung des Landlebens ist die geringe Anziehungskraft auf junge und gebildete Mitmenschen, soweit es letztere überhaupt noch gibt. Meine Mitbürger sind fast durchweg im Rentenalter und entstammen dem Handwerk, sind freundlich und ehrlich, aber mir fehlt der geistige Austausch. „Also habe ich mich der Literatur ergeben,“ d. h. meine Zuneigung gilt neben den Deutschen den Russen und Franzosen. Ich habe dabei aus Aktualität eine interessante Beobachtung gemacht. Aber darüber mehr bei persönlichem Gesptäch, das ich ohnehin herbeisehne.

In diesem Sinne herzlichst

Ihr G. Klamroth

* Maria Flach, die Cousine von Annemarie Keil, war Günter Klamroths Grundschullehrerin.

Stefan v d Pals Leander, Assoc. Prof. Ph. D.
Sven Tveskäggs Gränd 7
22477 Lund, 2. 3. 2023

Bäste Professor Keil,

Stort TACK för ert vänliga brev om Sydsvenska Medicinhistoriska Sällskapets årsbok och även era välgångsönskningar till Sällskapet i stort. Jag kan utan större problem läsa er text på tyska men skriver i alla fall på svenska som är lättare för mig. Ni skriver också att ni fortfarande efter många år läser svenska så jag tar mig den friheten med språket.

Sällskapet lever vidare med framgång och driver till exempel tillsammans med Kulturen i Lund det välbesökta Livets Museum. Det är ett mycket interaktivt museum som behandlar de olika funktionerna i människokroppen med vissa historiska tillbakablickar. Museet är mycket välbesökt så under februari månad hade vi över 2000 besökare, många av dem barn. Sällskapet har utöver årsboken utgivit flera andra publikationer under åren och den verksamheten fortsätter.

En mycket uppskattad verksamhet är de videoinspelade intervjuer som docent Anders Widell gör med intressanta profiler inom den medicinska världen , framför allt i Lund men även inom landet i stort. Vi har även en föreläsningsverksamhet där olika delar av medicinens historia behandlas, ofta med en eftersits över ett glas vin med tilltugg där föredraget kan vidare diskuteras. Information om alla Sällskapets verksamheter, Intervjuerna tec, finner man genom att klicka på sällskapets hemsida: smhs.nu

Jag avslutar med att än en gång tacka för ert mail och att också informera om att jag sedan ett år tillbaka har fått förtroendet att vara ordförande för Sällskapet.

Herzliche Grüße

Stefan

Sehr geehrter Herr Professor Keil,

Vielen DANK für Ihren freundlichen Brief über das Jahrbuch der Südschwedischen Medizinhistorischen Gesellschaft und auch für Ihre guten Wünsche an die Gesellschaft im Allgemeinen. Ich kann Ihren Text auf Deutsch ohne große Probleme lesen, aber ich schreibe wenigstens auf Schwedisch, was für mich einfacher ist. Sie schreiben auch, daß Sie nach vielen Jahren immer noch Schwedisch lesen, also nehme ich mir diese Freiheit mit der Sprache.

Der Verein lebt erfolgreich weiter und betreibt z. B. gemeinsam mit Kulturen i Lund *das gut besuchte* Livets Museum. *Es ist ein hochgradig interaktives Museum, das sich mit den verschiedenen Funktionen des menschlichen Körpers und einem historischen Rückblick beschäftigt. Das Museum ist sehr gut besucht, so hatten wir im Februar über 2000 Besucher, darunter viele Kinder. Neben dem Jahrbuch hat die Gesellschaft im Laufe der Jahre mehrere andere Publikationen herausgegeben, und diese Tätigkeit wird fortgesetzt.*

Eine sehr geschätzte Aktivität sind die videoaufgezeichneten Interviews, die Associate Professor Anders Widell mit interessanten Profilen aus der medizinischen Welt, insbesondere in Lund, aber auch im ganzen Land, führt. Wir haben auch eine Vortragstätigkeit, bei der verschiedene Aspekte der Geschichte der Medizin diskutiert werden, oft mit einer Nachsitzung bei einem Glas Wein mit Snacks, wo der Vortrag weiter diskutiert werden kann. Informationen über alle Aktivitäten der Gesellschaft, Interviews etc., finden Sie auf der Website der Gesellschaft: smhs.nu

Abschließend möchte ich mich noch einmal für Ihre E-Mail bedanken und Ihnen mitteilen, daß ich im vergangenen Jahr mit dem Amt des Präsidenten der Gesellschaft betraut worden bin.

Prof. Dr. Christian Andree

Kiel, 17. Juli 2023

Lieber Gundolf,

heute hast Du Geburtstag und wirst 89 Jahre. Vor 89 Jahren auf schlesischer Erde in Wartha geboren und dann als Flüchtling zunächst nach Rostock gekommen, hast Du die DDR tapfer hinter Dir gelassen, was mich ungeheuer beeindruckt hat. Denn das zu überstehen, ist eine Riesenleistung gewesen. Laß Dir dazu herzlich gratulieren. Ich bewundere Dich so groß und werde niemals vergessen, was Du geleistet hast auf so vielen wissenschaftshistorischen Gebieten. Was Du allein für Würzburg getan hast, indem Du es zunächst wissenschaftshistorisch zum Weltmittelpunkt gemacht hast, kann man nicht hoch genug preisen. Dank Dir dafür, lieber Gundolf. Deutschland ist wieder zum Mittelpunkt der Medizingeschichte geworden, und Du hörst nicht auf. Hab Dank dafür und bleib uns weiter erhalten.

Ich wünsche Dir, daß das so weiter anhält, daß Deine liebe Frau Dir erhalten bleibt und Ihr ein glückliches Leben für viele Jahre in Würzburg verlebt.

Dein dankbarer Schüler Christian aus Kiel

Dr. Konrad Goehl

Heidenheim, 29. Februar 2024

Lieber, verehrter Herr Professor,

mit Kummer habe ich gelesen, daß Sie „sehr, sehr krank“ waren.

Sie werden ja in diesem Juli 90. Hoffentlich können Sie in alter Frische Ihre Feier genießen.

Sie sind ja für mein Leben wirklich maßgeblich gewesen und immer geblieben. Ihnen verdanke ich, daß ich so geworden bin, Sie waren für mich das Vorbild und sind es nach wie vor. Sie haben mich vom unzufriedenen Studienrat zum Wissenschaftler, wenn auch einem dilettantischen, gemacht und mir immer gezeigt, daß es ein „besseres“ Leben gibt.

Der unerwartet schnelle Tod von Thomas Szlezák [12. 7. 1940 – 18. 10. 2023] und jetzt noch von Jan Assmann [7. 7. 1938 – 19. 2. 2024] hat mich schon traurig gemacht. Gut zu wissen, daß Sie nach wie vor unter uns sind.

Mir, der ich ja, mit Ihnen verglichen, noch jugendlich bin, geht es – unberufen – immer noch ausgesprochen gut. Vielleicht hängt das mit meinen Pilsenern zusammen, von denen ich gebraucht werde. Mit Hans arbeite ich nach wie vor, in letzter Zeit vor allem Griechisch. Wenn man so kleinschrittweise vorgeht, wird einem selbst noch deutlicher, wie fundamental und absolut unentbehrlich diese Kenntnisse sind – und wie idiotisch eine Gesellschaft agiert, wenn sie diese Stoffe für obsolet gehalten und über Bord geworfen hat. Die Konsequenzen sind ja auch entsprechend. Aber man darf sich nicht herunterziehen lassen!

Mit den besten Gesundheitswünschen und den herzlichsten Grüßen bleibe ich

Ihr Konrad Goehl

Prof. Dr. Rudolf Bentzinger
Hans-Loch-Str. 64
99099 Erfurt

Berlin, zum 17. Juli 2024

Hochverehrter, lieber Herr Kollege Keil,

nun feiern Sie einen ganz besonderen und großen Geburtstag, und dazu gratuliere ich Ihnen sehr, herzlich – herzlich. Diese Gratulation gilt nicht nur für diesen Tag, sondern für Ihr etliche Jahrzehnte umspannendes Lebenswerk, das ebenso vielseitig wie tiefgründig ist. Sie spüren es gewiß, wie dankbar Ihnen alle Kollegen für Ihre stets von tiefer Sachkenntnis geprägten und weiterführenden Beiträge zu den Akademie-Sitzungen sind, zumal sie immer liebenswürdig, ja bescheiden vorgetragen werden. Nie werde ich die Leipziger Tagung in den 1990er Jahren vergessen, in der ich meine Not über angeblich fehlende Fachliteratur zu einem Gebiet, das wir bei unserer Malagis-Edition bearbeiteten, beklagte. Da standen Sie auf und wiesen auf Publikationen, die in Ihrem Kreise entstanden sind, hin. Nun schilderte ich Ihnen brieflich unsere Berliner Situation, und Sie nannten mir etliche Titel – mit genauen bibliographischen Angaben – in Ihrem Antwortbrief, und wir konnten alles in die DTM-Edition einarbeiten. So begann unser herzliches Verhältnis. Nochmals: DANKE! Nun wünsche ich Ihnen für die Zukunft viel Gutes, gesundheitliches Wohlbefinden, Freude und Erfolg bei allem, was Sie tun, und Harmonie in Arbeitskreisen, so wie sie in Erfurt gegeben ist.

Ihnen und Ihrer Gattin alle guten Wünsche von

Ihrem Rudolf Bentzinger

Dr. Albert Lehner
Villa Torre 158
I- 62011 Cingoli (MC)
Villa Torre, 11. VII. 2024

Lieber, verehrter Herr Professor Keil,

Ihren bevorstehenden Geburtstag am 17. des Monats nehme ich ausgesprochen gerne zum Anlaß, Ihnen nach vielen Jahren zu schreiben und von mir hören zu lassen.

Wenn ich mich recht erinnere, sahen wir uns letztmals im Oktober 2003 beim Kolloquium der WmG [Würzburger medizinhistorische Gesellschaft], das ich aus Verbundenheit mit Ihnen besuchte, ohne noch im Fach tätig zu sein. Damals lebte ich bereits in Italien und hatte mich der Kunst zugewandt. Mit der Akzeptanz meiner Mitgliedschaft in der WmG und der Gelegenheit zu meinem ersten größeren Vortrag am 27. Oktober 1990 („Eierstock und Eileiter“ – Anatomiestudien; 1999 in J. F. H. Gauwerky, Rekonstruktive Tubenchirurgie, Springer Heidelberg, als historische Einfuhrung plaziert) haben Sie mich, den nicht mehr jungen mittellateinischen Quereinsteiger, sozusagen als Medizinhistoriker legitimiert. Ohne Ihr starkes Gutachten hatte ich später (nach Heidelberg) auch den Lehrauftrag an der Regensburger Universität nicht erhalten; Sie waren der Garant für die Fakultät. – Diese Ihre Großzügigkeit und Fairneß vergesse ich Ihnen meiner Lebtag nicht. – Da ich Julius Hackethal zitierte, folgte ein unschöner Rauswurf, der mich aber *stante pede* beflügelte, nochmals Gesang zu studieren und meine Kunst zu perfektionieren.

Nach dem ersten Italienaufenthalt, bei dem ich gemerkt hatte, daß ein paar Konzerte und Liederabende nicht zum Lebensunterhalt ausreichen, zog ich wieder nach Deutschland und wurde 2009 ans Annaberger Theater engagiert. *Musis faventibus*: 2010 erhielt ich vom Intendanten einen Festvertrag, sang viele kleine und große Partien meines Fachs (Komtur im 'Don Giovanni', Eremit im 'Freischütz') und blieb bis 2018 im Erzgebirge. Dann folgte erneut eine Rückkehr in die herrlichen Marken. Hier gab ich – jetzt zum Plaisir – im Teatro Pergolesi (in Jesi), einem der schönsten Marken-Theater, den Kaiser im 'Weißen Rößl'.

Aber nun zu Ihnen und Ihrem Festtag! Ich wünsche Ihnen von ganzem Herzen *tantissimi auguri e tante belle cose* zum Geburtstag. Möge Sie unser Herrgott beschützen!

Mit den besten Grüßen

Ihr dankbarer Albert Lehner